中医执业助理医师资格考试医学综合指导用书

（具有规定学历 师承或确有专长）

（上册）

国家中医药管理局中医师资格认证中心
中医类别医师资格考试专家委员会 编写

全国百佳图书出版单位

中国中医药出版社

·北 京·

图书在版编目（CIP）数据

中医执业助理医师资格考试医学综合指导用书：全二册/
国家中医药管理局中医师资格认证中心中医类别医师资格考试专家委员会编写 . —
北京：中国中医药出版社，2023.11（2023.11 重印）

ISBN 978-7-5132-8469-1

Ⅰ.①中…　　Ⅱ.①国…　　Ⅲ.①中医师-资格考试-自学参考资料　　Ⅳ.①R2

中国国家版本馆 CIP 数据核字（2023）第 190939 号

中国中医药出版社出版

北京经济技术开发区科创十三街 31 号院二区 8 号楼
邮政编码　100176
传真　010-64405721
三河市同力彩印有限公司印刷
各地新华书店经销

开本 889×1194　1/16　印张 64.5　字数 1638 千字
2023 年 11 月第 1 版　2023 年 11 月第 2 次印刷
书号　ISBN 978-7-5132-8469-1

定价　328.00 元（上、下册）
网址　www.cptcm.com

服 务 热 线　010-64405510
购 书 热 线　010-89535836
维 权 打 假　010-64405753

微信服务号　zgzyycbs
微商城网址　https://kdt.im/LIdUGr
官 方 微 博　http://e.weibo.com/cptcm
天猫旗舰店网址　https://zgzyycbs.tmall.com

扫码添加客服微信
获取更多医考资讯

中医执业助理医师资格考试
医学综合指导用书

（具有规定学历 师承或确有专长）

编 委 会

（以姓氏笔画为序）

主 审

石　岩　　李灿东　　余曙光　　谷晓红　　张伯礼

金阿宁　　蒋梅先

主 编

苏　颖　　李　勇　　李　冀　　杨钦河　　吴力群

张书信　　张金钟　　陆小左　　周家俊　　赵吉平

高　靖　　郭冬梅　　郭霞珍　　唐德才　　崔晓萍

蒋小敏　　蒋　茹　　潘　涛

编 委

王　飞　　王凤珍　　王阿丽　　王俊宏　　王景龙

孔德智　　田瑞渊　　付　强　　皮明钧　　毕珺辉

年　莉　　伍照楚　　刘　盼　　闫东宁　　孙广仁

李　沙　　李兴广　　李新民　　杨建红　　杨博华

邹小娟　　宋捷民　　张凤华　　张宁苏　　张燕生

陈　晟　　陈云龙　　陈明龄　　陈宪海　　陈家旭

林　谦　　林雪娟　　金　华　　赵　丽　　赵雪莹

胡晓阳　　袁　颖　　倪　伟　　黄象安　　隋博文

阙华发　　裴晓华　　谭　程　　霍婧伟　　戴超然

出版说明

医师资格考试是行业准入考试，是评价申请医师资格者是否具备从事医师工作所必须的专业知识与技能的考试。为帮助考生熟悉、了解、掌握执业所必须具备的基础理论、基本知识与基本技能，提高综合应用能力，从而安全有效从事医疗、预防和保健工作，根据《医师资格考试大纲（中医、中西医结合）2020 年版》相关规定，国家中医药管理局中医师资格认证中心（以下简称"认证中心"）组织专家全面修订了相关医师资格考试系列指导用书。

一、2024 年中医、中西医结合医师资格考试指导用书修改重点

在总结医师资格考试工作改革取得的成果和经验基础上，认证中心坚持以习近平新时代中国特色社会主义思想为遵循，紧密结合《中华人民共和国中医药法》和中共中央印发的《关于促进中医药传承创新发展的意见》的具体要求，对 2024 年医师资格考试指导用书进行了修订：一是继续以中医思维为导向，突出中医药特色；二是结合中医师岗位胜任力，逐步淡化科目概念，体现知识整合；三是以解决临床实际问题为原则，根据医学发展及中医临床需求等方面的需要，对相关理论与技能考核内容进行适当的增补、修订和规范；四是体现医师职业素养，强调"大医精诚"，注重医患沟通、人文关怀；五是依据最新修订的法律法规和部门规章，增加和修订相关章节内容。

二、2024 年中医、中西医结合医师资格考试指导用书特点

本系列指导用书具有三个鲜明的特点。一是权威性。以医师资格准入基本要求为依据，紧扣《医师资格考试大纲（中医、中西医结合）2020 年版》，由认证中心组织相关科目权威专家编写。二是全面性。该书为《医师资格考试大纲（中医、中西医结合）2020 年版》的细化、扩展，覆盖全部考点。三是实用性。充分体现国家中医药法律法规及相关政策，适应当前疾病谱变化及中医、西医临床诊疗技术发展，以及人民群众对中医药服务需求的变化，并结合中医药教育特点和新版国家规划教材编写原则，方便考生全面复习，提升专业能力与素质。

三、2024 年中医、中西医结合医师资格考试指导用书种类

本系列指导用书包括中医执业医师（具有规定学历、师承或确有专长）和执业助理医师（具有规定学历、师承或确有专长）实践技能指导用书、医学综合指导用书以及中西医结合执业医师和执业助理医师实践技能指导用书、医学综合指导用书，共 8 种。

四、2024 年中医、中西医结合医师资格考试指导用书购买途径

2024 年版医师资格考试系列指导用书受国家中医药管理局中医师资格认证中心授权，由中国中医药出版社独家出版。考生可直接到中国中医药出版社天猫旗舰店（https：//zgzyycbs.tmall.com）购买正版图书。

五、2024 年中医、中西医结合医师资格考试指导用书使用建议

考生购得考试指导用书后，可采取以下备考措施：一是认真分析考试大纲，明确考试内容与范围；二是仔细研读考试方案，熟悉考试项目与流程；三是结合自身实际情况，按照轻重缓急制订阶段性复习计划；四是突出重点，系统学习考试指导用书；五是科学复习，逐步消化吸收知识要点，不放过难点和自身的弱项，适当拓展复习范围；六是重视医师职业素质，不可忽视人文关怀；七是对于实践技能考试，要突出实际动手能力，按照指导用书提前进行实际操作演练；八是对于医学综合考试，应按照指导用书内容，突出理解和应用，不应以简单记忆为主；九是通过练习做题检验复习效果，找到薄弱环节，循序渐进提高能力。

本系列指导用书的编审得到了北京中医药大学、天津中医药大学、上海中医药大学、南京中医药大学、山东中医药大学、河南中医药大学、陕西中医药大学、江西中医药大学、长春中医药大学、辽宁中医药大学、黑龙江中医药大学、河北中医学院、暨南大学等院校的大力支持，在此谨示感谢！

由于时间仓促，书中难免有不足和错漏之处，希望各位考生及其他读者在使用中对本指导用书提出宝贵意见。

国家中医药管理局中医师资格认证中心

2023 年 11 月

医学综合考试须知

　　医学综合考试是国家医师资格考试的重要组成部分。为了更好地帮助考生熟悉、了解、掌握其执业所必须具备的基础理论、基本知识和基本技能，具有综合应用能力，能够安全有效地从事医疗、预防和保健工作，并顺利通过医学综合考试，现将医学综合考试情况介绍如下。

一、为什么要通过医师资格考试?

　　《中华人民共和国医师法》第八条明确规定：国家实行医师资格考试制度。《医师资格考试暂行办法》第二条规定：医师资格考试是评价申请医师资格者是否具备执业所必须的专业知识与技能的考试；第三条规定：考试方式分为实践技能考试和医学综合笔试。第二十五条规定：实践技能考试合格者方可参加医学综合笔试。参加过医学综合笔试，按照《医师资格考试暂行办法》第三十三条规定：考试成绩合格的，授予执业医师资格或执业助理医师资格，由省级卫生行政部门颁发卫生部统一印制的《医师资格证书》。《医师资格证书》是执业医师或执业助理医师资格的证明文件。按照医师法规定，取得医师资格的，可以申请注册，医师经注册后，可以在医疗卫生机构中按照注册的执业地点、执业类别、执业范围执业，从事相应的医疗卫生服务。

二、参加执业医师资格考试应具备的条件是什么?

　　《中华人民共和国医师法》第九条规定：具有下列条件之一的，可以参加执业医师资格考试：（一）具有高等学校相关医学专业本科以上学历，在执业医师指导下，在医疗卫生机构中参加医学专业工作实践满一年；（二）具有高等学校相关医学专业专科学历，取得执业助理医师执业证书后，在医疗卫生机构中执业满二年。第十条规定：具有高等学校相关医学专业专科以上学历，在执业医师指导下，在医疗卫生机构中参加医学专业工作实践满一年的，可以参加执业助理医师资格考试。第十一条规定：以师承方式学习中医满三年，或者经多年实践医术确有专长的，经县级以上人民政府卫生健康主管部门委托的中医药专业组织或者医疗卫生机构考核合格并推荐，可以参加中医医师资格考试。以师承方式学习中医或者经多年实践，医术确有专长的，由至少二名中医医师推荐，经省级人民政府中医药主管部门组织实践技能和效果考核合格后，即可取得中医医师资格及相应的资格证书。

三、医学综合考试包括哪些内容?

　　医学综合考试内容包括中医基础、中医经典、中医临床、西医综合、医学人文，具体考试内容详见大纲及其考试指导用书。

　　医学综合考试主要考查应试者是否能够理解并综合运用以往所学基础和临床知识作出临床决策的能力。根据往年考生作答情况分析，存在相当一部分考生对各部分知识的掌握还不够全面，缺乏从临床反证知识和理论的经验，希望引起重视。本书按照新版大纲内容进行编写，考生复习时一定要认真、细致，才能全面掌握执业所必需的专业知识和技能。

四、每年什么时间举行考试?

每年年初,由国家卫生健康委医师资格考试委员会发布公告,公布考试具体时间等相关信息。

五、考试采用哪些题型?

医学综合考试正在逐步由纸笔作答考试方式过渡到计算机考试。执业医师考试分4个单元,在2天内完成,总题量600题;执业助理医师考试分2个单元,在1天内完成,总题量300题;全部为单项选择题。考试题型分为A1、A2、A3/A4、B1型题,每个选择题均由题干和5个备选答案组成。通过不同题型,全面考查考生对临床常见病、多发病的病因、病机、临床表现、诊断和鉴别诊断、治疗原则等知识的熟悉、了解和掌握程度,对必须掌握的基础知识、专业知识的理解能力以及运用所学知识处理临床实际问题的综合应用能力。

医学综合考试题型、答题说明和试题解析介绍如下:

A1 型题

> **答题说明**
>
> 每一道试题下面有A、B、C、D、E五个备选答案,请从中选择一个最佳答案,并在答题卡上将相应题号的相应字母所属的方框涂黑。

1. 下列各项,贯穿肺痿病情发展始终的是
   - A. 久病损肺
   - B. 肺中虚冷
   - C. 外感六淫
   - D. 情志失调
   - E. 肺津不足

答案: E

[解析] 这是考查病因病机的试题,为记忆基础上的理解。肺痿多由其他肺系疾病迁延不愈或失治误治耗伤肺气、灼伤肺津,致使肺虚,津气亏损失于濡养,导致肺叶痿弱不用,为肺脏慢性虚损性疾患。其发病病因病机很多,备选项中A、C、D为其病因,B为病机之一,唯有E贯穿疾病发展的始终。

A2 型题

> **答题说明**
>
> 每道考题由两个以上相关因素组成或以一个简要病历形式出现,其下面有A、B、C、D、E五个备选答案,请从中选择一个最佳答案,并在答题卡上将相应题号的相应字母所属的方框涂黑。

2. 患者,女,62岁。心烦不寐半年余。入睡困难,心悸多梦,伴头晕耳鸣,腰膝酸软,潮热盗汗,五心烦热,咽干少津,舌红少苔,脉细数。其辨证是
   - A. 肾阴虚证
   - B. 心阴虚证
   - C. 肝血虚证
   - D. 心肾不交证

E. 肺肾阴虚证

答案：D

[解析] 这是考查辨证的试题，为理解辨析题。患者主诉已明确为"不寐"，女性患者，62岁，肾阴亏损，表现为头晕耳鸣，腰膝酸软，虚热内生，潮热盗汗，五心烦热；肾阴不能上养心阴，心火偏亢，表现为心烦，心悸多梦，舌红少苔，脉细数，为阴虚火旺之征。故该患辨证为心肾不交证。

A3 型题

答题说明

以下提供若干个案例，每个案例下设若干道试题。请根据案例所提供的信息，在每一道试题下面的 A、B、C、D、E 五个备选答案中选择一个最佳答案，并在答题卡上将相应题号的相应字母所属的方框涂黑。

（3～5 题共用题干）

患者，男，55岁。胸部疼痛 2 天。昨日晨练时觉胸部闷痛，休息后好转。今日左侧胸痛又作，如刺如绞，放射到肩背部，休息未能缓解。舌质紫暗，有瘀斑，苔薄，脉弦涩。初步诊断为胸痹心血瘀阻证，拟方血府逐瘀汤。

3. 血府逐瘀汤的配伍特点是

    A. 活血与行气相伍，祛瘀与养血同施，升降兼顾，气血并调

    B. 活血攻下，相辅相成，寒中寓温，以防凉遏

    C. 破瘀通络合法，升降相合，气血并调

    D. 重用补气，佐以活血，气旺血行，补而不滞

    E. 消温补同用，养血活血，祛瘀生新

答案：A

4. 为预防突然发作，宜推荐其随身携带的药物是

    A. 芪参益气滴丸

    B. 安神定志丸

    C. 天王补心丹

    D. 安宫牛黄丸

    E. 复方丹参滴丸

答案：E

5. 关于胸痹，《金匮要略》将其病因病机归纳为

    A. 胸阳不振

    B. 阳微阴弦

    C. 痰瘀交阻

    D. 心阳不足

    E. 心脉痹阻

答案：B

[解析] 此题为综合性试题，围绕临床病例，将中医内科、方剂、金匮要略知识整合。题干中病证诊断、处方均已明确。

试题 3 问所用方剂的配伍特点。B 为桃核承气汤配伍特点；C 为复元活血汤特点，但去掉了"疏

肝"；D为补阳还五汤配伍特点，E为生化汤配伍特点。5个选项均为活血祛瘀剂，配伍不同，临床应用亦不同。

试题4考查胸痹患者的日常用药，也是临床常见问题。依据冠心病稳定性心绞痛的中医诊疗指南等相关规定，结合临床实际，心绞痛急性发作时，可含化复方丹参滴丸、速效救心丸、麝香保心丸等，故答案为E。A中有"益气"，多用于气虚血瘀之证，B、C分别具有镇惊安神、滋阴安神之效，与胸痹急性发作不符；D选项具有清热解毒、镇惊开窍等功效，多用于热病、邪入心包、高热惊厥、中风昏迷等，现被很多人当预防心脑血管疾病的保健"良药"，但实际并不用于胸痹急性发作。

试题5考查依据临床问题考查经典。东汉张仲景明确"胸痹"病名，并设专篇讨论，并将其病因病机概括为"阳微阴弦"；其他备选项均非《金匮要略》所提出的病因病机。

B1 型题

答题说明
两道试题共用 A、B、C、D、E 五个备选答案，备选答案在上，题干在下。每题请从中选择一个最佳答案，并在答题卡上将相应题号的相应字母所属的方框涂黑。每个备选答案可能被选择一次、两次或不被选择。

（6~7题共用题干）

　　A. 金水相生法

　　B. 滋水涵木法

　　C. 培土生金法

　　D. 培土制水法

　　E. 泻南补北法

6. 脾虚不运，水湿泛滥而致水肿胀满之证，常用温肾健脾药治疗，其所遵循的治法是

答案：D

7. 久病劳神太过，肾阴耗伤，心火内炽而致心烦、失眠、腰膝酸软之证，治疗应遵循的治法是

答案：E

[解析] 此题考查根据五行生克规律调和脏腑的治法，为中医基础理论内容。但题干描述了一组症状，答题时要依据中医诊断学的脏腑辨证理论，对其进行简要分析得出辨证结果。考生需将所学知识综合分析运用方可解答。

最后，希望各位考生认真复习，诚信参试，并取得好成绩。

国家中医药管理局中医师资格认证中心

总目录

上 册

下 册

目　录

（上册）

中医学基础

中医基础理论

中医诊断学

中 药 学

方 剂 学

中 医 临 床

中医内科学

中医外科学

中医妇科学

中医儿科学

中医学基础

中医基础理论

第一单元　中医学理论体系

细目一　中医学概念与学科属性

◎ 要点

1. 中医学的概念　中医学是研究人体生理、病理，以及疾病的诊断、预防和治疗为主的一门学科，它具有自己完整的理论体系。在漫长的历史发展进程中，在常见病和疑难病的诊治中，所形成的丰富的理、法、方、药理论知识和临床经验，一直有效地指导着临床实践，在疾病的防治和人类卫生保健事业中，发挥了不可忽视的作用。

2. 中医学的学科属性　中医学是研究人体生理、病理，疾病的诊断、防治，以及养生和生命本质等内容的一门科学，是世界医学科学的一个组成部分。

科学是关于自然、社会和思维的知识体系，是社会实践经验的总结，并能在社会实践中得到检验和发展的知识体系，是运用范畴、定理、定律等思维形式，反映现实世界各种现象的本质和规律的知识体系。医学科学是研究人类生命过程及其同疾病做斗争的一门科学体系，属于自然科学范畴。它的任务是：从人的整体性及其同外界环境的辩证关系出发，用实验研究、现场调查、临床观察等方法，不断总结经验，研究人类生命活动和外界环境的相互关系；研究人类疾病的发生、发展及其防治的规律，以及增进健康、延长寿命和提高劳动能力的有效措施。中医学是经过千百年临床应用发展起来的，集理、法、方、药理论知识为一体，强调临床实践为主，以研究人体生理、病理，疾病诊断和防治，以及养生康复等理论为主要内容，具有明确的医学科学特性的知识体系。

医学科学主要的研究对象是人类自身生命的生存、繁衍和运动变化。人是社会性劳动的产物，它的生存离不开自然和社会两大环境，因此，它是具有自然属性和社会属性两大特性所构成的有机体而不同于其他生物。中医学在研究人类生命现象和疾病变化时，一个明显的特征是在关注有形之脏腑气血变化的同时，又重视人的社会属性，结合我国的人文社会科学的某些学术思想和人自身的思维、意识、精神情绪，阐述关于生命、健康、疾病等一系列的医学问题，形成了中医学独特的医学理论和医学理论体系。中医学按照研究内容、对象和方法，分为基础医学、临床医学和养生康复预防医学。

细目二　中医学理论体系的主要特点

◎ 要点

1. 整体观念

（1）整体观念的概念　整体观念，是中医学关于人体自身的完整性及人与自然、社会环境的统一性的认识。整体观念认为，人体是一个由多层次结构构成的有机整体。构成人体的各个部分之间，各个脏腑形体官窍之间，结构上不可分割，机能上相互协调、相互为用，病理上相互影响。人生活在自然和社会环境中，人体的生理机能和病理变化，必然受到自然环境、社会条件的影响。人类在适应和改造自然与社会环境的斗争中维持着机体的生命活动。

（2）整体观念的内容

1）人体是一个有机整体：人体是一个内外联系、自我调节和自我适应的有机整体。主要体现于：①五脏一体观，即构成人体的脏腑、形体、官窍等各个组成部分，通过经络的沟通联络作用，构成以五脏为中心的五个生理病理系统，系统之间在结构与机能上是完整统一的。②形神一体观，即人的形体与精神是相互依附、不可分割的。

2）人与自然环境的统一性：人类生活在自然界中，自然界存在着人类赖以生存的必要条件。自然气候和地理环境的变化又可直接或间接地影响人体的生命活动，而人也在适应自然环境变化的过程中维持生命活动的稳定。这种人与自然环境息息相关的认识，即是"天人一体"的整体观。

3）人与社会环境的统一性：人与社会环境是统一的，相互联系的。政治、经济、文化、宗教、法律、婚姻、人际关系等社会因素，必然通过与人的信息交换影响着人体的各种生理、心理活动和病理变化，而人也在认识世界和改造世界的交流中，维持着生命活动的稳定、有序、平衡、协调，此即人与社会环境的统一性。

2. 辨证论治

（1）病、证、症的概念和关系 病，即疾病，是致病邪气作用于人体，人体正气与之抗争而引起的机体阴阳失调、脏腑组织损伤、生理机能失常或心理活动障碍的一个完整的异常生命过程。

证，是疾病过程中某一阶段或某一类型的病理概括，一般由一组相对固定的、有内在联系的、能揭示疾病某一阶段或某一类型病变本质的症状和体征构成。证是病机的外在反映；病机是证的内在本质。

症，即症状和体征的总称，是疾病过程中表现出的个别、孤立的现象，可以是病人异常的主观感觉或行为表现，也可以是医生检查病人时发现的异常征象。症是判断疾病、辨识证的主要依据。

（2）辨证论治的概念 辨证论治，是运用中医学理论辨析有关疾病的资料以确立其证候，论证其治则治法与方药并付诸实施的思维和实践过程。

辨证，是在认识疾病的过程中确立证的思维和实践过程，即将四诊（望、闻、问、切）所收集的有关疾病的所有资料，包括症状和体征，运用中医学理论进行分析、综合，辨清疾病的原因、性质、部位及发展趋向，然后概括、判断为某种性质的证的过程。由于证是疾病过程中某一阶段或某一类型的病理概括，只能反映疾病某一阶段和某一类型的病变本质，故中医学在辨识证时，要求同时辨明疾病的病因、病位、病性及其发展变化趋向，即辨明疾病从发生到转归的总体病机。

论治，是在通过辨证思维得出证的诊断的基础上，确立相应的治疗原则和方法，选择适当的治疗手段和措施来处理疾病的思维和实践过程。论治过程一般分为因证立法、随法选方、据方施治三个步骤。

（3）同病异治和异病同治 同病异治，指同一种病，由于发病的时间、地域不同，或所处的疾病的阶段或类型不同，或病人的体质有异，故反映出的证候不同，因而治疗也就有异。

异病同治，指几种不同的疾病，在其发展变化过程中出现了大致相同的病机，大致相同的证候，故可用大致相同的治法和方药来治疗。

第二单元 精气学说

细目一 精气学说的概念

◎ 要点

1. 精的概念 精，又称精气，在中国古代哲学中泛指充塞宇宙之中的无形（指肉眼看不见形质）而运动不息的极细微物质，是构成宇宙万物的本原；在某些情况下专指气中的精粹部分，是构成人类的本原。精的概念源于"水地说"。

2. 气的概念 气，在古代哲学中，指存在于宇宙之中的无形而不断运动的极细微物质，是宇宙万物的共同构成本原。气的概念源于"云气说"。

3. 精气的概念 精气，又称为"精"。精，首见于《老子》一书，书中云："寂兮冥兮，其中有精。其精甚真，其中有信。"《管子》认为精的存在形态是"气"，其曰："精也者，气之精者也。"可见"精"与"气"同义，指一切细微、精粹的物质，亦是生成宇宙万物的原始物质。故《易经》和《管子》将气直接称为精气或精，并认为宇宙万物皆由精气所构成。如《易传·系辞上》说："精气为物。"《管子·心术下》说："一气能变曰精。"可见精或精气，即是精粹的、能够运动变化的"气"，故精、精气与气所指实为一物，其内涵是统一的。

精气不但是生成天地万物及人类的原始精微物质，亦是万物运动、变化和发展的共同物质基础和客观存在。正如《淮南子·天文训》所说："天地之袭精为阴阳，阴阳之专精为四时，四时之散精为万物。"由于精气是存在于宇宙之中运动不息的极精微物质，故其运动变化亦推动和促进着宇宙万物的发生、发展和变化。

细目二 精气学说的基本内容

◎ 要点

宇宙万物是由精或气构成的。精气有两种存在形式：一是处于弥散而运动的"无形"状态；二是处于凝聚而稳定的"有形"状态。

精气是天地万物相互联系的中介，精气维系着天地万物之间的相互联系，使万物之间得以相互感应。

1. 精气的运动与变化 精气是活动力很强，运行不息的精微物质。自然界一切事物的纷繁变化，都是精气运动的结果。气的运动，称为气机。气运动的形式多种多样，但主要有升、降、聚、散等几种。气的运动产生宇宙各种变化的过程称为气化，宇宙万物在形态、性能及表现方式上所出现的各种变化，皆是气化的结果。气的运动是产生气化过程的前提和条件，而在气化过程中又寓有气的各种形式的运动。

2. 天地精气化生为人 人为宇宙万物之一，宇宙万物皆由精气构成，是由天地阴阳精气交感聚合而化生。人类与宇宙中的他物不同，不仅有生命，还有精神活动，故由"精气"，即气中的精粹部分所化生。气聚则成形，气散则形亡，人的生死过程，也就是气的聚散过程。

第三单元 阴阳学说

细目一 阴阳的概念

◎ 要点

1. **阴阳的含义** 阴阳，是中国古代哲学的一对范畴，是对自然界相互关联的某些事物或现象对立双方属性的概括。阴阳，既可以标示相互对立的事物或现象，又可以标示同一事物或现象内部对立着的两个方面。

一般来说，凡是运动的、外向的、上升的、弥散的、温热的、明亮的、兴奋的都属于阳；相对静止的、内守的、下降的、凝聚的、寒冷的、晦暗的、抑制的都属于阴。

2. **事物阴阳属性的绝对性和相对性** 事物阴阳属性的绝对性，主要表现在其属阴或属阳的不可变性，即绝对性。

事物阴阳属性的相对性主要体现在三个方面：一是阴阳属性可互相转化，二是阴阳之中复有阴阳，三是因比较的对象的改变而改变。

细目二 阴阳学说的基本内容

◎ 要点

1. **阴阳对立制约** 指属性相反的阴阳双方在一个统一体中的相互斗争、相互制约和相互排斥。阴阳的相互对立，主要表现于它们之间的相互斗争、相互制约。阴与阳之间的对立制约，维持了阴阳之间的动态平衡，因而促进了事物的发生发展和变化。

2. **阴阳互根互用** 阴阳互根，是指一切事物或现象中相互对立着的阴阳两个方面，具有相互依存，互为根本的关系。即阴和阳任何一方都不能脱离另一方而单独存在，每一方都以相对的另一方的存在作为自己存在的前提和条件。如果由

于某些原因，阴和阳之间的互根关系遭到破坏，人体就会发生疾病。当阴阳之间不能相互依存而分离决裂时，导致有阴无阳或有阳无阴，"孤阴不生，独阳不长"，甚则"阴阳离决，精气乃绝"而死亡。

阴阳互用，是指阴阳双方具有相互资生、促进和助长的关系。阳以阴为基，阴以阳为偶；阴为阳守持于内，阳为阴役使于外。所谓"阴在内，阳之守也；阳在外，阴之使也。"

3. **阴阳交感互藏** 阴阳交感，是指阴阳二气在运动中相互感应而交合，亦即发生相摩、相错、相荡的相互作用。阴阳交感是宇宙万物赖以生成和变化的根源。

阴阳互藏，是指相互对立的阴阳双方中的任何一方都包含着另一方，即阴中有阳，阳中有阴。阴阳互藏是阴阳双方交感合和的动力根源：阴中有阳则能升，阳中有阴则能降。阴阳互藏是阴阳消长与转化的内在根据。

4. **阴阳的消长** 阴阳消长是阴阳运动变化的一种形式，而导致阴阳出现消长变化的根本原因在于阴阳之间存在着的对立制约与互根互用的关系。由阴阳对立制约关系导致的阴阳消长主要表现为阴阳的互为消长，有阴长阳消、阳长阴消、阴消阳长、阳消阴长四种形式；由阴阳互根互用关系导致的阴阳消长主要表现为阴阳的皆消皆长，有阴随阳消、阳随阴消、阴随阳长、阳随阴长四种形式。阴阳双方在一定限度内的消长变化，反映了事物之间对立制约和互根互用关系的协调平衡，在自然界可表征气候的正常变化，在人体则表征生命过程的协调有序。

5. **阴阳的转化** 阴阳转化，指事物的总体属性，在一定条件下可以向其相反的方向转化。阴阳双方的消长运动发展到一定阶段，事物内部阴与阳的比例出现了颠倒，则该事物的属性即发

生转化，所以说转化是消长的结果。阴阳相互转化，一般都产生于事物发展变化的"物极"阶段，即所谓"物极必反"。因此，在事物的发展过程中，如果说阴阳消长是一个量变的过程，阴阳转化则是在量变基础上的质变。

阴阳转化一般有两种形式：一是渐变，如一年四季的温热寒凉变化；二是突变，如气候出现剧烈的寒热变化。

细目三　阴阳学说在中医学中的应用

◎ 要点

1. 在组织结构和生理功能方面的应用　脏腑及形体组织的阴阳属性，就大体部位来说，上部为阳，下部为阴；体表属阳，体内属阴。就其腹背四肢内外侧来说，则背为阳，腹为阴；四肢外侧为阳，四肢内侧为阴。以脏腑来分，五脏属里，为阴；六腑属表，为阳。由于阴阳之中复有阴阳，所以分属于阴阳的脏腑形体组织还可以再分阴阳。如体表属阳，然皮肉为阳中之阳，筋骨为阳中之阴。再继续分，则皮肤为阳中之阳，肌肉为阳中之阴；筋为阴中之阳，骨为阴中之阴。再如五脏分阴阳：心肺居于膈上属阳，而心属火，位南方，通于夏，属阳中之阳的太阳；肺属金，位西方，通于秋，属阳中之阴的少阴。肝、脾、肾居膈下属阴，而肝属木，位东方，通于春，属阴中之阳的少阳；肾属水，位北方，通于冬，属阴中之阴的太阴；脾属土，居中央，主四时，属阴中之至阴。《素问·金匮真言论》说："背为阳，阳中之阳，心也；背为阳，阳中之阴，肺也。腹为阴，阴中之阴，肾也；腹为阴，阴中之阳，肝也；腹为阴，阴中之至阴，脾也。"

经络系统的阴阳属性：十二正经中有手足三阴三阳经，属腑而行于肢体外侧面的为阳经，属脏而行于肢体内侧面的为阴经。奇经八脉中的跷脉与维脉，行于身之内侧者，称阴跷、阴维；行于身体之外侧者，称阳跷、阳维。督脉行于背，有总督一身之阳经的作用，称为"阳脉之海"。

任脉行于腹，有总任一身之阴经的作用，称为"阴脉之海"。

人体的整体生命活动，是由各脏腑经络形体官窍各司其职，协调一致来完成的，而脏腑经络的机能，是由贮藏和运行于其中的精与气为基础的。精藏于脏腑之中，主内守而属阴，气由精所化，藏于脏腑，运行于全身而属阳。精与气的相互资生、相互促进，维持了脏腑经络形体官窍的机能活动稳定有序。人体之气，含有具有不同作用和运动趋向的阴阳两部分：具有凉润、宁静、抑制、沉降等作用和运动趋向的为阴气，具有温煦、推动、兴奋、升发等作用和运动趋向的为阳气。正是由于阴阳二气的交感相错、相互作用，推动着人体内物质与物质之间、物质与能量之间的相互转化，推动和调控着人体的生命进程。

2. 在病理方面的应用　病邪可以分为阴、阳两大类。一般而言，六淫属阳邪，饮食居处、情志失调等属阴邪。阴阳之中复有阴阳：六淫之中，风邪、暑邪、火（热）邪属阳，寒邪、湿邪属阴。

疾病的发生发展过程就是邪正斗争的过程：阳邪侵犯人体，人体正气中的阴气奋而抗之；阴邪侵犯人体，正气中的阳气与之斗争。如此产生了邪正相搏，导致了阴阳失调而发生疾病。因此，阴阳失调是疾病的基本病机之一。阴阳失调的主要表现形式是阴阳的偏盛偏衰和互损。"阳胜则热，阴胜则寒"，"阳胜则阴病，阴胜则阳病"，"阳虚则寒，阴虚则热"，是寒热性疾病的病理总纲。

3. 在疾病诊断方面的应用　望、闻、问、切四诊所收集的各种资料，包括即时的症状和体征，以阴阳理论辨析其阴阳属性。如色泽分阴阳：色泽鲜明为病属于阳；色泽晦暗为病属于阴。气息分阴阳：语声高亢洪亮、多言而躁动者，多属实、属热，为阳；语声低微无力、少言而沉静者，多属虚、属寒，为阴。动静喜恶分阴阳：躁动不安属阳，蜷卧静默属阴；身热恶热属阳，身寒喜暖属阴；等等。脉象分阴阳：辨脉之部位、动态、至数、形状也可以分辨病证的阴阳属性。如以部位分，寸为阳，尺为阴；以动态分，则至者为阳，去者为阴；以至数分，则数者为阳，迟者为阴；以形状分，则浮大洪滑为阳，沉涩细小为阴。

在临床辨证中，阴阳学说用阴阳来概括分析错综复杂的各种证候。在八纲辨证中，表证、热证、实证属阳；里证、寒证、虚证属阴。阴阳是八纲辨证的总纲。

4. 在疾病预防和治疗方面的应用 调整阴阳，使之保持或恢复相对平衡，达到阴平阳秘，是防治疾病的基本原则，也是阴阳学说用于疾病防治的主要内容。

指导养生：注重养生是保持身体健康无病的重要手段，而其最根本的原则就是要"法于阴阳"，"春夏养阳，秋冬养阴"，即遵循自然界阴阳的变化规律来调理人体之阴阳，使人体中的阴阳与四时阴阳的变化相适应，如以"春夏养阳，秋冬养阴"及"冬病夏治，夏病冬养"之法，调养"能夏不能冬""能冬不能夏"之人。

确定治疗原则：阴阳偏盛的治疗原则是"实则泻之"，即损其有余。阳偏盛而导致的实热证，用"热者寒之"的治疗方法；阴偏盛而导致的寒实证，用"寒者热之"的治疗方法。若在阳盛或阴盛的同时，由于"阳胜则阴病"或"阴胜则阳

病"而出现阴虚或阳虚时，则又当兼顾其不足，于"实者泻之"之中配以滋阴或助阳之品。

阴阳偏衰的治疗原则是"虚则补之"，即补其不足。阴偏衰产生的是"阴虚则热"的虚热证，治疗当滋阴制阳，《内经》称之为"阳病治阴"。阳偏衰产生的是"阳虚则寒"的虚寒证，治疗当扶阳抑阴，《内经》称之为"阴病治阳"。

阴阳互损导致阴阳两虚应采用阴阳双补的治疗原则。对阳损及阴导致的以阳虚为主的阴阳两虚证，当补阳为主，兼以补阴；对阴损及阳导致的以阴虚为主的阴阳两虚证，当补阴为主，兼以补阳。如此则阴阳双方相互资生，相互为用。

分析和归纳药物的性能：药物的性能，一般的说，主要靠它的气（性）、味和升降浮沉来决定，而药物的气、味和升降沉浮，又皆可以用阴阳来归纳说明。

药性，主要是寒、热、温、凉四种药性，又称"四气"，其中寒凉属阴，温热属阳。五味，就是酸、苦、甘、辛、咸五种滋味，辛、甘二味属阳，酸、苦、咸三味属阴。升降浮沉，是指药物在体内发挥作用的趋向。升浮之药，其性多具有上升发散的特点，故属阳。沉降之药，其性多具有收涩、泻下、重镇的特点，故属阴。

第四单元 五行学说

细目一 五行学说的概念

◎ **要点**

1. 五行的含义 五行，即木、火、土、金、水五种物质及其运动变化，是归纳宇宙万物并阐释其相互关系的五种基本属性。

2. 五行的特性和事物与现象的五行归类

（1）五行特性 是古人在长期的生活和生产实践中对木、火、土、金、水五种物质的直观观

察和朴素认识的基础上，进行抽象而逐渐形成的理性概念，是用以识别各种事物的五行属性的基本依据。"水曰润下，火曰炎上，木曰曲直，金曰从革，土爰稼穑"是对五行特性的概括。

"木曰曲直"："曲"，屈也；"直"，伸也。曲直，是指树木的枝条具有生长、柔和、能屈又能伸的特性，引申为凡具有生长、升发、条达、舒畅等性质或作用的事物和现象，归属于木。

"火曰炎上"："炎"，是焚烧、炎热、光明之义；"上"，是上升。炎上，是指火具有炎热、

上升、光明的特性。引申为凡具有温热、上升、光明等性质或作用的事物和现象，归属于火。

"土爰稼穑"："爰"，通"曰"；"稼"，即种植谷物；"穑"，即收获谷物。稼穑，泛指人类种植和收获谷物的农事活动。引申为凡具有生化、承载、受纳性质或作用的事物和现象，归属于土。故有"土载四行""万物土中生""万物土中灭"和"土为万物之母"说。

"金曰从革"："从"，顺也；"革"，即变革。是指金有刚柔相济之性：金之质地虽刚硬，可作兵器以杀戮，但有随人意而更改的柔和之性。引申为凡具有沉降、肃杀、收敛等性质或作用的事物和现象，归属于金。

"水曰润下"："润"，即滋润、濡润；"下"即向下、下行。润下，是指水具有滋润、下行的特性。引申为凡具有滋润、下行、寒凉、闭藏等性质或作用的事物和现象，归属于水。

（2）事物与现象的五行归类 五行学说依据五行各自的特性，对自然界的各种事物和现象进行归类，从而构建了五行系统。事物和现象五行归类的方法，主要有取象比类法和推演络绎法两种。

1）取象比类法："取象"，即是从事物的形象（形态、作用、性质）中找出能反映本质的特有征象；"比类"，即是以五行各自的抽象属性为基准，与某种事物所特有的征象相比较，以确定其五行归属。

2）推演络绎法：即根据已知的某些事物的五行归属，推演归纳其他相关的事物，从而确定这些事物的五行归属。

中医学在天人相应思想指导下，以五行为中心，以空间结构的四方一位，时间结构的五季或四时，人体结构的五脏为基本框架，将自然界的各种事物和现象以及人体的生理病理现象，按其属性进行归纳，从而将人体的生命活动与自然界的事物或现象联系起来，形成了联系人体内外环境的五行结构系统，用以说明人体以及人与自然环境的统一。

事物属性的五行归类表

自然界							五行	人体						
五音	五味	五色	五化	五气	方位	季节		五脏	五腑	五官	形体	情志	五声	变动
角	酸	青	生	风	东	春	木	肝	胆	目	筋	怒	呼	握
徵	苦	赤	长	暑	南	夏	火	心	小肠	舌	脉	喜	笑	忧
宫	甘	黄	化	湿	中	长夏 四时	土	脾	胃	口	肉	思	歌	哕
商	辛	白	收	燥	西	秋	金	肺	大肠	鼻	皮	悲	哭	咳
羽	咸	黑	藏	寒	北	冬	水	肾	膀胱	耳	骨	恐	呻	栗

细目二 五行学说的基本内容

◎ 要点

1. 五行相生与相克 五行相生，指木、火、土、金、水之间存在着有序的递相资生、助长和促进的关系。相生次序是：木生火，火生土，土生金，金生水，水生木。在五行相生关系中，任何一行都具有"生我"和"我生"两方面的关系。《难经》将此关系比喻为母子关系："生我"者为母，"我生"者为子。五行相生，实际上是指五行中的某一行对其子行的资生、促进和助长。

五行相克，指木、火、土、金、水之间存在着有序的递相克制、制约的关系。相克次序是：木克土、土克水、水克火、火克金、金克木。在五行相克关系中，任何一行都具有"克我"和"我克"两方面的关系。《内经》把相克关系称为"所胜""所不胜"关系："克我"者为"所不胜"，"我克"者为"所胜"。五行相克，实为五行中的某一行对其所胜行的克制和制约。

2. 五行制化 五行制化，是指五行之间既相互资生，又相互制约，维持平衡协调，推动事物间稳定有序的变化与发展。

五行制化的规律是：五行中一行亢盛时，必然随之有制约，以防止亢而为害。即在相生中有克制，在克制中求发展。

3. 五行相乘与相侮 五行相乘，指五行中一行对其所胜的过度制约或克制。相乘的次序与相克相同，即木乘土，土乘水，水乘火，火乘金，金乘木。导致五行相乘的原因有两种情况：一是指五行中的某一行过于亢盛，对其所胜行进行超过正常限度的克制，产生相乘，如木亢乘土等；二是五行中某一行过于虚弱，难以抵御其所不胜的正常限度的克制，产生相乘，如土虚木乘等。

五行相侮，指五行中一行对其所不胜的反向制约和克制。相侮的次序是：木侮金，金侮火，火侮水，水侮土，土侮木。导致五行相侮的原因有二：一是五行中的某一行过于强盛，使原来克制它的一行不仅不能克制它，反而受到它的反向克制，产生相侮，如木亢侮金等；二是五行中某一行过于虚弱，不仅不能制约其所胜的一行，反而受到其所胜的相侮，如金虚木侮等。

4. 五行的母子相及 母子相及包括母病及子和子病及母两种情况，属于五行之间相生关系异常的变化。

母病及子：指五行中的某一行异常，累及其子行，导致母子两行皆异常。母病及子的一般规律是：母行虚弱，引起子行亦不足，终致母子两行皆不足。

子病及母：指五行中的某一行异常，影响到其母行，终致子母两行皆异常。子病及母的一般规律有三种：一是子行亢盛，引起母行亦亢盛，结果是子母两行皆亢盛，一般称为"子病犯母"；二是子行虚弱，上累母行，引起母行亦不足，终致子母俱不足；三是子行亢盛，损伤母行，以致子盛母衰，一般称为"子盗母气"。

细目三 五行学说在中医学中的应用

◎ **要点**

1. 在生理方面的应用

（1）说明五脏的生理特点 五行学说将人体的五脏分别归属于五行，并以五行的特性来说明五脏的生理机能。如木有生长、升发、舒畅、条达的特性，肝喜条达而恶抑郁，有疏通气血，调畅情志的机能，故以肝属木。

（2）构建天人一体的五脏系统 五行学说除以五行特性类比五脏的生理特点，确定五脏的五行属性外，还以五脏为中心，推演络绎整个人体的各种组织结构与生理机能，将人体的形体、官窍、精神、情志等分归于五脏，构建以五脏为中心的生理病理系统。同时又将自然界的五方、五气、五色、五味等与人体的五脏联系起来，建立了以五脏为中心的天人一体的五脏系统，将人体内外环境联结成一个密切联系的整体。

（3）说明五脏之间的生理联系 五脏的机能活动不是孤立的，而是互相联系的。五行学说运用生克制化理论来说明脏腑生理机能的内在联系，即五脏之间存在着既相互资生又相互制约的关系。以五行相生说明五脏之间的资生关系，以五行相克说明五脏之间的制约关系，以五行制化说明五脏之间的协调平衡。

2. 在病理方面的应用 五行学说可以说明在病理情况下脏腑间的相互影响。某脏有病可以传至他脏，他脏疾病也可以传至本脏，这种病理上的相互影响称之为传变。五脏病变的相互影响，可用五行的乘侮和母子相及规律来阐释。相生关系的传变，包括"母病及子"和"子病及母"两个方面。相克关系的传变，包括"相乘"和"相侮"两个方面。如肝有病，影响到心，为母病及子；影响到肾，为子病及母；影响到脾，称为乘；影响到肺，称为侮。他脏以此类推。

3. 在疾病诊断方面的应用 五行学说将人体五脏与自然界的五色、五音、五味等都作了相应联系，构成了天人一体的五脏系统，因而观察分析望、闻、问、切四诊所搜集的外在表现，依据事物属性的五行归类和五行生克乘侮规律，可确定五脏病变的部位，推断病情进展和判断疾病的预后。即所谓"视其外应，以知其内脏"。

4. 在疾病治疗方面的应用

（1）**指导脏腑用药** 不同的药物，有不同的颜色与气味。以颜色分，有青、赤、黄、白、黑"五色"；以气味辨，则有酸、苦、甘、辛、咸"五味"。药物的五色、五味与五脏的关系是以天然色味为基础，以其不同性能与归经为依据，按照五行归属来确定的。青色、酸味入肝，赤色、苦味入心，黄色、甘味入脾，白色、辛味入肺，黑色、咸味入肾。

（2）**控制疾病的传变** 根据五行生克乘侮理论，五脏中一脏有病，可以传及其他四脏而发生传变。如肝有病可以影响到心、肺、脾、肾等脏。心、肺、脾、肾有病也可以影响肝脏。不同脏腑的病变，其传变规律不同。因此，临床治疗时除对所病本脏进行治疗之外，还要依据其传变规律，治疗其他脏腑，以防止其传变。如"见肝之病，则知肝当传之于脾，故先实其脾气"（《难经·七十七难》）。

（3）**确定治则治法** 运用五行相生规律来治疗疾病，其基本治疗原则是补母和泻子，即"虚则补其母，实则泻其子"。补母适用于母子关系的虚证；泻子适用于母子关系的实证。依据五行相生规律确定的治法，常用的有滋水涵木法、益火补土法、培土生金法和金水相生法四种。运用五行相克规律来治疗疾病，其基本治疗原则是抑强扶弱。抑强，适用于相克太过引起的相乘和相侮。扶弱，适用于相克不及引起的相乘和相侮。依据五行相克规律确定的治法，常用的有抑木扶土法、培土制水法、佐金平木法和泻南补北法四种。

（4）**指导针灸取穴** 在针灸疗法中，针灸学家将手足十二经近手足末端的井、荥、输、经、合"五输穴"，分别配属于木、火、土、金、水五行。在治疗脏腑病证时，根据不同的病情以五行的生克规律进行选穴治疗。

（5）**指导情志疾病的治疗** 依据五行的相生相克，人的情志活动也有相互抑制的作用。临床上可以运用不同情志变化的相互抑制关系来达到治疗目的。如"怒伤肝，悲胜怒……喜伤心，恐胜喜……思伤脾，怒胜思……忧伤肺，喜胜忧……恐伤肾，思胜恐"。这就是情志病治疗中的所谓"以情胜情"之法。

第五单元 藏象学说

◎ **要点**

1. 藏象及藏象学说的概念与特点

（1）**藏象和藏象学说的基本概念** "藏象"一词，首见于《素问·六节藏象论》。藏，指藏于体内的脏腑组织器官；象，是指机体内部脏腑组织器官表现于外的各种征象。所谓藏象，即指藏于体内的脏腑组织器官及其表现于外的生理、病理现象。故张景岳在《类经·藏象类》中说："象，形象也。脏居于内，形见于外，故曰藏象。"唐代医家王冰亦说："象，谓所见于外，可阅者也。"

藏象学说，即是通过对人体生理、病理现象的观察，研究人体脏腑系统生理功能、病理变化及其相互关系的学说。藏象学说认为，人体各脏腑虽然深藏于体内，难以进行直观观察，但内在脏腑通过经络与体表的组织器官相互联系，内脏的变化可通过与之相应的体表组织器官反应于外，出现各种征象。正如朱丹溪所说："欲知其内者，当以观乎外，诊于外者，斯以知其内，盖有诸内者，必形诸外。"因此，通过观察分析外在之象，以判断内在之藏的功能特性，这是中医藏象学说认识人体脏腑机能的独特之处，也是其核心内容之一。

（2）藏象和藏象学说的特点

1）中医学藏象的特点　藏象，是根据"有诸内，必形诸外"的观察方法，以象定藏建立的概念。中医学认为藏于体内的脏腑均有其生理或病理现象表现于外，因而通过观察分析在外之象，可以判断内在之藏的功能特性。藏象概念中的五脏，分别代表着五个子系统，即心系统、肺系统、脾系统、肝系统、肾系统，每个系统还分别与自然界的阴阳五行相通应。

2）中医学藏象系统的特点　藏象系统则是指以五脏为中心的内外统一的五大功能活动系统。由此组成的五大功能活动系统之间相互联系、相互制约，维持着生命整体机能活动的协调平衡，体现出以五脏为中心的系统整体观，表现在以下几方面：

①脏腑分阴阳为一个整体。脏腑分阴阳，一阴一阳互为表里而形成一个整体，如心与小肠、肺与大肠、脾与胃、肝与胆、肾与膀胱以及心包与三焦，构成表里关系。其主要依据是经络循行路线的阴阳相对和相互络属，相表里的一脏一腑在生理功能上紧密联系，在发生病变时则相互影响与传变。

②五脏与形体诸窍联结成一个整体。形体，广义含义是指人的整个躯体；狭义含义是指皮、肉、筋、脉、骨，简称为"五体"。官窍，即五官九窍。官，指人体有特定功能的器官，通常指口、目、鼻、舌、耳，也称"五官"。窍，即孔窍，是人体内部脏腑与外界相通应的门户，包括口、两只眼睛、两个耳孔、两个鼻孔，称为"七窍"，加上前阴和后阴，则又称"九窍"。藏象学说的整体观认为，五脏各有外候，与形体诸窍之间，既有整体的联系，一脏与多体多窍相连，一体一窍与五脏皆相通，又有特定的相关性。如

心，其华在面，其充在血脉，开窍于舌；肺，其华在毛，其充在皮，开窍于鼻；脾，其华在唇四白，其充在肌，开窍于口；肝，其华在爪，其充在筋，开窍于目；肾，其华在发，其充在骨，开窍于耳及二阴。

③五脏的生理活动与精神情志密切相关。人的精神情志与意识思维活动，是大脑的功能。藏象学说认为，人的精神情志和意识思维活动，与五脏的生理活动密切相关。因五脏的生理活动能统率全身整体的生理活动，而大脑功能的正常，有赖于五脏生理功能的平衡协调。五脏功能活动异常，则精神情志和意识思维活动必受其影响。反之，精神情志和意识思维活动失常，亦势必反作用于五脏，从而影响五脏的生理功能。《素问·宣明五气》说的心藏神、肺藏魄、肝藏魂、脾藏意、肾藏志，是进一步把人的精神意识和思维活动，进行分类，并探讨其与各脏生理活动的关系。

④五脏相互之间是一整体。五脏生理功能的平衡协调，是维持机体内在环境相对恒定的重要环节。通过五脏与形体诸窍、精神情志活动的关系，来沟通机体内外环境之间的联系，以维系其相对的平衡协调。

通过上述的整体联系，可以看出，人体以五脏为中心，联络六腑以及其他组织器官，归纳其相应组织的外在反映及精神情志与五脏的对应关系，构成人体五脏生理活动系统。在这五个系统中又以心为最高主宰，而且系统与系统之间，在生理上相互联系，病理上相互影响与传变。

2. 五脏、六腑、奇恒之腑的分类　脏腑分为脏、腑和奇恒之腑三类。脏有五，即心、肺、脾、肝、肾，合称五脏（在经络学说中，心包亦作为脏，故又称"六脏"）。腑有六，即胆、胃、小肠、大肠、膀胱、三焦，合称六腑。奇恒之腑亦有六，即脑、髓、骨、脉、胆、女子胞。

中医学以生理机能特点的不同作为区分脏与腑的主要依据。五脏共同的生理特点是化生和贮藏精气，六腑共同的生理特点是受盛和传化水

谷。"所谓五脏者，藏精气而不泻也，故满而不能实；六腑者，传化物而不藏，故实而不能满也。"奇恒之腑在形态上中空有腔与六腑相类，机能上贮藏精气与五脏相同，与五脏和六腑都有明显区别，故称之。

五脏六腑的生理特点，对临床辨证论治有重要指导意义。一般来说，病理上"脏病多虚"，"腑病多实"；治疗上"五脏宜补"，"六腑宜泻"。

第六单元　五　脏

细目一　五脏的生理功能与特性

◎ 要点

1. 心的生理功能与特性

（1）**主血脉**　指心气推动和调控血液在脉道中运行，流注全身，发挥营养和滋润作用。心主血脉包括心主血和主脉两个方面。

心主血的基本内涵，一是心气能推动血液运行，以输送营养物质于全身脏腑形体官窍；二是心有生血的作用，即所谓"奉心化赤"，饮食水谷经脾胃之气的运化，化为水谷之精，水谷之精再化为营气和津液，营气和津液入脉，经心火（即心阳）的作用，化为赤色血液，即《素问·经脉别论》所谓"浊气归心，淫精于脉。"

心主脉，指心气推动和调控心脏的搏动和脉的舒缩，使脉道通利，血流通畅。心气充沛，心脏有规律的搏动，脉有规律的舒缩，血液则被输送到各脏腑形体官窍，发挥濡养作用，以维持人体正常的生命活动。

心、脉、血三者密切相连，构成一个血液循环系统。血液在脉中正常运行，必须以心气充沛，血液充盈，脉道通利为基本条件。其中心脏的正常搏动，起着主导作用。

（2）**藏神**　又称主神明或主神志，指心有统帅全身脏腑、经络、形体、官窍的生理活动和主司意识、思维、情志等精神活动的作用。人体之神，有广义与狭义之分。广义之神，是整个人体生命活动的主宰和总体现；狭义之神，是指人的意识、思维、情感、性格等精神活动。心所藏之神，既是主宰人体生命活动的广义之神，又包括意识、思维、情感等狭义之神。《素问·灵兰秘典论》说："心者，君主之官也，神明出焉。"《素问·六节藏象论》说："心者，生之本，神之变也。"

心的主血脉与藏神机能是密切相关的。血是神志活动的物质基础之一，心血充足则能化神养神而使心神灵敏不惑，而心神清明，则能驭气以调控心血的运行，濡养全身脏腑形体官窍及心脉自身。

（3）**生理特性**　①心为阳脏而主通明。心在五行属火，属阳中之阳的太阳，故称为阳脏，又称"火脏"。心主通明，指心脉以通畅为本，心神以清明为要。心脉畅通和心神清明，是心阳的温煦、推动作用与心阴的凉润、宁静作用相协调的结果。②心气下降。心火在心阴的牵制下合化为心气下行以温肾，维持人体上下协调。

（4）**心血、心气、心阴、心阳的生理作用**　心血指在心、脉中流动的血液，具有濡养心脏及其形体官窍和化生心神的生理作用。心气由心血化生，具有推动和调控心脏搏动、脉管舒缩及精神活动的生理作用。心气充沛，则心脏搏动有力，脉管舒缩有度，血运通畅，精神振奋，思维敏捷。心阴是心气中具有凉润、宁静、抑制作用的部分；心阳是心气中具有温煦、推动、兴奋作用的部分。心阴能制约心阳，抑制心脏的搏动和精神活动。心阳能制约心阴，激发心脏的搏动和精神活动。心阴与心阳协调，则心气冲和畅达，心脏搏动和精神活动稳定有度。

2. 肺的生理功能与特性

（1）主气司呼吸　包括主呼吸之气和主一身之气两个方面。

肺主呼吸之气，是指肺是气体交换的场所。通过肺的呼吸作用，不断吸进清气，排出浊气，吐故纳新，实现机体与外界环境之间的气体交换，以维持人体的生命活动。肺主呼吸，实际上是肺气的宣发与肃降运动在气体交换过程中的具体表现：肺气宣发，浊气得以呼出；肺气肃降，清气得以吸入。肺气的宣发与肃降运动协调有序，则呼吸均匀通畅。

肺主一身之气，是指肺有主司一身之气的生成和运行的作用。体现在两个方面：①宗气的生成。一身之气主要由先天之气和后天之气构成。宗气属后天之气，由肺吸入的自然界清气，与脾胃运化的水谷之精所化生的谷气相结合而生成。宗气在肺中生成，积存于胸中"气海"，上走息道出喉咙以促进肺的呼吸，并能贯注心脉以助心推动血液运行，还可沿三焦下行至脐下丹田以资先天元气，故在机体生命活动中占有非常重要的地位。②对全身气机的调节作用。肺有节律的呼吸，对全身之气的升降出入运动起着重要的调节作用。《素问·六节藏象论》说："肺者，气之本。"

（2）主行水　指肺气的宣发肃降运动推动和调节全身水液的输布和排泄。肺主行水表现在两个方面：一是通过肺气的宣发运动，将脾气转输至肺的水液和水谷之精中的较轻清部分，向上向外布散，上至头面诸窍，外达全身皮毛肌腠以濡润之；输送到皮毛肌腠的水液在卫气的推动作用下化为汗液，并在卫气的调节作用下有节制地排出体外。二是通过肺气的肃降运动，将脾气转输至肺的水液和水谷精微中的较稠厚部分，向内向下输送到其他脏腑以濡润之，并将脏腑代谢所产生的浊液下输至膀胱，成为尿液生成之源。肺以

其气的宣发与肃降运动输布水液，故说"肺主行水"。又因为肺为华盖，故称"肺为水之上源"。若肺气的宣发或肃降失常，均可致津液代谢异常而出现尿少、痰饮、水肿等病证，可用宣肺利水或降气利水方法进行治疗。

（3）朝百脉，主治节　肺朝百脉，指全身的血液都通过百脉流经于肺，经肺的呼吸，进行体内外清浊之气的交换，然后再通过肺气宣降作用，将富有清气的血液通过百脉输送到全身。全身的血脉均统属于心，心气是血液循环运行的基本动力。而血液的运行，又赖于肺气的推动和调节，即肺气具有助心行血的作用。肺通过呼吸运动，调节全身气机，从而促进血液运行。宗气有"贯心脉"以推动血液运行的作用。肺气充沛，宗气旺盛，气机调畅，则血运正常。

肺主治节，指肺气具有治理调节肺之呼吸及全身之气、血、水的作用，是对肺的主要生理机能的高度概括。主要表现在四个方面：一是治理调节呼吸运动：肺气的宣发与肃降运动协调，维持通畅均匀的呼吸，使体内外气体得以正常交换；二是调理全身气机：通过呼吸运动，调节一身之气的升降出入，保持全身气机调畅；三是治理调节血液的运行：通过肺朝百脉和气的升降出入运动，辅佐心脏，推动和调节血液的运行；四是治理调节津液代谢：通过肺气的宣发与肃降，治理和调节全身水液的输布与排泄。《素问·灵兰秘典论》说："肺者，相傅之官，治节出焉。"

（4）生理特性　①肺为华盖：肺位于胸腔，覆盖五脏六腑之上，位置最高，因而有"华盖"之称。肺居高位，又能行水，故称之为"水之上源"。肺覆盖于五脏六腑之上，又能宣发卫气于体表，具有保护诸脏免受外邪侵袭的作用，故有"脏之长"之称。②肺为娇脏：肺脏清虚而娇嫩，不耐寒热燥湿诸邪之侵；外感六淫之邪从皮毛或口鼻而入，常易犯肺而为病。③肺气宣降：肺气宣发，是肺气向上向外的布散运动，主要体现在以下三个方面：一是呼出体内浊气；二是将脾所转输来的津液和部分水谷精微上输头面诸窍，外

达于全身皮毛肌腠；三是宣发卫气于皮毛肌腠，以温分肉，充皮肤，肥腠理，司开阖，将代谢后的津液化为汗液，并控制和调节其排泄。肺气肃降，是肺气向内向下的布散运动，主要体现在以下三个方面：一是吸入自然界之清气，并将吸入之清气与谷气相融合而成的宗气向下布散至脐下，以资元气；二是将脾转输至肺的津液及部分水谷精微向下向内布散于其他脏腑以濡润之；三是将脏腑代谢后产生的浊液下输于膀胱，成为尿液生成之源。肺气的宣发与肃降，是相互制约、相互为用的两个方面。宣降运动协调，维持着肺的呼吸和行水机能。

（5）肺津、肺气、肺阴、肺阳的生理作用
肺津，即脾转输至肺的津液，具有濡养滋润肺、大肠、皮毛、鼻、喉等脏器的作用。肺气主要由肺津化生，具有推动和调控呼吸、行水等作用。肺气中具有凉润、沉降等作用和运动趋向的部分称为肺阴，具有温煦、宣发等作用和运动趋向的部分称为肺阳。肺阴能够凉润肺脏，使肺气下行；肺阳能温暖肺脏，使肺气上行。肺阴与肺阳的作用协调，则肺气的宣发与肃降运动相反相成，呼吸均匀，和缓有度，"水精四布，五经并行。"

3. 脾的生理功能与特性

（1）主运化　指脾具有把饮食水谷转化为水谷精微（即谷精）和津液（即水精），并把水谷精微和津液吸收、转输到全身各脏腑的生理机能。包括运化食物和运化水液两个方面：

运化食物：食物经胃的受纳腐熟，被初步消化后，变为食糜，下送于小肠作进一步消化，经脾气的作用，则分为清浊两部分。其精微部分，经脾气的激发作用由小肠吸收，再由脾气的转输作用输送到其他四脏，内养五脏六腑，外养四肢百骸。

运化水液：指脾气将水液化为水精，亦即津液，并将其吸收、转输到全身脏腑的生理机能。脾气转输津液的途径及方式有四：一是上输于肺，通过肺气宣降输布全身；二是向四周布散，

"以灌四傍"，发挥其滋养濡润脏腑的作用；三是将胃、小肠、大肠中的部分水液经过三焦（六腑之一的三焦）下输膀胱，成为尿液生成之源；四是居中而枢转津液，使全身津液随脾胃之气的升降而上腾下达：肺之上源之水下降，膀胱水府之津液上升。脾气健运，津液化生充足，输布正常，脏腑形体官窍得养。

运化食物和运化水液，是脾主运化的两个方面，二者是同时进行的。饮食物的消化及其精微的吸收、转输都由脾所主。脾气不但将饮食物化为水谷精微，而且能将水谷精微吸收并转输至全身促进人体的生长发育，是维持人体生命活动的根本，故称为"后天之本"。脾为"后天之本"的理论，对养生防病有着重要意义。

（2）主统血　指脾气具有统摄、控制血液在脉中正常运行而不逸出脉外的作用。脾气统摄血液，实际上是气的固摄作用的体现。脾气是一身之气分布到脾脏的部分，一身之气充足，脾气必然充盛；而脾气健运，一身之气自然充足。气足则能摄血，故脾统血与气摄血是统一的。

（3）生理特性　①脾气上升，指脾气具有向上运动以维持水谷精微的上输和内脏位置相对稳定的生理特性。脾主升清，指脾气的升动转输作用，将胃肠道吸收的水谷精微和水液上输于心、肺等脏，通过心、肺的作用化生气血，以营养濡润全身。若脾气虚衰或为湿浊所困，不得升清，可见"清气在下，则生飧泄。"脾主升举内脏，指脾气上升能起到维持内脏位置的相对稳定，防止其下垂的作用。若脾气虚弱，无力升举，可见胃下垂、肾下垂、子宫脱垂、脱肛等。②喜燥恶湿。脾的喜燥恶湿的特性，与其运化水饮的生理机能相关。脾气健旺，运化水饮正常，水精四布，自然无痰饮水湿的停聚。脾气升动，才能将水液布散全身，而脾气升运的条件之一就是脾体干燥而不被痰饮水湿所困。因而有"脾生湿""湿困脾""脾恶湿""脾燥则升"等说法。据以上两生理特性推测，脾气下陷的病机主要有二：一是脾气虚衰，无力升举，又称为中气下陷；二

是脾气为湿所困，不得上升反而下陷。③脾为孤脏。脾属土，居中央，与四方、四时无配；脾主运化，为精血津液生化之源，"灌四傍"而长养四脏，称为后天之本，属人体中最大最重要的脏，故称孤脏。

（4）脾精、脾气、脾阴、脾阳的生理作用脾精，主要指脾吸收的水谷之精。脾精由脾气转输到其他四脏，化为诸脏之精，故《素问·玉机真藏论》有"脾为孤藏，中央土以灌四傍"之说。其中脾精之浓厚者化营化血，轻清者化卫化气，故又有脾为"后天之本，气血生化之源"之论。脾气由脾精化生，具有运化水谷，统摄血液等作用。脾阴即脾气中的具有凉润、宁静等作用的部分，脾阳是脾气中具有温煦、推动等作用的部分。脾阴与脾阳协调统一，维护着脾生理机能的正常发挥。

4. 肝的生理功能与特性

（1）**主疏泄** 指肝气具有疏通、畅达全身气机的作用，主要表现在以下几个方面：①促进血液与津液的运行输布：血液的运行和津液的输布代谢，有赖于气机的调畅。肝气疏泄，调畅气机，使全身脏腑经络之气的运行畅达有序。气能运血，气行则血行，故说肝气的疏泄作用能促进血液的运行，使之畅达而无瘀滞。②促进脾胃运化和胆汁的分泌排泄：肝气疏泄，畅达气机，促进和协调脾胃之气的升降，从而促进脾胃的运化。胆汁乃肝之余气所化，其分泌和排泄受肝气疏泄作用的影响。肝气疏泄，气机调畅，胆汁才能够正常的分泌与排泄。③调畅情志：肝气疏泄，能调畅气机，因而能使人心情舒畅，既无亢奋，也无抑郁。情志活动分属五脏，依赖于气机的调畅，因肝主疏泄，调畅气机，所以肝具有调畅情志的功能。④促进男子排精与女子排卵行经："主闭藏者肾也，司疏泄者肝也。"男子精液的贮藏与施泄，是肝肾二脏之气的闭藏与疏泄作用相互协调的结果。肝气疏泄，则精液排泄通畅有度；肝失疏泄，则排精不畅而致精瘀。女子的按时排卵，也是肝气疏泄和肾气闭藏作用相互协

调的体现。气机调畅又是女子行经能否通畅有度的重要条件，因而亦受肝气的疏泄作用的影响。

肝气的疏泄作用失常，称为肝失疏泄。其病机主要有三个方面：一为肝气郁结，疏泄失职。多因情志抑郁，郁怒伤肝而致。二是肝气亢逆，疏泄太过。多因暴怒伤肝，或气郁日久化火，导致肝气亢逆，升发太过。三是肝气虚弱，疏泄不及，升发无力，表现出一系列因虚而郁滞的临床表现。

（2）**主藏血** 指肝脏具有贮藏血液、调节血量和防止出血的功能。肝藏血的生理意义有以下六个方面：①涵养肝气：肝贮藏充足的血液，化生和涵养肝气，使之冲和畅达，发挥其正常的疏泄作用。②调节血量：在正常情况下，人体各部分的血量，是相对恒定的。但是随着机体活动量的增减、情绪的变化、外界气候的变化等因素，人体各部分的血量也随之有所变化。如剧烈运动或情绪激动时，外周血流量增加；而在安静或休息时，外周血液分配量则减少。这种变化是通过肝的藏血和疏泄机能协调而实现的。③濡养肝及筋目：肝贮藏充足的血液，可濡养肝脏及其形体官窍，使其发挥正常的生理机能。④化生和濡养魂，维持正常神志及睡眠。《灵枢·本神》说："肝藏血，血舍魂。"⑤为经血之源：肝藏血而称为血海，冲脉起于胞中而通于肝，与女子月经来潮密切相关，也称为"血海"。女子以血为本，肝藏血充足，冲脉血液充盛，是其月经按时来潮的重要保证。⑥防止出血：肝主藏血以防止出血。气有固摄血液之能，肝气充足，则能固摄肝血而不致出血；肝阴充足，肝阳被涵，阴阳协调，则血藏于肝而防止出血。

（3）**生理特性** ①肝为刚脏：指肝气主升主动，具有刚强躁急的生理特性而言。肝在五行属木，木性曲直，肝气具有木的冲和条达、伸展舒畅之能；肝有主疏泄的生理机能，肝气性喜条达而恶抑郁；肝内寄相火，主升主动，皆反映了肝为刚脏的生理特性。②肝气升发：指肝气的向上升动和向外发散以调畅气机的生理特性。肝在五

行属木，通于春气，比类春天树木的生长伸展和生机勃发之性，肝气具有条达疏畅、升发生长和生机盎然的特性。

（4）肝血、肝气、肝阴、肝阳的生理作用肝血，即肝所藏之血，有濡养目、筋、爪，化生和涵养魂与怒的作用。肝气由肝血化生，具有升发的特性，能畅达全身气的运行，进而调畅血液与津液的运行输布，调畅脾胃之气的升降，调畅胆汁的分泌与排泄，调畅情志活动，调畅男子泄精、女子排卵和月经等。肝阴是肝气中具有凉润、宁静、抑制作用的部分，肝阳是肝气中具有温煦、推动、兴奋作用的部分。肝阴与肝阳协调，肝气冲和条达。

5. 肾的生理功能与特性

（1）藏精，主生长发育生殖与脏腑气化 肾藏精，指肾具有贮存、封藏精的生理功能。精，是构成人体和维持人体生命活动的最基本物质，是生命之本原，是脏腑形体官窍功能活动的物质基础。肾藏的精包括先天之精和后天之精，先天之精来源于父母的生殖之精，是禀受于父母的生命遗传物质，与生俱来，藏于肾中。人出生后，机体由脾胃的运化作用从饮食物中摄取的营养物质，称为"后天之精"。后天之精经脾气的转输作用以"灌四傍"，则为脏腑之精。肾精的构成，是以先天之精为基础，加之部分后天之精的充养而化成。先天之精是肾精的主体成分，后天之精仅起充养作用，先、后天之精相互资助，相互为用。《素问·六节藏象论》说："肾者，主蛰，封藏之本，精之处也。"

主生长发育与生殖，指肾精、肾气促进机体生长发育与生殖机能成熟的作用。《素问·上古天真论》记述了肾气由稚嫩到充盛，由充盛到衰少继而耗竭的演变过程。

人体的生、长、壮、老、已的生命过程，可分为幼年期、青年期、壮年期和老年期等几个阶段，而每一阶段机体的生长发育或衰退情况，都取决于肾精及肾气的盛衰。

脏腑气化，指由脏腑之气的升降出入运动

推动和调控着各脏腑形体官窍的生理机能，进而推动和调控着机体精气血津液各自的新陈代谢及其与能量的相互转化的过程。肾精、肾气及其分化的肾阴、肾阳在推动和调控脏腑气化过程中起着极其重要的作用。肾气由肾精所化，也是一身之气分布到肾的部分。由于肾精的主体成分是先天之精，肾气也主要属先天之气，与元气的概念大致相同，故为脏腑之气中最重要者，称为脏腑之气的根本。肾气也涵有阴阳两种成分：肾阴是其中具有凉润、宁静、抑制、凝聚等作用的部分，肾阳是其中具有温煦、推动、兴奋、宣散等作用的部分。肾阴与肾阳对立统一，协调共济，则肾气冲和畅达。肾阳为一身阳气之本，"五脏之阳气，非此不能发"，能推动和激发脏腑的各种机能，温煦全身脏腑形体官窍。肾阴为一身阴气之本，"五脏之阴气，非此不能滋"，能宁静和抑制脏腑的各种机能，凉润全身脏腑形体官窍。肾精、肾气及其所含的肾阴、肾阳称为机体生命活动的根本，肾阴肾阳又称为"五脏阴阳之本"。

（2）主水 指肾气具有主司和调节全身水液代谢的作用。主要体现在两方面：一是肾气对参与水液代谢脏腑的促进作用：肾气及肾阴肾阳对水液代谢过程中各脏腑之气的功能，尤其是脾肺之气的运化和输布水液的功能，具有促进和调节作用。二是肾气的生尿和排尿作用：水液代谢过程中，各脏腑形体官窍代谢后产生的浊液，下输于膀胱，在肾气的蒸化作用下，分为清浊：清者回吸收，由脾气的转输作用通过三焦水道上腾于肺，重新参与水液代谢；浊者则化为尿液，在肾与膀胱之气的推动作用下排出体外。

（3）主纳气 指肾气有摄纳肺所吸入的自然界清气，保持吸气的深度，防止呼吸表浅的作用。人体的呼吸，由肺所主，但吸入的清气，由肺气的肃降下达于肾，必须再经肾气的摄纳潜藏，使其维持一定的深度，以利于气体的交换。故《难经·四难》说："呼出心与肺，吸入肾与肝。"《类证治裁·喘证》说："肺为气之主，肾为气之根。"

（4）生理特性　①主蛰守位。主蛰，喻指肾有潜藏、封藏、闭藏之生理特性，是对其藏精机能的高度概括。肾的藏精、主纳气、主生殖、主二便等机能，都是肾主蛰藏生理特性的具体体现。守位，是指肾中相火（肾阳）涵于肾中，潜藏不露，以发挥其温煦、推动等作用。相火与君火相对而言。君火，即心阳，心之生理之火，又称心火；相对于心火，其他脏腑之火皆称为相火。生理状态下，各脏腑的阳气称"少火"；病理状态下，各脏腑的亢盛之火称"壮火"。相火以其所在脏腑的不同而有不同的称谓，肝之相火称为"雷火"，肾之相火称为"龙火"。君火与相火的关系是：君火在心，主发神明，以明著为要；相火在肝肾，禀命行令，以潜藏守位为要。心神清明，机体的生命活动有序稳定，相火自然潜藏守位以发挥其温煦、激发等作用；肾阴充足，涵养相火，相火则潜藏于肾中而不上僭。②肾气上升：肾阳鼓动肾阴，合化为肾气上升以济心，维持人体上下的协调。

（5）肾精、肾气、肾阴、肾阳的生理作用　肾精为生命产生之本原，决定人体的生长发育与生殖，并能化髓充骨通脑。肾气由肾精化生，具有推动和调控人体的生长发育生殖，促进和调节水液代谢，摄纳肺吸入的清气等作用。肾阴是肾气中具有凉润、宁静、抑制等作用的部分，肾阳是肾气中具有温煦、推动、兴奋等作用的部分。肾阴与肾阳协调共济，则合化为冲和之肾气，推动和调控肾的各种机能活动。

细目二　五脏之间的关系

◎ **要点**

1. 心与肺的关系　心主血而肺主气，心主行血而肺主呼吸。心与肺的关系，主要表现在血液运行与呼吸吐纳之间的协同调节关系。

血液的正常运行，必须依赖于心气的推动，

亦有赖于肺气的辅助。由于宗气具有贯心脉而司呼吸的生理功能，从而加强了血液运行与呼吸吐纳之间的协调平衡。因此，积于胸中的宗气是连接心之搏动和肺之呼吸的中心环节。

2. 心与脾的关系　心主血而脾生血，心主行血而脾主统血。心与脾的关系，主要表现在血液生成方面的相互为用及血液运行方面的相互协同。

3. 心与肝的关系　心与肝的关系，主要表现在行血与藏血以及精神调节两个方面。

血液运行方面：心主行血，心为一身血液运行的枢纽；肝藏血，肝是贮藏血液、调节血量的重要脏器。两者相互配合，共同维持血液的正常运行。

精神调节方面：心藏神，主宰意识、思维、情感等精神情志活动。肝主疏泄，调畅气机，维护情志的舒畅。心肝两脏，相互为用，共同维持正常的精神情志活动。

4. 心与肾的关系　心与肾在生理上的联系，主要表现为"心肾相交"。心肾相交的机理，主要从水火既济、精神互用、君相安位来阐发。

水火既济：心居上焦属阳，在五行中属火；肾居下焦属阴，在五行中属水。在上者宜降，在下者宜升，升已而降，降已而升。心位居上，故心火（阳）必须下降于肾，使肾水不寒；肾位居下，故肾水（阴）必须上济于心，使心火不亢。肾无心火之温煦则水寒，心无肾阴之凉润则火炽。心与肾之间的水火升降互济，维持了两脏之间生理机能的协调平衡。

精神互用：心藏神，肾藏精。精能化气生神，为气、神之源；神能控精驭气，为精、气之主。故积精可以全神，神清可以控精。

君相安位：心为君火，肾为相火（命火）。君火在上，如日照当空，为一身之主宰；相火在下，系阳气之根，为神明之基础。命火秘藏，则心阳充足；心阳充盛，则相火亦旺。君火相火，各安其位，则心肾上下交济。

5. 肺与脾的关系　肺与脾的关系，主要表现在气的生成与水液代谢两个方面。

气的生成：肺主呼吸，吸入自然界的清气；脾主运化，化生水谷之精并进而化为谷气。清气与谷气在肺中汇为宗气，宗气与元气再合为一身之气。一身之气的盛衰，主要取决于宗气的生成。

水液代谢：肺气宣降以行水，使水液正常地输布与排泄；脾气运化，散精于肺，使水液正常地生成与输布。人体的水液，由脾气上输于肺，通过肺气的宣发肃降而布散周身及下输膀胱。肺脾两脏协调配合，相互为用，是保证津液正常输布与排泄的重要环节。

6. 肺与肝的关系　肺与肝的生理联系，主要体现在人体气机升降的调节方面。"肝生于左，肺藏于右"。肝气从左升发，肺气由右肃降。肝气以升发为宜，肺气以肃降为顺。此为肝肺气机升降的特点所在。肝升肺降，升降协调，对全身气机的调畅，气血的调和，起着重要的调节作用。

7. 肺与肾的关系　肺与肾的关系，主要表现在水液代谢、呼吸运动及阴阳互资三个方面。

水液代谢：肺主行水，为水之上源；肾主水液代谢，为主水之脏。肺气宣发肃降而行水的作用，有赖于肾气及肾阴肾阳的促进；肾气所蒸化的水液，有赖于肺气的肃降运动使之下归于膀胱。肺肾之气的协同作用，保证了体内水液输布与排泄的正常。

呼吸运动：肺主气而司呼吸，肾藏精而主纳气。人体的呼吸运动，虽由肺所主，但亦需肾的纳气机能协助。只有肾精及肾气充盛，封藏机能正常，肺吸入的清气才能经过其肃降而下纳于肾，以维持呼吸的深度。

阴阳互资：肺肾阴阳，相互资生。肺阴充足，下输于肾，使肾阴充盈。肾阴为诸阴之本，肾阴充盛，上滋于肺，使肺阴充足。肾阳为诸阳之本，能资助肺阳，推动津液输布，则痰饮不生，咳喘不作。

8. 肝与脾的关系　肝与脾的生理联系，主要表现在疏泄与运化的相互为用、藏血与统血的相互协调关系。

饮食物消化：肝主疏泄，调畅气机，协调脾胃升降，并疏利胆汁，输于肠道，促进脾胃对饮食物的消化及对精微的吸收和转输。脾气健运，水谷精微充足，气血生化有源，肝得以濡养而使肝气冲和条达。

血液运行：肝主藏血，调节血量；脾主生血，统摄血液。肝脾相互协作，共同维持血液的正常运行。

9. 肝与肾的关系　肝肾之间的关系，有"肝肾同源"或"乙癸同源"之称。主要表现在精血同源、藏泄互用以及阴阳互滋互制等方面。

精血同源：肝藏血，肾藏精，精血皆由水谷之精化生和充养，且能相互资生，故曰同源互化。

藏泄互用：肝主疏泄，肾主封藏，二者之间存在着相互为用、相互制约的关系。肝气疏泄可促使肾气封藏有度，肾气闭藏可防肝气疏泄太过。疏泄与封藏，相反而相成，从而调节女子的月经来潮、排卵和男子的排精。

阴阳互滋互制：肝气由肝血所化所养，内含肝阴与肝阳；肾气由肾精化生，内含肾阴与肾阳。不仅肝血与肾精之间存在着同源互化的关系，而且肝肾阴阳之间也存在着相互资养和相互制约的联系。

10. 脾与肾的关系　脾为后天之本，肾为先天之本，脾肾两者首先表现为先天与后天的互促互助关系；脾主运化水液，肾为主水之脏，脾肾的关系还表现在水液代谢方面。

先天后天相互资生：脾主运化水谷精微，化生气血，为后天之本；肾藏先天之精，是生命之本原，为先天之本。脾的运化水谷，是有赖于肾气及肾阴肾阳的资助和促进，始能健旺；肾所藏先天之精及其化生的元气，亦赖脾气运化的水谷之精及其化生的谷气的不断充养和培育，方能充盛。后天与先天，相互资生，相互促进。

水液代谢：脾气运化水液作用的正常发挥，

须赖肾气的蒸化及肾阳的温煦作用的支持。肾主水液输布代谢，又须赖脾气及脾阳的协助，即所谓"土能制水"。脾肾两脏相互协同，共同主司水液代谢的协调平衡。

细目三　五脏与五体、五官九窍、五志五神、五液的关系

◎ 要点

1. 五脏与五体的关系　五体是指脉、筋、肉、皮、骨五种形体组织。

（1）**心在体合脉**　指全身的血脉统属于心，由心主司。

（2）**肺在体合皮**　又称肺合皮毛。肺对皮毛的作用有二：一是肺气宣发，将卫气外输于皮毛，以发挥其"温分肉，充皮肤，肥腠理，司开阖"及防御外邪的作用；二是肺气宣发，将水谷精微和津液外输于皮毛，以发挥其濡养、滋润的作用。若肺津亏、肺气虚，既可致卫表不固而见自汗或易罹感冒，又可因皮毛失养而见枯槁不泽。皮毛对肺的作用也主要有二：一是皮毛宣散肺气，以调节呼吸。《内经》把汗孔称作"玄府"，又叫"气门"，是说汗孔不仅是排泄汗液之门户，而且是随着肺气宣发肃降进行体内外气体交换的场所。二是皮毛受邪，可内合于肺。如寒邪客表，卫气被遏，可见恶寒发热、头身疼痛、无汗、脉紧等症；若伴有咳喘等症，则表示病邪已伤及肺脏。故治疗外感表证时，解表与宣肺常同时并用。

（3）**脾在体合肉**　指脾气的运化与肌肉的壮实及其机能发挥之间有着密切的联系。全身的肌肉，都有赖于脾胃运化的水谷精微及津液的营养滋润，才能壮实丰满，并发挥其收缩运动。

（4）**肝在体合筋**　筋依赖肝血的濡养。肝血充足，筋得其养，才能运动灵活而有力，能耐受疲劳，并能较快地解除疲劳，故称肝为"罢极之本"。

（5）**肾在体合骨，生髓**　髓分骨髓、脊髓和脑髓，皆由肾精化生。肾藏精，精生髓，髓居于骨中称骨髓。骨的生长发育，有赖于骨髓的充盈及其所提供的营养。脊髓上通于脑，脑由髓聚而成，故称"脑为髓海"。肾精的盛衰，不仅影响骨骼的发育，而且也影响脊髓及脑髓的充盈。故《素问·灵兰秘典论》说："肾者，作强之官，伎巧出焉。"齿与骨同出一源，亦由肾精充养，故称"齿为骨之余"。

2. 五脏的外华　内在脏腑精气的盛衰及其功能的强弱，可显露于外在相应的体表组织器官。

（1）**心之华在面**　心血、心气的盛衰，可从面部的色泽表现出来。由于全身血气皆上注于面，故心的精气盛衰及其生理机能正常与否，可以显露于面部的色泽变化。

（2）**肺之华在毛**　由于肺气宣发，将输送于肺的津液和部分水谷之精向上向外布散于全身皮毛肌腠以滋养之，使之红润光泽。

（3）**脾之华在唇**　口唇的色泽可以反映脾精、脾气的盛衰。

（4）**肝之华在爪**　爪甲，包括指甲和趾甲，乃筋之延续，所以有"爪为筋之余"之说。爪甲亦赖肝血的濡养，因而肝血的盈亏，可以影响到爪甲的荣枯，而观察爪甲的荣枯，又可以测知肝血是否充足。

（5）**肾之华在发**　发的生长，赖血以养，故称"发为血之余"。但发的生机根源于肾。肾藏精，精化血，精血旺盛，则毛发粗壮而润泽，由于发为肾之外候，所以发之生长与脱落，润泽与枯槁，常能反映肾精的盛衰。

3. 五脏与五官九窍的关系　五脏的生理机能可通过相应官窍反映出来。

（1）**心在窍为舌**　又称心开窍于舌，指心之精气盛衰及其机能常变可从舌的变化得以反映。因而观察舌的变化可以了解心的主血脉及藏神机能是否正常。另外，《素问·金匮真言论》有"南方，赤色，入通于心，开窍于耳"的说法。

（2）**肺开窍于鼻**　鼻为呼吸道之最上端，通

过肺系（喉咙、气管等）与肺相连，具有主通气和主嗅觉的机能。鼻的通气和嗅觉机能，都必须依赖肺气的宣发运动。喉为肺之门户，主司发音，有赖于肺津的滋养与肺气的推动。肺津充足，喉得滋养，或肺气充沛，宣降协调，则呼吸通畅，声音洪亮。若各种内伤或过用，耗损肺津、肺气，以致喉失滋养或推动，发音失常，出现声音嘶哑、低微，称为"金破不鸣"；若各种外邪袭肺，导致肺气宣降失常，郁滞不畅，出现声音嘶哑、重浊，甚或失音，称为"金实不鸣"。

（3）脾开窍于口　指人的食欲、口味与脾气的运化密切相关。脾的经脉"连舌本，散舌下"，舌又主司味觉，所以，食欲和口味都可反映脾的运化机能是否正常。

（4）肝在窍为目　目为视觉器官，具有视物机能，故又称"精明"。目之所以能有视物辨色，依赖肝血之濡养和肝气之疏泄的协调。肝的经脉上连目系，肝之血气循此经脉上注于目，使其发挥视觉作用。肝血充足，肝气调和，目才能正常发挥其视物辨色的机能。除肝之外，目的视物辨色还依赖于五脏六腑之精的濡养。《灵枢·大惑论》说："五脏六腑之精气，皆上注于目而为之精。精之窠为眼，骨之精为瞳子，筋之精为黑眼，血之精为络，其窠气之精为白眼，肌肉之精为约束。"后世在此基础上发展了"五轮"学说，为眼科疾病的辨证论治奠定了理论基础。

（5）肾在窍为耳及二阴　耳是听觉器官，耳的听觉灵敏与否，与肾精、肾气的盛衰密切相关。临床常以耳的听觉变化，作为判断肾精及肾气盛衰的重要标志，故说肾开窍于耳。二阴，指前阴和后阴。前阴是指排尿和生殖的器官；后阴是指排泄粪便的通道，都与肾精、肾气及肾阴肾阳的关系密切。

4. 五脏与五志、五神的关系　情志活动由脏腑精气应答外在环境因素的作用所产生，脏腑精气是情志活动产生的内在生理学基础。

（1）五脏与五志

1）心在志为喜：喜，是心之精气对外界刺激的应答而产生的良性情绪反应。心精、心血、心气充沛，心阴、心阳协调，是产生喜乐情绪的内在基础。喜乐愉悦有益于心主血脉的机能，但喜乐过度则可使心神受伤。心为神明之主，不仅喜能伤心，而且五志过极均能损伤心神。

2）肺在志为忧（悲）：悲忧皆为人体正常的情绪变化或情感反映，由肺精、肺气所化生。过度悲哀或过度忧伤，又可损伤肺精、肺气，或导致肺气的宣降运动失调。

3）脾在志为思：思即思虑，属人体的情志活动。思虽为脾志，但与心神有关，故有"思出于心，而脾应之"之说。思虑过度，或所思不遂，最易妨碍脾气运化，致使脾胃之气结滞，脾气不能升清，胃气不能降浊，因而出现不思饮食、脘腹胀闷、头目眩晕等症。

4）肝在志为怒：怒是人在情绪激动时的一种情志变化，由肝血、肝气所化。一般来说，怒志人人皆有，一定限度内的情绪发泄对维持机体的生理平衡有重要的意义，但大怒或郁怒不解，对于机体是一种不良的刺激，可引起肝气上逆或肝气郁结的病机变化。

5）肾在志为恐：恐，是一种恐惧、害怕的情志活动，由肾精、肾气对外在环境的应答而产生，人人皆有。过度恐惧可伤肾精、肾气，出现二便失禁，甚则遗精、滑精等症。

（2）五脏与五神　所谓五神，指神、魂、魄、意、志。其属神志，分藏于五脏，总统于心，称之为五神。神志，主要是指人的精神、意识和思维活动。中医学将其概括为神、魂、魄、意、志及思、虑、智等。在中医学里，它们往往具有独特的含义并分属于不同的脏腑，体现了中医整体的、系统的观点。如《灵枢·本神》说："故生之来谓之精，两精相搏谓之神，随神往来者谓之魂，并精出入者谓之魄，所以任物者谓之心，心有所忆谓之意，意之所存谓之志，因志而存变谓之思，因思而远慕谓之虑，因虑而处物谓之智。"这段原文论述人的神志活动的整个过程，还强调了精气是神志活动的物质基础，而心是神志活动产生的主要脏器。

1）心与神："心藏脉，脉舍神。"神是对一切生命活动及其外在表现的高度概括，主要指人的精神、意识和思维活动，实际上神概括了人的高级生命活动。神产生的物质基础是精，而精是构成人体的原始物质。父母两性之精相互结合，构成了人体，神也随之产生了。

神与五脏中心的关系极为密切，神产生后，其活动的场所为心，并依靠心的气血作为物质基础。故《灵枢·本神》说："心藏脉，脉舍神。"

2）肝与魂："肝藏血，血舍魂。"魂是精神活动的一部分。中医学认为，魂是伴随神而产生并随神往来而进行的精神活动。魂之安藏，对神的活动具有辅助作用。正如《类经·藏象类》所说："魂之为言，如梦寐恍惚，变幻游行之境，皆是也。"

魂与五脏中肝的关系极为密切，以肝之精血为物质基础。如《灵枢·本神》说："肝藏血，血舍魂。"只有肝血充盈，魂才能安藏。若肝血亏虚，则魂不守舍，就会脱离于神，临床可见梦寐不安、梦游等症。中医常采用养肝血的方法进行治疗。

3）肺与魄："肺藏气，气舍魄。"魄是精神活动的组成部分。魄以肺的精气作为物质基础，其与身俱来，为人的某些本能的感觉及动作。如人初生即有的感觉、啼哭、吸吮，以及痛、痒感觉等，都属魄的范围。如《类经·藏象类》说："魄之为用，能动能作，痛痒由之而觉也。"

魄与五脏中肺的关系极为密切，魄在五脏中属肺，如《灵枢·本神》说："肺藏气，气舍魄。"魄的功能失常，主要表现为感觉迟钝、动作迟缓、反应不灵等。

4）脾与意："脾藏营，营舍意。"意是对某种事物具有忆念并准备实施的神志活动。如《类经·藏象类》说："一念之生，心有所向而未定者曰意。"

意与五脏中脾的关系密切，以脾的精气为物质基础，如《灵枢·本神》说："脾藏营，营舍意。"意的功能失常，则主要表现为思维能力减退或意志消沉等。

5）肾与志："肾藏精，精舍志。"志是指对人的思维活动内容及经验的存记，即《灵枢·本神》所说的"意之所存谓之志"。

志与五脏中肾的关系极为密切，志的活动归属于肾，以肾的精气作为物质基础，故《灵枢·本神》说："肾藏精，精舍志。"志的功能失常，可出现意志薄弱及记忆力减退等。所以《灵枢·本神》又说："肾盛怒不止则伤志，志伤则喜忘其前言。"

此外，按《内经》的理论体系，人的神志活动还有思、虑、智等。思，即思考；虑，即在思考的基础上做长远的预测；智，即是经过深思熟虑而做出正确决定的思维过程。思、虑、智与心、肝、脾的调控有直接的关系，同时肾和胆也参与这些神志活动过程。

5. 五脏与五液的关系 五液包括汗、泪、涎、唾、涕，这些都是人体官窍正常的分泌液，其生成和代谢，又都依赖于脏腑的正常生理活动才得以进行。

（1）*心在液为汗* 指心精、心血为汗液化生之源。汗液的生成、排泄与心血、心神的关系密切。心主血脉，血液与津液同源互化，故又有"血汗同源""汗为心之液"之说。心又藏神，汗液的生成与排泄又受心神的主宰与调节。

（2）*肺在液为涕* 鼻涕由肺津所化，由肺气的宣发运动布散于鼻窍，有润泽鼻窍、防御外邪、利于呼吸的作用。肺津、肺气的作用是否正常，亦能从涕的变化中得以反映。

（3）*脾在液为涎* 涎为口津，即唾液中较清稀的部分，由脾精、脾气化生并转输布散。涎具有保护口腔、润泽口腔、助食物的咀嚼和消化的作用。

（4）*肝在液为泪* 泪由肝精、肝血所化。肝开窍于目，泪从目出，有濡润、保护眼睛的作用。

（5）*肾在液为唾* 唾，即唾液中较稠厚的部分，由肾精化生，经肾气的推动作用，沿足少阴肾经，从肾向上经过肝、膈、肺、肺系，直达舌下之金津、玉液二穴，分泌而出，有润泽口腔，滋润食物及滋养肾精的作用。

6. 五脏与季节的关系

（1）肝与春气相应　人与天地相参，在自然界中，春季为一年之始，阳气始生，万物以荣，气候温暖多风，有利于肝气的升发、调畅。但如春季风气太盛，也可对肝产生不利的影响。《素问·六节藏象论》说："肝者，罢极之本，魂之居也，其华在爪，其充在筋，以生血气，其味酸，其色苍，此为阴中之少阳，通于春气。"这是对肝的生理功能及特性的简要概括。

（2）心与夏气相应　五脏分别与自然界的四时阴阳相联系，心与夏气相通应，是与心为阳脏而主阳气的特性相一致的。夏气阳气旺盛，由于同气相求，故心的阳气在夏季最为旺盛。了解心的这一特性，对推测疾病的发展变化有一定的意义。一般来说，心脏疾患，特别是心阳虚衰的患者，其病情往往在夏季缓解。《素问·六节藏象论》说："心者，生之本，神之变也，其华在面，其充在血脉，为阳中之太阳，通于夏气。"这是对心的生理功能及特性的简要概括。

（3）脾与长夏相应　长夏，即农历六月，相当于"夏三月"的最后一月，其时气候多雨而潮湿。脾气旺于长夏，是因脾为太阴湿土之脏，喜

燥恶湿。长夏之湿虽主生化，而湿气太过，易困其脾，导致运化失常。故长夏季节用药，往往加入藿香、佩兰等芳香醒脾燥湿之品。另外，脾气应于长夏，还因长夏之季，天阳下迫，地气上蒸，湿为热蒸，则酝酿生化。故春生夏长，秋收冬藏，皆以长夏之化为中心。四时若无长夏之化，则草木虽繁茂而果实不成，秋既无收，冬亦无藏。中医学借以说明人体四脏皆赖脾所养，脾虽不主时但又旺于四时。若无脾土生化之功，则虽饮食日进，而气血不化，四脏皆失滋养。

（4）肺与秋气相应　肺气通于秋，《素问·阴阳应象大论》说："西方生燥，燥生金，金生辛，辛生肺。"燥为秋令主气，内应于肺。病理上，燥邪易伤肺津，引起口鼻干燥、干咳少痰、痰少而黏的肺燥病变。《素问·六节藏象论》说："肺者，气之本，魄之处也，其华在毛，其充在皮，为阳中之太阴，通于秋气。"这是对肺的生理功能及特性的简要概括。

（5）肾与冬气相应　肾的生理功能与自然界冬季的阴阳变化相通应，冬季天寒地冻，万物蛰伏，有利于肾的封藏。因此，冬季更应注意保肾固精、防止肾中精气的过度耗泄。《素问·六节藏象论》说："肾者，主蛰，封藏之本，精之处也，其华在发，其充在骨，为阴中之少阴，通于冬气。"这是对肾的生理功能及特性的简要概括。

第七单元　六　腑

细目一　六腑的生理功能

◎ **要点**

六腑，即胆、胃、小肠、大肠、膀胱、三焦六个脏器的总称。其共同生理特点是传化物而不藏，实而不能满。后世医家将此概括为"六腑以

通为用"。

1. 胆的生理功能　胆位于右胁腹腔内，与肝紧密相连，附于肝之短叶间。胆为中空的囊状器官，内盛胆汁。因胆汁清静，称为"精汁"，故《灵枢·本输》称胆为"中精之腑"，亦有医家将其称为"中清之腑"。胆为中空器官而类腑，其内盛的胆汁应适时排泄，具有"泻而不藏"的

特性，故胆为六腑之一；又因其内盛精汁，与六腑传化水谷，排泄糟粕有别，故又属奇恒之腑。胆的生理机能主要有两个方面。

（1）贮藏和排泄胆汁　胆汁来源于肝，由肝之余气凝聚而成。胆汁生成后，进入胆腑，由胆腑浓缩并贮藏。贮藏于胆腑的胆汁，在肝气的疏泄作用下排泄而注入肠中，以促进饮食水谷的消化和吸收。

（2）主决断　是指胆具有判断事物、作出决定的作用。胆的这一作用对于防御和消除某些精神刺激的不良影响，以维持精气血津液的正常运行和代谢，确保脏腑之间的协调关系，有着极为重要的意义。所以《素问·灵兰秘典论》说："胆者，中正之官，决断出焉。"

2. 胃的生理功能与生理特性　胃位于腹腔之内，横膈膜以下，上接食管，下连小肠。胃又称"胃脘"，分为上、中、下三部。上部为上脘，包括贲门；下部为下脘，包括幽门；上下脘之间为中脘，包括胃体。其中贲门上接食管，幽门下连小肠。

（1）生理功能　①主受纳水谷：指胃气具有接受和容纳饮食水谷的作用。饮食入口，经过食管（咽）进入胃中，在胃气的通降作用下，由胃接受和容纳，暂存于其中，故胃有"太仓""水谷之海"之称。②主腐熟水谷：指胃气将饮食物初步消化，并形成食糜的作用。容纳于胃中的饮食物，经过胃气的磨化和腐熟作用后，精微物质被吸收，并由脾气转输而营养全身，未被消化的食糜则下传于小肠作进一步消化。经过胃的腐熟，水谷才能游溢出人体所需要的精微物质，人的气血才能充盛，脏腑组织才能得到水谷精微的充养而发挥其各自的生理机能，故又称胃为"水谷气血之海"，"五脏六腑之海也"。

（2）生理特性　①胃气下降：指胃气的向下通降运动以下传水谷及糟粕的生理特性。胃气下降，主要体现于饮食物的消化和糟粕的排泄过程中：一是饮食物入胃，胃容纳而不拒之；二是经胃气的腐熟作用而形成的食糜，下传小肠作进一

步消化；三是食物残渣下移大肠，燥化后形成粪便；四是粪便有节制地排出体外。②喜润恶燥：指胃当保持充足的津液以利饮食物的受纳和腐熟。胃的受纳腐熟，不仅依赖胃气的推动和蒸化，亦需胃中津液的濡润。胃中津液充足，则能维持饮食水谷的受纳腐熟和胃气的通降下行。

（4）胃津、胃气、胃阴、胃阳的生理作用胃津，即胃中津液。含义有二：一指胃中分泌的津液及摄入的水饮，有滋润胃腑、促进胃气向下运动，助于饮食物受纳和腐熟等作用。二是泛指水谷精微，如《素问·厥论》所谓"脾主为胃行其津液者也"，其津液即指水谷之精。胃气的含义，主要有以下四点：一指推动胃的运动以发挥受纳腐熟水谷作用的一类精微物质，是一身之气分布到胃的部分。二指脾气与胃气的合称，又称为"中气"。中气的盛衰影响着整个消化系统的机能，关系着机体的营养来源，乃至于人体生命活动的强弱与存亡。三指水谷之气，即水谷之精化生的气，简称谷气。谷气是一身之气的重要组成部分，谷气充则五脏之气足。四指一身之气或正气。胃阴、胃阳都是胃气（上述第一义）的一部分：胃阴为胃气中具有凉润、抑制作用的部分，胃阳为胃气中具有温煦、推动作用的部分。二者相辅相成，对立统一，共同完成胃气的受纳、腐熟水谷的生理作用。

3. 小肠的生理功能　小肠位于腹中，其上口与胃在幽门相接，下口与大肠在阑门相连。小肠的主要生理机能有：

（1）主受盛化物　表现于以下两个方面：一是小肠接受由胃腑下传的食糜而盛纳之，即受盛作用。小肠承受适时下降的经过胃初步腐熟的饮食物，并在小肠内停留一定的时间，以便进一步充分地消化和吸收。二由脾气对小肠中的食糜进一步消化，化为精微和糟粕两部分，即化物作用。故《素问·灵兰秘典论》说："小肠者，受盛之官，化物出焉。"

（2）主泌别清浊　指小肠中的食糜在作进一步消化的过程中，随之分为清浊两部分：清者，

即水谷精微和津液,由小肠吸收,经脾气转输全身;浊者,即食物残渣和部分水液,经胃和小肠之气的作用通过阑门传送到大肠。临床以"利小便所以实大便"的方法治疗泄泻,即是"小肠主泌别清浊"理论的具体应用。

(3)小肠主液 指小肠在吸收谷精的同时,吸收了大量的津液。小肠吸收的津液与谷精合为水谷之精,由脾气转输到全身,其中部分津液经三焦下渗膀胱,成为尿液生成之源。

4. 大肠的生理功能 大肠居腹中,其上口在阑门与小肠相接,其下端连肛门,是一个管腔性器官。大肠的主要生理机能有:

(1)主传化糟粕 大肠将食物残渣经过燥化变成粪便,并将粪便传送至大肠末端,经肛门有节制地排出体外。《素问·灵兰秘典论》说:"大肠者,传导之官,变化出焉。"大肠的传化糟粕,实为对小肠泌别清浊的承接,并与胃气的通降,肺气的肃降,脾气的运化,肾气的推动和固摄作用相关。

(2)大肠主津 指大肠接受食物残渣,吸收津液,使之形成粪便,即所谓燥化作用。大肠吸收食物残渣中的津液,由脾气转输全身,部分津液经三焦下渗于膀胱,成为尿液生成之源。由于大肠参与体内的津液代谢,故说"大肠主津"。

5. 膀胱的生理功能 膀胱位于小腹部,下有尿道,开口于前阴。膀胱的主要生理机能有:

(1)汇聚水液 人体的津液通过肺、脾、肾等脏腑的作用,布散全身脏腑形体官窍,发挥其滋养濡润作用,其代谢后的浊液则下归于膀胱。胃、小肠、大肠中的部分津液由脾吸收后,经三焦之腑渗入膀胱,成为尿液生成之源。因此,膀胱是水液汇聚之处。《素问·灵兰秘典论》说:"膀胱者,州都之官,津液藏焉。"汇聚于膀胱中的水液,经肾气和膀胱之气的蒸化作用,其清者上输于脾,重新参与津液代谢,而剩余者则留于膀胱为尿。

(2)贮存和排泄尿液 膀胱中尿液的贮存和排泄,由肾气及膀胱之气的激发和固摄作用调节。肾气及膀胱之气的激发与固摄作用协调,则膀胱开合有度,尿液可及时地从溺窍排出体外。

6. 三焦的概念和生理功能 三焦是上焦、中焦、下焦的合称。三焦概念有六腑三焦、部位三焦与辨证三焦的不同。

(1)六腑三焦 三焦作为六腑之一,位于腹腔中,有着特定的形态结构和生理机能。

六腑三焦的主要生理机能是疏通水道,运行津液。《素问·灵兰秘典论》说:"三焦者,决渎之官,水道出焉。"津液自胃肠经三焦水道下渗膀胱,成为尿液生化之源。

(2)部位三焦 三焦作为人体上中下部位的划分,源于《灵枢·营卫生会》的"上焦如雾,中焦如沤,下焦如渎"之论,与《难经·三十八难》所谓"有名而无形"的三焦相通。部位三焦,包含了上至头、下至足的整个人体,已经超出了实体六腑的概念。张介宾等医家将其称之为"孤府"。

部位三焦的总体生理作用有二:一是通行诸气,即部位三焦是一身之气上下运行的通道。肾精化生的元气,自下而上运行至胸中,布散于全身;胸中气海的宗气,自上而下达于脐下,以资先天元气。诸气运行输布于周身,皆以三焦为通道。二是运行津液,即部位三焦是全身津液上下输布运行的通道。全身津液的输布和排泄,是在肺、脾、肾等脏腑的协同作用下完成的,但必须以三焦为通道。三焦水道不利,肺、脾、肾等脏腑输布调节津液代谢的作用则难以实现,所以又把津液代谢的协调平衡状态,称作"三焦气化"。

上中下三焦部位的划分及其生理特点如下:

①横膈以上的胸部,包括心、肺两脏,以及头面部,称作上焦。"上焦如雾"(《灵枢·营卫生会》)作为其生理特点,是对心肺输布营养至全身的作用和形式的形象描写与概括,喻指上焦宣发卫气,敷布水谷精微和津液,如雾露之灌溉。

②中焦在横膈以下、脐以上的脘腹部,包括脾胃、肝胆等脏腑。"中焦如沤"(《灵枢·营卫生会》)作为其生理特点,是对脾胃、肝胆等脏腑的消化饮食物的作用和形式的形象描写与概括,喻指中焦消化饮食物,如发酵酿造之过程。

③脐以下的部位为下焦,包括小肠、大肠、肾、膀胱、女子胞、精室等脏腑以及两下肢。"下焦如渎"(《灵枢·营卫生会》)作为其生理特点,是对小肠、大肠、肾和膀胱的排泄糟粕的作用和形式的描写与概括,喻指肾、膀胱、大肠等脏腑排泄二便,如沟渠之通导。

(3)辨证三焦 既非六腑三焦,亦非部位三焦,而是温病发生发展过程中由浅及深的三个不同病理阶段。

细目二 五脏与六腑之间的关系

◎ 要点

脏与腑的关系,即是脏腑阴阳表里相合的关系。五脏属阴,六腑属阳;五脏为里,六腑为表。脏腑之间之所以构成这种紧密关系,主要根据有以下几方面:①经脉属络:即属脏的经脉络于所合之腑,属腑的经脉络于所合之脏,如手太阴肺经属肺络大肠,手阳明大肠经属大肠络肺,肺与大肠构成脏腑表里关系,手太阴经与手阳明经则构成表里经。其他脏腑依此类推。②生理配合:六腑机能受五脏之气的支持和调节,五脏功能也有赖于六腑的配合。如肺气肃降,有利于大肠的传导,而大肠的传导也有助于肺气的肃降。③病理相关。脏病可影响到其相合的腑,腑病也可影响其相合的脏。如心经有热,可以循经下移于小肠,小肠有火亦可循经上扰于心等。因此,在治疗上,相应的就有脏病治腑、腑病治脏、脏腑同治诸法。

1. 心与小肠的关系 心与小肠通过手少阴经与手太阳经的相互属络构成表里关系。

生理上,心主血脉,心阳之温煦,心血之濡养,有助于小肠的化物等机能;小肠化物,泌别清浊,清者经脾上输心肺,化赤为血,以养心脉,即《素问·经脉别论》所谓"浊气归心,淫精于脉。"

病理上,心经实火,可移热于小肠,引起尿少、尿赤涩刺痛、尿血等小肠实热的症状。反之,小肠有热,亦可循经上熏于心,可见心烦、舌赤糜烂等症状。

2. 肺与大肠的关系 肺与大肠通过手太阴经与手阳明经的相互属络构成表里关系。

在生理上,肺气的下降可以推动大肠的传导,有助于糟粕下行。而大肠传导正常,腑气通畅,亦有利于肺气的下降。

在病理上,肺失清肃,津液不能下达,大肠失润,传导失常,可见大便干结难下。若肺气虚弱,推动无力,大肠传导无力,可见大便困难。中医称之为"气虚便秘"。反之,若大肠腑气不通,传导不利,则肺气壅塞而不能下降,出现胸闷、咳喘、呼吸困难等,是谓上窍不通则下窍不利,下窍不利则上窍为之闭塞。

3. 脾与胃的关系 脾与胃以膜相连,通过足太阴经与足阳明经的相互属络而构成表里关系。脾与胃在生理上密切配合,共同完成饮食物的消化吸收。

(1)纳运相成 脾主运化,胃主受纳,受纳与运化相辅相成。二者一纳一运,紧密配合,完成饮食物的消化吸收。在病理上,胃之受纳失常则脾之运化不利,脾失健运则胃纳失常,出现恶心呕吐、脘腹胀满、不思饮食等,称为"脾胃不和"。

(2)升降相因 脾气主升,以升为顺:胃气主降,以降为和。脾气主升,将水谷精微输布于头目心肺:胃气主降,将水谷下降于小肠而泌别清浊,糟粕并得以下行。脾胃之气,升降相因,相反相成,饮食物得以正常的消化吸收。在病理上,脾气不升,水谷夹杂而下,出现泄泻,甚则完谷不化;胃气不降反而上逆,可见恶心呕吐,呃逆嗳气。

（3）燥湿相济　脾为阴脏，喜燥而恶湿；胃为阳腑，喜润而恶燥。脾易生湿，得胃阳以制之，使脾不至于湿；胃易生燥，得脾阴以制之，使胃不至于燥。脾胃阴阳燥湿相济，是保证两者纳运、升降协调的必要条件。病理上，脾属阴，阳气易损；胃属阳，津液和阴气易伤。如湿困脾运，可导致胃纳不振；胃津不足，亦可影响脾气运化；脾湿则其气不升，胃燥则其气不降，可见中满痞胀、排便异常等症。

4. 肝与胆的关系　胆附于肝，通过足厥阴经与足少阳经的互为属络构成表里关系。

（1）同司疏泄　肝主疏泄，分泌胆汁；胆附于肝，藏泄胆汁。两者协调合作，疏利胆汁于小肠，帮助脾胃消化饮食物。肝气疏泄正常，促进胆汁的分泌和排泄；而胆汁排泄无阻，又有利于肝气疏泄的正常发挥。病理上，若肝气郁滞，可影响胆汁疏利；胆腑郁热，也可影响肝气疏泄。最终均可导致肝胆气滞、肝胆湿热，或郁而化火、肝胆火旺之证。

（2）共主勇怯　《素问·灵兰秘典论》说："肝者，将军之官，谋虑出焉。胆者，中正之官，决断出焉。"胆主决断与人的勇怯有关，而决断又基于肝之谋虑，肝胆相互配合，情志活动正常，处事果断。

5. 肾与膀胱的关系　肾与膀胱通过足少阴经与足太阳经的相互属络构成了表里关系。

生理上，肾为主水之脏，开窍于二阴；膀胱为津液之府。肾与膀胱相互协作，共同完成尿液的生成、贮存与排泄。膀胱的汇聚水液及贮尿排尿，取决于肾气的盛衰。肾气充足，蒸化及固摄作用正常发挥，则尿液正常生成，贮于膀胱并有度地排泄。膀胱贮尿排尿有度，也有利于肾气的主水作用。

病理上，若肾气虚弱，蒸化无力，或固摄无权，可影响膀胱的汇聚水液及贮尿排尿，而见尿少、癃闭或尿失禁。膀胱湿热，或膀胱失约，也可影响到肾气的蒸化和固摄，出现尿液及其排泄异常。

第八单元　奇恒之腑

奇恒之腑，包括脑、髓、骨、脉、胆、女子胞六个脏器组织。它们在形态上类腑，但其机能上似脏主贮藏精气，与六腑传化水谷有别，故称之为奇恒之腑，亦即有别于六腑的腑。如《素问·五脏别论》所说："脑、髓、骨、脉、胆、女子胞，此六者，地气之所生也，皆藏于阴而象于地，故藏而不泻，名曰奇恒之腑。"

细目一　脑

◎ **要点**

脑位于头部的颅腔之内，为髓汇聚之处，故《灵枢·海论》说："脑为髓之海。"《素问·五脏生成》说："诸髓者，皆属于脑。"

1. 脑的生理功能

（1）主宰生命活动　脑为神明之所出，称为"元神之府"（《本草纲目》），是生命的枢机，主宰人体的生命活动。

（2）主司感觉运动　人的感官位于头部，与脑相通，依赖脑髓的充养才能发挥感觉机能。脑主元神，神能驭气，各类感觉随气运行于诸筋百节，调控肢体运动。脑髓充盈，则视物精明，听力正常，嗅觉灵敏，感觉无碍，运动如常，轻劲多力。

（3）主司精神活动　人的精神活动，包括思维、意识和情志活动等，都是客观外界事物反映于脑的结果。思维意识是精神活动的高级形式，是"任物"的结果。脑为髓海，主人的思维意识和记忆，是精神活动的枢纽。

2. 脑与脏腑精气的关系 脑的生理病理统归于心而分属于五脏，心是君主之官，五脏六腑之大主，神明之所出，故将人的意识、思维及情志活动统归于心，称之曰"心藏神"。但又把神分为神、魂、魄、意、志五种不同的表现，分别由心、肝、肺、脾、肾五脏主司，即所谓"五神脏"。如《素问·宣明五气》说："心藏神，肺藏魄，肝藏魂，脾藏意，肾藏志。"脑的功能与五脏密切相关，五脏之精充盈，五脏之气畅达，才能化养五神并发挥其生理功能。

细目二 女子胞

◎ 要点

女子胞，又称胞宫、胞脏、子宫、子脏等。女子胞位于小腹部，膀胱之后，直肠之前，通过阴道与外界相通，是女性的生殖器官。男子之胞称为"精室"。

1. 女子胞的生理功能

（1）**主持月经** 月经，又称月信、月事、月水，是女子天癸来至后周期性子宫出血的生理现象。健康女子，到 14 岁左右，天癸至，生殖器官发育成熟，子宫发生周期性变化，约 1 个月（28 天）左右周期性排血一次，即月经开始来潮，到 49 岁左右，天癸竭绝，月经闭止。月经周期中还要排卵一次。月经的产生，是脏腑经脉气血及天癸作用于胞宫的结果。胞宫的形态与机能正常与否直接影响月经的来潮，所以胞宫有主持月经的作用。

（2）**孕育胎儿** 胞宫是女性孕育胎儿的器官。女子在发育成熟后，月经应时来潮，经后便要排卵，因而有受孕生殖的能力。此时，两性交媾，两精相合，就构成了胎孕。女子在其受孕

后，女子胞即成为孕育胎儿的场所。此时，女子胞停止排泄月经，全身的气血，有相当一部分输送到胞宫，保护胎元，促进胎儿的发育，直至分娩。故《类经》说："女子之胞，子宫是也，亦以出纳精气而成胎孕者为奇。"

2. 女子胞与脏腑经脉的关系

（1）**与天癸的关系** 天癸，是肾精肾气充盈到一定程度时体内出现的一种精微物质，有促进生殖器官发育成熟、女子月经来潮及排卵、男子精气溢泻，因而具备生殖能力的作用。如《素问·上古天真论》说：女子"二七而天癸至，任脉通，太冲脉盛，月事以时下，故有子……七七，任脉虚，太冲脉衰少，天癸竭，地道不通，故形坏而无子也。"可见，肾精肾气的盛衰，对天癸的来至，女子生殖器官的发育和生殖能力的维持，具有决定性的作用。

（2）**与经脉的关系** 女子胞与冲、任、督、带及十二经脉，均有密切关系。其中与冲脉和任脉联系最紧密。冲、任二脉，同起于胞中。冲脉与肾经并行且与阳明脉相通，能调节十二经气血，与女子月经排泄关系密切，有"冲为血海"之称；任脉与足三阴经相会，能调节全身阴经，为"阴脉之海"。任脉又与胎儿孕育密切相关，故有"任主胞胎"之称。

（3）**与脏腑的关系** 女子以血为本，经水为血液所化，月经的来潮和周期，以及孕育胎儿，均离不开气血的充盈和血液的正常运行。而心主血，肝藏血，脾胃为气血生化之源又主统血。肾藏精，关乎天癸，且精能化血。肺主气，朝百脉而输精微。诸脏分司血的生化、统摄与调节等。故脏腑安和，血脉流畅，血海充盈，则经候如期，胎孕乃成。五脏之中，女子胞与心、肝、脾、肾的关系尤为密切。

第九单元 精、气、血、津液、神

细目一 精

◎ **要点**

1. 人体之精的概念 精，是由禀受于父母的生命物质与后天水谷精微相融合而形成的一种精华物质，是人体生命的本原，是构成人体和维持人体生命活动的最基本物质。《素问·金匮真言论》说："夫精者，身之本也。"

人体之精的概念与古代哲学中的精概念有严格的区别：人体之精是人体生命的本原，古代哲学的精是宇宙万物的生成本原。

人体之精，有狭义之精、广义之精和一般意义之精之分：狭义之精，特指具有繁衍后代作用的生殖之精，是精的本始含义。广义之精，指一切构成人体和维持人体生命活动的液态精华物质。如先天之精、水谷之精、生殖之精、脏腑之精以及血、津液等，都属广义之精范畴。一般意义之精，即通常所说的先天之精、水谷之精、生殖之精、脏腑之精，不包含血、津液。

2. 人体之精的生成 精气学说认为万物的本原是精气，生命现象的本质是精气，生命过程就是精气的运动过程。故天地自然的物质性，决定着生命过程的物质性。新生命的产生，乃是由于精气凝聚而成，同时，精气亦维持着生命活动的全过程，故精气一旦离散，则生命活动亦随之终止。因而，人之生命始于精气之聚合，而终于精气之散失，从而说明了生命过程的物质性。精气也是生成人类的原始精微物质。

人体之精，是构成人体和维持人体生长发育及各种功能活动的基本物质。中医学认为人体之精藏于肾，包括"先天之精"和"后天之精"两部分。

先天之精来源于父母，是禀受于父母的生殖之精。它与生俱来，是构成胚胎发育的原始物质。人出生后，这种精藏于肾，成为繁衍下一代的物质基础。所以有人又将先天之精称为"生殖之精"。后天之精来源于脾胃，是胎儿出生以后，通过脾胃的运化功能从饮食物摄取来的精微物质。它是维持人体脏腑组织器官功能的物质基础，具有滋养脏腑的功能，故有人又称之为"脏腑之精"。正如《素问·上古天真论》所说："肾者主水，受五脏六腑之精而藏之。""先天之精"与"后天之精"虽然来源与功能有异，但均同归于肾，二者之间存在着相互依存、相互为用的关系。"先天之精"的存在以及所产生的激发、推动作用，为"后天之精"的摄取提供了物质基础和前提条件，而"后天之精"又不断地充养"先天之精"，使之经常保持充盛而不枯竭，保持长久的活力。它们之间的这种关系，可概括为"先天生后天，后天养先天"。

此外，人体之精血可以相互化生，如《诸病源候论》说："肾藏精，精者，血之所成也。"故肾精充盛与血液充盈也密切相关。

综上所述，人体之精的生成与全身脏腑经络功能的协调和旺盛，尤其是脾胃运化功能的正常、肾所藏精的充盛以及气血的充盈直接相关。

3. 人体之精的功能

（1）**繁衍生命** 由先天之精与后天之精合化而生成的生殖之精，具有繁衍生命的作用。由于具有遗传功能的先天之精主要藏于肾，并且五脏六腑之精都可资助藏于肾的先天之精，故生殖之精实由肾精化生。

（2）**濡养作用** 精能滋润濡养人体各脏腑形体官窍。先天之精与后天之精充盛，则脏腑之精充盈，肾精也充盛，因而全身脏腑组织官窍得到精的濡养，各种生理机能得以正常发挥。

（3）**化血作用** 一是精可以转化为血，是血液生成的来源之一。二是精作为精微的生命物质，既可单独存在于脏腑组织中，也可不断地融合于血液中。如心精一般融入心血中，肝精一般融入肝血中以发挥其濡养作用。

（4）化气作用　先天之精可以化生先天之气（元气），水谷之精可以化生谷气，再加上肺吸入的自然界清气，综合而成一身之气。精是气的化生本原。

（5）化神作用　精是神化生的物质基础之一。神是人体生命活动的主宰及其外在总体现，其产生离不开精这一基本物质。只有积精，才能全神，这是生命存在的根本保证。反之，精亏则神疲，精亡则神散，生命休矣。

4. 人体之精的分类

（1）先天之精与后天之精　人体之精从生成来源来说，有先天之精与后天之精之分。先天之精禀受于父母，源于父母的生殖之精，是构成胚胎的原始物质，是生命产生的本原。后天之精源于饮食水谷，由脾胃等脏腑吸取饮食精华而产生，是维持人体生命活动的重要物质。先天之精为基础，后天之精为补充，二者相辅相成，使一身之精生成有源，逐渐充盛。

（2）生殖之精　生殖之精源于肾精，在天癸的促发下由肾藏的先天之精在水谷之精的资助充养下合化而成，起着繁衍后代的作用。人们在生殖活动过程中，通过生殖之精的交合将生命物质遗传给下一代。男女双方生殖之精结合成为胚胎，产生了新的生命体。

（3）脏腑之精　一身之精分藏于脏腑，成为脏腑之精。脏腑之精，指脏腑所藏的具有濡养、滋润本脏腑及其所属的形体、官窍等作用的液态精华物质。各脏腑之精都由先天之精与后天之精相融合而成，其中肾精主要由先天之精构成，而心肺脾肝四脏之精主要由后天之精构成。

细目二　气

◎ 要点

1. 人体之气的概念　气是人体内活力很强

运行不息的极精微物质，是构成人体和维持人体生命活动的基本物质之一。气运行不息，推动和调控着人体内的新陈代谢，维系着人体的生命进程。气的运动停止，则意味着生命的终止。

人体之气的概念与古代哲学的气概念是有严格区别的。人体之气是客观存在于人体中的运动不息的细微物质，既是构成人体的基本物质，又对生命活动起着推动和调控作用。古代哲学认为存在于宇宙中的气，是宇宙万物包括人类的生成本原。

精与气的概念在中医学中是有严格区别的。精是构成人体的最基本物质，也是维持人体生命活动的基本物质。《灵枢·经脉》说："人始生，先成精。"气是由精化生的运行不息的极细微物质。《素问·阴阳应象大论》说："精化为气。"精为脏腑机能活动的物质基础，气是推动和调控脏腑生理机能的动力。精是人体生命的本原，气是人体生命的维系。

人体之精化为人体之气，人体之气含有阴气、阳气两部分：阴气是气中具有寒凉、抑制等特性的部分，阳气是气中具有温热、兴奋等特性的部分。气中的阴阳两部分对立互根，协调共济，共同推动和调控机体的生命进程。

2. 人体之气的生成

（1）人体之气的生成之源　人体之气来源于先天之精所化生的先天之气（即元气）、水谷之精所化生的水谷之气和自然界的清气，后两者又合称为后天之气（即宗气），并通过肺、脾胃和肾等脏腑的综合作用，将此三者结合起来而成一身之气，《内经》称为"人气"。

（2）与气生成相关的脏腑　①肾为生气之根：肾藏先天之精，并受后天之精的充养。先天之精化生元气。②脾胃为生气之源：脾主运化，胃主受纳，共同完成对饮食水谷的消化和水谷精微的吸收。水谷之精化生水谷之气。③肺为生气之主：肺主气，主司宗气的生成，在气的生成过程中占有重要地位。

肾与先天之气的生成关系密切，脾胃和肺与后天之气的生成关系密切，诸多脏腑的功能协调，密切配合，则人体之气的生成来源不断，人体之气得以充足旺盛。

3. 人体之气的功能

（1）推动与调控作用　气的推动作用，指气中属阳部分（阳气）的激发、兴奋、促进等作用。主要体现于：①激发和促进人体的生长发育及生殖机能。②激发和促进各脏腑经络的生理机能。③激发和促进精血津液的生成及运行输布。④激发和兴奋精神活动。

气的调控作用，指气中属阴部分（阴气）的减缓、抑制、宁静等作用。主要体现于：①抑制和减缓人体的生长发育及生殖机能。②抑制和宁静各脏腑经络的生理机能。③抑制和减缓精血津液的生成及运行输布。④抑制和宁静精神活动。

人体的各种机能活动的协调平衡和稳定有序，是一身之气中阳气部分的推动作用与阴气部分的调控作用相反相成的结果。若阴气不足，宁静、抑制等作用减弱，阴不制阳，阳气相对亢盛，激发、兴奋作用过亢，则脏腑机能虚性亢奋，精气血津液的生成、输布、运行、代谢加快，消耗过多，精神亢奋。反之，若阳气不足，激发、兴奋等作用减退，阳不制阴，阴气相对过盛，宁静、抑制等作用过亢，则脏腑机能减弱，精气血津液的生成、输布、代谢减缓，运行不畅，精神抑制。

（2）温煦与凉润作用　气的温煦作用，指气中属阳部分（阳气）的促进产热，消除寒冷，使人体温暖的作用。气的温煦作用对人体有重要的生理意义：①温煦机体，维持相对恒定的体温。②温煦各脏腑、经络、形体、官窍，助其进行正常的生理活动。③温煦精血津液，助其正常施泄、循行、输布，即所谓"得温而行，得寒而凝"。

气的凉润作用，指气中属阴部分（阴气）的抑制产热，消除热量，使人体寒凉的作用。气的凉润作用对人体有重要的生理意义：①凉润机体，维持相对恒定的体温。②凉润各脏腑、经络、形

体、官窍，防其生理机能过亢。③凉润精血津液，防其过度代谢和运行失常。

人体体温的恒定、脏腑机能的稳定发挥及精血津液的正常运行输布，是一身之气中阳气部分的温煦作用和阴气部分的凉润作用对立统一的结果。

（3）防御作用　气既能护卫肌表，防御外邪入侵，同时也可以祛除侵入人体内的病邪。《素问遗篇·刺法论》说："正气存内，邪不可干。"说明气的防御功能正常，则邪气不易入侵。若气的防御作用低下，邪气易于入侵而发生疾病，故《素问·评热病论》说："邪之所凑，其气必虚。"气的防御功能决定着疾病的发生、发展和转归。

邪气有阴邪、阳邪之分，人体正气含有阴气、阳气两部分。正气中的阳气部分能抵抗寒冷等阴邪的入侵并能祛除已侵入的阴邪，正气中的阴气部分能抵抗火热等阳邪的入侵并能祛除已侵入的阳邪。

（4）固摄作用　指气对体内血、津液、精等液态物质的固护、统摄和控制作用，防止其无故流失，保证它们发挥正常的生理作用。气的固摄作用表现为：①统摄血液，使其在脉中正常运行，防止其逸出脉外。②固摄汗液、尿液、唾液、胃液、肠液，控制其分泌量、排泄量，使之有度而规律地排泄，防止其过多排出及无故流失。③固摄精液，防止其妄泄。若气的固摄作用减弱，则有可能导致体内液态物质的大量丢失。

（5）中介作用　指气能感应传导信息以维系机体的整体联系。气充斥于人体各个脏腑组织器官之间，是感应传递信息之载体，彼此相互联系的中介。外在信息感应并传递于内脏，内脏的各种信息反映于体表，以及内脏之间各种信息的相互传递，都以人体之气作为信息的载体来感应和传导。例如，针灸、按摩或其他外治方法产生的刺激和信息，是通过气的感应运载而传导于内脏，达到调节机体生理活动协调的目的。

4. 人体之气的分类　人体之气，因其生成

来源、分布部位及功能特点的不同而有着各自不同的名称，一般可从三个层次进行分类：第一层次是人身之气，亦即一身之气；第二层次是元气、宗气、营气和卫气，都属一身之气的组成部分；第三层次是脏腑之气和经络之气，它们都由先天元气和后天宗气来构成。

（1）人身之气　是活力很强、运行于全身的极细微物质，简称"人气"或"气"。人身之气与邪气相对而言，称为正气。人身之气从生成来源而言，先天之精化生为元气，水谷之精化生为谷气。人身之气从分布部位而言，其行于脉中为营气，行于脉外为卫气；谷气与自然界清气相聚于胸中者为宗气；分布于脏腑、经络者称为脏腑之气、经络之气。

（2）元气　是人体最根本、最重要的气，是人体生命活动的原动力。元气在《难经》中又称"原气"，《内经》中无"元气"或"原气"之称，但有"真气"之说。元气、原气、真气，三者的内涵是统一的，都是由先天之精化生的先天之气。

元气由肾精化生，根于命门。肾精的主体成分是先天之精，但必须得到水谷之精的充养，方能充盛而化生充足的元气。元气通过三焦流行于全身。

元气的生理功能主要有两个方面：一是推动和调节人体的生长发育和生殖机能；二是推动和调控各脏腑、经络、形体、官窍的生理活动。

元气含有元阴、元阳，为一身阴阳之根，脏腑阴阳之本。元阳具有推动、兴奋、温煦等作用，元阴具有宁静、抑制、凉润等作用。元阴与元阳协调平衡，元气则能发挥推动和调控各脏腑的生理机能、人体的生长发育和生殖机能。

（3）宗气　是由谷气与自然界清气相结合而积聚于胸中的气，属后天之气的范畴。宗气的生成直接关系到一身之气的盛衰。宗气在胸中积聚之处，《灵枢·五味》称为"气海"，又名为"膻中"。

宗气的生成有两个来源，一是脾胃运化的水谷之精所化生的水谷之气，一是肺从自然界中吸入的清气，二者相结合生成宗气。宗气聚于胸中，通过上出息道（呼吸道），贯注心脉及沿三焦下行的方式布散全身。

宗气的生理功能主要有走息道以行呼吸、贯心脉以行血气和下蓄丹田以资先天三个方面。凡语言、声音、呼吸的强弱，气血的运行，肢体的寒温和活动能力，视听的感觉能力，心搏的强弱及其节律等，皆与宗气的盛衰有关。

（4）营气　是行于脉中而具有营养作用的气。营气在脉中，是血液的重要组成部分，营与血关系密切，可分不可离，故常常将"营血"并称。营气与卫气从性质、功能和分布进行比较，则营属阴，卫属阳。有些医籍将营气称为"营阴"，将卫气称为"卫阳"。

营气由水谷精微中的精华部分化生，并进入脉中运行全身。《素问·痹论》说："营者，水谷之精气也。和调于五脏，洒陈于六腑，乃能入于脉也。故循脉上下，贯五脏，络六腑也。"

营气的生理功能有化生血液和营养全身两个方面。营气注于脉中，化为血液。《灵枢·邪客》说："营气者，泌其津液，注之于脉，化以为血。"营气循血脉流注于全身，五脏六腑、四肢百骸都得到营气的滋养。

（5）卫气　是运行于脉外而具有保卫作用的气。因其有卫护人体，避免外邪入侵的作用，故称之为卫气。

卫气由水谷精微中的慓悍滑利部分化生，在脉外运行。《素问·痹论》说："卫者，水谷之悍气也。其气慓疾滑利，不能入于脉也。故循皮肤之中，分肉之间，熏于肓膜，散于胸腹。"卫气行于脉外，外而皮肤肌腠，内而胸腹脏腑，布散全身。

卫气的生理功能，主要有：①防御外邪。②温养全身。③调控腠理。《灵枢·本藏》说："卫气者，所以温分肉、充皮肤、肥腠理、司开合者也。"又说："卫气和，则分肉解利，皮肤润柔，腠理致密矣。"

（6）脏腑之气、经络之气　一身之气分布到某一脏腑或某一经络，即成为某一脏腑或某一经络之气。

脏腑之气由脏腑之精化生，也可以说是一身之气分布到各脏腑的部分。一身之气含有阴气与阳气两个部分，因而各脏腑之气也含有阴气与阳气两个部分：脏腑之阴气，是脏腑之气中具有凉润、宁静、抑制等作用的部分；脏腑之阳气，是脏腑之气中具有温煦、推动、兴奋等作用的部分。在正常情况下，脏腑之阴气与脏腑之阳气维持着协调平衡关系，因而脏腑之气冲和畅达，运行有序，各发挥其应有的作用。

由于肾气由肾精所化，而肾精的主体是先天之精，故肾气也主要属于先天之气，其所含有的肾阴、肾阳分别是各脏腑阴气与脏腑阳气的根本，所谓"五脏之阴气，非此不能滋"，"五脏之阳气，非此不能发"。

经络之气，是一身之气运行于经络系统的极细微物质，是各种刺激、信息的感应、负载和传导者。经络之气在经络系统中运行，感应、负载和传导各种刺激、信息（如针灸、推拿、拔罐等）到达病所，因而起到治疗作用。

5. 人体之气的气化　气的运动称之为气机，升降出入是气运动的基本形式，气的运动而产生的各种变化称为气化。诸如体内精微物质的化生及输布，精微物质之间、精微物质与能量之间的互相转化，以及废物的排泄等等都属气化。气化的形式多种多样。体内精气血津液各自的代谢及其相互转化，是气化的基本形式。如精的生成，包括先天之精的充盛和后天水谷之精的化生；精化为气，包括先天之精化生元气和后天之精化生谷气，以及谷气分化为营卫二气；精化为髓，髓充骨而造血或汇脑而化神；精与血同源互化；津液与血同源互化；血的化生与其化气养神；津液的化生与其化汗化尿；气的生成与代谢，包括化为能量、热量以及生血、化精、化神，并分化为脏腑之气和经络之气。如此等等，皆属气化的具体体现。气化过程的有序进行，是脏腑生理活动相互协调的结果。

细目三　血

◎ 要点

1. 血的基本概念　血是循行于脉中而富有营养的红色液态物质，又称血液。它是构成人体和维持人体生命活动的基本物质之一，具有很高的营养和滋润作用。血液必须在脉管中循行，才能发挥其正常的生理效应。如因某些原因而致血液逸出于脉外，则失去其正常的生理作用，即为出血，又称为"离经之血"。

2. 血的生成

（1）血液生化之源　①水谷之精化血。《灵枢·决气》指出："中焦受气取汁，变化而赤，是谓血。"即是说明中焦脾胃受纳运化饮食水谷，吸取其中的精微物质，即所谓"汁"，其中包含营气和津液，二者进入脉中，变化而成红色的血液。因此，由水谷之精化生的营气和津液是化生血液的主要物质，也是血液的主要构成成分。②肾精化血。精与血之间存在着相互资生和相互转化的关系，因而肾精充足，则可化为肝血以充实血液。

（2）与血生成相关的脏腑　①脾胃是血液生化之源：脾胃运化的水谷精微所产生的营气和津液，是化生血液的主要物质。②心肺对血液的生成起重要作用：脾胃运化水谷精微所化生的营气和津液，由脾向上升输于心肺，与肺吸入的清气相结合，贯注心脉，在心气的作用下变化而成为红色血液。③肾藏精，精生髓，精髓是化生血液的基本物质之一。同时肾精充足，肾气充沛，也可以促进脾胃的运化，有助于血液的化生。

3. 血的运行

（1）影响血液运行的因素　①血液的正常运行需要气的推动与宁静作用的协调、温煦与凉润作用的平衡。②血的运行还需要气的固摄作用的发挥。③血的运行需要脉道的完好无损与通畅无阻。④血的运行还与血液的清浊及黏稠状态相关。⑤血液的或寒或热，直接影响着血运的或迟或速。⑥阳邪侵入则阳盛，易致血液妄行；阴邪侵袭则阴盛，可致血行缓慢，甚至出现瘀血。

（2）影响血液运行的相关脏腑　心、肝、脾、肺等脏生理机能的相互协调与密切配合，共同保证了血液的正常运行。心阳的推动和温煦、肺气的宣发与肃降、肝气的疏泄是推动和促进血液运行的重要因素；心阴的宁静与凉润、脾气的统摄、肝气的藏血是控制和固摄血液运行的重要因素。

4. 血的功能

（1）濡养作用　血液由水谷精微所化生，含有人体所需的丰富的营养物质，对全身各脏腑组织器官起着濡养和滋润作用。《难经·二十二难》提出"血主濡之"。《素问·五藏生成》也提出："肝受血而能视，足受血而能步，掌受血而能握，指受血而能摄。"血的濡养作用，较明显地反映在面色、肌肉、皮肤、毛发、感觉和运动等方面。血量充盈，濡养作用正常，则面色红润，肌肉壮实，皮肤和毛发润泽，感觉灵敏，运动自如。如若血量亏少，濡养作用减弱，则可能出现面色萎黄，肌肉瘦削，肌肤干涩，毛发不荣，肢体麻木或运动无力失灵等。

此外，血液亦是化生经水、乳汁，养育胎儿，哺育婴儿的物质基础。

（2）化神作用　血是机体精神活动的主要物质基础。《素问·八正神明论》说："血气者，人之神，不可不谨养。"《灵枢·平人绝谷》说："血脉和利，精神乃居。"说明人体的精神活动必须得到血液的营养，只有物质基础的充盛，才能产生充沛而舒畅的精神活动。若人体血气充盛，则精神充沛，神志清晰，感觉灵敏，思维敏捷。反之，在诸多因素影响下，出现血液亏耗，血行异常时，都可能出现不同程度的精神方面的病证。

细目四　津　液

◎ **要点**

1. 津液的基本概念　津液，是机体一切正常水液的总称，包括各脏腑形体官窍的内在液体及其正常的分泌物。津液是构成人体和维持生命活动的基本物质之一。

津液是津和液的总称。质地较清稀，流动性较大，布散于体表皮肤、肌肉和孔窍，并能渗入血脉之内，起滋润作用的，称为津；质地较浓稠，流动性较小，灌注于骨节、脏腑、脑、髓等，起濡养作用的，称为液。《灵枢·决气》说："腠理发泄，汗出溱溱，是谓津。""谷入气满，淖泽注于骨，骨属屈伸，泄泽补益脑髓，皮肤润泽，是谓液。"

2. 津液的生成输布与排泄

（1）津液的生成　津液来源于饮食水谷，通过脾胃的运化及有关脏腑的生理机能而生成。胃主受纳腐熟，"游溢精气"而吸收饮食水谷的部分精微。小肠泌别清浊，将水谷精微和水液大量吸收后并将食物残渣下送大肠。大肠主津，在传导过程中吸收食物残渣中的水液，促使糟粕成形为粪便。

（2）津液的输布　津液的输布主要是依靠脾、肺、肾、肝和三焦等脏腑生理机能的协调配合来完成的：①脾气转输布散津液。②肺气宣降以行水。③肾气蒸腾气化水液。④肝气疏泄促水行。⑤三焦决渎利水道。

（3）津液的排泄　津液的排泄主要通过排出尿液和汗液来完成。除此之外，呼气和粪便也将带走一些水分。因此，津液的排泄主要与肾、肺、脾的生理机能有关。由于尿液是津液排泄的最主要途径，因此肾脏的生理功能在津液排泄中的地位最为重要。

3. 津液的功能

（1）滋润濡养　津液是液态物质，有着较强的滋润作用。津液中含有营养物质，又有着丰富的濡养作用。如若津液不足，可致皮毛、肌肉、孔窍、关节、脏腑失去滋润而出现一系列干燥的病变，骨髓、脊髓、脑髓失去濡养而生理活动受到影响。

（2）充养血脉　津液入脉，成为血液的重要组成部分。《灵枢·邪客》中已说明津液在营气的作用下，渗注于脉中，化生为血液，以循环全身发挥滋润、濡养作用。

另外，津液的代谢能调节机体体温以适应自然环境的气温变化。当天气炎热或体内发热时，津液化为汗液向外排泄以散热；当天气寒冷或体温低下时，津液因腠理闭塞而不外泄，如此则可维持人体体温相对恒定。

细目五　神

◎ 要点

1. 人体之神的基本概念　神，是中医理论的核心概念之一。神的观念源于古代天文学思想。如《说文解字》说："神，天神引出万物者也。"认为神是藏于事物内部的一种决定性的力量。《易传·系辞上》说："阴阳不测谓之神。"将神归结为世界万物的一种不可感知或不易把握的内部力量，是宇宙万物运动变化的根本原因。

中医学在探索人体生命活动本质的过程中，摆脱了神学观念的束缚，对神的涵义赋予了新的内容。《灵枢·天年》说："何者为神？岐伯曰：血气已和，荣卫已通，五脏已成，神气舍心，魂魄必具，乃成为人。"指出惟有气血流畅，五脏调和，又具知觉、意识、思维等心理活动时，才能发育成为人。因而，人体之神是对人体生命过程和整体生命现象的概括。

2. 人体之神的生成

（1）精、气、血、津液是神生成的物质基础　人体之神来源于父母的生殖之精，并伴随着新生命体的诞生而产生。如《灵枢·本神》说："故生之来谓之精，两精相搏谓之神。"男女两性的生殖之精相结合，便产生了新的生命个体，开始了新的生命进程，并由此赋予新生命体原始的活力。这种由父母生殖之精妙合所产生的生命现象和生命活动，即是神的存在。

（2）气、血、津液是维持神生成运动变化的基础　人体出生之后，伴随着人体的生长发育过

程，神的运动变化又必须依赖于后天水谷精气的滋养。《灵枢·平人绝谷》云："神者，水谷之精气也。"水谷精气的不断化生保障了神活动过程的持续。其次，神的活动还依赖于气血等物质的正常运行，尤其需要血液的不断供给、充养等。《素问·八正神明论》云："血气者，人之神，不可不谨养。"气血的充盈与否，或运行正常与否，直接影响到神的活动过程。《素问·六节藏象论》云："天食人以五气，地食人以五味。五气入鼻，藏于心肺，上使五色修明，音声能彰；五味入口，藏于肠胃，味有所藏，以养五气，气和而生，津液相成，神乃自生。"阐明了神的生成来源还依赖于后天之精、气、血、津液的化生。

（3）意识、思维、情感是神的体现　脏腑精气对自然环境与社会环境的各种刺激做出应答，便产生了意识、思维、情感等精神活动。心是接受自然环境与社会环境的各种刺激做出应答，产生精神活动的脏腑。故《灵枢·本神》说："所以任物者，谓之心。"人体脏腑经络形体组织，对外界事物各种刺激产生的应答反应，也是精神活动产生的基础，与人体之神的生成有关。

3. 人体之神的分类　中医学中，神常分为广义之神和狭义之神。广义之神，是指人体生命活动的外在反映。它可以通过人的眼神、面色、语言、反应和形体姿态动作等，综合反映于人体外部，又称为"神气"。狭义之神是指人体的精神、意识和情志、思维活动。

（1）广义之神　是指人体生命活动的外在反映。它可以通过人的眼神、面色、语言、反应和形体姿态动作等，综合反映于人体外部，又称为"神气"。《素问·汤液醪醴论》说："形弊血尽而功不立者何？神不使也……帝曰：何谓神不使？……曰：精神不进，志意不治，故病不可愈。"神气依形而存，得精气而生，是针灸、药物等治疗能够取得疗效的内在基础。神气的盛衰表现是中医诊断望诊的重要内容。

（2）狭义之神　是指人体的精神、意识和思

维活动。中医学一般将人的精神活动分为两大类：一类是神志活动，即神、魂、魄、意、志、思、虑等，主要指人的意识和思维过程；一类是情志活动，即喜、怒、忧、思、悲、恐、惊等，主要是指一般心理活动中的情感活动。

具体分为神志、情志和思维。

1）神志：神志，主要指人的意识和思维过程，是精神活动的概括。中医学认为神、魂、魄、意、志是神志的体现，分属于五脏，又称为五神；把具有藏神功能的脏，称为五神脏。正如《素问·宣明五气》说："心藏神，肺藏魄，肝藏魂，脾藏意，肾藏志。"《灵枢·邪客》说："心者，五脏六腑之大主也，精神之所舍也。"说明心是接受和处理信息的重要器官。根据外在信息来源的不同，机体会产生不同的神志表现。五神实质上是人类的认知心理活动和过程，故《灵枢·本神》云："故生之来谓之精，两精相搏谓之神，随神往来者谓之魂，并精而出入者谓之魄，所以任物者谓之心，心有所忆谓之意，意之所存谓之志，因志而存变谓之思，因思而远慕谓之虑，因虑而处物谓之智。"神，在中医学中指主宰人体生命活动的生理和精神；魂是指与生俱来的本能的注意、意识等能力，也包括后天逐渐习得和形成的精神、情志、思维等心理活动；魄是指与生俱来本能性的各种感觉、反应、反射和行为；意指意识、回忆或未成定见的思维；志指意志和经验的存记，即将短时记忆中的感觉、知觉、表象等信息，经过强化、重复等，使形成长时记忆的过程，也指心理的指向和集中。

2）情志：中医将人的情志活动概括为喜、怒、忧、思、悲、恐、惊七个方面，简称"七情"。情志活动又可概括为喜、怒、思、忧、恐，简称"五志"。情志，是人对外界客观事物的刺激所做出的情感方面的反应，亦属神的范畴。

依据五行情志活动分属于五脏，以五脏的精气作为物质基础。如《素问·阴阳应象大论》说："人有五脏化五气，以生喜怒悲忧恐。"心在志为喜，肝在志为怒，肺在志为悲，脾在志为思，肾在志为恐。喜为良性的情志活动，可使血脉调和，精神愉悦，喜受心的调控，过喜则伤心；发怒是一种常见的过激情志活动，过怒可伤肝；悲（忧）是一种常见的不良心理因素，过度悲忧则伤肺；恐为自知，是预知某种情况但控制不住恐惧心理；而惊为不自知，指受意料之外的事物刺激而产生的恐惧心理，过度惊恐则伤肾。人的精神活动虽分属相应脏腑，但受心神统摄调节。

3）思维：思维活动，《内经》概括为意、志、思、虑、智，是对客观事物的整个认识过程，是以心神为主导的各脏腑机能活动协调的结果。即《灵枢·本神》所说："所以任物者谓之心，心有所忆谓之意，意之所存谓之志，因志而存变谓之思，因思而远慕谓之虑，因虑而处物谓之智。"这是说外界事物的信息通过耳目等感官入心，心接受外界事物信息进行思维活动；通过心的意念活动形成对事物表象的认识，称为意；将意念保存下来，即通过记忆来累计事物表象认识，形成志向，称为志；在此基础上酝酿思索，反复分析比较事物的过程称为虑；最后在上述基础上，准确处理事物，支配行为对事物做出适当反应的措施，称为智。

4. 人体之神的作用

（1）调节和控制脏腑功能活动　人体的生理活动可分为各脏腑、经络、组织器官的功能活动，并由神气所主导和调控。故《素问·灵兰秘典论》说："心者，君主之官也，神明出焉；肺者，相傅之官，治节出焉；肝者，将军之官，谋虑出焉；胆者，中正之官，决断出焉；膻中者，臣使之官，喜乐出焉；脾胃者，仓廪之官，五味出焉；大肠者，传导之官，变化出焉；小肠者，受盛之官，化物出焉；肾者，作强之官，伎巧出焉；三焦者，决渎之官，水道出焉；膀胱者，州都之官，津液藏焉，气化则能出矣。凡此十二官者，不得相失也。"即是说，各脏腑、经络、组织器官不同的生理功能，在神气的调节控制作用下，才能相互协调、和谐有序地形成一个整体，以保持人体生命活动的正常。

（2）调节精气血津液的代谢，维系机体内外环境的平衡　神既由精、气、血、津液等作为物质基础而产生，又能反作用于这些物质。神具有统领、调控这些物质在体内进行正常代谢的作用。机体自身的五脏六腑、经络、精气血津液、四肢百骸等构成了人体的内环境，赖以生存的自然和社会是人体的外环境。中医学认为，天人相应，机体的内环境与外环境之间需保持协调平衡，如气候、昼夜、地势，或社会的变革、个人地位、经济状况等变化，在神气的调控作用下，机体的生理功能和心理活动会随之产生相应的变化，以使机体的内外环境重新协调一致，维持生命各活动的稳定。故《灵枢·本藏》说："志意者，所以御精神，收魂魄，适寒温，和喜怒者也。"

（3）主宰人体的生命活动，是治疗取效的内在基础　《素问·移精变气论》说："得神者昌，失神者亡。"神的盛衰是生命力盛衰的综合表现。因此神是人体生理活动和心理活动的主宰。神是机体生命存在的根本标志，形离开神即亡。《素问·汤液醪醴论》说："形弊血尽而功不立者何？神不使也……帝曰：何谓神不使？……曰：精神不进，志意不治，故病不可愈。"神气依形而存，得精气而生，是针灸、药物等治疗能够取得疗效的内在基础。故明代张景岳说："凡治病之道，攻邪在乎针药，行药在乎神气。故治施于外，则神应于中，使之升则升，使之降则降，是其神之可使也。若以药剂治其内而脏气不应，针艾治其外而经气不应，此其神气已去，而无可使矣。"故《灵枢·本神》说："凡刺之法，先必本于神。"

细目六　精、气、血、津液、神之间的关系

◎ 要点

精、气、血、津液均是人体内的精微物质，

是产生一切生理机能和维持生命活动的物质基础，皆归属为"形"。而人体生命的主宰及总体现，包括意识、思维、情志等精神活动，概称之为"神"。形与神二者之间相互依附而不可分割：无形则神无以附，无神则形无以活；形为神之宅，神为形之主。形神统一是生命存在的根本保证。

1. 气与血的关系

（1）气为血之帅　①气能生血：气能参与、促进血液的化生。血液的化生以营气、津液和肾精作为物质基础，在这些物质本身的生成以及转化为血液的过程中，每一个环节都离不开相应脏腑之气的推动和激发作用，这是血液生成的动力。②气能行血：气能推动与调控血液在脉中稳定运行。血液的运行主要依赖于心气、肺气的推动和调控，以及肝气的疏泄调畅。③气能摄血：气能控制血液在脉中正常循行而不逸出脉外。气的摄血主要体现在脾气统血的生理作用之中。

（2）血为气之母　①血能养气：指血液对气的濡养作用，血足则气旺。②血能载气：指气存于血中，依附于血而不致散失，赖血之运载而运行全身。大失血的病人，气亦随之发生大量丧失，导致气的涣散不收，漂浮无根的气脱病变，称为"气随血脱"。

2. 气与津液的关系

（1）气能生津　气是津液生成的动力，津液的生成依赖于气的推动作用。在津液生成的一系列气化过程中，诸多脏腑之气，尤其是脾胃之气起到至关重要的作用。

（2）气能行津　气是津液在体内正常输布运行的动力，津液的输布、排泄等代谢活动离不开气的推动与调控作用的协调和升降出入运动的有序。津液由脾胃化生之后，经过脾、肺、肾及三焦之气的有序的升降出入运动，输布到全身各处，以发挥其生理作用。

（3）气能摄津　气的固摄作用可以防止体内津液无故地大量流失，气通过对津液排泄的有节

制的控制，维持着体内津液量的相对恒定。例如，卫气司汗孔开阖，固摄肌腠，不使津液过多外泄；肾气固摄下窍，使膀胱正常贮尿，不使津液过多排泄等等，都是气对于津液发挥固摄作用的体现。

（4）津能生气　津液在输布过程中受到各脏腑阳气的蒸腾温化，可以化生为气，以敷布于脏腑、组织、形体、官窍，促进正常的生理活动。

（5）津能载气　津液是气运行的载体之一。在血脉之外，气的运行必须依附于津液，否则也会使气漂浮失散而无所归，故说津能载气。因此，津液的丢失，必定导致气的损耗。

3. 精、血、津液之间的关系

（1）精血同源　精与血都由水谷精微化生和充养，化源相同；两者之间又互相资生，互相转化，并都具有濡养和化神等作用。精与血的这种化源相同而又相互资生的关系称为精血同源。

（2）津血同源　血和津液都由饮食水谷精微所化生，都具有滋润濡养作用，二者之间可以相互资生，相互转化，这种关系称为"津血同源"。由于汗由津液化生，故又有"汗血同源"之说。《灵枢·营卫生会》有"夺血者无汗，夺汗者无血"之论。

4. 精、气、神之间的关系　精有形，为生命之本原；气无形，为生命之动力；神则为生命之主导及体现。精、气、神被医家视为生命之三宝。人是一个有机的整体，在出生之后，精、气、神三者都需得到水谷精微的不断充养，且三者又相互为用、相互依存、相互转化，共同维系着生命活动的正常。

（1）精能化气　精是生命的来源，是构成胚胎的最基本物质，也是维系生命活动的最基本物质。精藏于肾中，在肾阳的蒸化作用下，精化为气。元气运行于全身，促进人体的生长、发育及生殖功能，推动调节脏腑组织器官的生理功能活动，是生命活动的原动力。

（2）气能生精　人体之精虽源于先天之精，但在生命过程中不断地被利用、转化、消耗，因此需得到后天水谷精微的不断充养，才能充盈而不亏损。气推动脏腑的功能活动，促进精的产生和转化，维系着人之精保持充盈状态，即精依气生，气化为精。

（3）精能化神　精是人体生命的原始物质，神则是生命活动的调节和生命力的外在表现，故精为神之源，神又能益精，互为因果，常精神并称。精能化神，神寓精中，故言精盛则神旺，精益则神明，精畅则神健。

（4）神能驭精　神能调节生命活动，对精的生成、运行、固摄、溢泻起着调节作用。《类经·摄生类》说："虽神由精而生，然所以统驭精气而为运用之主者，则又在吾心之神。"正常的功能活动是维系人体之精固守和充盈的重要条件，神安则精固，神荡则精失，神伤则精亏，神失则精竭。

（5）气能生神　气由精生，又能化神养神，无气则神无以生。气敷布于全身，通达于表里，濡养脏腑经络，为脏腑的生理功能和人体的神志活动提供动力，神是生命活动的外在表现。故神寓于气，气聚则神生，气动则神至，气充则神旺，气调则神明。故《脾胃论》说："气乃神之主，精乃气之子，气者精神之根蒂也。"

（6）神为气主　神能主导、调节气的运动和机体的功能活动。因而，神为气之主，统驭气之变动。气的运动变化受神的调节和控制。良好的情绪情感是维持气的生成、升降出入运动协调的重要条件；强烈的情志刺激，或异常的情绪变化，易致气机的紊乱形成疾病。

综上所述，精、气、神的关系，可概括为形神关系。精有形，气无形，气聚而形成；精、气是形、神的本源。形与神俱，形神合一。因此，形盛则神明，形衰则神惫。精、气、神三者之间的协调共济，对于修身养性、延年益寿、防病治病具有重大的临床意义。

第十单元　经　络

细目一　经络学说概述

◎ **要点**

1. **经络的基本概念**　经络，是经脉和络脉的总称，是运行全身气血，联络脏腑形体官窍，沟通上下内外，感应传导信息的通路系统，是人体结构的重要组成部分。经脉是经络系统中的主干，是气血运行和信息传导的主要通道；络脉是经脉的分支，网络全身。《灵枢·本藏》说："经脉者，所以行血气而营阴阳，濡筋骨，利关节者也。"《灵枢·海论》说："夫十二经脉者，内属于腑脏，外络于肢节。"说明经络是运行气血、沟通联系脏腑肢节的通路。

在经络中运行的气称为经络之气，简称经气。经气是一身之气分布到经络的部分，与脏腑之气相通。经气是信息的载体，有感应和传导信息的作用，是经络沟通联络脏腑形体官窍的中介。

2. **经络系统的组成**　人体的经络系统由经脉、络脉及其连属部分组成

（1）**经脉**　是经络系统的主干，主要有正经、经别和奇经三大类。

正经有十二，故又称"十二正经"或"十二经脉"，包括手三阴经、足三阴经、手三阳经、足三阳经。十二正经是气血运行的主要通道，在肢体的分布及走向有一定的规律，相互之间有表里关系，与脏腑有直接的属络关系。

奇经八脉是十二经脉以外的重要经脉，包括督脉、任脉、冲脉、带脉、阴维脉、阳维脉、阴跷脉、阳跷脉，有统率、联络和调节十二经脉的作用。

十二经别是从十二经脉别出的经脉，有加强十二经脉中相为表里的两经之间联系的作用。

（2）**络脉**　包括别络、浮络和孙络三部分。

别络是十二经脉及任、督各分出一支别络，加脾之大络，共十五支，有加强十二经脉表里两经在体表的联系和渗灌气血的作用。浮络是浮现于体表的络脉。孙络是最细小的络脉。

（3）**连属部分**　十二经脉对内连属脏腑，对外连于筋肉、皮肤。经筋，是十二经脉之气濡养和支持筋肉骨节的体系，为十二经脉的附属部分，具有约束骨骼，屈伸关节的作用。皮部，是十二经脉及其所属络脉在体表的分区，经气布散之所在，具有保卫机体，抗御外邪的作用，并能反映十二经脉的病证。

细目二　十二经脉

◎ **要点**

1. **十二经脉的走向规律**　手三阴经，起于胸中走向手指端，与手三阳经交会；手三阳经，起于手指端走向头面部，与足三阳经交会；足三阳经，起于头面部走向足趾端，与足三阴经交会；足三阴经，起于足趾端走向腹部和胸部，在胸中与手三阴经交会。《灵枢·逆顺肥瘦》说："手之三阴，从脏走手；手之三阳，从手走头；足之三阳，从头走足；足之三阴，从足走腹。"手三阳经从手走头，足三阳经从头走足，手足六阳经均行经头面部，故称"头为诸阳之会"。

2. **十二经脉的交接规律**

（1）**相为表里的阴经与阳经在四肢末端交接**　如手太阴肺经和手阳明大肠经在食指端交接，手少阴心经和手太阳小肠经在小指端交接，手厥阴心包经和手少阳三焦经在无名指端交接，足阳明胃经和足太阴脾经在足大趾端交接，足太阳膀胱经和足少阴肾经在足小趾端交接，足少阳胆经和

足厥阴肝经在足大趾爪甲后交接。

（2）同名手足阳经在头面部交接　如手阳明大肠经与足阳明胃经交接于鼻翼旁，手太阳小肠经与足太阳膀胱经交接于目内眦，手少阳三焦经与足少阳胆经交接于目外眦。

（3）足手阴经在胸部交接　如足太阴脾经与手少阴心经交接于心中；足少阴肾经与手厥阴心包经交接于胸中；足厥阴肝经与手太阴肺经交接于肺中。

3. 十二经脉的分布规律

（1）头面部的分布　阳经在头面部的分布特点是：阳明经主要行于面部，其中足阳明经行于额部；少阳经主要行于侧头部；手太阳经主要行于面颊部，足太阳经行于头顶和头后部。

（2）四肢部的分布　十二经脉在四肢的分布特点是：阴经行于内侧面，阳经行于外侧面。上肢内侧为太阴在前，厥阴在中，少阴在后；上肢外侧为阳明在前，少阳在中，太阳在后；下肢内侧，内踝尖上八寸以下为厥阴在前，太阴在中，少阴在后；内踝尖上八寸以上则太阴在前，厥阴

在中，少阴在后；下肢外侧为阳明在前，少阳在中，太阳在后。

（3）躯干部的分布　十二经脉在躯干部的分布特点是：手三阴经均从胸部行于腋下，手三阳经行于肩部和肩胛部。足三阳经则阳明经行于前（胸腹面），太阳经行于后（背面），少阳经行于侧面。足三阴经均行于腹胸面。循行于腹胸面的经脉，自内向外依次为足少阴肾经、足阳明胃经、足太阴脾经和足厥阴肝经。

4. 十二经脉的表里关系　手足三阴与三阳经，通过各自的经别和别络相互沟通，组成六对表里相合关系。如《素问·血气形志》说："手太阳与少阴为表里，少阳与心主为表里，阳明与太阴为表里，是为手之阴阳也"；"足太阳与少阴为表里，少阳与厥阴为表里，阳明与太阴为表里，是为足阴阳也"。

5. 十二经脉的流注次序　十二经脉是气血运行的主要通道，它们首尾相贯、依次衔接，因而脉中气血的运行也是循经脉依次传注的。

十二经脉流注次序表

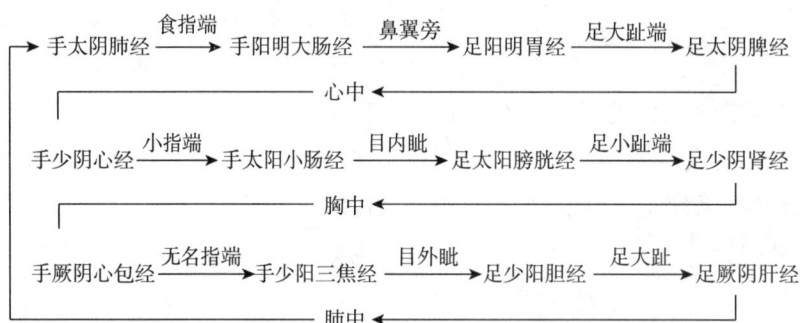

细目三　奇经八脉

◎ 要点

1. 奇经八脉的含义及其循行和功能特点

（1）含义　奇经八脉，是督脉、任脉、冲脉、带脉、阴跷脉、阳跷脉、阴维脉、阳维脉的总称。奇经是与正经相对而言的，由于其分布不

如十二经脉那样有规律，与五脏六腑没有直接的属络联系，相互之间也没有表里关系，又异于十二正经，故曰"奇经"。又因其数有八，故曰"奇经八脉"。

（2）奇经八脉的生理机能

1）密切十二经脉的联系：奇经八脉在循行分布过程中，不但与十二经脉交叉相接，加强十二经脉间的联系，补充十二经脉在循行分布上的

不足，而且对十二经脉的联系还起到分类组合的作用。

2）调节十二经脉气血：奇经八脉具有蓄溢和调节十二经气血的作用。当十二经脉气血满溢时，则流入奇经八脉，蓄以备用；当十二经脉气血不足时，奇经中所蓄溢的气血则溢出给予补充，以保持十二经脉气血的相对恒定状态，有利于维持机体生理机能的需要。

3）与某些脏腑关系密切：奇经八脉虽然不似十二经脉那样与脏腑有直接的属络关系，但它在循行分布过程中与脑、髓、女子胞等奇恒之腑以及肾脏等有较为密切的联系。

2. 督脉、任脉、冲脉、带脉、跷脉和维脉的循行特点和基本功能

（1）督脉

1）循行特点：督脉起于胞中，下出会阴，沿脊柱里面上行，至项后风府穴处进入颅内，络脑，并由项沿头部正中线，经头顶、额部、鼻部、上唇，到上唇系带处。分支：从脊柱里面分出，络肾。分支：从小腹内分出，直上贯脐中央，上贯心，到喉部，向上到下颌部，环绕口唇，再向上到两眼下部的中央。

2）基本功能：①调节阳经气血，为"阳脉之海"：督脉行于背部正中，背为阳，其脉与手足三阳经交会于大椎穴；督脉又与阳维脉会合于头部，故能蓄溢、调节全身阳经之气血，总督一身之阳经。②与脑、髓和肾的机能有关：督脉循行于脊柱后面，入颅络脑，分支属肾，肾能藏精生髓，脑为髓海，故督脉与脑、髓和肾的机能活动有着密切的联系。

（2）任脉

1）循行特点：任脉起于胞中，下出会阴，经阴阜，沿腹部和胸部正中线上行，至咽喉，上行至下颌部，环绕口唇，沿面颊，分行至目眶下。分支：由胞中别出，与冲脉相并，行于脊柱前。

2）基本功能：①调节阴经气血，为"阴脉之海"：任脉循行于腹面正中线，与足三阴经交

会于关元、气海，而足三阴经上接手三阴经；任脉又与阴维脉交会于廉泉、天突，故能总任阴脉之间的相互联系，对阴经气血起着调节作用。②任主胞胎：任脉起于胞中，与女子月经来潮及妊养生殖机能有关，故为生养之本，有"任主胞胎"之说。

（3）冲脉

1）循行特点：冲脉起于胞中，下出会阴，从气街部起与足少阴经相并，挟脐上行，散布于胸中，再向上行，经喉，环绕口唇，到目眶下。分支：从少腹输注于肾下，浅出气街，沿大腿内侧进入腘窝，再沿胫骨内缘，下行到足底。分支：从内踝后分出，向前斜入足背，进入大趾。分支：从胞中分出，向后与督脉相通，上行于脊柱内。

2）基本功能：①调节十二经气血：冲脉上行于头，下至于足，后行于背，前布于胸腹，贯串全身，通受十二经之气血，为总领诸经气血之要冲。当脏腑经络气血有余时，冲脉能加以涵蓄和贮存，而在脏腑经络气血不足时，则冲脉给予补充灌注，以维持人体各组织器官正常生理活动的需要。由于冲脉能调节十二经脉气血，故又称其为"十二经脉之海"或"五脏六腑之海"。②与女子月经及孕育机能有关：冲脉起于胞中，具有调节妇女月经的作用，与人体生殖机能有着密切的联系，如《素问·上古天真论》说："太冲脉盛，月事以时下，故有子。""太冲脉"即冲脉，故亦称其为"血海"（《灵枢·海论》）。冲脉起于胞中，分布广泛，又为"十二经脉之海"。

（4）带脉

1）循行特点：带脉起于季胁，斜向下行到带脉穴，绕身一周，并于带脉穴处再向前下方沿髂骨上缘斜行到少腹。

2）基本功能：①约束纵行诸经：十二正经与奇经中的其余七脉均为上下纵行，唯有带脉环腰一周，有总束诸脉的作用。②固护胞胎：带脉有维络腰腹，提系胞胎，固护胎儿的作用。③主司带下：因带脉有病，常见妇人带下，故有"带

脉主司带下"之说。

（5）跷脉的基本功能　①主司下肢运动：具有交通一身阴阳之气和调节肢体肌肉运动的作用，主要使下肢运动灵活跷捷。②司眼睑开合：阴阳跷脉有司眼睑开合的作用，跷脉有病则目不合。

（6）维脉的基本功能　阴维有维系联络全身阴经的作用；阳维有维系联络全身阳经的作用。

细目四　经别、别络、经筋、皮部

◎ 要点

1. 经别的概念、特点和生理机能

（1）经别的概念　经别，即别行的正经。十二经别，是从十二经别行分出，深入躯体深部，循行于胸腹及头部的重要支脉。

（2）经别的分布特点　十二经别，多分布于肘膝、脏腑、躯干、颈项及头部。其循行分布特点，可用"离、合、出、入"来加以概括。十二经别循行，多从四肢肘膝以上部位别出，称为"离"；走入体腔脏腑深部，呈向心性循行，称为"入"；然后浅出体表，而上头面，称为"出"；阴经的经别合于相表里的阳经经别，然后一并注入六条阳经，称为"合"。每一对相表里的经别组成一"合"，这样十二经别分手足三阴、三阳共组成六对，称为"六合"。

（3）经别的生理机能　①加强十二经脉表里两经在体内的联系。②加强体表与体内、四肢与躯干的向心性联系。③加强了十二经脉和头面部的联系，这为"十二经脉，三百六十五络，其血气皆上于面而走空窍"（《灵枢·邪气脏腑病形》）的理论奠定了基础。④扩大十二经脉的主治范围。⑤加强足三阴、足三阳经脉与心脏的联系。

2. 别络的概念、特点和生理机能

（1）别络的概念　别络，也是从经脉分出的支脉，大多分布于体表。别络有十五条，即十二经脉各有一条，加之任脉、督脉的别络和脾之大络。另外，若再加胃之大络，也可称为十六别络。

（2）别络的特点　别络多为斜行的支脉，其分布亦均有一定的规律。在四肢部，十二经脉的别络都是从四肢肘、膝以下分出，阴经的络脉走向与其相为表里的阳经，阳经的络脉走向与其相为表里的阴经，以沟通表里两经。在躯干部，共有三络分布于身前、身后、身侧，即任脉的络脉散布于腹部；督脉的络脉行于背部，散于头上并别走足太阳经；脾之大络散布于胸胁部。

（3）别络的生理机能　①加强十二经脉表里两经在体表的联系。②加强人体前、后、侧面统一联系，统率其他络脉。③渗灌气血以濡养全身。

3. 经筋的概念、特点和生理机能

（1）经筋的概念　经筋，是十二经脉之气濡养和支持筋肉骨节的体系，为十二经脉的附属部分，具有约束骨骼，屈伸关节的作用。

（2）经筋的特点　经筋均起于四肢末端，走向头身。经筋一般分布在周身的浅部，多结聚于关节和骨骼附近。有的进入胸腹腔，但不属络于脏腑。其中手足三阴经筋分布在肢体的内侧，手足三阳经筋分布在肢体的外侧。

（3）经筋的生理机能　经筋多附于骨和关节，具有约束骨骼，主司关节运动的作用。

4. 皮部的概念和应用

（1）皮部的基本概念　皮部，是十二经脉及其所属络脉在体表的分区，经气布散之所在，具有保卫机体，抗御外邪的作用，并能反映十二经脉的病证。

（2）皮部的应用　①用于疾病的诊断：由于十二皮部分属于十二经脉，而十二经脉又内属于脏腑，所以脏腑、经络的病变亦能在相应的皮部分区反映出来，故在临床上观察不同部位皮肤的色泽和形态变化，即可以诊断某些脏腑、经络的病变。②用于疾病的治疗：通过对浅表皮部的刺激和渗透作用，结合经络穴位所形成的敷贴、药浴、温灸、热熨、梅花针等疗法，可温通气血、疏通经络、增强机体抗病能力，治疗内在脏腑的病变。

细目五 经络的生理机能和经络学说的应用

◎ **要点**

1. 经络的生理功能

（1）**沟通联系作用** 经络沟通联系的作用加强了脏腑与体表、脏腑与官窍、脏腑与脏腑之间，以及经脉与经脉之间的联系。

（2）**运输渗灌作用** 经脉作为运行气血的主要通道而具有运输气血的作用，络脉作为经脉的分支而具有布散和渗灌经脉气血到脏腑形体官窍及经络自身的作用。

（3）**感应传导作用** 感应传导，是指经络系统具有感应及传导针灸或其他刺激等各种信息的作用。如对经穴刺激引起的感应及传导，通常称为"得气"，即局部有酸、麻、胀的感觉及沿经脉走向传导，就是经络感应传导作用的体现。

（4）**调节作用** 经络系统通过其沟通联系、运输渗灌气血作用及其经气的感受和负载信息的作用，对各脏腑形体官窍的机能活动进行调节，使人体复杂的生理机能相互协调，维持阴阳动态平衡状态。

2. 经络学说的应用

（1）**阐释病理变化及其传变** ①外邪由表传里的途径：由于经络内属于脏腑，外布于肌表，因此当体表受到病邪侵袭时，可通过经络由表及里，由浅入深，逐次向里传变而波及脏腑。②体内病变反映于外的途径：由于内在脏腑与外在形体、官窍之间，通过经络密切相连，故脏腑病变可通过经络的传导反映于外。③脏腑病变相互传变的途径：由于脏腑之间有经脉相互联系，所以一脏腑的病变可以通过经络传到另一脏腑。

（2）**指导疾病的诊断** ①循经诊断，即根据疾病表现的症状和体征，结合经络循行分布部位及其属络脏腑进行诊断。②分经诊断，即根据病变所在部位，详细区分疾病所属经脉进行诊断。

（3）**指导疾病的治疗** ①指导针灸推拿治疗。②指导药物治疗。

第十一单元 体 质

细目一 体质的概念和构成

◎ **要点**

1. 体质的概念 体质是指人体生命过程中，在先天禀赋和后天获得的基础上所形成的形态结构、生理机能和心理状态方面综合的相对稳定的固有特质。

2. 体质的构成 体质由形态结构、生理机能和心理状态三个方面的差异性构成。

（1）**形态结构的差异性** 人体形态结构是个体体质特征的重要组成部分，包括外部形态结构和内部形态结构（有脏腑、经络、气血津液等）。

根据中医学"司外揣内"的认识方法，内部形态结构与外观形象之间是有机的整体，外部形态结构是体质的外在表现，内部形态结构是体质的内在基础。

（2）**生理机能的差异性** 形态结构是产生生理机能的基础，个体不同的形态结构特点决定着机体生理机能及对刺激反应的差异，而机体生理机能的个性特征，又会影响其形态结构，引起一系列相应的改变。因此，生理机能上的差异也是个体体质特征的组成部分。

（3）**心理状态的差异性** 心理是指客观事物在大脑中的反映，是感觉、知觉、情感、记忆、思维、性格、能力等的总称，属于中医学神的范畴。形与神是统一的整体，体质是特定的形态结构、生理机能与相关心理状况的综合体，形态、机能、心理之间具有内在的相关性。

3. 体质的特点

（1）先天遗传性　父母之精是生命个体形成的基础，人类的外表形态、脏腑机能、精神状态等的个性特点均形成于胎儿期，取决于个体的遗传背景。遗传因素维持着个体体质特征的相对稳定，是决定体质形成和发展的基础。

（2）差异多样性　体质特征因人而异，其有明显的个体差异性，且千变万化，呈现出多样性特征。它通过人体形态、机能和心理活动的差异现象表现出来，因此个体多样性差异现象是体质学说研究的核心问题。

（3）形神一体性　"形神合一"是中医学体质概念的基本特征之一，复杂多样的体质差异现象全面地反映着人体在形态结构（形）以及由脏腑机能活动所产生的各种精神活动（神）这两个方面的基本特征，是特定的生理特性与心理特性的综合体，是对个体身心特性的概括。

（4）群类趋同性　同一种族或聚居在同一地域的人，因为生存环境和生活习惯相同，遗传背景和生存环境具有同一性和一致性，从而使人群的体质具有相同或类似的特点，形成了地域人群的不同体质特征，使特定人群的体质呈现类似的特征，因此体质具有群类趋同性。

（5）相对稳定性　个体禀承于父母的遗传信息，使其在生命过程中遵循某种既定的内在规律，呈现出与亲代类似的特征，这些特征一旦形成，不会轻易改变，在生命过程某个阶段的体质状态具有相对的稳定性。

（6）动态可变性　先天禀赋决定着个体体质的相对稳定性和个体体质的特异性，后天各种环境因素、营养状况、饮食习惯、精神因素、年龄变化、疾病损害、针药治疗等，又使得体质具有可变性。

（7）连续可测性　体质的连续性体现在不同个体体质的存在和演变时间的不间断性，体质的

特征伴随着生命自始至终的全过程，具有循着某种类型体质固有的发展演变规律缓慢演化的趋势，这就使得体质具有可预测性，为治未病提供了可能。

（8）后天可调性　体质既是相对稳定的，又是动态可变和连续可测的，这就为改善体质的偏倾，防病治病提供了可能。

细目二　体质学说的应用

◎ 要点

1. 体质与病因病机

（1）决定个体对某些病因的易感性　体质反映了机体自身生理范围内阴阳寒热的盛衰偏倾，这种偏倾性决定了个体的机能状态的不同，因而对外界刺激的反应性、亲和性、耐受性不同。因此，体质因素决定着个体对某些病邪的易感性、耐受性。

（2）决定病变的从化和传变　从化，即病变随体质而变化。由于体质的特殊性，不同的体质类型有其潜在的、相对稳定的倾向性，可称之为"质势"。人体遭受致病因素的作用时，即在体内产生相应的病理变化，而且不同的致病因素具有不同的病变特点，这种病理演变趋势称之为"病势"。病势与质势结合就会使病变性质发生不同的变化。这种病势依附于质势，从体质而发生的转化，称之为"质化"，亦即从化。

传变，指病变部位在脏腑经络等之间的传递转移，以及疾病性质的转化和改变。体质因素决定疾病的传变，主要体现于以下两个方面：一是通过影响正气的强弱而决定疾病的传变：体质强者，正气亦强，不易发生传变；体质弱者，正气亦弱，易于发生传变。二是通过决定病邪的从化而影响传变：体质为阳盛阴虚者，感邪易从阳化热；体质为阴盛阳虚者，感邪多从阴化寒

2. 体质与诊治

（1）指导辨证　体质是辨证的基础，体质决定疾病的证的类型。感受相同的致病因素或患同一

种疾病，因个体体质的差异可表现出阴阳表里寒热虚实等不同的证的类型，即同病异证。感受不同的病因或患不同的疾病，而体质在某些方面具有共同点时，常常可表现为相同或类似的证的类型。

（2）指导治疗

1）区别体质特征而治：在治疗中，常以患者的体质状态作为立法处方用药的重要依据。针对证的治疗实际上包含了对体质内在偏颇的调整，是根本的治疗，也是治病求本的反映。如面色白而体胖，属阳虚体质者，感受寒湿阴邪，易从阴化寒化湿，当用附子、肉桂、干姜等大热之品以温阳祛寒或通阳利湿；面色红而形瘦，属阴虚体质者，内火易动，若同感受寒湿阴邪，反易从阳化热伤阴，治宜清润之品。因此，偏阳质者，多发实热证，当慎用温热伤阴之剂；偏阴质者，多发实寒证，当慎用寒凉伤阳之药。针刺治疗也要依据病人体质施以补泻之法：体质强壮者，多发为实性病证，当用泻法；体质虚弱者，多发为虚性病证，当用补法。

2）根据体质特征注意针药宜忌：一般来说，体质偏阳者宜甘寒、酸寒、咸寒、清润，忌辛热温散；体质偏阴者宜温补益火，忌苦寒泻火；素体气虚者宜补气培元，忌耗散克伐；阴阳平和质者宜视病情权衡寒热补泻，忌妄攻蛮补；痰湿质者宜健脾芳香化湿，忌阴柔滋补；湿热质者宜清热利湿，忌滋补厚味；瘀血质者，宜疏利气血，忌固涩收敛等。

不同的体质对药物的反应不同。一般说来，体质强壮者，对药物耐受性强，剂量宜大，用药可峻猛；体质瘦弱者，对药物耐受性差，剂量宜小，药性宜平和。

体质不同，针灸治疗后的疼痛反应和得气反应有别。一般体质强壮者，对针石、火燔的耐受性强，体质弱者，耐受性差；肥胖体质者，多气血迟涩，对针刺反应迟钝，进针宜深，刺激量宜大，多用温针艾灸；瘦长体型者气血滑利，对针刺反应敏感，进针宜浅，刺激量相应宜小，少用温灸。

3）兼顾体质特征重视善后调理：疾病初愈或趋向恢复时，调理时皆须兼顾患者的体质特征。如体质偏阳者大病初愈，慎食狗肉、羊肉、桂圆等温热及辛辣之味；体质偏阴者大病初愈，慎食龟鳖、熟地等滋腻之物和五味子、诃子、乌梅等酸涩收敛之品。

3. 体质与养生　善于养生者，要根据各自不同的体质特征，选择相应的措施和方法。如在饮食调养方面：体质偏阳者，进食宜凉而忌热；体质偏寒者，进食宜温而忌寒；形体肥胖者多痰湿，食宜清淡而忌肥甘；阴虚之体，饮食宜甘润生津之品，忌肥腻厚味、辛辣燥烈之品；阳虚之体宜多食温补之品。在精神调摄方面：气郁质者，精神多抑郁不爽，神情多愁闷不乐，性格多孤僻内向，多愁善感，气度狭小，故应注意情感上的疏导，消解其不良情绪，以防过极；阳虚质者，精神多萎靡不振，神情偏冷漠，多自卑而缺乏勇气，应帮助其树立起生活的信心。

第十二单元　病　因

细目一　六　淫

◎ 要点

1. 六淫的概念　六淫，指风、寒、暑、湿、燥、火（热）六种外感病邪。正常情况下，风、寒、暑、湿、燥、火是自然界六种不同的气候变化，是万物生长变化和人类赖以生存的条件，称为"六气"。当自然界气候变化异常，超过了人体的适应能力，或人体正气不足，抗病能力下降，不能适应自然界气候变化而导致发病时，六气则成为六淫，又称为"六邪"。

2. 六淫的共同致病特点

（1）**外感性** 六淫致病，其侵犯途径多从肌表、口鼻而入，或两者同时受邪。如风寒湿邪易犯人肌表，温热燥邪易自口鼻而入等。由于六淫邪气均是自外界侵犯人体，故称其为外感致病因素，所致疾病即称为"外感病"。

（2）**季节性** 六淫致病常具有明显的季节性。如春季多风病，夏季多暑病，长夏多湿病，秋季多燥病，冬季多寒病等。六淫致病与时令气候变化密切相关，故其所致病变又称之为"时令病"。由于气候异常变化的特殊性，因此夏季也可见寒病，冬季也可有热病。

（3）**地域性** 六淫致病与生活、工作的区域环境密切相关。如西北多燥病、东北多寒病、江南多湿热病；久居潮湿环境多湿病；长期高温环境作业者，多燥热或火邪为病等。

（4）**相兼性** 六淫邪气既可单独伤人致病，又可两种以上同时侵犯人体而为病。如风热感冒、暑湿感冒、湿热泄泻、风寒湿痹等。

3. 六淫各自的性质及致病特点

（1）**风邪的性质及致病特点**

1）风性轻扬开泄，易袭阳位：风邪具轻扬、向上、向外特性。开泄，指风邪伤人易使腠理不固而汗出。故风邪侵袭，常伤及人体的上部（头、面）和肌表，易出现头痛、汗出、恶风、咽痒、咳嗽等症。

2）风性善行而数变："善行"，指风性善动不居，游走不定。故风邪致病具有病位游走、行无定处的特点。"数变"，指风邪致病变幻无常，发病迅速。如风疹常表现为皮肤瘙痒时作，疹块发无定处，此起彼伏，时隐时现等。而且，以风邪为先导的外感病，一般发病急，传变也较快。

3）风性主动：指风邪致病具有动摇不定的特征。如风邪伤人，常见颜面肌肉抽掣，或眩晕、震颤、抽搐、颈项强直、角弓反张、两目上视等。

4）风为百病之长：一指风邪常兼它邪而伤人致病，二指风邪伤人致病最多。古人习惯将风邪作为外感致病因素的总称。

（2）**寒邪的性质及致病特点**

1）寒为阴邪，易伤阳气：寒即阴气盛的表现，故称其为阴邪。感受寒邪，最易损伤人体阳气。即"阴盛则阳病"。

2）寒性凝滞：指寒邪伤人，易致所伤部位之气血津液凝结，经脉阻滞。故寒邪伤人，阳气受损，失其温煦，易使经脉气血运行不畅，甚或凝结阻滞不通，不通则痛。故寒邪是最易导致疼痛的外邪。

3）寒性收引：指寒邪伤人，可致气机收敛，腠理、筋脉挛急收缩。《素问·举痛论》说："寒则气收。"

（3）**暑邪性质及致病特点**

1）暑为阳邪，其性炎热：暑为盛夏火热之气所化，故暑邪为阳邪。暑邪伤人多表现为一系列阳热症状，如高热、心烦、面赤、脉洪大等。

2）暑性升散，易扰心神，易伤津耗气：暑为阳热之邪，易升发上犯，故易上扰心神、头目，出现心胸烦闷不宁、头昏、目眩、面赤等。暑邪伤人，可致腠理开泄而多汗。且汗出过多，不仅伤津，而且气随津泄则易耗气，故临床除常见口渴喜饮、尿赤短少等津伤之症外，往往可见气短、乏力，甚则耗伤太过，清窍失养而突然昏倒、不省人事等。《素问·举痛论》说："炅则气泄。"

3）暑多夹湿：暑季气候炎热，且常多雨潮湿，热蒸湿动，故暑邪致病，多夹湿邪为患。临床表现除发热、烦渴等暑热症状外，常可见身热不扬、汗出不畅、四肢困重、倦怠乏力、胸闷呕恶、大便溏泄不爽等湿滞症状。

（4）**湿邪的性质及致病特点**

1）湿为阴邪，易伤阳气：湿与水同类，故属阴邪。阴邪侵人，机体阳气与之抗争，故湿邪侵人，易伤阳气。脾主运化水液，性喜燥而恶湿，故外感湿邪，常易困脾，致脾阳不振，运化无权，从而使水湿内生、停聚等。所以说湿易损伤脾阳。

2）湿性重浊：湿邪致病，常出现以沉重感及附着难移为特征的临床表现，如头身困重、四肢酸楚沉重并且附着难移等。湿邪为患，易出现分泌物和排泄物秽浊不清的特征。

3）湿性黏滞，易阻气机：湿邪致病，其黏腻停滞的特性主要表现在三个方面：一是症状的黏滞性。湿邪为患，易呈现分泌物和排泄物黏滞不爽的特征等。二是病程的缠绵性。因湿性黏滞，易阻气机，气不行则湿不化，胶着难解，故湿邪为病，起病隐缓，病程较长，反复发作，或缠绵难愈。三是易阻气机。因湿为重浊之邪，故伤人最易留滞于脏腑经络，阻遏气机，使脏腑气机升降失常，经络阻滞不畅。

4）湿性趋下，易袭阴位：湿邪类水属阴而有趋下之势，故湿邪为病，多易伤及人体下部。《素问·太阴阳明论》说"伤于湿者，下先受之。"

（5）燥邪的性质及致病特点

1）燥性干涩，易伤津液：燥邪为多发于秋季的干燥涩滞之病邪，侵犯人体，最易损耗津液，出现各种干燥、涩滞的症状。《素问·阴阳应象大论》说"燥胜则干。"

2）燥易伤肺：肺为娇脏，喜润而恶燥。肺司呼吸，开窍于鼻，燥邪易从口鼻而入，故最易损伤肺津，从而影响肺气之宣降，甚或燥伤肺络。

（6）火（热）邪的性质及致病特点

1）火热为阳邪，其性燔灼趋上：火热之性燔灼、升腾，故为阳邪。阳邪伤人，发为实热性病证。火性炎上，火热之邪易侵害人体上部，故火热病证，多发生在人体上部，尤以头面部为多见。

2）火热易扰心神：火性炎上躁扰，故火邪伤人尤易影响心神，轻者心神不宁而心烦、失眠；重者可扰乱心神，出现狂躁不安，或神昏、谵语等症。

3）火热易伤津耗气：火热之邪伤人，因其

性燔灼急迫，一是可迫津外泄，使气随津泄而致津亏气耗；二是直接消灼津液，耗伤人体的阴气。

4）火热易生风动血："生风"，指火热之邪侵犯人体，燔灼津液，劫夺肝阴，筋脉失养失润，易引起肝风内动的病症。"动血"，指火热邪气入于血脉，迫血妄行和损伤血络，轻则血行加速而脉数，甚则可灼伤脉络，迫血妄行，引起各种出血证等。

5）火邪易致疮痈：火邪入于血分，结聚于局部，燔灼腐肉，易发为痈肿疮疡。

细目二 疠 气

◎ 要点

1. 疠气的概念 疠气，是一类具有强烈致病性和传染性病邪的统称。又称为"疫毒""疫气""异气""戾气""毒气""乖戾之气"等。明·吴又可《温疫论·原序》说："夫温疫之为病，非风非寒非暑非湿，乃天地间别有一种异气所感。"

疠气可通过空气传染，多从口鼻侵犯人体而致病；也可随饮食污染、蚊虫叮咬、虫兽咬伤、皮肤接触、性接触、血液传播等途径感染而发病。

疠气种类繁多，其所引起的疾病，统称为疫疠，又称疫病、瘟病，或瘟疫病。如时行感冒、痄腮（腮腺炎）、烂喉丹痧（猩红热）、白喉、天花、疫毒痢（中毒性痢疾）、肠伤寒、霍乱、鼠疫、疫黄（急性传染性肝炎）以及流行性出血热、艾滋病（AIDS）、严重急性呼吸道综合征（SARS）、禽流感、甲型 H1N1 流感等，都属感染疠气引起的疫病，实际上包括了现代临床许多传染病和烈性传染病。

2. 疠气的致病特点

（1）发病急骤，病情危笃 疠气之邪，其性暴戾，其伤人致病大多具有发病急骤，来势凶猛，变化多端，病情险恶的特点，病程中常出现发热、扰神、动血、生风、剧烈吐泻等危重病状。所以说疠气致病病情凶险，死亡率高。

（2）传染性强，易于流行　疠气可通过空气、食物、接触等多种途径伤人致病。无论男女老少，体质强弱，凡触之者，多可发病。且疠气发病，传染性强，可致疫病流行。

（3）一气一病，症状相似　疠气种类不同，所致之病各异。不同的疠气可专门侵犯某脏腑、经络或某一部位而发病。每一种疠气所致之疫病，均有各自的临床特点和传变规律，所谓"一气致一病"，且大都症状相似。例如痄腮，无论男女，大都表现为耳下腮部肿胀等。

细目三　七情内伤

◎ 要点

1. 情志内伤的基本概念　七情，指喜、怒、忧、思、悲、恐、惊七种正常的情志活动，是人体脏腑生理和精神活动对内外环境变化产生的情志反应，一般不会导致或诱发疾病。

七情内伤，指喜、怒、忧、思、悲、恐、惊等七种引发和诱发疾病的情志活动。过于突然、强烈或持久不解的七情反应，超越了人体生理和心理的适应和调节能力，导致脏腑精气损伤，机能失调，或人体正气虚弱，脏腑精气虚衰，对情志刺激的适应和调节能力低下，引发或诱发疾病时，七情则成为病因，因病从内发而称之为"七情内伤"。

2. 七情与脏腑精气的关系　情志活动与脏腑精气有着密切的关系。五脏精气是情志活动产生和保持正常的物质基础。外界的各种刺激只有作用于相应的内脏，五脏精气应答，才能表现出不同的情志反应。《素问·天元纪大论》说："人有五脏化五气，以生喜、怒、思、忧、恐。"即心"在志为喜"，肝"在志为怒"，脾"在志为思"，肺"在志为忧"，肾"在志为恐"。如果五脏精气发生病变，就会影响人的情志活动，出现异常的情志反应。另一方面，七情过激或持续不

解，又可导致五脏精气的失常，气血运行失调。

3. 情志内伤的致病特点

（1）直接伤及内脏　七情过激致病，大都直接损伤内脏而导致内伤疾病的发生。《灵枢·百病始生》说："喜怒不节则伤脏。"

1）损伤相应之脏：七情过激损伤相应之脏。即心在志为喜，过喜则伤心；肝在志为怒，过怒则伤肝；脾在志为思，过度思虑则伤脾；肺在志为悲为忧，悲忧过度则伤肺；肾在志为恐，过恐则伤肾。

2）影响心神：心主神志，七情皆从心而发，故七情内伤均可作用于心神，导致心神不宁，甚至精神失常。如《灵枢·本神》说："是故怵惕思虑者则伤神……喜乐者，神惮散而不藏；愁忧者，气闭塞而不行；盛怒者，迷惑而不治；恐惧者，神荡惮而不收。"《素问·举痛论》也说："惊则心无所倚，神无所归"，"思则心有所存，神有所归"。说明不仅喜乐过度可伤心，致使精神涣散，神志失常，而且怵惕思虑、盛怒、恐惧、大惊等情志太过都可伤及心神。七情发于心而应于五脏。无论何种情志致病，均可影响心神和损伤相应的脏腑。

3）数情交织，易伤心肝脾：七情伤脏，既可单一情志伤人，又可两种以上情志交织伤人。由于心肝脾三脏在人体生理和情志活动中发挥着重要作用，故情志内伤，最易损伤心肝脾三脏。

4）易损伤潜病之脏腑：潜病，是指已经存在但无明显临床表现的病证。潜病之脏腑是指潜病所在的脏腑。潜病之脏腑因其正气已虚，即是情志易伤之所，故七情内伤易于损伤潜病之脏腑。

（2）影响脏腑气机　情志内伤影响脏腑之气的运行，导致脏腑气机升降失常而出现相应的临床表现。故《素问·举痛论》说："百病生于气也，怒则气上，喜则气缓，悲则气消，恐则气下……惊则气乱……思则气结。"

1）怒则气上：指大怒致使肝气上逆，甚则血随气逆的病机变化。临床主要表现为：头胀头

痛，面红目赤，急躁易怒；血随气逆则呕血，甚则昏厥卒倒；若肝气横逆犯脾，可兼见腹痛、腹泻等症。

2）喜则气缓：指过度喜乐，致使心气涣散或心神惮散的病机变化。轻者可见心悸失眠、少气无力、精神不集中等；重者神志失常、狂乱，或见心气暴脱而大汗淋漓、气息微弱、脉微欲绝等。

3）悲则气消：指过度悲忧，导致肺气耗伤或宣降失常的病机变化。临床常见意志消沉、精神不振、气短胸闷、乏力懒言等症。

4）恐则气下：指过度恐惧，致使肾气失固，气陷于下的病机变化。临床可见二便失禁，遗精、滑精、骨痿等症。

5）惊则气乱：指猝然受惊，导致心神不定，气机逆乱的病机变化。临床可见惊悸不安，慌乱失措，甚则神志错乱。

6）思则气结：指过度思虑，导致心脾气机郁滞，运化失职的病机变化。临床可见心悸、失眠、多梦、精神萎靡及倦怠乏力、食少、腹胀、便溏等症状。

（3）多发为情志病　情志病，系指发病与情志刺激有关或具有情志异常表现的病证。包括：①因情志刺激而发的病证，如郁证、癫、狂等。②因情志刺激而诱发的病证，如胸痹、真心痛、眩晕、胃脘疼痛等。③其他原因所致但具有情志异常表现的病证，如消渴、恶性肿瘤、慢性肝胆疾病等，大都有异常的情志表现，并且其病情也随其情绪变化而有相应的变化。

（4）影响病情变化　七情变化对病情具有两方面的影响：一是有利于疾病康复。良性的或积极乐观的情绪，有利于病情的好转乃至痊愈。二是诱发疾病发作或加重病情。消极悲观的情绪，或七情强烈波动，可诱发疾病发作或使病情加重、恶化。

饱，或饥饱无常，均可影响健康，导致疾病发生。

（1）过饥　指摄食不足，如饥而不得食，或有意识限制饮食，或因脾胃机能虚弱而纳少，或因七情强烈波动而不思饮食，或不能按时饮食等。过饥，一方面因气血亏虚而脏腑组织失养，机能衰退，全身虚弱；另一方面因正气不足，抗病力弱，易感邪而发病。

（2）过饱　即饮食过量，或暴饮暴食，或中气虚弱而强食，以致脾胃难以运化而致病。轻则饮食积滞不化，以致"宿食"内停，可见脘腹胀满疼痛，嗳腐泛酸，呕吐、泄泻、厌食等。重则食滞日久，可至脾胃大伤，或可聚湿、化热、生痰而变生他病。

2. 饮食偏嗜　指过于喜食某种性味的食物或专食某些食物。包括饮食偏寒偏热，偏嗜五味，或食类偏嗜等。

（1）寒热偏嗜　良好的饮食习惯要求寒温适中。若过于偏嗜寒热饮食，可导致人体阴阳失调而发生某些病变。如偏食生冷寒凉之品日久，则易损伤脾胃阳气，导致寒湿内生；如偏嗜辛温燥热饮食日久，则易致肠胃积热等。

（2）五味偏嗜　指长期嗜食酸、苦、甘、辛、咸不同味道的饮食物。五味各入五脏，如果长期嗜好某种性味的食物，就会导致该脏的脏气偏盛，机能失调而发生多种病变。

（3）食类偏嗜　指偏食某种或某类食品，或厌恶某类食物而不食等，久之也可成为导致某些疾病发生的原因。

3. 饮食不洁　指因食用不清洁、不卫生或陈腐变质或有毒的食物而成为致病因素。饮食不洁所致病变以胃肠病为主。如进食或误食被毒物污染或有毒性的食物，则会发生食物中毒，轻则脘腹疼痛，呕吐腹泻；重则毒气攻心，神志昏迷，危及生命。

细目四　饮食失宜

◎ 要点

1. 饮食不节　即饮食失于节制。如过饥过

细目五　劳逸失度

◎ 要点

1. 过度劳累　过劳包括劳力过度、劳神过

度和房劳过度。

（1）**劳力过度** 即过度劳伤形体而积劳成疾，或是病后体虚，勉强劳作而致病。其病变特点主要表现在两个方面：一是过度劳力而耗气，出现少气懒言，体倦神疲，喘息汗出等。《素问·举痛论》说："劳则气耗。"二是劳伤筋骨。长时间用力太过，则致形体组织损伤，久而积劳成疾。《素问·宣明五气》说："久立伤骨，久行伤筋。"

（2）**劳神过度** 即长期思虑劳神而积劳成疾。长思久虑，暗耗心血，损伤脾气，以致心神失养而心悸、健忘、失眠、多梦和脾失健运而纳少、腹胀、便溏、消瘦等。

（3）**房劳过度** 即房事太过，或手淫恶习，或妇女早孕多育等，以致耗伤肾精肾气而致病。常见腰膝酸软、眩晕耳鸣、精神萎靡、性功能减退、早衰等。

2. 过度安逸 包括体力过逸和脑力过逸。其致病特点主要表现在三个方面：一是安逸少动，气机不畅。若长期运动减少，则人体气机失于畅达，可致脾胃等脏腑机能活动呆滞不振，出现食少、胸闷、腹胀、肌肉软弱或发胖臃肿等。久则进一步影响血液运行和津液代谢，导致气滞血瘀、水湿痰饮内生等。二是阳气不振，正气虚弱。过度安逸，或长期卧床则阳气失于振奋，以致脏腑经络机能减退，体质虚弱，正气不足，抗病力下降等。常见动则心悸、气喘汗出等，或易感外邪致病。《素问·宣明五气》说："久卧伤气，久坐伤肉。"三是长期用脑过少，加之阳气不振，可致神气衰弱，常见精神萎靡、健忘、反应迟钝等。

细目六　痰　饮

◎ **要点**

1. 痰饮的概念 痰饮是人体水液代谢障碍所形成的病理产物，一般以较稠浊者称为痰，清稀者称为饮。痰分为有形之痰和无形之痰。有形之痰，指视之可见，闻之有声的痰液，如咳嗽吐痰、喉中痰鸣等，或指触之有形的痰核等。无形之痰，是指只见其征象，不见其形质，但从痰治疗有效，从而推测其病因为痰。如眩晕、癫狂等，是无形之痰在作祟。饮则流动性较大，可留积于人体脏器组织的间隙或疏松部位。因其停留的部位不同而表现各异。如《金匮要略·痰饮咳嗽病脉证并治》的"痰饮""悬饮""溢饮""支饮"等。

2. 痰饮的形成 多因外感六淫，或七情内伤，或饮食不节等，以致脏腑机能失调，气化不利，水液代谢障碍，津液停聚而形成。由于肺、脾、肾、肝及三焦等对水液代谢起着重要作用，故痰饮的形成，多与肺、脾、肾、肝及三焦的机能失常密切相关。

3. 痰饮的致病特点 痰饮一旦产生，可随气流行，外而经络、肌肤、筋骨，内而脏腑，无处不到，易导致各种不同的病变。

（1）**阻滞气血运行** 痰饮通常称为有形实邪，其随气流行，或停滞于经脉，或留滞于脏腑。若流注经络，可致经络阻滞，气血运行不畅，出现肢体麻木、屈伸不利，甚则半身不遂等。若结于局部，可形成瘰疬痰核、阴疽流注等。若留滞于脏腑，可致脏腑气机失常。如肺失宣降而胸闷气喘、咳嗽吐痰等；胃失和降而恶心呕吐等；痹阻心脉而胸闷心痛等；痰结咽喉形成"梅核气"等。

（2）**影响水液代谢** 痰饮本为水液代谢障碍所形成的病理产物，但痰饮形成之后又可作为致病因素反过来作用于机体，进一步影响肺、脾、肾等脏腑的机能活动而加重水液代谢失常。

（3）**易于蒙蔽心神** 痰饮致病，随气上逆，易于蒙蔽清窍，扰乱心神，致使心神活动失常，出现头晕目眩、精神不振等；或者痰浊上犯，与风、火相合，尤易扰乱神明，出现神昏谵妄，甚或引起癫、狂、痫等疾病。

（4）**致病广泛，变幻多端** 由于痰饮随气流行，内可五脏六腑，外可四肢百骸、肌肤腠理。

故其致病面广，发病部位不一，且又易于兼邪致病，因而痰饮所形成的病证繁多，症状表现十分复杂，故有"百病多由痰作祟"之说。且痰饮停滞体内，还可夹风、夹热、化寒，化火，化燥；即可上犯清窍，也可下注足膝，且病势缠绵，病程较长。

细目七　瘀　血

◎ **要点**

1. 瘀血的概念　瘀血是指体内因血行滞缓或血液停积而形成的病理产物，又称"恶血""衃血""蓄血""败血""污血"等。瘀血既是病理产物，又是具有致病作用的"死血"。"瘀血"与"血瘀"的概念不同，血瘀是指血液运行不畅或血液瘀滞不通的病理状态，属于病机学概念；瘀血是指具有致病性的病理产物，属于病因学概念。

2. 瘀血的形成　凡是影响血液正常运行，引起血液运行不畅，或致血离经脉而瘀积的内外因素，均可导致瘀血。

（1）血出致瘀　各种外伤，如跌打损伤、金刃所伤、手术创伤等，致血脉损伤而出血；或其他原因，如脾不统血、肝不藏血、热灼脉络而致出血以及妇女经行不畅、流产等，其所出之血未能排出或及时消散，留积于体内则成瘀血。

（2）血行不畅致瘀　凡是影响血液正常运行，使血液运行不畅的各种因素，均可致瘀血。如气滞致瘀、因虚致瘀（气虚而推动无力、阳虚而脉道失于温通、阴虚而脉道失于柔润、津液亏虚而无以充养血脉等）、血寒致瘀（寒邪入于血脉则血液凝涩而运行不畅）、血热致瘀（火热邪气入舍于血，血热互结，煎灼血中津液，血液黏稠而不畅）等。

3. 瘀血的致病特点

（1）易于阻滞气机　瘀血一旦形成，必然影响和加重气机郁滞，即所谓"血瘀则气滞"。且气机郁滞，又可引起局部或全身的血液运行不畅。出现局部青紫、肿胀、疼痛等症。

（2）影响血脉运行　瘀血形成之后，无论其瘀滞于脉内，还是留积于脉外，均可导致局部或全身的血液运行失常。如瘀血阻滞于心，心脉痹阻，气血运行不畅，可致胸痹心痛；瘀血阻滞于脉道，损伤脉络，血逸脉外，可致出血，血色紫暗有块等。

（3）影响新血生成　瘀血为病理性产物，不仅已失去其对机体的濡养滋润作用，且因其阻滞于体内，尤其是瘀血日久不散，还可严重地影响气血的运行，脏腑机能失常，生机受阻，影响新血的生成。因而有"瘀血不去，新血不生"之说。故久瘀之人，常可表现出肌肤甲错、毛发不荣等失于濡养的临床特征。

（4）病位固定，病证繁多　瘀血一旦停滞于某脏腑组织，多难于及时消散，故其致病又具有病位相对固定的特征，如局部刺痛、固定不移，或肿块形成等。而且，因瘀血阻滞的部位不同、形成原因各异、兼邪不同，其病理表现也就不同。

4. 瘀血致病的症状特点　瘀血致病，症状错综繁多，其主要病症特点如下：①疼痛：多为刺痛，痛处固定不移，拒按，夜间痛甚。②肿块：瘀血积于皮下或体内则可见肿块，肿块部位固定。③出血：因瘀血阻滞，损伤血络，血逸脉外而见出血色紫暗，或夹有瘀血块。④色紫暗：一是面色紫暗，口唇、爪甲青紫等；二是舌质紫暗，或舌有瘀斑、瘀点等。⑤可出现肌肤甲错，脉涩或脉结代等。

第十三单元　发　病

细目一　发病的基本原理

◎ **要点**

1. 正气与邪气的概念

（1）**正气的基本概念**　正气，相对"邪气"而言，指人体内具有抗病、驱邪、调节、修复等作用的一类细微物质。正气含有阴气、阳气两部分：阴气有凉润、宁静、抑制、沉降等作用和运动趋向，阳气有温煦、推动、兴奋、升发等作用和运动趋向。阴气能抵抗阳邪的侵袭，并能抑制、祛除阳邪，阻止阳热病证的发展以使病情向愈；阳气能抵抗阴邪的入侵，并能制约、祛除阴邪，阻止阴寒病证的传变并使之康复。阳虚体质者，易引致寒邪的侵袭；阴虚体质者，易引致热邪的伤害。

正气的防御作用主要表现为：①抵御外邪：正气强盛，抗邪有力，则病邪难以入侵，故不发病，或虽邪气已经进入，但正气盛，能及时抑制或消除邪气的致病力，亦不发病。②祛除病邪：正气强盛，可祛除入侵病邪，或阻止邪气的深入，致病较轻浅，预后良好。③修复调节：正气对邪气侵入而导致的机体阴阳失调、脏腑组织损伤、精血津液亏耗及生理机能失常，有调节、修复的作用，可使疾病向愈。④维持脏腑经络机能的协调，防止痰饮、瘀血、结石等病理产物以及内风、内寒、内湿、内燥、内火等内生五"邪"的产生。

（2）**邪气的基本概念**　邪气，泛指各种致病因素，简称为"邪"。包括由外而入或由体内产生的各种具有致病作用的因素。如六淫、疠气、外伤、虫兽伤、寄生虫、七情内伤、饮食失宜、痰饮、瘀血、结石等。

邪气对机体的损害作用主要体现为：①导致生理机能失常：邪气侵入发病，可导致机体的阴阳失调，脏腑经络等组织器官的机能紊乱，气血精津液的代谢失常。②造成脏腑组织的形质损害：邪气作用于人体，可对机体的皮肉筋骨、脏腑经络等组织器官造成不同程度的损伤，或致气血精津液等物质的亏耗而为病。③改变体质类型：邪气侵入，还能改变个体的体质特征，进而影响其对疾病的易罹倾向。如阴邪致病，损伤阳气，久之可使体质由原型转变为阳虚体质，使之易感阴寒之邪；阳邪致病，易伤阴气，可使体质转化为阴虚体质，使之易感阳热之邪。

2. 正气不足是疾病发生的内在因素
《素问遗篇·刺法论》说："正气存内，邪不可干。"《素问·评热病论》说："邪之所凑，其气必虚。"正气在发病中起主导作用。主要体现在以下几个方面：

（1）**正虚感邪而发病**　正气不足，抗邪无力，外邪乘虚而入，疾病因之发生。如《灵枢·百病始生》说："卒然逢疾风暴雨而不病者，盖无虚，故邪不能独伤人。此必因虚邪之风，与其身形，两虚相得，乃客其形。"

（2）**正虚生邪而发病**　正气不足，调节脏腑经络机能活动的能力下降，易致脏腑机能紊乱，精气血津液的代谢失常，可"内生五邪"而发病；或导致病理产物的积聚而引起新的病变。

（3）**正气强弱可决定发病的证候性质**　邪气侵入，若正气充盛，奋起抗邪，邪正相搏剧烈，多表现为实证；正气不足，脏腑机能减退，气血精津液亏损，多表现为虚证或虚实夹杂证。若正气虚衰，不能敌邪，邪气易于深入内脏，为病多重。

3. 邪气是发病的重要条件
邪气在发病中的作用主要有：

（1）**邪气是疾病发生的原因**　一般说来，没有邪气侵袭，人体不会发病。

（2）影响发病的性质、类型和特点　不同的邪气作用于人体，表现出不同的发病特点、证候类型。如六淫邪气致病，发病急，病程较短，初起多有卫表证候，证属风、寒、暑、湿、燥、火。七情内伤，发病多缓慢，病程较长，多直接伤及内脏，或致气机紊乱、气血失调产生病变。

（3）影响病情和病位　邪气的性质、感邪的轻重、邪所中的部位与发病时病情的轻重有关。

（4）某些情况下主导疾病的发生　在邪气的毒力和致病力特别强，超越人体正气抗御能力和调节范围时，邪气对疾病的发生起着决定性的作用。如疠气、高温、高压、电流、枪弹伤、虫兽伤等，即使正气强盛，也难免被损伤而产生病变。

4. 邪正相搏的胜负与发病　邪气伤人，必然引起邪正相争，而邪正相争的胜负，不仅关系着疾病的发生，还关系疾病全过程病变的发展、变化与转归。就发病而言，邪气伤人，若正胜邪却则不发病。即病邪伤人之初，由于机体正气充足，正气驱邪外出，正胜邪却，机体不被邪气所侵害，可不发病。

邪胜正负则发病。即邪气伤人之后，正虚抗邪无力，邪气得以深入，则引起疾病发生。而且发病后，邪正相争的状态还决定其证候类型、病变性质、病情轻重。如正盛邪实，多形成实证；正虚邪衰，多形成虚证；正虚邪盛，多形成较为复杂的虚实夹杂证。感受阳邪，易形成实热证；感受阴邪，易形成实寒证或寒湿证。感邪轻或正气强，病位多轻浅；感邪重或正气弱，病位常较深重。

细目二　影响发病的主要因素

◎ 要点

1. 环境与发病　环境，指与人类生存密切相关的自然环境与社会环境而言，主要包括气候变化、地域因素、生活工作环境、社会环境等。这些因素均可形成病邪或导致正气不足而影响发病。

2. 体质与发病　不同的体质，在发病中可①决定发病倾向，如体质虚弱，则易感邪发病，且发病后易形成实夹杂证。②决定对某种病邪的易感性，如阳虚之体，每易感受寒邪；阴虚之质，每易感受热邪等。③决定某些疾病发生的证候类型，如感湿邪，阳盛之体易热化形成湿热病变；阳虚者则易寒化为寒湿病变等。

3. 精神状态与发病　精神状态能影响内环境的协调平衡，故能影响发病。精神状态好，情志舒畅，气机通畅，气血调和，脏腑机能协调，则正气强盛，邪气难以入侵，或虽受邪也易祛除。

细目三　发病类型

◎ 要点

1. 感邪即发　又称为卒发、顿发，即感邪后立即发病。多见于：①新感外邪较盛。如感受风寒、风热、温热、暑热、温毒邪气，邪气较盛时，多感邪即发。②情志剧变。剧烈的情绪变化，如暴怒、过度悲伤均可致气机逆乱，气血失调，脏腑机能障碍而顷刻发病。③毒物所伤。误服有毒食品，药物中毒、吸入有毒的秽浊之气，可使人中毒而迅速发病。④外伤。无论何种外伤，伤人后立即发病。⑤感受疠气。由于其性毒烈，致病力强，来势凶猛，感邪后多呈暴发。

2. 徐发　又称为缓发，指感邪后缓慢发病。徐发与致病因素的种类、性质，以及体质因素等密切相关。徐发多见于内伤邪气致病，如思虑过度、房室不节、忧愁不解、嗜酒成癖，引起机体渐进性病理改变，不断积累，而逐渐出现临床症状。在外感病邪中，如感受湿邪，其性黏滞重浊，起病多缓慢。正气不足之人，若感邪较轻，正气抗邪缓慢，亦可见到徐发。

3. 伏而后发　指感受邪气后，并不立即发病，病邪在机体内潜伏一段时间，或在诱因的作用下，过时而发病。这种发病形式多见于外感性疾病和某些外伤。外感性疾病多见于感受温热邪气所形成的"伏气温病"等。外伤所致的肌肤破损，经过一段时间后，发为破伤风，狂犬病等，亦属伏而后发。伏邪发病时，病情一般较重且多变。

4. 继发 指在原发疾病的基础上，继发新的疾病。其特点是新的疾病与原发病在病理上有密切联系。如肝阳上亢所致的中风，小儿食积而致的疳积等等。

5. 合病与并病 合病之说，首见于《伤寒论》，指外感病初起时两经同时受邪而发病。如太阳与少阳合病，太阳与阳明合病等。并病，指一经病证未罢又出现另一经病证的发病特点，也可指具体疾病的病后增病，即可视为并发病证。如胃脘痛并发大量出血、腹痛厥脱、反胃等。

6. 复发 指疾病初愈或慢性疾病的缓解阶段，在某些诱因的作用下，引起疾病再度发作或反复发作的一种发病形式。引起复发的机理是余邪未尽，正气未复，或慢性病变宿根未除，均可在诱因的作用下而引起复发。

（1）复发的基本特点 ①原病基本病症特点再度出现，但又不是原有病理过程的完全重现，大多比原病更复杂，病情更重。②复发的次数愈多，其宿根难除，大多反复发作，且容易留下后遗症。③大多有诱因。

（2）复发的诱因 ①外感致复：疾病初愈，邪气未尽，正气未复，或宿根未除，抗病力低下，易外感邪气而复发。②食复：因饮食失宜而致疾病复发。③劳复：因形神过劳，或早犯房事而致疾病复发。④药复：因病后滥用补剂，或药物调理失当而致疾病复发。⑤情志致复：即因情志失调引起疾病复发。⑥某些气候因素、地域因素也可成为复发的诱因。

第十四单元 病 机

细目一 邪正盛衰

◎ **要点**

1. 邪正盛衰与虚实变化

（1）虚实病机 《素问·通评虚实论》说："邪气盛则实，精气夺则虚。"

实，指以邪气亢盛为主，而正气未衰，正邪激烈相争，临床上出现一系列以太过、亢奋、有余为特征的一种病理变化。常见于外感六淫和疠气致病的初期和中期，或由于湿、痰、水饮、食积、气滞、瘀血等引起的内伤病变。

虚，指以正气虚损为主，而邪气已退或不明显，正邪难以激烈相争，出现一系列以虚弱、衰退和不足为特征的一种病理变化。多见于素体虚弱，精气不充；或外感病的后期，以及各种慢性

病证日久，耗伤人体的精血津液；或因暴病吐利、大汗、亡血等致使正气脱失的病变。

（2）虚实变化

1）虚实错杂：①虚中夹实：即以正虚为主，又兼有实邪为患的病理变化。如脾虚湿滞病变，即是由于脾气亏损，运化无力，而致湿自内生，阻滞中焦所致。②实中夹虚：即以邪实为主，又兼有正气虚损的病理变化。如外感热病发展过程中，由于热邪耗伤津液，可形成邪热炽盛兼津液损伤之证。

2）虚实真假：①真实假虚：指病机的本质为"实"，但表现出"虚"的假象。大多是因邪气过盛，结聚体内，阻滞经络，气血不能外达所致，故真实假虚又称为"大实有羸状"。②真虚假实：是指病机的本质为"虚"，但表现出"实"的假象。大多是因正气虚弱，脏腑经络之气不足，推动无力所致，故真虚假实证又称为

"至虚有盛候"。

2. 邪正盛衰与疾病转归

（1）正胜邪退　指在疾病过程中，正气渐复并趋强盛，而邪气渐趋衰减，疾病向好转和痊愈方向发展的一种病理变化。多是因为患者的正气较盛，抗邪能力较强，或因为邪气较弱，或因治疗及时、正确，疾病可以较快地趋于好转、痊愈。

（2）邪去正虚　指在疾病过程中，正气抗御邪气，邪气退却而正气大伤的病理变化。多因邪气亢盛，正气耗伤较重；或正气素虚，感邪后重伤正气；或攻邪猛烈，正气大伤所致。此时的病机特点是邪气已退，对机体的损害作用也已消失，但正气被消耗的状况尚有待恢复。邪去正虚多见于重病的恢复期，其最终的转归一般仍然是趋向好转、痊愈。

（3）邪胜正衰　指在疾病过程中，邪气亢盛，正气渐弱，机体抗邪无力，疾病趋于恶化、危重，甚至向死亡方面转归的一种病理变化。多是由于机体的正气大虚，或邪气过盛，或失于治疗，或治疗不当，以致机体正气不能制止邪气的致病性，病情因而趋向恶化和加剧。

（4）邪正相持　指在疾病过程中，机体正气不甚虚弱，而邪气亦不亢盛，则邪正双方势均力敌，相持不下，病势处于迁延状态的一种病理变化。此时，由于正气不能完全祛邪外出，邪气可以稽留于一定的部位，病邪既不能消散，亦不能深入，又称为"邪留"或"邪结"。一般说来，邪气留结之处，即是邪正相搏病理表现明显之所。疾病则随邪留部位的不同而有不同的临床表现。

（5）正虚邪恋　指在疾病过程中，正气大虚，余邪未尽，或邪气深伏伤正，正气无力祛除病邪，致使疾病处于缠绵难愈的病理变化。一般多见于疾病后期，且是多种疾病由急性转为慢性，或慢性病久治不愈，或遗留某些后遗症的主要原因之一。

细目二　阴阳失调

◎ 要点

1. **阴阳偏盛**　指人体在邪正斗争及其盛衰变化中，阴或阳一方病理性亢盛的病变，属于"邪气盛则实"的实性病机。

（1）阳偏盛　即是阳盛，指机体在疾病过程中所出现的一种阳气病理性偏盛、机能亢奋、机体反应性增强、热量过剩的病理变化。一般的说，其病机特点多表现为阳盛而阴未虚的实热病变。形成阳偏胜的原因，多由于感受温热阳邪，或阴邪从阳化热；也可由于情志内伤，五志过极而化火；或气滞、血瘀、食积等郁而化热所致。阳气病理性亢盛，多以热、动、燥为其特点。阳气亢盛，必然消灼津液和阴气。所以说"阳胜则阴病"。阳盛之初，对津液和阴气的损伤一般不明显，因而表现为实热病变。如果病情发展，阳气亢盛且明显耗伤机体津液和阴气，病变可从实热转化为实热兼津亏阴虚；若致阴气大伤，则病由实转虚而发展为虚热性病变。

（2）阴偏盛　即是阴盛，指机体在疾病过程中所出现的一种阴气病理性偏盛、机能抑制、热量耗伤过多的病理变化。一般的说，其病机特点多表现为阴盛而阳未虚的实寒病变。形成阴偏胜的主要原因，多由于感受寒湿阴邪，或过食生冷，寒邪中阻等。阴气过盛，多以寒、静、湿为其特点。阴气过盛，必然损伤阳气，所以说"阴胜则阳病"。故在阴偏胜时，常同时伴有程度不同的阳气不足。若阳气损伤较盛，可发展为虚寒性病变。

2. **阴阳偏衰**　阴阳偏衰，是指人体在疾病过程中，阴或阳一方虚衰不足的病变，属于"精气夺则虚"的虚性病机。

（1）阳偏衰　即是阳虚，指机体阳气虚损，温煦、推动、兴奋等作用减退，出现机能减退或衰弱，代谢减缓，产热不足的病理变化。一般而言，其病机特点多表现为阳气不足，阳不制阴，阴气相对偏亢的虚寒证。

阳偏衰的形成多因先天禀赋不足，或后天失养，或劳倦内伤，或久病损伤阳气所致。阳虚则寒与阴胜则寒，不仅在病机上有区别，而且在临床表现方面也有不同，前者是虚而有寒；后者是以寒为主，虚象不明显。

阳气不足可发于五脏六腑，如心阳、脾阳和肾阳等，皆可出现虚衰病变，但一般以肾阳虚衰最为重要。肾阳为人身诸阳之本，所以肾阳虚衰在阳气偏衰的病机中占有极其重要的地位。

（2）阴偏衰 即阴虚，指机体阴气不足，凉润、宁静、抑制等作用减退，出现代谢相对增快，机能虚性亢奋，产热相对增多的病理变化。一般的说，其病机特点多表现为阴气不足，阴不制阳，阳气相对偏盛的虚热证。

阴偏衰的形成多因阳邪伤阴，或因五志过极，化火伤阴，或因久病伤阴所致。阴气虚衰，主要表现为凉润、抑制与宁静的作用减退，阴不能制约阳，阳气相对偏亢，从而形成阴虚内热、阴虚火旺和阴虚阳亢等多种病变，表现出虚热及虚性亢奋的症状。阴虚则热与阳胜则热的病机不同，其临床表现也有所区别：前者是虚而有热；后者是以热为主，虚象并不明显。

阴气不足可见于五脏六腑，如肺阴、脾阴、胃阴、心阴、肝阴和肾阴皆可发生亏虚的病变，但一般以肾阴亏虚为主。肾阴为人身诸阴之本，所以肾阴不足在阴偏衰的病机中占有极其重要的地位。

3. **阴阳互损** 阴阳互损，是指在阴或阳任何一方虚损的前提下，病变发展损及另一方，形成阴阳两虚的病机。

（1）阴损及阳 指由于阴气亏损日久，以致阳气生化不足，形成以阴虚为主的阴阳两虚病理变化。如肝肾阴虚，水不涵木，阴不制阳的肝阳上亢，随着病变发展，可进一步损及阳气，出现畏寒、肢冷、面白、脉沉细等阳虚征象。

（2）阳损及阴 指由于阳气虚损日久，以致阴气化生不足，形成以阳虚为主的阴阳两虚病理

变化。如肾阳亏虚之水肿，其病机主要为阳气不足，温煦、推动作用减退，水液停聚所致。但其病变发展，则又可因阳气不足而导致阴气化生无源而出现烦躁升火等阴虚征象。

4. **阴阳格拒** 阴阳格拒，是指在阴阳偏盛至极的基础上，阴阳双方相互排斥而出现寒热真假病变的一类病机。

（1）阴盛格阳 指阴气偏盛至极，壅闭于里，寒盛于内，逼迫阳气浮越于外的一种病理变化。寒盛于内是疾病的本质，由于排斥阳气于外，可在原有面色苍白、四肢逆冷、精神萎靡、畏寒蜷卧、脉微欲绝等寒盛于内表现的基础上，又出现面红、烦热、口渴、脉大无根等假热之象，故称为真寒假热证。

（2）阳盛格阴 指阳气偏盛至极，深伏于里，热盛于内，格阴于外的一种病理变化。热盛于内是疾病的本质，但由于格阴于外，可在原有壮热、面红、气粗、烦躁、舌红、脉数大有力等热盛于内表现的基础上，又现四肢厥冷、脉象沉伏等假寒之象，故称为真热假寒证。

5. **阴阳亡失** 阴阳亡失，是指机体的阴气或阳气突然大量地脱失，导致生命垂危的一种病理变化。

（1）亡阳 指机体的阳气突然大量脱失，而致全身机能严重衰竭的一种病理变化。多因邪气过盛，正不敌邪，阳气突然脱失所致；也可因汗出过多，或吐泻太过，气随津泄，阳气外脱；或由于素体阳虚，劳伤过度，阳气消耗过多所致；亦可因慢性疾病，长期大量耗散阳气所致。阳气暴脱，多见冷汗淋漓、面色苍白、四肢逆冷、精神萎靡、脉微欲绝等生命垂危的临床征象。

（2）亡阴 指由于机体阴气发生突然大量消耗或丢失，而致全身机能严重衰竭的一种病理变化。亡阴多由于热邪炽盛，或邪热久留，大量伤耗阴气，煎灼津液，或逼迫津液大量外泄而为汗，以致阴气随之大量消耗而突然脱失；也可由于长期大量耗损津液和阴气，日久导致亡阴者。阴气脱失，多见手足虽温而大汗不止、烦躁不

安、心悸气喘、体倦无力、脉数疾躁动等危重征象。

由于机体的阴和阳存在着互根互用的关系，阴亡则阳无所依附而散越，阳亡则阴无以化生而耗竭，故亡阴可以迅速导致亡阳，亡阳也可继而出现亡阴，最终导致"阴阳离决，精气乃绝"，生命活动终止而死亡。

6. 阴阳转化 就疾病的发生发展过程而言，由阳转阴或由阴转阳的证候变化，也很常见。如某些急性温热病，由于热毒极重，大量耗伤机体元气，在持续高热的情况下，可突然出现体温下降、面色苍白、四肢厥冷、脉微欲绝等阳气暴脱之危象，此种病证变化，即属于由阳而转阴。当此之时，若抢救及时，处理得当，患者四肢转温，色脉转和，则说明病者阳气得以恢复，病情已出现好的转机。再如寒饮中阻患者，本为阴证，但由于某种原因，寒饮可以从阳而化热，其临床表现亦可以由阴证转化为阳证。从上述两个病证的转化中可以看出，前者的热毒极重，阳气随津液外泄而亡脱，以及后者的寒饮郁而化热，即是促成阴阳相互转化的条件。

此外，临床常见病证的由实转虚（如急性肝炎的脾胃湿热证或肝郁气滞证，迁延成慢性肝炎之脾虚不运而见腹胀、便溏）、由虚转实（如慢性肝炎脾虚不运证，发展成肝硬化，由于气滞血瘀致水邪停蓄而产生腹水，形成虚实夹杂病证）、由表入里（如脑炎初起，症见恶寒、发热等表证，如治不及时，表邪入里，内陷心包，转化为高热、神昏、惊厥等里证）、由里出表（如麻疹患儿，皮疹出透，疹毒出表而解）等病证变化，亦都是阴阳转化的例证。应当指出，这些病证的转化，主要是由机体抗病能力的强弱、病邪性质的差异、治疗方法的当否以及抢救是否及时等条件所决定的，如是方能导致病情的寒热、虚实、表里等发生转化。所以，阴阳的转化是以一定的条件为前提，不具备内部或外在的一定的条件，其阴阳的属性就不会转化。

总之，阴阳转化是指事物或现象的阴阳属性，在一定的条件下，当阴阳两方面的消长运动发展到一定的阶段，其消长变化达到一定的阈值，就可能导致阴阳属性的转化，即阴可以转化为阳，阳也可以转化为阴，这对我们分析病机有着重要的指导意义。

细目三　精、气、血失常

◎ 要点

1. 精的失常

（1）精虚　指肾精（主要为先天之精）和水谷之精不足，及其功能低下所产生的病理变化。因先天禀赋不足，或后天失养，或过劳伤肾，以及脏腑精亏不足，日久累及于肾等，均能导致肾精不足的病理变化。肾精不足常见生长发育不良、女子不孕、男子精少不育或滑遗过多、精神委顿、耳鸣、健忘，以及体弱多病、未老先衰等。脾失健运，或饮食不当等，可致水谷之精生成不足的病理变化。水谷之精不足，可出现面黄无华、肌肉瘦削、头昏目眩、疲倦乏力等虚弱状态。

（2）精的施泄失常　主要包括失精或精瘀。

1）失精：指生殖之精和水谷之精大量丢失的病理变化。失精的临床表现有两类：一是生殖之精的大量丢失，表现为精液排泄过多，或兼有滑精、梦遗、早泄等症，并兼有精力不支、思维迟钝、失眠健忘、少气乏力、耳鸣目眩等症。治疗一般宜补肾气加填肾精，而偏实者当泻肝火兼滋肾阴。二是水谷之精大量丢失，表现为长期蛋白尿或乳糜尿，并兼有少气乏力、精力不支、面黄无华、肌肉瘦削、失眠健忘等，治疗当用补脾气以摄精。

精脱为失精之重证。若精泄不止，则成精脱。精为气的化生本原，精脱必致气的大量损耗而致气脱。

2）精瘀：指男子精滞精道，排精障碍而言。多因房劳过度，忍精不泄，少年手淫，或久旷不交，或惊恐伤肾，或瘀血、败精、湿热瘀阻，或手术所伤等所致。精瘀的主要临床表现是排精不畅或排精不能，可伴随精道疼痛、睾丸小腹重坠、精索小核硬结如串珠、腰痛、头晕等症状。

2. 气的失常

（1）气虚　指一身之气不足及其功能低下的病理变化。多因先天禀赋不足，或后天失养，或肺脾肾的机能失调而致气的生成不足。也可因劳倦内伤，或久病不复等，过多耗气而致。常见神疲、乏力、眩晕、自汗、易感冒、面白、舌淡、脉虚等。

（2）气机失调　气的升降出入运动称之为气机。气机失调即指气的升降出入运动失常，包括气滞、气逆、气陷、气闭、气脱等病理变化。

1）气滞：指气的运行不畅，或郁滞不通的病理变化。多是由于情志抑郁，或痰、湿、食积、热郁、瘀血等的阻滞，影响到气的流通；或因脏腑机能失调，如肝气失于疏泄、大肠失于传导等所致。气滞大多属于邪实，但亦有因气虚推动无力而致者。气滞的病理表现有多个方面：气滞于某一经络或局部，可出现相应部位的胀满、疼痛。气滞则血行不利，津液输布不畅，故气滞甚者可引起血瘀、津停，形成瘀血、痰饮水湿等病理产物。由于肝升肺降、脾升胃降，在调整全身气机中起着极其重要的作用，故脏腑气滞以肺、肝、脾胃为多见。气滞的表现虽然各不一样，但共同的特点不外闷、胀、疼痛。因气虚而滞者，一般在闷、胀、痛方面不如实证明显，并兼见相应的气虚征象。

2）气逆：指气升之太过，或降之不及，以致气逆于上的一种病理变化。气逆，多因情志所伤，或饮食不当，或外邪侵犯，或痰浊壅阻所致，亦可因虚而无力下降导致气机上逆者。气逆多见于肺、肝、胃等脏腑。

3）气陷：指气的上升不足或下降太过，以气虚升举无力而下陷为特征的一种病理变化。气陷多由气虚发展而来，与脾的关系最为密切，通常又称"脾气下陷"。气陷的病理变化，主要表

现为"上气不足"与"中气下陷"两方面。"上气不足"，主要指上部之气不足，头目失养的病变。多因脾气虚损，升清无力，以致头目失养。"中气下陷"，指脾气虚损，升举无力，气机趋下，甚至内脏下垂。

4）气闭：指气机闭阻，失于外达，甚至清窍闭塞出现昏厥的一种病理变化。多与情志刺激，或外邪、痰浊等闭塞气机有关。气闭病机有因触冒秽浊之气所致的闭厥，突然精神刺激所致的气厥，剧痛所致的痛厥，痰闭气道之痰厥等等。

5）气脱：指气虚至极，不能内守而大量脱失，以致生命机能突然衰竭的一种病理变化。多是由于正不敌邪，或慢性疾病，长期耗气而衰竭，以致突然气不内守而外脱；或因大出血、大汗等气随血脱或气随津泄而致气脱。

气脱与亡阳、亡阴在病机和临床表现方面多有相同之处，病机都属气的大量脱失，临床上都可见因气脱失而致生命机能严重衰竭的表现。但亡阳是阳气突然大量脱失，当见冷汗淋漓、四肢厥冷等寒象；亡阴是阴气突然大量脱失，当出现大汗而皮肤尚温、烦躁、脉数疾等热性征象。若无明显寒象或热象，但见气虚不固及生命机能衰竭的上述表现，则称为气脱。

3. 血的失常

（1）血虚　指血液亏少，濡养功能减退的病理变化。多因失血过多，或脾胃虚弱，血液生化乏源；或血液的化生障碍；或久病消耗等因素而致营血暗耗等，均可导致血虚。血虚以心、肝两脏为多见。

（2）血运失常　血液运行失常主要有血瘀和出血两种病理变化。

1）血瘀：指血液的运行不畅，甚至血液瘀滞不通的病理变化。血瘀主要是血液运行不畅，或形成瘀积，可为全身性病变，亦可瘀阻于脏腑、经络、形体、官窍等某一局部。血瘀病机的形成，多与气虚、气滞、痰浊、瘀血、血寒、血热、津亏等所致血行不畅有关。

2）出血：指血液溢出血脉的病理变化。若

突然大量出血，可致气随血脱而引起全身机能衰竭。出血病机的形成多与血热、气虚、外伤及瘀血内阻等有关。

4. 精、气、血关系失调

（1）精与气血关系的失调

1）精气两虚：由于精可化气，气聚为精，故精气两虚或精伤及气、气伤及精，都可见精气两虚。肾主藏精化元气，因此，精气两虚多与肾有关。肾之精气亏虚，以生长、发育迟缓，生殖机能障碍以及早衰等为临床特征。

2）精血不足：肾藏精，肝藏血，两者精血同源。病及肝肾，或肝病及肾、肾病及肝皆可形成肝肾精血不足的病机。

3）气滞精瘀和血瘀精阻：气机阻滞，疏泄失司，或瘀血内阻，血瘀气滞，皆可致精道瘀阻而形成气滞精瘀或血瘀精阻的病机变化。

（2）气与血关系的失调

1）气滞血瘀：指气机阻滞，导致血液运行障碍，出现血瘀的病理变化。且气滞可致血瘀，血瘀可致气滞，两者互相影响。

2）气虚血瘀：指因气虚推动无力而致血行不畅，甚至瘀阻不通的病理变化。

3）气不摄血：指因气虚统摄无力，以致血逸脉外而出血的病理变化。由于脾主统血，所以气不摄血的病变，多与脾气亏虚有关。

4）气随血脱：指在大量出血的同时，气随血液的流失而脱失，形成气血两脱的危重病理变化。常见于外伤失血，呕血，或妇女产后大出血的过程中。

5）气血两虚：即气虚和血虚同时存在的病理变化。多因久病气血耗伤；或先有失血，气随血耗；或先因气虚，血液生化障碍而日渐衰少而形成气血两虚。气血两虚，则脏腑经络、形体官窍失之濡养，机能衰退，出现脏腑组织不荣的病变。

细目四　津液代谢失常

◎ **要点**

1. 津液不足　指津液亏损，脏腑组织失于

滋养，表现一系列干燥枯涩征象的病理变化。导致津液不足的原因：一是热邪伤津，如外感燥热之邪，灼伤津液。二是耗失过多，如吐泻、大汗、多尿或久病耗津等。三是生成不足，如脏腑机能减退，津液生成不足。

2. 津液输布、排泄障碍　津液输布障碍，指津液转输、运行失调，津液停滞体内某些部位的病变。津液排泄障碍，指津液化为汗、尿的作用失调，导致水液贮留体内为患。

津液的输布障碍和排泄障碍，均导致痰饮水湿形成，且两者常相互影响，导致湿浊困阻、痰饮凝聚、水液贮留等多种病变。

3. 津液与气血关系失调

（1）**水停气阻**　指津液代谢障碍，水湿痰饮停留导致气机阻滞的病理变化。因水湿痰饮的形成，可因气滞而水停，而痰饮等有形之邪停滞，又易阻碍气的运行，故水停与气滞常常并见。

（2）**气随津脱**　指津液大量耗失，气失其依附而出现暴脱亡失的病理变化。多由高热伤津，或大汗伤津，或严重吐泻耗伤津液等所致。如《金匮要略心典·痰饮篇》说："吐下之余，定无完气。"

（3）**津枯血燥**　指津液亏损，导致血燥虚热内生或血燥生风的病理变化。多因高热伤津，或烧伤导致津液耗损，或阴虚痨热，津液暗耗，而致津枯血燥。

（4）**津亏血瘀**　指津液耗损导致血行瘀滞不畅的病理变化。津液充足是保持血脉充盈，血行通畅的重要条件。若因高热、烧伤，或吐泻、大汗出等因素，致使血中津液大量亏耗，则血液循行滞涩不畅，从而发生血瘀之病变。

（5）**血瘀水停**　指因血脉瘀阻，血行不畅导致津液输布障碍而水液停聚的病理变化。血瘀则津液不行，从而导致津停为水湿痰饮。

细目五　内生"五邪"

◎ **要点**

1. 内生"五邪"的概念　内生"五邪"，指

在疾病过程中，机体自身由于脏腑机能异常而导致化风、化火、化寒、化燥、化湿的病理变化。因病起于内，又与风、寒、湿、燥、火外邪所致病证的临床征象类似，故分别称为"内风""内寒""内湿""内燥"和"内火"，统称为内生"五邪"。内生"五邪"并不是致病因素，而是由于脏腑机能失调及精气血津液的代谢失常所引起的综合性病机变化。

内生"五邪"与外感六淫有一定区别：内生"五邪"属内伤病的病机；外感六淫属于外感病的病因。

2. 风气内动 即"内风"，与外风相对，指脏腑精气阴阳失调，体内阳气亢逆而致风动之征的病理变化。凡是在疾病发展过程中，因为阳盛，或阴虚不能制阳，阳升无制，出现动摇、眩晕、抽搐、震颤等类似风动的征象，都是风气内动的具体表现。

（1）肝阳化风 指肝阳偏亢，或肝肾阴亏，阴不制阳，致肝阳亢逆无制而动风的病理变化。多由于情志所伤，肝郁化火；或年老肝肾阴亏；或操劳过度等，耗伤肝肾之阴，导致阴虚阳亢，风气内动。

（2）热极生风 又称热甚动风，指邪热炽盛，燔灼津液，劫伤肝阴，筋脉失养而动风的病理变化。多见于热性病的极期，由于火热亢盛，煎灼津液，致使筋脉失养，动而生风。

（3）阴虚风动 指阴气虚衰，宁静、抑制作用减退而动风的病理变化。多见于热病后期，或由于久病耗伤，阴气和津液大量亏损，阴虚则阳亢，抑制能力减弱，加之筋脉失之滋润，变生内风。

（4）血虚生风 是血液虚少，筋脉失养而动风的病理变化。多由于生血不足或失血过多，或久病耗伤营血，肝血不足，筋脉失养，或血不荣络，致虚风内动。

3. 寒从中生 又称"内寒"，指机体阳气虚衰，温煦作用减退，阳不制阴而虚寒内生的病理变化。多因先天禀赋不足，阳气素虚，或久病伤

阳，或外感寒邪，过食生冷，损伤阳气，以致阳气虚衰所致。内寒病机多见于心脾肾。

阳虚阴盛之寒从中生，与外感寒邪之外寒的区别是："内寒"的临床特点主要是虚而有寒，以虚为主；"外寒"的临床特点是以寒邪为主，多为实寒。两者之间的联系：寒邪侵犯人体，必然会损伤机体阳气，而日久可致阳虚；阳气素虚之体，易感寒邪而致病。

4. 湿浊内生 又称"内湿"，指因体内水液输布排泄障碍而引起湿浊停滞的病理变化。多因过食肥甘，嗜烟好酒，恣食生冷，内伤脾胃，以致脾失健运，或喜静少动，素体肥胖，情志抑郁，以致气机不利，津液输布障碍，聚而成湿所致。脾气的运化失职是湿浊内生的关键，但脾气运化有赖肾阳的温煦，故肾阳虚亦易导致湿浊内生。

外感湿邪与内生湿浊常密切相关。湿邪外袭每易伤脾，困遏脾气，而脾失健运，内湿素盛之体，易外感湿邪而发病。

5. 津伤化燥 又称"内燥"，指津液耗伤，各脏腑形体官窍失其滋润而出现干燥枯涩的病理变化。多因久病伤津耗液，或大汗、大吐、大下，或亡血失精导致津亏，也可因热性病过程中热盛伤津所致。内燥病变可发生于各脏腑形体官窍，但以肺、胃及大肠为多见。常见肌肤干燥不泽，起皮脱屑，甚则皲裂，口燥咽干，舌上无津，大便燥结，小便短赤等症。

此外，因气虚或气滞，津液不得布散而发挥滋润作用，也可导致内燥产生。

6. 火热内生 火热内生有虚实之分，其病机也各有不同：

（1）实火 ①阳气过盛化火的"壮火"，又称为"气有余便是火"。②外感六淫病邪，郁而从阳化火。③病理性代谢产物（如痰、瘀血、结石等）和食积、虫积等邪郁化火。④以及因情志刺激，气机郁结，气郁日久化火等。临床多表现为壮热、烦渴、尿赤、便结、舌苔黄、脉数有力等。

（2）虚火　阴气亏虚，不能制阳，阳气相对亢盛而阳亢化热化火，虚热虚火内生。一般说来，阴虚内热多见全身性的虚热征象，如五心烦热、骨蒸潮热、面部烘热、消瘦、盗汗、舌红少苔、脉细数无力等；阴虚火旺，多见集中于机体某一部位的火热征象，如虚火上炎所致的牙痛、齿衄、咽痛、升火颧红等。

此外，气虚无力推动机体的精血津液的代谢，可致代谢迟缓或郁滞而虚火内生。

细目六　疾病传变

◎ **要点**

1. 疾病传变的形式

（1）病位传变　包括表里之间与内脏之间的传变。

表与里，是一个相对的概念。疾病表里的传变，即是病邪的表里出入。包括：表邪入里和里病出表。表邪入里，指外邪侵袭肌表之后，由表传里，病及脏腑的病理传变过程。多是由于机体正气受损，抗病能力减退，正气抗邪力弱，病邪入里，或因邪气过盛，或因失治、误治等，以致表邪不解，迅速传变入里所致。里病出表，指病邪原本位于脏腑，由于正气渐复，抗邪有力，病邪由里透达于外的病理传变过程。如温热病变之汗出而热邪外解，脉静身凉，症状缓解等。

（2）外感病传变　外感病的发展变化，可表现为自表入里、由浅而深的传变。

1）六经传变：指疾病的病位在六经之间的传移，实际上是对伤寒热病六个不同发展阶段的病变规律和本质的概括。六经由表入里传变的基本形式是由阳入阴，即先太阳、阳明、少阳，而后太阴、少阴、厥阴的六个层次，以说明疾病由轻到重的发展过程。若正气不支，邪气亢盛，病邪也可不经阳经而直接侵犯阴经，称为直中三阴。

2）三焦传变：指外感病循上、中、下三焦发生传移。温热病邪，多自口鼻而入，首先侵犯上焦肺卫。病邪深入，则从上焦传入中焦脾胃，再入下焦肝肾。这是疾病由浅入深，由轻而重的一般发展过程，故称之为顺传。若病邪从肺卫直接传入心包，病情恶化，则称为逆传。

3）卫气营血传变：指温热病过程中，病变部位在卫、气、营、血四个阶段的传移变化。卫分是温病的初期阶段，病位在肺卫；气分为温病的中期，病位在胃、肠、脾及肺、胆；营分是温病的严重阶段，病位在心包及心；血分属温病的晚期，病位在肝、肾及心。卫气营血传变，一般从卫分，发展为气分，再入营分、血分。反映病邪由浅入深，病势由轻而重的发展过程，称为"顺传"。若邪入卫分后，不经过气分阶段，直接深入营分或血分，称为"逆传"。此外，卫气营血传变，还有初起即不见卫分阶段，而径入气分、营分者；亦有卫分证未罢，又兼见气分证的"卫气同病"；或气分证尚存，同时出现营分、血分证而成"气营两燔""气血两燔"等。

（3）内伤病传变　内伤病的病位在脏腑，内伤病的基本传变形式是脏腑传变。包括①脏与脏之间的传变：即指病位传变发生于五脏之间，这是内伤病最主要的病位传变形式。②脏与腑传变：具体传变形式则是按脏腑之间表里关系而传。③腑与腑传变：指病变部位在六腑之间发生传移变化。④形脏内外传变：包括病邪通过形体而内传相关之脏腑，及脏腑病变影响外在形体。

2. 病性转化

（1）寒热转化　指疾病过程中，病机性质由寒转化为热，或由热转化为寒的病理变化。其中由寒化热主要有两种形式：一是实寒转为实热病变，以寒邪化热入里为常见；二是虚寒转化为虚热病变，即"阳损及阴"。由热转寒，主要有三种形式：一是实热转化为虚寒病变，一般多是"壮火食气"所致。二是实热转化为实寒病变。如风湿热邪痹阻肢体关节的热痹证，或因治疗用药，或素体阳虚，热去而从寒化为风寒湿邪痹阻的寒痹证。三是虚热转化为虚寒病变，即为"阴损及阳"。

（2）虚实转化 包括由实转虚，因虚致实。由实转虚，指疾病本来是以邪气盛为矛盾主要方面的实性病变，继而转化为以正气虚损为矛盾主要方面的虚性病变。多是由于邪气过于强盛，正不敌邪，正气耗损所致。此外，因失治、误治等原因，致使病程迁延，虽邪气渐去，然正气已

伤，亦可由实转虚。如肝火上炎的眩晕，日久可因火盛伤阴而发展为肝肾阴虚的病变。因虚致实，指疾病本来是以正气亏损为矛盾主要方面的虚性病变，转变为邪气盛为主的实性病变。多是由于脏腑机能减退，气化失常，以致全身气血津液等代谢障碍，从而产生食积、水饮、痰浊、瘀血等病理变化；或因正虚病证，复感外邪，邪盛致实。

第十五单元　防治原则

细目一　预　防

◎ **要点**

1. **治未病的概念** 指在未病之前，采取各种措施，以防止疾病的发生，是预防中的重要内容之一。预防，就是采取一定的措施，防止疾病的发生与发展，传统称为"治未病"。

2. **未病先防** 未病先防，包括：

（1）养生以增强正气 其措施主要有：①顺应自然。②养性调神。③护肾保精。④形体锻炼。⑤调理饮食。⑥针灸、推拿、药物调养等。

（2）防止病邪侵害 其措施主要有：①避其邪气，《素问·上古天真论》曰："虚邪贼风，避之有时。"②药物预防以防止病邪伤害。

3. **既病防变** 指在疾病发生之后，力求做到：

（1）早期诊治 《素问·阴阳应象大论》说："故邪风之至，疾如风雨，故善治者治皮毛，其次治肌肤，其次治筋脉，其次治六腑，其次治五脏。治五脏者，半死半生也。"《素问·八正神明论》说："上工救其萌芽……下工救其已成。"

（2）防止疾病的传变 ①阻截病传途径。②先安未受邪之地。

细目二　治　则

◎ **要点**

1. **治则、治法的基本概念** 治则，是治疗疾病时所必须遵循的基本原则，是在整体观念和辨证论治精神指导下而制定的治疗疾病的准绳。如扶正祛邪、调整阴阳、正治反治、治标治本、调理精气血津液及三因制宜等，属于基本治则，从属于治病求本的指导思想。

治法，是在一定治则指导下制订的针对疾病与证的具体治疗大法、治疗方法和治疗措施。其中治疗大法是针对一类相同病机的证而确立的，如汗、吐、下、和、清、温、补、消法等八法，其适应范围相对较广，是治法中的较高层次。治疗方法则是在治疗大法限定范围之内，针对某一具体的证所确立的具体治疗方法，如辛温解表、镇肝息风、健脾利湿等，它可以决定选择何种治疗措施。治疗措施，是在治法指导下对病证进行治疗的具体技术、方式与途径，包括药治、针灸、按摩、导引、熏洗等，是治法中的较低层次。

在治疗疾病时，通过辨析其病因病机，抓住疾病的本质，并针对疾病的本质进行治疗。因此，治病求本是中医学治疗疾病的指导思想，位

于治则治法理论体系的最高层次。

2. 正治与反治 是针对疾病过程中病变本质与征象是否一致而提出的治则。

（1）正治 指采用与疾病的证候性质相反的方药以治疗的一种原则。适用于疾病的征象与其本质相一致的病证。由于采用的方药与疾病证候性质相逆，如热证用寒药，故又称"逆治"。包括寒者热之、热者寒之、虚者补之、实者泻之。

（2）反治 指顺从病证的外在假象而治的一种治疗原则。适用于疾病的征象与其本质不相符的病证，即病有假象者。由于采用的方药性质与病证假象性质相同，故又称为"从治"。究其实质，仍然是针对疾病本质而进行的治疗。包括：①热因热用，即以热治热，是用热性药物来治疗具有假热征象的病证。适用于阴盛格阳的真寒假热证。②寒因寒用，即以寒治寒，是用寒性药物来治疗具有假寒征象的病证。适用于阳盛格阴的真热假寒证。③塞因塞用，即以补开塞，是用补益药物来治疗具有闭塞不通症状的虚证。适用于"至虚有盛候"的真虚假实证。④通因通用，即以通治通，是指用通利的药物来治疗具有通泻症状的实证。适用于"大实有羸状"的真实假虚证。

3. 治标与治本 标与本是相对而言的，这里主要是用来概括病变过程中矛盾的主次关系。如邪与正，正气为本，邪气为标；病机与症状，病机为本，症状为标；疾病先后，旧病、原发病为本，新病、继发病为标。在复杂多变的疾病过程中，根据标本主次的不同，治疗上就有先后缓急之分。

（1）缓则治本 多用在病情缓和、病势迁延、暂无急重病状的情况下，此时必须着眼于疾病本质的治疗。因标病产生于本病，本病得治，标病自然也随之而去。如痨病肺肾阴虚之咳嗽，肺肾阴虚是本，咳嗽、潮热、盗汗是标，标病不至于危及生命，故治疗多不选用单纯止咳、敛汗之剂来治标，而采滋补肺肾之阴以治其本，本病得以恢复，咳嗽盗汗等诸症也自然会消除。

（2）急则治标 适用于病情严重，在疾病过程中又出现某些急重症状的情况。这时则应当先治或急治。此时的危重症状已成为疾病矛盾的主要方面时，若不及时解决就要危及生命，或影响本病的治疗，故必须采取紧急措施先治其标。如病因明确的剧痛，频繁呕吐，二便不通等，可分别采用缓急止痛、降逆止呕、通利二便等治标之法，缓解危机再图其本。又如水臌病人，就原发病与继发病而言，鼓胀多是在肝病基础上形成，则肝血瘀阻为本，腹水为标，如腹水不重，则宜化瘀为主，兼以利水；但若腹水严重、腹部胀满、呼吸急促、二便不利时，则为标急，此时当先治标病之腹水，待腹水减退，病情稳定后，再治其肝病。又如大出血病人，由于大出血会危及生命，故不论何种原因的出血，均应采用"急则治其标"紧急止血，待血止，病情缓和后再治其本。

（3）标本兼治 病变过程中标本错杂并重时，当标本兼治。如素体气虚，抗病力低下，反复感冒，如单补气则易留邪，只解表则易伤正，当标本兼顾，治宜益气解表等。

4. 扶正与祛邪 扶正，即扶助正气以提高机体的抗病能力。适用于各种虚性病变，即"虚则补之。"祛邪，即祛除邪气以安正气。适用于各种实性病变，即所谓"实则泻之。"

扶正祛邪的运用，包括：①单独运用。扶正，适用于虚性病变或真虚假实；祛邪，适用于实性病变或真实假虚。②同时运用。即攻补兼施，适用于虚实夹杂的病变。按主次有扶正兼祛邪和祛邪兼扶正的不同。③先后运用。适用于虚实夹杂病变。先扶正后祛邪，即先补后攻，适应于正虚为主，兼祛邪或更伤正气，或机体不能耐受攻伐者；先祛邪后扶正，即先攻后补，适用于邪盛为主，兼扶正反会助邪，或正气尚能耐受攻伐者。

5. 调整阴阳 即针对疾病过程中机体阴阳的偏盛偏衰，损其有余、补其不足，以恢复人体阴阳的相对平衡的治则。

（1）损其有余 即"实则泻之"。适用于疾病过程中人体阴阳偏盛有余的实性病变。"阳胜则热"的实热则"热者寒之";"阴胜则寒"的实寒则"寒者热之"。

（2）补其不足　即"虚则补之"，适用于疾病过程中人体阴阳中一方虚损不足的病变。"阴虚则热"的虚热，当"壮水之主，以制阳光"，也可"阳中求阴"，即在补阴时适当佐以补阳药，如肾阴虚衰而相火上僭的虚热证，可用滋阴降火的知柏地黄丸少佐温热药性的肉桂以阳中求阴。"阳虚则寒"的虚寒则"益火之源，以消阴翳"，也可"阴中求阳"，即补阳时适当佐以补阴药，如真武汤中大量补阳药中配以芍药，以阴中求阳。

（3）阴阳两补　适用于阴阳两虚病变。阳损及阴者，以阳虚为主，则在补阳的基础上辅以补阴；阴损及阳者，以阴虚为主，则应在补阴的基础上辅以补阳。

6. 调理精气血津液

（1）调理气与血的关系　气虚生血不足，而致血虚者，宜补气为主，辅以补血，或气血双补；气虚行血无力而致血瘀者，宜补气为主，辅以活血化瘀；气滞致血瘀者，行气为主，辅以活血化瘀；气虚不能摄血者，补气为主，辅以收涩止血。血虚不足以养气，可致气虚，宜补血为主，辅以益气；但气随血脱者，应先益气固脱以止血，待病势缓和后再进补血之品。

（2）调理气与津液的关系　气虚而致津液化

生不足者，宜补气生津；气不行津而成水湿痰饮者，宜补气、行气以行津；气不摄津而致体内津液丢失者，宜补气以摄津。津停而致气阻者，在治水湿痰饮的同时，应辅以行气导滞；气随津脱者，宜补气以固脱，辅以补津。

（3）调理气与精的关系　气滞致精阻而排出障碍者，治宜疏利精气；精亏不化气或气虚不化精的精气两虚证，治宜补气填精并用。

（4）调理精血津液的关系　"精血同源"，故血虚者在补血的同时，也可填精补髓；精亏者在填精补髓的同时，也可补血。"津血同源"，病理上常有津血同病而见津血亏少或津枯血燥，治当补血养津或养血润燥。

7. 三因制宜

（1）因时制宜　是根据时令气候特点，考虑用药的治则。如《素问·六元正纪大论》所说："用寒远寒，用凉远凉，用温远温，用热远热，食宜同法。"

（2）因地制宜　是根据不同地域环境特点，考虑用药的治则。不同的地域，地势有高下，气候有寒热湿燥，水土性质各异，以及生活习惯与方式的不同，病理变化亦不尽相同，因此，处方用药要因地制宜。

（3）因人制宜　是根据病人的年龄、性别、体质等不同特点，考虑用药的治则。如老年慎泻、少年慎补即是。

第十六单元　养生与寿夭

细目一　养　生

◎ 要点

1. 养生的基本概念　养生，又称道生、摄生、保生，即采取各种方法以保养身体，增强体质，预防疾病，延缓衰老。

2. 养生的原则与方法

（1）养生的原则　包括：①顺应自然。了解和把握自然界各种变化的规律和特点，保持与自然的统一，即"天人合一"。②形神兼养。注意将调养形体与调摄精神活动相结合，使"形与神俱"，即保持形神合一。③调养脾肾。脾为后天之本，肾为先天之本，保养肾精，"食饮有节"，才能保养脾肾。④因人而异。根据每个人的体质特点、所患疾病、生活习惯等的不同制定具体的养生方法，才能达到有效养生的目的。

（2）养生的方法　主要包括：①适应自然，避其邪气。即提高自身的适应能力，顺应自然界四季气候变化规律，注意"虚邪贼风，避之有时"，防止疾病的发生。②调摄精神，内养真气。保持良好心态，精神内守，喜怒有节对养生具有重要意义。《素问·上古天真论》就指出"恬惔虚无，真气从之，精神内守，病安从来?"③饮食有节，谨和五味。注意饮食不可过饥过饱，不可过于偏食。④劳逸结合，不可过劳。讲究"起居有常，不妄作劳"，"与天地同纪"。⑤和于术数，适当调补。术数，包括导引、吐纳等。即要注意活动肢体，动静结合才有益养生。同时，可以根据自身的体质适当进食调补之品。

细目二　生命的寿夭

◎ 要点

1. 人体生命的寿夭规律　关于人体生命的

产生，《内经》有两种说法：一是人体生命由父母媾精而产生，这是中医学的生命观；二是人类如同宇宙万物，由天地精气相合而生成，这是古代哲学的生命观。

关于人体生命进程及其规律，《内经》有多篇作了描述。《素问·上古天真论》以女子七七、男子八八之数论述人体生长发育到衰老的过程；《灵枢·天年》以十岁为纪描述了人体生命活动的进程和发展变化规律。

《内经》对人体生命的产生及其发展变化的论述，主要强调三点：一是脏腑精气的充盛及其生理机能的协调是生命进程的基础；二是形神合一是生命的保证；三是肾精、肾气是构成生命、维持生命活动的根本。

2. 决定寿夭的基本因素　依据《内经》的有关论述，决定人之生命长短的基本因素有：

（1）脏腑机能协调者寿。

（2）肾精肾气充盛者寿。

（3）与天地融为一体者寿。

中医诊断学

第一单元 绪 论

细目 绪 论

◎ 要点 中医诊断的基本原则

在中医基础理论指导下,正确运用科学的诊断思维方法,才能在错综复杂的临床表现中找出疾病的根结所在,才能确诊无误。中医诊断的三大原则有整体审察、四诊合参、病证结合。

(一) 整体审察

整体审察,是指诊断疾病时,重视病人整体的病理联系,同时,还要将病人与其所处环境结合起来综合地判断病情。因此,整体审察可视为整体观念在中医诊断学中的集中体现。

1. **整体审察的理论依据** 人是一个有机的整体,内在的脏腑与体表的形体官窍之间是密切相关的,整个人体又受到社会环境和自然环境的影响。人体一旦患了疾病,局部的病变可以影响全身;精神的刺激可以导致气血甚至形体的变化,脏腑的病变可以造成气血阴阳的失常和精神活动的改变等,任何疾病都或多或少地具有整体性的变化。

2. **整体审察的含义**

(1) 通过诊法收集病人的临床资料时,必须从整体上进行多方面的考虑,而不能只看到局部的痛苦。要从整体上了解疾病的病因病机、脏腑气血阴阳的变动状况,不仅应对局部的病状进行详细的询问、检查,而且要通过寒热、饮食、二便、睡眠、精神状况、舌象、脉象等,了解全身的情况。

(2) 要了解病史、体质、家庭、环境、时令、气候等对疾病有无影响。

(二) 四诊合参

"四诊合参",是指四诊并重,诸法参用,综合收集病情资料。

1. 疾病是一个复杂的过程,其临床表现可体现于多个方面,必须四诊合参,才能全面、详尽地获取诊断所需的临床资料。

2. 望、闻、问、切四诊是从不同的角度检查病情和收集临床资料,各有其独特的方法与意义,不能互相取代。

(三) 病证结合

中医诊断包括辨病和辨证,中医的诊断结论由病名和证名组成。病与证是疾病诊断的两个不同的侧重点,辨病是探求病变全过程总的发展规律,认识贯穿疾病始终的基本矛盾;而辨证则是识别疾病某一阶段的主要病理症结,抓住当前疾病的主要矛盾。中医历来既强调辨证,也不忽视辨病,把辨证与辨病结合起来。

1. 病是对疾病全过程的特点与规律所作的概括。

2. 证是对疾病当前阶段的病位、病性等所作的结论。

3. 病注重从贯穿疾病始终的根本矛盾上认识病情,证主要是从机体反应状况上认识病情。辨病有利于从疾病全过程、特征上认识疾病的本质，重视疾病的基本矛盾；辨证则重在从疾病当前的表现中判断病变的位置与性质，抓住当前的主要矛盾。

第二单元　望　诊

望诊，是医生运用视觉对人体外部情况进行有目的的观察，以了解健康状况，测知病情的方法。

细目一　望　神

◎ 要点一　得神、少神、失神、假神的常见临床表现及其意义

（一）得神

得神即有神，是精充气足神旺的表现。

1. **临床表现**　神志清楚，语言清晰；目光明亮，精彩内含；面色荣润含蓄，表情丰富自然；反应灵敏，动作灵活，体态自如；呼吸平稳，肌肉不削。

2. **临床意义**　提示精气充盛，体健神旺，为健康的表现，或虽病而精气未衰，病轻易治，预后良好。

（二）少神

少神又称为神气不足，是精气不足，神气不旺的表现。介于得神与失神之间。

1. **临床表现**　精神不振，两目乏神，面色少华，肌肉松软，倦怠乏力，少气懒言，动作迟缓等。

2. **临床意义**　提示正气不足，精气轻度损伤，脏腑功能减弱。常见于虚证患者，或病后恢复期病人。

（三）失神

失神即无神，是精亏神衰或邪盛神乱的表现。

1. **精亏神衰**

（1）临床表现　精神萎靡，意识模糊，反应迟钝，面色无华，晦暗暴露，目无光彩，眼球呆

滞，呼吸微弱，或喘促无力，肉削著骨，动作艰难等。

（2）临床意义　提示脏腑精气亏虚已极，正气大伤，功能活动衰竭。多见于慢性久病重病之人，预后不良。

2. **邪盛神乱**

（1）临床表现　神昏谵语，躁扰不宁，循衣摸床，撮空理线；或猝然昏倒，双手握固，牙关紧闭等。

（2）临床意义　提示邪气亢盛，热扰神明，邪陷心包；或肝风夹痰，蒙蔽清窍，阻闭经络。多见于急性病人，亦属病重。

（四）假神

假神是指久病、重病患者，精气本已极度衰竭，而突然一时间出现某些神气暂时"好转"的虚假表现。是脏腑精气极度衰竭的表现。

1. **临床表现**　如久病、重病患者，本已神昏或精神极度萎靡，突然神识清楚，想见亲人，言语不休，但精神烦躁不安；或原本目无光彩，突然目光转亮，但却浮光外露，目睛直视；或久病面色晦暗无华，突然两颧泛红如妆等；或原本身体沉重难移，忽思起床活动，但并不能自己转动；或久病本无食欲，而突然欲进饮食等。

2. **临床意义**　提示脏腑精气耗竭殆尽，正气将绝，阴不敛阳，虚阳外越，阴阳即将离决，属病危。常见于临终之前，为死亡的预兆。故古人比喻为回光返照、残灯复明。

◎ 要点二　神乱的常见临床表现及其意义

神乱是指神志错乱失常。临床常表现为焦虑恐惧、狂躁不安、淡漠痴呆和猝然昏倒等，多见于癫、狂、痴、痫、脏躁等病人。

1. **焦虑恐惧** 焦虑恐惧是指病人时时恐惧，焦虑不安，心悸气促，不敢独处的症状。多由心胆气虚，心神失养所致，常见于脏躁等病人。

2. **狂躁不安** 狂躁不安是指患者毫无理智，狂躁不安，胡言乱语，少寐多梦，甚者打人毁物，不避亲疏的症状。多由痰火扰乱心神所致，常见于狂证等。

3. **淡漠痴呆** 淡漠痴呆是指病人表情淡漠，神识痴呆，喃喃自语，哭笑无常，悲观失望的症状。多由痰浊蒙蔽心神，或先天禀赋不足所致，常见于癫证、痴呆等。

4. **猝然昏倒** 猝然昏倒是指病人突然昏倒，不省人事，口吐白沫，目睛上视，四肢抽搐，移时苏醒，醒后如常的症状。多由脏气失调，肝风挟痰上逆，蒙蔽清窍所致，属痫病。

细目二　望面色

◎ 要点一　常色与病色的分类、临床表现及其意义

（一）常色的分类、临床表现及意义

常色指健康人面部皮肤的色泽，表示人体精神气血津液充盈。

我国正常人的面色应是红黄隐隐，明润含蓄，是有神气、有胃气的表现。所谓有神气，即光明润泽；所谓有胃气，即隐约微黄，含蓄不露。由于时间、气候、环境等变化，常色又有主色、客色之分。

1. **主色** 主色为人生来就有的基本面色，属于个体特征，终生基本不变。但由于种族、禀赋的原因，主色也有偏白、偏黑、偏红、偏黄、偏青的差异。

2. **客色** 客色是指因外界因素（如季节、昼夜、阴晴气候等）的不同，或生活条件的差异，而微有相应变化的面色。如春应稍青，夏应稍红，长夏应稍黄，秋应稍白，冬应稍黑等。

主色和客色都是正常的生理现象。此外，如饮酒、跑步、七情等一时的影响，或因职业、工作关系少见阳光，或久经日晒，以及风土、种族等而有所变化，也不是病色，诊断时必须注意。

（二）病色的分类、临床表现及意义

病色是指人体在疾病状态时面部显示的色泽。病色是以晦暗（即面部皮肤枯槁发暗而无光泽）、暴露（即某种面色异常明显地显露于外）为特点。

一般情况下，面部颜色显露程度与光泽的有无，受疾病轻重等不同情况的直接影响。一般而言，新病、轻病、阳证，面色多显露但尚有光泽；久病、重病、阴证，面色则多暴露而晦暗。观察病色的关键在于分辨面色的善、恶。

1. **善色** 善色指病人面色虽有异常，但仍光明润泽。说明病变尚轻，脏腑精气未衰，胃气尚能上荣于面。其病易治，预后较好。

2. **恶色** 恶色指病人面色异常，且枯槁晦暗。说明病变深重，脏腑精气已衰，胃气不能上荣于面。其病难治，预后较差。

◎ 要点二　五色主病的临床表现及其意义

病色大致可分为赤、白、黄、青、黑五种，分别见于不同脏腑和不同性质的疾病。

（一）赤色

赤色主热证，亦可见于戴阳证。

1. 满面通红者，多属外感发热，或脏腑火热炽盛的实热证。

2. 两颧潮红者，多属阴虚阳亢的虚热证。

3. 久病重病面色苍白，却颧颊部嫩红如妆，游移不定者，属戴阳证。是脏腑精气衰竭殆尽，阴阳虚极，阴不敛阳，虚阳浮越所致，属病重。

（二）白色

白色主虚证（包括血虚、气虚、阳虚）、寒证、失血证。

1. 面色淡白无华，舌、唇色淡者，多属血虚证或失血证。

2. 面色㿠白者，多属阳虚证；面色㿠白而虚浮者，多属阳虚水泛。

3. 面色苍白（白中透青）者，多属阳气暴

脱之亡阳证；或阴寒凝滞，血行不畅之实寒证；或大失血之人。

（三）黄色

黄色主虚证、湿证。

1. 面色淡黄，枯槁无华，称"萎黄"。常见于脾胃气虚，气血不足者。

2. 面黄虚浮，称为"黄胖"。多是脾气虚衰，湿邪内阻所致。

3. 若面目一身俱黄，称为"黄疸"。黄而鲜明如橘子色者，属"阳黄"，为湿热熏蒸之故；黄而晦暗如烟熏者，属"阴黄"，为寒湿郁阻之故。

（四）青色

青色主寒证、气滞、血瘀、疼痛和惊风。

1. 面色淡青或青黑者，属寒盛、痛剧。

2. 突然面色青灰，口唇青紫，肢凉脉微，多为心阳暴脱，心血瘀阻之象。

3. 久病面色与口唇青紫，多属心气、心阳虚衰，血行瘀阻，或肺气闭塞，呼吸不利。

4. 面色青黄（苍黄），多见于肝脾不调。

5. 小儿眉间、鼻柱、唇周色青者，多属惊风或惊风先兆。

（五）黑色

黑色主肾虚、寒证、水饮、瘀血、疼痛。

1. 面黑暗淡者，多属肾阳虚。

2. 面黑干焦者，多属肾阴虚。

3. 眼眶周围色黑者，多属肾虚水饮或寒湿带下。

4. 面色黧黑、肌肤甲错者，多由瘀血日久所致。

细目三　望形态

◎ 要点一　形体强弱胖瘦的临床表现及其意义

（一）形体强弱

1. **体强**　指身体强壮。表现为胸廓宽厚，筋强骨健，肌肉充实有力，皮肤光滑润泽，同时精力充沛，食欲旺盛。说明内脏坚实，气血旺盛，抗病力强，这种人不易患病，即使有病，也容易治愈，预后较好。

2. **体弱**　指身体衰弱。表现为胸廓狭窄，筋细骨弱，肌肉瘦软无力，皮肤干枯不泽。同时精神不振，食少乏力。说明内脏脆弱，气血不足，抗病力弱，这种人容易患病，且病后多迁延难愈，预后较差。

（二）形体胖瘦

1. **肥胖**　体重超过正常标准20%者，一般可视为肥胖。其体形特点是头圆形，颈短粗，肩宽平，胸厚短圆，大腹便便，体形肥胖。

（1）若形体肥胖，肌肉坚实，食欲旺盛，为形气有余。

（2）若形体肥胖，肉松皮缓，食少懒动，动则乏力气短，属形盛气虚。

肥胖多因嗜食肥甘，喜静少动，脾失健运，痰湿脂膏积聚等所致。因形盛气虚，水湿难以周流，则痰湿积聚，故有"肥人湿多""肥人多痰"之说。

2. **消瘦**　指体重明显下降，较标准体重减少10%以上者。其体形特点是头长形，颈细长，肩狭窄，胸狭平坦，腹部瘦瘪，体形瘦长。形体较瘦但精力充沛，神旺有力，抗病力强，也应属正常健康之人。

（1）形瘦食多，为中焦有火。

（2）形瘦食少，为中气虚弱。

由于消瘦者，形瘦皮皱，多属阴血不足，内有虚火的表现，易患肺痨等病。故有"瘦人多火"之说。

◎ 要点二　姿态异常（动静姿态、异常动作）的临床表现及其意义

（一）动静姿态

1. 坐形

（1）坐而喜仰，但坐不得卧，卧则气逆，多为咳喘肺胀，或水饮停于胸腹等所致肺实

气逆。

（2）坐而喜俯，少气懒言，多属体弱气虚。

（3）但卧不得坐，坐则神疲或昏眩，多为气血俱虚，或夺气脱血，或肝阳化风。

（4）坐时常以手抱头，头倾不能昂，凝神熟视，为精神衰败。

2. 卧式

（1）卧时常向外，躁动不安，身轻能自转侧，多为阳证、热证、实证。

（2）卧时喜向里，喜静懒动，身重不能转侧，多为阴证、寒证、虚证。

（3）蜷卧缩足，喜加衣被者，多为虚寒证。

（4）仰卧伸足，掀去衣被，多属实热证。

（5）咳逆倚息不得卧，卧则气逆，多为肺气壅滞，或心阳不足，水气凌心，或肺有伏饮。

3. 立姿

（1）站立不稳，伴见眩晕者，多属肝风内动，或脑有病变。

（2）不耐久站，站立时常欲倚靠他物支撑，多属气虚血衰。

（3）若以两手护腹，俯身前倾者，多为腹痛之征。

4. 行态

（1）以手护腰，弯腰曲背，行动艰难，多为腰腿疼。

（2）行走之际，突然止步不前，以手护心，多为脘腹痛或心痛。

（3）行走时身体震动不定，为肝风内动。

（二）异常动作

1. 病人睑、面、唇、指（趾）不时颤动者，在外感热病中，多是动风预兆；在内伤杂病中，多是气血不足，筋脉失养，虚风内动。

2. 四肢抽搐或拘挛，项背强直，角弓反张者，常见于小儿惊风、痫病、破伤风、子痫、马钱子中毒等。

3. 猝然昏倒，不省人事，口眼歪斜，半身不遂者，属中风病。卒倒神昏，口吐涎沫，四肢抽搐，醒后如常者，属痫病。

4. 恶寒战栗（寒战），见于疟疾发作，或伤寒、温病邪正剧争欲作战汗之时。

5. 肢体软弱无力，行动不灵而无痛，是痿病。关节拘挛，屈伸不利，多属痹病。

6. 儿童手足伸曲扭转，挤眉眨眼，呶嘴伸舌，状似舞蹈，不能自制，多由气血不足，风湿内侵所致。

细目四　望头面五官

◎ 要点一　望头、发的主要内容及其临床意义

头发的生长与肾气和精血的盛衰关系密切，故望发可以诊察肾气的强弱和精血的盛衰。正常人发黑稠密润泽，是肾气充盛，精血充足的表现。

（一）发黄

发黄指发黄干枯，稀疏易落。多属精血不足，可见于慢性虚损病人或大病之后精血未复。

1. 小儿头发稀疏黄软，生长迟缓，甚至久不生发，或枕后发稀，或头发稀疏不匀者，多因先天不足，肾精亏损而致。

2. 小儿发结如穗，枯黄无泽，伴见面黄肌瘦，多为疳积病。

（二）发白

发白指青少年白发。发白伴有耳鸣、腰酸者属肾虚；伴有失眠健忘症状者为劳神伤血所致；但亦有因先天禀赋所致者。

（三）脱发

1. 突然片状脱发，脱落处显露圆形或椭圆形光亮头皮而无自觉症状，称为斑秃，多为血虚受风所致。

2. 青壮年头发稀疏易落，有眩晕、健忘、腰膝酸软等表现者，多为肾虚。

3. 头发已脱，头皮瘙痒、多屑多脂者，多为血热化燥所致。

◎ **要点二　面肿、腮肿及口眼㖞斜的临床表现及其意义**

（一）面肿

面部浮肿，按之凹陷者，为水肿病，属全身水肿的一部分。

1. 颜面浮肿，发病迅速者，为阳水，多为外感风邪，肺失宣降所致。

2. 颜面浮肿，兼见面色㿠白，发病缓慢者属阴水，多由脾肾阳虚，水湿泛滥所致。

3. 颜面浮肿，兼见面唇青紫，心悸气喘，不能平卧者，多属心肾阳虚，血行瘀滞，水气凌心所致。

（二）腮肿

1. **痄腮**　指一侧或两侧腮部以耳垂为中心肿起，边缘不清，局部灼热疼痛的症状。为外感温毒之邪所致，多见于儿童，属传染病。

2. **发颐**　指颧下颌上耳前发红肿起，伴有寒热、疼痛的症状。为阳明热毒上攻所致。

（三）口眼㖞斜

1. **口僻**　单见口眼㖞斜，肌肤不仁，面部肌肉患侧偏缓、健侧紧急，患侧目不能合，口不能闭，不能皱眉鼓腮，饮食言语皆不利者，为风邪中络所致。

2. **中风**　若口眼㖞斜兼半身不遂者，则为中风病。

◎ **要点三　目的脏腑分属，望目色、目形、目态的主要内容及其临床意义**

（一）目的脏腑分属

1. 目内眦及外眦的血络属心，称为"血轮"。

2. 黑珠属肝，称为"风轮"。

3. 白睛属肺，称为"气轮"。

4. 瞳仁属肾，称为"水轮"。

5. 眼胞属脾，称为"肉轮"。

（二）望目色

1. **目赤肿痛**　多属实热证。如白睛色红为

肺火或外感风热；两眦赤痛为心火；睑缘赤烂为脾有湿热；全目赤肿为肝经风热上攻。

2. **白睛发黄**　为黄疸的主要标志。多由湿热或寒湿内蕴，肝胆疏泄失常，胆汁外溢所致。

3. **目眦淡白**　属血虚、失血。是血少不能上荣于目所致。

4. **目胞色黑晦暗**　多属肾虚。

5. **黑睛灰白混浊**　称为目生翳。多因邪毒侵袭，或肝胆实火上攻，或湿热熏蒸，或阴虚火炎等，使黑睛受伤而成。

（三）望目形

1. **目胞浮肿**　为水肿的常见表现。

2. **眼窠凹陷**　多为伤津耗液或气血不足，可见于吐泻伤津或气血虚衰的病人；若久病重病眼球深陷，伴形瘦如柴，则为脏腑精气竭绝，正气衰竭，属病危。

3. **眼球突出**　眼球突出兼喘满上气者，属肺胀，为痰浊阻肺、肺气不宣、呼吸不利所致。若眼球突出兼颈前微肿，急躁易怒者，称为瘿病，因肝郁化火、痰气壅结所致。

4. **胞睑红肿**　睑缘肿起结节如麦粒，红肿较轻者，称为针眼；胞睑漫肿，红肿较重者，称为眼丹，皆为风热邪毒或脾胃蕴热上攻于目所致。

（四）望目态

1. **瞳孔缩小**　可见于川乌、草乌、毒蕈、有机磷类农药及吗啡、氯丙嗪等药物中毒。

2. **瞳孔散大**　可见于颅脑损伤（如头部外伤）、出血中风病等，提示病情危重；若两侧瞳孔完全散大，对光反射消失则是临床死亡的指征之一；也可见于青风内障或颠茄类药物中毒等。

3. **目睛凝视**　指病人两眼固定，不能转动。固定前视者，称瞪目直视；固定上视者，称戴眼反折；固定侧视者，称横目斜视。多属肝风内动所致。

4. **睡眠露睛**　指病人昏昏欲睡，睡后胞睑未闭而睛珠外露。多属脾气虚弱，气血不足，胞

睑失养所致。常见于吐泻伤津和慢脾风的患儿。

5. 胞睑下垂　又称睑废，指胞睑无力张开而上睑下垂者。双睑下垂者，多为先天不足、脾肾亏虚；单睑下垂者，多见于外伤所致。

◎ 要点四　望口、唇、齿、龈的主要内容及其临床意义

（一）望口

1. 口之形色

（1）口角流涎　小儿见之多属脾虚湿盛；成人见之多为中风口歪不能收摄。

（2）口疮　唇内和口腔内膜出现灰白色小溃疡，周围红晕，局部疼痛。多由心脾二经积热上熏所致。

（3）口糜　口腔肌膜糜烂成片，口气臭秽，多由湿热内郁，上蒸口腔而成。

（4）鹅口疮　小儿口腔、舌上出现片状白屑，状如鹅口者，多因感受邪毒，心脾积热，上熏口舌所致。

2. 口之动态

（1）口张　口开而不闭，属虚证。若状如鱼口，但出不入，则为肺气将绝。

（2）口噤　口闭而难开，牙关紧急，属实证，多因筋脉拘急所致，可见于中风、痫病、惊风、破伤风等。

（3）口撮　上下口唇紧聚，不能吸吮，可见于小儿脐风。

（4）口㖞　口角向一侧歪斜，见于风邪中络，或中风病的中经络。

（5）口振　战栗鼓颔，口唇振摇，多为阳虚寒盛或邪正剧争所致，可见于温病、伤寒欲作汗时，或疟疾发作时。

（6）口动　口频繁开合，不能自禁，是胃气虚弱的表现；若口角掣动不止，是热极生风或脾虚生风之象。

（二）望唇

1. 唇之色泽

（1）唇色红润　此为正常人的表现，说明胃气充足，气血调匀。

（2）唇色淡白　多属血虚或失血。

（3）唇色深红　多属热盛。

（4）口唇赤肿而干　多为热极。

（5）口唇樱桃红色　多见于煤气中毒。

（6）口唇青紫　多属瘀血证。

（7）口唇青黑　多属寒盛、痛极。

2. 唇之形态

（1）口唇干裂，为津液损伤，多属燥热伤津或阴虚液亏。

（2）口唇糜烂，多为脾胃积热上蒸。

（3）唇内溃烂，其色淡红，为虚火上炎。

（4）唇边生疮，红肿疼痛，为心脾积热。

（5）唇角生疔，麻木痒痛，多为锁口疔；人中部生疔，多为人中疔。

（6）人中满唇反。久病而人中沟变平，口唇翻卷不能覆齿，称"人中满唇反"，为脾气将绝，属病危。

（三）望齿

1. 牙齿色泽

（1）牙齿洁白润泽，是津液内充、肾气充足的表现。

（2）牙齿干燥，为胃阴已伤。

（3）牙齿光燥如石，是阳明热盛，津液大伤。

（4）牙齿燥如枯骨，是肾阴枯涸，精不上荣，见于温热病的晚期。

（5）牙齿枯黄脱落，见于久病者，多为骨绝。

（6）齿焦有垢，为胃肾热盛，但气液未竭；齿焦无垢，为胃肾热甚，气液已竭。

2. 牙齿动态

（1）牙关紧急　多属风痰阻络或热极生风。

（2）咬牙龂齿　为热盛动风。

（3）睡中龂齿　多因胃热或虫积所致，也可见于正常人。

（四）望牙龈

1. 牙龈色泽

（1）牙龈淡红而润泽　是胃气充足，气血

调匀。

（2）牙龈淡白　多是血虚或失血。

（3）牙龈红肿疼痛　多是胃火亢盛。

2. 牙龈形态

（1）齿衄齿缝出血，痛而红肿，多为胃热伤络；若不痛不红微肿者，多为气虚，或肾火伤络。

（2）牙宣，龈肉萎缩，牙根暴露，牙齿松动，多属肾虚或胃阴不足。

（3）牙疳，牙龈溃烂，流腐臭血水，多因外感疫疠之邪，积毒上攻所致。

◎ 要点五　望咽喉的主要内容及其临床意义

（一）望咽喉色泽

1. 咽部深红，肿痛明显　属实热证，多因肺胃热毒壅盛所致。

2. 咽部嫩红，肿痛不显　属阴虚证，多由肾水亏少、阴虚火旺所致。

3. 咽喉淡红漫肿　多属痰湿凝聚所致。

（二）望咽喉形态

1. **乳蛾**　一侧或两侧喉核红肿肥大，形如乳头或蚕蛾，表面或有脓点，咽痛不适。属肺胃热盛，邪客喉核，或虚火上炎，气血瘀滞所致。

2. **喉痈**　咽喉部红肿高突，疼痛剧烈，吞咽困难。多因脏腑蕴热，复感外邪，热毒客于咽喉所致。

3. **咽喉腐烂**　溃烂成片或凹陷者，为肺胃热毒壅盛；若腐烂分散浅表者，为肺胃之热尚轻；若溃腐日久，周围淡红或苍白者，多属虚证。

4. **伪膜**　咽部溃烂处上覆白腐，形如白膜者。如伪膜松厚，容易拭去，去后不复生，此属肺胃热浊上壅于咽，证较轻；如伪膜坚韧，不易剥离，重剥则出血，或剥去随即复生，此属重证，多是白喉，又称"疫喉"，因肺胃热毒伤阴而成，属烈性传染病。

5. **成脓**　咽喉局部红肿高突，有波动感，压之柔软凹陷者，多已成脓；压之坚硬则尚未成脓。

细目五　望皮肤

◎ 要点一　望皮肤色泽的内容及其临床意义

（一）皮肤发赤

皮肤突然鲜红成片，色如涂丹，边缘清楚，灼热肿胀者，为丹毒。

1. 发于头面者，名抱头火丹。

2. 发于小腿足部者名流火。

3. 发于全身、游走不定者，名赤游丹。

4. 发于上部者多由风热化火所致，发于下部者多因湿热化火而成，亦有因外伤染毒而引起者。

（二）皮肤发黄

面目、皮肤、爪甲俱黄者，为黄疸，多因外感湿热、疫毒，内伤酒食，或脾虚湿困，血瘀气滞等所致。

1. 黄色鲜明如橘皮色者，属阳黄，因湿热蕴蒸，胆汁外溢肌肤而成。

2. 黄色晦暗如烟熏色者，属阴黄，因寒湿阻遏，胆汁外溢肌肤所致。

（三）皮肤紫黑

面、手、乳晕、腋窝、外生殖器、口腔黏膜等处呈弥漫性棕黑色改变者，多为黑疸，由劳损伤肾所致；周身皮肤发黑亦可见于肾阳虚衰的病人。

（四）皮肤白斑

四肢、面部等处出现白斑，大小不等，界限清楚，病程缓慢者，为白驳风。多因风湿侵袭，气血失和，血不荣肤所致。

◎ 要点二　望斑疹的内容及其临床意义

斑和疹都是全身性疾病表现于皮肤的症状。

（一）斑

斑指皮肤黏膜出现深红色或青紫色片状斑块，平摊于皮肤，摸之不碍手，压之不退色的症状。可由外感温热邪毒，热毒窜络，内迫营血，或脾虚血失统摄，或阳衰寒凝血瘀，或外伤血溢肌肤所致。

（二）疹

疹指皮肤出现红色或紫红色、粟粒状疹点，高出皮肤，抚之碍手，压之退色的症状。常见于麻疹、风疹、瘾疹等病，也可见于温热病中。多因外感风热时邪，或过敏，或热入营血所致。

1. 麻疹 疹色桃红，形似麻粒，先见于耳后发际，渐延及颜面、躯干和四肢，疹发透彻后按出疹顺序依次消退。因外感时邪所致，属儿科常见传染病。

2. 风疹 疹色淡红，细小稀疏，瘙痒不已，时发时止。为外感风热时邪所致。

3. 瘾疹 皮肤上出现淡红色或苍白色风团，大小形态各异，瘙痒，搔之融合成片，高出皮肤，发无定处，出没迅速，时隐时现。为外感风邪或过敏所致。

细目六　望排出物

◎ 要点　望痰、涕的内容及其临床意义

（一）望痰

1. 痰黄黏稠，坚而成块者，属热痰。因热邪煎熬津液之故。

2. 痰白而清稀，或有灰黑点者，属寒痰。因寒伤阳气，气不化津，湿聚为痰之故。

3. 痰白滑而量多，易咯出者，属湿痰。因脾虚不运，水湿不化，聚而成痰之故。

4. 痰少而黏，难于咯出者，属燥痰。因燥邪伤肺，或肺阴虚津亏所致。

5. 痰中带血，色鲜红者，为热伤肺络。多因肺阴亏虚，或肝火犯肺，或痰热壅肺所致。

6. 咳吐脓血腥臭痰，属肺痈。是热毒蕴肺，化腐成脓所致。

（二）望涕

1. 新病鼻塞流清涕，是外感风寒；鼻流浊涕，是外感风热。

2. 阵发性清涕，量多如注，伴喷嚏频作，多属鼻鼽，是风寒束于肺卫所致。

3. 久流浊涕，质稠、量多、气腥臭者，为鼻渊，是湿热蕴阻所致。

细目七　望小儿食指络脉

◎ 要点一　望小儿食指络脉的方法及其正常表现

（一）望小儿食指络脉的方法

诊察小儿食指络脉时，令家长抱小儿面向光亮，医生用左手拇指和食指握住小儿食指末端，再以右手拇指的侧缘在小儿食指掌侧前缘从指尖向指根部推擦几次，用力要适中，使食指络脉显露，便于观察。

（二）小儿食指络脉正常表现

1. 食指络脉特点 在食指掌侧前缘，隐隐显露于掌指横纹附近，纹色浅红略紫，呈单支且粗细适中。

2. 影响因素 小儿食指络脉亦受多种因素的影响。

（1）年幼儿络脉显露而较长；年长儿络脉不显而略短。

（2）皮肤薄嫩者，食指络脉较显而易见；皮肤较厚者，络脉常模糊不显。

（3）肥胖儿络脉较深而不显；体瘦儿络脉较浅而易显。

（4）天热脉络扩张，食指络脉增粗变长；天冷脉络收缩，食指络脉变细缩短。

◎ 要点二　小儿食指络脉病理变化的临床表现及其意义

对小儿病理食指络脉的观察，应注意其纹位、纹态、纹色、纹形四方面的变化，其要点可概括为：三关测轻重，浮沉分表里，红紫辨寒热，淡滞定虚实。

（一）三关测轻重

小儿食指按指节分为三关：食指第一节（掌

指横纹至第二节横纹之间）为风关，第二节（第二节横纹至第三节横纹之间）为气关，第三节（第三节横纹至指端）为命关。根据络脉在食指三关出现的部位，可以测定邪气的浅深，病情的轻重。

1. **食指络脉显于风关**　是邪气入络，邪浅病轻，可见于外感初起。

2. **食指络脉达于气关**　是邪气入经，邪深病重。

3. **食指络脉达于命关**　是邪入脏腑，病情严重。

4. **食指络脉直达指端（称透关射甲）**　提示病情凶险，预后不良。

（二）浮沉分表里

1. **食指络脉浮而显露**　为病邪在表，见于外感表证。因外邪袭表，正气抗争，鼓舞气血趋向于表，故食指络脉浮显。

2. **食指络脉沉隐不显**　为病邪在里，见于内伤里证。因邪气内困，阻滞气血难于外达，故食指络脉沉隐。

（三）红紫辨寒热

1. **食指络脉鲜红**　属外感表证、寒证。因邪正相争，气血趋向于表，食指络脉浮显，故色偏红。

2. **食指络脉紫红**　属里热证。因里热炽盛，脉络扩张，气血壅滞，故见紫红。

3. **食指络脉色青**　主疼痛、惊风。因痛则不通，或肝风内动，使脉络郁滞，气血不通，故纹色变青紫。

4. **食指络脉淡白**　属脾虚、疳积。因脾胃气虚，生化不足，气血不能充养脉络，故纹色淡白。

5. **食指络脉紫黑**　为血络郁闭，病属重危。因邪气亢盛，心肺气衰，脉络瘀阻，故见紫黑。

一般来说，食指络脉色深暗者，多属实证，是邪气有余；色浅淡者，多属虚证，是正气不足。

（四）淡滞定虚实

1. 食指络脉浅淡而纤细者，多属虚证。因气血不足，脉络不充所致。

2. 食指络脉浓滞而增粗者，多属实证。因邪正相争，气血壅滞所致。

第三单元　望　舌

舌诊是观察病人舌质和舌苔的变化以诊察疾病的方法，是望诊的重要内容，是中医诊法的特色之一。

细目一　舌诊原理与方法

◎ 要点一　舌诊原理

舌为一肌性器官，由黏膜和舌肌组成，它附着于口腔底部、下颌骨、舌骨，呈扁平而长形。其主要功能是辨别滋味，调节声音，拌和食物，协助吞咽。舌由肌肉、血脉和经络所构成，三者都与脏腑存在着密切的联系。

（一）舌可反映心、神的病变

1. 舌为心之苗，手少阴心经之别系舌本。因心主血脉，而舌的脉络丰富，心血上荣于舌，故人体气血运行情况，可反映在舌质的颜色上。

2. 心主神明，舌体的运动又受心神的支配，因而舌体运动是否灵活自如，语言是否清晰，与神志密切相关。故舌可反映心、神的病变。

（二）舌可反映脾胃的功能状态

舌为脾之外候，足太阴脾经连舌本、散舌下，舌居口中司味觉。舌苔是禀胃气而生，与脾胃运化功能相应，故舌可反映脾胃的功能状态；脾胃为后天之本、气血的生化之源，故舌象亦是全身营养和代谢功能的反映，代表了全身气血津液的盛衰。

（三）舌可反映其他脏腑的病变

1. 肝藏血、主筋，足厥阴肝经络舌本。

2. 肾藏精，足少阴肾经循喉咙、挟舌本。

3. 足太阳膀胱经经筋结于舌本。

4. 肺系上达咽喉，与舌根相连。

5. 其他脏腑组织，由经络沟通，也直接、间接与舌产生联系，因此，脏腑的病变亦必然通过经络气血的变化而反映于舌。

（四）脏腑的病变反映于舌，具有一定的规律

1. 舌质多候五脏病变，侧重血分。

2. 舌苔多候六腑病变，侧重气分。

3. 舌尖多反映上焦心肺的病变。

4. 舌中多反映中焦脾胃的病变。

5. 舌根多反映下焦肾的病变。

6. 舌两侧多反映肝胆的病变。

7. 另外还有"舌尖属上脘，舌中属中脘，舌根属下脘"的说法。

舌尖红赤或破溃，多为心火上炎；舌体两侧出现青紫色斑点，多为肝经气滞血瘀；若舌见厚腻苔，多见于脾失健运所致的湿浊、痰饮、食积等；若舌苔出现剥脱，在舌中多为胃阴不足，在舌根多为肾阴虚等。

（五）舌可反映气血津液的盛衰

舌为血脉丰富的肌性组织，有赖气血的濡养和津液的滋润。舌体的形质和舌色与气血的盈亏和运行状态有关。舌苔和舌体的润燥与津液的多少有关。舌下肉阜部有唾液腺腺体的开口，中医认为唾为肾液，涎为脾液，为津液的一部分，其生成、输布离不开脏腑功能，尤其与肾、脾胃等脏腑密切相关，所以通过观察舌体的润燥，可以判断体内津液的盈亏及邪热的轻重。

◎ 要点二　舌诊方法与注意事项

舌诊以望诊为主，有时还须结合闻诊、问诊和扪摸揩刮等方法进行全面诊察。

（一）舌诊方法

1. **望舌的体位和伸舌姿势**　望舌时，医者姿势可略高于患者，以便俯视口舌部位。患者可以采用坐位或仰卧位，面向自然光线，头略扬起，自然地将舌伸出口外，舌体放松，舌面平展，舌尖略向下，尽量张口使舌体充分暴露。如伸舌过分用力，舌体紧张卷曲，或伸舌时间过久，都会影响舌体血液循环而引起舌色改变，或舌苔紧凑变样，或干湿度发生变化。

2. **诊舌的方法**　望舌的顺序是先看舌尖，再看舌中、舌边，最后看舌根部。先看舌质，再看舌苔。再根据舌质、舌苔的基本特征，分项察看。望舌质，主要观察舌质的颜色、光泽、形状、动态、舌下络脉等；察舌苔，重点观察舌苔的有无、色泽、质地及分布状态等。在望舌过程中，既要迅速敏捷，又要全面准确，尽量减少患者伸舌的时间，以免口舌疲劳。若一次望舌判断不准，可让病人休息片刻（3～5分钟）后，再重新望舌。

3. **刮舌与揩舌**　刮舌可用消毒压舌板的边缘，以适中的力量，在舌面上由舌根向舌尖刮三五次。若刮之不去或刮而留有污质，多为里有实邪；刮之即去，舌体明净光滑者，多为虚证。

揩舌可用消毒纱布卷在食指上，蘸少许清洁水在舌面上揩抹数次。可用于鉴别舌苔有根无根，以及是否属于染苔。

此外，还可以询问舌上味觉的情况，舌体是否有疼痛、麻木、灼辣等异常感觉，舌体运动是否灵活等，以协助诊断。

（二）诊舌的注意事项

为了使舌诊所获得的信息准确，必须注意排除各种操作因素所造成的虚假舌象。望舌时应注意以下几点：

1. **光线影响**　光线的强弱与色调，对颜色的影响极大，常常会使望诊者对同一颜色产生不同的感觉。望舌以白天充足而柔和的自然光线为佳，如在夜间或暗处，用日光灯为好，光

线要直接照射到舌面，避免面对有色的门窗。如光线过暗，可使舌色暗滞；日光灯下，舌色多偏紫；白炽灯下，舌苔偏于黄色；用普通灯泡或手电筒照明，易使舌苔黄、白二色难于分辨。周围有色物体的反射光，可使舌色发生相应的改变。

2. 饮食或药品影响 饮食及药物可使舌象发生变化。如进食之后，由于食物的反复摩擦，使舌苔由厚变薄；饮水后，可使干燥舌苔变为湿润。过冷过热的饮食及刺激性食物可使舌色发生改变，如刚进辛热食物，舌色可由淡红变为鲜红，或由红色转为绛色。过食肥甘之品及服大量镇静剂，可使舌苔厚腻；长期服用某些抗生素，可产生黑腻苔或霉腐苔。某些饮食或药物，会使舌苔染色，称为染苔。如饮用牛奶、豆浆、钡剂、椰汁等可使舌苔变白、变厚；食用花生、瓜子、豆类、核桃、杏仁等富含脂肪的食品，往往在短时间可使舌面附着黄白色渣滓，易与腐腻苔相混；食用蛋黄、橘子、柿子、核黄素等，可将舌苔染成黄色；各种黑褐色食品、药品，或吃橄榄、酸梅，长期吸烟等，可使舌苔染成灰色、黑色。一般染苔多在短时间内自然退去，或经揩舌除去，与病情亦不相符。如有疑问，可询问饮食、服药等情况进行鉴别。

3. 口腔对舌象的影响 牙齿残缺，可造成同侧舌苔偏厚；镶牙可以使舌边留有齿痕；睡觉时张口呼吸者，可以使舌苔增厚、干燥等等。

细目二 正常舌象

◎ **要点 正常舌象的特点及临床意义**

舌诊的内容主要分望舌质和望舌苔两方面。舌质，又称舌体，是舌的肌肉脉络组织。舌苔，是舌体上附着的一层苔状物。

（一）正常舌象的主要特征

1. 正常舌象的主要特征 舌色淡红鲜明，舌质滋润，舌体大小适中、柔软灵活；舌苔均匀薄白而润。简称"淡红舌，薄白苔"。

2. 影响因素 正常舌象受体内外环境的影响，可以产生生理性变异。

（1）年龄 儿童的舌质多淡嫩，舌苔偏少易剥，老年人的舌色多暗红。

（2）性别 受女性生理特点的影响，在月经期可以出现蕈状乳头充血而舌质偏红，或舌尖边部有明显的红刺。月经过后可以恢复正常。

（3）体质、禀赋 受禀赋体质因素的影响，舌象可以出现一些差异。如裂纹舌、齿痕舌、地图舌等，均有属于先天性者。

（4）气候、环境 夏天舌苔多厚，秋天舌苔偏干燥，冬季舌常湿润等。

（二）正常舌象的临床意义

正常舌象说明胃气旺盛，气血津液充盈，脏腑功能正常。

细目三 望舌质

◎ **要点一 舌色变化（淡白、淡红、红、绛、青紫）的特征与临床意义**

舌色是指舌质的颜色。

（一）淡白舌

1. 表现特征 淡白舌指舌色较正常人的淡红色浅淡，白色偏多，红色偏少，甚至全无血色者（枯白舌）的表现。

2. 临床意义 淡白舌主气血两虚、阳虚。枯白舌主脱血夺气。气血两亏，血不荣舌，或阳气不足，推动血液运行无力，致使血液不能充分营运于舌质中，故舌色浅淡。脱血夺气，病情危重，舌无血气充养，则显枯白无华。

（1）淡白湿润，舌体胖嫩 多为阳虚水湿内停。

（2）淡白光莹，舌体瘦薄 属气血两亏。

（二）淡红舌

1. 表现特征 淡红舌指舌体颜色淡红润泽、白中透红的表现。

2. 临床意义 淡红舌为气血调和的征象，

多见于正常人，或病之轻者。淡红舌为心血充足，胃气旺盛的生理状态。若外感病初起，病情轻浅，尚未伤及气血及内脏，舌色仍可保持正常。

（三）红舌

1. **表现特征** 舌色较淡红色为深，甚至呈鲜红色的表现。红舌可见于整个舌体，亦可只见于舌尖。

2. **临床意义** 红舌主实热、阴虚。血得热则行，热盛则气血沸涌，舌体脉络充盈；或阴液亏虚，虚火上炎，故舌色鲜红。

（1）舌色稍红，或舌边尖略红　多属外感风热表证初期。

（2）舌色鲜红，舌体不小，或兼黄苔　多属实热证。

（3）舌尖红　多为心火上炎。

（4）舌两边红　多为肝经有热。

（5）舌体小，舌鲜红而少苔，或有裂纹，或光红无苔　属虚热证。

（四）绛舌

1. **表现特征** 绛舌指舌色较红色更深，或略带暗红色的表现。

2. **临床意义** 绛舌主里热亢盛、阴虚火旺。

绛舌多由红舌进一步发展而来。其形成是因热入营血，耗伤营阴，血液浓缩而瘀滞，或虚火上炎，舌体脉络充盈。

（1）舌绛有苔，或伴有红点、芒刺　多属温病热入营血，或脏腑内热炽盛。

（2）舌绛少苔或无苔，或有裂纹　多属久病阴虚火旺，或热病后期阴液耗损。

（五）青紫舌

1. **表现特征** 全舌呈现青紫色，或局部出现青紫斑点的表现。舌淡而泛现青紫者，为淡紫舌；舌红而泛现紫色者，为紫红舌；舌绛而泛现紫色者，为绛紫舌；舌体局部出现青紫色斑点者，为斑点舌。

2. **临床意义** 紫舌，主血行不畅。

（1）全舌青紫　多是全身性血行瘀滞。

（2）舌有紫色斑点　多属瘀血阻滞于某局部。

（3）舌色淡红中泛现青紫　多因肺气壅滞，或肝郁血瘀，亦可见于先天性心脏病，或某些药物、食物中毒。

（4）舌淡紫而湿润　阴寒内盛，或阳气虚衰所致寒凝血瘀。

（5）舌紫红或绛紫而干枯少津　为热盛伤津，气血壅滞。

◎ 要点二　舌形变化（老嫩、胖瘦、点刺、裂纹、齿痕）的特征与临床意义

舌形是指舌体的形状。

（一）老舌

1. **表现特征** 舌质纹理粗糙或皱缩，坚敛而不柔软，舌色较暗者，为苍老舌。

2. **临床意义** 老舌多见于实证。实邪亢盛，充斥体内，而正气未衰，邪正交争，邪气壅滞于上，故舌质苍老。

（二）嫩舌

1. **表现特征** 舌质纹理细腻，浮胖娇嫩，舌色浅淡者，为娇嫩舌。

2. **临床意义** 多见于虚证。气血不足，舌体脉络不充，或阳气亏虚，运血无力，寒湿内生，故嫩色淡白。

（三）胖舌（胖大舌）

1. **表现特征** 舌体较正常舌大而厚，伸舌满口者，称为胖大舌；舌体肿大，盈口满嘴，甚者不能闭口，不能缩回者，称为肿胀舌。

2. **临床意义** 胖大舌多主水湿内停、痰湿热毒上泛。

（1）舌淡胖大，多为脾肾阳虚，水湿内停。

（2）舌红胖大，多属脾胃湿热或痰热内蕴。

（3）肿胀舌，舌红绛肿胀者，多见于心脾热盛，热毒上壅。

（4）先天性舌血管瘤患者，可呈现青紫肿胀。

（四）瘦舌（瘦薄舌）

1. **表现特征** 舌体比正常舌瘦小而薄者，

称为瘦薄舌。

2. 临床意义 多主气血阴液不足。

（1）舌体瘦薄而色淡 多是气血两虚。

（2）舌体瘦薄而色红绛干燥 多见于阴虚火旺，津液耗伤。

（五）点、刺舌

1. 表现特征 点是指突起于舌面的红色或紫红色星点。大者为星，称红星舌；小者为点，称红点舌。刺是指舌乳头突起如刺，摸之棘手的红色或黄黑色点刺，称为芒刺舌。点、刺相似，多见于舌的边尖部分。

2. 临床意义 点、刺舌提示脏腑热极，或血分热盛。点、刺是由蕈状乳头增生，数目增多，充血肿大而形成。一般点、刺越多，邪热越盛。

（1）舌红而起芒刺 多为气分热盛。

（2）舌红而点刺色鲜红 多为血热内盛，或阴虚火旺。

（3）舌红而点刺色绛紫 多为热入营血而气血壅滞。

3. 根据点刺出现的部位，可区分热在何脏

（1）舌尖生点刺 多为心火亢盛。

（2）舌边有点刺 多属肝胆火盛。

（3）舌中生点刺 多为胃肠热盛。

（六）裂纹舌

1. 表现特征 指舌面出现各种多少不等、深浅不一、各种形态的裂沟，有深如刀割剪碎的，有横直皱纹而短小的，有纵形、横形、井字形、爻字形，以及辐射状、脑回状、鹅卵石状等。

2. 临床意义 裂纹舌多属阴血亏损，不能荣润舌面所致。

（1）舌红绛而有裂纹，多是热盛伤津，或阴液虚损。

（2）舌淡白而有裂纹，多为血虚不润。

（3）舌淡白胖嫩，边有齿痕而又有裂纹，属脾虚湿侵。

（4）健康人舌面上出现裂纹、裂沟，裂纹中一般有舌苔覆盖，且无不适感觉者，为先天性舌裂，应与病理性裂纹舌作鉴别。

（七）齿痕舌

1. 表现特征 齿痕舌指舌体边缘见牙齿压迫的痕迹。

2. 临床意义 齿痕舌多主脾虚、水湿内停证。齿痕舌多因舌体胖大而受齿缘压迫所致，故常与胖大舌同见。

（1）舌淡胖大润而有齿痕 多属寒湿壅盛，或阳虚水湿内停。

（2）舌淡红而有齿痕 多是脾虚或气虚。

（3）舌红肿胀而有齿痕 为内有湿热痰浊壅滞。

（4）舌淡红而嫩，舌体不大而边有轻微齿痕 可为先天性齿痕；如病中见之提示病情较轻，多见于小儿或气血不足者。

◎ **要点三 舌态变化（强硬、痿软、颤动、歪斜、吐弄、短缩）的特征与临床意义**

舌态是指舌体的动态。

（一）强硬舌

1. 表现特征 强硬舌指舌体板硬强直，运动不灵活的表现。

2. 临床意义 强硬舌多见于热入心包，或高热伤津，或风痰阻络。外感热病，热入心包，扰乱心神，使舌无主宰；高热伤津，筋脉失养，使舌体失其灵活与柔和；肝风挟痰，阻于廉泉络道，以致舌体强硬失和。

（1）舌红绛少津而强硬 多因邪热炽盛。

（2）舌胖大兼厚腻苔而强硬 多见于风痰阻络。

（3）舌强言语謇涩，伴肢体麻木、眩晕 多为中风先兆。

（二）痿软舌

1. 表现特征 痿软舌指舌体软弱，无力屈伸，痿废不灵的表现。

2. 临床意义 痿软舌多见于伤阴，或气血俱虚。多因气血亏虚，阴液亏损，舌肌筋脉失养而废弛，致使舌体痿软。

（1）舌淡白而痿软　多是气血俱虚。

（2）新病舌干红而痿软　多是热灼津伤。

（3）久病舌绛少苔或无苔而痿软　多见于外感病后期，热极伤阴，或内伤杂病，阴虚火旺。

（三）颤动舌

1. 表现特征　颤动舌指舌体震颤抖动，不能自主的表现。轻者仅伸舌时颤动，重者不伸舌时亦抖颤难宁。

2. 临床意义　颤动舌为肝风内动的表现，可因热盛、阳亢、阴亏、血虚等所致。气血两虚，使筋脉失于濡养而无力平稳伸展舌体；或因热极阴亏而动风、肝阳化风等导致舌抖颤难安。

（1）久病舌淡白而颤动　多属血虚动风。

（2）新病舌绛而颤动　多属热极生风。

（3）舌红少津而颤动　多属阴虚动风。

（4）酒毒内蕴　可见舌体颤动。

（四）歪斜舌

1. 表现特征　歪斜舌指伸舌时舌体偏向一侧，或左或右。

2. 临床意义　歪斜舌多见于中风、喑痱或中风先兆。多因肝风内动，挟痰或挟瘀，痰瘀阻滞一侧经络，受阻侧舌肌弛缓，收缩无力，而健侧舌肌如常所致。

（五）吐弄舌

1. 表现特征　舌伸于口外，不即回缩者，为"吐舌"；舌微露出口，立即收回，或舐口唇上下左右，摇动不停者，叫作"弄舌"。

2. 临床意义　吐弄舌两者皆因心、脾二经有热所致。心热则动风，脾热则津耗，以致筋脉紧缩不舒，频频动摇。

（1）吐舌　可见于疫毒攻心或正气已绝。

（2）弄舌　多见于热甚动风先兆。

（3）吐弄舌　可见于小儿智能发育不全。

（六）短缩舌

1. 表现特征　指舌体卷短、紧缩，不能伸

长的表现。

2. 临床意义　短缩舌，多属危重证候的表现。

（1）舌短缩，色淡白或青紫而湿润　多属寒凝筋脉。

（2）舌短缩，色淡白而胖嫩　多属气血俱虚。

（3）舌短缩，体胖而苔滑腻　多属痰浊内蕴。

（4）舌短缩，色红绛而干　多属热盛伤津。

细目四　望舌苔

◎ 要点一　苔质变化（厚薄、润燥、腐腻、剥落、真假）的特征与临床意义

苔质，是指舌苔的质地、形态。主要观察舌苔的厚薄、润燥、腐腻、剥落、真假等方面的改变。

（一）薄、厚苔

1. 表现特征　苔质的厚薄以"见底"和"不见底"为标准，即透过舌苔能隐隐见到舌体的为"薄苔"，不能见到舌体则为"厚苔"。

2. 临床意义　苔的厚薄主要反映邪正的盛衰和邪气之深浅。

（1）薄苔　本是胃气所生，属正常舌苔；若有病见之，亦属疾病轻浅，正气未伤，邪气不盛。故薄苔主外感表证，或内伤轻病。

（2）厚苔　是胃气夹湿浊邪气熏蒸所致，故厚苔主邪盛入里，或内有痰湿、食积等。

3. 舌苔厚薄变化的临床意义

（1）舌苔由薄转厚　提示邪气渐盛，或表邪入里，为病进。

（2）舌苔由厚转薄　提示正气胜邪，内邪消散外达，为病退的征象。

舌苔的厚薄变化，一般是渐变的过程，如果薄苔突然增厚，提示邪气极盛，迅速入里；舌苔骤然消退，舌上无新生舌苔，为正不胜邪，或胃气暴绝。

（二）润、燥苔

1. 表现特征

（1）润苔　舌苔干湿适中，不滑不燥。

（2）滑苔　舌面水分过多，伸舌欲滴，扪之湿而滑。

（3）燥苔　舌苔干燥，扪之无津，甚则舌苔干裂。

（4）糙苔　苔质粗糙如砂石，扪之糙手，津液全无。

2. 临床意义

舌苔的润燥主要反映体内津液的盈亏和输布情况。

（1）润苔　是正常的舌苔表现。疾病过程中见润苔，提示体内津液未伤，多见于风寒表证、湿证初起、食滞、瘀血等。

（2）滑苔　多因水湿之邪内聚，主寒证、主湿证、主痰饮。外感寒邪、湿邪，或脾阳不振，寒湿、痰饮内生，均可出现滑苔。

（3）燥苔　提示体内津液已伤。如高热、大汗、吐泻、久不饮水或过服温燥药物等，导致津液不足，舌苔失于濡润而干燥。亦有因痰饮、瘀血内阻，阳气被遏，不能上蒸津液濡润舌苔而见燥苔者，属津液输布障碍。

（4）糙苔　糙苔可由燥苔进一步发展而成。多见于热盛伤津之重症。若苔质粗糙而不干者，多为秽浊之邪盘踞中焦。

3. 舌苔润燥变化的临床意义

（1）舌苔由润变燥　表示热重津伤，或津失输布。

（2）舌苔由燥变润　主热退津复，或饮邪始化。

但在特殊情况下也有湿邪苔反燥而热邪苔反润者，如湿邪传入气分，气不化津，则舌苔反燥；热邪传入血分，阳邪入阴，蒸动阴气，则舌苔反润，均宜四诊合参。

（三）腻苔

1. 表现特征

指苔质颗粒细腻致密，揩之不去，刮之不脱，如涂有油腻之状，中间厚边周薄者。

2. 临床意义

多由湿浊内蕴，阳气被遏，湿浊痰饮停聚于舌面所致。

（1）舌苔薄腻，或腻而不板滞　多为食积，或脾虚湿困。

（2）舌苔白腻而滑　为痰浊、寒湿内阻。

（3）舌苔黏腻而厚，口中发甜　为脾胃湿热。

（4）舌苔黄腻而厚　为痰热、湿热、暑湿等邪内蕴。

（四）腐苔

1. 表现特征

指苔质颗粒疏松，粗大而厚，形如豆腐渣堆积舌面，揩之可去者。若舌上黏厚一层，有如疮脓，则称"脓腐苔"。

2. 临床意义

腐苔，主痰浊、食积；脓腐苔主内痈。腐苔的形成，多因阳热有余，蒸腾胃中腐浊邪气上泛，聚集于舌面而成。

（1）腐苔　多见于食积胃肠，或痰浊内蕴。

（2）脓腐苔　多见于内痈，或邪毒内结，是邪盛病重的表现。

（3）病中腐苔渐退，续生薄白新苔　为正气胜邪之象，是病邪消散。

（4）病中腐苔脱落，不能续生新苔　为病久胃气衰败，属于无根苔。

（五）剥落苔

1. 表现特征

指舌面本有苔，疾病过程中舌苔全部或部分脱落，脱落处光滑无苔。根据舌苔剥脱的部位和范围大小，可分为以下几种：

（1）光剥苔　舌苔全部退去，以致舌面光洁如镜（又称为光滑舌或镜面舌）。

（2）花剥苔　舌苔剥落不全，剥脱处光滑无苔，余处斑斑驳驳地残存舌苔，界限明显。

（3）地图舌　舌苔不规则地大片脱落，边缘凸起界限清楚，形似地图。

（4）类剥苔　剥脱处并不光滑，似有新生颗粒。

（5）前剥苔　舌前半部分苔剥脱。

（6）中剥苔　舌中部分苔剥脱。

（7）根剥苔　舌根部分苔剥脱。

（8）鸡心苔　舌苔周围剥脱，仅留中心一小块。

2. 临床意义　观苔之剥落，可了解胃气胃阴之存亡及气血的盛衰，从而判断疾病预后。

（1）舌红苔剥　多为阴虚。

（2）舌淡苔剥或类剥　多为血虚或气血两虚。

（3）镜面舌而舌色红绛　胃阴枯竭，胃乏生气。

（4）舌色白如镜，甚至毫无血色　主营血大虚，阳气虚衰。

（5）舌苔部分脱落，未剥处仍有腻苔者　为正气亏虚，痰浊未化。

（6）动态观察舌苔之剥脱　舌苔从全到剥是胃的气阴不足，正气衰败的表现。舌苔剥脱后，复生薄白之苔为邪去正胜，胃气渐复之佳兆。

（六）真、假苔

1. 表现特征　判断舌苔之真假，以有根无根作为标准。

（1）真苔　指舌苔紧贴舌面，似从舌里生出，乃胃气所生，又称为有根苔。

（2）假苔　指舌苔浮涂舌上，不像从舌上长出来者，又称为无根苔。

2. 临床意义　舌苔之真假，对于辨别疾病的轻重与预后有重要意义。

（1）真苔　真苔是脾胃生气熏蒸食浊等邪气上聚于舌面而成。

病之初期、中期，舌见真苔且厚，为胃气壅实，病邪深重；久病见真苔，说明胃气尚存。

（2）假苔　假苔乃胃气告匮，不能接生新苔，而旧苔仅浮于舌面，并逐渐脱离舌体。新病出现假苔，乃邪浊渐聚，病情较轻；久病出现假苔，是胃气匮乏，不能上潮，病情危重。

◎ 要点二　苔色变化（白、黄、灰黑）的特征与临床意义

苔色，指舌苔的颜色。主要有白、黄、灰黑苔。

（一）白苔

1. 表现特征　舌面上所附着的苔垢呈现白色。白苔有厚薄之分，苔白而薄，透过舌苔可看到舌体者，是薄白苔；苔白而厚，不能透过舌苔见到舌体者，是厚白苔。

2. 临床意义　白苔一般常见于表证、寒证、湿证。但在特殊情况下，白苔也主热证。

（1）薄白苔　正常舌象，或见于表证初期，或是里证病轻，或是阳虚内寒。

（2）苔薄白而滑　多为外感寒湿，或脾肾阳虚，水湿内停。

（3）苔薄白而干　多见于外感风热。

（4）苔白厚腻　多为湿浊内停，或为痰饮、食积。

（5）苔白厚而干　主痰浊湿热内蕴。

（6）苔白如积粉，扣之不燥（称"积粉苔"）　常见于瘟疫或内痈等病，系秽浊时邪与热毒相结而成。

（7）苔白燥裂如砂石，扣之粗糙（"糙裂苔"）　提示内热暴起，津液暴伤。

（二）黄苔

1. 表现特征　舌苔呈现黄色。根据苔黄的程度，有淡黄、深黄和焦黄之分。淡黄苔又称微黄苔，苔呈浅黄色，多由薄白苔转化而来；深黄苔又称正黄苔，苔色黄而深厚；焦黄苔又称老黄苔，是正黄色中夹有灰黑色苔。

2. 临床意义　黄苔一般主里证、热证。由于热邪熏灼，所以苔现黄色。淡黄热轻，深黄热重，焦黄为热结。外感病苔由白转黄，或黄白相兼，为外感表证处于入里化热的阶段。

（1）薄黄苔　提示热势轻浅，多见于外感风热表证或风寒化热。

（2）苔淡黄而滑润多津（黄滑苔）　多是阳虚寒湿之体，痰饮聚久化热，或为气血亏虚，复感湿热之邪。

（3）苔黄而干燥，甚至干裂　多见于邪热伤津，燥结腑实之证。

（4）苔黄而腻　主湿热或痰热内蕴，或食积

化腐。

（三）灰黑苔

1. 表现特征 苔色浅黑，为灰苔；苔色深黑，为黑苔。灰苔与黑苔只是颜色深浅之别，故常并称为灰黑苔。

2. 临床意义 灰黑苔主阴寒内盛，或里热炽盛。

（1）苔灰黑而湿润 主阳虚寒湿内盛，或痰饮内停。

（2）苔灰黑而干燥 主热极津伤。

（3）苔黄黑（霉酱苔） 多见于胃肠素有湿浊宿食，积久化热，或湿热夹痰。

细目五 舌象综合分析

◎ 要点一 舌质和舌苔的综合诊察

舌体颜色、形质主要反映脏腑气血津液的情况。舌苔的变化主要与感受病邪和病证的性质有关，所以，观察舌体可以了解脏腑虚实，气血津液的盛衰；察舌苔重在辨病邪的寒热、邪正消长，以及胃气的存亡。

（一）舌苔或舌质单方面异常

一般无论病之久暂，舌苔或舌质单方面异常意味着病情尚属单纯。如淡红舌而伴有干、厚、腻、滑、剥等苔质变化，或苔色出现黄、灰、黑等异常时，主要提示病邪性质、病程长短、病位深浅、病邪盛衰和消长等方面的情况，正气尚未明显损伤，故临床治疗时应以祛邪为主。舌苔薄白而出现舌质老嫩，舌体胖瘦或舌色红绛、淡白、青紫等变化时，主要反映脏腑功能强弱，或气血、津液的盈亏以及运行的畅滞，或为病邪损及营血的程度等，临床治疗应着重于调整阴阳，调和气血，扶正祛邪。

（二）舌质和舌苔均出现异常

1. 舌苔和舌体变化一致 提示病机相同，所主病证一致，说明病变比较单纯。例如：舌质红，舌苔黄而干燥，主实热证；舌体红绛而有裂纹，

舌苔焦黄干燥，多主热极津伤；青紫舌与白腻苔并见，提示气血瘀阻，痰湿内阻等病理特征。

2. 舌苔和舌体变化不一致 多提示病因病机复杂，应对二者的病因病机以及相互关系进行综合分析。

淡白舌黄腻苔者，其舌淡白多主虚寒，而苔黄腻又常为湿热之征，脾胃虚寒而感受湿热之邪可见上述之舌象，表明本虚标实，寒热夹杂的病变特征。

红绛舌白滑腻苔，舌色红绛属内热盛，而白滑腻苔又常见于寒湿内阻，分析其成因可能是由于外感热病，营分有热，故舌色红绛，但气分有湿则苔白滑而腻；又有素体阴虚火旺，复感寒湿之邪或饮食积滞，亦可见红绛舌白滑腻苔。所以，当舌苔和舌体变化不一致时，往往提示体内存在两种或两种以上的病理变化，病情一般比较复杂。

（三）舌象的动态分析

无论外感与内伤病，在疾病发展过程中，都有一个发生、发展、变化的动态过程，舌象亦随之相应变化。因此观察舌象的动态改变，可以了解疾病的进退、顺逆。

1. 外感病中舌苔由薄变厚表明邪由表入里；舌苔由白转黄，为病邪化热的征象。

2. 舌色转红，舌苔干燥为邪热充斥，气营两燔。

3. 舌苔剥落，舌质红绛为热入营血，气阴俱伤。

4. 在内伤杂病的发展过程中，舌象亦会产生一定的变化规律，如中风病人舌色淡红，舌苔薄白，表示病情较轻，预后良好，如舌色由淡红转红、转暗红、红绛、紫暗，舌苔黄腻或焦黑，或舌下络脉怒张，表明风痰化热，瘀血阻滞。反之，舌色由暗红、紫暗转为淡红，舌渐化，多提示病情趋向稳定好转。

◎ 要点二 舌诊的临床意义

舌象变化能较客观地反映病情，故对临床辨证、立法、处方、用药以及判断疾病转归，分析病情预后，都有十分重要的意义。

（一）判断邪正盛衰

邪正的盛衰能明显地在舌上反映出来，如气血充盛则舌色淡红而润；气血不足则舌色淡白；气滞血瘀则舌色青紫或舌下络脉怒张。津液充足则舌质舌苔滋润；津液不足则舌干苔燥。舌苔有根，表明胃气旺盛；舌苔无根或光剥无苔，表明胃气衰败等。

（二）区别病邪性质

不同的病邪致病，舌象特征亦各异。如外感风寒，苔多薄白；外感风热苔多薄黄。寒湿为病，舌淡而苔白滑；痰饮、湿浊、食滞或外感秽浊之气，均可见舌苔厚腻；燥热为病，则舌红苔燥；瘀血内阻，舌紫暗或有瘀点等。故风、寒、热、燥、湿、痰、瘀、食等诸种病因，大多可从舌象上加以辨别。

（三）辨别病位浅深

病邪轻、浅多见舌苔变化，而病情深、重可见舌苔舌体同时变化。以外感温热病而言，其病位可划分为卫、气、营、血四个层次。邪在卫分，则舌苔薄白；邪入气分，舌苔白厚而干或见黄苔，舌色红；舌绛则为邪入营分；舌色深红、紫绛或紫暗，舌枯少苔或无苔为邪入血分。说明不同的舌象提示病位浅深不同。

（四）推断病势进退

病情发展的进退趋势，可从舌象上反映出来。从舌苔上看，舌苔由薄转厚，由白转黄，由黄转焦黑色，苔质由润转燥，提示热邪由轻变重、由表及里、津液耗损；反之，苔由厚变薄，由黄转白，由燥变润，为邪热渐退，津液复生，病情向好的趋势转变。若舌苔突然剥落，舌面光滑无苔，是邪盛正衰，胃气、胃阴暴绝的证候；薄苔突然增厚，是病邪急剧入里的表现。从舌质观察，舌色淡红转红、绛，甚至转为绛紫，或舌上起刺，是邪热深入营血，有伤阴、血瘀之势；舌色由淡红转为淡白、淡青紫，或舌胖嫩湿润，则为阳气受伤，阴寒渐盛，病邪由表入里，由轻转重，由单纯变复杂，病势在进展。

（五）估计病情预后

舌荣有神，舌面薄苔，舌态正常者为邪气未盛，正气未伤之象，预后较好。舌质枯晦，舌苔无根，舌态异常者为正气亏损，胃气衰败，病情多凶险。

第四单元　闻　诊

闻诊是通过听声音和嗅气味来诊察疾病的方法。听声音包括诊察病人的声音、呼吸、语言、咳嗽、心音、呕吐、呃逆、嗳气、太息、喷嚏、呵欠、肠鸣等各种响声。嗅气味包括嗅病体发出的异常气味、排出物的气味及病室的气味。

细目一　听声音

◎ 要点一　音哑与失音的临床表现及其意义

语声嘶哑者为音哑，语而无声者为失音，或称为"喑"。前者病轻，后者病重。

1. 新病音哑或失音者，多属实证，多因外感风寒或风热袭肺，或痰湿壅肺，肺失清肃，邪闭清窍所致，即所谓"金实不鸣"。

2. 久病音哑或失音者，多属虚证，多因各种原因导致阴虚火旺，肺肾精气内伤所致，即所谓"金破不鸣"。

3. 暴怒喊叫或持续高声宣讲，伤及喉咙所致音哑或失音者，亦属气阴耗伤。

4. 久病重病，突见语声嘶哑，多是脏气将绝之危象。

5. 妇女妊娠末期出现音哑或失音者，称为妊娠失音（子喑），系因胎儿渐长，压迫肾之络脉，使肾精不能上荣于舌咽所致。

◎ 要点二　谵语、郑声、独语、错语、狂言、言謇的临床表现及其意义

1. **谵语**　谵语指神识不清，语无伦次，声高有力的症状。多属邪热内扰神明所致，属实证，故《伤寒论》谓"实则谵语"。见于外感热病，温邪内入心包或阳明实热证、痰热扰乱心神等。

2. **郑声**　郑声指神识不清，语言重复，时断时续，语声低弱模糊的症状。多因久病脏气衰竭，心神散乱所致，属虚证，故《伤寒论》谓"虚则郑声"。见于多种疾病的晚期、危重阶段。

3. **独语**　独语指自言自语，喃喃不休，见人语止，首尾不续的症状。多因心气虚弱，神气不足，或气郁痰阻，蒙蔽心神所致，属阴证。常见于癫证、郁病。

4. **错语**　错语指病人神识清楚而语言时有错乱，语后自知言错的症状。证有虚实之分，虚证多因心气虚弱，神气不足所致，多见于久病体虚或老年脏气衰微之人；实证多为痰湿、瘀血、气滞阻碍心窍所致。

5. **狂言**　狂言指精神错乱，语无伦次，狂叫骂詈的症状。《素问·脉要精微论》说："衣被不敛，言语善恶，不避亲疏者，此神明之乱也。"多因情志不遂，气郁化火，痰火互结，内扰神明所致。多属阳证、实证，常见于狂证、伤寒蓄血证。

6. **言謇**　言謇指神志清楚、思维正常而吐字困难，或吐字不清。因习惯而成者，不属病态。病中言语謇涩，每与舌强并见者，多因风痰阻络所致，为中风之先兆或后遗症。

◎ 要点三　咳嗽、喘、哮的临床表现及其意义

（一）咳嗽

咳嗽指肺气向上冲击喉间而发出的一种"咳一咳"声音。古人将其分为三种，有声无痰谓之咳，有痰无声谓之嗽，有痰有声谓之咳嗽。多因六淫外邪袭肺、有害气体刺激、痰饮停肺、气阴亏虚等而致肺失清肃宣降，肺气上逆所致。临床上首先应分辨咳声和痰色、量、质的变化，其次参考时间、病史及兼症等，以鉴别病证的寒热虚实性质。

1. 咳声重浊沉闷，多属实证，是寒痰湿浊停聚于肺，肺失肃降所致。

2. 咳声轻清低微，多属虚证，多因久病肺气虚损，失于宣降所致。

3. 咳声不扬，痰稠色黄，不易咯出，多属热证，多因热邪犯肺，肺津被灼所致。

4. 咳有痰声，痰多易咯，多属痰湿阻肺所致。

5. 干咳无痰或少痰，多属燥邪犯肺或阴虚肺燥所致。

6. 咳声短促，呈阵发性、痉挛性，连续不断，咳后有鸡鸣样回声，并反复发作者，称为顿咳（百日咳），多因风邪与痰热搏结所致，常见于小儿。

7. 咳声如犬吠，伴有声音嘶哑，吸气困难，是肺肾阴虚，疫毒攻喉所致，多见于白喉。

（二）喘

喘，即气喘，指呼吸困难、急迫，张口抬肩，甚至鼻翼扇动，难以平卧。常由肺、心病变及白喉、急喉风等导致，而辨证还与脾、肾有关。喘有虚实之分。

1. **实喘**　发作急骤，呼吸深长，息粗声高，唯以呼出为快者，为实喘。多为风寒袭肺或痰热壅肺、痰饮停肺，肺失宣肃，或水气凌心所致。

2. **虚喘**　病势缓慢，呼吸短浅，急促难续，息微声低，唯以深吸为快，动则喘甚者，为虚喘。是肺肾亏虚，气失摄纳，或心阳气虚所致。

（三）哮

哮指呼吸急促似喘，喉间有哮鸣音的症状。多因痰饮内伏，复感外邪所诱发，或因久居寒湿

之地，或过食酸咸生冷所诱发。

喘不兼哮，但哮必兼喘。喘以气息急迫、呼吸困难为主，哮以喉间哮鸣声为特征。临床上哮与喘常同时出现，所以常并称为哮喘。

◎ 要点四　呕吐、呃逆、嗳气的临床表现及其意义

（一）呕吐

呕吐指饮食物、痰涎从胃中上涌，由口中吐出的症状。是胃失和降，胃气上逆的表现。前人以有声有物为呕吐，有物无声为吐，有声无物为干呕。但临床上难以截然分开，一般统称为呕吐。根据呕吐声音的强弱和吐势的缓急，可判断证候的寒热虚实等。

1. 吐势徐缓，声音微弱，呕吐物清稀者，多属虚寒证。常因脾胃阳虚，脾失健运，胃失和降，胃气上逆所致。

2. 吐势较猛，声音壮厉，呕吐出黏稠黄水，或酸或苦者，多属实热证。常因热伤胃津，胃失濡养所致。

3. 呕吐呈喷射状者，多为热扰神明，或因头颅外伤，颅内有瘀血、肿瘤等，使颅内压力增高所致。

4. 呕吐酸腐味的食糜，多因暴饮暴食，或过食肥甘厚味，以致食滞胃脘，胃失和降，胃气上逆所致。

5. 共同进餐者皆发吐泻，多为食物中毒。朝食暮吐、暮食朝吐者，为胃反，多属脾胃阳虚证。

6. 口干欲饮，饮后则吐者，称为水逆，因饮邪停胃，胃气上逆所致。

（二）呃逆

呃逆指从咽喉发出的一种不由自主的冲击声，声短而频，呃呃作响的症状。俗称打呃，唐代以前称"哕"。是胃气上逆的表现。

1. 呃声频作，高亢而短，其声有力者，多属实证。呃声低沉，声弱无力，多属虚证。

2. 新病呃逆，其声有力，多属寒邪或热邪客于胃；久病、重病呃逆不止，声低气怯无力者，

属胃气衰败之危候。

3. 突发呃逆，呃声不高不低，无其他病史及兼症者，多属饮食刺激，或偶感风寒，一时胃气上逆动膈所致，一般为时短暂，不治自愈。

（三）嗳气

嗳气指胃中气体上出咽喉所发出的一种声长而缓的症状。古称"噫"。是胃气上逆的一种表现。饱食之后，或饮汽水后，偶有嗳气，无其他兼症者，是饮食入胃排挤胃中气体上出所致，不属病态。临床根据嗳声和气味的不同，可判断虚实寒热。

1. 嗳气酸腐，兼脘腹胀满者，多因宿食内停，属于实证。

2. 嗳气频作而响亮，嗳气后脘腹胀减，嗳气发作因情志变化而增减者，多为肝气犯胃，属于实证。

3. 嗳气频作，兼脘腹冷痛，得温症减者，多为寒邪犯胃，或为胃阳亏虚。

4. 嗳声低沉断续，无酸腐气味，兼见纳呆食少者，为胃虚气逆，属虚证。多见于老年人或体虚之人。

◎ 要点五　太息的临床表现及其意义

太息又称叹息，指情志抑郁，胸闷不畅时发出的长吁或短叹声。不自觉地发出太息声，太息之后自觉宽舒者，是情志不遂，肝气郁结之象。

细目二　嗅气味

◎ 要点一　口气、排泄物之气味异常的临床意义

（一）口气

口气指从口中散发出的异常气味。正常人呼吸或讲话时，口中无异常气味散出。若口中散发臭气者，称为口臭，多与口腔不洁、龋齿、便秘或消化不良有关。

1. 口气酸臭，并伴食欲不振，脘腹胀满者，多属食积胃肠。

2. 口气臭秽者，多属胃热。

3. 口气腐臭，或兼咳吐脓血者，多是内有溃腐脓疡。

4. 口气臭秽难闻，牙龈腐烂者，为牙疳。

（二）排泄物

1. 便酸臭难闻者，多属肠有郁热。

2. 大便溏泄而腥者，多属脾胃虚寒。

3. 大便泄泻臭如败卵，或夹有未消化食物，矢气酸臭者，为伤食，是食积化腐而下趋的表现。

4. 小便黄赤混浊，有臊臭味者，多属膀胱湿热。

5. 尿甜并散发烂苹果样气味者，为消渴病。

6. 妇女经血臭秽者，多为热证。

7. 经血气腥者，多为寒证。

8. 妇女带下臭秽而黄稠者，多属湿热。

9. 带下腥而清稀者，多属寒湿。

10. 带下奇臭而色杂者，多见于癌症。

◎ **要点二　病室气味异常的临床意义**

病室气味是由病体本身或排出物、分泌物散发而形成。气味从病体发展到充斥病室，说明病情重笃。临床上通过嗅病室气味，可作为推断病情及诊断特殊疾病的参考。

1. 病室臭气触人，多为瘟疫类疾病。

2. 病室有血腥味，病者多患失血。

3. 病室散有腐臭气，病者多患溃腐疮疡。

4. 病室尸臭，多为脏腑衰败，病情重笃。

5. 病室尿臊气（氨气味），见于肾衰。

6. 病室有烂苹果样气味（酮体气味），多为消渴并发症患者，属危重病症。

7. 病室有蒜臭气味，多见于有机磷中毒。

第五单元　问　诊

"问诊"是询问病人有关疾病的情况，病人的自觉症状，既往病史，生活习惯等，从而了解患者的各种病态感觉以及疾病的发生发展、诊疗等情况的诊察方法。

细目一　问诊内容

◎ **要点一　主诉的概念与意义**

（一）主诉的概念

主诉是病人就诊时最感痛苦的症状、体征及持续时间。

（二）主诉的意义

主诉通常是病人就诊的主要原因，也是疾病的主要矛盾所在，是调查、认识、分析及处理疾病的重要线索。确切的主诉常可作为某系统疾病的诊断向导，可初步估计疾病的范畴和类别、病

势的轻重缓急等情况。

◎ **要点二　十问歌**

明代医家张介宾在《景岳全书·十问篇》中，将问诊归纳为十问，便于临床应用。"一问寒热二问汗，三问头身四问便，五问饮食六胸腹，七聋八渴俱当辨，九问旧病十问因，再兼服药参机变，妇女尤必问经期，迟速闭崩皆可见，再添片语告儿科，天花麻疹全占验。"

细目二　问寒热

"寒"指病人自觉怕冷的感觉。临床上有恶风、恶寒和畏寒之分。病人遇风觉冷，避之可缓者，谓之恶风；病人自觉怕冷，多加衣被或近火取暖而不能缓解者，谓之恶寒；病人自觉怕冷，多加衣被或近火取暖而能够缓解者，谓之畏寒。

"热"指发热，包括病人体温升高，或体温正常而病人自觉全身或局部（如手足心）发热。

寒与热的产生，主要取决于病邪的性质和机体阴阳的盛衰两个方面。邪气致病者，由于寒为阴邪，其性清冷，故寒邪致病，恶寒症状突出；热为阳邪，其性炎热，故热邪致病，发热症状明显。机体阴阳失调时，阳盛则热，阴盛则寒，阴虚则热，阳虚则寒。

◎ **要点一　恶寒发热的临床表现及其意义**

恶寒发热，是指病人恶寒的同时，伴有体温升高，是表证的特征性症状。恶寒发热产生的原因是由于外邪袭表，影响卫阳"温分肉"的功能所致。肌表失煦则恶寒；正气奋起抗邪，则阳气趋向于表，又因寒邪外束，玄府闭塞，阳气不得宣发，则郁而发热。

根据恶寒发热的轻重不同和有关兼症，又可分为以下三种类型：

1. 恶寒重发热轻　是风寒表证的特征。因寒为阴邪，束表伤阳，故恶寒明显。

2. 发热轻而恶风　是伤风表证的特征。因风性开泄，使玄府开张，故自汗恶风。

3. 发热重恶寒轻　是风热表证的特征。因热为阳邪，易致阳盛，故发热明显。

表证寒热的轻重，除与感受外邪的性质有关外，还与感邪轻重关系密切。一般而言：病邪轻者，则恶寒发热俱轻；病邪重者，则恶寒发热俱重。

◎ **要点二　但寒不热的临床表现及其意义**

但寒不热是指病人只感寒冷而不发热的症状，是里寒证的寒热特征。临床常有新病恶寒、久病畏寒之分。

（一）新病恶寒

新病恶寒，指病人突然感觉怕冷，且体温不高的症状。常伴有四肢不温，或脘腹、肢体冷痛，或呕吐泄泻，或咳喘痰鸣，脉沉紧等症。主要见于里实寒证。多因感受寒邪较重，寒邪直中脏腑、经络，郁遏阳气，机体失于温煦所致。

（二）久病畏寒

久病畏寒，指病人经常怕冷，四肢凉，得温可缓的症状。常兼有面色㿠白，舌淡胖嫩，脉弱等症。主要见于里虚寒证。因阳气虚衰，形体失于温煦所致。

◎ **要点三　但热不寒（壮热、潮热、微热）的临床表现及其意义**

但热不寒是指病人只发热而无怕冷感觉的症状，是里热证的寒热特征。根据发热的不同临床表现可有壮热、潮热、微热之别。

（一）壮热

壮热，即病人身发高热，持续不退（体温超过39℃以上），属里实热证。可见有满面通红、口渴饮冷、大汗出、脉洪大等症，是风寒之邪入里化热，或风热内传，正盛邪实，邪正剧争，里热亢盛，蒸达于外的表现。多见于伤寒阳明经证和温病气分阶段。

（二）潮热

潮热，即病人定时发热或定时热甚，有一定规律，如潮汐之有定时。

1. 日晡潮热　其特点是热势较高，日晡热甚，兼见腹胀便秘等。属阳明腑实证。因热结于阳明胃与大肠，日晡（申时，即下午3～5时）为阳明经气当旺之时，阳明气盛而又加之有实热，故日晡热甚。

2. 阴虚潮热　午后或夜间潮热，其特点是午后和夜间有低热。有热自骨内向外透发的感觉者，称为骨蒸发热，多属阴虚火旺所致。由于阴液亏虚，不能制阳，机体阳气偏亢，午后卫阳渐入于里，夜间卫阳行于里，使体内偏亢的阳气更加亢盛而生内热。

3. 湿温潮热　午后发热明显，其特点是身热不扬，肌肤初扪之不觉很热，扪之稍久即觉灼手，此属湿温，为湿郁热蒸之象。

4. 瘀血潮热　午后和夜间有低热，可兼见肌肤甲错，舌有瘀点瘀斑者，属瘀血积久，郁而化热。

（三）微热

微热指发热不高，体温一般在 37℃~38℃，或仅自觉发热的症状。常见于某些内伤病和温热病的后期。按病机有气虚发热、血虚发热、阴虚发热、气郁发热和小儿夏季热等。

1. **气虚发热**　长期微热，烦劳则甚，兼见有少气自汗、倦怠乏力等症。

2. **血虚发热**　时有低热，兼面白、头晕、舌淡脉细等症。

3. **阴虚发热**　长期低热，兼颧红、五心烦热等症。

4. **气郁发热**　每因情志不舒而时有微热，兼胸闷、急躁易怒等症。

5. **小儿夏季热**　小儿在夏季气候炎热时长期发热不已，兼见烦躁、口渴、无汗、多尿等症，至秋凉时不治自愈。是由于小儿气阴不足，不能适应夏令炎热气候所致。

◎ 要点四　寒热往来的临床表现及其意义

寒热往来是指病人自觉恶寒与发热交替发作的症状，是正邪相争，互为进退的病理反映，为半表半里证寒热的特征。在临床上有以下两种类型：

（一）寒热往来无定时

病人自觉时冷时热，一日多次发作而无时间规律的症状，多见于少阳病。兼见口苦、咽干、目眩、胸胁苦满、不欲饮食、脉弦等症。是外感病邪由表入里而尚未达于里，邪气停于半表半里之间的阶段。因邪正交争于半表半里之间，邪胜则恶寒，正胜则发热，故恶寒与发热交替发作。

（二）寒热往来有定时

病人恶寒战栗与高热交替发作，发有定时，每日发作一次，或二三日发作一次的症状，兼见头痛剧烈、口渴、多汗等症，常见于疟疾。是因疟邪侵入人体，潜伏于半表半里的膜原部位，疟邪内入与阴争则恶寒战栗，外出与阳争则身发壮热，故寒战与壮热交替出现。

细目三　问　汗

◎ 要点一　特殊汗出（自汗、盗汗）的临床表现及其意义

（一）自汗

自汗指醒时经常汗出，活动后尤甚的症状。兼见畏寒、神疲、乏力等症，多见于气虚证和阳虚证。因阳虚（卫阳不足）不能固密肌表，玄府不密，津液外泄，故自汗出。动则耗伤阳气，故出汗更为明显。

（二）盗汗

盗汗指睡时汗出，醒则汗止的症状。兼见潮热、颧红等症，多见于阴虚证。因阴虚阳亢而生内热，入睡时卫阳入里，不能固密肌表，虚热蒸津外泄，故睡眠时汗出较多；醒时卫气复出于表，肌表固密，故醒则汗止。

◎ 要点二　局部汗出（头汗、手足心汗）的临床表现及其意义

（一）头汗

头汗指病人仅头部或头颈部出汗较多，又称为"但头汗出"。多因上焦热盛，或中焦湿热蕴结，或病危虚阳上越所致，或进食辛辣、热汤，饮酒，使阳气旺盛，热蒸于头。

（二）手足心汗

手足心汗指病人手足心汗出较多的症状。可因阴经郁热熏蒸，或阳明燥热内结，或阴虚阳亢，或中焦湿热郁蒸，或阳气内郁所致。

细目四　问疼痛

◎ 要点一　疼痛的性质及其临床意义

不同病因、病机所致疼痛，其性质特点表现各异，故询问疼痛的性质特点，有助于辨析疼痛的病因与病机。常见疼痛的性质如下：

（一）胀痛

胀痛指疼痛带有胀满的症状，是气滞作痛的

特点。如胸胁脘腹等处胀痛，时发时止，多属肺、肝、胃肠气滞之证；但头目胀痛，多见于肝阳上亢或肝火上炎的病证。

（二）刺痛

刺痛指疼痛如针刺之状，是瘀血致痛的特征之一。以头部及胸胁、脘腹等处较为常见。

（三）冷痛

冷痛指疼痛伴有冷感而喜暖的症状，是寒证疼痛的特点。常见于腰脊、脘腹及四肢关节等处。因寒邪侵入，阻滞脏腑、组织、经络所致者，属实寒证；因阳气不足，脏腑、组织、经络失于温煦所致者，属虚寒证。

（四）灼痛

灼痛指疼痛伴有灼热感而喜凉的症状，是热证疼痛的特点。常见于咽喉、口舌、胁肋、脘腹、关节等处。因火邪窜络，阳热熏灼所致者，属实热证；因阴虚火旺所致者，属虚热证。

（五）重痛

重痛指疼痛伴有沉重感的症状，多因湿邪困阻气机所致。常见于头部、四肢及腰部。但头部重痛，亦可因肝阳上亢，气血上壅所致。

（六）酸痛

酸痛指疼痛伴有酸软不适感的症状，多因风湿侵袭，气血运行不畅，或肾虚、气血不足，组织失养所致。常见于四肢、腰背的关节、肌肉处。

（七）绞痛

绞痛指疼痛剧烈如刀绞一般而难于忍受的症状，多因瘀血、气滞、结石、虫积等有形实邪阻闭气机，或寒邪凝滞气机所致。如心脉痹阻引起的真心痛，结石阻塞尿路引起的腰腹痛，寒邪内侵胃肠所致的脘腹痛等，往往都具有绞痛的特点。

（八）空痛

空痛指疼痛带有空虚感的症状，是虚证疼痛的特点。常见于头部、腹部，多因阴精不足，或

气血亏虚，组织器官失养所致。

（九）隐痛

隐痛指痛势较缓，尚可忍耐，但绵绵不休的症状，是虚证疼痛的特点。常见于头、脘腹、胁肋、腰背等部位，多因精血亏虚，或阳气不足，机体失养所致。

（十）走窜痛

走窜痛指疼痛的部位游走不定，或走窜攻冲作痛的症状，或为气滞所致，或见于行痹。若胸胁脘腹疼痛而走窜不定者，称为窜痛，多因肝郁气滞所致；若肢体关节疼痛而游走不定者，称为游走痛，多见于痹病的行痹。

（十一）固定痛

固定痛指疼痛部位固定不移的症状。若胸胁脘腹等处固定作痛，多是瘀血为患；若四肢关节固定作痛，多因寒湿、湿热阻滞，或热壅血瘀所致。

（十二）掣痛

掣痛指抽掣牵引作痛，由一处连及他处的症状。也称引痛、彻痛。多因筋脉失养，或筋脉阻滞不通所致。

一般而言，新病疼痛，痛势剧烈，持续不解，或痛而拒按，多属实证；久病疼痛，痛势较轻，时痛时止，或痛而喜按，多属虚证。

◎ **要点二　问头痛、胸痛、胁痛、胃脘痛、腹痛、腰痛的要点及其临床意义**

（一）头痛

头痛指头的某一部位或整个头部疼痛的症状。

根据头痛部位的不同，可辨识病在何经。

1. 前额部连眉棱骨痛，属阳明经头痛。

2. 侧头部痛，痛在两侧太阳穴附近为甚者，属少阳经头痛。

3. 后头部连项痛，属太阳经头痛。

4. 颠顶痛属厥阴经头痛。

5. 全头重痛多为太阴经头痛。

6. 脑中痛，或牵及于齿多属少阴经头痛。

头痛有虚实的不同。凡外感风、寒、暑、湿、燥、火以及瘀血、痰浊、郁火等阻滞或上扰脑窍所致者，多属实证；凡气血阴精亏虚，不能上荣于头，脑窍空虚所致者，多属虚证。

（二）胸痛

胸痛指胸的某一部位疼痛的症状。胸痛多与心肺病变有关。

1. 左胸心前区憋闷作痛，时痛时止者，多因痰、瘀等邪气阻滞心脉所致。

2. 胸痛剧烈，面色青灰，手足青冷者，多因心脉急骤闭塞不通所致，可见于真心痛等病。

3. 胸痛，壮热面赤，喘促鼻扇者，多因热邪壅肺，脉络不利所致，可见于肺热病等。

4. 胸痛，颧赤盗汗，午后潮热，咳痰带血者，多因肺阴亏虚，虚火灼络所致，可见于肺痨等病。

5. 胸痛，壮热，咳吐脓血腥臭痰者，多因痰热阻肺，热壅血瘀所致，可见于肺痈等病。

（三）胁痛

胁痛指胁的一侧或两侧疼痛的症状。胁痛多与肝胆病变有关。

肝郁气滞、肝胆湿热、肝胆火盛、肝血瘀阻及饮停胸胁等，均可导致胁痛。

（四）胃脘痛

胃脘痛指上腹部、剑突下，胃之所在部位疼痛的症状。胃失和降，气机不畅，则会导致胃脘痛。

1. 实证多在进食后疼痛加剧，虚证多在进食后疼痛缓解。

2. 胃脘突然剧痛暴作，出现压痛及反跳痛者，多因胃脘穿孔所致。

3. 胃脘疼痛失去规律，痛无休止而明显消瘦者，应考虑胃癌的可能。

（五）腹痛

腹痛指剑突下至耻骨毛际以上的腹部疼痛（胃脘所在部位除外）。

腹有大腹、小腹和少腹之分。大腹疼痛多属脾胃之病变；小腹疼痛多属膀胱、大小肠及胞宫的病变；少腹疼痛多属肝经的病变。

1. 腹部持续性疼痛，阵发性加剧，伴腹胀、呕吐、便闭者，多见于肠痹或肠结，因肠道麻痹、梗阻、扭转或套叠，气机闭塞不通所致。

2. 全腹痛，有压痛及反跳痛者，多因腹部脏器穿孔或热毒弥漫所致。

3. 脐外侧及下腹部突然剧烈绞痛，向大腿内侧及阴部放射，尿血者，多系结石所致。

4. 腹部脏器破裂，或癥瘕亦可引起腹痛，疼痛部位多是破裂脏器或癥瘕所在部位。

5. 妇女小腹及少腹部疼痛，常见于痛经、异位妊娠破裂等病。

另外，某些心肺病变可引起上腹部疼痛。肠痹、脂膜痹等病，可致全腹、脐周或右少腹疼痛。

（六）腰痛

腰痛指腰部两侧，或腰脊正中疼痛的症状。

1. 腰部经常酸软而痛，多因肾虚所致。

2. 腰部冷痛沉重，阴雨天加重，多因寒湿所致。

3. 腰部刺痛，或痛连下肢者，多因瘀血阻络所致。

4. 腰部突然剧痛，向少腹部放射，尿血者，多因结石阻滞所致。

5. 腰痛连腹，绕如带状，多因带脉损伤所致。

细目五　问头身胸腹

◎ **要点　问头晕、胸闷、心悸、脘痞、腹胀的要点及其临床意义**

（一）头晕

头晕是指病人自觉头脑眩晕，轻者闭目自止，重者感觉自身或眼前景物旋转，不能站立的症状。

1. 头晕而胀，烦躁易怒，舌红苔黄，脉弦数者，多因肝火上炎。

2. 头晕胀痛，头重脚轻，舌红少津，脉弦细者，多因肝阳上亢。

3. 头晕面白，神疲乏力，舌淡，脉细弱者，多因气血亏虚。

4. 头晕且重，如物裹缠，痰多苔腻者，多因痰湿内阻。

5. 头晕耳鸣，腰酸遗精者，多因肾虚精亏。

6. 若外伤后头晕刺痛者，多属瘀血阻络。

（二）胸闷

胸闷是指患者自觉胸部痞塞满闷的症状。胸闷与心、肺等脏气机不畅，肺失宣降，肺气壅滞有关。

1. 胸闷，心悸气短者，多属心气不足，或心阳不足。

2. 胸闷，咳喘痰多者，多属痰饮停肺。

3. 胸闷，壮热，鼻翼扇动者，多因热邪或痰热壅肺。

4. 胸闷气喘，畏寒肢冷者，多因寒邪客肺。

5. 胸闷气喘，少气不足以息者，多因肺气虚或肾气虚所致。

（三）心悸

心悸是指病人自觉心跳不安的症状。

惊悸：因惊恐而心悸，或心悸易惊，恐惧不安者，称为惊悸。

怔忡：无明显外界诱因，心跳剧烈，上至心胸，下至脐腹，悸动不安者，称为怔忡。

形成心悸的原因主要有：

1. 突受惊吓，气短神疲，惊悸不安，舌淡苔薄，脉细数，为心胆气虚。

2. 心神不安，惊惕不宁，胆怯烦躁，失眠眩晕，呕恶，为胆郁痰扰。

3. 心悸，胸闷，气短，精神疲倦，或有自汗，活动后诸症加重，面色淡白，舌质淡，脉虚，为心气虚。

4. 心悸怔忡，心胸憋闷或痛，气短，自汗，畏冷肢凉，舌质淡胖或紫暗，苔白滑，脉弱或结或代，为心阳虚。

5. 心悸，兼见面色无华，舌淡脉细，为心血不足。

6. 心悸，兼见心烦少寐，头晕目眩，五心烦热，盗汗，舌红少苔，脉细数，为心阴虚。

7. 心悸怔忡，心胸憋闷疼痛，痛引肩背内臂，时作时止，为心脉痹阻。

8. 心悸，气短，咳喘痰鸣，形寒肢冷，下肢浮肿，舌质淡胖，苔白滑，脉沉迟无力，为肾虚水泛。

9. 心悸，头晕目眩，纳差乏力，失眠多梦，舌淡，脉细弱，为心脾两虚。

（四）脘痞

脘痞指病人自觉胃脘胀闷不舒的症状。是脾胃病变的表现。

1. 脘痞，嗳腐吞酸者，多为食积胃脘。

2. 脘痞，食少，便溏者，多属脾胃气虚。

3. 脘痞，饥不欲食，干呕者，多为胃阴亏虚。

4. 脘痞，纳呆呕恶，苔腻者，多为湿邪困脾。

5. 脘痞，胃脘有振水声者，为饮邪停胃。

（五）腹胀

腹胀指病人自觉腹部胀满不舒，如物支撑。多因脾、胃肠、肝肾等病变，导致气机不畅所致。腹胀有虚实之分。

1. 腹部时胀时减而喜按者，多属虚证，因脾胃虚弱，健运失司所致。

2. 持续胀满不减而拒按者，多属实证，因食积胃肠，或实热内结，气机阻塞所致。

3. 若腹部胀大如鼓，皮色苍黄，腹壁青筋暴露者，称为鼓胀。多因酒食不节、情志内伤或房劳太过，致使肝脾肾功能失常，气血水等邪结聚于腹内而成。

细目六　问耳目

◎ 要点一　耳鸣、耳聋的临床表现及其意义

耳鸣是指患者自觉耳内鸣响的症状。耳聋是指听力减退，甚至听觉完全丧失的症状。耳鸣、

耳聋的病因病机及辨证基本相同。

（一）实证耳鸣、耳聋

突发耳鸣，声大如雷，按之鸣声不减，或新病暴聋者，多属实证。可因肝胆火盛、肝阳上亢、痰火壅结、气血瘀阻、风邪上袭，或药毒损伤耳窍等所致。

（二）虚证耳鸣、耳聋

渐起耳鸣，声细如蝉，按之可减，或耳渐失聪而听力减退者，多属虚证。可因肾精亏虚、脾气亏虚、肝阴血不足等引起。

◎ 要点二　目眩的临床表现及其意义

目眩是指病人自觉视物旋转动荡，如在舟车之上，或眼前如有蚊蝇飞动的症状。实者，多因肝阳上亢、肝火上炎、肝阳化风及痰湿上蒙清窍所致；虚者，多因气虚、血亏、阴精不足，目失充养所致。

细目七　问睡眠

◎ 要点一　失眠的临床表现及其意义

失眠是指病人经常不易入睡，或睡而易醒不能再睡，或睡而不酣时易惊醒，甚至彻夜不眠的病症，常伴有多梦。又称"不寐"或"不得眠"。

正常人睡眠时间的长短有个体差异，且与年龄大小相关。不能单以睡眠时间的长短判断是否失眠。

失眠是阳不入阴，神不守舍的病理表现，多由阴虚或阳盛所致。其病机有虚实之分，虚者多因阴血亏虚、心神失养，或心胆气虚，心神不安所致，常见于心脾两虚、心肾不交、心胆气虚等证。实者多因邪气内扰心神所致，如心肝火盛，或痰火扰神，或食滞内停所致的"胃不和则卧不安"等。临床常见有四种类型：

1. 不易入睡，甚至彻夜不眠，兼心烦不寐者：多见于心肾不交。

2. 睡后易醒，不易再睡者，兼心悸、便溏：

多见于心脾两虚。

3. 睡眠时时惊醒，不易安卧者：多见于胆郁痰扰。

4. 夜卧不安，腹胀嗳气酸腐者：多为食滞内停。

◎ 要点二　嗜睡的临床表现及其意义

嗜睡指患者神疲困倦，睡意很浓，经常不自主地入睡的症状。嗜睡常因痰湿内盛，或阳虚阴盛导致。

1. 困倦嗜睡，伴头目昏沉，胸闷脘痞，肢体困重者，乃痰湿困脾，清阳不升所致。

2. 饭后嗜睡，兼神疲倦怠，食少纳呆者，多由脾失健运，清阳不升所致。

3. 大病之后，精神疲乏而嗜睡，是正气未复的表现。

4. 精神极度疲惫，神识朦胧，困倦欲睡，肢冷脉微者，系心肾阳衰，神失温养所致。

细目八　问饮食与口味

◎ 要点一　口渴与饮水：口渴多饮、渴不多饮的临床表现及其意义

询问病人口渴与饮水的情况，可以了解病人津液的盛衰和输布是否障碍，以及病性的寒热虚实。口渴饮水的多少直接反映体内津伤的程度。

（一）口渴多饮

口渴多饮指口干，欲饮水，饮水则舒的症状。

1. 口渴咽干，鼻干唇燥，发于秋季者，多因燥邪伤津。

2. 口干微渴，兼发热者，多见于外感温热病初期，伤津较轻。

3. 大渴喜冷饮，兼壮热面赤，汗出，脉洪数者，属里热炽盛，津液大伤，多见于里实热证。

4. 口渴多饮，伴小便量多，多食易饥，体渐消瘦者，为消渴病。

5. 口渴咽干，夜间尤甚，兼颧红盗汗，舌红少津者，属阴虚证。

（二）渴不多饮

1. 渴不多饮，兼身热不扬，头身困重，苔黄腻者，属湿热证。

2. 口渴饮水不多，兼身热夜甚，心烦不寐，舌红绛者，属温病营分证。

3. 渴喜热饮，饮水不多，或饮后即吐者，多为痰饮内停。

4. 口干但欲漱水而不欲咽，兼面色黧黑，或肌肤甲错者，为瘀血内停。

◎ **要点二　食欲与食量：食欲减退、厌食、消谷善饥、饥不欲食、除中的临床表现及其意义**

询问病人的食欲和食量情况，可以了解脾胃功能的强弱、判断疾病的轻重和估计预后的好坏。

（一）食欲减退

食欲减退指病人进食的欲望减退，甚至不思进食的症状。

1. 食欲减退，兼见面色萎黄，食后腹胀，疲乏无力者，多属脾胃虚弱。

2. 纳呆食少，兼见脘闷腹胀，头身困重，便溏苔腻者，多属湿邪困脾。

3. 纳呆食少，脘腹胀闷，嗳腐食臭者，多属食滞胃肠。

（二）厌食

厌食指患者厌恶食物，或恶闻食味的症状。

1. 厌食，兼脘腹胀满，嗳气酸腐，舌苔厚腻者，多属食滞胃肠。

2. 厌食油腻之物，兼脘腹痞闷，呕恶便溏，肢体困重者，多属湿热蕴脾。

3. 厌食油腻厚味，伴胁肋胀痛灼热，口苦泛呕，身目发黄者，为肝胆湿热。

妇女在妊娠早期，若有择食或厌食反应，多为妊娠后冲脉之气上逆，影响胃之和降所致，属生理现象。但严重者，反复出现恶心呕吐，厌食，甚至食入即吐，则属病态，称为妊娠恶阻。

（三）消谷善饥

消谷善饥指患者食欲过于旺盛，进食量多，食后不久即感饥饿的症状。

1. 消谷善饥，兼多饮多尿，形体消瘦者，多见于消渴病。

2. 消谷善饥，兼大便溏泄者，多属胃强脾弱。

（四）饥不欲食

饥不欲食指病人虽然有饥饿感，但不想进食或进食不多。

饥不欲食，兼脘痞，胃中有嘈杂、灼热感，舌红少苔，脉细数者，是因胃阴不足，虚火内扰所致。

（五）除中

危重病人，本来毫无食欲，突然索食，食量大增，称为"除中"，是假神的表现之一，因胃气败绝所致。

◎ **要点三　口味：口淡、口甜、口黏腻、口酸、口涩、口苦、口咸的临床表现及其意义**

口味异常是指病人口中的异常味觉。询问病人口味的异常变化，可诊察内在脏腑的疾病。

（一）口淡

口淡是指病人味觉减退，口中乏味，甚至无味的症状。多见于脾胃虚弱证。

（二）口甜

口甜是指病人自觉口中有甜味的症状。多见于脾胃湿热或脾虚之证。

（三）口黏腻

口黏腻是指病人自觉口中黏腻不爽的症状。常见于痰热内盛、湿热蕴脾及寒湿困脾之证。

（四）口酸

口酸是指病人自觉口中有酸味，或泛酸。多因肝胃郁热或饮食停滞所致。

（五）口涩

口涩是指病人自觉口有涩味，如食生柿子的症状。为燥热伤津，或脏腑热盛所致。

（六）口苦

口苦是指病人自觉口中有苦味的症状。多见于心火上炎或肝胆火热之证。

（七）口咸

口咸是指病人自觉口中有咸味的症状。多见于肾病或寒水上泛的病证。

细目九　问二便

◎ 要点一　大便异常（便次、便质、排便感觉）的临床表现及其意义

（一）便次异常

1. **便秘**　指大便燥结，排出困难，便次减少，甚则多日不便。

便秘可因胃肠积热，或阳虚寒凝，或气血阴津亏损，或腹内癥块阻结等，导致肠道燥化太过，肠失濡润，或推运无力，传导迟缓，气机阻滞所致。

2. **泄泻**　指大便次数增多，粪质稀薄不成形，甚至呈水样的症状。

泄泻可因外感风寒湿热疫毒之邪，或饮食所伤，食物中毒，痨虫或寄生虫寄生于肠道，或情志失调，肝气郁滞，或脾肾阳气亏虚等，导致脾失健运所致。

（二）便质异常

除便秘便燥、泄泻便稀外，常见的便质异常有：

1. **完谷不化**　即大便中含有较多未消化食物的症状，多见于脾虚、肾虚或食滞胃肠的泄泻。

2. **溏结不调**　即大便时干时稀的症状。多因肝脾不调所致；若大便先干后溏，多属脾虚。

3. **脓血便**　即大便中含有脓血黏液。多见于痢疾或肠癌，常因湿热疫毒等邪，阻滞肠道，肠络受损所致。

4. **便血**　指血从肛门排出体外，或大便带血，或便血相混，或便后滴血，或全为血便。多

因脾胃虚弱，气不摄血，或胃肠积热、湿热蕴脾、气血瘀滞等所致。

（1）**远血**　便黑如柏油，或便血紫暗，其来较远，为远血，多见于胃脘等部位出血。

（2）**近血**　便血鲜红，血附在大便表面，或于排便前后滴出者，为近血，多见于内痔、肛裂等。

（三）排便感异常

1. **肛门灼热**　指排便时肛门有灼热感的症状。多因大肠湿热下注，或大肠郁热下迫直肠所致，见于湿热泄泻或湿热痢疾。

2. **里急后重**　指腹痛窘迫，时时欲便，肛门重坠，便出不爽的症状。多因湿热内阻，肠道气滞所致，常见于湿热痢疾。

3. **排便不爽**　指排便不通畅，有滞涩难尽之感的症状。多因湿热蕴结，肠道气机不畅；或肝气犯脾，肠道气滞；或因食滞胃肠等所致。

4. **大便失禁**　指大便不能控制，滑出不禁，甚则便出而不自知的症状。多因脾肾虚衰、肛门失约所致。见于久病年老体衰，或久泻不愈的患者。

5. **肛门重坠**　指肛门有下坠之感的症状。常于劳累或排便后加重。多属脾虚中气下陷，常见于久泻或久利不愈的患者。

◎ 要点二　小便异常（尿次、尿量、排尿感觉）的临床表现及其意义

（一）尿次异常

1. **小便频数**　指排尿次数增多，时欲小便的症状。

（1）**小便短赤**　频数急迫者，为淋证，是湿热蕴结下焦，膀胱气化不利所致。

（2）**小便澄清**　频数量多，夜间明显者，是因肾阳虚或肾气不固，膀胱失约所致。

2. **癃闭**　小便不畅，点滴而出为"癃"；小便不通，点滴不出为"闭"，一般统称为"癃闭"。

癃闭有虚实的不同。因湿热蕴结，或瘀血、结石或败精阻滞、阴部手术者，多属实证；因老

年气虚，肾阳不足，膀胱气化不利者多属虚证。

（二）尿量异常

1. 尿量增多 指尿次、尿量皆明显超过正常量次的症状。

（1）小便清长量多，属虚寒证。

（2）多饮多尿而形体消瘦者，属消渴病。

2. 尿量减少 指尿次、尿量皆明显少于正常量次的症状。

（1）小便短赤量少，多属实热证，或汗、吐、下后伤津所致。

（2）尿少浮肿，是肺、脾、肾三脏功能失常，气化不利，水湿内停所致。

（三）排尿感异常

1. 尿道涩痛 即排尿不畅，且伴有急迫、疼痛、灼热感，见于淋证。可因湿热蕴结、热灼津伤、结石或瘀血阻塞等所致。

2. 余沥不尽 即排尿后小便点滴不尽，多因老年人肾阳亏虚，肾气不固所致。

3. 小便失禁 病人神志清醒时，小便不能随意控制而自遗。多属肾气不固，膀胱失约所致。

4. 遗尿 即睡时不自主排尿，多属肾气不足，膀胱虚衰所致。

细目十　问经带

◎ **要点一　经期、经量异常的临床表现及其意义**

（一）经期异常

1. 月经先期 指月经周期提前7天以上，并连续两个月经周期以上的症状。多因脾气亏虚、肾气不足、冲任不固；或因阳盛血热、肝郁化热、阴虚火旺，热扰冲任，血海不宁所致。

2. 月经后期 指月经周期延后7天以上，并连续两个月经周期以上的症状。因营血亏损、肾精不足，或因阳气虚衰，生血不足，使血海空虚所致者，属虚证；因气滞或寒凝血瘀，痰湿阻滞，冲任受阻所致者，属实证。

3. 月经先后不定期 指经期不定，月经或提前或延后7天以上，并连续两个月经周期以上的症状。多因肝气郁滞，或脾肾虚损，使冲任气血失调，血海蓄溢失常所致。

（二）经量异常

1. 月经过多 指月经周期、经期基本正常，但经量较常量明显增多。多因热伤冲任，迫血妄行；或气虚，冲任不固；或瘀阻胞络，络伤血溢等所致。

2. 月经过少 月经周期基本正常，但经量较常量明显减少，甚至点滴即净。属虚者，多因精血亏少，血海失充所致；属实者，常因寒凝瘀阻，痰湿阻滞，冲任气血不畅所致。

◎ **要点二　闭经、痛经、崩漏的临床表现及其意义**

（一）闭经

闭经是指女子年逾18周岁，月经尚未来潮，或已行经，未受孕、不在哺乳期，而停经达3个月以上的症状。多因肝肾不足，气血亏虚，阴虚血燥，血海空虚；或因痨虫侵及胞宫，或气滞血瘀、阳虚寒凝、痰湿阻滞胞脉、冲任不通所致。

（二）痛经

痛经是指正值经期或行经前后，出现周期性小腹疼痛，或痛引腰骶，甚至剧痛难忍的症状。

1. 经前或经期小腹胀痛或刺痛，多属气滞或血瘀。

2. 小腹冷痛，得温痛减者，多属寒凝或阳虚。

3. 经期或经后小腹隐痛，多属气血两虚或肾精不足，胞脉失养所致。

（三）崩漏

非行经期间，阴道内大量出血，或持续下血，淋沥不止者，称为崩漏。一般来势急，出血量多者，称为崩，或称崩中；来势缓，出血量少者，称为漏，或称漏下。

崩与漏在病势上虽有缓急之分，但发病机理基本相同，在疾病演变过程中，又常互相转化，交替出现，故统称为崩漏。其形成多因热伤冲任，迫血妄行；或脾肾气虚，冲任不固；或瘀阻冲任，血不归经所致。

◎ **要点三　带下异常（白带、黄带）的临床表现及其意义**

（一）白带

白带是指带下色白量多，质稀如涕，淋沥不绝

的症状，多属脾肾阳虚，寒湿下注所致。

（二）黄带

黄带是指带下色黄，质黏，气味臭秽的症状，多属湿热下注或湿毒蕴结所致。

第六单元　脉　诊

细目一　脉诊概说

脉诊又称切脉，是医生用手指对患者身体某些特定部位的动脉进行切按，体验脉动应指的形象，以了解健康或病情，辨别病证的一种诊察方法。

◎ **要点一　脉象形成原理**

脉象是手指感觉脉搏跳动的形象，或称为脉动应指的形象。人体的血脉贯通全身，内连脏腑，外达肌表，运行气血，周流不休，所以，脉象能够反映全身脏腑功能、气血、阴阳的综合信息。脉象的产生，与心脏的搏动，心气的盛衰，脉管的通利和气血的盈亏及各脏腑的协调作用直接有关。

（一）心、脉是形成脉象的主要脏器

1. 心脏的搏动　在宗气和心气的作用下，心脏一缩一张的搏动，把血液排入脉管而形成脉搏。脉动源出于心，脉搏是心功能的具体表现。因此，脉搏的跳动与心脏搏动的频率、节律基本一致。

2. 脉管的舒缩　脉管是气血运行的通道。脉管尚有约束、控制和推进血液沿着脉管运行的作用。当血液由心脏排入脉管，则脉管必然扩张，然后血管依靠自身的弹性收缩，压迫血液向前运行，脉管的这种一舒一缩功能，既是气血周流、

循行不息的重要条件，也是产生脉搏的重要因素。所以脉管的舒缩功能正常与否，能直接影响脉搏，产生相应的变化。

3. 心阴与心阳的协调　心血和心阴是心脏生理功能活动的物质基础，心气和心阳主导心脏的功能活动。心阴心阳的协调，是维持脉搏正常的基本条件。当心气旺盛，血液充盈，心阴心阳调和时，心脏搏动的节奏和谐有力，脉搏亦从容和缓，均匀有力。反之，可以出现脉搏的过大过小，过强过弱，过速过迟或节律失常等变化。

（二）气血是形成脉象的物质基础

气、血是构成人体组织和维持生命活动的基本物质。脉道必赖血液以充盈，因而血液的盈亏，直接关系到脉象的大小；气属阳主动，血液的运行全赖于气的推动，脉的壅遏营气有赖于气的固摄，心搏的强弱和节律亦赖气的调节。

脉乃血脉，赖血以充，赖气以行。心与脉、血相互作用，共同形成"心主血脉"的活动整体。

（三）其他脏腑与脉象形成的关系

脉象的形成不仅与心、脉、气、血有关，同时与脏腑的整体功能活动亦有密切关系。

1. 肺　肺主气，司呼吸。肺对脉的影响，首先体现在肺与心，以及气与血的功能联系上。

由于气对血有运行、统藏、调摄等作用，所以肺的呼吸运动是主宰脉动的重要因素，一般情况下，呼吸平缓则脉象徐和；呼吸加快，脉率亦随之急促；呼吸匀和深长，脉象流利盈实；呼吸急迫浅促，或肺气壅滞而呼吸困难，脉象多呈细涩；呼吸不已则脉动不止，呼吸停息则脉搏亦难以维持。

2. **脾胃** 脾胃能运化水谷精微，为气血生化之源，"后天之本"。气血的盛衰和水谷精微的多寡，表现为脉之"胃气"的多少。脉有胃气为平脉（健康人的脉象），胃气少为病脉，无胃气为死脉，所以临床上根据胃气的盛衰，可以判断疾病预后的善恶。同时，血液之所以能在脉管中正常运行而形成脉搏，还依赖脾气的统摄与裹护，使血液不溢于脉管之外而在脉管内运行，即"脾主统血"之谓。

3. **肝** 肝藏血，具有贮藏血液、调节血量的作用。肝主疏泄，可使气血调畅，经脉通利。肝的生理功能失调，可以影响气血的正常运行，从而引起脉象的变化。

4. **肾** 肾藏精，为元气之根，是脏腑功能的动力源泉，亦是全身阴阳的根本。肾气充盛则脉搏重按不绝，尺脉有力，是谓"有根"。若精血衰竭，虚阳浮越则脉象变浮，重按不应指，是为无根脉，提示阴阳离散、病情危笃。

◎ **要点二　诊脉部位**

（一）寸口

寸口又称气口或脉口。是指单独切按桡骨茎突内侧一段桡动脉的搏动，根据其脉动形象，以推测人体生理、病理状况的一种诊察方法。寸口脉分为寸、关、尺三部。通常以腕后高骨（桡骨茎突）为标记，其内侧的部位关前（腕侧）为寸，关后（肘侧）为尺。两手各有寸、关、尺三部，共六部脉。寸关尺三部又可分为浮、中、沉三候。

（二）寸口诊法的原理

1. **寸口部为"脉之大会"** 寸口脉属手太阴肺经之脉，气血循环流注起始于手太阴肺经，营卫气血遍布周身，循环五十度又终止于

肺经，复会于寸口，为十二经脉的始终。脉气流注肺而总会聚于寸口，故全身各脏腑生理功能的盛衰，营卫气血的盈亏，均可从寸口部的脉象上反映出来。

2. **寸口部脉气最明显** 寸口部是手太阴肺经"经穴"（经渠）和"输穴"（太渊）的所在处，为手太阴肺经经气流注和经气渐旺，以至达到最旺盛的特殊反应点，故前人有"脉会太渊"之说，其脉象变化最有代表性。

3. **可反映宗气的盛衰** 肺脾同属太阴经，脉气相通，手太阴肺经起于中焦，而中焦为脾胃所居之处，脾将通过胃所受纳腐熟的食物之精微上输于肺，肺朝百脉而将营气与呼吸之气布散至全身，脉气变化见于寸口，故寸口脉动与宗气一致。

4. **便于诊察** 寸口处为桡动脉，该动脉所在桡骨茎突处，其行径较为固定，解剖位置亦较浅表，毗邻组织比较分明，方便易行，便于诊察，脉搏强弱易于分辨，同时诊寸口脉沿用已久，在长期医疗实践中，积累了丰富的经验，所以说寸口部为诊脉的理想部位。

（三）其他诊脉部位

1. **三部九候诊法** 三部九候诊法，又称为遍诊法，出自《素问·三部九候论》。是遍诊上、中、下三部有关的动脉，以判断病情的一种诊脉方法。上为头部、中为手部、下为足部。上、中、下三部又各分为天、地、人三候，三三合而为九，故称为三部九候诊法。

2. **人迎寸口诊法** 人迎寸口诊法，是对人迎和寸口脉象互相参照，进行分析的一种方法，寸口主要反映内脏的情况，人迎（颈总动脉）主要反映体表情况，这二处脉象是相应的，来去大小亦相一致。在正常情况下，春夏季人迎脉稍大于寸口脉；秋冬季寸口脉稍大于人迎脉。如果人迎脉大于寸口脉一倍、二倍、三倍时，疾病由表入里，并说明表邪盛为主，如果人迎脉大于寸口脉四倍者名为"外格"，大而数者是危重的证候。反之，寸口脉大于人迎脉一倍、

二倍、三倍时，为寒邪在里，或内脏阳虚，寸口脉四倍于人迎脉者名为"内关"，大而数者亦为危重征象。

3. 仲景三部诊法 张仲景在《伤寒杂病论》中常用寸口、趺阳、太溪三部诊法。三部诊法是以诊寸口脉候脏腑病变，诊趺阳脉候胃气，诊太溪脉候肾气。现在这种方法多在寸口无脉搏或者观察危重病人时运用。如两手寸口脉象十分微弱，而趺阳脉尚有一定力量时，提示患者的胃气尚存，尚有救治的可能；如趺阳脉难以触及时，提示患者的胃气已绝，难以救治。一说为寸口、人迎、趺阳三部，以寸口候十二经，以人迎、趺阳分候胃气。

◎ 要点三 诊脉方法及注意事项

（一）患者体位

诊脉时患者应取正坐位或仰卧位，前臂自然向前平展，与心脏置于同一水平，手腕伸直，手掌向上，手指微微弯曲，在腕关节下面垫一松软的脉枕，使寸口部位充分伸展，局部气血畅通，便于诊察脉象。

（二）医生指法

诊脉指法主要包括有选指、布指、运指三部分。

1. 选指 医生用左手或右手的食指、中指和无名指三个手指指目诊察，指目是指尖和指腹交界棱起之处，是手指触觉较灵敏的部位。诊脉者的手指指端要平齐即三指平齐，手指略呈弓形，与受诊者体表约呈45°左右为宜，这样的角度可以使指目紧贴于脉搏搏动处。

2. 布指 中指定关，医生先以中指按在掌后高骨内侧动脉处，然后食指按在关前（腕侧）定寸，无名指按在关后（肘侧）定尺。布指的疏密要与患者手臂长短、医生手指粗细相适应，如病人的手臂长或医者手指较细者，布指宜疏，反之宜密。定寸时可选取太渊穴所在位置（腕横纹上），定尺时可考虑按寸到关的距离确定关到尺的长度以明确尺的位置。寸关尺不是一个点，而是一段脉管的诊察范围。

3. 运指 医生运用指力的轻重、挪移及布指变化以体察脉象。常用的指法有举、按、寻、循、总按和单诊等，注意诊察患者的脉位（浮沉、长短）、脉次（至数与均匀度）、脉形（大小、软硬、紧张度等）、脉势（强弱与流利度等）及左右手寸关尺各部表现。

常用具体指法：

（1）**举法** 是指医生用较轻的指力，按在寸口脉搏跳动部位，以体察脉搏部位的方法。亦称"轻取"或"浮取"。

（2）**按法** 是指医生用较重的指力，甚至按到筋骨体察脉象的方法。此法又称"重取"或"沉取"。

（3）**寻法** 寻是指切脉时指力从轻到重，或从重到轻，左右推寻，调节最适当指力的方法。在寸口三部细细寻找脉动最明显的部位，统称寻法，以捕获最丰富的脉象信息。医生手指用力适中，按至肌肉以体察脉象的方法称为"中取"。

（4）**循法** 循是指切脉时三指沿寸口脉长轴循行，诊察脉之长短，比较寸关尺三部脉象的特点。

（5）**总按** 总按即三指同时用力诊脉的方法。从总体上辨别寸关尺三部和左右两手脉象的形态、脉位的浮沉等。总按时一般指力均匀，但亦有三指用力不一致的情况。

（6）**单诊** 单诊是用一个手指诊察一部脉象的方法。主要用于分别了解寸、关、尺各部脉象的形态特征。

首先用总按的方法，从总体上辨别脉象的形态、脉位的浮沉，然后再使用循法和单诊手法等辨别左右手寸、关、尺各部脉象的形态特征。

（三）平息

医生在诊脉时注意调匀呼吸，即所谓"平息"。一方面医生保持呼吸调匀，清心宁神，可以自己的呼吸计算病人的脉搏至数；另一方面，平息有利于医生思想集中，可以仔细地辨别脉象。

（四）切脉时间

一般每次诊脉每手应不少于1分钟，两手以

3分钟左右为宜。

诊脉时需注意每次诊脉的时间至少应在五十动，一则有利于仔细辨别脉象变化，再则切脉时初按和久按的指感有可能不同，对临床辨证有一定意义，所以切脉的时间要适当长些。

（五）注意事项

1. 保持环境安静 诊脉时应注意诊室环境安静，避免因环境嘈杂对医生和患者的干扰。

2. 注意静心凝神 医生诊脉时应安神定志，集中注意力认真体察脉象，最好不要同时进行问诊，以避免医生分散精力；患者必须平心静气，如果急走远行或情绪激动时，应让其休息片刻，待其平静后方可诊脉，避免由于活动及情绪波动引起脉象变化。

3. 选择正确体位 诊脉时避免让患者坐得太低或太高，保证手与心脏在同一水平上；不宜佩带手表或其他手饰诊脉；肩上、手臂上不宜挎包，也不要将一手搭在另一手上诊脉，以避免脉管受到压迫。卧位诊脉也要注意手与心在同一水平上，不宜将患者的手臂过高抬起，也不宜侧卧诊脉。

◎ 要点四　脉象要素

（一）四要素

1. 脉位 脉位指脉搏跳动显现的部位和长度。每次诊脉均应诊察脉搏显现部位的浅深、长短。正常脉搏的脉位不浮不沉，中取可得，寸、关、尺三部有脉。

（1）脉位表浅者为浮脉。

（2）脉位深沉者为沉脉。

（3）脉搏超越寸、关、尺三部者为长脉。

（4）脉动不及寸、尺者为短脉。

2. 脉数 脉数指脉搏跳动的至数和节律。每次诊脉均应诊察脉搏的频率快慢和节律是否均匀。正常成人，脉搏的频率约每分钟72~90次，且节律均匀，没有歇止。

（1）如一息五至以上为数脉。

（2）一息不满四至为迟脉。

（3）出现歇止者，有促、结、代等脉的不同。

（4）脉律快慢不匀者，为三五不调。

3. 脉形 脉形指脉搏跳动的宽度等形态。每次诊脉均应诊察脉搏的大小、软硬等形状。脉形主要与脉管的充盈度、脉搏搏动的幅度等因素有关。

（1）如脉管较充盈，搏动幅度较大者为洪脉或实脉。

（2）脉管充盈度较小，搏动幅度较小者为细脉。

（3）脉管弹性差、欠柔和者为弦脉。

（4）脉体柔软无力者为濡脉、缓脉等。

4. 脉势 脉势指脉搏应指的强弱、流畅等趋势。脉势包含着多种因素，如脉动的轴向和径向力度；主要有由心脏和阻力影响所产生的流利度；由血管弹性和张力影响而产生的紧张度等。每次诊脉均应诊察脉动势力的强弱及流畅程度。正常脉象，应指和缓，力度适中。

（1）应指有力为实脉。

（2）应指无力为虚脉。

（3）通畅状态较好，脉来流利圆滑者为滑脉。

（4）通畅状态较差，脉来艰涩不畅者为涩脉。

（二）八要素

1. 脉位 指脉动显现部位的浅深。脉位表浅为浮脉；脉位深沉为沉脉。

2. 脉率（至数） 指脉搏的频率。中医以一个呼吸周期为脉搏的计量单位。一呼一吸为"一息"。一息脉来四~五至为平脉，一息六至为数脉，一息三至为迟脉。

3. 脉长 指脉动应指的轴向范围长短。即脉动范围超越寸、关、尺三部称为长脉，应指不及三部，但见关部或寸部者均称为短脉。

4. 脉势（脉力） 指脉搏的强弱。脉搏应指有力为实脉，应指无力为虚脉。

5. 脉宽 指脉动应指的径向范围大小，即手指感觉到脉道的粗细（不等于血管的粗细）。脉道宽大的为大脉，狭小的为细脉。

6. 流利度 指脉搏来势的流利通畅程度。脉来流利圆滑者为滑脉；来势艰难，不流利者为涩脉。

7. **紧张度** 指脉管的紧急或弛缓程度。脉管绷紧为弦脉；弛缓为缓脉。

8. **均匀度** 均匀度包括两个方面，一是脉动节律是否均匀，脉律不均匀，脉搏搏动无规律可见于散脉、微脉等，出现歇止者，有促、结、代等脉的不同；二是脉搏力度、大小是否一致，一致为均匀，不一致为参差不齐。

细目二 正常脉象

◎ 要点一 正常脉象的表现

正常脉象的主要特点是：寸关尺三部有脉，一息四~五至，相当于 72~90 次/分，不浮不沉，不大不小，从容和缓，节律一致，尺部沉取有一定力量，并随生理活动、气候、季节和环境不同而有相应变化。这些特征在脉学中称为有胃、有神、有根。

◎ 要点二 正常脉象的特点（胃、神、根）

（一）胃

胃也称胃气。脉之胃气主要反映脾胃运化功能的盛衰和营养状况的优劣。脉有胃气的特点是从容、和缓、流利的感觉。

（二）神

脉搏有力是有神的标志，故有胃即有神。脉之有神是指：有力柔和、节律整齐。

（三）根

脉之有根关系到肾。脉之有根主要表现在尺脉有力、沉取不绝两个方面。

总之，胃、神、根是从不同侧面强调了正常脉象所必备的条件，三者相互补充而不能截然分开。

细目三 常见脉象的特征与临床意义

◎ 要点一 常见脉象的脉象特征及鉴别（浮脉、沉脉、迟脉、数脉、虚脉、实脉、洪脉、细脉、滑脉、涩脉、弦脉、紧脉、缓脉、濡脉、弱脉、微脉、结脉、促脉、代脉）

（一）常见脉象的脉象特征

1. **浮脉** 轻取即得，重按稍减而不空，举之有余，按之不足。其脉象特征是脉管的搏动在皮下较浅表的部位，即位于皮下浅层。因此，轻取即得，按之稍减而不空。

2. **沉脉** 轻取不应，重按始得，举之不足，按之有余。其脉象特征是脉管搏动的部位在皮肉之下靠近筋骨之处，因此用轻指力按触不能察觉，用中等指力按触搏动也不明显，只有用重指力按到筋骨间才能感觉到脉搏明显的跳动。

3. **迟脉** 脉来迟慢，一息不足四至（相当于每分钟脉搏在 60 次以下）。其脉象特征是脉管搏动的频率小于正常脉率。

4. **数脉** 脉来急促，一息五至以上而不满七至（每分钟约在 91~120 次）。其脉象特征是脉率较正常为快，比疾脉慢。

5. **虚脉** 三部脉举之无力，按之空豁，应指松软。亦是无力脉象的总称。其脉象特征是脉搏搏动力量软弱，寸、关、尺三部，浮、中、沉三候均无力。

6. **实脉** 三部脉充实有力，其势来去皆盛。亦为有力脉象的总称。其脉象特征是脉搏搏动力量强，寸、关、尺三部，浮、中、沉三候均有力量，脉管宽大。

7. **洪脉** 脉体宽大，充实有力，来盛去衰，状若波涛汹涌。其脉象特征主要表现在脉搏显现的部位、形态和气势三个方面。脉体宽大，搏动部位浅表，指下有力。

8. **细脉** 脉细如线，但应指明显。其脉象特征是脉道狭小，指下寻之往来如线，但按之不绝，应指起落明显。

9. 滑脉 往来流利，应指圆滑，如盘走珠。其脉象特征是脉搏形态应指圆滑，如同圆珠流畅地由尺部向寸部滚动，浮、中、沉取皆可感觉到。

10. 涩脉 形细而行迟，往来艰涩不畅，脉势不匀。其脉象特征是脉形较细，脉势滞涩不畅，如"轻刀刮竹"；至数较缓而不匀，脉力大小亦不均，呈三五不调之状。

11. 弦脉 端直以长，如按琴弦。其脉象特征是脉形端直而似长，脉势较强，脉道较硬，切脉时有挺然指下、直起直落的感觉。

12. 紧脉 绷急弹指，状如牵绳转索。其脉象特征是脉势紧张有力，坚搏抗指，脉管的紧张度、力度均比弦脉高，其指感比弦脉更加绷急有力，且有旋转绞动或左右弹指的感觉，但脉体较弦脉柔软。

13. 缓脉

（1）平缓脉 脉来和缓，一息四至（每分钟60~71次），应指均匀，脉有胃气的一种表现，称为平缓脉，多见于正常人。

（2）病缓脉 脉来怠缓无力，弛纵不鼓的病脉。

14. 濡脉 浮细无力而软。其脉象特征是位浮、形细、势软。其脉管搏动的部位在浅层，形细而软，如絮浮水，轻取即得，重按不显。

15. 弱脉 沉细无力而软。其脉象特征是位沉、形细、势软。由于脉管细小不充盈，其搏动部位在皮肉之下靠近筋骨处，指下感到细而无力。

16. 微脉 极细极软，按之欲绝，若有若无。其脉象特征是脉形极细小，脉势极软弱，以致轻取不见，重按起落不明显，似有似无。

17. 结脉 脉来缓慢，时有中止，止无定数。其脉象特征是脉来迟缓，脉律不齐，有不规则的歇止。

18. 促脉 脉来数而时有一止，止无定数。其脉象特征是脉率较快且有不规则的歇止。

19. 代脉 脉来一止，止有定数，良久方还。其脉象特征是脉律不齐，表现为有规则的歇止，歇止的时间较长，脉势较软弱。

（二）常见脉象的脉象鉴别

1. 比类法鉴别

（1）归类 或称分纲，即将脉象进行归类、分纲，就能提纲挈领，执简驭繁。如浮脉类有浮、洪、濡，沉脉类有沉、弱，迟脉类有迟、缓、涩、结，数脉类有数、促，虚脉类有虚、细、微、代，实脉类有实、滑、弦、紧。

（2）辨异 在了解同类脉象相似特征的基础上，再将不同之处进行比较而予以区别，这就是脉象的辨异。

相似脉部位比较

脉位	脉名	特征
脉位	浮脉	举之有余，重按稍减而不空，脉形不大不小
表浅	濡脉	浮细无力而软
脉位在皮	沉脉	轻取不应，重按始得
下深层	弱脉	沉而细软无力

相似脉至数比较

至数	脉名	特征
脉率快于 正常脉象	数脉	一息五至以上，不足七至（91~120次/分）
	促脉	脉率每息在五至以上，且有不规则的歇止
脉率慢于 正常脉象	迟脉	一息不足四至（60次/分以下）
	缓脉	一息四至，脉来怠缓无力（60~71次/分）
	结脉	脉来缓慢，且有不规则的歇止

相似脉节律不整比较

节律不整	脉名	节律
有间歇的脉象	促脉	数而时止，止无定数
	结脉	缓而时止，止无定数
	代脉	脉来一止，止有定数，良久方还
无间歇的脉象	涩脉	脉律不齐，三五不调，往来艰涩，形态不匀
	微脉	极细极软，似有似无

相似脉脉宽比较

脉象宽细	脉名	脉宽
具有细的特征的脉象	细脉	脉细如线，应指显然
	濡脉	脉浮细而软，轻取即得
	弱脉	脉沉细而软，重按乃得
	微脉	脉极细极软，似有若无
具有宽的特征的脉象	洪脉	脉体宽大，充实有力，来盛去衰
	实脉	三部脉充实有力，其势来去皆盛

相似脉脉紧张度比较

脉体紧张度	脉名	特征
脉体较硬	弦脉	脉端直以长，如按琴弦
	紧脉	紧张有力，如按绳索，在脉势绷急和脉形宽大两方面超过弦脉
脉体柔软	濡脉	浮细无力而软
	弱脉	沉细无力而软
	缓脉	脉来怠缓无力，弛纵不鼓

相似脉脉流利度比较

流利度	脉名	特征
脉来流利	数脉	频率快，一息五至以上而不满七至
	滑脉	往来流利圆滑，如珠走盘
脉来艰涩	涩脉	形细而行迟，往来艰涩不畅，脉势不匀，如轻刀刮竹

2. 对举法鉴别 对举法就是把两种相反的脉象对比而加以鉴别的方法。如分别进行浮与沉、迟与数、虚与实、滑与涩、洪与细、长与短、弦与紧、紧与缓、散与牢的鉴别比较。

◎ **要点二 常见脉象的临床意义**

1. **浮脉** 一般见于表证，亦见于虚阳浮越证。

2. **沉脉** 多见于里证。有力为里实；无力为里虚。亦可见于正常人。

3. **迟脉** 多见于寒证，迟而有力为实寒；迟而无力为虚寒。亦见于邪热结聚之实热证。

4. **缓脉** 多见于湿病，脾胃虚弱，亦可见于正常人。

5. **数脉** 多见于热证，亦见于里虚证。

6. **虚脉** 见于虚证，多为气血两虚。

7. **实脉** 见于实证，亦见于常人。

8. **洪脉** 多见于阳明气分热盛。

9. **细脉** 多见于气血两虚、湿邪为病。

10. **濡脉** 多见于虚证或湿困。

11. **弱脉** 多见于阳气虚衰、气血俱虚。

12. **微脉** 多见于气血大虚，阳气衰微。

13. **滑脉** 多见于痰湿、食积和实热等病证。亦是青壮年的常脉，妇女的孕脉。

14. **涩脉** 多见于气滞、血瘀和精伤、血少，痰食内停。

15. **弦脉** 多见于肝胆病、疼痛、痰饮等，或为胃气衰败者。亦见于老年健康者。

16. **紧脉** 见于实寒证、疼痛和食积等。

17. **结脉** 见于阴盛气结、寒痰血瘀，亦可见于气血虚衰。

18. **代脉** 见于脏气衰微、疼痛、惊恐、跌仆损伤等病证。

19. **促脉** 多见于阳盛实热、气血痰食停滞；亦见于脏气衰败。

第七单元 按 诊

按诊是医生用手直接触摸或按压病人某些部位，以了解局部冷热、润燥、软硬、压痛、肿块或其他异常变化，从而推断疾病部位、性质和病情轻重等情况的一种诊断方法。

细目 按 诊

◎ **要点一 按诊的方法与注意事项**

（一）按诊的方法

主要有触、摸、按、叩四法。

1. **触法** 医生将自然并拢的第二、三、四、五手指掌面或全手掌轻轻接触或轻柔地进行滑动触摸病人局部皮肤，以了解肌肤的凉热、润燥等情况，用于分辨病属外感还是内伤，是否汗出，以及阳气津血的盈亏。

2. **摸法** 医生用指掌稍用力寻抚局部，如胸腹、腧穴、肿胀部位等，探明局部的感觉情况，如有无疼痛和肿物，肿胀部位的范围及肿胀程度等，以辨别病位及病性的虚实。

3. **按法** 医生以重手按压或推寻局部，如胸腹部或某一肿胀或肿瘤部位，了解深部有无压痛或肿块，肿块的形态、大小，质地的软硬、光滑度，活动程度等，以辨脏腑虚实和邪气的痼结情况。

4. 叩法 医生用手叩击病人身体某部，使之震动产生叩击音、波动感或震动感，以此确定病变的性质和程度的一种检查方法。叩击法有直接叩击法和间接叩击法两种。

（1）**直接叩击法** 医生用中指指尖或并拢的二、三、四、五指的掌面轻轻地直接叩击或拍打按诊部位，通过听音响和叩击手指的感觉来判断病变部位的情况。

（2）**间接叩击法** 有拳掌叩击法和指指叩击法。

①拳掌叩击法：医生用左手掌平贴在病人的诊察部位，右手握成空拳叩击左手背，边叩边询问患者叩击部位的感觉，有无局部疼痛，医生根据病人感觉以及左手震动感，以推测病变部位、性质和程度。临床常用以诊察腹部和腰部疾病。

②指指叩击法：医生用左手中指第二指节紧贴病体需诊察的部位，其他手指稍微抬起，勿与体表接触，右手指自然弯曲，第二、四、五指微翘起，以中指指端叩击左手中指第二指节前端，叩击方向应与叩击部位垂直，叩时应用腕关节与掌指关节活动之力，指力要均匀适中，叩击动作要灵活、短促、富有弹性，叩击后右手中指应立即抬起，以免影响音响。此法病人可采取坐位或仰卧位，常用于对胸背腹及肋间的诊察，如两肋叩击音实而浊，多为悬饮之表现。

（二）按诊注意事项

1. 体位与手法的选择 按诊的体位及触、摸、按、叩四种手法的选择应具有针对性。临诊时，必须根据不同疾病要求的诊察目的和部位，选择适当的体位和方法。否则，将难以获得准确的诊断资料，亦即失去按诊的意义。

2. 医生举止 医生举止要稳重大方，态度要严肃认真，手法要轻巧柔和，避免突然暴力或冷手按诊，以免引起病人精神和肌肉紧张，以致不能配合，影响诊察的准确性。

3. 争取病人配合 注意争取病人的主动配合，使病人能准确地反映病位的感觉。如诊察病人肝、脾时，请病人作腹式呼吸运动，随着病人的深吸气，有节奏地进行按诊。同时亦可让病人由仰卧位改为侧卧位配合诊察。

4. 边检查边观察边询问 要边检查边注意观察病人的反应及表情变化，注意对侧部位以及健康部位与疾病部位的比较，以了解病痛所在的准确部位及程度。要边询问是否有压痛及疼痛程度，边通过谈话了解病情，以转移病人的注意力，减少病人因精神紧张而出现的假象反应，保证按诊检查结果的准确性。

◎ **要点二　按肌肤手足的内容及其临床意义**

（一）按肌肤

1. 诊寒热 按肌肤的寒热可了解人体阴阳的盛衰、表里虚实和邪气的性质。

（1）肌肤寒冷、体温偏低者为阳气衰少。

（2）肌肤冷而大汗淋漓、面色苍白、脉微欲绝者为亡阳之征象。

（3）肌肤灼热，体温升高者为阳气盛，多为实热证。

（4）若汗出如油，四肢肌肤尚温而脉躁疾无力者，为亡阴之征象。

（5）身灼热而肢厥为阳热内盛，格阴于外所致，属真热假寒证。

（6）外感病汗出热退身凉，为表邪已解。

（7）皮肤无汗而灼热者，为热甚。

（8）身热初按热甚，久按热反转轻者为热在表；久按其热反甚者为热在里。

（9）肌肤初扪之不觉很热，但扪之稍久即感灼手者，称身热不扬。常兼头身困重、脘痞、苔腻等症。主湿热蕴结证。

（10）局部病变通过按肌肤之寒热可辨证之阴阳。皮肤不热，红肿不明显者，多为阴证；皮肤灼热而红肿疼痛者，多为阳证。

2. 诊润燥滑涩 通过触摸患者皮肤的滑润和燥涩，可以了解汗出与否及气血津液的盈亏情况。

（1）皮肤干燥者，尚未出汗。

（2）干瘪者，为津液不足。

（3）湿润者，身已出汗；肌肤滑润者，为气血充盛。

（4）肌肤枯涩者，为气血不足。

（5）新病皮肤多滑润而有光泽，为气血未伤之表现。

（6）久病肌肤枯涩者，为气血两伤；肌肤甲错者，多为血虚失荣或瘀血所致。

3. 诊疼痛 通过触摸肌肤疼痛的程度，可以分辨疾病的虚实。

（1）肌肤濡软，按之痛减者，为虚证。

（2）硬痛拒按者，为实证。

（3）轻按即痛者，病在表浅。

（4）重按方痛者，病在深部。

4. 诊肿胀

（1）按之凹陷，举手不能即起者，为水肿。

（2）按之凹陷，举手即起者，为气肿。

5. 诊疮疡 触按疮疡局部的凉热、软硬，来判断证之阴阳寒热。

（1）肿硬不热者，属寒证。

（2）肿处灼手而压痛者，属热证。

（3）根盘平塌漫肿者，属虚证。

（4）根盘收束而隆起者，属实证。

（5）患处坚硬多无脓；边硬顶软者已成脓。

6. 诊尺肤 即触摸从肘部内侧至掌后横纹处之间的皮肤。根据其缓急、滑涩、寒热的情况，来判断疾病的性质。

（1）尺肤热甚，其脉象洪滑数盛者多为热证。

（2）尺肤凉，而脉象细小者，多为泄泻、少气。

（3）按尺肤窅而不起者，多为风水。

（4）尺肤粗糙如枯鱼之鳞者，多为精血不足，或瘀血内阻，或脾阳虚衰、水饮不化之痰饮病。

（二）按手足

诊手足寒温，对判断阳气存亡，推测疾病预后，具有重要意义。

1. 阳虚之证，四肢犹温，为阳气尚存；若四肢厥冷，多病情深重。

2. 手足俱冷者，为阳虚寒盛，属寒证。

3. 手足俱热者，多为阳盛热炽，属热证。

4. 热证见手足热者，属顺候；热证反见手足逆冷者，属逆候。

5. 手足心与手足背比较，若手足背热甚者，多为外感发热；手足心热甚者，多为内伤发热。

6. 手心热与额上热比较，若额上热甚于手心热者为表热；手心热甚于额上热者为里热。

◎ **要点三 按腹部辨疼痛、痞满、积聚的要点**

（一）辨疼痛

1. 腹痛

（1）腹痛喜按，按之痛减，腹壁柔软者，多为虚证，常见的有脾胃气虚等。

（2）腹痛拒按，按之痛甚，并伴有腹部硬满者，多为实证，如饮食积滞、胃肠积热之阳明腑实、瘀血肿块等。

（3）局部肿胀拒按者，多为内痈。

（4）按之疼痛，固定不移，多为内有瘀血。

（5）按之胀痛，病处按此联彼者，为病在气分，多为气滞气闭。

2. 腹部压痛

（1）右季肋部压痛，见于肝、胆、右肾和升结肠的病变。

（2）上腹部压痛，见于肝、胆、胃腑、胰和横结肠病变。

（3）左季肋部压痛，见于脾、左肾、降结肠等病变。

（4）脐部压痛，见于小肠、横结肠、输尿管病变。

（5）下腹部压痛，常见于膀胱疾病、肠痈或女性生殖器官病变。

（6）左少腹作痛，按之累累有硬块者，多为肠中有宿粪。

（7）右少腹作痛而拒按，或出现"反跳痛"（按之局部有压痛，若突然移去手指，腹部疼痛加剧），或按之有包块应手者，常见于肠痈等病。

（二）辨痞满

1. 脘腹痞满 痞满是自觉心下或胃脘部痞塞不适和胀满的一种症状。

（1）心下部按之较硬而疼痛者，多属实证，多因邪实积聚胃脘部。

（2）按之濡软而无疼痛者，则属于虚证，多因胃腑虚弱所致。

2. 脘腹胀满

（1）凡腹部按之手下饱满充实而有弹性、有压痛者，多为实满。

（2）若腹部虽膨满，但按之手下虚软而缺乏弹性，无压痛者，多为虚满。

（3）腹部高度胀大，如鼓之状者，称为鼓胀。

（4）鼓胀中气鼓和水鼓的鉴别，可以通过以下方法：两手分置于腹部两侧对称位置，一手轻轻叩拍腹壁，另一手若有波动感，按之如囊裹水者为水鼓；一手轻轻叩拍腹壁，另一手无波动感，以手叩击如击鼓之膨膨然者为气鼓。

（5）肥胖之人腹如鼓，按之柔软，无脐突、无病证表现者，不属病态。

（三）辨积聚

1. 癥瘕积聚的鉴别

（1）凡肿块推之不移，肿块痛有定处者，为癥积，病属血分。

（2）肿块推之可移，或痛无定处，聚散不定者，为瘕聚，病属气分。

（3）肿块大者为病深；形状不规则，表面不光滑者为病重。

（4）坚硬如石者为恶候。

（5）腹中结块，按之起伏聚散，往来不定，或按之形如条索状，久按转移不定，或按之手下如蚯蚓蠕动者，多为虫积。

（6）小腹部触及肿物，若触之有弹性，不能被推移，呈横置的椭圆形或球形，按压时有压痛，有尿意，排空尿后肿物消失者，多因积尿所致。

（7）排空尿后小腹肿物不消，若系妇女停经后者，多为怀孕而胀大的胞宫；否则可能是石瘕等胞宫或膀胱的肿瘤。

2. 辨妇女妊娠 妊娠3个月后，一般可以在其小腹部触及胀大的胞宫；妊娠5~6个月时，胞宫底约与脐平；妊娠7个月时，胞宫底在脐上3横指；妊娠9个月至足月时，胞宫底在剑突下二横指。

（1）妊娠后腹形明显大于正常，皮肤光亮，按之胀满者，多为胎水肿满。

（2）腹形明显小于正常，而胎儿尚存活者，多为胎萎不张。

第八单元 八纲辨证

细目一 概 述

◎ **要点 八纲辨证的概念**

八纲：指表、里、寒、热、虚、实、阴、阳八个纲领。

根据病情资料，运用八纲进行分析综合，从而辨别疾病现阶段病变部位的浅深、病情性质的寒热、邪正斗争的盛衰和病证类别的阴阳，以作为辨证纲领的方法，称为八纲辨证。

细目二 表 里

◎ 要点一 表证与里证的概念

表证指六淫、疫疠等邪气，经皮毛、口鼻侵入机体的初期阶段，正（卫）气抗邪于肌表浅层，以新起恶寒发热为主要表现的轻浅证候。

里证指病变部位在内，脏腑、气血、骨髓等受病所表现的证候。

◎ 要点二 表证与里证的临床表现、辨证要点

（一）表证的临床表现、辨证要点

表证常见临床表现有新起恶风寒，或恶寒发热，头身疼痛，喷嚏，鼻塞，流涕，咽喉痒痛，微有咳嗽、气喘，舌淡红，苔薄，脉浮。

表证是正气抗邪于外的表现，一般以新起恶寒，或恶寒发热并见，脉浮，内部脏腑的症状不明显为共同特征。多见于外感病初期，具有起病急、病位浅、病程短的特点。

（二）里证的临床表现、辨证要点

里证的范围极为广泛，其临床表现多种多样，概而言之，凡非表证（及半表半里证）的特定证候，一般都属里证的范畴，即所谓"非表即里"。其证候特征是无新起恶寒发热并见，以脏腑症状为主要表现。

里证可见于外感疾病的中、后期阶段，或为内伤疾病。不同的里证，可表现为不同的证候，故很难用几个症状全面概括，但其基本特征是一般病情较重，病位较深，病程较长。

◎ 要点三 表证与里证的鉴别要点

表证和里证的辨别，主要审察寒热症状，脏腑症状是否突出，舌象、脉象等变化。《医学心悟·寒热虚实表里阴阳辨》说："一病之表里，全在发热与潮热，恶寒与恶热，头痛与腹痛，鼻塞与口燥，舌苔之有无，脉之浮沉以分之。假如发热恶寒，头痛鼻塞，舌上无苔（或作薄白），脉息

浮，此表也；如潮热恶热，腹痛口燥，舌苔黄黑，脉息沉，此里也。"可作为辨别表里证的参考。

1. 外感病中，发热恶寒同时并见者属表证；但热不寒或但寒不热者属里证；寒热往来者属半表半里证。

2. 表证以头身疼痛，鼻塞或喷嚏等为常见症状，脏腑症状不明显；里证以脏腑症状如咳喘、心悸、腹痛、呕泻之类表现为主症，鼻塞、头身痛等非其常见症状；半表半里证则有胸胁苦满等特有表现。

3. 表证及半表半里证舌苔变化不明显，里证舌苔多有变化；表证多见浮脉，里证多见沉脉或其他多种脉象。

4. 此外，辨表里证尚应参考起病的缓急、病情的轻重、病程的长短等。

细目三 寒 热

◎ 要点一 寒证与热证的概念

寒证指感受寒邪，或阳虚阴盛，导致机体功能活动衰退所表现的具有冷、凉特点的证候。

热证指感受热邪，或脏腑阳气亢盛，或阴虚阳亢，导致机体机能活动亢进所表现的具有温、热特点的证候。

◎ 要点二 寒证与热证的临床表现、鉴别要点

（一）寒证与热证的临床表现

寒证常见的临床表现有恶寒，畏寒，冷痛，喜暖，口淡不渴，肢冷蜷卧，痰、涎、涕清稀，小便清长，大便稀溏，面色㿠白，舌淡，苔白而润，脉紧或迟等。

热证常见的临床表现有发热，恶热喜冷，口渴欲饮，面赤，烦躁不宁，痰、涕黄稠，小便短黄，大便干结，舌红，苔黄燥少津，脉数等。

（二）寒证与热证的鉴别要点

寒证与热证的鉴别，应对疾病的全部表现进

行综合观察，尤其是恶寒发热、对寒热的喜恶、口渴与否、面色的赤白、四肢的温凉、二便、舌象、脉象等，是辨别寒证与热证的重要依据。《医学心悟·寒热虚实表里阴阳辨》说："一病之寒热，全在口渴与不渴，渴而消水与不消水，饮食喜热与喜冷，烦躁厥逆，溺之长短赤白，便之溏结，脉之迟数以分之。假如口渴而能消水，喜冷饮食，烦躁，溺短赤，便结，脉数，此热也；假如口不渴，或假渴而不能消水，喜饮热汤，手足厥冷，溺清长，便溏，脉迟，此寒也。"可作为辨别寒热证的参考。

鉴别要点如下表：

寒证与热证的鉴别

	寒证	热证
寒热喜恶	恶寒喜温	恶热喜凉
口渴	不渴	渴喜冷饮
面色	白	红
四肢	冷	热
大便	稀溏	秘结
小便	清长	短赤
舌象	舌淡苔白润	舌红苔黄
脉象	迟或紧	数

细目四　虚　实

◎ **要点一　虚证与实证的概念**

虚证指人体阴阳、气血、津液、精髓等正气亏虚，而邪气不著，表现为不足、松弛、衰退特征的各种证候。

实证指人体感受外邪，或疾病过程中阴阳气血失调，体内病理产物蓄积，以邪气盛、正气不虚为基本病理，表现为有余、亢盛、停聚特征的各种证候。

◎ **要点二　虚证与实证的临床表现、鉴别要点**

（一）虚证与实证的临床表现

一般久病、势缓者多为虚证，耗损过多者多虚证，体质素弱者多虚证。由于各种虚证的表现极不一致，各脏腑虚证的表现各不相同，所以很难用几个症状全面概括。

一般新起、暴病者多为实证，病情急剧者多实证，体质壮实者多实证。由于感受邪气的性质及致病特点的差异，以及病邪侵袭、停积部位的不同，实证的证候表现各不相同，所以很难以哪几个症状作为实证的代表。

（二）虚证与实证的鉴别要点

虚证与实证主要从病程、病势、体质及症状、舌脉等方面加以鉴别。鉴别要点如下表：

虚证与实证的鉴别

	虚证	实证
病程	长（久病）	短（新病）
体质	多虚弱	多壮实
精神	萎靡	兴奋
声息	声低息微	声高气粗
疼痛	喜按	拒按
胸腹胀满	按之不痛，胀满时减	按之疼痛，胀满不减
发热	五心烦热，午后微热	蒸蒸壮热
恶寒	畏寒，得衣近火则减	恶寒，添衣加被不减
舌象	质嫩，苔少或无苔	质老，苔厚
脉象	无力	有力

细目五　阴　阳

◎ 要点一　阴证与阳证的概念

凡见抑制、沉静、衰退、晦暗等表现的里证、寒证、虚证，以及症状表现于内的、向下的、不易发现的，或病邪性质为阴邪致病、病情变化较慢等，均属阴证范畴。

凡见兴奋、躁动、亢进、明亮等表现的表证、热证、实证，以及症状表现于外的、向上的、容易发现的，或病邪性质为阳邪致病、病情变化较快等，均属阳证范畴。

◎ 要点二　阴证与阳证的鉴别要点

阴证与阳证的鉴别，其要点可见于表里、寒热、虚实证候的鉴别之中，亦可从四诊角度进行对照鉴别。鉴别要点如下表：

阴证与阳证的鉴别

四诊	阴证	阳证
问	恶寒畏冷，喜温，食少乏味，不渴或喜热饮，小便清长或短少，大便溏泄气腥	身热，恶热，喜凉，恶食，心烦，口渴引饮，小便短赤涩痛，大便干硬，或秘结不通，或有奇臭
望	面色苍白或暗淡，身重蜷卧，倦怠无力，精神萎靡，舌淡胖嫩，舌苔润滑	面色潮红或通红，狂躁不安，口唇燥裂，舌红绛，苔黄燥或黑而生芒刺
闻	语声低微，静而少言，呼吸怯弱，气短	语声壮厉，烦而多言，呼吸气粗，喘促痰鸣
切	腹痛喜按，肢凉，脉沉、细、迟、无力等	腹痛拒按，肌肤灼热，脉浮、洪、数、大、滑、有力等

◎ 要点三　阳虚证、阴虚证的临床表现

（一）阳虚证的临床表现

阳虚证的特征性表现有：畏寒，肢凉，口淡不渴，或喜热饮，或自汗，小便清长或尿少不利，大便稀薄，面色㿠白，舌淡胖，苔白滑，脉沉迟无力。可兼有神疲，乏力，气短等气虚的表现。

本证多因久病损伤，阳气亏虚，或气虚进一

步发展；久居寒凉之处，或过服寒凉清苦之品，阳气逐渐耗伤；年高而命门之火渐衰所致。

由于阳气亏虚，机体失却温煦，不能抵御阴寒之气，而寒从内生，故见畏寒肢凉等一派虚寒的证候；阳气不能蒸腾、气化水液，则见便溏、尿清或尿少不利、舌淡胖等症；阳虚水湿不化，则口淡不渴，阳虚不能温化和蒸腾津液上承，则可见渴喜热饮。

阳虚可见于许多脏器组织的病变，临床常见者有心阳虚证、脾阳虚证、胃阳虚证、肾阳虚证、胞宫（精室）虚寒证，以及虚阳浮越证等，并表现有各自脏器的证候特征。

阳虚证易与气虚同存，即阳气亏虚证；阳虚则寒，必有寒象并易感寒邪；阳虚可发展演变成阴虚（即阴阳两虚）和亡阳；阳虚可导致气滞、血瘀、水泛，产生痰饮等病理变化。

（二）阴虚证的临床表现

阴虚证的特征性表现有：形体消瘦，口燥咽干，两颧潮红，五心烦热，潮热，盗汗，小便短黄，大便干结，舌红少津或少苔，脉细数等。

本证多因热病之后，或杂病日久，伤耗阴液；情志过极，火邪内生，久而伤及阴精；房事不节，耗伤阴精；过服温燥之品，使阴液暗耗所致。

阴液亏少，则机体失却濡润滋养，同时由于阴不制阳，则阳热之气相对偏旺而生内热，故表现为一派虚热、干燥不润、虚火内扰的证候。

阴虚证可见于多个脏器组织的病变，常见肺阴虚证、心阴虚证、胃阴虚证、肝阴虚证、肾阴虚证等，并表现出各自脏器的证候特征。

阴虚可与气虚、血虚、阳虚、阳亢、精亏、津液亏虚以及燥热等证候同时存在，或互为因果，而表现为气阴亏虚证、阴血亏虚证、阴阳两虚证、阴虚阳亢证、阴精亏虚证、阴津（液）亏虚证、阴虚燥热证等。阴虚可发展成阳虚、亡阴，阴虚可导致动风、气滞、血瘀、水停等病理变化。

◎ 要点四　亡阳证、亡阴证的临床表现与鉴别要点

（一）亡阳证的临床表现

冷汗淋漓、汗质稀淡，神情淡漠，肌肤不温，手足厥冷，呼吸气弱，面色苍白，舌淡而润，脉微欲绝等。

亡阳一般是在阳气由虚而衰的基础上的进一步发展，但亦可因阴寒之邪极盛而致阳气暴伤，或因大汗、失精、大失血等阴血消亡而阳随阴脱，或因剧毒刺激、严重外伤、瘀痰阻塞心窍等而使阳气暴脱所致。

由于阳气极度衰微而欲脱，失却温煦、固摄、推动之能，故见冷汗、肢厥、面色苍白、神情淡漠、气息微弱、脉微等垂危病状。

（二）亡阴证的临床表现

汗热味咸而黏、如珠如油，身灼肢温，虚烦躁扰，恶热，口渴饮冷，皮肤皱瘪，小便极少，面赤颧红，呼吸急促，唇舌干燥，脉细数疾等。

亡阴可以是在病久而阴液亏虚基础上的进一步发展，也可因壮热不退、大吐大泻、大汗不止、大量出血、严重烧伤致阴液暴失而成。

由于阴液欲绝，阴不能制阳，故见脉细数疾，身灼烦渴，面赤唇焦，呼吸急促等阴竭阳盛的证候，阳热逼迫欲绝之阴津外泄，故见汗出如油。

（三）亡阳证、亡阴证的鉴别要点

亡阳与亡阴证均在疾病的危重阶段，突然大汗淋漓，必须及时、准确地辨识。根据汗质的稀冷如水或黏热如油，结合病情，身凉或身灼、四肢厥逆或温和、面白或面赤、脉微或数疾等，一般不难辨别。亡阳与亡阴鉴别见下表：

亡阳证与亡阴证的鉴别

证名	汗出	寒热	四肢	面色	气息	口渴	舌象	脉象
亡阳	汗冷清稀	身冷畏寒	厥冷	苍白	微弱	不渴或渴喜热饮	苔白润	脉微欲绝
亡阴	汗热黏稠	身热恶热	温暖	面赤颧红	急促	渴喜冷饮	舌红干	脉细数疾而无力

细目六　八纲证候间的关系

八纲证候间的关系，主要可归纳为证候相兼、证候错杂、证候转化、证候真假四个方面。

◎ **要点一　证候相兼、错杂与转化（寒证转化为热证、热证转化为寒证、实证转虚）的概念**

（一）证候相兼的概念

广义的证候相兼，指各种证候的相兼存在。本处所指为狭义的证候相兼，即在疾病某一阶段，其病位无论是在表、在里，但病情性质上没有寒与热、虚与实等相反的证候存在。

临床常见的八纲相兼证候有表实寒证、表实热证、里实寒证、里实热证、里虚寒证、里虚热证等，其临床表现一般是有关纲领证候的相加。如恶寒重发热轻，头身疼痛，无汗，脉浮紧等，为表实寒证；五心烦热，盗汗，口咽干燥，颧红，舌红少津，脉细数等，为里虚热证。

所谓表虚，主要是指卫表（阳）不固证（偏于虚寒），然而以往常将表证有汗出者，称之为"表虚"，表证无汗者，称之为"表实"，其实表证的有无汗出，只是在外邪的作用下，毛窍的闭与未闭，是邪正相争的不同反应，毛窍未闭、肌表疏松而有汗出，不等于疾病的本质属虚。

（二）证候错杂的概念

证候错杂指疾病某一阶段，不仅表现为病位的表里同时受病，而且呈现寒、热、虚、实性质相反的证候。

八纲中表里寒热虚实的错杂关系，可以表现为表里同病、寒热错杂、虚实夹杂，临床辨证应对其进行综合分析。证候间的错杂关系有四种情况：第一类是表里同病而寒热虚实性质并无矛盾，如表里实寒证；第二类是表里同病，寒热性质相同，但虚实性质相反的证候，如表实寒里虚寒证；第三类是表里同病，虚实性质相同，但寒热性质相反的证候，如表实寒里实热证，即"寒

包火"证；第四类是表里同病，而寒与热、虚与实的性质均相反的证候，临床上除可有表实寒里虚热证外，其余组合则极少见到。

（三）证候转化的概念

证候转化指疾病在其发展变化过程中，其病位、病性，或邪正盛衰的状态发生变化，由一种证候转化为对立的另一种证候。证候的转化包括表里出入、寒热转化、虚实转化。

1. 表里出入　表里出入是指病情表与里的相互转化，或病情由表入里而转化为里证，或病邪由里出表而有出路。一般而言，这种病位上的变化，由表入里多提示病情转重，由里出表多预示病情减轻。掌握病势的表里出入变化，对于预测疾病的发展与转归，及时改变治法，及时截断、扭转病势，或因势利导，均具有重要意义。

（1）**由表入里**　指证候由表证转化为里证，即表证入里。表明病情由浅入深，病势发展。

（2）**由里出表**　指在里的病邪有向外透达所表现的证候。表明邪有出路，病情有向愈的趋势。

2. 寒热转化　指疾病的寒热性质发生相反的转变。寒证化热示阳气旺盛，热证转寒示阳气衰惫。

（1）**寒证化热**　指原为寒证，后出现热证，而寒证随之消失。

寒证化热常见于外感寒邪未及时发散，而机体阳气偏盛，阳热内郁到一定程度，寒邪化热，形成热证；或是寒湿之邪郁遏，而机体阳气不衰，由寒而化热；或因使用温燥之品太过，亦可使寒证转化为热证。如寒湿痹病，初为关节冷痛、重着、麻木，病程日久，或过服温燥药物，而变成患处红肿灼痛；哮病因寒引发，痰白稀薄，久之见舌红苔黄，痰黄而稠；痰湿凝聚的阴疽冷疮，其形漫肿无头、皮色不变，以后转为红肿热痛而成脓等，均属寒证转化为热证。

（2）**热证转寒**　指原为热证，后出现寒证，而热证随之消失。

常见于邪热毒气严重的情况之下，或因失

治、误治，以致邪气过盛，耗伤正气，正不胜邪，机能衰败，阳气耗散，故而转为虚寒证，甚至出现亡阳的证候。如疫毒痢初期，高热烦渴，舌红脉数，泻利不止，若急骤出现四肢厥冷、面色苍白、脉微，或病程日久，而表现出畏寒肢凉，面白舌淡，皆是由热证转化为寒证。

3. 虚实转化 指疾病的虚实性质发生相反的转变。提示邪与正之间的盛衰关系出现了本质性变化。实证转虚为疾病的一般规律；虚证转实常常是证候的虚实夹杂。所谓实证转虚，指原先表现为实证，后来表现为虚证。提示病情发展。

邪正斗争的趋势，或是正气胜邪而向愈，或是正不胜邪而迁延。故病情日久，或失治误治，正气伤而不足以御邪，皆可形成实证转化为虚证。如本为咳嗽吐痰、息粗而喘、苔腻脉滑，久之见气短而喘、声低懒言、面白、舌淡、脉弱；或初期见高热、口渴、汗多、脉洪数，后期见神疲嗜睡、食少、咽干、舌嫩红无苔、脉细数等，均是邪虽去而正已伤，由实证转化为虚证。

◎ 要点二 证候真假（寒热真假、虚实真假）的鉴别要点

某些疾病在病情的危重阶段，可以出现一些与疾病本质相反的"假象"，掩盖病情的真象。所谓"真"，是指与疾病内在本质相符的证候；所谓"假"，是指疾病表现出某些不符合常规认识的假象，即与病理本质所反映的常规证候不相应的某些表现。证候真假的内容主要包括寒热真假与虚实真假。其鉴别主要指真寒假热与真热假寒的鉴别以及真虚假实与真实假虚的鉴别。

（一）寒热真假的概念

当病情发展到寒极或热极的时候，有时会出现一些与其寒、热本质相反的"假象"症状或体征，即所谓真热假寒、真寒假热。

1. 真热假寒 指内有真热而外见某些假寒的"热极似寒"证候。其临床表现有四肢凉甚至厥冷，神识昏沉，面色紫暗，脉沉迟。身热，胸腹灼热，口鼻气灼，口臭息粗，口渴引饮，小便短黄，舌红苔黄而干，脉有力。

由于邪热内盛，阳气郁闭于内而不能布达于外，故可表现出四肢凉甚至厥冷、脉沉迟等类似阴证的假寒现象；邪热内闭，气血不畅，故见神识昏沉、面色紫暗；热邪内蕴，伤津耗液，故见身热、胸腹灼热、口鼻气灼、口臭息粗、口渴引饮、小便短黄、舌红苔黄而干、脉有力等实热证的表现。

真热假寒证常有热深厥亦深的特点，故可称作热极肢厥证，古代亦有称阳盛格阴证者。

2. 真寒假热 指内有真寒而外见某些假热的"寒极似热"证候。其临床表现有自觉发热，欲脱衣揭被，触之胸腹无灼热、下肢厥冷；面色浮红如妆，非满面通红；神志躁扰不宁，疲乏无力；口渴但不欲饮；咽痛而不红肿；脉浮大或数，按之无力；便秘而便质不燥，或下利清谷；小便清长（或尿少浮肿），舌淡，苔白。

由于阳气虚衰，阴寒内盛，逼迫虚阳浮游于上、格越于外，故可表现为自觉发热，欲脱衣揭被，面色浮红如妆，躁扰不宁，口渴咽痛，脉浮大或数等颇似阳热证的表现。但因其本质为阳气虚衰，肢体失其温煦，水液不得输布、气化，故触之胸腹必然无灼热，且下肢厥冷，口渴而不欲饮，咽部不红肿，面色亦不会满面通红，并见疲乏无力，小便清长，或尿少而浮肿，便质不燥，甚至下利清谷，脉按之无力，舌淡，苔白等里虚寒的证候，故可知其所现"热"症为假象。

真寒假热实际是阳虚阴盛而阳气浮越，故又称虚阳浮越证，古代亦有称阴盛格阳证、戴阳证者。

（二）寒热真假的鉴别要点

辨别寒热证候的真假，应以表现于内部、中心的症状为准、为真，肢末、外部的症状是现象，可能为假象，故胸腹的冷热是辨别寒热真假的关键，胸腹灼热者为热证，胸腹部冷而不灼热者为寒证。

对于寒热真假的辨别，《温疫论·论阳证似阴》指出："捷要辨法，凡阳证似阴，外寒而内必热，故小便血赤；凡阴证似阳者，格阳之证也，上（外）热下（内）寒，故小便清白。但以小便赤白为据，以此推之，万不失一。"确为经验之谈。

（三）虚实真假的概念

虚证与实证，都有真假疑似的情况。《内经知要》所谓"至虚有盛候""大实有羸状"，就是指证候的虚实真假。

1. 真实假虚　指本质为实证，反见某些虚羸现象的证候。其临床表现可有神情默默，倦怠懒言，身体羸瘦，脉象沉细等表现。但虽默默不语却语时声高气粗；虽倦怠乏力却动之觉舒；肢体羸瘦而腹部硬满拒按；脉沉细而按之有力。

由于热结肠胃、痰食壅积、湿热内蕴、瘀血停蓄等，邪气大积大聚，以致经脉阻滞，气血不能畅达，因而表现出神情默默、倦怠懒言、身体羸瘦、脉象沉细等类似虚证的假象。但病变的本质属实，故虽默默不语却语时声高气粗，虽倦怠乏力却动之觉舒，虽肢体羸瘦而腹部硬满拒按，脉虽沉细却按之有力。因此《顾氏医镜》云："聚积在中，按之则痛，色红气粗，脉来有力，实也；甚则默默不欲语，肢体不欲动，或眩晕昏花，或泄泻不实，是大实有羸状。"

2. 真虚假实　指本质为虚证，反见某些盛实现象的证候。其临床表现可有腹部胀满，呼吸喘促，或二便闭涩，脉数等表现。但腹虽胀满而有时缓解，或触之腹内无肿块而喜按；虽喘促但气短息弱；虽大便闭塞而腹部不甚硬满；虽小便不利但无舌红口渴等症。并有神疲乏力，面色萎黄或淡白，脉虚弱，舌淡胖嫩等症。

多为脏腑虚衰，气血不足，运化无力，气机不畅，故可出现腹部胀满、呼吸喘促、二便闭塞等类似实证的假象。但其本质属虚，故腹部胀满而有时缓解，或内无肿块而喜按，可知并非实邪内积，而是脾虚不运所致；喘促而气短息弱，可知并非邪气壅滞、肺失宣降，而是肺肾气虚、摄纳无权之故；大便闭塞而腹部不甚硬满，系阳气失其温运之能而腑气不行的表现；阳气亏虚而不能气化水液，或肾关开合不利，可表现为小便不通；神疲乏力，面色萎黄或淡白，脉虚弱，舌淡胖嫩，更是正气亏虚的本质表现。因此《顾氏医镜》云："心下痞痛，按之则止，色悴声短，脉来无力，虚也；甚则胀极而不得食，气不舒，便不利，是至虚有盛候。"

（四）虚实真假的鉴别要点

虚实真假的辨别，关键在于脉象的有力无力、有神无神，其中尤以沉取之象为真谛；其次是舌质的嫩胖与苍老，言语呼吸的高亢粗壮与低怯微弱；病人体质状况、病之新久、治疗经过等，也是辨析的依据。

第九单元　气血津液辨证

细目一　气病辨证

◎ 要点一　气虚证的临床表现、辨证要点

指元气不足，气的推动、固摄、防御、气化等功能减退，或脏器组织的机能减退，以气短、乏力、神疲、脉虚等为主要表现的虚弱证候。

（一）临床表现

气短声低，少气懒言，精神疲惫，体倦乏力，脉虚，舌质淡嫩，或有头晕目眩，自汗，动则诸症加重。

（二）证候分析

气虚证所反映的是机体气生成不足，消耗太

过的状态，其原因主要有：久病、重病、劳累过度等，使元气耗伤太过；先天不足，后天失养，致元气生成匮乏；年老体弱，脏腑机能减退而元气自衰。由于元气不足，脏腑机能衰退，故出现气短、声低、懒言、神疲、乏力；气虚而不能推动营血上荣，则头晕目眩，舌淡嫩；卫气虚弱，不能固护肌表，故为自汗；"劳则气耗"，故活动劳累则诸症加重；气虚鼓动血行之力不足，故脉象虚弱。气虚证临床常见于心、肺、脾、肾、胃等脏腑疾病，此时除见气虚证一般表现外，还有各脏腑气虚的特定表现。

（三）辨证要点

病体虚弱，以神疲、乏力、气短、脉虚为主要表现。

◎ **要点二　气陷证的临床表现、辨证要点**

气陷证是指气虚无力升举，清阳之气下陷，以自觉气坠，或脏器下垂为主要表现的虚弱证候。

（一）临床表现

头晕眼花，气短疲乏，脘腹坠胀感，大便稀溏，形体消瘦，或见内脏下垂、脱肛、阴挺等。

（二）证候分析

气陷多是气虚的发展，或为气虚的一种特殊表现形式，一般指脾（中）气的下陷。清阳之气不升，则自觉气短、气坠，头晕眼花；气陷而机体失却营精的充养，则见神疲乏力，形体消瘦；脾失健运，水谷精微下趋，则见大便稀溏；气陷无力升举，不能维持脏器正常位置，故觉脘腹坠胀，甚至出现内脏下垂。

（三）辨证要点

体弱而瘦，以气短、气坠、脏器下垂为主要表现。

◎ **要点三　气不固证的临床表现、辨证要点**

气不固证是指气虚失其固摄之能，以自汗，或大便、小便、血液、精液、胎元等不固为主要表现的虚弱证候。

（一）临床表现

气短，疲乏，面白，舌淡，脉虚无力；或见自汗不止；或为流涎不止；或见遗尿，余溺不尽，小便失禁；或为大便滑脱失禁；或各种慢性出血，妇女出现崩漏，或为滑胎、小产；或见男子遗精、滑精、早泄等。

（二）证候分析

本证因气虚固摄失职所致。气不固，包括不能固摄津液、血液、小便、大便、精液、胎元等。其辨证有气虚证的一般证候表现，并有各自"不固"的证候特点。气不摄血则可导致妇女崩漏及各种慢性出血；气不摄津则可表现为自汗，流涎；气虚不能固摄二便，可表现为遗尿、余溺不尽、小便失禁，或大便滑脱失禁；气不摄精则见遗精、滑精、早泄；气虚胎元不固，可导致滑胎、小产。

（三）辨证要点

病体虚弱，以疲乏、气短、脉虚及自汗，或出血，或二便、精等的不固为主要表现。

◎ **要点四　气滞证的临床表现、辨证要点**

气滞证是指人体某一部分或某一脏腑、经络的气机阻滞，运行不畅，以胀闷疼痛为主要表现的证候。

（一）临床表现

胸胁、脘腹等处或损伤部位的胀闷或疼痛，疼痛性质可为胀痛、窜痛、攻痛，症状时轻时重，部位不固定，按之一般无形，通常随嗳气、肠鸣、矢气等而减轻，或症状随情绪变化而增减，脉象多弦，舌象可无明显变化。

（二）证候分析

引起气滞证的原因，主要有三方面：一是情志不舒，忧郁悲伤，思虑过度，而致气机郁滞；二是痰饮、瘀血、宿食、蛔虫、砂石等病理物质的阻塞，或阴寒凝滞，湿邪阻碍，外伤络阻等，都能导致气机郁滞；三是脏气虚弱，运行乏力而气机阻滞。

气机阻滞的主要机理是气的运行发生障碍，气机不畅则痞胀，障碍不通则疼痛，气得运行则症减，故气滞以胀闷疼痛为主要临床表现。

（三）辨证要点

以胸胁脘腹或损伤部位的胀闷、胀痛、窜痛为主要表现。

◎ **要点五　气逆证的临床表现、辨证要点**

气逆证是指气机失调，气上冲逆，以咳嗽喘促、呃逆、呕吐等为主要表现的证候。

（一）临床表现

咳嗽频作，呼吸喘促；呃逆、嗳气不止，或恶心、呕吐、呕血；头痛、眩晕，甚至昏厥、咳血等。

（二）证候分析

气逆一般是在气滞基础上的一种表现形式。表现为气机的当降不降而反上升，或升发太过。主要是指肺胃之气不降而上逆，或肝气升发太过而上逆。导致气逆的原因，可有外邪侵袭、痰饮瘀血内停、寒热刺激、情志过激等。

（三）辨证要点

以咳喘或呕吐、呃逆等为突出表现。

细目二　血病辨证

◎ **要点一　血虚证的临床表现、辨证要点**

血虚证是指血液亏虚，不能濡养脏腑、经络、组织，以面、睑、唇、舌色白，脉细为主要表现的虚弱证候。

（一）临床表现

面色淡白或萎黄，眼睑、口唇、舌质、爪甲的颜色淡白，头晕，或见眼花、两目干涩，心悸，多梦，健忘，神疲，手足发麻，或妇女月经量少、色淡、延期甚或经闭，脉细无力等。

（二）证候分析

本证多因血液耗损过多或生化不足所致。可因先天禀赋不足，或因脾胃、肾脏病变，生化乏源；或因各种急慢性出血，或因思虑劳神过度，暗耗阴血；或因虫积肠道，耗吸营养等

导致。

血液亏虚，脉络空虚，形体组织缺乏濡养荣润，则见颜面、眼睑、口唇、舌质、爪甲的颜色淡白，脉细无力；血虚而脏器、组织得不到足够的营养，则见头晕眼花，两目干涩，心悸，手足发麻，妇女月经量少、色淡；血虚失养而心神不宁，故症见多梦，健忘，神疲等。

（三）辨证要点

病体虚弱，以面、睑、唇、舌、爪甲的颜色淡白、脉细为主要表现。

◎ **要点二　血瘀证的临床表现、辨证要点**

血瘀证是指瘀血内阻，血行不畅，以固定刺痛、肿块、出血、瘀血色脉征为主要表现的证候。

（一）临床表现

疼痛特点为刺痛、痛久拒按、固定不移、常在夜间痛甚；肿块的性状是在体表者包块色青紫，腹内者触及质硬而推之不移；出血的特征是出血反复不止，色紫暗或夹血块，或大便色黑如柏油状，或妇女血崩、漏血；瘀血色脉征主要有面色黧黑，或唇甲青紫，或皮下紫斑，或肌肤甲错，或腹露青筋，或皮肤出现丝状红缕，或舌有紫色斑点、舌下络脉曲张，脉多细涩或结、代、无脉等。

（二）证候分析

本证多因气滞而血行不畅，或阳气亏虚，运血无力，或血寒、血热，或外伤出血等引起；也可因湿热、痰浊、砂石阻遏，使血行不畅，脉络阻滞不通所致。

血瘀证的机理主要为瘀血内积，气血运行受阻，不通则痛，故有刺痛、固定、拒按等特点；夜间阳气内藏，阴气用事，血行较缓，瘀滞益甚，故夜间痛增；血液瘀积不散而凝结成块，则见肿块紫暗、出血紫暗成块；血不循经而溢出脉外，则见各种出血；血行障碍，气血不能濡养肌肤，则见皮肤干涩、肌肤甲错；血行瘀滞，则血色变紫变黑，故见面色黧黑、唇甲青紫；脉络瘀阻，则见络脉显露、丝状红缕，舌现斑点，脉涩等症。

瘀血可阻滞于各种脏器、组织，而有不同的血瘀证名，如心脉瘀阻证、瘀阻脑络证、胃肠血瘀证、肝经血瘀证、瘀阻胞宫证、瘀滞胸膈证、下焦瘀血证、瘀滞肌肤证、瘀滞脉络证等，并表现出各自脏器、组织的证候特点。

（三）辨证要点

以固定刺痛、肿块、出血、瘀血色脉征为主要表现。

◎ 要点三　血热证的临床表现、辨证要点

血热证是指火热内炽，侵迫血分，以身热口渴、斑疹吐衄、烦躁谵语、舌绛、脉数等为主要表现的实热证候。即血分的热证。

（一）临床表现

身热夜甚，或潮热，口渴，面赤，心烦，失眠，躁扰不宁，甚或狂乱、神昏谵语，或见各种出血色深红，或斑疹显露，或为疮痈，舌绛，脉数疾等。

（二）证候分析

本证多因外感温热之邪，或情志过极、气郁化火，或过食辛辣燥热之品，导致火热内炽所致。

热在血分，血行加速，脉道扩张，则见面红目赤，舌绛，脉数疾；血热迫血妄行，可见各种出血；血热内扰心神，则见心烦，失眠，躁扰不宁，甚则狂乱、神昏谵语；热邪内犯营血，灼肉腐血，可为疮痈脓疡；身热夜甚，口渴，为热邪升腾，耗伤津液之象。

血热证常见于外感温热病中，即卫气营血辨证中的血分证；又可见于外科疮疡病、妇科月经病、其他杂病之中。

（三）辨证要点

以身热口渴、斑疹吐衄、烦躁谵语、舌绛、脉数等为主要表现。

◎ 要点四　血寒证的临床表现、辨证要点

血寒证是指寒邪客于血脉，凝滞气机，血行不畅，以患处冷痛拘急、畏寒、唇舌青紫，妇女月经愆期、经色紫暗夹块等为主要表现的实寒证候。即血分的寒证。

（一）临床表现

畏寒，手足或少腹等患处冷痛拘急，得温痛减，肤色紫暗发凉，或为痛经、月经愆期、经色紫暗、夹有血块，唇舌青紫，苔白滑，脉沉迟弦涩等。

（二）证候分析

血寒证主要因寒邪侵犯血脉，或阴寒内盛，凝滞脉络而成。

寒凝脉络，气血运行不畅，阳气不得流通，组织失于温养，故常表现为患处的寒冷、疼痛，寒性凝滞收引，故其痛具有拘急冷痛、得温痛减的特点。肤色紫暗，月经愆期、经色紫暗、夹有血块，唇舌青紫，脉沉迟弦涩等，均为血行不畅之瘀血征象。

血寒证属实寒证的范畴，寒滞肝脉证、寒凝胞宫证、寒凝脉络证等，均属于血寒证。

（三）辨证要点

以患处冷痛拘急、畏寒、唇舌青紫，妇女月经愆期、经色紫暗夹块等为主要表现。

细目三　气血同病辨证

◎ 要点　气滞血瘀、气虚血瘀、气血两虚、气不摄血、气随血脱证的临床表现、辨证要点

气病或血病发展到一定的程度，往往影响到另一方的生理功能而发生病变，从而表现为气血同病的证候。

临床常见的气血同病证候，有气滞血瘀证、气虚血瘀证、气血两虚证、气不摄血证和气随血脱证等。各证的临床表现，一般是两个基本证候的相合而同时存在。

（一）气滞血瘀证的临床表现、辨证要点

气滞血瘀证是指气机郁滞，导致血行瘀阻所产生的证候。

临床表现：胸胁胀满疼痛，乳房胀痛，情志抑郁或易怒，兼见痞块刺痛、拒按，妇女痛经，

经血紫暗有块，或闭经，舌紫暗或有瘀点瘀斑，脉弦涩。

证候分析：气机郁滞日久，血行瘀阻不畅，故见气滞及血瘀证表现。本证以情志不舒，同时伴有胸胁胀满疼痛、刺痛，女子月经不调为诊断要点。肝主疏泄而藏血，具有条达气机，调节情志的功能，情志不遂或外邪侵袭肝脉则肝气郁滞，疏泄失职，故情志抑郁或急躁易怒，胸胁胀满疼痛，乳房胀痛；气为血帅，肝郁气滞，日久不解，必致瘀血内停，故渐成胁下痞块，刺痛拒按；肝主藏血，为妇女经血之源，肝血瘀滞，瘀血停滞，积于血海，阻碍经血下行，经血不畅则致经闭、痛经。舌质紫暗或有瘀斑，脉弦涩，均为瘀血内停之症。

辨证要点：临床以身体局部胀闷走窜疼痛，甚或刺痛，疼痛固定、拒按；或有肿块坚硬，局部青紫肿胀；或有情志抑郁，性急易怒；或有面色紫暗，皮肤青筋暴露；妇女可见经闭或痛经，经色紫暗或夹血块，或乳房胀痛；舌质紫暗或有斑点，脉弦涩等为辨证依据。

（二）气虚血瘀证的临床表现、辨证要点

气虚血瘀证是指气虚运血无力，导致血液瘀滞于体内所产生的证候。属本虚标实证。

临床表现：面色淡白，神疲乏力，气短懒言，食少纳呆；面色晦滞，局部青紫、肿胀、刺痛不移而拒按，或肢体瘫痪、麻木，或可触及肿块，舌淡紫或有瘀点瘀斑，脉细涩。

证候分析：气为血之帅，气虚则推动血行无力，导致血液瘀滞难行，形成气虚血瘀证，故见气虚和血瘀表现。气虚血瘀证虚中夹实，以气虚和血瘀的证候表现为辨证要点。面色淡白，身倦乏力，气短懒言，食少纳呆为气虚之证；气虚运血无力，血行缓慢，终致瘀阻络脉，故面色晦滞，局部青紫、肿胀；血行瘀阻，不通则痛，故疼痛如刺，拒按不移，瘀阻脑络则肢体瘫痪、麻木，结成癥瘕积聚时可触及肿块。气虚舌淡，血瘀舌紫暗，气虚血少则脉细，涩脉主瘀，是为气虚血瘀证的常见舌脉。

辨证要点：临床以面色淡白无华或面色紫暗，倦怠乏力，少气懒言，局部疼痛如刺，痛处固定不移、拒按，舌淡紫，或有斑点，脉涩等为辨证依据。

（三）气血两虚证的临床表现、辨证要点

气血两虚证是指气虚证和血虚证同时存在所表现的证候。

临床表现：头晕目眩，少气懒言，神疲乏力，自汗，面色淡白或萎黄，唇甲淡白，心悸失眠，形体消瘦，舌淡而嫩，脉细弱。

证候分析：本证多由久病不愈，气虚不能生血，或血虚无以化气所致。气血互根、互化，血虚则脏腑组织失养，气虚则机能活动减退，故见气血亏虚表现。气血两虚证，以气虚与血虚的证候共见为辨证要点。少气懒言，乏力自汗，为脾肺气虚之象；心悸失眠，为血不养心所致；血虚不能充盈脉络，见唇甲淡白，脉细弱；气血两虚不得上荣于面、舌，则见面色淡白或萎黄，舌淡嫩；不得外养肌肉则致形体瘦弱。

辨证要点：以少气懒言，神疲乏力，自汗；面色淡白无华或萎黄，口唇、爪甲颜色淡白，或见心悸失眠，头晕目眩，形体消瘦，手足发麻；舌质淡白，脉细无力等为辨证依据。

（四）气不摄血证的临床表现、辨证要点

气不摄血证是指气虚摄血无力，导致血溢脉外所产生的证候。

临床表现：吐血、便血、崩漏、皮下瘀斑、鼻衄，神疲乏力，气短懒言，面色淡白，舌淡，脉弱。

证候分析：气为血之帅，统摄血液运行。气虚则统血无权，血不归经而外溢，故见气虚及各种出血表现。气不摄血证，以出血和气虚证共见为辨证要点。血液能循行脉内而不溢于脉外，全赖气的统摄作用，如气虚统摄无权，血即离经而外溢，溢于胃肠，便为吐血、便血；溢于肌肤，则见皮下瘀斑；脾虚统摄无权，冲任不固，渐成月经过多或崩漏；气虚则气短，倦怠乏力；血虚则面白无华；舌淡，脉细弱，皆为气血不足之征。

辨证要点：临床以衄血、便血、尿血、崩

漏、皮下青紫色斑块等各种慢性出血，并见面色淡白无华，神疲乏力，少气懒言，心慌心悸，食少，舌淡白，脉弱等为辨证依据。

（五）气随血脱证的临床表现、辨证要点

气随血脱证是指由于大失血，导致元气外脱所产生的危重证候。

临床表现：大出血时，突然面色苍白，大汗淋漓，四肢厥冷，呼吸微弱，甚至晕厥，舌淡，脉微欲绝或见芤脉。

证候分析：血为气之母，血脱则气无所依附，元气随血外脱，导致温运、推动、固摄等功能失职。本证以大出血时突然出现气脱之证为审证要点。由于气血相互依存，当血液大量亡失之时，则气无所依，乃随之外脱。气脱阳亡，不能上荣于面，故面色苍白；不能温煦四末，故手足厥冷；不能温固肌表，故见大汗淋漓；神随气散，神无所主，故昏厥。舌淡，脉微欲绝或芤，皆为失血亡阳气脱之象。

辨证要点：临床以大量出血的同时，出现面色苍白，气少息微，冷汗淋漓，舌淡，脉微欲绝或散大无根等为辨证依据。

细目四　津液病辨证

◎ **要点一　痰证的临床表现、辨证要点**

痰证是指痰浊内阻或流窜，以咳吐痰多、胸闷、呕恶、眩晕、体胖，或局部有圆滑包块，苔腻，脉滑等为主要表现的证候。

（一）临床表现

常见咳嗽痰多，痰质黏稠，胸脘痞闷，呕恶，纳呆，或头晕目眩，或形体肥胖，或神昏而喉中痰鸣，或神志错乱而为癫、狂、痴、痫，或某些部位出现圆滑柔韧的包块等，舌苔腻，脉滑。

（二）证候分析

本证多因外感六淫、饮食不当、情志刺激、过逸少动等，影响肺、脾、肾等脏的气化功能，以致水液未能正常输布而停聚凝结成痰所致。

痰的生成与脾的运化功能失常，水湿不化而凝聚密切相关；痰浊为病，颇为广泛，见症多端。痰浊最易内停于肺，而影响肺气的宣发肃降，故痰证以咳吐痰多、胸闷等为基本表现。痰浊中阻，胃失和降，可见脘痞、纳呆、泛恶、呕吐痰涎等症；痰的流动性小而难以消散，故常凝积聚于某些局部而形成圆滑包块；痰亦可随气升降，流窜全身，如痰蒙清窍，则头晕目眩；痰蒙心神则见神昏、神乱；痰泛于肌肤，则见形体肥胖；苔腻、脉滑等为痰浊内阻的表现。

（三）辨证要点

以咳吐痰多、胸闷、呕恶、眩晕、体胖，或局部有圆滑包块，苔腻，脉滑为主要表现。

◎ **要点二　水停证的临床表现、辨证要点**

水停证是指体内水液因气化失常而停聚，以肢体浮肿、小便不利，或腹大痞胀，舌淡胖等为主要表现的证候。

（一）临床表现

头面、肢体甚或全身水肿，按之凹陷不易起，或为腹水而见腹部膨隆、叩之音浊，小便短少不利，身体困重，舌淡胖，苔白滑，脉濡缓等。

（二）证候分析

本证多因风邪外袭，或湿邪内阻，亦可因房劳伤肾，或久病肾虚等，影响肺、脾、肾的气化功能，使水液运化、输布失常而停聚为患。此外，瘀血内阻，经脉不利，亦可影响水液的运行，使水蓄腹腔等部位，而成血瘀水停。

水为有形之邪，水液输布失常而泛溢肌肤，故以水肿、身体困重为主症；水液停聚腹腔，而成腹水，故见腹部膨隆、叩之音浊；膀胱气化失司，水液停蓄而不泄，故见小便不利；舌淡胖，苔白滑，脉濡，是水湿内停之征。

根据形成水停的机理、脏器的不同，临床常见的水停证有风水相搏（风袭水停）证、脾虚水泛证、肾虚水泛证、水气凌心证等。

（三）辨证要点

以肢体浮肿、小便不利，或腹大痞胀，舌淡

胖等为主要表现。

（四）阳水与阴水的鉴别

阳水与阴水的鉴别

类型	病因	病机	性质	发病特点	临床表现
阳水	多因外邪侵袭所致	风邪犯肺，通调失职；湿邪困脾，脾失健运	实证	发病急，病程短	眼睑、颜面先肿，迅速遍及全身，皮薄光亮，小便短少，伴咽喉肿痛、咳嗽及表证
阴水	多因久病脾肾阳气虚衰所致	脾肾阳气虚衰，运化、主水失职	虚实夹杂	发病缓，病程长	足胫、下肢先肿，渐至全身，腰以下肿甚，按之凹陷难复，小便短少，兼脾、肾阳虚的表现

◎ 要点三　津液亏虚证的临床表现、辨证要点

指体内津液亏少，脏腑、组织、官窍失却滋润、濡养、充盈，以口渴尿少，口、鼻、唇、舌、皮肤、大便干燥等为主要表现的证候。

（一）临床表现

口、鼻、唇、舌、咽喉、皮肤、大便等干燥，皮肤枯瘪而缺乏弹性，眼球深陷，口渴欲饮水，小便短少而黄，舌红，脉细数无力等。

（二）证候分析

本证多因大汗、大吐、大泻、高热、烧伤等，使津液耗损过多；或外界气候干燥，或体内阳气偏亢，使津液耗损；饮水过少，或脏气虚衰，使津液生成不足所致。

津液亏少，不能充养、濡润脏器、组织、官窍，则见口、鼻、唇、舌、咽喉、皮肤、大便等干燥，皮肤枯瘪而缺乏弹性，眼球深陷，口渴欲饮水等一派干燥少津的症状；津液亏少，阳气偏旺，则有舌红、脉细数等症。

津液亏虚的常见证有肺燥津伤证、胃燥津亏证、肠燥津亏证等，均有干燥见症，并表现出各自脏器的证候重点。

（三）辨证要点

以口渴尿少，口、鼻、唇、舌、皮肤、大便干燥等为主要表现。

第十单元　脏腑辨证

细目一　心与小肠病辨证

◎ 要点一　心气虚、心阳虚、心阳虚脱证的临床表现、鉴别要点

（一）心气虚证

心气虚证是指心气不足，鼓动无力，以心悸、神疲及气虚症状为主要表现的虚弱证候。

临床表现：心悸，胸闷，气短，精神疲倦，或有自汗，活动后诸症加重，面色淡白，舌质淡，脉虚。

本证以心悸、神疲与气虚症状共见为辨证的主要依据。

（二）心阳虚证

心阳虚证是指心阳虚衰，温运失司，鼓动无力，虚寒内生，以心悸怔忡、心胸憋闷及阳虚症状为主要表现的虚寒证候。

临床表现：心悸怔忡，心胸憋闷或痛，气短，自汗，畏冷肢凉，神疲乏力，面色㿠白，或面唇青紫，舌质淡胖或紫暗，苔白滑，脉弱或结或代。

本证以心悸怔忡、心胸憋闷与阳虚症状共见为辨证的主要依据。

（三）心阳虚脱证

心阳虚脱证指心阳衰极，阳气欲脱，以心悸胸痛、冷汗、肢厥、脉微为主要表现的危重证候。

临床表现：在心阳虚证的基础上，突然冷汗淋漓，四肢厥冷，面色苍白，呼吸微弱，或心悸，心胸剧痛，神志模糊或昏迷，唇舌青紫，脉微欲绝。

本证以心悸胸痛、冷汗、肢厥、脉微等表现为辨证依据。

（四）心气虚与心阳虚的鉴别要点

心气虚证与心阳虚证均可见心悸、胸闷、气短等症，但心阳虚证有畏冷肢凉等表现，心气虚证无寒象，疲乏等症表现明显。

（五）心气虚、心阳虚、心阳暴脱证的鉴别要点

心气虚、心阳虚、心阳暴脱证是心的功能损伤由轻到重的三个阶段，三者之间相互联系。心气虚证以心悸、胸闷兼气虚证为特征；心阳虚证是在心气虚的基础上，以心胸闷痛、畏寒肢冷等虚寒证候为特征；心阳暴脱证是在心阳虚的基础上，以突然出现冷汗、肢厥、脉微等亡阳证候为特征。

◎ 要点二　心血虚、心阴虚证的临床表现、鉴别要点

（一）心血虚证

心血虚证是指血液亏虚，心与心神失于濡养，以心悸、失眠、多梦及血虚症状为主要表现的虚弱证候。

临床表现：心悸，头晕眼花，失眠，多梦，健忘，面色淡白或萎黄，舌色淡，脉细无力。本证多有久病、失血等病史，以心悸、失眠、多梦与血虚症状共见为辨证的主要依据。

（二）心阴虚证

心阴虚证是指阴液亏损，心与心神失养，虚热内扰，以心烦、心悸、失眠及阴虚症状为主要表现的虚热证候。

临床表现：心烦，心悸，失眠，多梦，口燥咽干，形体消瘦，或见手足心热，潮热盗汗，两颧潮红，舌红少苔乏津，脉细数。本证以心烦、心悸、失眠与阴虚症状共见为辨证的主要依据。

（三）心血虚与心阴虚的鉴别要点

心血虚与心阴虚虽均可见心悸、失眠、多梦等症，但血虚以"色白"为特征而无热象，阴虚以"色赤"为特征而有明显热象。详见下表。

心血虚证与心阴虚证的鉴别

证型	相同症状	不同症状
心血虚证	心失所养，心神不安、心悸、失眠多梦	有血虚表现——面色淡白或萎黄，唇舌色淡，脉细无力
心阴虚证		有阴虚表现——口燥咽干，形体消瘦，五心烦热，潮热盗汗，两颧潮红，舌红少苔乏津，脉细数

◎ 要点三　心脉痹阻证的临床表现及瘀阻心脉、痰阻心脉、寒凝心脉、气滞心脉四证的鉴别

（一）心脉痹阻证

心脉痹阻证是指瘀血、痰浊、阴寒、气滞等因素阻痹心脉，以心悸怔忡、胸闷、心痛为主要表现的证候。又名心血（脉）瘀阻证。由于诱因的不同，临床又有瘀阻心脉证、痰阻心脉证、寒凝心脉证、气滞心脉证等之分。

临床表现：心悸怔忡，心胸憋闷疼痛，痛引肩背内臂，时作时止。或以刺痛为主，舌质晦暗或有青紫斑点，脉细、涩、结、代；或以心胸憋闷为主，体胖痰多，身重困倦，舌苔白腻，脉沉滑或沉涩；或以遇寒痛剧为主，得温痛减，畏寒肢冷，舌淡苔白，脉沉迟或沉紧；或以胀痛为主，与情志变化有关，喜太息，舌淡红，脉弦。

本证以心悸怔忡，心胸憋闷疼痛与瘀血症状共见为辨证的主要依据。

1. **瘀阻心脉** 以刺痛为特点，伴见舌暗，或有青紫色斑点，脉细涩或结或代等瘀血内阻的症状。

2. **痰阻心脉** 以闷痛为特点，多伴体胖痰多，身重困倦，苔白腻，脉沉滑或沉涩等痰浊内盛的症状。

3. **寒凝心脉** 以痛势剧烈，突然发作，遇寒加剧，得温痛减为特点，伴见畏寒肢冷，舌淡苔白，脉沉迟或沉紧等寒邪内盛的症状。

4. **气滞心脉** 以胀痛为特点，其发作往往与精神因素有关，常伴见胁胀，善太息，脉弦等气机郁滞的症状。

（二）瘀阻心脉、痰阻心脉、寒凝心脉、气滞心脉四证的鉴别要点

心脉痹阻只是病理结果，导致心脉不通的原因主要有瘀血、痰浊、阴寒、气滞几个方面。心脉痹阻证以心悸怔忡、心胸憋闷疼痛、痛引肩背内臂、时作时止为主症。但由于导致心脉痹阻的原因不同，临床必须辨证求因。心脉痹阻证辨证比较见下表。

心脉痹阻证的鉴别

共同主症	证型	临床表现
心悸怔忡、心胸憋闷作痛，痛引肩背内臂，时作时止	瘀阻心脉	心胸刺痛，舌暗或有青紫斑点，脉细涩或结代
	痰阻心脉	心胸闷痛，体胖痰多，身重困倦，苔白腻，脉沉滑或沉涩
	寒凝心脉	心胸剧痛，遇寒加重，得温痛减，形寒肢冷，舌淡苔白，脉沉迟或沉紧
	气滞心脉	心胸胀痛，胁胀善太息，舌淡红，脉弦

◎ 要点四 痰蒙心神、痰火扰神证的临床表现、鉴别要点

（一）痰蒙心神证

痰蒙心神证是指痰浊蒙蔽心神，以神志抑郁、错乱、痴呆、昏迷为主要表现的证候。又名痰迷心窍证。

临床表现：神情痴呆，意识模糊，甚则昏不知人，或神情抑郁，表情淡漠，喃喃独语，举止失常。或突然昏仆，不省人事，口吐涎沫，喉有痰声。并见面色晦暗，胸闷，呕恶，舌苔白腻，脉滑等症。

本证以神志抑郁、错乱、痴呆、昏迷与痰浊症状共见为辨证的主要依据。

（二）痰火扰神证

指火热痰浊交结，扰闭心神，以狂躁、神昏及痰热症状为主要表现的证候。又名痰火扰心（闭窍）证。

临床表现：发热，口渴，胸闷，气粗，咳吐黄痰，喉间痰鸣，心烦，失眠，甚则神昏谵语，或狂躁妄动，打人毁物，不避亲疏，胡言乱语，哭笑无常，面赤，舌质红，苔黄腻，脉滑数。

本证以神志狂躁、神昏谵语与痰热症状共见为辨证的主要依据。

（三）痰蒙心神与痰火扰神证的鉴别要点

痰蒙心神与痰火扰神证均有神志异常的表现，均可或见神昏，但痰蒙心神证为痰浊，其症以抑郁、痴呆、错乱为主，有痰无火，无热证表现；痰火扰神证则为既有痰，又有火。

◎ 要点五 心火亢盛证的临床表现

心火亢盛证是指火热内炽，扰乱心神，迫血妄行，上炎口舌，热邪下移，以发热、心烦、吐衄、舌赤生疮、尿赤涩灼痛等为主要表现的实热证候。

临床表现：发热，口渴，心烦，失眠，便秘，尿黄，面红，舌尖红绛，苔黄，脉数有力。甚或口舌生疮、溃烂疼痛；或见小便短赤、灼热涩痛；或见吐血、衄血；或见狂躁谵语、神识

不清。

1. 以口舌生疮、赤烂疼痛为主者，称为心火上炎证。

2. 兼小便赤、涩、灼、痛者，称为心火下移证，习称心移热于小肠。

3. 吐血、衄血表现突出者，称为心火迫血妄行证。

4. 以狂躁谵语、神识不清为主症者，称为热扰心神证或热闭心神证。

本证以发热、心烦、吐衄、舌赤生疮、尿赤涩灼痛等症为辨证的主要依据。

◎ 要点六　瘀阻脑络证的临床表现

瘀阻脑络证是指瘀血犯头，阻滞脑络，以头痛、头晕及瘀血症状为主要表现的证候。

临床表现：头晕、头痛经久不愈，痛如锥刺、痛处固定，或健忘，失眠，心悸，或头部外伤后昏不知人，面色晦暗，舌质紫暗或有斑点，脉细涩。

本证以头痛、头晕与瘀血症状共见为辨证的主要依据。

◎ 要点七　小肠实热证的临床表现

小肠实热证是指心火下移小肠，以小肠里热炽盛为主要表现的证候。

临床表现：心烦失眠，面赤口渴，口舌生疮，溃烂灼痛，小便赤涩，尿道灼痛，尿血，舌红苔黄，脉数。

本证以小便赤涩灼痛与心火炽盛为辨证的主

要依据。

细目二　肺与大肠病辨证

◎ 要点一　肺气虚、肺阴虚证的临床表现、鉴别要点

（一）肺气虚证

肺气虚证是指肺气虚弱，呼吸无力，卫外不固，以咳嗽无力、气短而喘、自汗等为主要表现的虚弱证候。

临床表现：咳嗽无力，气短而喘，动则尤甚，咳痰清稀，声低懒言，或有自汗、畏风，易于感冒，神疲体倦，面色淡白，舌淡苔白，脉弱。

本证以咳嗽无力、气短而喘、自汗与气虚症状共见为辨证的主要依据。

（二）肺阴虚证

肺阴虚证是指肺阴亏虚，虚热内扰，以干咳少痰、潮热、盗汗等为主要表现的虚热证候。又名肺虚热证。

临床表现：干咳无痰，或痰少而黏、不易咳出，或痰中带血，声音嘶哑，口燥咽干，形体消瘦，五心烦热，潮热盗汗，两颧潮红，舌红少苔乏津，脉细数。

本证以干咳、痰少难咳、潮热、盗汗等为辨证的主要依据。

（三）肺气虚、肺阴虚证的鉴别要点

肺气虚证与肺阴虚证的鉴别

证型	相同症状	不同症状
肺气虚证	咳嗽	有气虚表现——咳嗽无力，气短而喘，伴有气虚症状
肺阴虚证		有阴虚表现——干咳少痰，伴有虚热内扰、潮热盗汗等阴虚症状

◎ 要点二　风寒犯肺、寒痰阻肺、饮停胸胁证的临床表现、鉴别要点

（一）风寒犯肺证

风寒犯肺证是指风寒侵袭，肺卫失宣，以咳嗽、咳稀白痰、恶风寒等为主要表现的证候。

临床表现：咳嗽，咳少量稀白痰，气喘，微有恶寒发热，鼻塞，流清涕，喉痒，或见身痛无汗，舌苔薄白，脉浮紧。

本证多有外感风寒的病史，以咳嗽、咳稀白痰与风寒表证共见为辨证的主要依据。

（二）寒痰阻肺证

寒痰阻肺证是指寒饮或痰浊停聚于肺，肺失宣降，以咳喘、痰白量多易咳等为主要表现的证候。又名寒饮停肺证、痰浊阻肺证。

临床表现：咳嗽，痰多、色白、质稠或清稀、易咳，胸闷，气喘，或喉间有哮鸣声，恶寒，肢冷，舌质淡，苔白腻或白滑，脉弦或滑。

本证以咳喘，痰白量多易咳等为辨证的主要依据。痰稀者为寒饮停肺证，痰稠者为寒痰阻肺证。

（三）饮停胸胁证

饮停胸胁证是指水饮停于胸腔，阻碍气机，以胸廓饱满、胸胁胀闷或痛等为主要表现的证候。

临床表现：胸廓饱满，胸胁部胀闷或痛，咳嗽，气喘，呼吸、咳嗽或身体转侧时牵引胁痛，或有头目晕眩，舌苔白滑，脉沉弦。

本证以胸廓饱满、胸胁胀闷或痛等为辨证的主要依据。

（四）风寒犯肺、寒痰阻肺、饮停胸胁证的鉴别要点

风寒犯肺、寒痰阻肺、饮停胸胁证的鉴别

证型	相同症状	不同症状
风寒犯肺证	咳嗽，咳痰，痰色白	多为风寒侵袭，伴有风寒表证，舌苔薄白，脉浮紧
寒痰阻肺证		寒饮或痰浊停聚于肺，伴有寒象，舌质淡，苔白腻或白滑，脉弦或滑
饮停胸胁证		水饮停于胸胁，伴有胸廓饱满、胸胁胀闷或痛，舌苔白滑，脉沉弦

◎ 要点三　风热犯肺、肺热炽盛、痰热壅肺、燥邪犯肺证的临床表现、鉴别要点

（一）风热犯肺证

风热犯肺证是指风热侵袭，肺卫失宣，以咳嗽、发热恶风等为主要表现的证候。本证在三焦辨证中属上焦病证，在卫气营血辨证中属卫分证。

临床表现：咳嗽，痰少而黄，气喘，鼻塞，流浊涕，咽喉肿痛，发热，微恶风寒，口微渴，舌尖红，苔薄黄，脉浮数。

本证多有感受风热的病史，以咳嗽、痰少色黄与风热表证共见为辨证的主要依据。

（二）肺热炽盛证

肺热炽盛证是指火热炽盛，壅积于肺，肺失清肃，以咳喘气粗、鼻翼扇动等为主要表现的实热证候。简称肺热证或肺火证。本证在卫气营血辨证中属气分证，在三焦辨证中属上焦病证。

临床表现：发热，口渴，咳嗽，气粗而喘，甚则鼻翼扇动，鼻息灼热，胸痛，或有咽喉红肿疼痛，小便短黄，大便秘结，舌红苔黄，脉洪数。

本证以新病势急，咳喘气粗、鼻翼扇动与火热症状共见为辨证的主要依据。

（三）痰热壅肺证

痰热壅肺证是指痰热交结，壅滞于肺，肺失清肃，以发热、咳喘、痰多黄稠等为主要表现的证候。

临床表现：咳嗽，咳痰黄稠而量多，胸闷，气喘息粗，甚则鼻翼扇动，喉中痰鸣，或咳吐脓

血腥臭痰，胸痛，发热口渴，烦躁不安，小便短黄，大便秘结，舌红苔黄腻，脉滑数。

本证以发热、咳喘、痰多黄稠等为辨证的主要依据。

（四）燥邪犯肺证

燥邪犯肺证是指外感燥邪，肺失宣降，以干咳痰少、鼻咽口舌干燥等为主要表现的证候，简称肺燥证。燥邪有偏寒、偏热的不同，而有温燥袭肺证和凉燥袭肺证之分。

临床表现：干咳无痰，或痰少而黏、不易咳出，甚则胸痛，痰中带血，或见鼻衄、口、唇、鼻、咽、皮肤干燥，尿少，大便干结，舌苔薄而干燥少津。或微有发热恶风寒，无汗或少汗，脉浮数或浮紧。

本证与气候干燥有关，以干咳痰少、鼻咽口舌干燥等为辨证的主要依据。

（五）风热犯肺、肺热炽盛、痰热壅肺、燥邪犯肺证的鉴别要点

风热犯肺、肺热炽盛、痰热壅肺、燥邪犯肺证的鉴别

证型	病机	辨证要点	临床表现
风热犯肺证	风热犯肺肺卫失宣	咳嗽，痰黄稠及风热表证	咳嗽痰稠色黄，恶寒轻发热重，鼻塞流黄浊涕，身热恶风，口干咽痛，舌尖红苔薄黄，脉浮数
肺热炽盛证	火热炽盛壅积于肺	咳喘气粗，鼻翼扇动与实热症状	发热，口渴，咳嗽，气粗而喘，甚则鼻翼扇动，鼻息灼热，咽喉红肿，小便短黄，舌红苔黄，脉洪数
痰热壅肺证	痰热交结壅滞于肺	发热、咳喘、痰多黄稠	咳嗽，咳痰黄稠而量多，胸闷，气喘息粗，发热口渴，烦躁不安，舌红苔黄腻，脉滑数
燥邪犯肺证	燥邪犯肺肺卫失宣	干咳，痰少，质黏及燥邪犯表证	干咳痰少质黏，口舌咽喉干燥，恶寒发热，无汗或少汗，舌苔薄白而干燥，脉浮偏数或浮紧

◎ 要点四 肠道湿热、肠热腑实、肠燥津亏证的临床表现、鉴别要点

（一）肠道湿热证

肠道湿热证是指湿热内蕴，阻滞肠道，以腹痛、暴泻如水、下痢脓血、大便黄稠秽臭及湿热症状为主要表现的证候。又名大肠湿热证。

临床表现：身热口渴，腹痛腹胀，下痢脓血，里急后重，或暴泻如水，或腹泻不爽、粪质黄稠秽臭，肛门灼热，小便短黄，舌质红，苔黄腻，脉滑数。

本证以腹痛、暴泻如水、下痢脓血、大便黄稠秽臭等与湿热症状共见为辨证的主要依据。

（二）肠热腑实证

肠热腑实证是指里热炽盛，腑气不通，以发热、大便秘结、腹满硬痛为主要表现的实热证候。又名大肠热结证、大肠实热证。六经辨证中称为阳明腑证，卫气营血辨证中属气分证，三焦辨证中属中焦证。

临床表现：高热，或日晡潮热，汗多，口渴，脐腹胀满硬痛、拒按，大便秘结，或热结旁流，大便恶臭，小便短黄，甚则神昏谵语、狂乱，舌质红，苔黄厚而燥，或焦黑起刺，脉沉数（或迟）有力。

本证以发热、大便秘结、腹满硬痛为辨证的主要依据。

（三）肠燥津亏证

肠燥津亏证是指津液亏损，肠失濡润，传导失职，以大便燥结、排便困难及津亏症状为主要表现的证候。

临床表现：大便干燥如羊屎，艰涩难下，数日一行，腹胀作痛，或可于左少腹触及包块，口干，或口臭，或头晕，舌红少津，苔黄燥，脉细涩。

本证多属病久而势缓，以大便燥结、排便困难与津亏症状共见为辨证的主要依据。

（四）肠道湿热、肠热腑实、肠燥津亏证的鉴别要点

肠道湿热、肠热腑实、肠燥津亏证的鉴别

证型	病机	辨证要点	临床表现
肠道湿热证	湿热内蕴阻滞肠道	腹痛，暴泻如水，下痢脓血，大便黄稠秽臭	身热口渴，下痢脓血，里急后重，或暴泻如水，或腹泻不爽、粪质黄稠秽臭，肛门灼热，小便短黄，舌质红，苔黄腻，脉滑数
肠热腑实证	里热炽盛腑气不通	发热，大便秘结，腹满硬痛	高热，或日晡潮热，汗多，口渴，脐腹胀满硬痛、拒按，大便秘结，或热结旁流，大便恶臭，小便短黄，甚则神昏谵语、狂乱，舌质红，苔黄厚而燥，或焦黑起刺，脉沉数或迟而有力
肠燥津亏证	津液亏损肠失濡润	大便燥结、排便困难与津亏症状	大便干燥如羊屎，艰涩难下，数日一行，腹胀作痛，或可于左少腹触及包块，口干，或口臭，或头晕，舌红少津，苔黄燥，脉细涩

细目三　脾与胃病辨证

◎ 要点一　脾气虚、脾阳虚、脾虚气陷、脾不统血证的临床表现、鉴别要点

（一）脾气虚证

脾气虚证是指脾气不足，运化失职，以食少、腹胀、便溏及气虚症状为主要表现的虚弱证候。

临床表现：不欲食，纳少，脘腹胀满，食后胀甚，或饥时饱胀，大便溏稀，肢体倦怠，神疲乏力，少气懒言，形体消瘦，或肥胖、浮肿，面色淡黄或萎黄，舌淡苔白，脉缓或弱。

本证以食少，腹胀，便溏与气虚症状共见为辨证的主要依据。

（二）脾阳虚证

脾阳虚证是指脾阳虚衰，失于温运，阴寒内重，以食少、腹胀腹痛、便溏等为主要表现的虚寒证候。又名脾虚寒证。

临床表现：食少，腹胀，腹痛绵绵，喜温喜按，畏寒怕冷，四肢不温，面白少华或虚浮，口淡不渴，大便稀溏，甚至完谷不化，或肢体浮肿，小便短少，或白带清稀量多，舌质淡胖或有齿痕，舌苔白滑，脉沉迟无力。

本证以食少、腹胀腹痛、便溏与虚寒症状共见为辨证的主要依据。

（三）脾虚气陷证

脾虚气陷证是指脾气虚弱，中气下陷，以脘腹重坠、内脏下垂及气虚症状为主要表现的虚弱证候。又名脾（中）气下陷证。

临床表现：脘腹重坠作胀，食后益甚，或便意频数，肛门重坠，或久泻不止，甚或脱肛，或小便浑浊如米泔，或内脏、子宫下垂，气短懒言，神疲乏力，头晕目眩，面白无华，食少，便溏，舌淡苔白，脉缓或弱。

本证以脘腹重坠、内脏下垂与气虚症状共见为辨证的主要依据。

（四）脾不统血证

脾不统血证是指脾气虚弱，不能统摄血行，以各种慢性出血为主要表现的虚弱证候。又名脾（气）不摄血证。

临床表现：各种慢性出血，如便血、尿血、吐血、鼻衄、紫斑，妇女月经过多、崩漏，食少便溏，神疲乏力，气短懒言，面色萎黄，舌淡，脉细无力。

本证以各种慢性出血与气血两虚证共见为辨证的主要依据。

（五）脾气虚、脾阳虚、脾虚气陷、脾不统血证的鉴别要点

四证均以脾气虚为病理基础，但因各证的病机不尽相同，故临床表现各有特点。

脾气虚证以脾气亏虚，失于健运为主要病

机，以食少、腹胀、便溏，兼神疲乏力等气虚表现为特征。脾阳虚证是在脾气虚基础上，阳虚生寒所致，以腹部冷痛绵绵，喜温喜按，形寒肢冷等虚寒见症与脾气虚证并见为特征。

脾虚气陷证是因脾气亏虚，升举无力而清阳下陷所致，以脘腹坠胀，或内脏下垂等下陷证候与脾气虚证并见为特征。脾不统血证因脾气亏虚，统血无权而致，以各种慢性出血（便血，尿血，吐血，肌衄，或月经过多，崩漏）与脾气虚证并见为特征。

脾气虚、脾阳虚、脾虚气陷、脾不统血证的鉴别

证型	病机	相同症状	不同症状	舌象	脉象
脾气虚证	脾气亏虚，运化失职	纳呆腹胀，食后尤甚，便溏肢倦，食少懒言，神疲乏力，面色萎黄	或浮肿，或消瘦	舌质淡或胖嫩有齿痕，苔白润	脉缓弱或沉细弱或虚大
脾阳虚证	脾阳虚衰，失于温运，阴寒内生		腹痛喜温喜按，肢冷尿少等	舌质淡胖或边有齿痕，苔白滑	脉沉迟无力
脾虚气陷证	脾气亏虚，升举无力而反下陷		脘腹坠胀，或便意频数，肛门坠重，甚则脱肛，或子宫下垂等脏器脱垂表现	舌质淡，苔薄白	脉缓弱
脾不统血证	脾气虚弱，不能统摄血液		便血，尿血，鼻衄，或妇女月经过多、崩漏等各种出血证	舌淡苔白	脉细弱

◎ 要点二 湿热蕴脾、寒湿困脾证的临床表现、鉴别要点

（一）湿热蕴脾证

湿热蕴脾证是指湿热内蕴，脾失健运，以腹胀、纳呆、发热、身重、便溏不爽等为主要表现的湿热证候。又名中焦湿热、脾经湿热证。

临床表现：脘腹胀闷，纳呆，恶心欲呕，口中黏腻，渴不多饮，便溏不爽，小便短黄，肢体困重，或身热不扬，汗出热不解，或见面目发黄鲜明，或皮肤发痒，舌质红，苔黄腻，脉濡数或滑数。

本证以腹胀、纳呆、发热、身重、便溏不爽、苔黄腻等为辨证的主要依据。

（二）寒湿困脾证

寒湿困脾证是指寒湿内盛，困阻脾阳，脾失温运，以纳呆、腹胀、便溏、身重等为主要表现的寒湿证候。又名湿困脾阳证、寒湿中阻证、太阴寒湿证。

临床表现：脘腹胀闷，口腻纳呆，泛恶欲呕，口淡不渴，腹痛便溏，头身困重，或小便短少，肢体肿胀，或身目发黄，面色晦暗不泽，或妇女白带量多，舌体淡胖，舌苔白滑或白腻，脉濡缓或沉细。

本证以纳呆、腹胀、便溏、身重、苔白腻等为辨证的主要依据。

（三）湿热蕴脾、寒湿困脾证的鉴别要点

湿热蕴脾证、寒湿困脾证均因湿邪困脾，脾胃纳运失职所致，可见脘腹痞闷，纳呆呕恶，便溏，肢体困重，面目发黄，苔腻，脉濡等。区别在于兼热、兼寒之不同。前者病性属湿热，故有舌质红苔黄腻，身热不扬，阳黄，脉濡数等湿热内蕴表现；后者病性属寒湿，故见舌淡苔腻白滑，腹痛喜暖，口淡不渴，带下量多清稀，阴黄，脉濡缓等寒湿内停表现。

湿热蕴脾与寒湿困脾证的鉴别

证型	相同症状	不同症状	舌象	脉象
湿热蕴脾证	脘腹痞闷，纳呆，恶心呕吐，便溏，	身热起伏，汗出热不解，肌肤发黄色泽鲜明，皮肤发痒，小便短赤	舌红苔黄腻	濡数
寒湿困脾证	肢体困重	口淡不渴，肢体浮肿，小便不利	舌淡苔白腻	濡缓

◎ 要点三　胃气虚、胃阳虚、胃阴虚证的临床表现、鉴别要点

（一）胃气虚证

胃气虚证是指胃气虚弱，胃失和降，以胃脘隐痛或痞胀、喜按，食少等主要表现的虚弱证候。

临床表现：胃脘隐痛或痞胀、按之觉舒，食欲不振，或得食痛缓，食后胀甚，嗳气，口淡不渴，面色萎黄，气短懒言，神疲倦怠，舌质淡，苔薄白，脉弱。

本证以胃脘痞满、隐痛喜按，食少与气虚症状共见为辨证的主要依据。

（二）胃阳虚证

胃阳虚证是指阳气不足，胃失温煦，以胃脘冷痛、喜温喜按，畏冷，肢凉等为主要表现的虚寒证候。又名胃虚寒证。

临床表现：胃脘冷痛，绵绵不已，时发时止，喜温喜按，食后缓解，泛吐清水或夹有不消化食物，食少脘痞，口淡不渴，倦怠乏力，畏寒肢冷，舌淡胖嫩，脉沉迟无力。

本证以胃脘冷痛、喜温喜按，畏冷肢凉为辨证的主要依据。

（三）胃阴虚证

胃阴虚证是指阴液亏虚，胃失濡润、和降，以胃脘嘈杂，饥不欲食，脘腹痞胀、灼痛等为主要表现的虚热证候。又名胃虚热证。虚热证不明显者，则称胃燥津亏证。

临床表现：胃脘嘈杂，饥不欲食，或痞胀不舒，隐隐灼痛，干呕，呃逆，口燥咽干，大便干结，小便短少，舌红少苔乏津，脉细数。

本证以胃脘嘈杂、灼痛，饥不欲食与虚热症状共见为辨证的主要依据。

（四）胃气虚、胃阳虚、胃阴虚证的鉴别要点

胃气虚证与胃阳虚证、胃阴虚证的鉴别

证型	病机	相同症状	不同症状	舌象	脉象
胃气虚证	胃气亏虚，胃失和降		胃部按之觉舒，气短懒言，神疲乏力	舌质淡，苔薄白	脉弱
胃阳虚证	胃阳不足，胃失温煦	胃痛痞胀	胃脘冷痛，喜温喜按，畏寒肢冷	舌淡胖嫩	脉沉迟无力
胃阴虚证	胃阴亏虚，胃失濡润		胃脘嘈杂，饥不欲食，或痞胀不舒，隐隐灼痛，干呕，呃逆，口燥咽干	舌红少苔乏津	脉细数

◎ 要点四　胃热炽盛、寒饮停胃证的临床表现、鉴别要点

（一）胃热炽盛证

胃热炽盛证是指火热壅滞于胃，胃失和降，以胃脘灼痛、消谷善饥等为主要表现的实热证候。又名胃（实）热（火）证。

临床表现：胃脘灼痛、拒按，渴喜冷饮，或消谷善饥，或口臭，牙龈肿痛溃烂，齿衄，小便短黄，大便秘结，舌红苔黄，脉滑数。

本证以胃脘灼痛、消谷善饥等与实火症状共见为辨证的主要依据。

（二）寒饮停胃证

指寒饮停积于胃，胃失和降，以脘腹痞胀、胃中有振水声、呕吐清水为等为主要表现的证候。

临床表现：脘腹痞胀，胃中有振水声，呕吐

清水痰涎，口淡不渴，眩晕，舌苔白滑，脉沉弦。

本证以脘腹痞胀、胃中有振水声、呕吐清水等为辨证的主要依据。

（三）胃热炽盛、寒饮停胃证的鉴别要点

胃热炽盛证与寒饮停胃证的鉴别

证型	病机	相同症状	不同症状	舌象	脉象
胃热炽盛证	火热壅滞于胃，胃失和降	胃痛痞胀	胃部灼痛，渴喜冷饮，口臭，牙龈肿痛溃烂	舌红苔黄	脉滑数
寒饮停胃证	寒饮停积于胃，胃失和降		胃脘痞胀，呕吐清水痰涎，口淡不渴	舌苔白滑	脉沉弦

◎ 要点五 寒滞胃肠、食滞胃肠、胃肠气滞证的临床表现、鉴别要点

（一）寒滞胃肠证

寒滞胃肠证是指寒邪犯胃，阻滞气机，以胃脘冷痛，痛势急剧等为主要表现的实寒证候。又名中焦实寒证、寒滞胃脘证。

临床表现：胃脘冷痛，痛势暴急，遇寒加剧，得温则减，恶心呕吐，吐后痛缓，口淡不渴，或口泛清水，腹泻清稀，或腹胀便秘，面白或青，恶寒肢冷，舌苔白润，脉弦紧或沉紧。

本证多有寒冷刺激的诱因，以胃脘冷痛，痛势急剧等为辨证的主要依据。

（二）食滞胃肠证

食滞胃肠证是指饮食停积胃肠，以脘腹痞胀疼痛、呕泻酸馊腐臭食物等为主要表现的证候。

临床表现：脘腹胀满疼痛、拒按，厌食，嗳腐吞酸，呕吐酸馊食物，吐后胀痛得减，或腹痛，肠鸣，矢气臭如败卵，泻下不爽，大便酸腐臭秽，舌苔厚腻，脉滑或沉实。

本证多有伤食病史，以脘腹痞胀疼痛、呕泻酸馊腐臭等为辨证的主要依据。

（三）胃肠气滞证

胃肠气滞证指胃肠气机阻滞，以脘腹胀痛走窜、嗳气、肠鸣、矢气等为主要表现的证候。

临床表现：胃脘、腹部胀满疼痛，走窜不定，痛而欲吐或欲泻，泻而不爽，嗳气，肠鸣，矢气，得嗳气、矢气后痛胀可缓解，或无肠鸣、矢气则胀痛加剧，或大便秘结，苔厚，脉弦。

本证以脘腹胀痛走窜、嗳气、肠鸣、矢气等为辨证的主要依据。

（四）寒滞胃肠、食滞胃肠、胃肠气滞证的鉴别要点

寒滞胃肠证、食滞胃肠证与胃肠气滞证的鉴别

证候	病机	相同症状	不同症状	舌象	脉象
寒滞胃肠证	寒邪侵犯肠胃，阻滞气机	胃脘疼痛痞胀	胃脘部冷痛，痛势剧烈，得温则减	舌苔白润	脉弦紧或沉紧
食滞胃肠证	饮食阻滞肠胃，气机受阻		脘腹痞胀疼痛、呕泻酸馊腐臭	舌苔厚腻	脉滑或沉实
胃肠气滞证	肠胃气机阻滞		脘腹胀痛走窜，肠鸣嗳气	苔厚	脉弦

细目四 肝与胆病辨证

◎ 要点一 肝血虚、肝阴虚证的临床表现、鉴别要点

（一）肝血虚证

肝血虚证是指血液亏损，肝失濡养，以眩晕、视力减退、经少、肢麻手颤等及血虚症状为主要表现的虚弱证候。

临床表现：头晕眼花，视力减退或夜盲，或肢体麻木，关节拘急，手足震颤，肌肉瞤动，或为妇女月经量少、色淡，甚则闭经，爪甲不荣，面白无华，舌淡，脉细。

本证以眩晕、视力减退、经少、肢麻手颤等与血虚症状共见为辨证的主要依据。

（二）肝阴虚证

肝阴虚证是指阴液亏损，肝失濡润，阴不制阳，虚热内扰，以头晕、目涩、胁痛、烦热等为主要表现的虚热证候。又名肝虚热证。

临床表现：头晕眼花，两目干涩，视力减退，或胁肋隐隐灼痛，面部烘热或两颧潮红，或手足蠕动，口咽干燥，五心烦热，潮热盗汗，舌红少苔乏津，脉弦细数。

本证以头晕、目涩、胁痛等与虚热症状共见为辨证的主要依据。

（三）肝血虚、肝阴虚证的鉴别要点

两者均属肝的虚证，均有头晕等表现，但前者为血虚，无热象，常见眩晕、视物模糊、经少、肢麻手颤等症；后者为阴虚，虚热表现明显，常见眼干涩、潮热、颧红、手足蠕动等症。

◎ 要点二 肝郁气滞、肝火炽盛、肝阳上亢证的临床表现、鉴别要点

（一）肝郁气滞证

肝郁气滞证是指肝失疏泄，气机郁滞，以情志抑郁、胸胁或少腹胀痛等为主要表现的证候。又名肝气郁结证，简称肝郁证。

临床表现：情志抑郁，善太息，胸胁、少腹胀满疼痛，走窜不定。或咽部异物感，或颈部瘿瘤、瘰疬，或胁下肿块。妇女可见乳房作胀疼痛，月经不调，痛经。舌苔薄白，脉弦。病情轻重与情绪变化关系密切。

本证多与情志因素有关，以情志抑郁、胸胁或少腹胀痛等为辨证的主要依据。

（二）肝火炽盛证

肝火炽盛证是指火热炽盛，内扰于肝，气火上逆，以头痛、烦躁、耳鸣、胁痛等及火热症状为主要表现的实热证候。又名肝火上炎证、肝经实火证，简称肝火（热）证。

临床表现：头晕胀痛，痛如刀劈，面红目赤，口苦口干，急躁易怒，耳鸣如潮，甚或突发耳聋，失眠，噩梦纷纭，或胁肋灼痛，吐血、衄血，小便短黄，大便秘结，舌红苔黄，脉弦数。

本证以头痛、烦躁、耳鸣、胁痛等与火热症状共见为辨证的主要依据。

（三）肝阳上亢证

肝阳上亢证是指肝阳亢扰于上，肝肾阴亏于下，以眩晕耳鸣、头目胀痛、面红、烦躁、腰膝酸软等为主要表现的证候。

临床表现：眩晕耳鸣，头目胀痛，面红目赤，急躁易怒，失眠多梦，头重脚轻，腰膝酸软，舌红少津，脉弦有力或弦细数。

本证以眩晕耳鸣、头目胀痛、面红、烦躁、腰膝酸软等为辨证的主要依据。

（四）肝火炽盛、肝阳上亢证的鉴别要点

两证的共同表现：头晕胀痛，面红目赤，口苦口干，急躁易怒，耳鸣，失眠。但前者属火热过盛的实证，以目赤头痛、胁肋灼痛、口苦口渴、便秘尿黄等火热证为主，阴虚证候不突出，病程较短，病势较急。后者属上实下虚，虚实夹杂，系肝肾阴虚阳亢所致，以眩晕、头目胀痛、头重脚轻等上亢症状为主，且见腰膝酸软、耳鸣等下虚症状，阴虚证候明显，病程较长。

◎ 要点三　肝风内动四证的临床表现、鉴别要点

（一）肝阳化风证

肝阳化风证是指肝阳上亢，亢则化风，肝风内动，以眩晕、肢麻震颤、头胀痛、面赤，甚至突然昏仆、口眼㖞斜、半身不遂等为主要表现的证候。

临床表现：眩晕欲仆，步履不稳，头胀头痛，急躁易怒，耳鸣，项强，头摇，肢体震颤，手足麻木，言语謇涩，面赤，舌红，或有苔腻，脉弦细有力。甚至突然昏仆，口眼㖞斜，半身不遂，舌强语謇。

本证以眩晕、肢麻震颤、头胀痛、面赤，甚至突然昏仆、口眼㖞斜、半身不遂等为辨证主要依据。

（二）热极生风证

热极生风证是指邪热炽盛，热极动风，以高热、神昏、抽搐为主要表现的证候。本证在卫气营血辨证中归属血分证。

临床表现：高热口渴，烦躁谵语或神昏，颈项强直，两目上视，手足抽搐，角弓反张，牙关紧闭，舌质红绛，苔黄燥，脉弦数。

本证以高热、神昏、抽搐为辨证的主要依据。

（三）阴虚动风证

阴虚动风证是指肝阴亏虚，虚风内动，以眩晕，手足震颤、蠕动，或肢体抽搐等及阴虚症状为主要表现的证候。

临床表现：手足震颤、蠕动，或肢体抽搐，眩晕耳鸣，口燥咽干，形体消瘦，五心烦热，潮热颧红，舌红少津，脉弦细数。

本证以眩晕，手足震颤、蠕动与阴虚内热症状共见为辨证的主要依据。

（四）血虚生风证

血虚生风证是指肝血亏虚，虚风内动，以眩晕，肢体震颤、麻木、拘急、眲动、瘙痒等及血虚症状为主要表现的证候。

临床表现：眩晕，肢体震颤、麻木，手足拘急，肌肉眲动，皮肤瘙痒，爪甲不荣，面白无华，舌质淡白，脉细或弱。

本证以眩晕、肢麻、震颤、瘙痒、拘急、眲动等与血虚症状共见为辨证的主要依据。

（五）肝风内动四证的鉴别要点

肝风内动四证的成因与证候有别。肝阳化风证为阳亢阴虚，上盛下虚，表现为眩晕欲仆，头胀痛，头摇，肢麻震颤，步履不稳等；热极生风证为火热炽盛所致，病势急而重，表现为高热，神昏，抽搐；阴虚动风证多见于热病后期，阴液亏损，表现为眩晕，手足震颤、蠕动及虚热证候；血虚生风证多见于慢性久病，血虚失养，表现为眩晕、肢麻、震颤、拘急、面白舌淡等。

肝风内动四证鉴别

证型	性质	主症	兼症	舌象	脉象
肝阳化风证	上实下虚证	眩晕欲仆，头摇肢颤，言语謇涩或舌强不语	手足麻木，步履不正	舌红，苔白或腻	弦而有力
热极生风证	实热证	手足抽搐，颈项强直，两目上视，牙关紧闭，角弓反张	高热神昏，躁热如狂	舌质红绛	弦数
阴虚动风证	虚证	手足蠕动	午后潮热，五心烦热，口咽干燥，形体消瘦	舌红少津	弦细数
血虚生风证	虚证	手足震颤，肌肉眲动，关节拘急不利，肢体麻木	眩晕耳鸣，面白无华	舌淡，苔白	细

◎ 要点四　寒滞肝脉证的临床表现

寒滞肝脉证是指寒邪侵袭，凝滞肝经，以少腹、前阴、颠顶等肝经经脉循行部位冷痛为主要表现的实寒证候。又名寒凝肝经证、肝寒证、肝

经实寒证。

临床表现：少腹冷痛，阴部坠胀作痛，或阴器收缩引痛，或颠顶冷痛，得温则减，遇寒痛增，恶寒肢冷，舌淡，苔白润，脉沉紧或弦紧。

本证以少腹、前阴、颠顶冷痛与实寒症状共见为辨证的主要依据。

◎ 要点五　肝胆湿热证的临床表现

肝胆湿热证是指湿热内蕴，肝胆疏泄失常，以身目发黄、胁肋胀痛等及湿热症状为主要表现的证候。以阴痒、带下黄臭等为主要表现者，称肝经湿热（下注）证。

临床表现：身目发黄，胁肋胀痛，或胁下有痞块，纳呆，厌油腻，泛恶欲呕，腹胀，大便不调，小便短赤，发热或寒热往来，口苦口干，舌红，苔黄腻，脉弦滑数。或为阴部潮湿、瘙痒、湿疹，阴器肿痛，带下黄稠臭秽等。

本证以胁肋胀痛、身目发黄，或阴部瘙痒、带下黄臭等与湿热症状共见为辨证的主要依据。

◎ 要点六　胆郁痰扰证的临床表现

胆郁痰扰证是指痰浊或痰热内扰，胆郁失宣，以胆怯、惊悸、烦躁、失眠、眩晕、呕恶等为主要表现的证候。

临床表现：胆怯易惊，惊悸不宁，失眠多梦，烦躁不安，胸胁胀闷，善太息，头晕目眩，口苦呕恶，吐痰涎，舌淡红或红，苔白腻或黄腻，脉弦缓或弦数。

本证以胆怯、惊悸、烦躁、失眠、眩晕、呕恶等为辨证的主要依据。

细目五　肾与膀胱病辨证

◎ 要点一　肾阳虚、肾阴虚、肾精不足、肾气不固、肾虚水泛证的临床表现、鉴别要点

（一）肾阳虚证

肾阳虚证是指肾阳亏虚，机体失却温煦，以腰膝酸冷、性欲减退、夜尿多为主要表现的虚寒证候。又名元阳亏虚证、命门火衰证。

临床表现：头目眩晕，面色㿠白或黧黑，腰膝酸冷疼痛，畏冷肢凉，下肢尤甚，精神萎靡，性欲减退，男子阳痿早泄、滑精精冷，女子宫寒不孕，或久泻不止，完谷不化，五更泄泻，或小便频数清长，夜尿频多，舌淡，苔白，脉沉细无力，尺脉尤甚。

本证以腰膝酸冷、性欲减退、夜尿多与虚寒症状共见为辨证的主要依据。

（二）肾阴虚证

肾阴虚证是指肾阴亏损，失于滋养，虚热内扰，以腰酸而痛、遗精、经少、头晕耳鸣等为主要表现的虚热证候。又名真阴（肾水）亏虚证。

临床表现：腰膝酸软而痛，头晕，耳鸣，齿松，发脱，男子阳强易举、遗精、早泄，女子经少或经闭、崩漏，失眠，健忘，口咽干燥，形体消瘦，五心烦热，潮热盗汗，骨蒸发热，午后颧红，小便短黄，舌红少津，少苔或无苔，脉细数。

本证以腰酸而痛、遗精、经少、头晕耳鸣等与虚热症状共见为辨证的主要依据。

（三）肾精不足证

肾精不足证是指肾精亏损，脑与骨、髓失充，以生长发育迟缓、早衰、生育机能低下等为主要表现的虚弱证候。

临床表现：小儿生长发育迟缓，身体矮小，囟门迟闭，智力低下，骨骼痿软；男子精少不育，女子经闭不孕，性欲减退；成人早衰，腰膝酸软，耳鸣耳聋，发脱齿松，健忘恍惚，神情呆钝，两足痿软，动作迟缓，舌淡，脉弱。

本证多与先天不足有关，以生长发育迟缓、早衰、生育机能低下等为辨证的主要依据。

（四）肾气不固证

肾气不固证是指肾气亏虚，失于封藏、固摄，以腰膝酸软，小便、精液、经带、胎气不固等为主要表现的虚弱证候。

临床表现：腰膝酸软，神疲乏力，耳鸣失聪；小便频数而清，或尿后余沥不尽，或遗尿，

或夜尿频多，或小便失禁；男子滑精、早泄；女子月经淋沥不尽，或带下清稀量多，或胎动易滑。舌淡，苔白，脉弱。

本证以腰膝酸软，小便、精液、经带、胎气不固与气虚症状共见为辨证的主要依据。

（五）肾虚水泛证

肾虚水泛证是指肾的阳气亏虚，气化无权，水液泛溢，以水肿下肢为甚、尿少、畏冷肢凉等为主要表现的证候。

临床表现：腰膝酸软，耳鸣，身体浮肿，腰以下尤甚，按之没指，小便短少，畏冷肢凉，腹部胀满，或见心悸，气短，咳喘痰鸣，舌质淡胖，苔白滑，脉沉迟无力。

本证以水肿下肢为甚、尿少、畏冷肢凉等为辨证的主要依据。

（六）肾阳虚与肾虚水泛证的鉴别要点

两者均以肾阳亏虚为病理基础，都有畏寒肢冷，腰膝酸冷，面白神疲等虚寒之象。但前者以温煦失职，生殖机能减退为主，后者以气化无权，水湿泛滥之水肿尿少为主要表现。

肾阳虚证与肾虚水泛证的鉴别

证型	病机	相同症状	不同症状	舌象	脉象
肾阳虚证	命门火衰，温煦失职，火不暖土，气化不行	腰膝酸冷，畏寒肢冷，面白神疲	头晕目眩，面色㿠白或黧黑，精神萎靡，性欲减退，男子阳痿早泄、滑精精冷，女子宫寒不孕，或久泻不止，完谷不化，五更泄泻，或小便频数清长，夜尿频多	舌淡苔白	沉细无力尺部尤甚
肾虚水泛证	肾阳虚弱，气化无权，水液泛滥		身体浮肿，腰以下为甚，按之没指，小便短少	舌质淡胖，苔白滑	沉迟无力

（七）肾阴虚与肾精不足证的鉴别要点

两者皆属肾的虚证，均可见腰膝酸软、头晕耳鸣、齿松发脱等症，但前者有阴虚内热的表现，性欲偏亢，梦遗、经少；后者主要为生长发育迟缓，早衰，生育机能低下，无虚热表现。

肾阴虚证与肾精不足证的鉴别

证型	相同症状	不同症状	舌苔	脉象
肾阴虚证	腰膝酸软	失眠多梦，阳强易举，遗精早泄，潮热盗汗，咽干颧红，溲黄便干	舌红少津	细数
肾精不足证		成人精少，经闭，发脱齿摇，健忘耳聋，动作迟缓，足痿无力，精神呆钝	舌淡红苔白	沉细

◎ 要点二　膀胱湿热证的临床表现

膀胱湿热证是指湿热侵袭，蕴结膀胱，以小便频急、灼涩疼痛及湿热症状为主要表现的证候。

临床表现：小便频数，排尿灼热涩痛，小便短赤，尿血或有砂石，小腹胀痛，腰痛，发热口渴，舌红苔黄腻，脉濡数。

本证属新病势急，以小便频急、灼涩疼痛等与湿热症状共见为辨证的主要依据。

细目六　脏腑兼病辨证

◎ 要点一　心肾不交、心脾气血虚证的临床表现、鉴别要点

（一）心肾不交证

心肾不交证是指心与肾的阴液亏虚，阳气偏

亢，以心烦、失眠、梦遗、耳鸣、腰酸等为主要表现的虚热证候。又名心肾阴虚阳亢（火旺）证。

临床表现：心烦失眠，惊悸健忘，头晕，耳鸣，腰膝酸软，梦遗，口咽干燥，五心烦热，潮热盗汗，便结尿黄，舌红少苔，脉细数。

本证以心烦、失眠、腰酸、耳鸣、梦遗与虚热症状共见为辨证的主要依据。

（二）心脾气血虚证

心脾气血虚证是指脾气亏虚，心血不足，以心悸、神疲、头晕、食少、腹胀、便溏等为主要表现的虚弱证候。简称心脾两虚证。

临床表现：心悸怔忡，头晕，多梦，健忘，食欲不振，腹胀，便溏，神疲乏力，或见皮下紫斑，女子月经量少色淡、淋沥不尽，面色萎黄，舌淡嫩，脉弱。

本证以心悸、神疲、头晕、食少、腹胀、便溏等为辨证的主要依据。

（三）心肾不交、心脾气血虚证的鉴别要点

两者都有心悸、失眠的症状，但前者多由心肾阴液亏虚所致，可兼有腰酸、腰痛、耳鸣及虚热症状；而后者多由脾气亏虚，心血不足所致，多伴有食少、腹胀、便溏等症状。

◎ 要点二　肝火犯肺、肝胃不和、肝脾不调证的临床表现、鉴别要点

（一）肝火犯肺证

肝火犯肺证是指肝火炽盛，上逆犯肺，肺失肃降，以胸胁灼痛、急躁、咳嗽痰黄或咳血等为主要表现的实热证候。

临床表现：胸胁灼痛，急躁易怒，头胀头晕，面红目赤，口苦口干，咳嗽阵作，痰黄稠黏，甚则咳血，舌红，苔薄黄，脉弦数。

本证以胸胁灼痛、急躁、咳嗽痰黄或咳血等与实热症状共见为辨证的主要依据。

（二）肝胃不和证

肝胃不和证是指肝气郁结，胃失和降，以脘胁胀痛、嗳气、吞酸、情绪抑郁等为主要表现的证候。又名肝气犯胃证、肝胃气滞证。

临床表现：胃脘、胁肋胀满疼痛，走窜不定，嗳气，吞酸嘈杂，呃逆，不思饮食，情绪抑郁，善太息，或烦躁易怒，舌淡红，苔薄黄，脉弦。

本证以脘胁胀痛、嗳气、吞酸、情绪抑郁等为辨证的主要依据。

（三）肝脾不调证

肝脾不调证是指肝失疏泄，脾失健运，以胁胀作痛、情志抑郁、腹胀、便溏等为主要表现的证候。又称肝郁脾虚证。

临床表现：胸胁胀满窜痛，善太息，情志抑郁，或急躁易怒，食少，腹胀，肠鸣矢气，便溏不爽，或腹痛欲便、泻后痛减，或大便溏结不调，舌苔白，脉弦或缓。

本证以胁胀作痛、情志抑郁、腹胀、便溏等为辨证的主要依据。

（四）肝火犯肺、肝胃不和、肝脾不调证的鉴别要点

三证均有胸胁胀痛，急躁易怒的表现，但肝火犯肺证由肝火炽盛，上逆犯肺所致，临床多见胸胁灼痛，面红目赤，口苦口干，伴有咳嗽阵作，痰黄稠黏。而肝胃不和、肝脾不调证多由肝郁气滞引起，导致胃失和降、脾失健运，临床可见嗳气、吞酸等胃失和降的表现，或便溏、腹胀等脾失健运的表现。

◎ 要点三　心肺气虚、脾肺气虚、肺肾气虚证的临床表现、鉴别要点

（一）心肺气虚证

心肺气虚证是指心肺两脏气虚，以咳喘、心悸、胸闷等为主要表现的虚弱证候。

临床表现：胸闷，咳嗽，气短而喘，心悸，动而尤甚，吐痰清稀，神疲乏力，声低懒言，自汗，面色淡白，舌淡苔白，或唇舌淡紫，脉弱或结或代。

本证以咳喘、心悸、胸闷与气虚症状共见为辨证的主要依据。

（二）脾肺气虚证

指脾肺两脏气虚，以咳嗽、气喘、咯痰、食少、腹胀、便溏等为主要表现的虚弱证候。又名脾肺两虚证。

临床表现：食欲不振，食少，腹胀，便溏，久咳不止，气短而喘，咯痰清稀，面部虚浮，下肢微肿，声低懒言，神疲乏力，面白无华，舌淡，苔白滑，脉弱。

本证以咳嗽、气喘、咯痰，食少、腹胀、便溏与气虚症状共见为辨证的主要依据。

（三）肺肾气虚证

肺肾气虚证是指肺肾气虚，摄纳无权，以久病咳喘、呼多吸少、动则尤甚等为主要表现的虚弱证候。又名肾不纳气证。

临床表现：咳嗽无力，呼多吸少，气短而喘，动则尤甚，吐痰清稀，声低，乏力，自汗，耳鸣，腰膝酸软，或尿随咳出，舌淡紫，脉弱。

本证以久病咳喘、呼多吸少、动则尤甚与气虚症状共见为辨证的主要依据。

（四）心肺气虚、脾肺气虚、肺肾气虚证的鉴别要点

均有肺气虚，呼吸功能减退，而见咳喘无力、气短、咯痰清稀等症。心肺气虚证则兼有心悸怔忡、胸闷等心气不足的证候；肺脾气虚证则兼有食少、腹胀、便溏等脾失健运的证候；肺肾气虚证则兼有呼多吸少、腰酸耳鸣、尿随咳出等肾失摄纳的证候。

◎ 要点四　心肾阳虚、脾肾阳虚证的临床表现、鉴别要点

（一）心肾阳虚证

心肾阳虚证是指心与肾的阳气虚衰，失于温煦，以心悸、水肿等为主要表现的虚寒证候。

又名心肾虚寒证。水肿明显者，可称水气凌心证。

临床表现：畏寒肢冷，心悸怔忡，胸闷气喘，肢体浮肿，小便不利，神疲乏力，腰膝酸冷，唇甲青紫，舌淡紫，苔白滑，脉弱。

本证以心悸、水肿与虚寒症状共见为辨证的主要依据。

（二）脾肾阳虚证

脾肾阳虚证是指脾肾阳气亏虚，虚寒内生，以久泻久利、水肿、腰腹冷痛等为主要表现的虚寒证候。

临床表现：腰膝、下腹冷痛，畏冷肢凉，久泄久利，或五更泄泻，完谷不化，便质清冷，或全身水肿，小便不利，面色㿠白，舌淡胖，苔白滑，脉沉迟无力。

本证以久泻久利、水肿、腰腹冷痛等与虚寒症状共见为辨证的主要依据。

（三）心肾阳虚、脾肾阳虚证的鉴别要点

均有畏冷肢凉、舌淡胖、苔白滑等虚寒证候，且有腰膝酸冷、小便不利、浮肿等肾阳虚水湿内停的表现。但前者心悸怔忡、胸闷气喘、面唇紫暗等心阳不振、血行不畅的症状突出；后者则有久泄久利、完谷不化等脾阳虚，运化无权的表现。

◎ 要点五　心肝血虚、肝肾阴虚、肺肾阴虚证的临床表现、鉴别要点

（一）心肝血虚证

心肝血虚证是指血液亏少，心肝失养，以心悸、多梦、眩晕、肢麻、经少与血虚症状为主要表现的证候。

临床表现：心悸心慌，多梦健忘，头晕目眩，视物模糊，肢体麻木、震颤，女子月经量少色淡，甚则经闭，面白无华，爪甲不荣，舌质淡白，脉细。

本证以心悸、多梦、眩晕、肢麻等与血虚症状共见为辨证的主要依据。

（二）肝肾阴虚证

肝肾阴虚证是指肝肾阴液亏虚，虚热内扰，以腰酸胁痛、眩晕、耳鸣、遗精等为主要表现的虚热证候。又名肝肾虚火证。

临床表现：头晕，目眩，耳鸣，健忘，胁痛，腰膝酸软，口燥咽干，失眠多梦、低热或五心烦热，颧红，男子遗精，女子月经量少，舌红，少苔，脉细数。

本证以腰酸胁痛、眩晕、耳鸣、遗精等与虚热症状共见为辨证的主要依据。

（三）肺肾阴虚证

肺肾阴虚证是指肺肾阴液亏虚，虚热内扰，以干咳、少痰、腰酸、遗精等为主要表现的虚热证候。

临床表现：咳嗽痰少，或痰中带血，或声音嘶哑，腰膝酸软，形体消瘦，口燥咽干，骨蒸潮热，盗汗，颧红，男子遗精，女子经少，舌红，少苔，脉细数。

本证以干咳、少痰、腰酸、遗精等与虚热症状共见为辨证的主要依据。

（四）心肝血虚、肝肾阴虚、肺肾阴虚证的鉴别要点

心肝血虚以心肝阴血不足为主要病机，临床

证见心悸、失眠多梦、眩晕肢麻、视力减退等。而肝肾阴虚和肺肾阴虚证都有肾阴虚的证候，均见腰膝酸软、耳鸣、遗精及阴虚内热的表现。但肝肾阴虚证兼肝阴虚损，失于滋养，常见胁痛、目涩、眩晕等症；肺肾阴虚证兼肺阴亏损，肺失清肃，故有干咳、痰少难咯等表现。

细目七 脏腑辨证各相关证候的鉴别

◎ 要点 各脏腑间相关证候的鉴别要点

（一）心脾气血虚证与心肝血虚证鉴别

均有心血不足，心及心神失养，而见心悸、失眠多梦等症，但前者兼有脾虚失运，血不归经的表现，常见食少、腹胀、便溏、慢性失血等症；后者兼有肝血不足，失于充养的表现，常见眩晕、肢麻、视力减退、经少等症。

（二）肝胃不和证与肝脾不调证的鉴别

二者均有肝气郁结，而见胸胁胀满疼痛、情志抑郁或烦躁等表现，但肝胃不和证兼胃失和降，常有胃脘胀痛、嗳气、呃逆等症；肝脾不调证兼脾失健运，常有食少、腹胀、便溏等症。

肝胃不和证与肝脾不调证的鉴别

证型	病机	相同症状	不同症状	舌象	脉象
肝胃不和证	肝失疏泄，横逆犯胃，胃失和降	抑郁易怒，胸胁胀痛及纳少	脘胀、呕恶、呃逆、嗳气、嘈杂等胃气上逆的症状	舌苔薄白或薄黄	脉弦或带数
肝脾不调证	肝失疏泄，横逆犯脾，脾失健运		腹痛肠鸣，腹泻不爽	舌苔白	脉弦或缓弱

（三）肝胆湿热证与湿热蕴脾证的鉴别

两证均因湿热内蕴所致，见湿热证候及脾胃纳运升降失职表现，均可出现脘腹胀满、纳呆呕恶、身目发黄色鲜明、大便不调、小便短黄、舌质红苔黄腻、脉滑数等症。肝胆与脾胃之间在病

理上相互影响，由于二者主要病位病机不同，故症状有别。

肝胆湿热证病位主要在肝胆（疏泄功能失职），故以胁肋胀痛、胁下痞块、黄疸、口苦等肝胆疏泄失常症状为主，尚可出现寒热往来及阴部瘙痒，妇女带下黄臭等症。湿热蕴脾证病位主

要在脾胃（纳运升降失职），故以脘腹胀闷、纳呆呕恶、大便溏泄等受纳运化功能失常症状为主，还可出现肢体困重、身热不扬等症状。

怒、胁肋灼痛等肝火内炽的症状；燥邪犯肺证只发于秋季，必兼发热恶寒之表证；热邪壅肺证系邪热内盛，痰热互结，壅闭于肺，有典型的实热表现；肺阴虚证系内伤久病，肺津受损，虚热内生，有潮热盗汗等阴虚内热症状。四证的舌脉表现也各有不同。

（四）肝火犯肺证与燥邪犯肺、热邪壅肺、肺阴虚证的鉴别

四证均可能有咳嗽、咳血的表现，但肝火犯肺证系肝经气火上逆犯肺，肺失清肃，有急躁易

肝火犯肺证与燥邪犯肺、热邪壅肺、肺阴虚证的鉴别

证型	病机	相同症状	不同症状	舌象	脉象
肝火犯肺证	肝经气火上逆犯肺，肺失清肃	咳嗽，咳血	急躁易怒，胁肋灼痛等肝火内炽的症状	舌红，苔薄黄	脉弦数
燥邪犯肺证	外界燥邪侵犯肺卫，肺系津液耗伤		只发于秋季，必兼发热恶寒之表证	苔薄而干燥少津	脉浮数或浮紧
热邪壅肺证	邪热内盛，痰热互结，壅闭于肺		新病势急，咳喘气粗鼻翼扇动与火热症状共见	舌红苔黄或黄腻	脉数或滑数
肺阴虚证	内伤久病，肺津受损，虚热内生		潮热盗汗等阴虚内热症状	舌红少苔乏津	脉细数

（五）肝肾阴虚与肝阳上亢证的鉴别

二证均有肝肾阴亏，阴不制阳的病机，均有头晕目眩、耳鸣、腰膝酸软等症，但肝肾阴虚为虚证，以颧红盗汗、五心烦热等虚火内扰的表现

为主，肝阳上亢证为本虚标实证，急躁易怒、头目胀痛、头重脚轻等肝阳亢逆、气血上冲的症状比较突出。

肝肾阴虚证与肝阳上亢证的鉴别

证型	病机	相同症状	不同症状	舌象	脉象
肝肾阴虚证	肝肾阴液亏虚，阴不制阳，虚热内扰	头晕目眩，耳鸣，腰膝酸软	颧红盗汗、五心烦热、男子遗精、女子月经量少等肾阴虚表现	舌红少苔	脉细数
肝阳上亢证	肝肾阴亏，阴不制阳，亢阳上扰		面红目赤、急躁易怒、头目胀痛、头重脚轻等肝阳亢逆、气血上冲的症状	舌红	脉弦或弦细数

中 药 学

第一单元　中药的性能

中药的性能又称药性，是指中药作用的基本性质和特征的概括，又称中药的偏性。主要内容包括四气、五味、升降浮沉、归经、毒性等。

细目一　四　气

◎ 要点一　结合有代表性的药物认识四气

四气，指药物的寒、热、温、凉四种药性，又称四性，是对药物治疗寒热病症作用的概括。一般而言，能够减轻或消除热证的药物属于寒性或凉性，如黄芩、板蓝根等有清热解毒作用；而能够减轻或消除寒证的药物属于热性或温性，如附子、干姜等有温中散寒作用。

在药物作用的程度上，寒重于凉，热重于温。从四性的本质而言，只有寒热两性的区分，此外，四性以外还有一类平性药，它是指寒热界限不很明显、药性平和、作用较和缓的一类药。如党参、山药、甘草等。平性是相对而言的，而不是绝对的，也有偏凉、偏温的不同，因此仍称四气（性）而不称五气（性）。

◎ 要点二　四气的作用及适应证

一般来讲，寒凉药分别具有清热泻火、凉血解毒、滋阴除蒸、泻热通便、清热利尿、清化痰热、清心开窍、凉肝息风等作用；而温热药则分别具有温里散寒、暖肝散结、补火助阳、

温阳利水、温经通络、引火归原、回阳救逆等作用。

细目二　五　味

◎ 要点一　结合有代表性的药物认识五味

五味是指药物有辛、甘、酸、苦、咸五种不同的味，因而具有不同的治疗作用。有些还具有淡味或涩味，因而实际上不止五种。但是，五味是最基本的五种滋味，所以仍称为五味。

◎ 要点二　五味的作用及适应证

现据前人的论述，结合临床实践，将五味所代表药物的作用及主治病证分述如下：

辛：有发散、行气、行血的作用。一般来讲，解表药、行气药、活血药多具有辛味。多用治表证及气血阻滞之证。如麻黄、紫苏叶发散风寒，陈皮、木香行气除胀，川芎、红花活血化瘀等。

甘：有补益、和中、调和药性和缓急止痛的作用。一般来讲，滋养补虚、调和药性及缓解疼痛的药物多具有甘味。多用治正气虚弱、脘腹挛急疼痛，及调和药性、中毒解救等。如人参大补元气，熟地黄滋补精血，饴糖缓急止痛，甘草调和药性并解药食中毒等。

酸：有收敛、固涩的作用。一般固表止汗、敛肺止咳、涩肠止泻、固精缩尿、固崩止带的药

物多具有酸味。多用治体虚多汗、肺虚久咳、久泻滑肠、遗精滑精、遗尿尿频、崩带不止等证。如山茱萸、五味子涩精、敛汗，乌梅敛肺止咳、涩肠止泻。

苦：有泄、燥、坚阴的作用。即具有清泄火热、泄降气逆、通泄大便、燥湿等作用。一般来讲，清热泻火、下气平喘、降逆止呕、通利大便、清热燥湿、苦温燥湿的药物多具有苦味。多用治火热证、喘证、呕恶、便秘、湿证等证。如栀子、黄芩清热泻火，杏仁降泄肺气，陈皮降逆止呕，大黄泻热通便，龙胆、黄连清热燥湿，苍术、厚朴苦温燥湿。

咸：有软坚散结、泻下通便作用。一般来讲，泻下或润下通便及软化坚硬、消散结块的药物多具有咸味，多用治大便燥结、痰核、瘰疬、瘿瘤、癥瘕痞块等证，如芒硝泻下通便，海藻、牡蛎消散瘿瘤，鳖甲软坚消癥等。

淡：有渗湿、利小便的作用。利水渗湿的药物多具有淡味。多用治水肿、脚气、小便不利等证。如薏苡仁、通草、灯心草、茯苓、猪苓、泽泻等。

涩：与酸味药的作用相似，有收敛固涩的作用。多用治虚汗、泄泻、尿频、遗精、滑精、出血等证。如莲子固精止带，禹余粮涩肠止泻，乌贼骨收涩止血等。

细目三　升降浮沉

◎ 要点一　各类药物的升降浮沉趋向

升降浮沉是指药物对人体作用的不同趋向性。升，即上升提举，趋向于上；降，即下达降逆，趋向于下；浮，即向外发散，趋向于外；沉，即向内收敛，趋向于内。升降浮沉也就是指药物对机体有向上、向下、向外、向内四种不同的作用趋向。它与疾病所表现的趋向性是相对而言的。一般而言，发表、透疹、升阳、涌吐、开窍等药具有升浮作用，收敛固涩、泻下、利水、潜阳、镇惊安神、止咳平喘、止呕等药具有沉降作用。

◎ 要点二　影响药物升降浮沉的主要因素

影响药物升降浮沉的因素主要与四气、五味、药物质地轻重有密切关系，并受到炮制和配伍的影响。

药物的升降浮沉与四气、五味有关：一般来讲，味属辛、甘，气属温、热的药物，大都是升浮药，如麻黄、升麻、黄芪等药；味属苦、酸、咸，性属寒、凉的药物，大都是沉降药，如大黄、芒硝、山楂等。

药物的升降浮沉与药物的质地轻重有关：一般来讲，花、叶、枝、皮等质轻的药物大多为升浮药，如紫苏叶、菊花、蝉衣等；而种子、果实、矿物、贝壳及质重者大多都是沉降药，如紫苏子、乌梅、赭石、牡蛎等。

药物的升降浮沉与炮制、配伍的影响有关：药物的炮制可以影响转变其升降浮沉的性能。如有些药物酒制则升，姜炒则散，醋炒收敛，盐炒下行。如大黄，属于沉降药，峻下热结，泻热通便，经酒炒后，大黄则可清上焦火热，可治目赤头痛。配伍的影响，一般来讲，升浮药在大队沉降药中能随之下降；反之，沉降药在大队升浮药中能随之上升。

细目四　归　经

◎ 要点一　归经的临床意义

掌握归经理论便于临床辨证用药，根据疾病的具体表现，通过辨证审因，诊断出病变所在的脏腑经络，按照归经理论来选择针对性强的药物进行治病，可以提高用药准确性。正如徐灵胎所说："不知经络而用药，其失也泛。"例如，里实热证有肺热、心火、肝火、胃火等不同，应当分别选用归肺、心、肝、胃经的清泄肺热、心火、肝火、胃火的药物来治疗。头痛的原因很多，疼痛的性质和部位亦各有不同。羌活善治太阳经头痛，葛根、白芷善治阳明经头痛，柴胡善治少阳经头痛，吴茱萸善治厥阴经头痛，细辛善治少阴经头痛。治疗头痛时，考虑到药物的归经特点可以提高疗效。

运用归经理论，必须考虑到脏腑经络间的关系。脏腑经络在生理上相互联系，在病理上相互影响。因此，在临床用药时往往并不单独使用某一经的药物。如肺病而见脾虚者，每兼用补脾的药物，使肺有所养，而逐渐向愈（培土生金）。肝阳上亢往往因于肾阴不足，每以平肝潜阳药与滋补肾阴药同用，使肝有所涵而虚阳自潜（滋水涵木）。若拘泥于见肺治肺、见肝治肝，单纯分经用药，其效果必受影响。故徐灵胎又指出："执经络而用药，其失也泥，反能致害。"

此外，临床上还常用归经性强的药物引他药入经。

◎ 要点二　结合有代表性的药物认识归经

归经指药物对于机体某部分的选择性作用，即某药对某些脏腑经络有特殊的亲和作用，因而对这些部位的病变起着主要的或特殊的治疗作用。归经指明了药物治病的适应范围，也就是说明了药效的所在，包含了药物定性定位的概念。

归经理论的形成是在中医基本理论指导下，以脏腑经络为基础，以药物所治疗的具体病证为依据，经过长期临床实践总结出来的用药理论。由于经络能沟通人体内外表里，所以一旦体表发生病变可以通过经络影响内在的脏腑；反之，内在脏腑病变也可以在体表反映出来。由于发病所在脏腑及经络循行部位不同，临床上所表现的症状也各不相同。如心经的病变多见心悸失眠；肺经病变常见胸闷喘咳；肝经病变每见胁痛抽搐等。如朱砂、远志能治疗心悸失眠，说明它们归心经；桔梗、杏仁能治疗胸闷、咳喘，说明它们归肺经；而选用白芍、钩藤能治疗胁痛抽搐则说明它们归肝经。

细目五　毒　性

◎ 要点　引起毒性反应的原因

毒性指药物对机体所产生的不良影响及损害性。毒性反应与副作用不同，它对人体的危害性较大，甚至可危及生命。

所谓毒性一般系指药物对机体所产生的不良影响及损害性。包括急性毒性、亚急性毒性、亚慢性毒性、慢性毒性和特殊毒性如致癌、致突变、致畸胎、成瘾等。所谓毒药一般系指对机体发生化学或物理作用，能损害机体，引起功能障碍、疾病甚至死亡的物质。

中药的副作用有别于毒性。副作用是指在常用剂量时出现与治疗需要无关的不适反应，一般比较轻微，对机体危害不大，停药后可自行消失。

第二单元　中药的配伍

细目　中药配伍的内容

◎ 要点一　各种配伍关系的意义

药物单独或配合应用主要有单行、相须、相使、相畏、相杀、相恶、相反七种情况，称为中药的"七情"配伍。

（1）单行：就是单用一味药物治疗某种病情单一的疾病。对病情比较单纯的病证，往往选择一种针对性强的药物即可达到治疗目的，如独参汤。

（2）相须：就是两种功效相似的药物配合应用，可以增强原有药物的疗效。如麻黄配桂枝，能增强发汗解表、祛风散寒的作用；石膏与知母配合，能明显增强清热泻火的治疗效果。

（3）相使：就是以一种药物为主，另一种药物为辅，两种药物合用，辅药可以提高主药的功效。如黄芪补气利水，茯苓利水健脾，两药配合，茯苓能提高黄芪补气利水的治疗效果。

（4）相畏：就是一种药物的毒副作用能被另一种药物所抑制。如生半夏和生南星的毒性能被生姜减轻或消除，所以说生半夏和生南星畏生姜。

（5）相杀：就是一种药物能够减轻或消除另一种药物的毒副作用。如生姜能减轻或消除生半夏和生南星的毒性或副作用，所以说生姜杀生半夏和生南星的毒。相畏、相杀实际上是同一配伍关系从不同角度的两种提法。

（6）相恶：就是两药合用，一种药物能破坏另一种药物的功效。如人参恶莱菔子，莱菔子能削弱人参的补气作用。

（7）相反：就是两种药物同用能产生或增强毒性或副作用。如甘草反甘遂，贝母反乌头等，详见用药禁忌"十八反""十九畏"中的若干药物。

◎ **要点二　各种配伍关系的临床对待原则**

临床用药时，若病情单纯，病势轻浅，以针对性强的药物单用，以体现简、便、廉的特色。对于产生协同作用，提高疗效的相须和相使配伍，临床用药时要充分利用。对于能减轻或消除毒性反应的相畏和相杀配伍，在应用毒性药时必须考虑选用。对于有可能因拮抗而减弱或抵消原有功效的相恶配伍，用药时应加以注意，严格区分其不宜合用或可以利用的具体情况。对于产生或增强毒性的相反药物，原则上要避免配合使用。

第三单元　中药的用药禁忌

用药禁忌主要包括配伍禁忌、证候禁忌、妊娠禁忌和服药饮食禁忌四个方面。

细目一　配伍禁忌

◎ **要点一　"十八反"的内容**

甘草反甘遂、大戟、海藻、芫花；乌头类（川乌、草乌、附子）反贝母、瓜蒌、天花粉、半夏、白蔹、白及；藜芦反人参、西洋参、党参、沙参、丹参、玄参、苦参、细辛、芍药。（"本草明言十八反，半蒌贝蔹及攻乌，藻戟遂芫俱战草，诸参辛芍叛藜芦。"）

◎ **要点二　"十九畏"的内容**

硫黄畏朴硝，水银畏砒霜，狼毒畏密陀僧，巴豆畏牵牛，丁香畏郁金，川乌、草乌畏犀角，牙硝畏三棱，官桂畏赤石脂，人参畏五灵脂。

十九畏与"七情"配伍中的"相畏"意义不同，十九畏是产生或增强毒副作用，也可能是削弱或抵消一种药物的功效，为药物配伍禁忌。相畏是

减弱或消除毒副作用，是应当运用的药物配伍。

细目二　证候禁忌

◎ **要点　证候禁忌的概念及内容**

由于药物的药性不同，其作用各有专长和一定的适应范围，因此，临床用药也就有所禁忌，称"证候禁忌"。凡用药与证治相违，即属证候禁忌，寒证忌用寒药，热证忌用热药，邪盛而正不虚者忌用补虚药，正虚而无邪者忌用攻邪药等，皆属一般的用药原则。如麻黄性味辛温，功能发汗解表，散风寒，又能宣肺平喘利尿，故适用于外感风寒表实无汗或肺气不宣的喘咳，对表虚自汗及阴虚盗汗、肺肾虚喘则禁止使用。

细目三　妊娠用药禁忌

◎ **要点　妊娠禁忌药的分类与使用原则**

（1）禁用药物：指毒性较强或药性猛烈的药

物，如巴豆、牵牛子、大戟、商陆、麝香、三棱、莪术、水蛭、斑蝥、雄黄、砒霜等。

（2）慎用的药物：包括通经祛瘀、行气破滞及辛热滑利之品，如桃仁、红花、牛膝、大黄、枳实、附子、肉桂、干姜、木通、冬葵子、瞿麦等。

慎用的药物可以根据病情需要酌情使用，禁用的药物一般来说应避免使用。

细目四 服药饮食禁忌

◎ 要点 服药时一般的饮食禁忌

一般忌食生冷、辛热、油腻、腥膻、有刺激性的食物。

根据病情的不同，饮食禁忌也有区别。如热性病，应忌食辛辣、油腻、煎炸性食物；寒性病，应忌食生冷食物、寒性饮料等；胸痹患者应忌食肥肉、脂肪、动物内脏及烟、酒等；肝阳上亢头晕目眩、烦躁易怒等应忌食胡椒、辣椒、大蒜、酒等辛热助阳之品；黄疸胁痛应忌食动物脂肪及辛辣烟酒刺激物品；脾胃虚弱者应忌食油炸黏腻、寒冷固硬、不易消化的食物；肾病水肿应忌食盐、碱过多和酸辣太过的刺激食品；疮疡、皮肤病患者，应忌食鱼、虾、蟹等腥膻发物及辛辣刺激性食品。

第四单元 中药的剂量与用法

细目一 剂 量

◎ 要点 影响中药剂量的因素

中药用量得当与否，是直接影响药效的重要因素之一。一般来讲，确定中药的剂量，应考虑如下几方面的因素。

（1）药物性质与剂量的关系：剧毒药或作用峻烈的药物，应严格控制剂量，开始时用量宜轻，逐渐加量，一旦病情好转后，应当立即减量或停服，中病即止，防止过量或蓄积中毒。此外，花叶枝皮等量轻质松及性味浓厚、作用较强的药物用量宜小；矿物介壳质重沉坠及性味淡薄、作用温和的药物用量宜大；鲜品药材含水分较多用量宜大（一般为干品的2~4倍）；干品药材用量当小；过于苦寒的药物也不要久服过量，免伤脾胃。再如羚羊角、麝香、牛黄、猴枣、鹿茸、珍珠等贵重药材，在保证药效的前提下应尽量减少用量。

（2）剂型、配伍与剂量的关系：在一般情况下，同样的药物入汤剂比入丸散剂的用量要大些；

单味药使用比复方中应用剂量要大些；在复方配伍使用时，主要药物比辅助药物用量要大些。

（3）年龄、体质、病情与剂量的关系：由于年龄、体质的不同，对药物耐受程度不同，则药物用量也就有了差别。一般老人、小儿、妇女产后及体质虚弱的病人，都要减少用量，成人及平素体质壮实的患者用量宜重。考虑到年幼患者喂服药物浪费的因素，一般5岁以下的小儿用成人药量的1/4，6岁以上的儿童按成人用量减半服用。病情轻重、病势缓急、病程长短与药物剂量也有密切关系。一般病情轻、病势缓、病程长者用量宜小；病情重、病势急、病程短者用量宜大。

（4）季节变化与剂量的关系：夏季发汗解表药及辛温大热药不宜多用；冬季发汗解表药及辛温大热药可以多用；夏季苦寒降火药用量宜重；冬季苦寒降火药则用量宜轻。

除了剧毒药、峻烈药、精制药及某些贵重药外，一般干品中药常用内服剂量为5~10g；部分常用量较大，剂量为15~30g；新鲜药物常用量为30~60g。

细目二　中药的用法

◎ **要点　煎煮方法（包括先煎、后下、包煎、另煎、烊化、冲服等）**

先将药材浸泡 30~60 分钟，用水量以高出药面为度。一般中药煎煮两次，第二煎加水量为第一煎的 1/3~1/2。两次煎液去渣滤净混合后分 2 次服用。煎煮的火候和时间，要根据药物性能而定。一般来讲，解表药、清热药宜武火煎煮，时间宜短，煮沸后改用文火煎 10~15 分钟即可；补养药需用文火慢煎，时间宜长，煮沸后再续煎 30~60 分钟，使有效成分充分溶出。某些药物因其质地不同，煎法比较特殊，处方上需加以注明，归纳起来包括先煎、后下、包煎、另煎、溶化、泡服、冲服、煎汤代水等不同煎煮法。

（1）先煎：主要指有效成分难溶于水的一些金石、矿物、介壳类药物，应打碎先煎，煮沸 20~30 分钟，再下其他药物同煎，以使有效成分充分析出。如磁石、赭石、生石膏、龙骨、牡蛎、石决明、龟甲、鳖甲等。此外，附子、乌头等毒副作用较强的药物，宜先煎 45~60 分钟后再下他药，久煎可以降低毒性，安全用药。

（2）后下：主要指某些气味芳香的药物，久煎其有效成分易于挥发而降低药效，须在其他药物煎沸 5~10 分钟后放入，如薄荷、青蒿、砂仁、豆蔻等。此外，有些药物虽不属芳香药，但久煎也能破坏其有效成分，如钩藤、大黄、番泻叶等亦属后下之列。

（3）包煎：主要指那些黏性强、粉末状及带有绒毛的药物，宜先用纱布袋装好，再与其他药物同煎，以防止药液混浊或刺激咽喉引起咳嗽及沉于锅底，加热时引起焦化或煳化。如滑石粉、旋覆花、车前子、蒲黄等。

（4）另煎：又称另炖，主要是指某些贵重药材，为了更好地煎出有效成分，还应单独另煎，即另炖 2~3 小时。煎液可以另服，也可与其他煎液混合服用。如人参、西洋参、羚羊角、鹿茸等。

（5）溶化：又称烊化，主要是指某些胶类药物及黏性大而易溶的药物，为避免入煎粘锅或黏附其他药物影响煎煮，可单用水或黄酒将此类药加热溶化即烊化后，用煎好的药液冲服，也可将此类药放入其他药物煎好的药液中加热烊化后服用。如阿胶、鹿角胶等。

（6）泡服：又叫焗服，主要是指某些有效成分易溶于水或久煎容易破坏药效的药物，可以用少量开水或复方中其他药物煎出液趁热浸泡，加盖闷润，减少挥发，半小时后去渣即可服用。如藏红花、番泻叶、肉桂、胖大海等。

（7）冲服：主要指某些贵重药，用量较轻，为防止散失，常需要研成细末制成散剂，用温开水或复方中其他药物煎液冲服。如麝香、牛黄、珍珠、羚羊角、西洋参、鹿茸、人参等。某些药物高温容易破坏药效或有效成分难溶于水，也只能做散剂冲服。如雷丸、鹤草芽、朱砂等。

（8）煎汤代水：主要指为了防止某些药物与其他药物同煎使煎液混浊，难于服用，宜先煎后取其上清液代水再煎煮其他药物，如灶心土等。此外，某些药物质轻用量多，体积大，吸水量大，如玉米须、丝瓜络、金钱草等，也需煎汤代水用。

第五单元 解表药

细目一 概 述

◎ 要点 解表药的使用注意事项

使用发汗作用较强的解表药时，用量不宜过大，以免发汗太过，耗阳伤阴，导致"亡阳""伤阴"的弊端；表虚自汗、阴虚盗汗以及疮疡日久、淋证、失血患者，也应慎用解表药；使用解表药还应注意因时因地而宜，如春夏腠理疏松，容易出汗，解表药用量宜轻，冬季腠理致密，不易出汗，解表药用量宜重；本类药物辛散轻扬，入汤剂不宜久煎，以免有效成分挥发而降低药效。

细目二 发散风寒药

◎ 要点

1. 麻黄

【性能】辛、微苦，温。归肺、膀胱经。

【功效】发汗散寒，宣肺平喘，利水消肿。

【应用】

（1）风寒感冒。本品味辛发散，性温散寒，主入肺与膀胱经，善于宣肺气、开腠理、透毛窍而发汗解表，发汗力强，为发汗解表之要药。宜用于风寒外郁，腠理闭密无汗的外感风寒表实证，每与桂枝相须为用，如麻黄汤。

（2）喘咳胸闷。本品辛散苦泄，温通宣畅，主入肺经，可外开皮毛之郁闭，以使肺气宣畅；内降上逆之气，以复肺司肃降之常，故善平喘，为治疗肺气壅遏所致喘咳的要药，并常以杏仁等止咳平喘药为辅助。治疗寒痰停饮，咳嗽气喘，痰多清稀者，常配伍细辛、干姜、半夏等，如小青龙汤；若肺热壅盛，高热喘急者，每与石膏、杏仁、甘草配用，如麻杏甘石汤。

（3）风水水肿。本品上宣肺气、发汗解表，可使肌肤之水湿从毛窍外散，并通调水道、下输膀胱以下助利尿之力，故宜于风邪袭表，肺失宣降的水肿、小便不利兼有表证者，每与甘草同用，如甘草麻黄汤。

此外，取麻黄散寒通滞之功，也可用治风寒痹证，阴疽，痰核。

【用法用量】煎服，2～10g。发汗解表宜生用，止咳平喘多炙用。

【使用注意】本品发汗宣肺力强，凡表虚自汗、阴虚盗汗及肺肾虚喘者均当慎用。

2. 桂枝

【性能】辛、甘，温。归心、肺、膀胱经。

【功效】发汗解肌，温经通脉，助阳化气，平冲降逆。

【应用】

（1）风寒感冒。本品辛甘温煦，甘温通阳扶卫，其开腠发汗之力较麻黄温和，而善于宣阳气于卫分，畅营血于肌表，故有助卫实表、发汗解肌、外散风寒之功。对于外感风寒，不论表实无汗、表虚有汗及阳虚受寒者，均宜使用。如治疗外感风寒、表实无汗者，常与麻黄同用，如麻黄汤；若外感风寒、表虚有汗者，当与白芍同用，如桂枝汤。

（2）寒凝血滞诸痛证。本品辛散温通，具有温通经脉、散寒止痛之效。如中焦虚寒，脘腹冷痛，每与白芍、饴糖等同用，如小建中肠。胸阳不振，心脉瘀阻，胸痹心痛者，桂枝能温通心阳，常与枳实、薤白同用，如枳实薤白桂枝汤；若妇女寒凝血滞，月经不调，经闭痛经，产后腹痛，多与当归、吴茱萸同用，如温经汤；若风寒湿痹，肩臂关节疼痛，可与附子同用，如桂枝附子汤。

（3）痰饮、水肿。本品甘温，既可温扶脾阳以助运水，又可温肾阳、逐寒邪以助膀胱气化，而行水湿痰饮之邪，为治疗痰饮、水肿的常用药。如脾阳不运，水湿内停所致的痰饮病眩晕、心悸、咳嗽者，常与茯苓、白术同用，如苓桂术甘汤；若膀胱气化不行，水肿、小便不利者，每与茯苓、猪苓、泽泻等同用，如五苓散。

（4）心悸、奔豚。本品辛甘性温，能助心阳，通血脉，止悸动。如心阳不振，不能宣通血脉，而见心悸动、脉结代者，每与炙甘草、人参、麦冬等同用，如炙甘草汤。

【使用注意】本品辛温助热，易伤阴动血，凡外感热病、阴虚火旺、血热妄行等证，均当忌用。孕妇及月经过多者慎用。

【鉴别用药】麻黄与桂枝：二药均为辛温解表药，有发汗解表之功，治疗风寒表证，常相须为用。但麻黄发汗力强，多用于风寒表实无汗证，并有宣肺平喘、利水消肿的作用；桂枝发汗力缓，外感风寒有汗、无汗均可应用，并能温经通阳，常用于寒凝经脉、风寒湿痹、痰饮蓄水证、胸痹及心悸、脉结代等证。

3. 紫苏叶

【性能】辛，温。归肺、脾经。

【功效】解表散寒，行气和胃。解鱼蟹毒。

【应用】

（1）风寒感冒。本品辛散性温，发汗解表散寒之力较为缓和，轻证可以单用，重证须与其他发散风寒药合用。风寒表证而兼气滞，胸脘满闷、恶心呕逆，或咳喘痰多者，较为适宜。治疗前者，常配伍香附、陈皮等药，如香苏散；治疗后者，每与杏仁、桔梗等药同用，如杏苏散。

（2）脾胃气滞，胸闷呕吐。本品味辛能行，能行气以宽中除胀，和胃止呕，兼有理气安胎之功，可用治中焦气机郁滞之胸脘胀满，恶心呕吐。偏寒者，常与砂仁、丁香等温中止呕药同用；偏热者，常与黄连、芦根等清胃止呕药同用；若胎气上逆，胸闷呕吐，胎动不安者，常与砂仁、陈皮等理气安胎药配伍；用治七情郁结，痰凝气滞之梅核气证，常与半夏、厚朴、茯苓等理气化痰散结药同用，如半夏厚朴汤。

（3）进食鱼蟹中毒引起的腹痛吐泻。常配伍生姜、陈皮、藿香等药。

4. 生姜

【功效】解表散寒，温中止呕，温肺止咳，解鱼蟹毒。

【主治病证】暑湿感冒；脾胃寒证；胃寒呕吐；肺寒咳嗽。此外，能解生半夏、生南星和鱼蟹之毒。

5. 香薷

【功效】发汗解表，化湿和中，利水消肿。

【主治病证】暑湿感冒；水肿脚气；小便不利。

【用法用量】煎服，3～10g。用于发表，量不宜过大，且不宜久煎；用于利水消肿，量宜稍大，且须浓煎。

6. 荆芥

【性能】辛，微温。归肺、肝经。

【功效】解表散风，透疹消疮，止血。

【应用】

（1）外感表证。本品辛散气香，长于发表散风，且微温不烈，药性和缓，为发散风寒药中药性最为平和之品。对于外感表证，无论风寒、风热或寒热不明显者，均可广泛使用。用治风寒感冒，恶寒发热、头痛无汗者，常与防风、羌活、独活等药同用，如荆防败毒散；治疗风热感冒，发热头痛者，每与辛凉解表药金银花、连翘、薄荷等配伍，如银翘散。

（2）麻疹不透、风疹瘙痒。本品质轻透散，祛风止痒，宣散疹毒。用治表邪外束，麻疹初起、疹出不畅，常与蝉蜕、薄荷、紫草等药同用；若配伍苦参、防风、蒺藜等药，又治风疹瘙痒。

（3）疮疡初起兼有表证。本品能祛风解表，透散邪气，宣通壅结而达消疮之功，故可用于疮疡初起而有表证者。偏于风寒者，常配伍羌活、川芎、独活等药；偏于风热者，每与金银花、连翘、柴胡等药配伍。

（4）吐衄下血。本品炒炭，其性味已由辛温变为苦涩平和，长于理血止血，可用于吐血、衄血、便血、崩漏等多种出血证。

【用法用量】煎服，5～10g，不宜久煎。发表透疹消疮宜生用；止血宜炒炭用。荆芥穗长于祛风。

7. 防风

【性能】辛、甘，微温。归膀胱、肝、脾经。

【功效】祛风解表，胜湿止痛，止痉。

【应用】

（1）外感表证。本品辛温发散，气味俱升，以辛散祛风解表为主，虽不长于散寒，但又能胜湿、止痛，且甘缓微温不峻烈，故外感风寒、风湿、风热表证均可配伍使用。治风寒表证，头痛身痛、恶风寒者，常配以荆芥、羌活、独活等药同用，如荆防败毒散；治外感风湿，头痛如裹、身重肢痛者，每与羌活、藁本、川芎等药同用，如羌活胜湿汤。本品与黄芪、白术等益卫固表药同用，相反相成，祛邪而不伤正，固表而不留邪，共奏扶正祛邪之效，如玉屏风散。

（2）风疹瘙痒。本品辛温发散，能祛风止痒，可以治疗多种皮肤病，其中尤以风邪所致之瘾疹瘙痒较为常用。治疗风寒者，常与麻黄、白芷、苍耳子等配伍；治疗风热者，常配伍薄荷、蝉蜕、僵蚕等药；治疗湿热者，可与土茯苓、白鲜皮、赤小豆等同用；若血虚风燥者，常与当归、地黄等配伍；若兼里实热结者，常配伍大黄、芒硝、黄芩等药，如防风通圣散。

（3）风湿痹痛。本品辛温，功能祛风散寒，胜湿止痛，为较常用之祛风湿、止痹痛药。治疗风寒湿痹，肢节疼痛、筋脉挛急者，可配伍羌活、独活、桂枝、姜黄等祛风湿、止痹痛药，如蠲痹汤。

（4）破伤风证。本品既能辛散外风，又能息内风以止痉。用治风毒内侵，贯于经络，引动内风而致肌肉痉挛，四肢抽搐，项背强急，角弓反张的破伤风证，常与天麻、天南星、白附子等祛风止痉药同用，如玉真散。

此外，以其升清燥湿之性，也可用于脾虚湿盛、清阳不升的泄泻，及土虚木乘、肝郁侮脾、肝胃不和、腹泻而痛者，如痛泻要方。

【鉴别用药】荆芥与防风：二药皆性微温，温而不燥，长于祛风解表，既可用于风寒表证，也可用于风热表证，二药常相须为用。但荆芥质轻透散，发汗之力较防风强，并有透疹消疮、止血功效；防风祛风之力较强，为风药之润剂，并能胜湿、止痛和止痉，可用于风湿痹证及破伤风等证。

8. 羌活

【功效】解表散寒，祛风胜湿，止痛。

【主治病证】风寒感冒；风寒湿痹。

9. 白芷

【功效】解表散寒，祛风止痛，宣通鼻窍，燥湿止带，消肿排脓。

【主治病证】风寒感冒；头痛，牙痛，风湿痹痛；鼻渊；带下证；疮痈肿毒。

10. 细辛

【功效】解表散寒，祛风止痛，通窍，温肺化饮。

【主治病证】风寒感冒，阳虚外感；头痛，牙痛，风湿痹痛；鼻渊鼻衄；肺寒痰饮咳喘。

【用法用量】煎服，1～3g；散剂每次服0.5～1g。外用适量。

【使用注意】阴虚阳亢头痛，肺燥阴伤干咳者忌用。不宜与藜芦同用。

11. 藁本

【功效】祛风散寒，除湿止痛。

12. 苍耳子

【功效】散风寒，通鼻窍，祛风湿。

【使用注意】血虚头痛不宜使用。过量服用易致中毒。

13. 辛夷

【功效】散风寒，通鼻窍。

【主治病证】风寒感冒；头痛鼻塞，鼻衄鼻渊。

【用法用量】煎服，3～10g。本品有毛，易刺激咽喉，入汤剂宜包煎。

细目三　发散风热药

◎ 要点

1. 薄荷

【性能】辛，凉。归肺、肝经。

【功效】疏散风热，清利头目，利咽透疹，疏肝行气。

【应用】

（1）风热感冒，温病初起。本品辛以发散，凉以清热，清轻凉散，其辛散之性较强，是辛凉解表药中最能宣散表邪，且有一定发汗作用之药，为疏散风热常用之品，故风热感冒和温病卫分证十分常用。用治风热感冒或温病初起、邪在卫分，发热、微恶风寒、头痛等症，常与金银花、连翘、牛蒡子等配伍，如银翘散。

（2）风热头痛，目赤多泪，咽喉肿痛。本品轻扬升浮、芳香通窍，功善疏散上焦风热，清头目、利咽喉。用治风热上攻，头痛眩晕，宜与川芎、石膏、白芷等祛风、清热、止痛药配伍，如上清散。

（3）麻疹不透，风疹瘙痒。本品质轻宣散，有疏散风热、宣毒透疹、祛风止痒之功，用治风热束表，麻疹不透，常配伍蝉蜕、牛蒡子、柽柳等药，如竹叶柳蒡汤。治疗风疹瘙痒，可与荆芥、防风、僵蚕等祛风止痒药同用。

（4）肝郁气滞，胸闷胁痛。本品兼入肝经，能疏肝行气，常配伍柴胡、白芍、当归等疏肝理气调经之品，治疗肝郁气滞，胸胁胀痛，月经不调，如逍遥散。

（5）夏令感受暑湿秽浊之气，脘腹胀痛，呕吐泄泻。本品芳香辟秽，兼能化湿和中，还可用治夏令感受暑湿秽浊之气，脘腹胀痛，呕吐泄泻。

【用法】煎服，3~6g；宜后下。薄荷叶长于发汗解表，薄荷梗偏于行气和中。

2. 牛蒡子

【功效】疏散风热，宣肺祛痰，利咽透疹，解毒散肿。

【主治病证】风热感冒，温病初起；麻疹不透，风热疹痒；痈肿疮毒，丹毒，痄腮喉痹。

【使用注意】本品性寒，滑肠通便，脾虚便溏者慎用。

3. 蝉蜕

【功效】疏散风热，利咽开音，透疹，明目退翳，息风止痉。

【主治病证】风热感冒，温病初起，咽痛音哑；麻疹不透，风疹瘙痒；目赤翳障；急慢惊风，破伤风证；小儿夜啼不安。

【鉴别用药】薄荷、牛蒡子与蝉蜕：三药均可疏散风热，透疹，利咽。用于风热感冒及温病初起，麻疹不透，风疹瘙痒，咽喉肿痛等。但薄荷宣散表邪力强，还可清利头目，利咽喉，疏肝行气，用于风热头痛、目赤多泪、咽喉肿痛、肝郁气滞、胸闷胁痛等；牛蒡子疏风发散之力虽不及薄荷，但长于宣肺祛痰，清利咽喉，对咽喉红肿疼痛，或咳嗽咳痰不利者尤为适宜；蝉蜕长于疏散肺经风热以宣肺利咽开音，还可明目退翳，息风止痉，治疗目赤翳障、急慢惊风、破伤风证及小儿夜啼不安。

4. 桑叶

【功效】疏散风热，清肺润燥，平抑肝阳，清肝明目。

【主治病证】风热感冒，温病初起；肺热咳嗽、燥热咳嗽；肝阳上亢，头晕头痛；目赤昏花；咯血、吐血、衄血。

5. 菊花

【功效】疏散风热，平抑肝阳，清肝明目，清热解毒。

【主治病证】风热感冒，温病初起；肝阳上亢，头痛眩晕；目赤昏花；疮痈肿毒。

【鉴别用药】桑叶与菊花：二药均能疏散风热，平抑肝阳，清肝明目，常相须为用治疗外感风热、肝火上炎的目赤肿痛及肝阳眩晕等证。但桑叶疏散风热之力较强，并长于清肺润燥，兼能凉血止血，可用于肺热燥咳以及血热吐衄；菊花则平肝明目之力较强，并能清热解毒，多用于肝阳上亢或疮痈肿毒。

6. 蔓荆子

【功效】疏散风热，清利头目。

7. 柴胡

【性能】苦、辛，微寒。归肝、胆、肺经。

【功效】解表退热，疏肝解郁，升举阳气。

【应用】

（1）表证发热，少阳证。本品辛散苦泄，微寒退热，善于祛邪解表退热和疏散少阳半表半里之邪。对于外感表证发热，无论风热、风寒表证，皆可使用。治疗风寒感冒，恶寒发热，头身疼痛，常与防风、生姜等药配伍，如正柴胡饮；若伤寒邪在少阳，寒热往来、胸胁苦满、口苦咽干、目眩，本品用之最宜，为治少阳证之要药，常与黄芩同用，以清半表半里之热，共收和解少阳之功，如小柴胡汤。

（2）肝郁气滞证。本品辛行苦泄，性善条达肝气，疏肝解郁。治疗肝失疏泄，气机郁阻所致的胸胁或少腹胀痛、情志抑郁、妇女月经失调、痛经等症，常与香附、川芎、白芍同用，如柴胡疏肝散；若肝郁血虚，脾失健运，妇女月经不调，乳房胀痛，胁肋作痛，神疲食少，脉弦而虚者，常配伍当归、白芍、白术等，如逍遥散。

（3）气虚下陷，脏器脱垂。本品能升举脾胃清阳之气，可用治中气不足，气虚下陷所致的脘腹重坠作胀，食少倦怠，久泻脱肛，子宫下垂、肾下垂等脏器脱垂，常与人参、黄芪、升麻等同用，以补气升阳，如补中益气汤。

此外，本品还有退热截疟的作用，又为治疗疟疾寒热的常用药。

【用法】煎服。解表退热宜生用，且用量宜稍重，疏肝解郁宜醋炙，升阳可生用或酒炙，其用量均宜稍轻。

8. 升麻

【功效】发表透疹，清热解毒，升举阳气。

9. 葛根

【性能】甘、辛，凉。归脾、胃、肺经。

【功效】解肌退热，透疹，生津止渴，升阳止泻，通经活络，解酒毒。

【应用】

（1）表证发热，项背强痛。本品甘辛性凉，轻扬升散，具有发汗解表、解肌退热之功。外感表证发热，无论风寒与风热，均可选用本品。若风寒感冒，邪郁化热，发热重、恶寒轻、头痛无汗、目疼鼻干、口微渴、苔薄黄等症，常配伍柴胡、黄芩、白芷等药，如柴葛解肌汤。风寒感冒，表实无汗、恶寒、项背强痛者，常与麻黄、桂枝等同用，如葛根汤；若表虚汗出、恶风、项背强痛者，常与桂枝、白芍等配伍，如桂枝加葛根汤。

（2）麻疹不透。本品味辛性凉，有发表散邪、解肌退热、透发麻疹之功，故可用治麻疹初起，表邪外束，疹出不畅，常与升麻、芍药、甘草等同用，如升麻葛根汤。

（3）热病口渴，阴虚消渴。本品甘凉，于清热之中，又能鼓舞脾胃清阳之气上升，而有生津止渴之功。用治热病津伤口渴，常与芦根、天花粉、知母等同用。治疗消渴证属阴津不足者，可与天花粉、鲜地黄、麦冬等清热养阴生津药配伍，如天花散；若内热消渴，口渴多饮，体瘦乏力，气阴不足者，又多配伍乌梅、天花粉、麦冬等药，如玉泉丸。

（4）热泻热痢，脾虚泄泻。湿热泻痢，热重于湿者，常与黄芩、黄连、甘草同用，如葛根芩连汤。若脾虚泄泻，常配伍人参、白术、木香等药，如七味白术散。

【用法】煎服。解肌退热、透疹、生津宜生用，升阳止泻宜煨用。

【鉴别用药】柴胡、升麻与葛根：三药皆能发表、升阳，均可治风热感冒、发热、头痛，以及清阳不升等证。其中柴胡、升麻两者均能升阳举陷，用治气虚下陷，食少便溏、久泻脱肛、胃下垂、肾下垂、子宫脱垂等脏器脱垂。升麻、葛根两者又能透疹，常用治麻疹初期，透发不畅。但柴胡主升肝胆之气，长于疏散少阳半表半里之邪、退热、疏肝解郁，为治疗少阳证的要药。升麻主升脾胃清阳之气，其升提（升阳举陷）之力较柴胡为强，并善于清热解毒，常用于多种热毒证。葛根主升脾胃清阳之气而达到生津止渴、止泻之功，常用于热病烦渴，阴虚消渴；热泻热痢，脾虚泄泻。同时，葛根解肌退热，对于外感表证，发热恶寒、头痛无汗、项背强痛，无论风寒表证、风热表证，均可使用。

第六单元　清热药

细目一　概　述

◎ **要点　清热药的使用注意事项**

本类药物性多寒凉，易伤脾胃，故脾胃气虚，食少便溏者慎用；苦燥药物易化燥伤阴，热证伤阴或阴虚患者慎用；阴盛格阳、真寒假热之证忌用。使用本类药物，中病即止，以免克伐太过损伤正气。

细目二　清热泻火药

◎ **要点**

1. 石膏

【性能】甘、辛，大寒。归肺、胃经。

【功效】生用：清热泻火，除烦止渴；煅用：敛疮，生肌，收湿，止血。

【应用】

（1）温热病气分实热证。本品性味辛甘，大寒，性寒清热泻火，辛寒解肌透热，甘寒清胃热、除烦渴，为清泻肺胃气分实热之要药。治温热病气分实热，症见壮热、烦渴、汗出、脉洪大者，常与知母相须为用，如白虎汤。

（2）肺热喘咳证。本品辛寒入肺经，善清肺经实热，配止咳平喘之麻黄、杏仁等，可治肺热喘咳、发热口渴者，如麻杏石甘汤。

（3）胃火牙痛、头痛，实热消渴。本品又入胃经，善清泻胃火，可用治胃火上攻之牙龈肿痛，常配黄连、升麻等药用，如清胃散；若治胃火头痛，可配川芎用，如石膏川芎汤。取本品清泻胃热，配知母、生地黄、麦冬等，可用治胃热

上蒸、耗伤津液之消渴证，如玉女煎。

（4）溃疡不敛，湿疹瘙痒，水火烫伤，外伤出血等。本品煅后外用，有敛疮生肌、收湿、止血等作用。用治溃疡不敛，可配红粉研末置患处，如九一散；用治湿疹瘙痒，可配枯矾用，如二味隔纸膏；用治湿疮肿痒，可配黄柏研末外掺，如石黄散；若治水火烫伤，可配青黛用，如牡蛎散。

【用法】生石膏煎服，宜先煎。煅石膏适宜外用，研末撒敷患处。

【使用注意】脾胃虚寒及阴虚内热者忌用。

2. 知母

【性能】苦、甘，寒。归肺、胃、肾经。

【功效】清热泻火，滋阴润燥。

【应用】

（1）气分实热，烦渴。本品味苦甘而性寒质润，苦寒能清热泻火除烦，甘寒质润能生津润燥止渴，善治外感热病，高热烦渴者，常与石膏相须为用，如白虎汤。

（2）肺热燥咳。本品主入肺经而长于泻肺热、润肺燥，用治肺热燥咳，常配贝母用，如二母散；若配杏仁、莱菔子，可治肺燥久嗽气急，如宁嗽煎。

（3）骨蒸潮热。本品兼入肾经而能滋肾阴、泻肾火、退骨蒸，用治阴虚火旺所致骨蒸潮热、盗汗、心烦者，常配黄柏、熟地黄等药用，如知柏地黄丸。

（4）内热消渴。本品性甘寒质润，能泻肺火、滋肺阴，泻胃火、滋胃阴，泻肾火、滋肾阴，可用治阴虚内热之消渴证，常配天花粉、葛根等药用，如玉液汤。

（5）肠燥便秘。本品功能滋阴润燥，可用治阴虚肠燥便秘证，常配生地黄、玄参、麦冬等药用。

【用法】煎服，清热泻火宜生用，滋阴润燥宜盐水炙用。

【鉴别用药】石膏与知母：二药均能清热泻火，除烦止渴，常用于温病气分实热证及肺热咳嗽等。但石膏清解力强，重在清泻火热，并偏重于清泻肺胃实火，常用于肺热喘咳、胃火牙痛等，煅石膏外用还能收敛生肌；知母则滋阴润燥力强，重在滋润肺、胃、肾阴，常用于阴虚火旺证。

3. 芦根

【功效】清热泻火，生津止渴，除烦，止呕，利尿。

【主治病证】热病烦渴；胃热呕哕；肺热咳嗽，肺痈吐脓；热淋涩痛。

4. 天花粉

【功效】清热泻火，生津止渴，消肿排脓。

【主治病证】热病烦渴；肺热燥咳；内热消渴；疮疡肿毒。

【使用注意】不宜与乌头类药材同用。

5. 淡竹叶

【功效】清热泻火，除烦止渴，利尿通淋。

6. 栀子

【性能】苦，寒。归心、肺、肝、三焦经。

【功效】泻火除烦，清热利湿，凉血解毒；外用消肿止痛。焦栀子：凉血止血。

【应用】

（1）热病心烦。本品苦寒清降，能清泻三焦火邪、泻心火而除烦，为治热病心烦、躁扰不宁之要药，可与淡豆豉同用，如栀子豉汤；若配黄芩、黄连、黄柏等，可用治热病火毒炽盛，三焦俱热而见高热烦躁、神昏谵语者，如黄连解毒汤。

（2）湿热黄疸。本品有清利下焦肝胆湿热之功效，可用治肝胆湿热郁蒸之黄疸、小便短赤者，常配茵陈、大黄等药用，如茵陈蒿汤，或配

黄柏用，如栀子柏皮汤。

（3）热淋涩痛。本品善清利下焦湿热而通淋，清热凉血以止血，故可治血淋涩痛或热淋证，常配木通、车前子、滑石等药用，如八正散。

（4）血热吐衄。本品入血分，能凉血止血，可用治血热妄行之吐血、衄血等证，常配白茅根、大黄、侧柏叶等药用，如十灰散。

（5）目赤肿痛。本品清泻三焦热邪，可治肝胆火热上攻之目赤肿痛，常配大黄用，如栀子汤。

（6）火毒疮疡。本品功能清热泻火、凉血解毒，可用治火毒疮疡、红肿热痛者，常配金银花、连翘、蒲公英用。外用治扭挫伤痛。

焦栀子功专凉血止血，用于血热吐血、衄血、尿血、崩漏。

【用法】煎服。外用生品适量，研末调敷。

7. 夏枯草

【功效】清热泻火，明目，散结消肿。

【主治病证】目赤肿痛，头痛眩晕，目珠夜痛；瘰疬，瘿瘤；乳癖，乳痈肿痛。

8. 决明子

【功效】清热明目，润肠通便。

【用法】煎服；用于润肠通便，不宜久煎。

细目三　清热燥湿药

◎ 要点

1. 黄芩

【性能】苦，寒。归肺、胆、脾、大肠、小肠经。

【功效】清热燥湿，泻火解毒，止血，安胎。

【应用】

（1）湿温、暑湿、胸闷呕恶、湿热痞满、黄疸泻痢。本品性味苦寒，功能清热燥湿，善清肺、胃、胆及大肠之湿热，尤长于清中上焦湿热。治湿温、暑湿证，湿热阻遏气机而致胸闷恶心呕吐、

身热不扬、舌苔黄腻者，常配滑石、白豆蔻、通草等药用，如黄芩滑石汤；若配黄连、干姜、半夏等，可治湿热中阻，痞满呕吐，如半夏泻心汤；若配黄连、葛根等药用，可治大肠湿热之泄泻、痢疾，如葛根黄芩黄连汤；若配茵陈、栀子，可治湿热黄疸。

（2）肺热咳嗽、高热烦渴。本品主入肺经，善清泻肺火及上焦实热，用治肺热壅遏所致咳嗽痰稠，可单用，如清金丸；若配苦杏仁、桑白皮、苏子，可治肺热咳嗽气喘，如清肺汤。

（3）血热吐衄。本品能清热泻火以凉血止血，可用治火毒炽盛迫血妄行之吐血、衄血等证，常配大黄用，如大黄汤。

（4）痈肿疮毒。本品有清热泻火、清解热毒的作用，可用治火毒炽盛之痈肿疮毒，常与黄连、黄柏、栀子配伍，如黄连解毒汤。

（5）胎动不安。本品具清热安胎之功，用治血热胎动不安，可配生地黄、黄柏等药用，如保阴煎；若配白术用，可治气虚血热胎动不安，如芩术汤；若配熟地黄、续断、人参等药用，可治肾虚有热胎动不安，如泰山磐石散。

2. 黄连

【性能】苦，寒。归心、脾、胃、肝、胆、大肠经。

【功效】清热燥湿，泻火解毒。

【应用】

（1）湿热痞满，呕吐吞酸。本品大苦大寒，清热燥湿力大于黄芩，尤长于清中焦湿热。治湿热阻滞中焦，气机不畅所致脘腹痞满、恶心呕吐，常配苏叶用，如苏叶黄连汤，或配黄芩、干姜、半夏用，如半夏泻心汤；若配人参、白术、干姜等药用，可治脾胃虚寒，呕吐酸水，如连理汤。

（2）湿热泻痢。本品善去脾胃大肠湿热，为治泻痢要药，单用有效。若配木香，可治湿热泻痢，腹痛里急后重，如香连丸；若配葛根、黄芩等药用，可治湿热泻痢兼表证发热，如葛根黄芩黄连汤。

（3）高热神昏，心烦不寐，血热吐衄。本品泻火解毒之中，尤善清泻心经实火，可用治心火

亢盛所致神昏、烦躁之证。若配黄芩、黄柏、栀子，可治三焦热盛，高热烦躁；若配石膏、知母、玄参等药用，可治高热神昏，如清瘟败毒饮；若配大黄、芦荟，可治邪火内炽，迫血妄行之吐衄，如泻心汤。

（4）痈肿疔疮，目赤牙痛。本品既能清热燥湿，又能泻火解毒，尤善疗疔毒。用治痈肿疔毒，多与黄芩、黄柏、栀子同用，如黄连解毒汤。

（5）消渴。本品善清胃火而可用治胃火炽盛、消谷善饥之消渴证，常配麦冬用，如消渴丸；或配黄柏用，如黄柏丸；若配生地黄，可用治肾阴不足、心胃火旺之消渴，如黄连丸。

（6）外治湿疹、湿疮、耳道流脓。本品有清热燥湿、泻火解毒之功，取之制为软膏外敷，可治皮肤湿疹、湿疮。取之浸汁涂患处，可治耳道流脓；煎汁滴眼，可治眼目红肿。

3. 黄柏

【性能】苦，寒。归肾、膀胱经。

【功效】清热燥湿，泻火，除蒸，解毒疗疮。

【应用】

（1）湿热带下，热淋涩痛。本品苦寒沉降，长于清泻下焦湿热。用治湿热下注之带下黄浊臭秽，常配山药、芡实、车前子等药用，如易黄汤；若治湿热下注膀胱，小便短赤热痛，常配萆薢、茯苓、车前子等药用，如萆薢分清饮。

（2）湿热泻痢，黄疸。本品清热燥湿之中，善除大肠湿热以治泻痢，常配白头翁、黄连、秦皮等药用，如白头翁汤；若配栀子用，可治湿热郁蒸之黄疸，如栀子柏皮汤。

（3）湿热脚气，痿躄。取本品清泄下焦湿热之功，用治湿热下注所致脚气肿痛、痿躄，常配苍术、牛膝用，如三妙丸。

（4）骨蒸劳热，盗汗，遗精。本品主入肾经而善泻相火、退骨蒸，用治阴虚火旺，潮热盗汗、腰酸遗精，常与知母相须为用，并配熟地黄、山药等药用，如知柏地黄丸。

（5）疮疡肿毒、湿疹瘙痒。取本品既能清热

燥湿，又能泻火解毒，用治疮痈肿毒，内服外用均可，如黄连解毒汤。

【鉴别用药】黄芩、黄连与黄柏：三药均能清热燥湿，泻火解毒，常用于多种湿热、火热及热毒病证。但黄芩善清上焦热邪，并善清肺热及少阳胆经热，用于肺热咳嗽证，兼能凉血止血、清热安胎，可用于血热出血与胎热不安等证；黄连清热燥湿与泻火解毒力尤强，为湿热泻痢要药，善清中焦热邪，善泻心火、清胃火，为治心、胃火热证常用之品；黄柏善清下焦热邪，多用于下焦湿热证，并能退虚热，可用于阴虚发热证。

4. 龙胆

【功效】清热燥湿，泻肝胆火。

【主治病证】湿热黄疸，阴肿阴痒，带下，湿疹瘙痒；肝火头痛，目赤耳聋，胁痛口苦；惊风抽搐。

【鉴别用药】栀子、龙胆：二药均为苦寒之品，归肝经。功效清热泻火，除湿，均可治肝火头痛、目赤肿痛及湿热黄疸、胁痛口苦。栀子清三焦火热，重在泻心火除烦，治热病心烦、躁扰不宁；还能凉血止血，治血热妄行的多种出血；解毒消肿，又可治火毒疮疡、扭挫肿痛；性寒不燥，重在清利湿热，可治热淋、血淋。龙胆苦寒性燥，主入肝、胆经，清热燥湿泻火，以清下焦及肝胆湿热和清泻肝胆实火为核心，又治湿热带下、阴肿阴痒、湿疹瘙痒及肝胆火盛之高热惊厥。

5. 苦参

【功效】清热燥湿，杀虫，利尿。

【主治病证】湿热泻痢，便血，黄疸；湿热带下，阴肿阴痒，湿疹湿疮，皮肤瘙痒，疥癣；淋证涩痛，湿热小便不利。

【使用注意】脾胃虚寒者忌用，反藜芦。

细目四　清热解毒药

◎ 要点

1. 金银花

【性能】甘，寒。归肺、心、胃经。

【功效】清热解毒，疏散风热。

【应用】

（1）痈肿疔疮。可与皂角刺、穿山甲、白芷配伍，如仙方活命饮；用治疔疮肿毒，坚硬根深者，常与紫花地丁、蒲公英、野菊花等同用，如五味消毒饮；用治肠痈腹痛者，常与当归、地榆、黄芩等配伍，如清肠饮；用治肺痈咳吐脓血者，常与鱼腥草、芦根、桃仁等同用，以清肺排脓。

（2）外感风热，温病初起。本品甘寒，芳香疏散，善散肺经热邪，透热达表，常与连翘、薄荷、牛蒡子等同用，治疗外感风热或温病初起，身热头痛，咽痛口渴，如银翘散；本品善清心、胃热毒，有透营转气之功，配伍水牛角、生地黄、黄连等药，可治热入营血，舌绛神昏，心烦少寐，如清营汤；若与香薷、厚朴、连翘同用，又可治疗暑温，发热烦渴，头痛无汗，如新加香薷饮。

（3）热毒血痢。可与黄芩、黄连、白头翁等药同用，以增强止痢效果。

此外，尚可用治咽喉肿痛，小儿热疮及痱子。

2. 连翘

【性能】苦，微寒。归肺、心、小肠经。

【功效】清热解毒，消肿散结，疏散风热。

【应用】

（1）痈肿疮毒，瘰疬痰核。本品苦寒，主入心经，既能清心火，解疮毒，又能消散痈肿结聚，故有"疮家圣药"之称。若疮痈红肿未溃，常与穿山甲、皂角刺配伍，如加减消毒饮；若疮疡脓出、红肿溃烂，常与牡丹皮、天花粉同用，如连翘解毒汤；用治痰火郁结，瘰疬痰核，常与夏枯草、浙贝母、玄参等同用，共奏清肝散结、化痰消肿之效。

（2）风热外感，温病初起。本品苦能清泄，寒能清热，入心、肺二经，长于清心火，散上焦风热，常与金银花、薄荷、牛蒡子等同用，治疗风热外感或温病初起，头痛发热、口渴咽痛，如银翘散；本品又有透热转气之功，与水牛角、生地黄、金银花等同用，还可治疗热入营血之舌绛神昏，烦热斑疹，如清营汤。

【鉴别用药】金银花与连翘：二药均能清热解毒，疏散风热，常相须为用，治疗痈肿疮毒、外感风热与温病初起。但金银花疏散风热之力较强，并能凉血止痢，还可用于热毒血痢证；连翘清心解毒之力强，能消痈散结，为"疮家圣药"，并可治瘰疬痰核。

3. 穿心莲

【功效】泻火解毒，清热燥湿，凉血，消肿。

4. 大青叶

【功效】清热解毒，凉血消斑。

【主治病证】热入营血，温毒发斑；喉痹口疮，痄腮丹毒。

5. 板蓝根

【功效】清热解毒，凉血，利咽。

【主治病证】外感发热，温病初起，咽喉肿痛；温毒发斑，大头瘟疫，痄腮，丹毒，痈肿疮毒。

6. 青黛

【功效】清热解毒，凉血消斑，泻火定惊。

【主治病证】温毒发斑，血热吐衄；咽痛口疮，火毒疮疡；咳嗽胸痛，痰中带血；暑热惊痫，惊风抽搐。

【用法用量】内服1~3g，宜入丸散。本品难溶于水，一般作散剂冲服，或入丸剂服用。外用适量。

7. 贯众

【功效】清热解毒，止血，杀虫。

【主治病证】风热感冒，温毒发斑；血热出血，虫疾。

8. 蒲公英

【功效】清热解毒，消肿散结，利尿通淋。

【主治病证】痈肿疔毒，乳痈内痈；热淋涩痛，湿热黄疸；肝火上炎，目赤肿痛。

9. 紫花地丁

【功效】清热解毒，凉血消肿。

10. 土茯苓

【功效】解毒，除湿，通利关节。

11. 鱼腥草

【功效】清热解毒，消痈排脓，利尿通淋。

【主治病证】肺痈吐脓，肺热咳嗽；热毒疮毒；湿热淋证。

12. 射干

【功效】清热解毒，消痰，利咽。

【主治病证】咽喉肿痛；痰盛咳喘。

13. 山豆根

【功效】清热解毒，利咽消肿。

14. 白头翁

【功效】清热解毒，凉血止痢。

【主治病证】热毒血痢；疮痈肿毒。

15. 马齿苋

【功效】清热解毒，凉血止血，止痢。

16. 鸦胆子

【功效】清热解毒，止痢，截疟；外用腐蚀赘疣。

【用法用量】内服，0.5~2g，以干龙眼肉包裹或装入胶囊包裹吞服，亦可压去油制成丸剂、片剂服，不宜入煎剂。外用适量。

【使用注意】本品有毒，对胃肠道及肝肾均有损害，内服需严格控制剂量，不宜多用、久服。外用注意用胶布保护好周围的正常皮肤，以防止对正常皮肤的刺激。孕妇及小儿慎用。胃肠出血及肝肾病患者，应忌用或慎用。

17. 白花蛇舌草

【功效】清热解毒消痈，利湿通淋。

18. 大血藤

【功效】清热解毒，活血，祛风，止痛。

19. 败酱草

【功效】清热解毒，消痈排脓，祛瘀止痛。

细目五　清热凉血药

◎ 要点

1. 生地黄

【性能】甘，寒。归心、肝、肾经。

【功效】清热凉血，养阴生津。

【应用】

（1）热入营血，温毒发斑，吐血衄血。本品苦寒入营血分，为清热、凉血、止血之要药，又其性甘寒质润，能清热生津止渴，故常用治温热病热入营血，壮热烦渴、神昏舌绛者，多配玄参、连翘、丹参等药用，如清营汤；若治血热吐衄，常与大黄同用，如大黄散。

（2）阴虚内热，骨蒸劳热。本品甘寒养阴，苦寒泄热，入肾经而滋阴降火，养阴津而泄伏热。治阴虚内热，潮热骨蒸，可配知母、地骨皮用，如地黄膏；若配青蒿、鳖甲、知母等用，可治温病后期，余热未尽，阴津已伤，邪伏阴分，症见夜热早凉、舌红脉数者，如青蒿鳖甲汤。

（3）津伤口渴，内热消渴，肠燥便秘。用治热病伤阴，烦渴多饮，常配麦冬、沙参、玉竹等药用，如益胃汤；若治温病津伤，肠燥便秘，可配玄参、麦冬用，如增液汤。

2. 玄参

【性能】甘、苦、咸，微寒。归肺、胃、肾经。

【功效】清热凉血，泻火解毒，滋阴。

【应用】

（1）温邪入营，内陷心包，温毒发斑。本品咸寒入血分而能清热凉血。治温病热入营分，身热夜甚、心烦口渴、舌绛脉数者，常配生地黄、丹参、连翘等药用，如清营汤；若治温病邪陷心包，神昏谵语，可配麦冬、竹叶卷心、连翘心等药用，如清宫汤；若治温热病，气血两燔，发斑发疹，可配石膏、知母等药用，如化斑汤。

（2）热病伤阴，津伤便秘，骨蒸劳嗽。治肺肾阴虚，骨蒸劳嗽，可配百合、生地黄、贝母等

药用，如百合固金汤。

（3）目赤咽痛，瘰疬，白喉，痈肿疮毒。本品性味苦咸寒，既能清热凉血，又能泻火解毒。用治肝经热盛，目赤肿痛，可配栀子、大黄、羚羊角等药用，如玄参饮；若治瘟毒热盛，咽喉肿痛、白喉，可配黄芩、连翘、板蓝根等药用，如普济消毒饮；配浙贝母、牡蛎，可治痰火郁结之瘰疬，如消瘰丸；若治脱疽，可配金银花、当归、甘草用，如四妙勇安汤。

【使用注意】脾胃虚寒，食少便溏者不宜服用。反藜芦。

【鉴别用药】生地黄与玄参：二药均能清热凉血，养阴生津，适用于热入营血、热病伤阴、阴虚内热等证。但玄参泻火解毒力强，可用于痈肿疮毒，咽喉肿痛；生地黄清热凉血作用较强，故血热出血、内热消渴多用。

3. 牡丹皮

【性能】苦、辛，微寒。归心、肝、肾经。

【功效】清热凉血，活血祛瘀。

【应用】

（1）温毒发斑，血热吐衄。本品苦寒，入心肝血分。善能清营分、血分实热，功能清热凉血止血。治温毒发斑，可配栀子、大黄、黄芩等药用，如牡丹汤；若治血热吐衄，可配大黄、大蓟、茜草等药用，如十灰散。

（2）温病伤阴，余邪未尽，夜热早凉、无汗骨蒸。本品性味苦辛寒，入血分而善于清透阴分伏热，为治无汗骨蒸之要药，常配鳖甲、知母、生地黄等药用，如青蒿鳖甲汤。

（3）血滞经闭、痛经、跌打伤痛。治血滞经闭、痛经，可配桃仁、川芎、桂枝等药用，如桂枝茯苓丸。

（4）痈肿疮毒。本品苦寒，清热凉血之中，善于散瘀消痈。治火毒炽盛，痈肿疮毒，可配大黄、白芷、甘草等药用，如将军散。

4. 赤芍

【功效】清热凉血，散瘀止痛。

【主治病证】温毒发斑，血热吐衄；目赤肿

痛，痈肿疮疡；经闭痛经，癥瘕腹痛，跌打损伤。

【使用注意】血寒经闭不宜使用。反藜芦。

【鉴别用药】牡丹皮与赤芍：二药均味苦性微寒，均具有清热凉血、活血散瘀的功效。血热、血瘀所致的病证常相须为用。同可用于治疗热入营血，斑疹吐衄；血滞经闭，痛经癥瘕，跌打瘀肿，痈肿疮毒等证。不同的是，牡丹皮兼辛味，清热凉血并能清透阴分伏热，可用于温热病后期，邪伏阴分，夜热早凉及肠痈腹痛等证。而赤芍苦泄，散瘀止痛力强，血滞诸证尤为多用，并能泻肝火，用于肝热目赤肿痛。

5. 紫草

【功效】清热凉血，活血消斑，解毒透疹。

【使用注意】本品性寒而滑利，脾虚便溏者忌服。

6. 水牛角

【功效】清热凉血，解毒，定惊。

【用法】镑片或粗粉煎服，宜先煎3小时以上。水牛角浓缩粉冲服，每日2次。

细目六　清虚热药

◎ 要点

1. 青蒿

【性能】苦、辛，寒。归肝、胆经。

【功效】清透虚热，凉血除蒸，解暑，截疟。

【应用】

（1）温邪伤阴，夜热早凉。本品苦寒清热，辛香透散，长于清透阴分伏热，故可用治温病后期，余热未清，邪伏阴分，伤阴劫液，夜热早凉，热退无汗，或热病后低热不退等，常与鳖甲、知母、生地黄等同用，如青蒿鳖甲汤。

（2）阴虚发热，劳热骨蒸。本品苦寒，入肝走血，具有清退虚热、凉血除蒸的作用。用治阴虚发热，骨蒸劳热，潮热盗汗，五心烦热，舌红少苔者，常与银柴胡、胡黄连、鳖甲等同用，如

清骨散。

（3）暑热外感，发热口渴。常与连翘、滑石、西瓜翠衣等同用，如清凉涤暑汤。

（4）疟疾寒热。本品辛寒芳香，主入肝胆，截疟之功甚强，尤善除疟疾寒热，为治疗疟疾之良药，可单用较大剂量鲜品捣汁服。

【用法】煎服，不宜久煎；或鲜用绞汁服。

2. 白薇

【功效】清虚热，凉血，利尿通淋，解毒疗疮。

3. 地骨皮

【性能】甘，寒。归肺、肝、肾经。

【功效】凉血除蒸，清肺降火。

【应用】

（1）阴虚发热，盗汗骨蒸。本品甘寒清润，能清肝肾之虚热，除有汗之骨蒸，为退虚热、疗骨蒸之佳品，常与知母、鳖甲、银柴胡等配伍，治疗阴虚发热，如地骨皮汤；若用治盗汗骨蒸、肌瘦潮热，常与秦艽、鳖甲配伍，如秦艽鳖甲散。

（2）肺热咳嗽。本品甘寒，善清泄肺热，除肺中伏火，则清肃之令自行，故多用治肺火郁结，气逆不降，咳嗽气喘，皮肤蒸热等症，常与桑白皮、甘草等同用，如泻白散。

（3）血热出血证。本品甘寒入血分，能清热、凉血、止血，常用治血热妄行的吐血、衄血、尿血等。

此外，本品于清热除蒸泻火之中，尚能生津止渴，常与生地黄、天花粉、五味子等同用，可治内热消渴。

【鉴别用药】牡丹皮与地骨皮：二药均能清热凉血，退虚热，均可治血热吐衄、阴虚发热证。前人虽有"丹皮治无汗骨蒸，地骨皮治有汗骨蒸"之说，但对阴虚发热证，无论有汗、无汗均可应用，并常相须为用。牡丹皮长于清热凉血，常用治热入营血证，又能活血化瘀，用于多种瘀血证以及肠痈、痈疡肿毒等证；地骨皮则长于清退虚热，多用于虚热证，并能清泻肺热，可用于肺热咳嗽，以及内热消渴证。

4. 银柴胡

【功效】清虚热，除疳热。

5. 胡黄连

【功效】退虚热，除疳热，清湿热。

【鉴别用药】黄连与胡黄连：二药均能清湿热，善除胃肠湿热，可用于湿热泻痢。但黄连为毛茛科植物的根茎，清热燥湿与泻火解毒力强，并长于清心、胃之火，常用于多种热毒病症，以及心、胃火热证等；胡黄连为玄参科植物的根茎，长于退虚热、除疳热，可用于阴虚发热与小儿疳积证等；清热燥湿，善治痔疮肿痛。

第七单元　泻下药

细目一　概　述

◎ **要点　泻下药的使用注意事项**

使用泻下药中的攻下药、峻下逐水药时，因其作用峻猛，或有毒性，易伤正气及脾胃，故年老体虚、脾胃虚弱者当慎用；妇女胎前产后及月经期应忌用；应用作用较强的泻下药时，当奏效即止，慎勿过剂，以免损伤胃气；应用作用峻猛而有毒性的泻下药时，一定要严格炮制法度，控制用量，避免中毒现象发生，确保用药安全。

细目二　攻下药

◎ **要点**

1. 大黄

【性能】苦，寒。归脾、胃、大肠、肝、心包经。

【功效】泻下攻积，清热泻火，凉血解毒，逐瘀通经，除湿退黄。

【应用】

（1）积滞便秘。本品有较强的泻下作用，能荡涤肠胃，推陈致新，为治疗积滞便秘之要药。又因其苦寒沉降，善能泄热，故实热便秘尤为适宜。常与芒硝、厚朴、枳实配伍，以增强泻下攻积之力，为急下之剂，用治阳明腑实证，如大承气汤；若大黄用量较轻，与麻仁、杏仁、蜂蜜等润肠药同用，则泻下力缓和，方如麻子仁丸。

（2）血热吐衄，目赤咽肿，牙龈肿痛。本品苦降，能使上炎之火下泄，又具清热泻火、凉血止血之功。常与黄连、黄芩同用，治血热妄行之吐血、衄血、咯血，如泻心汤。治火邪上炎所致的目赤、咽喉肿痛、牙龈肿痛等症，如凉膈散。

（3）热毒疮疡，肠痈，烧烫伤。本品内服外用均可。内服能清热解毒，并借其泻下通便作用，使热毒下泄。治热毒痈肿疔疮，常与金银花、蒲公英、连翘等同用。

（4）瘀血诸证。本品有较好的活血逐瘀通经作用，其既可下瘀血，又清瘀热，为治疗瘀血证的常用药物。治妇女产后瘀阻腹痛、恶露不尽者，常与桃仁、土鳖虫等同用，如下瘀血汤。

（5）湿热痢疾、黄疸、淋证。本品可泻下通便，导湿热外出，故可用治湿热蕴结之证。如治肠道湿热积滞的痢疾，与黄连、黄芩、白芍等同用；治湿热黄疸，常配茵陈、栀子，如茵陈蒿汤；治湿热淋证者，常配木通、车前子、栀子等，如八正散。

【用法用量】煎服，3～15g。用于泻下，不宜久煎。外用适量。

【使用注意】脾胃虚弱者慎用。孕妇及月经期、哺乳期妇女应忌用。

2. 芒硝

【功效】泻下通便，润燥软坚，清火消肿。

【主治病证】积滞便秘；咽痛、口疮、目赤肿痛，乳痈疮肿。

【用法用量】内服，10～15g，冲入药汁内或开水溶化后服。外用适量。

【使用注意】孕妇及哺乳期妇女慎用，不宜与硫黄、三棱同用。

【鉴别用药】大黄与芒硝：二药均能泻热通便，外用均能清热消肿，常相须为用治疗肠燥便秘，并可治痈疮肿毒。但大黄味苦，泻下力强，有荡涤肠胃之功，为治疗热结便秘之主药；另清热泻火力强，并能止血、解毒、活血祛瘀、清利湿热，可用于温病热毒、血热出血、瘀血证、湿热黄疸与淋证等。芒硝味咸，可软坚泻下，善除燥屎坚结；外用治疗咽喉肿痛、疮疡、目赤等。

3. 番泻叶

【功效】泻热行滞，通便，利水。

【用法用量】煎服，2~6g，宜后下，或开水泡服。

【使用注意】妇女哺乳期、月经期及孕妇慎用。

细目三　润下药

◎ 要点

1. 火麻仁

【功效】润肠通便。

【主治病证】肠燥便秘。

2. 郁李仁

【功效】润肠通便，下气利水。

【主治病证】肠燥便秘；水肿胀满，脚气浮肿。

3. 松子仁

【功效】润肠通便，润肺止咳。

【主治病证】肠燥便秘；肺燥干咳。

细目四　峻下逐水药

◎ 要点

1. 甘遂

【功效】泻水逐饮，消肿散结。

【主治病证】水肿，鼓胀，胸胁停饮；风痰癫痫；疮痈肿毒。

【用法用量】入丸、散服，每次0.5~1g。外用适量，生用。内服醋制用，以减低毒性。

【使用注意】虚弱者及孕妇忌用。不宜与甘草同用。

2. 牵牛子

【功效】泻水通便，消痰涤饮，杀虫攻积。

【主治病证】水肿，鼓胀；痰饮喘咳；虫积腹痛。

【用法用量】煎服，3~9g。入丸散剂，每次1.5~3g。本品炒用药性减缓。

【使用注意】孕妇忌用。不宜与巴豆、巴豆霜同用。

3. 巴豆霜

【功效】峻下冷积，逐水退肿，豁痰利咽；外用蚀疮。

【主治病证】寒积便秘；腹水鼓胀；喉痹痰阻；痈肿脓成未溃，疥癣恶疮。

【用法用量】入丸散，每次0.1~0.3g。外用适量。

【使用注意】孕妇及体弱者忌用。不宜与牵牛子同用。

第八单元　祛风湿药

细目一　概　述

◎ 要点　祛风湿药的使用注意事项

痹证多属慢性病，为了服用方便，可制成酒或丸散剂。也可制成外敷剂型，直接用于患处。部分祛风湿药辛温性燥，易耗伤阴血，阴亏血虚者应慎用。

细目二　祛风寒湿药

◎ 要点

1. 独活

【性能】辛、苦，微温。归肾、膀胱经。

【功效】祛风除湿，通痹止痛。

【应用】

（1）风寒湿痹。本品辛散苦燥，气香温通，功善祛风湿，止痹痛，为治风湿痹痛主药，凡风寒湿邪所致之痹证，无论新久，均可应用；因其主入肾经，性善下行，尤以腰膝、腿足关节疼痛属下部寒湿者为宜。治感受风寒湿邪的风寒湿痹，肌肉、腰背、手足疼痛，常与当归、白术、牛膝等同用，如独活汤；若与桑寄生、杜仲、人参等配伍，可治痹证日久正虚，腰膝酸软，关节屈伸不利者，如独活寄生汤。

（2）风寒夹湿表证。本品辛散温通苦燥，能散风寒湿而解表，治外感风寒夹湿所致的头痛头重，一身尽痛，多配羌活、藁本、防风等，如羌活胜湿汤。

（3）少阴头痛。本品善入肾经而搜伏风，与细辛、川芎等相配，可治风扰肾经，伏而不出之少阴头痛，如独活细辛汤。

【鉴别用药】羌活与独活：二药均能祛风胜湿、止痛、解表，常用治风寒湿痹和外感风寒湿表证。但羌活气味较浓，发散解表力强，善治上部风寒湿痹痛；独活气味较淡，性较和缓，长于治下部风寒湿痹痛，其解表之力不及羌活。若一身尽痛，则二药常相须为用。

2. 威灵仙

【功效】祛风湿，通络止痛，消骨鲠。

【主治病证】风湿痹痛，骨鲠咽喉。此外，本品宣通经络止痛，可治跌打伤痛、头痛、牙痛、胃脘痛等；并能消痰逐饮，可用于痰饮、噎膈、痞积。

【鉴别用药】独活与威灵仙：二药均具祛风湿、止痛的功效，均能治疗风寒湿痹。独活还具解表功效，可治疗风寒夹湿表证，且善入肾经而搜伏风，治少阴头痛。威灵仙通行全身，善治行痹、关节游走性疼痛；消骨鲠，可治骨鲠咽喉。

3. 川乌

【性能】辛、苦，热；有大毒。归心、肝、肾、脾经。

【功效】祛风除湿，温经止痛。

【应用】

（1）痹证。本品治风寒湿痹之寒邪偏盛、历节疼痛、不可屈伸，常与麻黄、芍药、甘草等同用，如乌头汤。治寒湿瘀血留滞经络、肢体筋脉挛痛、关节屈伸不利、日久不愈，常与草乌、地龙、乳香等同用，如活络丹。

（2）寒凝诸痛。本品治寒凝心脉、心痛彻背、背痛彻心、手足不温者，常与赤石脂、附子、干姜等同用，如乌头赤石脂丸。治寒疝绕脐腹痛、手足厥冷者，每与蜂蜜同煎，如大乌头煎。

此外，本品止痛，还用于跌打损伤，瘀肿疼痛。古方亦常以本品作为麻醉止痛药。

【用法】煎服，先煎、久煎。外用，适量。

【使用注意】孕妇忌用；不宜与贝母类、半夏、白及、白蔹、瓜蒌类同用；内服一般应炮制用，生品内服宜慎；酒浸、酒煎服易致中毒，应慎用。

4. 蕲蛇

【功效】祛风，通络，止痉。

【主治病证】风湿顽痹，中风半身不遂；小儿惊风，破伤风；麻风，疥癣。

【用法】煎服，研末吞服。或酒浸、熬膏、入丸散服。

5. 木瓜

【性能】酸，温。归肝、脾经。

【功效】舒筋活络，和胃化湿。

【应用】

（1）风湿痹证。本品味酸入肝，益筋和血，善舒筋活络，且能祛湿除痹，尤为湿痹、筋脉拘挛要药，亦常用于腰膝关节酸重疼痛。常与乳香、没药、生地黄同用，治筋急项强，不可转侧，如木瓜煎。与羌活、独活、附子配伍，治脚膝疼重，不能远行久立者，如木瓜丹。

（2）脚气水肿。本品温通，去湿舒筋，为脚气水肿常用药，多配吴茱萸、槟榔、苏叶等，治感受风湿，脚气肿痛不可忍者，如鸡鸣散。

（3）吐泻转筋。本品温香入脾，能化湿和胃，湿去则中焦得运，泄泻可止；味酸入肝，舒筋活络而缓挛急。治湿阻中焦之腹痛吐泻转筋，偏寒者，常配吴茱萸、茴香、紫苏等，如木瓜汤；偏热者，多配蚕沙、薏苡仁、黄连等，如蚕矢汤。

6. 乌梢蛇

【功效】祛风，通络，止痉。

【主治病证】风湿顽痹，中风半身不遂；小儿惊风，破伤风；麻风，疥癣。此外，又可治瘰疬、恶疮。

细目三　祛风湿热药

◎ 要点

1. 秦艽

【性能】辛、苦，平。归胃、肝、胆经。

【功效】祛风湿，通络止痛，退虚热，清湿热。

【应用】

（1）风湿痹证。本品辛散苦泄，质偏润而不燥，为风药中之润剂。风湿痹痛，筋脉拘挛，骨节酸痛，无问寒热新久均可配伍应用。其性偏寒，兼有清热作用，故对热痹尤为适宜，多配防己、牡丹皮、络石藤等。

（2）中风不遂。本品既能祛风邪，舒筋络，又善"活血荣筋"，可用于中风半身不遂，口眼㖞斜，四肢拘急，舌强不语等，单用大量水煎服即能奏效。

（3）骨蒸潮热，疳积发热。本品能退虚热，除骨蒸，亦为治虚热要药。治骨蒸日晡潮热，常与青蒿、地骨皮、知母等同用，如秦艽鳖甲散。

（4）湿热黄疸。本品苦以降泄，能清肝胆湿热而退黄。

2. 防己

【功效】祛风湿，止痛，利水消肿。

【主治病证】风湿痹证；水肿，小便不利，脚气；湿疹疮毒。

【使用注意】本品大苦大寒，易伤胃气，胃纳不佳及阴虚体弱者慎服。

【鉴别用药】秦艽与防己：二药均具有祛风湿、止痹痛功效，善治热痹。秦艽质润不燥，治风湿痹痛，无论新久虚实、寒热均可使用。但秦艽还可通经络、退虚热、清湿热，用治中风不遂、骨蒸潮热、疳积发热、湿热黄疸。防己还可利水消肿，用治水肿，小便不利，脚气。

3. 豨莶草

【功效】祛风湿，利关节，解毒。

【用法用量】煎服，9～12g。外用，适量。治风湿痹痛、半身不遂宜制用，治风疹湿疮、疮痈宜生用。

4. 络石藤

【功效】祛风通络，凉血消肿。

细目四　祛风湿强筋骨药

◎ 要点

1. 五加皮

【功效】祛风湿，补肝肾，强筋骨，利水。

【主治病证】风湿痹证；筋骨痿软，小儿行迟，体虚乏力；水肿，脚气。

2. 桑寄生

【性能】苦、甘，平。归肝、肾经。

【功效】祛风湿，补肝肾，强筋骨，安胎元。

【应用】

（1）风湿痹证。本品苦能燥，甘能补，祛风湿又长于补肝肾、强筋骨，对痹证日久，伤及肝肾，腰膝酸软，筋骨无力者尤宜，常与独活、杜仲、牛膝等同用，如独活寄生汤。

（2）崩漏经多，妊娠漏血，胎动不安。本品

能补肝肾，养血而固冲任，安胎。治肝肾亏虚，月经过多，崩漏，妊娠下血，胎动不安者，每与阿胶、续断、当归等配伍，如桑寄生散；或配阿胶、续断、菟丝子，如寿胎丸。

【鉴别用药】五加皮与桑寄生均具有祛风湿、补肝肾、强筋骨作用，用于风湿痹证，筋骨痿软。但五加皮有温补之效，用于小儿行迟，体虚乏力；利水，用于水肿，脚气。桑寄生还能固冲任、安胎，用于崩漏经多，妊娠漏血，胎动不安。

3. 狗脊

【功效】祛风湿，补肝肾，强腰膝。

第九单元　化湿药

细目一　概　述

◎ **要点　化湿药的使用注意事项**

化湿药气味芳香，多含挥发油，一般以作为散剂服用疗效较好，如入汤剂宜后下，不宜久煎，以免降低疗效。本类药多辛温香燥，易于耗气伤阴，故阴虚、血虚及气虚者宜慎用。

细目二　具体药物

◎ **要点**

1. 广藿香

【性能】辛，微温。归脾、胃、肺经。

【功效】芳香化浊，止呕，发表解暑。

【应用】

（1）湿滞中焦。本品气味芳香，为芳香化湿浊要药。又因其性微温，故多用于寒湿困脾所致的脘腹痞闷、少食作呕、神疲体倦等症，常与苍术、厚朴等同用，如不换金正气散。

（2）呕吐。本品既能化湿，又能和中止呕。

治湿浊中阻所致之呕吐，本品最为捷要。常与半夏、丁香等同用，如藿香半夏汤。

（3）暑湿或湿温初起。本品既能化湿，又可发表解暑。治暑月外感风寒，内伤生冷而致恶寒发热，头痛脘闷，呕恶吐泻之暑湿证者，配紫苏、厚朴、半夏等，如藿香正气散；若湿温病初起，湿热并重者，多与黄芩、滑石、茵陈等同用，如甘露消毒丹。

2. 佩兰

【功效】芳香化湿，醒脾开胃，发表解暑。

3. 苍术

【性能】辛，苦，温。归脾、胃、肝经。

【功效】燥湿健脾，祛风散寒，明目。

【应用】

（1）湿阻中焦证。本品苦温燥湿以祛湿浊，辛香健脾以和脾胃。对湿阻中焦，脾失健运而致脘腹胀闷、呕恶食少、吐泻乏力、舌苔白腻等症，最为适宜。常与厚朴、陈皮等配伍，如平胃散。若脾虚湿聚，水湿内停的痰饮或外溢的水肿，则同利水渗湿之茯苓、泽泻、猪苓等同用，如胃苓汤。

（2）风湿痹证。本品辛散苦燥，长于祛湿，

故痹证湿胜者尤宜，可与薏苡仁、独活等祛风湿药同用，如薏苡仁汤。若湿热痹痛，可配石膏、知母等清热泻火药，如白虎加苍术汤，或与黄柏、薏苡仁、牛膝配伍合用，用于湿热痿证，即四妙散。

（3）风寒夹湿表证。本品辛香燥烈，能开肌腠而发汗，祛肌表之风寒，又因其长于胜湿，故以风寒表证夹湿者最为适宜。常与羌活、白芷、防风等同用，如神术散。

此外，本品尚能明目，用于夜盲症及眼目昏涩。

4. 厚朴

【性能】苦、辛，温。归脾、胃、肺、大肠经。

【功效】燥湿消痰，下气除满。

【应用】

（1）湿阻中焦，脘腹胀满。本品苦燥辛散，能燥湿，又下气除胀满，为消除胀满的要药。常与苍术、陈皮等同用，如平胃散。

（2）食积气滞，腹胀便秘。本品可下气宽中，消积导滞。常与大黄、枳实同用，如厚朴三物汤。若热结便秘者，配大黄、芒硝、枳实，以达峻下热结、消积导滞之效，即大承气汤。

（3）痰饮喘咳。本品能燥湿消痰，下气平喘。若痰饮阻肺，肺气不降，咳喘胸闷者，可与苏子、陈皮、半夏等同用，如苏子降气汤。

（4）梅核气。可取本品燥湿消痰、下气宽中之效，配伍半夏、茯苓、苏叶等药，如半夏厚朴汤。

【鉴别用药】苍术与厚朴：二药均可燥湿，常用于湿阻中焦证。苍术为燥湿健脾要药，并可祛风湿、散表邪和明目，可治风湿痹证、风寒表证以及夜盲等。厚朴苦降下气，消积除胀满，又下气消痰平喘，可治食积气滞、痰饮咳喘等证。

5. 砂仁

【功效】化湿开胃，温脾止泻，理气安胎。

【主治病证】湿阻中焦及脾胃气滞证；脾胃虚寒吐泻；气滞妊娠恶阻及胎动不安。

【用法用量】煎服，3~6g。入汤剂宜后下。

6. 豆蔻

【功效】化湿行气，温中止呕，开胃消食。

【主治病证】湿阻中焦及脾胃气滞证；呕吐。

【用法用量】煎服，3~6g。入汤剂宜后下。

第十单元　利水渗湿药

细目一　概　述

◎ **要点　利水渗湿药的使用注意事项**

本类药物渗利，易耗伤津液，对阴虚津少、肾虚遗精遗尿者，宜慎用或忌用。有些药物有较强的通利作用，孕妇应慎用。

细目二　利水消肿药

◎ **要点**

1. 茯苓

【性能】甘、淡，平。归心、肺、脾、肾经。

【功效】利水渗湿，健脾，宁心。

【应用】

（1）水肿，小便不利。本品味甘而淡，甘则能补，淡则能渗，药性平和，既可祛邪，又可扶正，利水而不伤正气，为利水消肿之要药。可用治寒热虚实各种水肿。治疗水湿内停所致之水肿、小便不利，常与泽泻、猪苓、白术等同用，如五苓散。

（2）痰饮。本品善渗泄水湿，使湿无所聚，痰无由生，可治痰饮之目眩心悸，配以桂枝、白术、甘草同用，如苓桂术甘汤。

（3）脾虚泄泻。本品能健脾渗湿而止泻，尤宜于脾虚湿盛泄泻，可与山药、白术、薏苡仁同用，如参苓白术散。

（4）心悸，失眠。本品益心脾而宁心安神。常用治心脾两虚，气血不足之心悸，失眠、健忘，多与黄芪、当归、远志同用，如归脾汤。

2. 薏苡仁

【性能】甘、淡，凉。归脾、胃、肺经。

【功效】利水渗湿，健脾止泻，除痹，排脓。

【应用】

（1）水肿，小便不利，脚气浮肿。本品淡渗甘补，既利水消肿，又健脾补中。常用于脾虚湿胜之水肿腹胀，小便不利，多与茯苓、白术、黄芪等药同用。

（2）脾虚泄泻。本品能渗利脾湿，健脾止泻，尤宜治脾虚湿盛之泄泻，常与人参、茯苓、白术等合用，如参苓白术散。

（3）湿痹拘挛。常用治湿痹而筋脉挛急疼痛者，与独活、防风、苍术同用，如薏苡仁汤；本品药性偏凉，能清热而利湿，可治湿温初起或暑湿邪在气分，头痛恶寒，胸闷身重者，配杏仁、豆蔻、滑石等，如三仁汤。

（4）肺痈，肠痈。本品清肺肠之热，排脓消痈。治疗肺痈胸痛，咳吐脓痰，常与苇茎、冬瓜仁、桃仁等同用，如苇茎汤；治肠痈，可与附子、败酱草、牡丹皮合用，如薏苡附子败酱散。

【用法】煎服。清利湿热宜生用，健脾止泻宜炒用。

【鉴别用药】茯苓与薏苡仁：二药功效相似，均能利水消肿，渗湿健脾，用治水湿内停诸证以及脾虚证。但薏苡仁性偏寒凉，善清湿热，并能除痹、消肿排脓，还可用治风湿痹证，以及肺痈、肠痈等证。茯苓性平，利水不伤正气，为治各种水湿、痰饮要药；补益心脾，宁心安神，治心悸失眠、心神不安证。

3. 猪苓

【功效】利水渗湿。

【主治病证】水肿，小便不利，泄泻。

4. 泽泻

【功效】利水渗湿，泄热。

【主治病证】水肿，小便不利，泄泻；淋证，遗精。

细目三 利尿通淋药

◎ **要点**

1. 车前子

【性能】甘，寒。归肝、肾、肺、小肠经。

【功效】清热利尿通淋，渗湿止泻，明目，祛痰。

【应用】

（1）淋证，水肿。本品甘寒而利，善通利水道，清膀胱热结。治疗湿热下注于膀胱而致小便淋沥涩痛者，常与木通、滑石、瞿麦等清热利湿药同用，如八正散；对水湿停滞水肿，小便不利，可与猪苓、茯苓、泽泻同用。

（2）泄泻。本品能利水湿，分清浊而止泻，即利小便所以实大便。尤宜于暑湿泄泻及小便不利之水泻，可单用本品研末，米饮送服。

（3）目赤肿痛，目暗昏花。

（4）痰热咳嗽。本品入肺经，能清肺化痰止咳。

【用法】煎服，包煎。

2. 滑石

【功效】利尿通淋，清热解暑；外用祛湿敛疮。

【主治病证】热淋，石淋，尿热涩痛；暑湿，湿温；湿疮，湿疹，痱子。

【用法】宜先煎。外用适量。

【鉴别用药】车前子与滑石均具有利尿通淋作用，用治湿热下注膀胱之小便淋沥涩痛。而车前子还可渗湿止泻，明目，祛痰，用于暑湿泄泻，目赤肿痛，目暗昏花，翳障。滑石还可清热解暑，祛湿敛疮，用于暑湿，湿温，湿疮，湿疹，痱子。

3. 瞿麦

【功效】利尿通淋，活血通经。

4. 地肤子

【功效】清热利湿，祛风止痒。

5. 海金沙

【功效】清热利湿，通淋止痛。

【用法】煎服。宜包煎。

6. 石韦

【功效】利尿通淋，清肺止咳，凉血止血。

7. 萆薢

【功效】利湿去浊，祛风除痹。

细目四 利湿退黄药

◎ **要点**

1. 茵陈

【性能】苦、辛，微寒。归脾、胃、肝、胆经。

【功效】清利湿热，利胆退黄。

【应用】

（1）黄疸。本品苦泄下降，性寒清热，善清利脾胃肝胆湿热，使之从小便而出，为治黄疸之要药。若身目发黄，小便短赤之阳黄证，常与栀子、大黄同用，如茵陈蒿汤；若黄疸湿重于热者，可与茯苓、猪苓同用，如茵陈五苓散；若脾胃寒湿郁滞，阳气不得宣运之阴黄，多与附子、干姜等配用，如茵陈四逆汤。

（2）暑湿、湿温。本品苦寒中禀清香芳化之性，既能导湿热从小便而出，又能芳化湿浊之邪出表，善治湿热并重之湿温、暑湿，常与滑石、黄芩等同用，如甘露消毒丹。

（3）湿疮瘙痒。本品苦微寒，有解毒疗疮之功，故可用于湿热内蕴之湿疮瘙痒，可单味煎汤外洗，也可与黄柏、苦参、地肤子等同用。

2. 金钱草

【性能】甘、咸，微寒。归肝、胆、肾、膀胱经。

【功效】利湿退黄，利尿通淋，解毒消肿。

【应用】

（1）湿热黄疸。本品清肝胆之火，又能除下焦湿热；有清热利湿退黄之效。治湿热黄疸，常与茵陈蒿、栀子、虎杖等同用。

（2）石淋、热淋。金钱草利尿通淋，善消结石，尤宜于治疗石淋，可与海金沙、鸡内金、滑石等同用；治热淋，常与车前子、萹蓄等同用；配伍茵陈、大黄、郁金等同用，治疗肝胆结石，如利胆排石片。

（3）痈肿疔疮、蛇虫咬伤。

3. 虎杖

【功效】利湿退黄，清热解毒，散瘀止痛，化痰止咳。

【主治病证】湿热黄疸，淋浊，带下；水火烫伤，痈肿疮毒，毒蛇咬伤；经闭，癥瘕，跌打损伤；肺热咳嗽。此外，还有泻热通便的作用，可用于热结便秘。

【鉴别用药】大黄与虎杖：二药均具有活血散瘀、清热解毒、利胆退黄、泻下通便的功效，治疗瘀血诸证、痈肿疮毒、水火烫伤、湿热黄疸、淋证、热结便秘等。然大黄泻下攻积力强，又可清热凉血，用于积滞便秘，血热吐衄，目赤咽肿，湿热痢疾。而虎杖还能清肺化痰止咳，用于肺热咳嗽。

第十一单元 温里药

细目一 概 述

◎ **要点 温里药的使用注意事项**

本类药物性多辛热燥烈，易耗阴助火，故天气炎热时当减少用量；实热证、阴虚火旺、津血亏虚者宜忌用；孕妇慎用。

细目二　具体药物

◎ 要点

1. 附子

【性能】辛、甘，大热。有毒。归心、肾、脾经。

【功效】回阳救逆，补火助阳，散寒止痛。

【应用】

（1）亡阳证。本品能上助心阳、中温脾阳、下补肾阳，为"回阳救逆第一品药"。常与干姜、甘草同用，治吐利汗出，发热恶寒，四肢拘急，手足厥冷，或大汗、大吐、大泻所致亡阳证，如四逆汤；若寒邪入里，直中三阴而见四肢厥冷，恶寒倦卧，吐泻腹痛，脉沉迟无力或无脉者，可与干姜、肉桂、人参同用，如回阳急救汤。

（2）阳虚内寒证。本品辛甘温煦，有峻补元阳、益火消阴之效，凡肾、脾、心诸脏阳气衰弱者均可应用。配肉桂、山茱萸、熟地黄等，可治肾阳不足、命门火衰所致阳痿滑精、宫寒不孕、腰膝冷痛、夜尿频多者，如右归丸；配党参、白术、干姜等，可治脾肾阳虚、寒湿内盛所致脘腹冷痛、大便溏泻等，如附子理中汤；若治心阳衰弱，心悸气短、胸痹心痛者，可与人参、桂枝等同用；治阳虚兼外感风寒者，常与麻黄、细辛同用，如麻黄附子细辛汤。

（3）寒湿痹证。本品气雄性悍，走而不守，能温经通络，逐经络中风寒湿邪，故有较强的散寒止痛作用。凡风寒湿痹周身骨节疼痛者均可用之，尤善治寒痹痛剧者，常与桂枝、白术、甘草同用，如甘草附子汤。

【用法用量】煎服，3～15g，本品有毒，宜先煎0.5～1小时，至口尝无麻辣感为度。

【使用注意】孕妇及阴虚阳亢者忌用。反半夏、瓜蒌、贝母、白蔹、白及。生品外用，内服须炮制。若内服过量，或炮制、煎煮方法不当，可引起中毒。

2. 干姜

【性能】辛，热。归脾、胃、肾、心、肺经。

【功效】温中散寒，回阳通脉，温肺化饮。

【应用】

（1）脾胃寒证，腹痛，呕吐，泄泻。本品辛热燥烈，主入脾胃而长于温中散寒、健运脾阳，为温暖中焦之主药。多与党参、白术等同用，治脾胃虚寒，脘腹冷痛等，如理中丸；常配高良姜，治胃寒呕吐，如二姜丸；可与黄芩、黄连、人参等同用，治上热下寒，寒热格拒，食入即吐者，如干姜黄芩黄连人参汤。

（2）亡阳证。本品辛热，入心、脾、肾经，有温阳守中、回阳通脉的功效。用治心肾阳虚，阴寒内盛所致亡阳厥逆，脉微欲绝者，每与附子相须为用，如四逆汤。

（3）寒饮喘咳。本品辛热，入肺经，善能温肺散寒化饮。常与细辛、五味子、麻黄等同用，治寒饮喘咳、形寒背冷、痰多清稀之证，如小青龙汤。

【鉴别用药】附子与干姜：二药均能温中散寒、回阳救逆，常用于亡阳证，四肢厥逆，脉微欲绝，脾胃有寒脘腹冷痛泄泻。然附子为"回阳救逆第一品药"，并能补火助阳，散寒止痛，可用于各种阳虚证以及风寒湿痹证；干姜回阳救逆之功不及附子，长于温中散寒，常用于中焦寒证；又有温肺化饮之功，用于寒饮停肺证。

3. 肉桂

【性能】辛、甘，大热。归肾、脾、心、肝经。

【功效】补火助阳，散寒止痛，温通经脉，引火归原。

【应用】

（1）肾阳虚证。本品辛甘大热，能补火助阳，益阳消阴，作用温和持久，为治命门火衰之要药。常配附子、熟地黄、山茱萸等，用治肾阳不足、命门火衰的阳痿宫冷、腰膝冷痛、夜尿频多、滑精遗尿等，如肾气丸、右归饮。

（2）脘腹冷痛，寒疝腹痛。本品甘热助阳以补虚，辛热散寒以止痛，善去痼冷沉寒。治寒邪内侵或脾胃虚寒的脘腹冷痛，可与干姜、高良姜、荜茇等同用，如大已寒丸；治寒疝腹痛，多与吴茱萸、小茴香等同用。

（3）寒痹腰痛，胸痹，阴疽，闭经，痛经。本品辛散温通，能行气血、运经脉、散寒止痛。常与独活、桑寄生、杜仲等同用，治风寒湿痹，尤以治寒痹腰痛为主，如独活寄生汤；与附子、干姜、川椒等同用，可治胸阳不振、寒邪内侵的胸痹心痛，如桂附丸；与鹿角胶、炮姜、麻黄等同用，可治阳虚寒凝、血滞痰阻的阴疽、流注等，如阳和汤；若与当归、川芎、小茴香等同用，可治冲任虚寒、寒凝血滞的闭经、痛经等证，如少腹逐瘀汤。

（4）虚阳上浮。本品大热入肝肾，能使因下元虚衰所致上浮之虚阳回归故里，故曰引火归原。用治元阳亏虚、虚阳上浮的面赤、虚喘、汗出、心悸、失眠、脉微弱者，常与山茱萸、五味子、人参等同用。

此外，久病体虚气血不足者。在补益气血方中加入少量本品，可鼓舞气血生长。

【用法用量】煎服，1~5g，宜后下或焗服；研末冲服，每次1~2g。

【使用注意】阴虚火旺，里有实热，血热妄行出血及孕妇忌用。畏赤石脂。

【鉴别用药】附子与肉桂：二药均能补火助阳，散寒止痛，常用治里寒实证、虚寒证以及寒湿痹痛。但附子能回阳救逆，并长于温补脾肾；肉桂长于温补命门，还能引火归原，温通经脉，并能鼓舞气血生长。

4. 吴茱萸

【性能】辛、苦，热。有小毒。归肝、脾、胃、肾经。

【功效】散寒止痛，降逆止呕，助阳止泻。

【应用】

（1）寒凝肝脉疼痛。本品辛散苦泄，性热祛寒，主入肝经，既散肝经之寒邪，又疏肝气之郁滞，为治寒滞肝经诸痛之主药。每与生姜、人参等同用，治厥阴头痛，干呕吐涎沫，苔白脉迟等，如吴茱萸汤；常与小茴香、川楝子、木香等配伍，治寒疝腹痛，如导气汤；与桂枝、当归、川芎等同用，可治冲任虚寒、瘀血阻滞之痛经，如温经汤。

（2）呕吐吞酸。本品辛散苦泄，性热祛寒，善能散寒止痛，还能疏肝解郁，降逆止呕，兼能制酸止痛。常与干姜、甘草同用，治霍乱心腹痛，呕吐不止，如吴茱萸汤；配伍黄连，可治肝郁化火、肝胃不和的胁痛口苦，呕吐吞酸，如左金丸。

（3）虚寒泄泻。本品性味辛热，能温脾益肾，助阳止泻，为治脾肾阳虚、五更泄泻之常用药，多与补骨脂、肉豆蔻、五味子同用，如四神丸。

【用法用量】煎服，2~5g。外用适量。

5. 小茴香

【功效】散寒止痛，理气和胃。

【主治病证】寒疝腹痛，睾丸偏坠疼痛，少腹冷痛，痛经；中焦虚寒气滞证。

6. 丁香

【功效】温中降逆，散寒止痛，温肾助阳。

【使用注意】畏郁金。

7. 高良姜

【功效】温中止呕，散寒止痛。

8. 花椒

【功效】温中止痛，杀虫止痒。

【用法用量】煎服，3~6g。外用适量，煎汤熏洗。

第十二单元　理气药

细目一　概　述

◎ 要点　理气药的使用注意事项

本类药物性多辛温香燥，易耗气伤阴，故气阴不足者忌用。

细目二　具体药物

◎ 要点

1. 陈皮

【性能】苦、辛，温。归脾、肺经。

【功效】理气健脾，燥湿化痰。

【应用】

（1）脾胃气滞证。本品辛行温通，有行气止痛、健脾和中之功，因其苦温而燥，故寒湿中阻之气滞最宜。治疗中焦寒湿脾胃气滞，脘腹胀痛、恶心呕吐、泄泻等，常与苍术、厚朴等同用，如平胃散；若食积气滞，脘腹胀痛，可配山楂、神曲等同用，如保和丸；若外感风寒、内伤湿滞之腹痛、呕吐、泄泻，可配藿香、苏叶等同用，如藿香正气散。

（2）呕吐、呃逆。本品辛香行气，善疏理气机，调畅中焦而使之升降有序。治疗呕吐、呃逆，常与生姜、竹茹、大枣同用，如橘皮竹茹汤；若脾胃寒冷，呕吐不止，又多配生姜、甘草同用，如姜橘汤。

（3）湿痰、寒痰咳喘。本品既能燥湿化痰，又能温化寒痰，且辛行苦泄而能宣畅肺气，为治痰湿咳喘之要药。治湿痰咳嗽，多与半夏、茯苓等同用，如二陈汤；若治寒痰咳喘，多与干姜、细辛、五味子等同用。

（4）胸痹。本品辛行温通、入肺走胸，而能行气化痰，通痹止痛。治疗胸痹胸中气塞短气，可配伍枳实、生姜，如橘皮枳实生姜汤。

2. 青皮

【功效】疏肝破气，消积化滞。

【主治病证】肝郁气滞，胸胁胀痛，疝气疼痛，乳癖；食积气滞，脘腹胀痛；癥瘕积聚，久疟痞块。

【鉴别用药】陈皮与青皮：二药均能行气消滞，用于食积气滞，脘腹胀痛。但陈皮性较平和，归脾肺经，主理脾肺气滞，并能燥湿化痰，主要治疗脾胃气滞之脘腹胀满及湿痰、寒痰壅肺之咳嗽、胸闷等证；青皮性较峻烈，主归肝、胆、胃经，善于疏肝破气，常用于肝气郁结、食积气滞及癥瘕积聚等证。

3. 枳实

【性能】苦、辛、酸，微寒。归脾、胃经。

【功效】破气消积，化痰除痞。

【应用】

（1）胃肠积滞，湿热泻痢。本品辛行苦降，善破气除痞、消积导滞。治饮食积滞，脘腹痞满胀痛，常与山楂、麦芽、神曲等同用，如曲麦枳术丸；若胃肠积滞，热结便秘，腹满胀痛，则与大黄、芒硝、厚朴等同用，如大承气汤；治湿热泻痢、里急后重，多与黄芩、黄连等同用，如枳实导滞丸。

（2）胸痹，结胸。本品能行气化痰以消痞，破气除满而止痛。治胸阳不振、痰阻胸痹之胸中满闷、疼痛，多与薤白、桂枝、瓜蒌等同用，如枳实薤白桂枝汤。

（3）气滞胸胁疼痛。本品善破气行滞而止痛，治疗气血阻滞之胸胁疼痛，可与川芎配伍，如枳芎散。

4. 木香

【性能】辛、苦，温。归脾、胃、大肠、三焦、胆经。

【功效】行气止痛，健脾消食。

【应用】

（1）脾胃气滞证。本品辛行苦泄温通，芳香气烈而味厚，善通行脾胃之滞气，既为行气止痛之要药，又为健脾消食之佳品。治脾胃气滞，脘腹胀痛，可单用本品或配砂仁、藿香等同用，如木香调气散；若脾虚气滞，脘腹胀满、食少便溏，可与党参、白术、陈皮等同用，如香砂六君子汤、健脾丸；若脾虚食少，兼食积气滞，可配砂仁、枳实、白术等同用，如香砂枳术丸。

（2）泻痢里急后重。本品辛行苦降，善行大肠之滞气，为治湿热泻痢里急后重之要药。常与黄连配伍，如香连丸。

（3）腹痛胁痛，黄疸。本品气香醒脾，味辛能行，味苦主泄，走三焦和胆经，故既能行气健脾又能疏肝利胆。用治脾失运化、肝失疏泄而致湿热郁蒸、气机阻滞之脘腹胀痛、胁痛、黄疸，可与郁金、大黄、茵陈等配伍。

此外，本品醒脾开胃，在补益药中用之，可减轻补益药的腻胃和滞气之弊。

【用法】煎服。生用行气力强，煨用行气力缓而实肠止泻，用于泄泻腹痛。

5. 川楝子

【功效】疏肝泄热，行气止痛，杀虫。

【主治病证】肝郁化火诸痛证；虫积腹痛；头癣、秃疮。

【使用注意】本品有毒，不宜过量或持续服用，以免中毒。又因苦寒，脾胃虚寒者慎用。

6. 乌药

【功效】行气止痛，温肾散寒。

【主治病证】寒凝气滞胸腹诸痛证，尿频遗尿。

7. 香附

【性能】辛、微苦、微甘，平。归肝、脾、三焦经。

【功效】疏肝解郁，理气宽中，调经止痛。

【应用】

（1）肝郁气滞痛证。本品主入肝经气分，芳香辛行，善散肝气之郁结，味苦疏泄以平肝气之横逆，故为疏肝解郁、行气止痛之要药。治肝气郁结之胁肋胀痛，多与柴胡、川芎、枳壳等同用，如柴胡疏肝散；用治寒凝气滞、肝气犯胃之胃脘疼痛，可配高良姜用，如良附丸；治气、血、痰、火、湿、食六郁所致胸膈痞满、脘腹胀痛、呕吐吞酸、饮食不化等，可配川芎、苍术、栀子等同用，如越鞠丸。

（2）月经不调，痛经，乳房胀痛。本品辛行苦泄，善于疏理肝气，调经止痛，为妇科调经之要药。治月经不调、痛经，可与柴胡、川芎、当归等同用，如香附芎归汤；若治乳房胀痛，多与柴胡、青皮、瓜蒌皮等同用。

（3）气滞腹痛。本品味辛能行而长于止痛，除善疏肝解郁之外，还能入脾经，而有宽中、消食下气等作用，故临床上也常用于脾胃气滞证。治疗脘腹胀痛、胸膈噎塞、噫气吞酸、纳呆，可配砂仁、甘草同用，如快气汤。

【鉴别用药】木香、香附与乌药：三药均能行气止痛，可治气滞腹痛。但木香善行脾胃、大肠气滞，兼消食健脾，可用于脾胃气滞之脘腹胀满、痢疾里急后重等证；香附药性平和，长于疏肝解郁，调经止痛，为调经之要药，多用于肝郁气滞胸胁胀痛、月经不调、痛经等证；乌药上入脾肺，下达肾与膀胱，长于散寒止痛，并能温肾，长于治寒凝气滞的胸胁脘腹诸痛、寒疝腹痛以及肾阳不足的小便频数与遗尿。

8. 佛手

【功效】疏肝理气，和胃止痛，燥湿化痰。

9. 薤白

【功效】通阳散结，行气导滞。

【主治病证】胸痹心痛；脘腹痞满胀痛，泻痢里急后重。

10. 檀香

【功效】行气温中，开胃止痛。

【用法】煎服，宜后下。

11. 大腹皮

【功效】行气宽中，利水消肿。

第十三单元　消食药

细目　具体药物

◎ 要点

1. 山楂

【性能】酸、甘，微温。归脾、胃、肝经。

【功效】消食健胃，行气散瘀，化浊降脂。

【应用】

（1）肉食积滞。本品酸甘，微温不热，功善消食化积，能治各种饮食积滞，尤为消化油腻肉食积滞之要药。凡肉食积滞之脘腹胀满、嗳气吞酸、腹痛便溏者，均可应用。治食肉不消，可单味煎服，若配莱菔子、神曲等，可加强消食化积之功。

（2）泻痢腹痛，疝气痛。山楂入肝经，能行气散结止痛，炒用兼能止泻止痢。治泻痢腹痛，可配木香、槟榔等同用。治疝气痛，常与橘核、荔枝核等同用。

（3）产后瘀阻腹痛、痛经。本品性温兼入肝经血分，能通行气血，有活血祛瘀止痛之功。治疗产后瘀阻腹痛、恶露不尽或痛经、经闭，可与当归、香附、红花同用，如通瘀煎。

（4）高脂血症。

2. 神曲

【功效】消食和胃。

【主治病证】饮食积滞。丸剂金石药可加入本品以助消化吸收。

3. 麦芽

【性能】甘、平。归脾、胃、肝经。

【功效】行气消食，健脾开胃，回乳消胀。

【应用】米面薯蓣食滞；断乳、乳房胀痛；肝气郁滞或肝胃不和之胁痛、脘腹痛。

【使用注意】哺乳期妇女不宜使用。

4. 莱菔子

【性能】辛、甘，平。归肺、脾、胃经。

【功效】消食除胀，降气化痰。

【应用】

（1）食积气滞。本品味辛行散，消食化积之中，尤善行气消胀。常与山楂、神曲、陈皮同用，治食积气滞所致的脘腹胀满或疼痛，嗳气吞酸，如保和丸。

（2）咳喘痰多，胸闷食少。本品既能消食化积，又能降气化痰，止咳平喘。尤宜治咳喘痰壅，胸闷兼食积者，与芥子、苏子等同用，如三子养亲汤。

此外，古方中生用研服以涌吐风痰。

【使用注意】本品辛散耗气，故气虚及无食积、痰滞者慎用。传统认为不宜与人参同用。

5. 鸡内金

【性能】甘，平。归脾、胃、小肠、膀胱经。

【功效】消食健胃，固精止遗，通淋化石。

【应用】

（1）饮食积滞，小儿疳积。本品消食化积作用较强，并可健运脾胃，故广泛用于米面薯蓣乳肉等各种食积证。治疗食积较重者，配山楂、麦芽等，可增强消食导滞作用。治小儿脾虚疳积，与白术、山药、使君子等同用。

（2）肾虚遗精、遗尿。本品可固精缩尿止遗。以本品配菟丝子、桑螵蛸等，可治遗尿，如鸡肶胵散。

（3）砂石淋证，胆结石。本品入膀胱经，有化坚消石之功。

第十四单元　驱虫药

细目一　概　述

◎ 要点　驱虫药的使用注意事项

本类药物对人体正气多有损伤，故要控制剂量，防止用量过大中毒或损伤正气；孕妇、年老体弱者，更当慎用；驱虫药一般应在空腹时服用，使药物充分作用于虫体而保证疗效。对发热或腹痛剧烈者，暂时不宜驱虫，待症状缓解后，再行施用驱虫药物。

细目二　具体药物

◎ 要点

槟榔

【性能】苦、辛，温。归胃、大肠经。

【功效】杀虫，消积，行气，利水，截疟。

【应用】

（1）肠道寄生虫病。本品驱虫谱广，对绦虫、蛔虫、蛲虫、钩虫、姜片虫等肠道寄生虫都有驱杀作用，并以泻下作用驱除虫体为其优点。用治绦虫症疗效最佳，可单用，亦可与木香同用，如圣功散，现代多与南瓜子同用，其杀绦虫疗效更佳；与使君子、苦楝皮同用，可治蛔虫病、蛲虫病；与乌梅、甘草配伍，可治姜片虫病。

（2）食积气滞，泻痢后重。本品辛散苦泄，入胃肠经，善行胃肠之气，消积导滞，兼能缓泻通便。常与木香、青皮、大黄等同用，治疗食积气滞、腹胀便秘等证，如木香槟榔丸；与木香、黄连、芍药等同用，可治湿热泻痢，如芍药汤。

（3）水肿，脚气肿痛。本品既能利水，又能行气，气行则助水运。常与商陆、泽泻、木通等同用，治疗水肿实证，二便不利，如疏凿饮子；与木瓜、吴茱萸、陈皮等配伍，用治寒湿脚气肿痛，如鸡鸣散。

（4）疟疾。本品截疟，常与常山、草果等同用，如截疟七宝饮。

第十五单元　止血药

细目一　概　述

◎ 要点　止血药的使用注意事项

"止血不留瘀"，这是运用止血药必须始终注意的问题。而凉血止血药与收敛止血药，易凉遏敛邪，有止血留瘀之弊，故出血兼有瘀滞者不宜单独使用。若出血过多，气随血脱者，当急投大补元气之药，以挽救气脱危候。

细目二　凉血止血药

◎ 要点

1. 小蓟

【性能】甘、苦，凉。归心、肝经。

【功效】凉血止血，散瘀解毒消痈。

【应用】

（1）血热出血。本品性属寒凉，善清血分之热而凉血止血，无论吐咯衄血，便血崩漏等出血由于血热妄行所致者皆可选用。临证治疗多种出血证，常与大蓟、侧柏叶、白茅根等同用，如十灰散。因本品兼能利尿通淋，故尤善治尿血、血淋，可配伍生地黄、滑石、栀子等，如小蓟饮子。

（2）热毒痈肿。本品能清热解毒，散瘀消肿，用治热毒疮疡初起肿痛之证。可单用鲜品捣烂敷患处，也可与乳香、没药同用，如神效方。

2. 大蓟

【功效】凉血止血，散瘀解毒消痈。

【主治病证】血热出血；热毒痈肿。

【鉴别用药】大蓟与小蓟：二药均能凉血止血，散瘀解毒消痈，可用治血热出血证以及热毒痈肿，常相须为用。但大蓟解毒散瘀消肿作用较强，多用于治疗吐血、咯血及崩漏；小蓟解毒散瘀消肿作用弱于大蓟，但兼能利尿，故治疗尿血、血淋为优。

3. 地榆

【性能】苦、酸、涩，微寒。归肝、大肠经。

【功效】凉血止血，解毒敛疮。

【应用】

（1）血热出血。本品味苦寒入血分，长于泄热而凉血止血；味兼酸涩，又能收敛止血，可用治多种血热出血之证。又因其性下降，故尤宜于下焦之下血。用治痔疮出血，血色鲜红者，常与槐角、防风、黄芩等配伍，如槐角丸。

（2）烫伤、湿疹、疮疡痈肿。本品苦寒能泻火解毒，味酸涩能敛疮，为治水火烫伤之要药，可单味研末麻油调敷，或配大黄粉，或配黄连、冰片研末调敷；用治湿疹及皮肤溃烂，可以本品浓煎外洗，或用纱布浸药外敷；本品清热凉血，又能解毒消肿，用治疮疡痈肿，无论成脓与否均可运用。

【使用注意】本品性寒酸涩，凡虚寒性便血、下痢、崩漏及出血有瘀者慎用。对于大面积烧伤病人，不宜使用地榆制剂外涂，以防其所含鞣质被大量吸收而引起中毒性肝炎。

4. 槐花

【功效】凉血止血，清肝泻火。

【主治病证】血热出血；目赤，头痛。

5. 侧柏叶

【功效】凉血止血，化痰止咳，生发乌发。

【主治病证】血热出血；肺热咳嗽；血热脱发，须发早白。

6. 白茅根

【功效】凉血止血，清热利尿。

【主治病证】血热出血；水肿，热淋，黄疸；胃热呕吐，肺热咳嗽。

细目三　化瘀止血药

◎ 要点

1. 三七

【性能】甘、微苦，温。归肝、胃经。

【功效】散瘀止血，消肿定痛。

【应用】

（1）出血。本品味甘微苦性温，入肝经血分，功善止血，又能化瘀生新，有止血不留瘀、化瘀不伤正的特点，对人体内外各种出血，无论有无瘀滞，均可应用，尤以有瘀滞者为宜。单味内服外用均有良效。若治咯血、吐血、衄血及二便下血，可与花蕊石、血余炭合用，如化血丹；治各种外伤出血，可单用本品研末外掺，或配龙骨、血竭等同用，如七宝散。

（2）跌打损伤，瘀滞肿痛。本品活血化瘀而消肿定痛，为治瘀血诸痛之佳品，为伤科之要药。凡跌打损伤，或筋骨折伤，瘀血肿痛等，本品皆为首选药物。可单味应用；若皮破者，亦可用三七粉外敷。本品具散瘀止痛、活血消肿之功，对痈疽肿痛也有良效。治无名痈肿，疼痛不已，以本品研末，米醋调涂；治痈疽破烂，常与乳香、没药、儿茶等同用，如腐尽生肌散。

此外，本品有补虚强壮的作用，民间用治虚损劳伤。

【用法用量】多研末吞服，每次 1～3g；煎服，3～9g。外用适量。

【使用注意】孕妇慎用。

2. 茜草

【性能】苦，寒。归肝经。

【功效】凉血化瘀止血，通经。

【应用】

（1）出血。本品味苦性寒，善走血分，既能凉血止血，又能活血行血，故可用于血热妄行或血瘀脉络之出血证，对于血热夹瘀的各种出血证，尤为适宜。治衄血，可与艾叶、乌梅同用，如茜梅丸；治血热崩漏，常配生地黄、生蒲黄、侧柏叶等。

（2）血瘀经闭，跌打损伤，风湿痹痛。本品能通经络，行瘀滞，故可用治经闭、跌打损伤、风湿痹痛等血瘀经络闭阻之证，尤为妇科调经要药。治血滞经闭，配桃仁、红花、当归等同用；治跌打损伤，配三七、乳香、没药等同用；治痹证，配伍鸡血藤、海风藤、延胡索等同用。

3. 蒲黄

【功效】止血，化瘀，通淋。

【主治病证】出血；瘀血痛证；血淋尿血。

【用法用量】煎服，5～10g，包煎。外用适量。止血多炒用，化瘀、利尿多生用。

【使用注意】孕妇慎用。

【鉴别用药】三七、茜草与蒲黄，三药均能止血，又能化瘀，具有止血而不留瘀的特点，可用治瘀血阻滞之多种出血。其中三七作用较优，不仅止血力强，化瘀力也强，为止血要药，可广泛用于内外各种出血证，同时也长于活血定痛，又为伤科要药，可用于跌打损伤和各种瘀血肿痛；茜草则能凉血化瘀止血，尤宜于血热夹瘀出血证，并能活血通经，可用于血滞经闭、跌打损伤和风湿痹痛证等；蒲黄化瘀止血并能利尿通淋，能治瘀血阻滞之心腹疼痛、痛经、产后瘀阻腹痛以及血淋涩痛证等。

生蒲黄性滑，偏于行血化瘀、利尿通淋，多用于跌打损伤、痛经、产后疼痛、心腹疼痛等瘀血作痛者。蒲黄炭性涩，止血作用显著，可用于吐血、衄血、咯血、崩漏、外伤出血等体内外多种出血。

细目四　收敛止血药

◎ 要点

1. 白及

【性能】苦、甘、涩，微寒。归肺、胃、肝经。

【功效】收敛止血，消肿生肌。

【应用】

（1）出血。本品质黏味涩，为收敛止血之要药，可用治体内外诸出血证。因其主入肺、胃经，故临床尤多用于肺胃出血证。如验方独圣散，治诸内出血证，使用单味；治咯血，可配伍枇杷叶、阿胶等，如白及枇杷丸；治吐血，可与茜草、生地黄、丹皮等配伍，如白及汤；用治衄血，可以本品为末，童便调服，如白及散；也可以白及末冷水调，用纸花贴鼻窍中，如白及膏。用治外伤或金创伤出血，可单味研末外掺或水调外敷；治金疮血不止，与白蔹、黄芩、龙骨等研细末，掺疮口上。

（2）痈肿疮疡，皮肤皲裂，水火烫伤。本品寒凉苦泄，能消散血热之痈肿；味涩质黏，能敛疮生肌，为外疡消肿生肌的常用药。对于疮疡，无论未溃或已溃均可应用。若疮疡初起，可与金银花、皂刺、乳香等同用，如内消散；若疮痈已溃，久不收口者，与黄连、贝母、轻粉等为末外敷，如生肌干脓散。治手足皲裂，可以之研末，麻油调涂，能促进裂口愈合；治水火烫伤，可以本品研末，用油调敷，能促进生肌结痂。

【使用注意】不宜与乌头类同用。

2. 仙鹤草

【功效】收敛止血，止痢，截疟，解毒，补虚。

【主治病证】出血；腹泻、痢疾；疟疾；痈肿疮毒，阴痒带下；脱力劳伤。

3. 血余炭

【功效】收敛止血，化瘀利尿。

【主治病证】出血证；小便不利。

细目五 温经止血药

◎ 要点

1. 艾叶

【性能】辛、苦，温；有小毒。归肝、脾、肾经。

【功效】温经止血，散寒调经；外用祛湿止痒。

【应用】

（1）出血。本品气香味辛，温可散寒，能暖

气血而温经脉，为温经止血之要药，适用于虚寒性出血病证，尤宜于崩漏。主治下元虚冷、冲任不固所致的崩漏下血，可配阿胶、芍药、干地黄等同用，如胶艾汤。

（2）少腹冷痛，经寒不调，宫冷不孕。本品能温经脉，逐寒湿，止冷痛，尤善调经，为治妇科下焦虚寒或寒客胞宫之要药。常用于下焦虚寒、月经不调、经行腹痛、宫寒不孕及带下清稀等证，每与香附、川芎、白芍等同用，若虚冷较甚者，再配伍吴茱萸、肉桂等，如艾附暖宫丸。

（3）皮肤瘙痒。

此外，将本品捣绒，制成艾条、艾炷等，用以熏灸体表穴位，能温煦气血，透达经络。

2. 炮姜

【功效】温经止血，温中止痛。

第十六单元 活血化瘀药

细目一 概 述

◎ 要点 活血化瘀药的使用注意事项

本类药物行散力强，易耗血动血，月经过多及其他出血无瘀者忌用；孕妇慎用或禁用。

细目二 活血止痛药

◎ 要点

1. 川芎

【性能】辛，温。归肝、胆、心包经。

【功效】活血行气，祛风止痛。

【应用】

（1）血瘀气滞痛证。本品辛散温通，既能活血化瘀，又能行气止痛，为"血中之气药"，具通达气血功效，故治气滞血瘀之胸胁、腹部诸痛。若治心脉瘀阻之胸痹心痛，常与丹参、桂

枝、檀香等同用；若治肝郁气滞之胁痛，常配柴胡、白芍、香附，如柴胡疏肝散；如肝血瘀阻，积聚痞块、胸胁刺痛，多与桃仁、红花等同用，如血府逐瘀汤。

川芎善"下调经水，中开郁结"，为妇科要药，能活血调经，可用治多种妇产科的疾病。如治血瘀经闭、痛经，常与赤芍、桃仁等同用，如血府逐瘀汤；若属寒凝血瘀者，可配桂心、当归等，如温经汤；若治产后恶露不下，瘀阻腹痛，可配当归、桃仁、炮姜等，如生化汤；若治月经不调，经期超前或错后，可配益母草、当归等，如益母胜金丹。

（2）头痛，风湿痹痛。本品辛温升散，能"上行头目"，祛风止痛，为治头痛要药，无论风寒、风热、风湿、血虚、血瘀头痛均可随证配伍用之。治风寒头痛，配羌活、细辛、白芷，如川芎茶调散；若配菊花、石膏、僵蚕等，可治风热头痛，如川芎散；若治风湿头痛，可配羌活、独活、防风等，如羌活胜湿汤；配当归、白芍，取本品祛

风止痛之功，可治血虚头痛，如加味四物汤；若治血瘀头痛，可配赤芍、麝香，如通窍活血汤。

2. 延胡索

【性能】辛、苦，温。归心、肝、脾经。

【功效】活血，行气，止痛。

【应用】气血瘀滞诸痛证。本品辛散温通，为活血行气止痛之良药，前人谓其能"行血中之气滞，气中血滞，故能专治一身上下诸痛"。为常用的止痛药，无论何种痛证，均可配伍应用。若治心血瘀阻之胸痹心痛，常与丹参、桂枝、薤白等药同用；若配川楝子，可治热证胃痛，如金铃子散；治寒证胃痛，可配桂枝（或肉桂）、高良姜，如安中散；治气滞胃痛，可配香附、木香、砂仁；若治瘀血胃痛，可配丹参、五灵脂等药用；若配党参、白术、白芍等，可治中虚胃痛；若治肝郁气滞之胸胁痛，可伍柴胡、郁金；治肝郁化火之胸胁痛，配伍川楝子、栀子；治寒疝腹痛，可配小茴香、吴茱萸等药用；治气滞血瘀之痛经、月经不调、产后瘀滞腹痛，常配当归、红花、香附等药；治跌打损伤、瘀肿疼痛，常与乳香、没药同用；治风湿痹痛，可配秦艽、桂枝等药用。

【用法】煎服；研粉吞服。

3. 郁金

【性能】辛、苦，寒。归肝、肺、心经。

【功效】活血止痛，行气解郁，清心凉血，利胆退黄。

【应用】

（1）气滞血瘀痛证。本品味辛能行能散，既能活血，又能行气，治气血瘀滞之痛证。常与木香配伍，气郁倍木香，血瘀倍郁金，如颠倒木金散；治肝郁气滞之胸胁刺痛，可配柴胡、白芍、香附等药用；治心血瘀阻之胸痹心痛，可配瓜蒌、薤白、丹参等药用；治肝郁有热、气滞血瘀之痛经、乳房作胀，配柴胡、栀子、当归、川芎等药，如宣郁通经汤；治癥瘕痞块，可配鳖甲、莪术、丹参等。

（2）热病神昏，癫痫，癫狂。郁金辛散苦泄，能解郁开窍，且性寒入心经，能清心热，故可用于痰浊蒙蔽心窍、热陷心包之神昏，可配伍

石菖蒲、栀子，如菖蒲郁金汤；治癫痫痰闭之证，可配伍白矾以化痰开窍，如白金丸。

（3）血热出血证。郁金性寒清热，味苦能降泄，入肝经血分而能凉血降气止血，用于气火上逆之吐血、衄血、倒经，可配生地黄、牡丹皮、栀子等以清热凉血，解郁降火，如生地黄汤；用于热结下焦，伤及血络之尿血、血淋，可与生地黄、小蓟等药同用，如郁金散。

（4）肝胆湿热黄疸、胆石症。郁金性寒入肝胆经，能清利肝胆湿热，可治湿热黄疸，配茵陈蒿、栀子；配伍金钱草可治胆石症。

【使用注意】不宜与丁香、母丁香同用。

4. 姜黄

【功效】破血行气，通经止痛。

【主治病证】气滞血瘀痛证；风湿痹痛。

【鉴别用药】郁金与姜黄：二药均能活血散瘀、行气止痛，用于气滞血瘀之证。但姜黄性温行散，祛瘀力强，以治寒凝气滞血瘀之证为佳，并用于风寒湿痹；郁金苦寒降泄，行气力强，且凉血，治血热瘀滞之证，又能利胆退黄，清心解郁，用于湿热黄疸、热病神昏等证。

5. 乳香

【功效】活血定痛，消肿生肌。

【主治病证】跌打损伤，疮疡痈肿，瘰疬痰核；气滞血瘀诸痛证。

【使用注意】胃弱者及孕妇慎用。

细目三 活血调经药

◎ 要点

1. 丹参

【性能】苦，微寒。归心、肝经。

【功效】活血祛瘀，通经止痛，清心除烦，凉血消痈。

【应用】

（1）月经不调，闭经痛经，产后瘀滞腹痛。丹参功善活血祛瘀，性微寒而缓，能祛瘀生新

而不伤正，善调经水，为妇科调经常用药。《本草纲目》谓其"能破宿血，补新血"。《妇科明理论》有"一味丹参散，功同四物汤"之说。临床常用于月经不调，经闭痛经及产后瘀滞腹痛。因其性偏寒凉，对血热瘀滞之证尤为相宜。

（2）血瘀心痛，脘腹疼痛，癥瘕积聚，跌打损伤，风湿痹证。本品善能通行血脉，祛瘀止痛，广泛应用于各种瘀血病证。如治血脉瘀阻之胸痹心痛，脘腹疼痛，可配伍砂仁、檀香用，如丹参饮；治跌打损伤，肢体瘀血作痛，常与当归、乳香、没药等同用，如活络效灵丹；治风湿痹证，可配伍防风、秦艽等祛风除湿药用。

（3）热病烦躁神昏，心悸失眠。

（4）疮痈肿毒。本品性寒，既能凉血活血，又能清热消痈，可用于热毒瘀阻引起的疮痈肿毒，常配伍清热解毒药用。如治乳痈初起，可与金银花、连翘等同用，如消乳汤。

【使用注意】不宜与藜芦同用。

【鉴别用药】川芎与丹参：二药均有活血祛瘀功效，常用于各种瘀血病证。但川芎辛温气香，为血中气药，故适用于血瘀气滞之诸痛证；还能祛风止痛，为治头痛和风湿痹痛之良药；丹参以活血化瘀为主，药性寒凉，故适用于血热瘀滞之证；兼能除烦安神，凉血消痈，对热扰心神之心烦失眠及疮痈肿毒有良效。

2. 红花

【性能】辛，温。归心、肝经。

【功效】活血通经，散瘀止痛。

【应用】

（1）血滞经闭、痛经，产后瘀滞腹痛。红花辛散温通，为活血祛瘀、通经止痛之要药，是妇产科血瘀病证的常用药，常与当归、川芎、桃仁等同用。治痛经，可配伍赤芍、延胡索、香附等以理气活血止痛；治经闭，可配伍当归、赤芍、桃仁等，如桃红四物汤；治产后瘀滞腹痛，可与荷叶、蒲黄、牡丹皮等配伍，如红花散。

（2）癥瘕积聚。本品能活血通经，祛瘀消癥，可治疗癥瘕积聚，常配伍三棱、莪术、香附等药。

（3）胸痹心痛、血瘀腹痛、胁痛。本品能活血通经，祛瘀止痛，善治瘀阻心腹胁痛。若治胸痹心痛，常配桂枝、瓜蒌、丹参等药用；治瘀滞腹痛，常与桃仁、川芎、牛膝等同用，如血府逐瘀汤；治胁肋刺痛，可与桃仁、柴胡、大黄等同用，如复元活血汤。

（4）跌打损伤、瘀滞肿痛。本品善能通利血脉，消肿止痛，为治跌打损伤、瘀滞肿痛之要药，常配木香、苏木、乳香、没药等药用；或制成红花油、红花酊涂擦。

（5）瘀滞斑疹色暗。本品能活血通脉以化滞消斑，可用于瘀热郁滞之斑疹色暗，常配伍清热凉血透疹的紫草、大青叶等用，如当归红花饮。

3. 桃仁

【功效】活血祛瘀，润肠通便，止咳平喘。

【主治病证】瘀血阻滞诸证；肺痈，肠痈；肠燥便秘；咳嗽气喘。

4. 益母草

【性能】苦，辛、微寒。归心包、肝、膀胱经。

【功效】活血调经，利尿消肿，清热解毒。

【应用】

（1）血滞经闭、痛经、经行不畅、产后恶露不尽、瘀滞腹痛。本品苦泄辛散，主入血分，善活血调经，祛瘀通经，为妇产科要药，故名益母。治血滞经闭、痛经、月经不调，可单用熬膏服，如益母草流浸膏，益母草膏；亦可配当归、丹参、川芎等药用，如益母丸；治产后恶露不尽、瘀滞腹痛，或难产、胎死腹中，可配当归、川芎、乳香等药用，如送胞汤。

（2）水肿，小便不利。本品既能利水消肿，又能活血化瘀，尤宜用于水瘀互阻的水肿。可单用，亦可与白茅根、泽兰等同用。

（3）跌打损伤，疮痈肿毒，皮肤瘾疹。本品既能活血散瘀以止痛，又能清热解毒以消肿。用于跌打损伤瘀痛，可与川芎、当归同用；治疮痈肿毒，皮肤瘾疹，可单用外洗或外敷，亦可配黄柏、蒲公英、苦参等煎汤内服。

5. 牛膝

【性能】苦、甘、酸，平。归肝、肾经。

【功效】逐瘀通经，补肝肾，强筋骨，利水通淋，引火（血）下行。

【应用】

（1）瘀血阻滞的经闭、痛经、经行腹痛、胞衣不下、跌打伤痛。本品活血祛瘀力较强，性善下行，长于活血通经，其活血祛瘀作用有疏利降泄之特点，尤多用于妇科经产诸疾以及跌打伤痛。治瘀阻经闭、痛经、月经不调、产后腹痛，常配当归、桃仁、红花，如血府逐瘀汤；治胞衣不下，可与当归、瞿麦、冬葵子等同用，如牛膝汤；治跌打损伤、腰膝瘀痛，与续断、当归、乳香等同用，如舒筋活血汤。

（2）腰膝酸痛，下肢痿软。牛膝既能活血祛瘀，又能补益肝肾，强筋健骨，兼能祛除风湿，故既可用于肝肾亏虚之腰痛、腰膝酸软，可配伍杜仲、续断、补骨脂等同用，如续断丸；又可用于痹痛日久，腰膝酸痛，常配伍独活、桑寄生等，如独活寄生汤。

（3）淋证，水肿，小便不利。本品性善下行，既能利水通淋，又能活血祛瘀。治热淋、血淋、砂淋，常配冬葵子、瞿麦、车前子等同用，如牛膝汤。

（4）上部火热证。本品味苦善泄降，能导热下泄，引血下行，以降上炎之火。治肝阳上亢之头痛眩晕，可与赭石、生牡蛎、生龟板等配伍，如镇肝熄风汤；治胃火上炎之齿龈肿痛、口舌生疮，可配石膏、知母等同用，如玉女煎。

【用法】煎服。活血通经、利水通淋、引火（血）下行宜生用；补肝肾、强筋骨宜酒炙用。

6. 鸡血藤

【功效】活血补血，调经止痛，舒筋活络。

【主治病证】月经不调，痛经，闭经；风湿痹痛，手足麻木，肢体瘫痪，血虚萎黄。

细目四　活血疗伤药

◎ 要点

1. 土鳖虫

【功效】破血逐瘀，续筋接骨。

2. 骨碎补

【功效】活血止痛，补肾强骨；外用消风祛斑。

细目五　破血消癥药

◎ 要点

1. 莪术

【功效】破血行气，消积止痛。

2. 三棱

【功效】破血行气，消积止痛。

3. 水蛭

【功效】破血通经，逐瘀消癥。

第十七单元　化痰止咳平喘药

细目一　概　述

◎ 要点　化痰止咳平喘药的使用注意事项

某些温燥之性强烈的刺激性化痰药，凡痰中带血或有出血倾向者，宜慎用；麻疹初起有表邪之咳嗽，不宜单投止咳药，当以疏解清宣为主，以免恋邪而致久喘不已及影响麻疹之透发，对收敛性及温燥之药尤为所忌。

细目二　温化寒痰药

◎ 要点

1. 半夏

【性能】辛，温。有毒。归脾、胃、肺经。

【功效】燥湿化痰，降逆止呕，消痞散结；外用消肿止痛。

【应用】

（1）湿痰，寒痰证。本品味辛性温而燥，为燥湿化痰、温化寒痰之要药。尤善治脏腑之湿痰。治痰湿壅滞之咳嗽声重，痰白质稀者，常配陈皮、茯苓同用，如二陈汤；湿痰上犯清阳之头痛、眩晕，甚则呕吐痰涎者，则配天麻、白术以化痰息风，如半夏白术天麻汤。

（2）呕吐。半夏味苦降逆和胃，为止呕要药。各种原因的呕吐，皆可随证配伍用之，对痰饮或胃寒所致的胃气上逆呕吐尤宜，常配生姜同用，如小半夏汤；配人参、白蜜，则治胃气虚呕吐，如大半夏汤。

（3）心下痞，胸痹，梅核气。半夏辛开散结，化痰消痞。治痰热阻滞致心下痞满者，常配干姜、黄连、黄芩以苦辛通降，开痞散结，如半夏泻心汤；若配瓜蒌、黄连，可治痰热结胸，如小陷胸

汤；治梅核气，气郁痰凝者，配紫苏、厚朴、茯苓等，以行气解郁，化痰散结，如半夏厚朴汤。

（4）瘿瘤，痰核，痈疽肿毒，毒蛇咬伤。本品内服能消痰散结，外用能消肿止痛。治瘿瘤痰核，常配昆布、海藻、贝母等；治痈疽发背、无名肿毒初起或毒蛇咬伤，可生品研末调敷或鲜品捣敷。

【用法用量】煎服，3~9g。内服一般宜制用。外用适量。

【使用注意】不宜与乌头类药物同用。阴亏燥咳、血证慎用。

【鉴别用药】清半夏辛温燥烈之性较缓，长于燥湿化痰，适用于湿痰咳嗽、胃脘痞满。法半夏温性较弱，功能燥湿化痰，适用于痰多咳嗽、痰饮眩悸、风痰眩晕、痰厥头痛。姜半夏温中化痰，长于降逆止呕，适用于痰饮呕吐、痞满。竹沥半夏药性变凉，功能清化热痰，适用于胃热呕吐、肺热咳嗽，以及痰热内闭、中风不语等。半夏曲燥湿健脾，化痰消食止泻，适用于脾胃虚弱，痰食互结，宿食不化，腹痛泄泻，大便不畅，呕恶苔腻。生半夏毒性较大，偏于解毒散结，多外用治痈肿痰核。

2. 天南星

【功效】燥湿化痰，祛风止痉；外用散结消肿。

【主治病证】顽痰咳嗽，湿痰寒痰证；风痰眩晕，中风，癫痫，破伤风；痈疽肿痛，瘰疬痰核；蛇虫咬伤。

【用法用量】煎服，3~9g，内服多制用。外用适量。

【使用注意】孕妇慎用。

【鉴别用药】半夏与天南星：二药均辛温有毒，均能燥湿化痰、温化寒痰，主治湿痰、寒痰证，炮制后又能治疗热痰、风痰；外用均能消肿止痛，用治疮疡肿毒以及毒蛇咬伤。但半

夏善治脏腑湿痰，并能降逆止呕、消痞散结，常用于多种痰湿证、呕吐，以及痞证、结胸等病证；天南星则善治经络之风痰，并能祛风止痉，多用于风痰眩晕、中风、癫痫以及破伤风等病证。

3. 芥子

【功效】温肺豁痰，利气散结，通络止痛。

【主治病证】寒痰喘咳，悬饮；阴疽流注，肢体麻木，关节肿痛；治寒凝痰滞之阴疽肿毒，常与鹿角胶、肉桂、熟地黄等同用，如阳和汤。

【用法用量】煎服，3~9g。外用适量。

【使用注意】本品辛温走散，耗气伤阴，久咳肺虚及阴虚火旺者忌用；消化道溃疡、出血者及皮肤过敏者忌用。用量不宜过大。

4. 旋覆花

【性能】苦、辛、咸，微温。归肺、脾、胃、大肠经。

【功效】降气，消痰，行水，止呕。

【应用】咳嗽痰多，痰饮蓄结，胸膈痞满；噫气，呕吐。

【用法用量】煎服，3~9g，包煎。

5. 白前

【功效】降气，消痰，止咳。

细目三　清化热痰药

◎ 要点

1. 川贝母

【性能】苦、甘，微寒。归肺、心经。

【功效】润肺止咳，清热化痰，散结消痈。

【应用】

（1）虚劳咳嗽，肺热燥咳。本品性寒味微苦，能清泄肺热、化痰，又味甘质润能润肺止咳，尤宜于内伤久咳、燥痰、热痰之证。治肺阴虚劳嗽，久咳有痰者，常配沙参、麦冬等以养阴润肺、化痰止咳；治肺热、肺燥咳嗽，常配知母以清肺润燥、化痰止咳，如二母散。

（2）瘰疬，乳痈，肺痈，疮痈。本品能清化郁热，化痰散结。治痰火郁结之瘰疬，常配玄参、牡蛎等药用，如消瘰丸；治热毒壅结之乳痈、肺痈，常配蒲公英、鱼腥草等以清热解毒，消肿散结。

【使用注意】不宜与乌头类药物同用。

2. 浙贝母

【性能】苦，寒。归肺、心经。

【功效】清热化痰止咳，解毒散结消痈。

【应用】

（1）风热、痰热咳嗽。本品功似川贝母而偏于苦泄，归肺经，长于清肺，为治疗肺热咳嗽之常用药物，多与黄芩等配伍；若治风热咳嗽，则常配伍桑叶、前胡等。

（2）瘰疬，瘿瘤，乳痈疮毒，肺痈。本品苦泄、清解热毒，化痰散结消痈，治痰火瘰疬结核，可配玄参、牡蛎等，如消瘰丸；治瘿瘤，配海藻、昆布；治疮毒乳痈，多配连翘、蒲公英等，内服外用均可；治肺痈咳吐脓血，常配鱼腥草、芦根、桃仁等。

【使用注意】同川贝母。

【鉴别用药】川贝母与浙贝母：二药均能清热化痰止咳、散结，用于治疗热痰以及瘰疬瘿瘤等。但川贝母微寒，味甘质润，长于润肺，故多用于治疗燥痰，咳嗽痰少以及肺燥干咳和肺虚久咳；浙贝母苦寒，长于清热，性偏于泄，故多用于治疗热痰之咳嗽痰黄黏稠，以及肺热咳嗽、风热咳嗽。清热散结之功二者均有，但以浙贝母为胜。

3. 瓜蒌

【性能】甘、微苦，寒。归肺、胃、大肠经。

【功效】清热涤痰，宽胸散结，润燥滑肠。

【应用】

（1）痰热咳漱。本品甘寒而润，善清肺热，润肺燥而化热痰、燥痰。用治痰热阻肺，咳嗽痰黄，质稠难咯，胸膈痞满者，可配黄芩、胆南星、枳实等，如清气化痰丸。

（2）胸痹、结胸。本品能利气开郁，导痰浊下行而奏宽胸散结之效。治痰气互结、胸阳不通之胸痹疼痛、不得卧者，常配薤白、半夏同用，如瓜蒌薤白白酒汤、瓜蒌薤白半夏汤。

（3）肺痈，肠痈，乳痈。

（4）肠燥便秘。瓜蒌仁润燥滑肠，适用于肠燥便秘，常配火麻仁、郁李仁、生地黄等同用。

【使用注意】本品甘寒而滑，脾虚便溏者忌用。不宜与乌头类药物同用。

4. 竹茹

【功效】清热化痰，除烦止呕。

【主治病证】肺热咳嗽，痰热心烦不寐；胃热呕吐，妊娠恶阻。

5. 竹沥

【功效】清热豁痰，定惊利窍。

【用法用量】内服 15~30mL，冲服。

6. 天竺黄

【功效】清热豁痰，凉心定惊。

7. 前胡

【功效】降气化痰，散风清热。

8. 桔梗

【性能】苦、辛、平。归肺经。

【功效】宣肺，祛痰，利咽，排脓。

【应用】

（1）咳嗽痰多，胸闷不畅。本品辛散苦泄，专入肺经，化痰并能开宣肺气。因其性平，故咳嗽无论属寒、属热，有痰、无痰均可应用。属寒者常配紫苏、杏仁，如杏苏散；属热者，常配桑叶、菊花，如桑菊饮。

（2）咽喉肿痛，音哑失音。本品能宣肺泄邪以利咽开音。凡外邪犯肺，咽痛失音者，常配甘草、牛蒡子等，如桔梗汤及加味甘桔汤。

（3）肺痈吐脓。本品性散上行，能利肺气以排壅肺之脓痰。治肺痈咳嗽胸痛，咳痰腥臭者，可配甘草用之，如桔梗汤。

9. 海藻

【功效】消痰软坚散结，利水消肿。

【使用注意】不宜与甘草同用。

细目四　止咳平喘药

◎ 要点

1. 苦杏仁

【性能】苦，微温。有小毒。归肺、大肠经。

【功效】降气止咳平喘，润肠通便。

【应用】

（1）咳嗽气喘。本品主入肺经，味苦降泄，肃降兼宣发肺气而能止咳平喘，为治咳喘之要药，随证配伍可治多种咳喘病证。如风寒咳喘，胸闷气逆，配麻黄、甘草，以散风寒、宣肺平喘，如三拗汤；若风热咳嗽，发热汗出，配桑叶、菊花，以散风热、宣肺止咳，如桑菊饮；若燥热咳嗽，痰少难咯，配桑叶、贝母、沙参，以清肺润燥止咳，如桑杏汤、清燥救肺汤；肺热咳喘，配石膏等以清肺泄热、宣肺平喘，如麻杏石甘汤。

（2）肠燥便秘。本品质润多脂，味苦而下气，故能润肠通便。常配柏子仁、郁李仁等同用，如五仁丸。

【用法】煎服。宜打碎入煎。

【使用注意】内服不宜过量，以免中毒。便溏者及婴儿慎用。

2. 紫苏子

【功效】降气化痰，止咳平喘，润肠通便。

【主治病证】咳喘痰多；肠燥便秘。

【鉴别用药】苦杏仁与紫苏子：二药均有止咳平喘、润肠通便功效，可用于治疗咳嗽气喘，以及肠燥便秘。但苦杏仁长于宣肺，多用于肺气不宣之咳嗽气喘；紫苏子润降，长于降气兼能化痰，故适用于痰壅气逆之咳嗽气喘。

3. 百部

【性能】甘、苦，微温。归肺经。

【功效】润肺下气止咳，杀虫灭虱。

【应用】

（1）新久咳嗽，顿咳，肺痨咳嗽。本品甘润苦降，微温不燥，功专润肺止咳，无论外感、内伤、暴咳、久嗽，皆可用之。治风寒咳嗽，配荆芥、桔梗、紫菀等，如止嗽散；久咳不已，气阴两虚者，则配黄芪、沙参、麦冬等，如百部汤。

（2）蛲虫，阴痒，头虱及疥癣。本品有杀虫灭虱之功，治蛲虫病，以本品浓煎，睡前保留灌肠；治阴道滴虫，可单用，或配蛇床子、苦参等煎汤坐浴外洗，治头虱、体虱及疥癣，可制成20%乙醇液，或50%水煎剂外搽。

【用法】煎服，3～9g。外用适量。久咳虚嗽宜蜜炙用。

【使用注意】本品易伤胃滑肠，脾虚食少便溏者忌用。

4. 桑白皮

【功效】泻肺平喘，利水消肿。

【主治病证】肺热咳喘；水肿。

5. 葶苈子

【性能】辛、苦，大寒。归肺、膀胱经。

【功效】泻肺平喘，行水消肿。

【应用】

（1）痰涎壅盛，喘息不得平卧。本品苦降辛散，性寒清热，专泻肺中水饮及痰火而平喘咳。常佐大枣以缓其性，如葶苈大枣泻肺汤。还常配苏子、桑白皮、杏仁等用。

（2）水肿，胸腹积水，小便不利。本品泄肺气之壅闭而通调水道，利水消肿。治腹水肿满属湿热蕴阻者，配防己、椒目、大黄，即己椒苈黄丸；治结胸、胸水、腹水肿满，配杏仁、大黄、芒硝，即大陷胸丸。

【鉴别用药】桑白皮与葶苈子：二药均有泻肺平喘和利水消肿作用，治疗肺热咳喘及水肿、小便不利等常相须为用。桑白皮甘寒，药性较缓，长于清肺热，降肺火，多用于肺热咳喘，痰黄及皮肤水肿；葶苈子力峻，重在泻肺中水气、痰涎，邪盛喘满不得卧者尤宜，其利水作用较强，可兼治鼓胀、胸腹积水等证。

第十八单元　安神药

细目一　概　述

◎ **要点　安神药的使用注意事项**

矿石类安神药及有毒药物，只宜暂用，不可久服，中病即止。矿石类安神药，如作丸、散服，易伤脾胃，不宜长期服用，并须酌情配伍养胃健脾之品。入煎剂应打碎先煎、久煎。部分药物具有毒性，须慎用。

细目二　重镇安神药

◎ **要点**

1. 朱砂

【性能】甘，微寒。有毒。归心经。

【功效】清心镇惊，安神解毒。

【应用】

（1）心悸易惊，失眠多梦。本品甘寒质重，寒能降火，重可镇怯，专入心经，既可重镇安神，又能清心安神，为镇心、清火、安神定志之药。若与当归、生地黄、炙甘草等同用，可治心火亢盛、阴血不足之失眠多梦、惊悸怔忡、心中烦热，如朱砂安神丸。

（2）惊风，狂乱，癫痫。本品质重而镇，略有镇惊止痉之功。故可用治温热病，热入心包或痰热内闭所致的高热烦躁，神昏谵语，惊厥抽搐者，常与牛黄、麝香等开窍、息风药同用，如安宫牛黄丸；如治小儿惊风，又常与牛黄、全蝎、钩藤配伍，如牛黄散；治痰热蒙闭心窍之癫狂、神志恍惚、躁扰不宁者，宜与酸枣仁、乳香同用，如丹砂丸。

（3）疮疡肿毒，喉痹，口疮。本品性寒，不论内服、外用，均有清热解毒作用，用治疮疡肿毒，常与雄黄、山慈菇、大戟等同用，如太乙紫金锭；若咽喉肿痛，口舌生疮，可配冰片、硼砂外用，如冰硼散。

【用法用量】内服，只宜入丸、散服，每次0.1~0.5g；不宜入煎剂。外用适量。

【使用注意】本品有毒，内服不可过量或持续服用。孕妇及肝肾功能不全者禁服。忌火煅。

2. 磁石

【性能】咸，寒。归心、肝、肾经。

【功效】镇惊安神，平肝潜阳，聪耳明目，纳气平喘。

【应用】

（1）心神不宁，惊悸失眠，癫痫。本品质重沉降，入心经，能镇惊安神；味咸入肾，又有益肾之功；性寒清热，清泻心肝之火，故能顾护真阴，镇摄浮阳，安定神志。主治肾虚肝旺，肝火上炎，扰动心神或惊恐气乱，神不守舍所致的心神不宁、惊悸、失眠及癫痫，常与朱砂、神曲同用，如磁朱丸。

（2）肝阳上亢，头晕目眩。本品入肝、肾经，既能平肝潜阳，又能益肾补阴，故可用治肝阳上亢之头晕目眩、急躁易怒等症，常与石决明、珍珠、牡蛎等平肝潜阳药同用；若阴虚甚者可配伍生地黄、白芍、龟甲等滋阴潜阳药。

（3）耳鸣耳聋，视物昏花。本品入肝、肾经，补益肝肾，有聪耳明目之功。用治肾虚耳鸣、耳聋，多配伍熟地黄、山茱萸、山药等滋肾之品，如耳聋左慈丸。

（4）肾虚气喘。本品入肾经，质重沉降，纳气归肾，有益肾纳气平喘之功。用治肾气不足、摄纳无权之虚喘，常与五味子、胡桃肉、蛤蚧等同用，共奏纳气平喘之功。

【用法用量】煎服，9~30g，先煎。

【使用注意】因吞服后不易消化，如入丸散，不可多服。脾胃虚弱者慎用。

【鉴别用药】朱砂与磁石：二药均为重镇安神的常用药，二药质重性寒入心经，均能镇惊安神，

治疗心悸失眠、怔忡恐怯、惊风癫狂；均能明目，治肝肾亏虚之目暗不明。然朱砂有毒，镇心、清心而安神，善治疗心火亢盛之心神不安。又能清热解毒，治疗热毒疮肿、咽喉肿痛、口舌生疮；磁石无毒，益肾阴、潜肝阳，主治肾虚肝旺、肝火扰心之心神不宁；又能平肝潜阳、聪耳明目、纳气平喘，用治肝阳上亢之头晕目眩，肾虚耳鸣、耳聋，肝肾不足之目暗不明，肾虚喘促。

3. 龙骨

【功效】镇惊安神，平肝潜阳，收敛固涩，收湿敛疮。

【主治病证】心神不宁，心悸失眠，惊痫癫狂；肝阳眩晕；滑脱诸证；湿疮痒疹，疮疡久溃不敛。

【用法用量】煎服，15~30g，先煎。外用适量。镇静安神、平肝潜阳宜生用。收敛固涩、收湿敛疮宜煅用。

4. 琥珀

【功效】镇惊安神，活血散瘀，利尿通淋。

【用法用量】研末冲服，或入丸、散，每次1.5~3g。不入煎剂。外用适量。

细目三　养心安神药

◎ 要点

1. 酸枣仁

【性能】甘、酸，平。归肝、心、胆经。

【功效】养心益肝，宁心安神，敛汗，生津。

【应用】

（1）虚烦不眠，惊悸多梦。本品味甘，入心、肝经，能养心阴、益肝血而有安神之效，为养心安神要药。治肝虚有热之虚烦不眠，常与知母、茯苓、川芎等同用，如酸枣仁汤；若心脾气血亏虚，惊悸不安，体倦失眠者，可以本品与黄芪、当归、党参等补养气血药配伍应用，如归脾汤；若心肾不足，阴亏血少，心悸失眠，健忘梦遗者，又当与麦冬、生地黄、远志等合用，如天

王补心丹。

（2）体虚多汗。本品味酸能敛而有收敛止汗之功效，常用治体虚自汗、盗汗，每与五味子、山茱萸、黄芪等益气固表止汗药同用。

此外，有收敛生津止渴之功效，还可用治伤津口渴咽干。

2. 柏子仁

【功效】养心安神，润肠通便，止汗。

【主治病证】心悸失眠，健忘；肠燥便秘；阴虚盗汗。

【鉴别用药】酸枣仁与柏子仁：二药均为养心安神止汗之品，常相须为用，治疗阴血不足，心

神失养的心神不宁病证。但酸枣仁长于益肝血，更宜于心肝血虚的心神不宁证；柏子仁长于治疗心阴虚及心肾不交的心神不宁证，并能润肠通便，可治肠燥便秘。

3. 合欢皮

【功效】解郁安神，活血消肿。

4. 远志

【功效】安神益智，交通心肾，祛痰，消肿。

【主治病证】失眠多梦，心悸怔忡、健忘；咳嗽痰多，咳痰不爽；痈疽疮毒，乳房肿痛。

【使用注意】凡实热或痰火内盛者，以及有胃溃疡及胃炎者慎用。

第十九单元　平肝息风药

细目一　概　述

◎ **要点　平肝息风药的使用注意事项**

本类药物有性偏寒凉或性偏温燥之不同，故当区别使用。若脾虚慢惊者，不宜用寒凉之品；阴虚血亏者，当忌温燥之品。

细目二　平抑肝阳药

◎ **要点**

1. 石决明

【性能】咸，寒。归肝经。

【功效】平肝潜阳，清肝明目。

【应用】

（1）肝阳上亢，头痛眩晕。本品咸寒清热，质重潜阳，专入肝经，而有清泄肝热、镇潜肝阳、利头目之效，为凉肝、镇肝之要药，本品又兼有滋养肝阴之功，故对肝肾阴虚、肝阳眩晕，尤为适宜。用治邪热灼阴、筋脉拘急、手足蠕

动、头目眩晕之症，常与白芍、生地黄、牡蛎等养阴、平肝药配伍应用，如阿胶鸡子黄汤；若肝阳独亢而有热象，头晕头痛，烦躁易怒者，可与夏枯草、黄芩、菊花等清热、平肝药同用，如平肝潜阳汤。

（2）目赤翳障，视物昏花，青盲雀目。本品清肝火而明目退翳，治疗肝火上炎之目赤肿痛，可与黄连、龙胆草、夜明砂等同用，如黄连羊肝丸。治疗风热目赤，翳膜遮睛，常与蝉蜕、菊花、木贼等配伍；治目生翳障，本品常配伍木贼、荆芥、白菊花等，如石决明散；若肝虚血少，目涩昏暗，雀盲眼花属虚证者，每与熟地黄、枸杞子、菟丝子等配伍。

【用法】煎服，打碎先煎。平肝、清肝宜生用，外用点眼宜煅用、水飞。

【鉴别用药】石决明与决明子：二药均有清肝明目之功效，皆可用于治疗目赤肿痛、翳障等偏于肝热者。然石决明咸寒质重，凉肝镇肝，滋养肝阴，故无论实证、虚证之目疾均可应用，多用于血虚肝热之羞明、目暗、雀盲等；决明子苦寒，功偏清泻肝火而明目，用于肝经实火之目赤

肿痛。石决明平肝潜阳作用显著，用治肝阳上亢，头晕目眩。决明子又有润肠通便之功，用治肠燥便秘。

2. 珍珠母

【功效】平肝潜阳，安神定惊，明目退翳。

【用法】煎服，先煎，或入丸、散剂。外用适量。

3. 牡蛎

【性能】咸，微寒。归肝、胆、肾经。

【功效】潜阳补阴，重镇安神，软坚散结；煅牡蛎收敛固涩，制酸止痛。

【应用】

（1）肝阳上亢，眩晕耳鸣。本品咸寒质重，入肝经，有平肝潜阳、益阴之功。用治水不涵木，阴虚阳亢，头目眩晕，烦躁不安，耳鸣者，常与龙骨、龟甲、白芍等同用，如镇肝熄风汤；亦治热病日久，灼烁真阴，虚风内动，四肢抽搐之症，常与生地黄、龟甲、鳖甲等养阴、息风止痉药配伍，如大定风珠。

（2）心神不安，惊悸失眠。本品质重能镇，有安神之功效，用治心神不安、惊悸怔忡、失眠多梦等证，常与龙骨相须为用，如桂枝甘草龙骨牡蛎汤。

（3）痰核瘰疬，瘿瘤痞块。本品味咸，软坚散结。用治痰火郁结之痰核、瘰疬、瘿瘤等，常与浙贝母、玄参等配伍，如消瘰丸。

（4）滑脱诸证。本品煅后有与煅龙骨相似的收敛固涩作用，通过不同配伍可治疗自汗、盗汗、遗精、滑精、尿频、遗尿、崩漏、带下等滑脱之证。用治自汗、盗汗，常与麻黄根、浮小麦等同用，如牡蛎散；治肾虚遗精、滑精，常与沙苑子、龙骨、芡实等配伍，如金锁固精丸。

此外，煅牡蛎有收敛制酸作用，可治胃痛泛酸。

【用法】煎服，先煎。外用适量。收敛固涩、制酸止痛宜煅用，其他宜生用。

【鉴别用药】牡蛎与龙骨：二药均能重镇安神，平肝潜阳，收敛固涩，常相须为用，治疗心

神不安、惊悸失眠、肝阳上亢、头晕目眩以及滑脱不禁诸证。牡蛎主入肝经，平肝潜阳功效较优，还能软坚散结以及制酸，可治痰核瘰疬、胃酸过多等证；煅龙骨主入心肝经，镇惊安神、收敛固涩作用较优，外用能收湿敛疮，可治湿疹湿疮等病证。

4. 赭石

【功效】平肝潜阳，重镇降逆，凉血止血。

【主治病证】肝阳上亢，头晕目眩，耳鸣；呕吐，呃逆，噫气；气逆喘息；血热吐衄，崩漏下血。

【用法】煎服，先煎。入丸、散，每次 9～30g。降逆、平肝宜生用，止血宜煅用。

【使用注意】孕妇慎用。含微量砷，不宜长期服用。

5. 蒺藜

【功效】平肝解郁，活血祛风，明目，止痒。

细目三　息风止痉药

◎ 要点

1. 羚羊角

【性能】咸，寒。归肝、心经。

【功效】平肝息风，清肝明目，散血解毒。

【应用】

（1）肝风内动，惊痫抽搐，妊娠子痫，高热痉厥，癫痫发狂。本品主入肝经，咸寒质重，善能清泄肝热，平肝息风，镇惊解痉。故为治惊痫抽搐之要药，尤宜于热极生风所致者。用治温热病热邪炽盛之高热、神昏、惊厥抽搐者，常与钩藤、白芍、菊花等同用，如羚角钩藤汤；治妇女子痫，可与防风、独活、茯神等配伍，如羚羊角散。

（2）肝阳上亢，头痛眩晕。本品味咸质重主降，有平肝潜阳之功。治肝阳上亢所致之头晕目眩、烦躁失眠、头痛如劈等症，常与石决明、龟甲、菊花等同用，如羚羊角汤。

（3）肝火上炎，目赤翳障。本品善清泻肝火而明目。故用治肝火上炎之头痛、目赤肿痛、羞明流泪等症，常与决明子、黄芩、龙胆草等同用，如羚羊角散。

（4）温热病壮热神昏，温毒发斑，又治痈肿疫毒。本品入心肝二经，寒以胜热，故能气血两清，清热凉血散血，泻火解毒，用于温热病壮热神昏、谵语躁狂，甚或抽搐、热毒斑疹等症，常与石膏、寒水石、麝香等配伍，如紫雪丹。

此外，本品有清肺、解毒之效，可用于肺热咳喘、疮痈热毒炽盛等。

【用法用量】煎服，1～3g；单煎2小时以上。磨汁或研粉服，每次0.3~0.6g。

2. 牛黄

【性能】苦、凉。归心、肝经。

【功效】凉肝息风，清心豁痰，开窍醒神，清热解毒。

【应用】

（1）惊痫抽搐，癫痫发狂。本品入心、肝二经，有清心、凉肝、息风止痉之功。常用治小儿急惊风之壮热、神昏、惊厥抽搐等症，每与朱砂、全蝎、钩藤等清热息风止痉药配伍，如牛黄散；若治痰蒙清窍之癫痫发作，四肢抽搐者，可与珍珠、远志、胆南星等豁痰、开窍醒神、止痉药配伍，如痫证镇心丹。

（2）热病神昏，中风痰迷。本品性凉，其气芳香，入心经，能清心、祛痰、开窍醒神。故用治温热病热入心包及中风、惊风、癫痫等痰热阻闭心窍所致神昏谵语、高热烦躁、口噤、舌謇、痰涎壅盛等症，常与麝香、冰片、朱砂等开窍醒神、清热解毒之品配伍，如安宫牛黄丸。

（3）口舌生疮，咽喉肿痛，痈疽疔毒。本品性凉，为清热解毒之良药，用治火毒郁结之口舌生疮、咽喉肿痛、牙痛，常与黄芩、雄黄、大黄等同用，如牛黄解毒丸；若咽喉肿痛、溃烂，可与珍珠为末吹喉，如珠黄散；治疗痈疽、疔毒、疖肿等，以牛黄与大黄、黄芩、冰片同用，如牛黄解毒丸。

【用法用量】入丸、散剂，每次0.15～0.35g。外用适量，研末敷患处。

【使用注意】非实热证不宜使用，孕妇慎用。

【鉴别用药】羚羊角与牛黄：二药均归心、肝经，共同功效：清肝热、息风止痉。用治温热病壮热神昏及肝风惊厥抽搐。羚羊角性寒，又可平肝潜阳、明目、散血、解毒。常用治肝阳上亢之头晕目眩、肝火目赤头痛，及热毒发斑、肺热咳喘等证。牛黄性凉，又可豁痰开窍，清热解毒。常用治热入心包或痰蒙清窍之癫痫和口舌生疮、咽喉肿痛、痈疽疔毒等证。

3. 钩藤

【性能】甘，凉。归肝、心包经。

【功效】息风定惊，清热平肝。

【应用】

（1）肝风内动，惊痫抽搐，高热惊厥，小儿惊啼，感冒夹惊，妊娠子痫。本品入肝、心包二经，有和缓的息风止痉作用，又能清泄肝热，故用于热极生风、四肢抽搐及小儿高热惊风症，尤为相宜。如治小儿急惊风，壮热神昏、牙关紧闭、手足抽搐者，可与天麻、全蝎、僵蚕等同用，如钩藤饮子；用治温热病热极生风，痉挛抽搐，多与羚羊角、白芍、菊花等同用，如羚角钩藤汤。

（2）肝阳上亢，头痛，眩晕。本品性凉，主入肝经，既能清肝热，又能平肝阳，故可用治肝火上攻或肝阳上亢之头胀头痛、眩晕等症。属肝火者，常与夏枯草、龙胆等配伍，属肝阳上亢者，常与天麻、石决明、怀牛膝等同用，如天麻钩藤饮。

【用法用量】煎服，3~12g，宜后下。

4. 天麻

【性能】甘，平。归肝经。

【功效】息风止痉，平抑肝阳，祛风通络。

【应用】

（1）小儿惊风，癫痫抽搐，破伤风。本品主入肝经，功能息风止痉，味甘质润，药性平和。故可用治各种病因之肝风内动，惊痫抽搐，不论寒热虚实，皆可配伍应用。如治小儿急惊风，常与羚羊角、钩藤、全蝎等息风止痉药同用，如钩藤饮；用治小儿诸惊，可与全蝎、制南星、白僵蚕同用，如天麻丸，若用治破伤风痉挛抽搐、角弓反张，又与天南星、白附子、防风等药配伍，如玉真散。

（2）眩晕，头痛。本品既息肝风，又平肝阳，为治眩晕、头痛之要药。不论虚证、实证，随不同配伍皆可应用。用治肝阳上亢之眩晕、头痛，常与钩藤、石决明、牛膝等同用，如天麻钩藤饮；用治风痰上扰之眩晕、头痛、痰多胸闷者，常与半夏、白术等同用，如半夏白术天麻汤；若头风攻注，偏正头痛，头晕欲倒者，可配等量川芎为丸，如天麻丸。

（3）肢体麻木，中风手足不遂，风湿痹痛。本品又能祛外风，通经络，止痛。用治中风手足不遂，筋骨疼痛等，可与没药、制乌头、麝香等药配伍，如天麻丸；用治妇人风痹，手足不遂，可与牛膝、杜仲、附子浸酒服，如天麻酒；若治风湿痹痛，关节屈伸不利者，多与秦艽、羌活、桑枝等祛风湿药同用，如秦艽天麻汤。

【鉴别用药】钩藤与天麻：二药均能息风止痉、平肝潜阳。常用治肝风内动、惊痫抽搐，以及肝阳上亢的头痛、头晕、目眩等证。但钩藤能清热，尤宜于热极动风与肝经阳热病证；天麻性平，无论寒热虚实皆可应用，并能祛风湿，止痹痛，可用治风湿痹痛以及肢体麻木、手足不遂等证。

5. 地龙

【功效】清热定惊，通络，平喘，利尿。

【主治病证】高热神昏，惊痫抽搐；气虚血滞，中风半身不遂；关节痹痛，肢体麻木；肺热哮喘；水肿尿少，尿闭不通。

6. 全蝎

【功效】息风镇痉，通络止痛，攻毒散结。

【主治病证】肝风内动，痉挛抽搐，小儿惊风，中风口㖞，半身不遂，破伤风；疮疡肿毒，瘰疬结核；风湿顽痹；偏正头痛。

【用法用量】煎服，3~6g。外用适量。

【使用注意】本品有毒，用量不宜过大。孕妇禁用。

7. 蜈蚣

【功效】息风镇痉，通络止痛，攻毒散结。

【用法用量】煎服，3~5g。外用适量。

【使用注意】本品有毒，用量不宜过大。孕妇禁用。

8. 僵蚕

【功效】息风止痉，祛风止痛，化痰散结。

【主治病证】肝风夹痰，惊痫抽搐；小儿急惊，破伤风，中风，口㖞；风热头痛，目赤，咽痛，风疹瘙痒；发颐痄腮。

第二十单元　开窍药

细目一　概　述

◎ **要点　开窍药的使用注意事项**

本类药物辛香走窜，为救急、治标之品，且能耗伤正气，只宜暂服，不可久用；开窍药只用于闭证。脱证治当补虚固脱，忌用开窍药，因本类药物辛香，其有效成分易于挥发，内服多不宜入煎剂，只入丸、散剂服用，孕妇慎用或忌用。

细目二　具体药物

◎ **要点**

1. 麝香

【性能】辛，温。归心、脾经。

【功效】开窍醒神，活血通经，消肿止痛。

【应用】

（1）闭证神昏。本品辛温，气极香，走窜之性甚烈，有极强的开窍通闭醒神作用，为醒神回苏之要药，无论寒闭、热闭，用之皆效。常配伍牛黄、冰片，组成凉开之剂，如安宫牛黄丸、至宝丹；配伍苏合香，组成温开之剂，如苏合香丸。

（2）血瘀经闭，癥瘕积聚，心腹暴痛，头痛，跌打损伤，风寒湿痹。本品开通走窜，可行血中之瘀滞，开经络之壅遏，以通经散结止痛。

（3）痈肿瘰疬，咽喉肿痛。本品辛香行散，有良好的活血散结、消肿止痛作用，内服、外用均有良效。可与牛黄、蟾酥配伍，如六神丸。

此外，本品活血通经，有催生下胎之效，古代用于难产、死胎、胞衣不下。

【用法用量】入丸、散，每次 0.03～0.1g。不宜入煎剂。外用适量。

【使用注意】孕妇禁用。

2. 冰片

【功效】开窍醒神，清热止痛。

【主治病证】热闭神昏，惊厥，中风痰厥；胸痹心痛，目赤口疮，咽喉肿痛，耳道流脓。

【用法用量】入丸散，每次 0.15～0.3g。不宜入煎剂。外用适量，研粉点敷患处。

【使用注意】孕妇慎用。

【鉴别用药】麝香与冰片：二药均为辛香之品，都能开窍醒神，二药配用以治闭证。但麝香性温，开窍醒神作用极强，为开窍醒神要药，热闭、寒闭均可运用；而冰片开窍醒神力不及麝香，且药性微寒，宜用于热闭。麝香还具有活血通经、消肿止痛的功效，可用治血瘀经闭、癥瘕、跌打损伤、痹证疼痛、疮疡肿毒、咽喉肿痛等证；冰片味苦、性寒，还具有清热解毒止痛之效，用于治疗目赤口疮、咽喉肿痛、耳道流脓等症。

3. 苏合香

【功效】开窍，辟秽，止痛。

【用法用量】入丸、散，0.3～1g。外用适量。不入煎剂。

4. 石菖蒲

【功效】开窍豁痰，醒神益智，化湿开胃。

【主治病证】神昏，癫痫；健忘，失眠，耳鸣，耳聋；脘痞不饥，噤口下痢。

第二十一单元　补虚药

细目一　概述

◎ 要点　补虚药的使用注意事项

补虚药原为虚证而设，凡身体健康，并无虚弱表现者，不宜滥用，以免导致阴阳平衡失调；实邪方盛，正气未虚者，以祛邪为要，亦不宜使用，以免"闭门留寇"。补气药性多壅滞，易致中满，湿盛中满者忌用。补阳药性多温燥，易助火伤阴，阴虚火旺者不宜使用。补血药多滋腻黏滞，妨碍运化，凡湿滞脾胃、脘腹胀满、食少便溏者慎用。补阴药多甘寒滋腻，凡脾胃虚弱、痰湿内阻、腹满便溏者不宜用。补虚药使用时应注意顾护脾胃，适当配伍健脾消食药，以促进运化，使补虚药能充分发挥作用；补虚药若需久服，宜作蜜丸、煎膏（膏滋）、片剂、口服液、颗粒剂或酒剂等，以便保存和服用，若作汤剂，宜文火久煎，使药味尽出。个别挽救虚脱的补虚药，宜制成注射剂，以备急用。

细目二 补气药

◎ **要点**

1. 人参

【性能】甘、微苦，微温。归肺、脾、心、肾经。

【功效】大补元气，复脉固脱，补脾益肺，生津养血，安神益智。

【应用】

（1）元气欲脱，脉微欲绝。本品为拯危救脱的要药。适用于因大汗、大泻、大失血，或大病、久病所致元气虚极欲脱，脉微欲绝的危重证候。可单用本品大量浓煎服，如独参汤。若见四肢逆冷、阳气衰微者，可配附子以益气回阳，如参附汤。若汗多口渴、气阴两伤者，可配麦冬、五味子以益气敛阴，即生脉散。

（2）脾虚食少，肺虚喘咳，阳痿宫冷。为补肺的要药，也为补脾要药。用于肺气虚弱的短气喘促、懒言声微、脉虚自汗等，常与黄芪、五味子等同用；用于脾气不足的倦怠乏力、食少便溏等，常配伍白术、茯苓、甘草，如四君子汤等。补益肾气，不仅用于肾不纳气的短气虚喘，还可用于肾虚阳痿宫冷。

（3）热病气虚津伤口渴及消渴证。本品既能补气，又能生津。热病气津两伤者，常配伍石膏、知母等；消渴常配伍天花粉、生地黄等。

（4）气血亏虚，久病虚羸。本品能益气，使气盛自能生血，故有气血双补作用，治气血双虚，久病虚羸者。

（5）惊悸失眠。本品入心经，补心气，益心智，用于失眠惊悸、健忘，常配远志、龙眼等。

此外，与解表药、攻下药等祛邪药配伍，有扶正祛邪之效。

【用法用量】煎服，3~9g；挽救虚脱可用15~30g。宜文火另煎分次兑服。野山参研末吞服，每次2g，日服2次。红参为人参蒸制品，味甘、微苦，归脾、肺、心、肾经，功效大补元气，复脉固脱。但红参性偏温热，善于补阳，益气摄血，多用于体虚欲脱，肢冷脉微，气不摄血、崩漏下血之证。

【使用注意】不宜与藜芦、五灵脂同用。

2. 西洋参

【功效】补气养阴，清热生津。

【主治病证】气虚阴亏，虚热烦倦，咳喘痰血，内热消渴，口燥咽干。

【用法用量】另煎兑服，3~6g。

【使用注意】据《药典》记载，不宜与藜芦同用。

3. 党参

【功效】健脾益肺，养血生津。

【主治病证】脾肺气虚证食少倦怠，咳嗽虚喘；气血不足，面色萎黄，心惊气短；津伤口渴，内热消渴证。

【使用注意】据《药典》记载，不宜与藜芦同用。

【鉴别用药】人参与党参：二药均能补脾气、补肺气、益气生津、益气生血和扶正祛邪，常用于肺、脾气虚证，气津两伤证，以及正虚邪实病证。但人参补气力强，并能大补元气，可用治气虚欲脱的危重病证，还能安神益智、益气壮阳，可治气血不足的心神不安以及阳痿证等；党参补气力弱，但能补气生血，可用于血虚证等。

4. 太子参

【功效】益气健脾，生津润肺。

5. 黄芪

【性能】甘，微温。归脾、肺经。

【功效】补气升阳，固表止汗，利水消肿，托疮生肌。

【应用】

（1）脾虚气陷证。本品甘温，为补中益气要药。气虚乏力，食少便溏，可配白术、党参等；中气下陷，久泻脱肛，便血崩漏，常配人参、升麻、柴胡等，如补中益气汤；气虚水肿，常配茯苓、白术，健脾利水。

（2）肺气虚证。入肺又能补益肺气。肺虚喘咳，常与紫菀、五味子同用。

（3）气虚自汗。表虚自汗常与白术、防风同用，如玉屏风散。

（4）内热消渴，血虚萎黄。本品生津养血，内热消渴，常配天花粉、葛根。血虚萎黄，常配当归。

（5）半身不遂，痹痛麻木。本品可行滞通痹，常配当归、桂枝等同用。

（6）气血亏虚，疮疡难溃难腐，或溃久不敛。疮疡难溃难腐者配穿山甲、皂角刺等排脓药；溃久难敛者配人参、当归、肉桂等，如十全大补汤。

【用法用量】煎服，9～30g。蜜炙可增强其补中益气作用。

6. 白术

【性能】甘、苦，温。归脾、胃经。

【功效】健脾益气，燥湿利水，止汗，安胎。

【应用】

（1）脾气虚证。本品为补气健脾要药，被前人誉为"脾脏补气健脾第一要药"。脾虚食少，胀满泄泻等证，常与人参、茯苓等同用，如四君子汤；脾虚水停而为痰饮眩晕，常配桂枝、茯苓等，如苓桂术甘汤；治水肿，小便不利，常配茯苓、泽泻等，如四苓汤。

（2）气虚自汗。善治脾虚气弱，卫气不固，表虚自汗。用于脾虚气弱，肌表不固而汗多，常配黄芪、防风等，如玉屏风散。

（3）脾虚胎动不安。常与砂仁同用。

【用法用量】煎服，6～12g。炒用可增强补气健脾止泻作用。

【使用注意】本品性偏温燥，热病伤津及阴虚燥渴者不宜。

【鉴别用药】白术与苍术：二药均能健脾燥湿，可治脾失健运，湿浊中阻证。但白术能补气健脾，并能固表止汗、益气安胎，可用治气虚自汗、气虚胎动不安等；苍术则燥湿力强，无补益作用，尤宜于湿盛不虚者，还能祛风湿、发汗解表、明目，可治风湿痹痛、外感风寒湿表证，以

及夜盲症等。

7. 山药

【功效】补脾养胃，生津益肺，补肾涩精。

【主治病证】脾虚食少，便溏；肺虚喘咳；肾虚遗精，带下，尿频；虚热消渴。

8. 白扁豆

【功效】健脾化湿，和中消暑，解毒。

9. 甘草

【性能】甘，平。归心、肺、脾、胃经。

【功效】补脾益气，祛痰止咳，缓急止痛，清热解毒，调和诸药。

【应用】

（1）脾胃虚弱，倦怠乏力。本品入中焦，有补益脾气的作用。配党参、白术等同用，如四君子汤。

（2）心悸气短。有补益心气、益气复脉之功，常配伍人参、阿胶、桂枝等，如炙甘草汤。

（3）咳嗽痰多。本品能止咳，兼能祛痰，可因寒热虚实不同，分别配伍用药。

（4）脘腹、四肢挛急疼痛。常配伍桂枝、白芍、饴糖等，如小建中汤。

（5）热毒疮疡，咽喉肿痛，药食中毒。本品长于解毒。治疗咽喉肿痛可配伍桔梗，如桔梗汤；治疗痈肿疮毒，可配伍金银花、蒲公英。

（6）缓解药物毒性、烈性。用于药性峻猛的方剂中，能缓和烈性或减轻毒副作用，又可调和脾胃。

【用法用量】煎服，2～10g。生用性微寒，可清热解毒；蜜炙药性微温，并可增强补益心脾之气和润肺止咳作用。

【使用注意】不宜与京大戟、芫花、甘遂、海藻同用。本品有助湿壅气之弊，湿盛胀满、水肿者不宜用。大剂量久服可致水钠潴留，引起浮肿。

10. 大枣

【功效】补中益气，养血安神。

11. 蜂蜜

【功效】补中，润燥，止痛，解毒，外用生肌敛疮。

细目三　补阳药

◎ **要点**

1. 鹿茸

【性能】甘、咸，温。归肾、肝经。

【功效】壮肾阳，益精血，强筋骨，调冲任，托疮毒。

【应用】

（1）肾阳不足，精血亏虚，阳痿早泄，宫寒不孕，眩晕，耳鸣耳聋。本品为温肾壮阳、补督脉、益精血的要药。阳痿早泄、宫寒不孕、尿频不禁、头晕耳鸣、腰膝酸痛、肢冷神疲等证，可单服，亦可配伍人参、巴戟天等为丸服。

（2）腰脊冷痛，筋骨痿软。常配伍山茱萸、熟地黄等，如加味地黄丸。

（3）冲任虚寒，崩漏带下。前者与当归、阿胶、蒲黄等同用，后者与狗脊、山药等同用。

（4）阴疽不敛。本品补阳气、益精血而达到温补内托的目的。可与黄芪、当归、肉桂等药配伍，如阳和汤。

【用法用量】1 ~ 2g，研末吞服；或入丸、散。

【使用注意】服用本品宜从小量开始，缓缓增加，不可骤用大量，以免阳升风动，头晕目赤，或伤阴动血。凡发热者均当忌服。

2. 紫河车

【功效】温肾补精，益气养血。

【主治病证】虚劳羸瘦，阳痿遗精，不孕少乳，久咳虚喘，骨蒸劳嗽，面色萎黄，食少气短。

3. 淫羊藿

【功效】补肾阳，强筋骨，祛风湿。

【主治病证】肾阳虚衰，阳痿遗精，筋骨痿软；风湿痹痛，麻木拘挛。

4. 巴戟天

【功效】补肾阳，强筋骨，祛风湿。

【主治病证】阳痿遗精，宫冷不孕，月经不调；少腹冷痛，风湿痹痛，筋骨痿软。

5. 杜仲

【性能】甘，温。归肝、肾经。

【功效】补肝肾，强筋骨，安胎。

【应用】

（1）肝肾不足，腰膝酸痛，筋骨无力，头晕目眩。本品善治肾虚腰痛。常与补骨脂、胡桃肉同用，治疗肾虚腰痛或足膝痿弱，如青娥丸；治疗风湿日久，腰膝冷痛，如独活寄生汤；与当归、川芎、芍药同用，治疗肝肾不足，头晕目眩。

（2）肝肾亏虚，妊娠漏血，胎动不安。单用本品研末，枣肉为丸服；治胎动不安，腹痛如坠，可配伍续断、山药等。

【鉴别用药】杜仲与桑寄生：二药均具补肝肾、强筋骨、安胎的功效。同可用治肾虚腰痛或足膝痿弱，肝肾亏虚之胎动不安。然杜仲又可温补肾阳，常用治肾虚阳痿，精冷不固，小便频数，风湿腰痛冷重；而桑寄生善祛风湿，常用治痹证日久，伤及肝肾，腰膝酸软，筋骨无力者。

6. 续断

【性能】苦、辛，微温。归肝、肾经。

【功效】补肝肾，强筋骨，续折伤，止崩漏。

【应用】

（1）腰膝酸软，风湿痹痛。治疗肝肾不足之风湿痹痛，如续断丸或续断丹。

（2）肝肾亏虚，崩漏，胎漏，胎动不安。可与续断、桑寄生、菟丝子、阿胶等同用，如寿胎丸。

（3）跌仆损伤，筋伤骨折。善活血祛瘀，又能壮骨强筋，而有续伤接骨、疗伤止痛之能。治跌仆损伤、骨折、金疮，可配伍骨碎补、自然铜、土鳖虫等。

【鉴别用药】杜仲与续断：二药均归肝肾经，药性偏温，均能补肝肾、强筋骨，安胎，治肾虚腰痛脚弱、筋骨无力、胎动不安常相须为用。然杜仲补益作用较好，且可安胎、降压，故肾虚腰酸、胎动不安常用；续断，补肝肾、强腰膝、安胎作用虽不及杜仲，但能行血通脉、续折伤，为补而不滞之品，又为妇科崩漏、伤科跌打损伤所常用。

7. 肉苁蓉

【功效】补肾阳，益精血，润肠通便。

8. 补骨脂

【功效】温肾助阳，纳气平喘，温脾止泻；外用消风祛斑。

【主治病证】肾阳不足阳痿遗精，遗尿尿频，腰膝冷痛；肾虚作喘；脾肾阳虚，五更泄泻；外用治白癜风，斑秃。

9. 益智

【功效】暖肾固精缩尿，温脾止泻摄唾。

10. 菟丝子

【性能】辛、甘，平。归肾、肝、脾经。

【功效】补益肝肾，固精缩尿，安胎，明目，止泻；外用消风祛斑。

【应用】

（1）肝肾不足，腰膝酸软，阳痿遗精，遗尿尿频。本品辛甘平，为平补阴阳之品。治腰膝酸痛，可与杜仲等份，山药糊丸服；治阳痿遗精，可配伍枸杞子、覆盆子、五味子等；治遗尿尿频，可配伍鹿茸、桑螵蛸、五味子等；治遗精、白浊或尿有余沥，可配伍茯苓、石莲子。

（2）肾虚胎漏，胎动不安。治肝肾不足，胎元不固之胎动不安、滑胎，可配伍续断、桑寄生、阿胶等安胎，如寿胎丸。

（3）肝肾不足，目黯耳鸣。常配熟地黄、菟丝子等，如驻景丸。

（4）脾肾虚泻。入脾经，能温补脾肾，疗虚寒泄泻，常配人参、白术、补骨脂等同用。

本品外用可治白癜风。

细目四 补血药

◎ 要点

1. 当归

【性能】甘、辛，温。归肝、心、脾经。

【功效】补血活血，调经止痛，润肠通便。

【应用】

（1）血虚萎黄，眩晕心悸。本品为补血之圣药。常与黄芪等补气药同用，如当归补血汤等。治血虚心失所养之心悸、失眠，可与酸枣仁、柏子仁、远志等配伍，如天王补心丹。治血虚肝失所养之眩晕、耳鸣，配熟地黄、白芍、酸枣仁等，如补肝汤。

（2）血虚血瘀，月经不调，经闭，痛经。本品既能补血、活血，又能调经，为妇科补血调经的要药。

（3）虚寒腹痛，跌打损伤，痈疽疮疡，风湿痹痛。本品辛行温通，既能补血活血，又能散寒止痛，可随证配伍应用。

（4）血虚肠燥便秘。本品养血润肠通便，常配火麻仁、肉苁蓉等同用。

【用法】煎服，6～12g。一般生用，为加强活血效果则酒炒用。

【使用注意】湿盛中满、大便泄泻者忌服。

2. 熟地黄

【性能】甘，微温。归肝、肾经。

【功效】补血滋阴，益精填髓。

【应用】

（1）血虚诸证。为养血补虚之要药。用于血虚萎黄、心悸怔忡、月经不调、崩漏下血等证，常与当归、白芍同用，如四物汤。治气血两虚证，常与人参、当归、白芍同用，以气血双补，如八珍汤。

（2）肝肾阴虚诸证。为补肾阴之要药。用于肾阴不足的腰膝酸软、盗汗遗精、耳鸣耳聋、内热消渴等，常与山萸肉、山药等同用，如六味地黄丸；治虚火上炎，骨蒸潮热，颧红，盗汗，耳鸣，常用与知母、黄柏、山茱萸等同用，如知柏地黄丸。

（3）精血不足证。本品补血益精填髓，治肝肾不足，精血亏虚之眩晕耳鸣、须发早白。

【使用注意】本品性质黏腻，较生地黄更甚，有碍消化，凡气滞痰多、脘腹胀痛、食少便溏者忌服。重用久服宜与陈皮、砂仁等同用，以免黏腻碍胃。

3. 白芍

【性能】苦、酸，微寒。归肝、脾经。

【功效】养血调经，敛阴止汗，柔肝止痛，平抑肝阳。

【应用】

（1）血虚萎黄，月经不调，崩漏下血。本品养血调经，常与当归、熟地黄、川芎同用，如四物汤。

（2）自汗，盗汗。本品敛阴止汗，配桂枝可调和营卫。治外感风寒，营卫不和之汗出恶风；气虚自汗，配黄芪、白术等补气固表；治阴虚盗汗，可与龙骨、牡蛎、浮小麦同用。

（3）肝脾不和，胸胁脘腹疼痛，四肢挛急疼痛。本品养血敛阴，柔肝缓急止痛，常用治血虚肝郁胁肋疼痛、肝脾失和的脘腹挛急疼痛、四肢拘挛作痛，如芍药甘草汤；还可治肝郁脾虚泄泻腹痛、下痢腹痛等，如痛泻要方。

（4）肝阳上亢，头痛眩晕。本品养血敛阴，平抑肝阳。常与生地黄、牛膝等同用，如建瓴汤。

【使用注意】阳衰虚寒之证不宜用。反藜芦。

【鉴别用药】白芍与赤芍：二药虽同出一物性微寒，但前人谓"白补赤泻，白收赤散"，白芍长于养血调经，敛阴止汗，平抑肝阳；赤芍则长于清热凉血，活血散瘀，清泻肝火。在应用方面，白芍主治血虚阴亏，肝阳偏亢诸证；赤芍主治血热、血瘀、肝火所致诸证。又白芍、赤芍皆能止痛，均可用于治疗疼痛病证。但白芍长于养血柔肝，缓急止痛，主治肝阴不足，血虚肝旺，肝气不疏所致的胁肋疼痛、脘腹四肢拘挛疼痛；赤芍长于活血祛瘀止痛，主治血滞诸痛证，因能清热凉血，故血热瘀滞者尤为适宜。

4. 阿胶

【功效】补血滋阴，润燥，止血。

【主治病证】血虚萎黄，眩晕，心悸，肌痿无力；劳嗽咯血，吐血尿血，便血，崩漏，妊娠胎漏；肺燥咳嗽；热病伤阴，心烦失眠，阴虚风动，手足瘛疭。

【用法】3~9g，入汤剂宜烊化兑服。

【使用注意】本品黏腻，有碍消化，故脾胃虚弱者慎用。

5. 何首乌

【功效】制用：补肝肾，益精血，乌须发，强筋骨，化浊降脂。生用：解毒，消痈，截疟，润肠通便。

【主治病证】精血亏虚，头晕眼花，须发早白，腰膝酸软；高脂血症；疮痈，风疹瘙痒，久疟，瘰疬，肠燥便秘。

细目五　补阴药

◎ 要点

1. 北沙参

【性能】甘、微苦，微寒。归肺、胃经。

【功效】养阴清肺，益胃生津。

【应用】

（1）肺热燥咳，劳嗽痰血。本品补肺阴，兼能清肺热。用于肺热阴虚引起的燥咳或劳嗽咯血。治燥热伤阴，干咳少痰、咽干口渴，可配伍麦冬、玉竹、桑叶等，痰血者，还可配知母、贝母、鳖甲等。

（2）胃阴不足，热病津伤，咽干口渴。本品补胃阴，兼能清胃热。用于胃阴虚有热之口干多饮，饥不欲食，大便干结，舌苔光剥或舌红少津，常与石斛、玉竹、乌梅等同用。

【使用注意】《本草从新》谓北沙参"反藜芦"，《中华人民共和国药典》（2015年版）亦认为北沙参"不宜与藜芦同用"。

2. 百合

【功效】养阴润肺，清心安神。

【主治病证】阴虚燥咳，劳嗽咯血；阴虚有热之虚烦惊悸、失眠多梦、精神恍惚及百合病心肺阴虚内热证。

3. 麦冬

【性能】甘、微苦，微寒。归心、肺、胃经。

【功效】养阴生津，润肺清心。

【应用】

（1）津伤口渴，内热消渴，肠燥便秘。本品长于滋养胃阴，生津止渴，兼清胃热。用于胃阴不足，舌干口渴。常配伍沙参、生地黄、玉竹等。治消渴，配天花粉、乌梅等。治肠燥便秘，常与生地黄、玄参配伍，如增液汤。

（2）肺燥干咳，阴虚劳嗽，喉痹咽痛。本品善养肺阴，清肺热。可配伍桑叶、阿胶、生石膏等，如清燥救肺汤。

（3）心烦失眠。本品养心阴，清心热，略具除烦安神作用。治邪热入心，身热烦躁，配伍生地黄、玄参、黄连等，如清营汤；治阴虚有热，心烦失眠，配伍酸枣仁、生地黄等，如天王补心丹。

4. 天冬

【功效】养阴润燥，清肺生津。

【主治病证】肺燥干咳，顿咳痰黏，腰膝酸痛，骨蒸潮热，内热消渴，热病津伤，咽干口渴以及肠燥便秘。

【鉴别用药】麦冬与天冬，二药均为清热润燥，滋阴生津之品，同具养肺阴、润肠通便之功，用于燥咳痰黏、劳嗽咯血、内热消渴及阴亏肠燥便秘。二者常相须为用。然天冬甘苦性寒，归肺肾经，清热润燥之功强于麦冬，且可滋肾阴，长于滋肾阴而降虚火，作用部位偏下。麦冬甘、微苦、微寒，归心肺胃经，滋阴润燥清热力弱于天冬，而滋腻性较小为其所长。且能养胃生津、清心除烦，又治胃阴不足之舌干口渴，阴虚火旺之心烦不眠及心神不安等证。凡心肺胃三经阴伤有火热之证，皆可用之，作用部位偏上。

5. 石斛

【功效】益胃生津，滋阴清热。

【主治病证】热病津伤，口干烦渴，胃阴不足，食少干呕，病后虚热不退，阴虚火旺，骨蒸劳热，目暗不明，筋骨痿软。

6. 玉竹

【功效】养阴润燥，生津止渴。

【主治病证】肺胃阴伤，燥热咳嗽，咽干口渴，内热消渴。

7. 黄精

【功效】补气养阴，健脾，润肺，益肾。

8. 枸杞子

【功效】滋补肝肾，益精明目。

【主治病证】精血亏虚，腰膝酸痛，眩晕耳鸣，阳痿遗精，内热消渴，血虚萎黄，目昏不明。

9. 墨旱莲

【功效】滋补肝肾，凉血止血。

10. 女贞子

【功效】滋补肝肾，明目乌发。

【用法】煎服。黄酒拌后蒸制，可增强滋补肝肾作用，且可减滑肠之弊。

11. 龟甲

【性能】咸、甘，微寒。归肾、肝、心经。

【功效】滋阴潜阳，益肾强骨，养血补心，固经止崩。

【应用】

（1）阴虚潮热，骨蒸盗汗，头晕目眩，虚风内动。本品长于滋补肾阴，兼能滋养肝阴。用于阴虚阳亢之头目眩晕，常与天冬、白芍、牡蛎等同用，如镇肝熄风汤；治疗阴虚内热，骨蒸潮热，盗汗遗精等，配熟地黄、知母、黄柏等，如大补阴丸；阴虚风动，配鳖甲、阿胶、生地黄等，如大定风珠。

（2）肾虚筋骨痿弱。常配熟地黄、锁阳、虎骨等同用，如虎潜丸。

（3）阴虚血亏之惊悸、失眠、健忘。本品入心肾，又可养血补心，安神定志。用于心血虚惊悸、失眠、健忘，常与龙骨、远志等配伍，如孔圣枕中丹。

（4）崩漏经多。本品还能止血。可用于阴虚血热，冲任不固之崩漏、月经过多。

【用法】煎服，9～24g，宜先煎。本品经砂炒醋淬后，更容易煎出有效成分，并除去腥气，便于制剂。

12. 鳖甲

【性能】咸，寒。归肝、肾经。

【功效】滋阴潜阳，退热除蒸，软坚散结。

【应用】

（1）阴虚发热，骨蒸劳热，阴虚阳亢，头晕目眩，虚风内动，手足瘛疭。本品长于退虚热、除骨蒸。用于治热病后期，阴伤虚风内动，脉细数、手指瘛疭，可配伍牡蛎、生地、阿胶；用于阴虚阳亢，头晕目眩，可配伍牡蛎，菊花；治骨蒸劳热，可配伍银柴胡、地骨皮、青蒿、知母等。

（2）癥瘕，久疟疟母。本品味咸，还长于软坚散结。可配伍柴胡、土鳖虫、丹皮等。

【用法】煎服，9～24g，宜打碎先煎。本品经砂炒醋淬后，有效成分更容易煎出；并可除去其腥气，易于粉碎，方便制剂。

【鉴别用药】龟甲与鳖甲：二药均能滋阴清热，潜阳息风，常相须为用，治疗阴虚发热、阴虚阳亢、阴虚风动等证。但龟甲滋阴之力较强，并能益肾健骨、养血补心，可用于肾虚骨弱、心血不足以及阴虚有热的崩漏等证；鳖甲滋补力较逊，长于清虚热，并善于软坚散结，常用于阴虚发热、癥瘕、疟母等证。

第二十二单元　收涩药

细目一　概　述

◎ 要点　收涩药的使用注意事项

本类药物性涩收敛，故凡表邪未解，实邪正盛所致的咳嗽、汗出、泻痢、带下、血热出血，以及郁热未清者，均不宜用。误用有"闭门留寇"之弊。但某些收敛药除收涩作用之外，兼有清湿热、解毒等功效，则又当分别对待。

细目二　固表止汗药

◎ 要点

1. 麻黄根

【功效】固表止汗。

2. 浮小麦

【功效】固表止汗，益气，除热。

细目三　敛肺涩肠药

◎ 要点

1. 五味子

【性能】酸、甘，温。归肺、心、肾经。

【功效】收敛固涩，益气生津，补肾宁心。

【应用】

（1）久咳虚喘。本品酸能收敛，性温而润，上能敛补肺气，下能滋养肾阴，为治疗久咳虚喘之要药。用治肺虚久咳，如五味子丸；用于肺肾两虚喘咳，如都气丸；还可配伍麻黄治疗寒饮咳喘，如小青龙汤。

（2）自汗，盗汗。本品善能敛肺止汗，治盗汗、自汗者，配麻黄根、牡蛎等。

（3）梦遗滑精，遗尿尿频。治梦遗虚脱，可单用本品。治精滑不固，配伍桑螵蛸、龙骨等，如桑螵蛸丸。

（4）久泻不止。治脾肾虚寒，五更泄泻，可配伍补骨脂、吴茱萸、肉豆蔻等，如四神丸。

（5）津伤口渴，消渴。本品益气生津止渴，并能敛汗。常用治热伤气阴，汗多口渴，如生脉散；治疗阴虚内热之消渴证，如玉液汤。

（6）心悸、失眠、多梦。本品既能补益心肾，又能宁心安神。治心肾阴血亏损所致的虚烦心悸、失眠多梦，可配伍生地黄、麦冬、丹参、酸枣仁等。

2. 乌梅

【性能】酸、涩，平。归肝、脾、肺、大肠经。

【功效】敛肺，涩肠，生津，安蛔。

【应用】

（1）肺虚久咳。本品入肺经能敛肺气，止咳嗽。可配伍罂粟壳、杏仁等。

（2）久泻，久痢。本品酸涩，入大肠经，有良好的涩肠止泻作用。可配伍肉豆蔻、诃子、罂粟壳等。

（3）虚热消渴。本品善能生津液，止烦渴。治虚热烦渴，可配伍天花粉、麦冬、葛根等，如玉泉散。

（4）蛔厥腹痛，呕吐。蛔虫得酸则静，本品极酸，能安蛔止痛，和胃止呕。可与细辛、黄连、川椒同用，如乌梅丸。

此外，本品炒炭后，能固冲止漏，可用于崩漏不止，便血；外敷能消疮毒，并治胬肉外突、头疮等。

【鉴别用药】五味子与乌梅：二药均有敛肺止咳、涩肠止泻、生津止渴作用。均可用于肺虚久咳、久泻及津伤口渴之证。但五味子又能滋肾、固精、敛汗及宁心安神，用于治疗遗精、滑精、自汗盗汗、心悸、失眠、多梦等证；而乌梅又具安蛔止痛、止血及消疮毒之功，用于治疗蛔厥腹痛呕吐、崩漏下血、胬肉外突等。

3. 诃子

【功效】涩肠止泻，敛肺止咳，降火利咽。

【主治病证】久泻久痢，便血脱肛，肺虚喘咳，久嗽不止，咽痛音哑。

【用法】煎服。涩肠止泻宜煨用，敛肺清热、利咽开音宜生用。

4. 肉豆蔻

【功效】温中行气，涩肠止泻。

【主治病证】虚寒泻痢，脘腹胀痛，食少呕吐。

5. 赤石脂

【功效】涩肠，止血，生肌敛疮。

【使用注意】湿热积滞泻痢者忌服。孕妇慎用。畏官桂。

细目四　固精缩尿止带药

◎ 要点

1. 山茱萸

【性能】酸、涩，微温。归肝、肾经。

【功效】补益肝肾，收敛固脱。

【应用】

（1）腰膝酸软，眩晕耳鸣，阳痿。山茱萸酸微温质润，其性温而不燥、补而不峻，既能补肾益精，又能温肾助阳，为平补阴阳之要药。常与熟地黄、山药等配伍，如六味地黄丸；与熟地黄、肉桂、附子同用，如肾气丸。

（2）遗精滑精，遗尿尿频。为固精止遗的要药。可配伍熟地黄、山药；或配伍覆盆子、金樱子、沙苑子等。

（3）崩漏带下，月经过多。能补肝肾、固冲任以止血。治崩漏下血及月经过多之证，可配伍黄芪、龙骨、五味子等同用。

（4）大汗不止、体虚欲脱。能收敛止汗，固涩滑脱，为防止元气虚脱之要药。可配伍人参、附子、龙骨等药用。

此外，本品亦治内热消渴，多与生地黄、天花粉等同用。

2. 桑螵蛸

【功效】固精缩尿，补肾助阳。

【主治病证】遗精滑精，遗尿尿频，小便白浊；阳痿。

3. 金樱子

【功效】固精缩尿，固崩止带，涩肠止泻。

4. 海螵蛸

【功效】收敛止血，涩精止带，制酸止痛，收湿敛疮。

【主治病证】崩漏便血，吐血衄血，遗精滑精，赤白带下，胃痛吞酸；外用治损伤出血、湿疮，湿疹，溃疡不敛。

5. 芡实

【功效】益肾固精，补脾止泻，除湿止带。

【主治病证】遗精滑精，遗尿尿频，脾虚久泻，白浊带下。

【鉴别用药】莲子与芡实：二药补中有涩，

益肾固精，补脾止泻，止带，常用治肾虚遗精、遗尿，脾虚泄泻，脾肾虚带下等证。但莲子兼能养心，可治虚烦、心悸、失眠等证；芡实能除湿止带，为治虚、实带下的常用药。

第二十三单元　攻毒杀虫止痒药

细目一　概　述

◎ **要点　攻毒杀虫止痒药的使用注意事项**

本类药物多具有不同程度的毒性，无论外用或内服，均应严格掌握剂量及用法，不宜过量或持续使用，以防发生毒副反应。制剂时应严格遵守炮制和制剂法度，以减低毒性而确保用药安全。内服宜制成丸、散应用。

细目二　具体药物

◎ **要点**

硫黄

【功效】外用解毒杀虫疗疮，内服补火助阳通便。

【主治病证】外用治疥癣，湿疹，阴疽恶疮；内服治阳痿足冷，虚喘冷哮，虚寒便秘。

方 剂 学

第一单元　总　论

细目一　方剂与治法

1. 方剂与治法的关系　治法是在长期临床积累了方药运用经验的基础上，在对人体辨证等理论认识不断丰富、完善过程中逐步总结而成，是后于方药形成的一种理论。但是，当治法由经验上升为理论之后，就成为遣药组方和运用成方的指导原则。治法是指导遣药组方的原则，方剂则是体现治法的主要手段，故云"方从法出，法随证立"。方剂与治法之间的关系是相互为用，密不可分的，具体表现为"以法组方""以法遣方""以法类方""以法释方"等四方面，而这四方面又可以简单概括为"以法统方"。

2. 常用治法　常用治法主要是指清代医家程钟龄在《医学心悟·医门八法》中概括总结的汗、吐、下、和、温、清、消、补八法。

（1）汗法　汗法是通过开泄腠理、调畅营卫、宣发肺气等方法，使在表的外感六淫之邪随汗而解的一类治法。汗法主要治疗外感六淫之邪所致的表证。此外，凡腠理闭塞，营卫郁滞的寒热无汗；或腠理疏松，虽有汗但寒热不解的病证，皆可使用汗法治疗。由于病情有寒热，邪气有兼夹，体质有强弱，故汗法又可分为辛温发汗、辛凉发汗，或与补法、下法、消法等配合使用。

（2）吐法　吐法是通过涌吐的方法，使停留在咽喉、胸膈、胃脘的痰涎、宿食或毒物从口中吐出的一类治法。吐法适用于中风痰壅，宿食壅阻胃脘，毒物尚在胃中；或痰涎壅盛之癫狂、喉痹，以及干霍乱吐泻不得等属于病位居上、病势急暴、内蓄实邪、体质壮实者。因吐法易伤胃气，故体虚气弱、妇人新产、孕妇等均应慎用。

（3）下法　下法是通过泻下、荡涤、攻逐等方法，使停留于胃肠的宿食、燥屎、冷积、瘀血、结痰、停水等从下窍而出，以祛邪除病的一类治法。凡邪在肠胃而致大便不通、燥屎内结，或热结旁流，以及停痰留饮、瘀血积水等形证俱实之证，均可使用。由于病情有寒热，正气有虚实，病邪有兼夹，所以下法又有寒下、温下、润下、逐水、攻补兼施之别，并可与其他治法配合运用。

（4）和法　和法是通过和解或调和的方法，使半表半里之邪，或脏腑、阴阳、表里失和之证得以解除的一类治法。和法既能祛除病邪，又能调整脏腑功能，且无明显寒热补泻之偏，性质平和，全面兼顾，适用于邪犯少阳、肝脾不和、肠胃不和、气血营卫失和等证。和法的分类较多，其中主要有和解少阳、调和肝脾、调和寒热等。

（5）温法　温法是通过温里祛寒的方法，以治疗里寒证的一类治法。里寒证有部位浅深、程度轻重的差别，故温法又有温中祛寒、回阳救逆和温经散寒的区别。

（6）清法　清法是通过清热、泻火、解毒、凉血等方法，以清除里热之邪的一类治法。适用于里热证、火证、热毒证，以及虚热证等。由于里热证有热在气分、营分、血分、热壅脏腑以及虚热之分，故清法之中又有清气分热、清营凉血、清热解毒、清脏腑热、清虚热等不同。

（7）消法　消法是通过消食导滞、行气活血、化痰利水、驱虫等方法，使气、血、痰、食、水、虫等有形之邪渐消缓散的一类治法。适用于饮食停滞、气滞血瘀、癥瘕积聚、水湿内停、痰饮不化、疳积虫积，以及疮疡痈肿等病证。

（8）补法　补法是通过补益人体气血阴阳，以治疗各种虚弱证候的一类治法。补法的目的，在于通过药物的补益作用，使人体气血阴阳虚弱或脏腑之间的失调状态得到纠正，复归于协调平衡。此外，在正虚不能祛邪外出时，也可使用补法以扶助正气，并配合其他治法，达到扶正祛邪的目的。补法又可进一步分为补气、补血、补阴、补阳等，在这些治法中又包括分补五脏之法。

上述八种治法分别适用于表里、寒热、虚实等不同的证候。但是，对于多数疾病而言，病情往往是复杂的，单一治法是难以满足治疗需要的，常需数种治法配合运用，方能治无遗邪，照顾全面。所以，虽为八法，但配合运用之后则变化多端。

细目二　方剂的组成与变化

1. 方剂的组成原则　方剂不是药物的随意堆砌，它是依据辨证与治法的需要，将药物有原则、有目的地配合在一起，方剂的组成方法有君臣佐使配伍、气味配伍、升降开阖配伍等。其中，君臣佐使配伍的方法是：

（1）君药　即针对主病或主证起主要治疗作用的药物，是方中不可或缺，且药力居首的

药物。

（2）臣药　有两种意义。①辅助君药加强治疗主病或主证的药物。②针对重要的兼病或兼证起主要治疗作用的药物。

（3）佐药　有三种意义。①佐助药，即协助君、臣药以加强治疗作用，或直接治疗次要兼证的药物。②佐制药，即用以消除或减弱君、臣药物的毒性，或能制约君、臣药物峻烈之性的药物。③反佐药，即病重邪甚，可能拒药时，配伍与君药性味相反而又能在治疗中起相成作用的药物。

（4）使药　有两种意义。①引经药，即能引方中诸药至病所的药物。②调和药，即具有调和方中诸药作用的药物。

必须指出，方剂中药物的君、臣、佐、使，主要是以药物在方中所起作用的主次地位为依据。除君药外，臣、佐、使药都具有两种或两种以上的意义。在遣药组方时并没有固定的形式，既不是每一种意义的臣、佐、使药都必须具备，也不是每味药只任一职。每一方剂的具体药味多少，以及君、臣、佐、使是否齐备，全视具体病情及治疗要求的不同，以及所选药物的功能来决定。但在任何方剂组成中，君药不可缺少。一般来说，君药的药味较少，而且不论何药在作为君药时，其用量比作为臣、佐、使药应用时要大。

2. 方剂的变化形式

（1）药味增减的变化　药物是决定方剂功用的主要因素。当方剂中的药物增加或减少时，必然要使方剂组成的配伍关系发生变化，并由此导致方剂功用的改变。这种变化主要用于临床选用成方，其目的是使之更加适合变化了的病情需要。针对某一具体成方之药味加减的变化，是指在君药不变的前提下，加减方中其他药物，以适应一些次要兼证的需要。一般有两种情况：一是佐使药的加减，二是臣药的加减。

（2）药量增减的变化　药物的用量直接决定药力的大小。当方剂的药物组成相同，而用量不相同时，会发生药力变化，其结果可以是单纯的

方剂药力大小的改变，也可以导致药物配伍关系及君臣佐使的相应变化，从而改变方剂的功用和主治证候。

（3）剂型更换的变化　方剂的剂型较多，不同剂型各有特点。同一方剂，尽管用药及其剂量完全相同，但剂型不同，其作用亦有异，但这种差异往往只是表现在药力大小和峻缓的区别上，在主治病证上也多有轻重缓急之分别。

以上药味、药量、剂型的变化形式可以单独应用，也可以配合使用，使之更加适合临床病证的需要。

细目三　剂　型

1. 汤剂的特点　汤剂是将药物饮片加水或酒浸泡，再煎煮一定时间后，去渣取汁而制成的液体剂型。汤剂是目前中医临床最为传统与常用的剂型。汤剂可以内服或外用，大部分汤剂为内服，而外用汤剂多用于洗浴、熏蒸及含漱等。汤剂吸收快，能迅速发挥药效；而且可以根据病情需要进行加减，能照顾每个患者或具体病变的不同阶段，因而多适用于病证较重或病情不稳定的患者。但汤剂也有不足之处，如服用量大、某些药物的有效成分不易煎出或易挥发散失、不适宜大规模生产、不利于患者携带。

2. 丸剂的特点　丸剂是将药物研成细粉或用其提取物，并加入适宜的黏合剂而制成球形的固体剂型。丸剂吸收较慢，药效持久，节省药材，便于患者服用与携带。一般说来，丸剂适用于慢性、虚弱性疾病。但也有丸剂药性比较峻猛者，多为芳香类药物与剧毒药物，不宜作汤剂煎服，如安宫牛黄丸、舟车丸等。常用的丸剂有蜜丸、水丸、糊丸、浓缩丸等。

（1）蜜丸　蜜丸是将药物细粉用炼制的蜂蜜为黏合剂而制成的丸剂。蜜丸性质柔润，作用缓和持久，并有补益和矫味作用，常用于治疗慢性虚弱性疾病，需要长期服用。

（2）水丸　水丸也称水泛丸，是将药物细粉用水（冷开水或蒸馏水）或酒、醋、蜜水、药汁等为黏合剂制成的小丸。水丸易于崩解，溶散快，吸收起效快，易于吞服，适用于多种疾病。

（3）糊丸　糊丸是将药物细粉用米糊、面糊、曲糊等为黏合剂而制成的小丸。糊丸黏合力强，质地坚硬，崩解与溶散迟缓，内服可延长药效、减轻剧毒药的不良反应和对胃肠道的刺激。

（4）浓缩丸　浓缩丸是将药物或方中部分药物煎汁浓缩成膏，并与其他药物细粉混合干燥粉碎后，再用水或蜂蜜或药汁制成丸剂。浓缩丸体积小，有效成分高，服用剂量小，可用于治疗多种疾病。

3. 散剂的特点　散剂是将药物粉碎，混合均匀后所制成粉末状的制剂。散剂制作简便，吸收较快，节省药材，便于服用及携带。散剂有内服和外用两类。

（1）内服散剂　又可以分为两种：①研成细粉，以温开水冲服，量小者亦可直接吞服。这类散剂吸收快，便于携带与服用。②制成粗末，以水煎取汁服用，称为煮散，这类散剂实际类似汤剂。

（2）外用散剂　为极细粉末，直接作用于病变部位，对创面刺激小，可外敷、掺撒疮面或患病部位。亦有作点眼、吹喉等使用。

4. 膏剂的特点　膏剂是将药物用水或植物油煎熬去渣而制成的剂型，有内服和外用两种。内服膏剂有流浸膏、浸膏、煎膏三种；外用膏剂分软膏、硬膏两种。其中内服膏剂中的流浸膏与浸膏多数用于调配其他制剂，如合剂、糖浆剂、冲剂、片剂等，这里只介绍煎膏。

（1）煎膏　又称膏滋，是将药物加水反复煎煮，去渣浓缩后，加炼蜜或炼糖制成的半液体剂型。煎膏体积小、含量高、便于服用、口味甜美、有滋润补益作用，一般多用于慢性虚弱性疾病的患者，有利于较长时间服用。

（2）软膏　又称药膏，是将药物细粉与适宜的基质制成具有适当黏稠度的半固体外用制剂。其中用乳剂型基质的，亦称乳膏剂，多用于皮肤、黏膜或疮面。软膏具有一定的黏稠性，外涂后渐渐软化或熔化，因而药物可慢慢吸收，持久发挥疗效，适用于外科疮疡疖肿、烧烫伤等患者。

（3）硬膏　又称膏药，古称薄贴。硬膏是以植物油将药物煎至一定程度后去渣，再煎至滴水成珠，加入黄丹等搅匀、冷却而成。用时加温摊涂在布或纸上，软化后贴于患处或穴位上，可用于治疗局部疾病和全身性疾病，如疮疡肿毒、跌打损伤、风湿痹证，以及腰痛、腹痛等。

第二单元　解表剂

细目一　概　述

1. 解表剂的适用范围　解表剂主要适用于表证。凡风寒初起或温病初起，以及麻疹、疮疡、水肿、痢疾等病初起之时，见恶寒、发热、身痛、无汗或有汗、苔薄白、脉浮等表证者，均可使用解表剂治疗。

2. 解表剂的应用注意事项

（1）由于表证有寒热之异，患者体质有强弱之别，故应酌情选用不同类型的解表剂。如表证属风寒者，当用辛温解表剂；表证属风热者，当用辛凉解表剂；若兼见气、血、阴、阳等不足者，还须结合补益法使用，以扶正祛邪。

（2）解表剂多以辛散轻扬药物为主组方，不宜久煎，以免药性耗散，作用减弱。

（3）解表剂一般宜温服，服后应避风寒，或增衣被，或辅之以粥，以助汗出。取汗程度，以遍身持续微微汗出为佳。若汗出不彻则病邪不解，而汗出太过则耗气伤津。汗出病瘥，即当停服，不必尽剂。

（4）饮食方面，应注意禁食生冷油腻，以免影响药物的吸收和药效的发挥。

（5）表里同病者，一般应先解表，后治里；若表里并重，则当表里双解；若外邪已入于里，或麻疹已透，或疮疡已溃等，则不宜继续使用解表剂。

细目二　辛温解表

麻　黄　汤

《伤寒论》

组成：麻黄三两　桂枝二两　杏仁七十个　炙甘草一两

功用：发汗解表，宣肺平喘。

主治：外感风寒表实证。恶寒发热，头身疼痛，无汗而喘，舌苔薄白，脉浮紧。

配伍意义：本方证为外感风寒，营卫郁滞，肺气失宣所致。治当发汗解表，宣肺平喘。故方中以苦辛性温之麻黄为君，开腠发汗，祛在表之风寒；宣肺平喘，开郁闭之肺气。卫郁营滞，单用麻黄发汗只能解卫气之闭郁，所以又配伍透营达卫的桂枝为臣药，解肌发表，通达营卫。桂枝既能助麻黄解表，使发汗之力倍增；又能畅行营阴。麻黄、桂枝两药相须为用，是辛温发汗的常用组合。佐以杏仁降利肺气，以止咳喘。杏仁与麻黄相伍，一宣一降，以恢复肺气之宣降，加强宣肺平喘之功，为宣降肺气的常用组合。炙甘草调和药性，既能助麻、杏之宣降，又能缓麻、桂之峻烈，使汗出不至过猛而耗伤正气，是使药而兼佐药之用。四药配伍，表寒得散，营卫得通，肺气得宣，诸症可愈。

全方配伍特点：麻桂相须，开腠畅营；麻杏相使，宣降相宜。

桂 枝 汤

《伤寒论》

组成：桂枝三两　芍药三两　炙甘草二两　生姜三两　大枣十二枚

功用：解肌发表，调和营卫。

主治：外感风寒表虚证。恶风发热，汗出头痛，鼻鸣干呕，苔白不渴，脉浮缓或浮弱。

配伍意义：本方证是因表虚，腠理不固，外感风寒，营卫失和所致。治当以解肌发表，调和营卫，祛邪扶正兼顾为宜。故方中以辛甘温之桂枝为君，助卫阳，通经络，解肌发表，祛在表之风邪。以酸收之芍药为臣，益阴敛营，敛固外泄之营阴。桂枝与芍药用量相等（1：1），寓意有三：一为针对营卫失调病机，体现营卫同治，祛邪扶正，邪正兼顾之意；二为相辅相成，桂枝得芍药相助则汗出有源，芍药得桂枝相助则滋而能化；三为相制相成，散中有收，汗中寓补。桂枝与芍药配伍是本方外可解肌发表，内可调和营卫、调和阴阳的基本结构。佐以辛温之生姜，既助桂枝辛散表邪，又兼和胃止呕；甘平之大枣，既能益气补中，又可滋脾生津。生姜、大枣相配，也是补脾和胃，调和营卫的常用组合。炙甘草调和药性，合桂枝辛甘化阳以实卫，合芍药酸甘化阴以和营，功兼佐使之用。药后配合"啜热稀粥"，是借水谷之气以充养胃气，资生汗源，不但酿汗，更可使外邪速去而不致复感。

全方配伍特点：辛散与酸收相配，散中有收，汗不伤正；助阳与益阴同用，阴阳兼顾，营卫并调。

小青龙汤

《伤寒论》

组成：麻黄三两　芍药三两　细辛三两　干姜三两　炙甘草三两　桂枝三两　五味子半升　半夏半升

功用：解表散寒，温肺化饮。

主治：外寒里饮证。恶寒发热，头身疼痛，无汗，喘咳，痰涎清稀量多，胸痞，或干呕，或痰饮喘咳不得平卧，或身体疼重，或头面四肢浮肿，舌苔白滑，脉浮。

配伍意义：本方主治外感风寒，寒饮内停之证。对此外寒内饮之证，若不疏表而仅治里饮则表邪难解，若不化饮而专解表邪则水饮不除，此时应解表与化饮合法。故方中以麻黄、桂枝配伍，相须为君，发汗散寒以解表邪，且麻黄又能宣发肺气而平喘咳，桂枝又能化气行水以利于里饮之化。以干姜、细辛为臣药，温肺化饮，兼助麻黄、桂枝以解表祛邪。患者素有痰饮，脾肺本虚，若纯用辛温发散，恐更耗伤肺气，故佐以五味子敛肺止咳、芍药和营养血，此二药与辛散之品相配伍，散收并用，既可增强止咳平喘之功，又可制约诸药辛散温燥太过之弊。更佐以半夏燥湿化痰，和胃降逆。炙甘草是为佐使之药，既可益气和中，又能调和辛散酸收之品。以上八药相配，共奏解表散寒、温肺化饮之功。

九味羌活汤

张元素方，录自《此事难知》

组成：羌活　防风　苍术　细辛　川芎　香白芷　生地黄　黄芩　甘草（原著本方无用量）

功用：发汗祛湿，兼清里热。

主治：外感风寒湿邪，内有蕴热证。恶寒发热，无汗，头痛项强，肢体酸楚疼痛，口苦微渴，舌苔白或微黄，脉浮。

配伍意义：本方证由外感风寒湿邪，内有蕴热所致。治当发散风寒湿邪为主，兼清里热为辅。故方中以辛苦性温、治疗太阳风寒湿邪在表之要药羌活为君，散表寒，祛风湿，利关节，止痹痛。臣以防风、苍术，其中防风辛甘性温，为风药中之润剂，祛风除湿，散寒止痛；苍术辛苦而温，发汗祛湿，为祛太阴寒湿的主要药物。两药相合，协助羌活祛风散寒，除湿止痛。佐以细辛、白芷、川芎祛风散寒，宣痹止痛。其中细辛善止少阴头痛，白芷善解阳明头痛，川芎长于止少阳、厥阴头痛，此三味与羌活、苍术合用，为本方"分经论治"的基本结构。再佐以生地、黄芩清泄里热，并防诸辛温燥烈之品伤津。甘草调和诸药为使。九味配伍，既能统治风寒湿邪，又能兼顾协调表里，共成发汗祛湿、兼清里热之剂。表寒较重者，服本方之后，还需配合啜热粥，目的是资助胃气以酿汗，加强发汗祛邪之功。表证较轻者，微发其汗即可，故药后不必啜热粥。

细目三　辛凉解表

银　翘　散

《温病条辨》

组成：连翘一两　银花一两　苦桔梗六钱　薄荷六钱　竹叶四钱　生甘草五钱　芥穗四钱　淡豆豉五钱　牛蒡子六钱　鲜苇根

功用：辛凉透表，清热解毒。

主治：温病初起。发热，微恶风寒，无汗或有汗不畅，头痛口渴，咳嗽咽痛，舌尖红，苔薄白或薄黄，脉浮数。

配伍意义：本方所治温病初起之风热表证是因外感风热，邪在卫分，卫气被郁，开阖失司，肺气失宣所致。治疗当辛凉透表，清热解毒为主。故方中重用银花、连翘为君，气味芳香，既能疏散风热，清热解毒，又可辟秽化浊，在透散卫分表邪的同时，兼顾了温热病邪易蕴而成毒及多夹秽浊之气的特点。臣以薄荷、牛蒡子，味辛性凉，疏散风热，清利头目，且可解毒利咽；荆芥穗、淡豆豉，辛而微温，解表散邪，此两者虽属辛温，但辛而不烈，温而不燥，配入辛凉解表方中，增强辛散透表之力。芦根、竹叶清热生津；桔梗开宣肺气而止咳利咽，同为佐药。生甘草既可调和药性，护胃安中，又合桔梗利咽止咳，是属佐使之用。本方所用药物均系轻清之品，用法强调"香气大出，即取服，勿过煮"，体现了吴氏"治上焦如羽，非轻不举"的用药原则。

全方配伍特点：辛凉与辛温相伍，主以辛凉；疏散与清解相配，疏清兼顾。

桑　菊　饮

《温病条辨》

组成：桑叶二钱五分　菊花一钱　杏仁二钱　连翘一钱五分　薄荷八分　苦桔梗二钱　生甘草八分　苇根二钱

功用：疏风清热，宣肺止咳。

主治：风温初起，邪客肺络证。但咳，身热不甚，口微渴，脉浮数。

麻黄杏仁甘草石膏汤

《伤寒论》

组成：麻黄四两　杏仁五十个　炙甘草二两　石膏半斤

功用：辛凉疏表，清肺平喘。

主治：外感风邪，邪热壅肺证。身热不解，咳逆气急，甚则鼻扇，口渴，有汗或无汗，舌苔薄白或黄，脉浮而数。

配伍意义：本方证是风寒表邪不解，郁而化热入里；或风热袭表，表邪不解入里所致。治当辛凉透邪，清热平喘。故方中以麻黄、石膏为君。麻黄辛温，开宣肺气以平喘，开腠解表以散邪；石膏辛甘大寒，清泄肺热以生津，辛散解肌以透邪。麻黄与石膏相配，一辛温，一辛寒，一以宣肺为主，一以清肺为主，俱能透邪于外，合用则相反之中寓有相辅之意，调理肺的宣发功能；且麻黄得石膏则宣肺平喘而不助热，石膏得麻黄则清解肺热而不凉遏，又是相制为用。由于本方石膏用量倍于麻黄，仍不失为辛凉之剂。以杏仁为臣药，味苦，降利肺气，平喘咳；杏仁与麻黄相配则宣降相因，与石膏相伍则清肃协同。佐使炙甘草益气和中，与石膏相配又能生津止渴，并能调和于寒热宣降之间。四药合用，解表与清肺并用，以清为主；宣肺与降气并用，以宣为主。共奏辛凉疏表、清肺平喘之功。

细目四　扶正解表

败　毒　散

《太平惠民和剂局方》

组成：柴胡　前胡　川芎　枳壳　羌活　独活　茯苓　桔梗　人参　甘草各三十两（生姜、薄荷少许）

功用：散寒祛湿，益气解表。

主治：气虚外感风寒湿证。憎寒壮热，头项强痛，肢体酸痛，无汗，鼻塞声重，咳嗽有痰，胸膈痞满，舌淡苔白，脉浮而按之无力。

配伍意义：本方证是因患者正气素虚，复感风寒湿邪，卫阳被遏，肺气不宣所致。治当散寒祛湿，益气解表。故方中以羌活、独活为君，发散风寒，散湿止痛。其中羌活长于祛上部风寒湿邪并止痛，独活长于祛下部风寒湿邪并止痛，合而用之，为通治一身风寒湿邪的常用组合。臣以川芎行气活血，并能祛风；柴胡解肌透邪，并能行气。二药既可助君药解表逐邪，又可行气活血以加强宣痹止痛之力。佐以桔梗宣肺利膈，枳壳理气宽中，二药相配，一升一降，是宣降肺气、畅通气机、宽胸利膈的常用组合；前胡化痰止咳，茯苓渗湿消痰。生姜、薄荷为引以助解表之力；甘草调和药性，兼以益气和中，共为佐使之药。此外，方中人参亦属佐药，用以益气扶正，一则助正气以鼓邪外出，并寓防邪入里之义；二则令全方散中有补，不致耗伤真元。综观全方，邪正兼顾，祛邪为主，共奏散寒祛湿、益气解表之功。

第三单元　泻下剂

细目一　概　述

1. 泻下剂的适用范围　泻下剂主要适用于里实证。里实证有因热而结实者，有因寒而结实者，有因燥而结实者，有因水而结实者，均可使用泻下剂。此外，邪实而正虚者，也可使用泻下剂，但当使用泻下剂中的攻补兼施剂为宜。

2. 泻下剂的应用注意事项

（1）临证首当辨别里实证的性质及患者体质的虚实，分别选用相应治法方剂。热结者，宜寒下；寒结者，宜温下；燥结者，宜润下；水结者，宜逐水；邪实而正虚者，又当攻补兼施。

（2）泻下剂是为里实证而设，用于表证已解，里实已成之时。若患者表证未解，里实虽成，亦不可纯用泻下剂，以防表邪随泻下内陷而变生他证，应权衡表里证之轻重缓急，或先解表后攻里，或表里双解。

（3）里实证若兼瘀血、虫积、痰浊等，应酌情将泻下剂与活血祛瘀、驱虫、化痰等治法方剂配合使用。

（4）年老体弱、孕妇、产后或正值经期、病后伤津或亡血者，均应慎用或禁用泻下剂。必需使用时，也宜配伍补益扶正之品。

（5）泻下剂易伤胃气，得效即止，慎勿过剂。服药期间应注意调理饮食，少食或忌食油腻或不易消化的食物，以免重伤胃气。

细目二　寒　下

大承气汤

《伤寒论》

组成：大黄四两　厚朴半斤　枳实五枚　芒

硝三合

功用：峻下热结。

主治：

（1）阳明腑实证。大便不通，频转矢气，脘腹痞满，腹痛拒按，按之则硬，甚或潮热谵语，手足濈然汗出，舌苔黄燥起刺，或焦黑燥裂，脉沉实。

（2）热结旁流证。下利清水，色纯青，其气臭秽，脐腹疼痛，按之坚硬有块，口舌干燥，脉滑实。

（3）里热实证之热厥、痉病或发狂等。

配伍意义：本方证乃伤寒之邪内传阳明之腑，入里化热，或温病邪入胃肠，热盛灼津，燥屎乃成，邪热与肠中燥屎互结成实之阳明腑实证。前人将阳明腑实证的特点归纳为"痞、满、燥、实"四字。所谓"痞"即自觉胸脘闷塞不通，有压重感；"满"是脘腹胀满，按之有抵抗感；"燥"是肠中燥屎干结不下；"实"是实热内结，腹痛拒按，大便不通，或下利清水而腹痛不减，以及潮热谵语，脉实等。"热结旁流证"乃燥屎坚结于里，胃肠欲排不能，逼迫津液从燥屎之旁流下所致。热厥、痉病、发狂等皆因实热内结，或气机阻滞，阳气受遏，不能外达于四肢；或热盛伤津劫液，筋脉失养而挛急；或胃肠浊热上扰心神，神明昏乱等造成。证候表现虽然各异，然其病机相同，皆是里热结实之重证。治法当峻下热结，急下存阴，釜底抽薪。故方中以苦寒通降之生大黄为君，泻热通便，荡涤胃肠实热积滞。以咸寒润降之芒硝为臣，泻热通便，软坚润燥，以除燥坚。大黄、芒硝配合，相须为用，泻下热结之力益峻。君以厚朴下气除满，臣以枳实行气消痞，二药合而用之，既能消痞除满，又能通降下行胃肠气机，以助泻下通便。以上四药相合，共奏峻下热结之功。本方煎服方法为：先煎枳实、厚朴，后下大黄，再溶服芒硝。大黄之所以生用、后下，是取其泻下之力峻猛。若大黄久煎，则泻下之力缓，达不到峻下热结之功效。

此外，热结旁流治以大承气汤，是因"旁流"为现象，燥屎坚结才是本质，故用峻下，使热结得去，"旁流"可止，乃属"通因通用"之法。

热厥治以大承气汤，是因四肢厥冷为假象，里实热结是本质，所谓"热深者，厥亦深"，四肢虽厥寒，但必见大便秘结、腹痛拒按、口干舌燥、脉滑实等实热证候，故用寒下使热结得下，气机宣畅，阳气敷布外达而厥逆可回。这种用寒下之法治厥冷之证，亦称为"寒因寒用"。

全方配伍特点：苦辛通降与咸寒合法，泻下与行气并重，相辅相成。

细目三 温 下

温脾汤
《备急千金要方》卷十三

组成：大黄五两 当归 干姜各三两 附子 人参 芒硝 甘草各二两

功用：攻下寒积，温补脾阳。

主治：阳虚冷积证。腹痛便秘，脐下绞结，绕脐不止，手足不温，苔白不渴，脉沉弦而迟。

配伍意义：本方证因脾阳不足，阴寒内盛，寒积中阻所致。其中脾阳不足为致病之本，而寒积停滞则为其标。治疗若纯用攻下则更伤中阳，若单用温补则寒积难去，惟攻逐寒积与温补脾阳并用，方为两全之策。方中以附子配大黄为君药，用附子大辛大热之性，温壮脾阳，解散寒凝；以大黄泻下已成之冷积。臣以芒硝润肠软坚，助大黄泻下攻积；干姜温中助阳，助附子温中散寒。佐以人参、当归益气养血，使下不伤正。佐使甘草既助人参益气，又可调和诸药。本方由温补脾阳药与寒下攻积药配伍组成，温通、泻下、补益三法兼备，温阳以祛寒、攻下不伤正，共奏攻下寒积、温补脾阳之功。

细目四 润 下

麻子仁丸（又名脾约丸）

《伤寒论》

组成：麻子仁二升　芍药半斤　枳实半斤
大黄一斤　厚朴一尺　杏仁一升　蜜

功用：润肠泄热，行气通便。

主治：脾约证。大便干结，小便频数，脘腹

胀满，舌红苔黄，脉数。

济 川 煎

《景岳全书》

组成：当归三至五钱　牛膝二钱　肉苁蓉二
至三钱　泽泻一钱半　升麻五分至七分或一钱
枳壳一钱

功用：温肾益精，润肠通便。

主治：肾虚便秘。大便秘结，小便清长，腰
膝酸软，头目眩晕，舌淡苔白，脉沉迟。

第四单元　和解剂

细目一 概 述

1. 和解剂的适用范围　和解剂主要适用于
邪在少阳、肝脾不和、寒热错杂之证。和解剂原
为治疗伤寒邪入少阳而设，因少阳属胆，位于表
里之间，既不宜发汗，又不宜吐下，惟有和解一
法最为适当。然而，胆附于肝，与肝互为表里，
胆经发病可影响及肝，肝经发病也可影响及胆，
且肝胆疾病又可累及脾胃，导致肝脾不和；若中
气虚弱，寒热互结，又可导致肠胃不和。因此，
肝脾不和证、肠胃不和证也是和解剂的适用
范围。

2. 和解剂的应用注意事项

（1）临床依据病证不同，应分别选用和解少
阳、调和肝脾、调和肠胃的治法与方剂。

（2）和解剂组方配伍较为独特，既祛邪又扶
正，既透表又清里，既疏肝又治脾，无明显寒热
补泻之偏，性质平和，作用和缓，照顾全面，所
以应用范围较广，主治病证较为复杂。然而，该
法毕竟以祛邪为主，纯虚证不宜使用。

（3）凡外邪在表，未入少阳者；或邪已入
里，阳明热盛者，均不宜使用和解剂。

细目二 和解少阳

小柴胡汤

《伤寒论》

组成：柴胡半斤　黄芩三两　人参三两　炙
甘草三两　半夏半升　生姜三两　大枣十二枚

功用：和解少阳。

主治：

（1）伤寒少阳证。往来寒热，胸胁苦满，默
默不欲饮食，心烦喜呕，口苦，咽干，目眩，舌
苔薄白，脉弦者。

（2）妇人中风，热入血室证。经水适断，寒
热发作有时。

（3）黄疸、疟疾，以及内伤杂病而见少阳
证者。

配伍意义：本方证为伤寒邪入少阳，正邪交
争于半表半里之间，少阳经气不利，胆热犯胃，
胃失和降所致。邪在表者当从汗解，邪入里者则
当吐下，今邪既不在表，又不在里，而在表里之
间，则非汗吐下所宜，故治疗当以和解之法。方
中以苦平之柴胡为君，入肝胆经，透泄少阳半表

之邪，疏泄气机之郁滞，使少阳半表之邪得以疏散，气机得以条畅。黄芩苦寒，清泄少阳半里之热，为臣药。柴胡升散，黄芩清泄，两者配伍，一散一清，恰入少阳，以解少阳之邪。胆气犯胃，胃失和降，佐以半夏、生姜和胃降逆止呕。邪从太阳传入少阳，缘于正气本虚，故又佐以人参、大枣益气健脾，一者取其扶正以祛邪，一者取其益气以御邪内传，俾正气旺盛，则邪无内向之机。炙甘草助人参、大枣扶正，且能调和诸药，为使药。诸药合用，使邪气得解，枢机得利，胃气调和，诸症自除。原方"去滓再煎"，使药性更为醇和，药汤之量更少。

全方配伍特点：透散清泄以和解，升清降浊兼扶正。

蒿芩清胆汤
《重订通俗伤寒论》

组成：青蒿脑钱半至二钱　淡竹茹三钱　仙半夏钱半　赤茯苓三钱　青子芩钱半至三钱　生枳壳钱半　陈广皮钱半　碧玉散（滑石、甘草、青黛）三钱

功用：清胆利湿，和胃化痰。

主治：少阳湿热痰浊证。寒热如疟，寒轻热重，口苦膈闷，吐酸苦水，或呕黄涎而黏，甚则干呕呃逆，胸胁胀疼，小便黄少，舌红苔白腻，间现杂色，脉数而右滑左弦者。

配伍意义：本方病证因少阳胆热偏重，兼有湿热痰浊内阻所致。治当清胆利湿，和胃化痰。故方中以苦寒芳香之青蒿，清透少阳邪热；以苦寒之黄芩，清泄胆热，并能燥湿。两药相合，既可内清少阳湿热，又能透邪外出，共为君药。竹茹善清胆胃之热，化痰止呕；枳壳下气宽中，除痰消痞；半夏燥湿化痰，和胃降逆；陈皮理气化痰，宽胸畅膈。四药相伍，使热清湿化痰除，共为臣药。赤茯苓、碧玉散清热利湿，导邪从小便而去，为佐使药。诸药合用，可使胆热清，痰湿化，气机畅，胃气和，诸症得解。

细目三　调和肝脾

四　逆　散
《伤寒论》

组成：炙甘草　枳实　柴胡　芍药各十分

功用：透邪解郁，疏肝理脾。

主治：

（1）阳郁厥逆证。手足不温，或腹痛，或泄利下重，脉弦。

（2）肝脾不和证。胁肋胀闷，脘腹疼痛，脉弦。

逍　遥　散
《太平惠民和剂局方》

组成：炙甘草半两　当归　茯苓　芍药　白术　柴胡各一两　（烧生姜一块　薄荷少许）

功用：疏肝解郁，养血健脾。

主治：肝郁血虚脾弱证。两胁作痛，头痛目眩，口燥咽干，神疲食少，或月经不调，乳房胀痛，脉弦而虚。

配伍意义：本方所治病证因肝郁不畅，营血不足，脾气虚弱所致。治宜疏肝解郁，养血健脾之法。故方中以柴胡为君，疏肝解郁，条达肝气。臣以当归、白芍，其中当归甘辛苦温，养血和血；白芍酸苦微寒，养血敛阴，柔肝缓急。当归、白芍与柴胡配伍，补肝之体，助肝之用，使血和则肝和，血充则肝柔。木郁不达而致脾虚不运，故佐以白术、茯苓、炙甘草健脾益气，实土以御木乘，且使营血生化有源。少许薄荷，疏散肝经郁遏之气，透达肝经郁遏之热；烧生姜温运和中，辛散达郁，亦为佐药。炙甘草亦为使药，调和诸药。诸药合用，共奏疏肝解郁、养血健脾之功。

全方配伍特点：疏柔合法，肝脾同调，气血兼顾。

细目四　调和肠胃

半夏泻心汤

《伤寒论》

组成：半夏半升　黄芩　干姜　人参各三两　黄连一两　大枣十二枚　炙甘草三两

功用：寒热平调，散结除痞。

主治：寒热互结之痞证。心下痞，但满而不痛，或呕吐，肠鸣下利，舌苔腻而微黄。

配伍意义：此方所治原系小柴胡汤证误行泻下，损伤中阳，少阳邪热乘虚内陷，以致寒热错杂之心下痞证。本方证病机较为复杂，既有寒热错杂，又有虚实相兼，导致中焦失和，升降失常。治当调其寒热，益气和胃，散结除痞。方中以辛温之半夏为君，散结除痞，又善降逆止呕。臣以辛热之干姜温中散寒，苦寒之黄芩、黄连泄热开痞。以上四药相伍，具有寒热平调，辛开苦降之用。然寒热错杂，又缘于中虚失运，故又佐以甘温之人参、大枣益气补脾。佐使炙甘草补脾和中，调和诸药。诸药合用，可使寒去热清，中虚得补，升降复常，痞满可除，呕利自愈。

全方配伍特点：寒热平调以和阴阳，辛开苦降以调气机，补泻兼施以顾虚实。

第五单元　清热剂

细目一　概　述

1. 清热剂的适用范围　清热剂适用于里热证。一般是在表证已解，热已入里，或里热已盛而尚未结实的情况下使用。

2. 清热剂的应用注意事项

（1）辨明里热所在部位。邪热在气则清气，入营血则清营凉血，热盛于脏腑则需结合脏腑所在的部位选择方药。若热在气而治血，则将引邪深入；若热在血而治气，则无济于事。

（2）辨明热证真假，勿被假象所迷惑。如为真寒假热之证，不可误投清热剂。

（3）辨明热证的虚实。应注意屡用清热泻火之剂而热仍不退者，当改用甘寒滋阴壮水之法，阴复则其热自退。

（4）权衡轻重，量证投药。热盛而药轻，无异于杯水车薪；热微而药重，势必热去寒生；对于平素阳气不足，脾胃虚弱，外感之邪虽已入里化热，亦应慎用，必要时配伍护中醒脾和胃之品，以免伤阳碍胃。

（5）对于热邪炽盛，服清热剂入口即吐者，可于清热剂中少佐温热之品，或采用凉药热服的反佐法。

细目二　清气分热

白虎汤

《伤寒论》

组成：石膏一斤　知母六两　炙甘草二两　粳米六合

功用：清热生津。

主治：气分热盛证。壮热面赤，烦渴引饮，汗出恶热，脉洪大有力。

配伍意义：本方原为治阳明经证的主方，后世温病学家以此为治气分热盛的代表方剂。凡伤寒化热，内传阳明之经，或温邪由卫及气，皆能出现本证。本方证虽气分热盛，但未致阳明腑实，故不宜攻下；热盛津伤，又不能苦寒直折，唯以清热生津法最为恰当。方中以入肺胃二经、辛甘大寒之生石膏为君药，功善清解，透热出表，以除阳明气分之热。苦寒质润之知母为臣药，既助石膏清肺胃之热，又可滋阴润燥，救已伤之阴津。石膏与知母相须为用，清热生津，除烦止渴之功益强。粳米、炙甘草共为佐药，益胃生津，并可防止大寒伤中之弊。炙甘草兼以为使，调和诸药。四药相配，共成清热生津之功，使其热清津复，诸症自解。

细目三　清营凉血

清营汤

《温病条辨》

组成：犀角（也可用水牛角代）三钱　生地黄五钱　玄参三钱　竹叶心一钱　麦冬三钱　丹参二钱　黄连一钱五分　银花三钱　连翘二钱

功用：清营解毒，透热养阴。

主治：热入营分证。身热夜甚，神烦少寐，时有谵语，目常喜开或喜闭，口渴或不渴，斑疹隐隐，脉细数，舌绛而干。

配伍意义：本方证乃邪热内传营分，耗伤营阴所致。治以咸寒清营解毒为主，辅以透热养阴之法。方用苦咸寒之犀角（也可用水牛角代）清解营分之热毒，为君药。热伤营阴，又以生地黄凉血滋阴，麦冬清热养阴生津，玄参滋阴降火解毒，三药共用，既可甘寒养阴保津，又可助君药清营凉血解毒，共为臣药。君臣相配，咸寒与甘寒并用，清营热而滋营阴，祛邪扶正兼顾。温邪初入营分，故用银花、连翘清热解毒，轻清透泄，使营分热邪有外达之机，促其透出气分而解，此即"入营犹可透热转气"之具体应用；竹叶清心除烦；黄连清心解毒；丹参清热凉血，并能活血散瘀，可防热与血结，上述五味均为佐药。诸药为伍，共奏清营解毒、透热养阴之功。

犀角地黄汤

《外台秘要》

组成：犀角（也可用水牛角代）一两　生地黄半斤　芍药三分　牡丹皮一两

功用：清热解毒，凉血散瘀。

主治：热入血分证。身热谵语，斑色紫黑，或吐血、衄血、便血、尿血，舌深绛起刺，脉数；或喜忘如狂，或漱水不欲咽，或大便色黑易解。

细目四　清热解毒

黄连解毒汤

《外台秘要》

组成：黄连三两　黄芩　黄柏各二两　栀子十四枚

功用：泻火解毒。

主治：三焦火毒热盛证。大热烦躁，口燥咽干，错语不眠；或热病吐血、衄血；或热甚发斑，或身热下利，或湿热黄疸；或外科痈疡疔毒。小便黄赤，舌红苔黄，脉数有力。

配伍意义：本方证乃火毒炽盛充斥三焦所致。治宜泻火解毒。方中以大苦大寒之黄连泻心火为君药，并且兼泻中焦之火。黄芩清肺火，泻上焦之火热，黄柏泻下焦之火，共为臣药。栀子通泻三焦之火，导热下行，引邪热从小便而出，为佐药。四药合用，苦寒直折，可使三焦之火邪祛而热毒解，诸症可愈。

细目五　清脏腑热

导赤散

《小儿药证直诀》

组成：生地黄　木通　生甘草梢各等分　竹叶适量

功用：清心利水养阴。

主治：心经火热证。心胸烦热，口渴面赤，意欲饮冷，以及口舌生疮；或心热移于小肠，小便赤涩刺痛，舌红，脉数。

配伍意义：本方证乃心经热盛或心火下移于小肠所致。心火上炎而又阴液不足，治法不宜苦寒直折，而宜清心与养阴兼顾，利水以导热下行，使蕴热从小便而泄。方中选用甘寒质润，入心肾二经的生地，凉血滋阴以制心火；木通苦寒，入心与小肠经，上清心经之火，下导小肠之热，两药相配，滋阴制火而不恋邪，利水通淋而不损阴，共为君药。竹叶甘淡，清心除烦，淡渗利窍，导心火下行，为臣药。生甘草清热解毒，并能调和诸药，还可防木通、生地之寒凉伤胃，用"梢"尚可直达茎中而止淋痛，为佐使药。四药合用，甘寒与苦寒相合，滋阴利水为主，滋阴而不恋邪，利水而不伤阴，泻火而不伐胃，共收清热利水养阴之效。本方选药配伍，与小儿稚阴稚阳、易寒易热、易虚易实、疾病变化迅速的特点和治实宜防其虚、治虚宜防其实的治则要求十分吻合，《医宗金鉴》以"水虚火不实"五字概括本方证之病机较为贴切。

龙胆泻肝汤
《医方集解》

组成：龙胆草　黄芩　栀子　泽泻　木通　当归　生地黄　柴胡　生甘草　车前子（原著本方无用量）

功用：清泻肝胆实火，清利肝经湿热。

主治：

（1）肝胆实火上炎证。头痛目赤，胁痛，口苦，耳聋，耳肿，舌红苔黄，脉弦数有力。

（2）肝经湿热下注证。阴肿，阴痒，筋痿，阴汗，小便淋浊，或妇女带下黄臭等，舌红苔黄腻，脉弦数有力。

配伍意义：本方证由肝胆实火上炎或肝胆湿热循经下注所致。治宜清泻肝胆实火，清利下焦湿热为法。方中选用大苦大寒的龙胆草，既能泻肝胆实火，又能利肝胆湿热，泻火除湿，两擅其功，切中病机，故为君药；黄芩、栀子苦寒泻火，燥湿清热，共为臣药。君臣配伍，增强泻火除湿之力。湿热之邪的主要出路，是利导下行，从膀胱渗泄，故又配渗湿泄热之泽泻、木通、车前子，导湿热从水道而去；肝乃藏血之脏，若为实火所伤，阴血亦随之消耗；且方中诸药以苦燥渗利伤阴之品居多，故用当归、生地养血滋阴，使邪去而阴血不伤。肝体阴用阳，性喜疏泄条达，火邪内郁，肝胆之气不疏，骤用大剂苦寒降泄之品，既恐肝胆之气被抑，又虑折伤肝胆升发之机，故用柴胡疏畅肝胆之气，并能引诸药归于肝胆之经。以上皆为佐药。甘草调和诸药，护胃安中，为佐使药。诸药合用，使火降热清，湿浊得利，循经所发诸症皆可相应而愈。

全方配伍特点：苦寒清利，泻中寓补，降中寓升，以适肝性。

左金丸
《丹溪心法》

组成：黄连六两　吴茱萸一两

功用：清泻肝火，降逆止呕。

主治：肝火犯胃证。胁肋疼痛，嘈杂吞酸，呕吐口苦，舌红苔黄，脉弦数。

配伍意义：本方证是由肝郁化火，横逆犯胃，肝胃不和所致。火热当清，气逆当降，治宜清泻肝火为主，兼以降逆止呕。方中重用黄连为君，一清泻肝火，使肝火得清，自不横逆犯胃；二清泻胃热，胃火降则其气自和；三泻心火，寓"实则泻其子"之意。然气郁化火之证，纯用大苦大寒既恐郁结不开，又虑折伤中阳，故又少佐辛热之吴茱萸。一者疏肝解郁，以使肝气条达，郁结得开；二者反佐以制黄连之寒，使泻火而无凉遏之弊；三者取其下气之用，以和胃降逆；四者可引领黄连入肝经。如此一味而功兼四用，以为佐使。二药合用，共收清泻肝火，降逆止呕之效。

泻 白 散

《小儿药证直诀》

组成：地骨皮　桑白皮各一两　炙甘草一钱　粳米一撮

功用：清泻肺热，止咳平喘。

主治：肺热喘咳证。气喘咳嗽，皮肤蒸热，日晡尤甚，舌红苔黄，脉细数。

配伍意义：本方主治肺有伏火郁热之证。治宜清泻肺中郁热，止咳平喘。方中桑白皮甘寒性降，专入肺经，清泻肺热，平喘止咳，故以为君。地骨皮甘寒入肺，可助君药清降肺中伏火，为臣药。君臣相合，清泻肺热，以使金清气肃。炙甘草、粳米养胃和中以扶肺气，共为佐使。四药合用，共奏清泻肺热、止咳平喘之功。

清 胃 散

《脾胃论》

组成：生地黄　当归身各三分　牡丹皮半钱　黄连六分，夏月倍之，大抵黄连临时增减无定　升麻一钱

功用：清胃凉血。

主治：胃火牙痛。牙痛牵引头疼，面颊发热，其齿喜冷恶热，或牙宣出血，或牙龈红肿溃烂，或唇舌腮颊肿痛，口气热臭，口干舌燥，舌红苔黄，脉滑数。

配伍意义：本方证由胃有积热，循经上攻所致。治宜清胃凉血。方用苦寒泻火之黄连为君，直折胃腑之热。臣以甘辛微寒之升麻，一取其清热解毒，以治胃火牙痛；一取其轻清升散透发，可宣达郁遏之伏火，有"火郁发之"之意。二药相伍，黄连得升麻，降中寓升，则泻火而无凉遏之弊；升麻得黄连，升中有降，则散火而无升焰之虞。胃热盛已侵及血分，进而伤耗阴血，臣以丹皮凉血清热。生地凉血滋阴，当归养血活血，以助消肿止痛，为佐药。升麻兼以引经为使。诸药合用，共奏清胃凉血之效，以使上炎之火得降，血分之热得除，热

毒内彻而解。《医方集解》载本方有石膏，其清胃之力更强。

白头翁汤

《伤寒论》

组成：白头翁二两　黄柏三两　黄连三两　秦皮三两

功用：清热解毒，凉血止痢。

主治：热毒痢疾。腹痛，里急后重，肛门灼热，下痢脓血，赤多白少，渴欲饮水，舌红苔黄，脉弦数。

细目六　清虚热

青蒿鳖甲汤

《温病条辨》

组成：青蒿二钱　鳖甲五钱　细生地四钱　知母二钱　丹皮三钱

功用：养阴透热。

主治：温病后期，邪伏阴分证。夜热早凉，热退无汗，舌红苔少，脉细数。

配伍意义：本方所治病证为温病后期，阴液已伤，余邪深伏阴分所致。此阴虚邪伏之证，若纯用滋阴，则有滋腻恋邪之虑；若单用苦寒，则恐化燥伤阴之弊。故治以养阴与透邪并进。方中鳖甲咸寒，直入阴分，滋阴退热；青蒿苦辛而寒，其气芳香，清中有透散之力，清热透络，引邪外出。两药相配，滋阴清热，内清外透，使阴分伏热有外达之机，共为君药。即如吴瑭自释："此方有先入后出之妙，青蒿不能直入阴分，有鳖甲领之入也；鳖甲不能独出阳分，有青蒿领之出也。"生地甘凉，滋阴凉血；知母苦寒质润，滋阴降火。二药共助鳖甲以养阴退虚热，为臣药。丹皮辛苦性凉，泄血中伏火，以助青蒿清透阴分伏热，为佐药。诸药合用，滋清兼备，标本兼顾，清中有透，养阴而不恋邪，祛邪而不伤正，共奏养阴透热之功。

第六单元 祛暑剂

细目一 概 述

1. **祛暑剂的适用范围** 祛暑剂适用于夏月暑热证。暑为阳邪，其性炎热，故暑病多表现为身热、面赤、心烦、小便短赤、舌红脉数或洪大等一系列阳热证候。此外，暑病常有多种兼证：暑性升散，最易伤津耗气，又往往出现口渴喜饮、体倦少气等症；夏月天暑下迫，地湿上蒸，人处湿热交蒸之中，故暑病多夹湿邪，常兼胸闷、泛恶、苔白腻等湿阻气机证；夏令贪凉露卧，不避风寒，加之腠理疏松，阳气外泄，为病易兼夹表寒。

2. **祛暑剂的应用注意事项**

（1）运用祛暑剂，应注意辨别暑病的本证、兼证及主次轻重。暑病病情各异，兼证不同，治法用方差异甚大。

（2）暑多夹湿，祛暑剂中每多配伍祛湿之品，是为常法，但须注意暑湿主次轻重。如暑重湿轻，则湿易从热化，祛湿之品不宜过于温燥，以免灼伤津液；如湿重暑轻，则暑为湿遏，祛暑又不宜过用甘寒凉润之品，以免阴柔助湿。

细目二 祛暑解表

香 薷 散
《太平惠民和剂局方》

组成：香薷一斤 白扁豆 厚朴各半斤 酒一分

功用：祛暑解表，化湿和中。

主治：阴暑。恶寒发热，头疼身痛，无汗，腹痛吐泻，胸脘痞闷，舌苔白腻，脉浮。

配伍意义：本方证由夏月乘凉饮冷，感受风寒，内伤于湿所致。治宜外散肌表之风寒，内化脾胃之湿滞。方中香薷辛温芳香，解表散寒，祛暑化湿，是夏月解表祛暑之要药，为君药。厚朴辛香温燥，行气除满，燥湿运脾，为臣药。白扁豆甘平，健脾和中，兼能渗湿消暑，为佐药。入酒少许同煎为使，温散以助药力。诸药合用，共奏祛暑解表、化湿和中之效。

细目三 祛暑利湿

六 一 散
《黄帝素问宣明论方》

组成：滑石六两 甘草一两

功用：清暑利湿。

主治：暑湿证。身热烦渴，小便不利，或泄泻。

细目四 祛暑益气

清暑益气汤
《温热经纬》

组成：西洋参 石斛 麦冬 黄连 竹叶 荷梗 知母 甘草 粳米 西瓜翠衣（原著本方无用量）

功用：清暑益气，养阴生津。

主治：暑热气津两伤证。身热汗多，口渴心烦，小便短赤，体倦少气，精神不振，脉虚数。

第七单元 温里剂

细目一 概 述

1. 温里剂的适用范围 温里剂适用于里寒证。凡因素体阳虚，寒从中生；或因外寒直中三阴，深入脏腑；或因过服寒冷，损伤阳气，症见畏寒肢凉、喜温蜷卧、面色苍白、口淡不渴、小便清长、舌淡苔白、脉沉迟或缓等里寒证者，均可使用温里剂治疗。

2. 温里剂的应用注意事项

（1）辨清寒证所在的部位，有针对性地选择方剂。

（2）辨清寒热的真假，真热假寒证不可误用。

（3）阴寒太盛，服药入口即吐者，可于本类方剂之中反佐少许寒凉之品，或采用热药冷服的方法，避免寒热格拒。

（4）素体阴虚或失血之人应慎用温里剂，以免温燥药物重伤阴血。

（5）寒为阴邪，易伤阳气，故本类方剂多配伍补气药物，以使阳气得复。

细目二 温中祛寒

理 中 丸
《伤寒论》

组成：人参 干姜 炙甘草 白术各三两

功用：温中祛寒，补气健脾。

主治：

（1）脾胃虚寒证。脘腹疼痛，喜温喜按，呕吐便溏，脘痞食少，畏寒肢冷，口淡不渴，舌淡苔白润，脉沉细或沉迟无力。

（2）阳虚失血证。便血、吐血、衄血或崩漏等，血色暗淡，质清稀，面色㿠白，气短神疲，

脉沉细或虚大无力。

（3）中阳不足阴寒上乘所致的胸痹，或脾气虚寒，不能摄津之病后多涎唾，或中阳虚损土不荣木之小儿慢惊或霍乱等。

清浊相干，升降失常之

配伍意义：本方所治诸证皆由中焦脾胃虚寒所致。治宜温中祛寒，补气健脾。方中以干姜为君，大辛大热，温脾阳，祛寒邪。以人参为臣，性味甘温，补气健脾。君臣相配，温补并用，温中健脾。脾为湿土，虚则易生湿浊，故用甘温苦燥之白术为佐，健脾燥湿。炙甘草与诸药等量，其意有三：一为合参、术以助益气健脾；二为缓急止痛；三为调和药性，是佐药而兼使药之用。

全方配伍特点：辛热甘苦合方，温补并用，补中寓燥。

小建中汤
《伤寒论》

组成：桂枝三两 炙甘草二两 大枣十二枚 芍药六两 生姜三两 胶饴一升

功用：温中补虚，和里缓急。

主治：中焦虚寒，肝脾失调，阴阳不和证。腹中拘急疼痛，时发时止，喜温喜按，或心中悸动，虚烦不宁，面色无华；兼见手足烦热，咽干口燥等，舌淡苔白，脉细弦。

配伍意义：本方病证因中焦虚寒，肝脾失调，阴阳不和所致。治当温中补虚，兼以调和肝脾，滋阴和阳。本方由桂枝汤倍芍药加饴糖而成。方中饴糖甘温质润，重用为君，温补中焦，缓急止痛。桂枝辛温，温阳气，祛寒邪；白芍酸苦，养营阴，缓肝急，止腹痛，共为臣药。生姜温胃散寒，大枣补脾益气，均为佐药。炙甘草益气和中，调和诸药，是为佐使之用。其中饴糖配桂枝，辛甘化阳，温中焦而补脾虚；芍药配甘

草，酸甘化阴，缓肝急而止腹痛。六药合用，温中补虚缓急之中，蕴有柔肝理脾、益阴和阳之意，用之可使中气强健，阴阳气血生化有源。

细目三　回阳救逆

四　逆　汤
《伤寒论》

组成：炙甘草二两　干姜一两半　生附子一枚

功用：回阳救逆。

主治：少阴病，心肾阳衰寒厥证。四肢厥逆，恶寒蜷卧，神衰欲寐，面色苍白，腹痛下利，呕吐不渴，舌苔白滑，脉微细。以及太阳病误汗亡阳者。

配伍意义：本方证乃因心肾阳衰，阴寒内盛所致。此阳衰寒盛之证，非纯阳大辛大热之品不足以破阴寒，回阳气，救厥逆。故方中以大辛大热之生附子为君，入心、脾、肾经，温壮元阳，破散阴寒，回阳救逆。附子生用，则能迅达内外

以温阳逐寒。臣以辛热之干姜，入心、脾、肺经，温中散寒，助阳通脉。附子与干姜相须为用，相得益彰，温里回阳，其性尤峻，是回阳救逆的常用组合。炙甘草用意有三：一则益气补中，使全方温补结合，以治虚寒之本；二则甘缓姜、附峻烈之性，使其破阴回阳而无暴散之虑；三则调和药性，并使药力作用持久，是为佐药而兼使药之用。本方药仅三味，大辛大热，力专效宏，脾肾之阳同建，共奏回阳救逆之功。

细目四　温经散寒

当归四逆汤
《伤寒论》

组成：当归三两　桂枝三两　芍药三两　细辛三两　炙甘草二两　通草二两　大枣二十五枚

功用：温经散寒，养血通脉。

主治：血虚寒厥证。手足厥寒，或腰、股、腿、足、肩臂疼痛，口不渴，舌淡苔白，脉沉细或细而欲绝。

第八单元　表里双解剂

细目一　概　述

1. 表里双解剂的适用范围　表里双解剂适用于表证未除，里证又见之表里同病的病证。表里同病证的临床表现比较复杂，从八纲来分，凡表实里虚、表虚里实、表寒里热、表热里寒，以及表里俱热、表里俱寒、表里俱虚、表里俱实等证，均可用表里双解剂治疗。

2. 表里双解剂的应用注意事项

（1）必须既有表证，又有里证者，方可应用，否则即不相宜。

（2）辨别表证与里证的寒、热、虚、实，然后针对病情选择适当的方剂。

（3）分清表证与里证的轻重主次，而后权衡表药与里药的比例，以免太过或不及之弊。

细目二　解表清里

葛根黄芩黄连汤
《伤寒论》

组成：葛根半斤　炙甘草二两　黄芩三两　黄连三两

功用：解表清里。

主治：表证未解，邪热入里证。身热，下利臭秽，胸脘烦热，口干作渴，或喘而汗出，舌红苔黄，脉数或促。

细目三　解表攻里

大柴胡汤
《金匮要略》

组成：柴胡半斤　黄芩三两　芍药三两　半夏半升　生姜五两　枳实四枚　大枣十二枚　大黄二两

功用：和解少阳，内泻热结。

主治：少阳阳明合病。往来寒热，胸胁苦满，呕不止，郁郁微烦，心下痞硬，或心下急痛，大便不解或协热下利，舌苔黄，脉弦数有力。

配伍意义：本方主治少阳阳明合病。病在少阳，本应禁用下法，但在邪热内结，胃家已实的情况下，又必须表里兼顾。治当和解少阳，内泻热结。方中重用柴胡为君药，疏解少阳之邪。黄芩和解清热，以除少阳之邪；轻用大黄，配伍枳实以内泻阳明热结，行气消痞，三味共为臣药。芍药柔肝缓急止痛，与大黄相配可治腹中实痛，

与枳实相伍可以理气和血，以除心下满痛；半夏与大量生姜配伍，和胃降逆，是为佐药。大枣与生姜相配，和营卫而行津液，并调和脾胃，调和诸药，是为佐使。全方配伍，和解少阳，内泻热结，使少阳与阳明之邪得以双解，可谓一举两得。本方系小柴胡汤去人参、甘草，加大黄、枳实、芍药而成，亦是小柴胡汤与小承气汤两方加减合成，是和解为主兼以泻下阳明的方剂。小柴胡汤为治疗伤寒少阳病的主方，因兼阳明胃家实，故去补益胃气之人参、甘草，加大黄、枳实、芍药以治疗阳明热结。

防风通圣散
《黄帝素问宣明论方》

组成：防风　连翘　麻黄　薄荷叶　川芎　当归　芍药　大黄　芒硝各半两　石膏　黄芩　桔梗各一两　甘草二两　滑石三两　生姜三片　荆芥　白术　栀子各一分

功用：疏风解表，泻热通便。

主治：风热壅盛，表里俱实证。憎寒壮热，头目昏眩，目赤睛痛，口苦口干，咽喉不利，胸膈痞闷，咳呕喘满，涕唾稠黏，大便秘结，小便赤涩，舌苔黄腻，脉数有力。亦用治疮疡肿毒，肠风痔漏，鼻赤，瘾疹等。

第九单元　补益剂

细目一　概　述

1. 补益剂的适用范围　补益剂主要适用于虚证。凡是由于正气不足，气、血、阴、阳虚损所导致的病证，均可使用补益剂治疗。

2. 补益剂的应用注意事项

（1）要辨清病证的虚实真假。"大实有羸状，至虚有盛候"，真虚假实证可以使用补益剂；若

为真实假虚证，误用补益之剂，则实者更实，且贻误病情。

（2）要辨清虚证的实质和具体的病位。虚证有气血阴阳虚损的不同，并有心肝脾肺肾等脏腑部位的区别，临证区分清楚，给予合适的补益剂。

（3）注意脾胃功能。补益药性多滋腻，容易壅中滞气，故在补益剂中适当配伍理气醒脾之品，以资运化，使之补而不滞。

（4）补益药大多味厚滋腻，故宜慢火久煎，以使药力尽出。

（5）补益剂多以空腹或饭前服用为佳，有利于药物的吸收。

细目二　补　气

四君子汤

《太平惠民和剂局方》

组成：人参　白术　茯苓　炙甘草各等分

功用：益气健脾。

主治：脾胃气虚证。面色萎白，语声低微，气短乏力，食少便溏，舌淡苔白，脉虚缓。

配伍意义：本方证为脾胃气虚，运化乏力所致，治当益气健脾。方中以甘温之人参为君，大补脾胃之气，脾气健旺则运化复常，气血化生充足。脾胃虚弱，运化乏力，易致湿浊内阻，故以苦温之白术为臣，健脾燥湿。白术与人参配伍，益气健脾之功显著。佐以甘淡之茯苓，健脾渗湿。茯苓、白术相配，健脾祛湿之功增强。以炙甘草益气和中，调和诸药。四药配伍，共奏益气健脾之功。

参苓白术散

《太平惠民和剂局方》

组成：莲子肉一斤　薏苡仁一斤　砂仁一斤　桔梗一斤　白扁豆一斤半　茯苓二斤　人参二斤　炒甘草二斤　白术二斤　山药二斤

功用：益气健脾，渗湿止泻。

主治：脾虚湿盛证。饮食不化，胸脘痞闷，肠鸣泄泻，四肢乏力，形体消瘦，面色萎黄，舌淡苔白腻，脉虚缓。亦可用治肺脾气虚，痰湿咳嗽。

配伍意义：本方证为脾胃气虚，运化失司，湿浊内盛所致。治当益气健脾，渗湿止泻。故方中配伍四君子汤（人参、白术、茯苓、甘草）益气健脾以补虚。山药甘平，健脾止泻；莲子肉甘

平而涩，补脾厚肠，涩肠止泻。二药协助四君子汤以健脾益气，并有止泻之功。白扁豆甘平，健脾化湿；薏苡仁甘淡微寒，健脾渗湿。二药助白术、茯苓健脾祛湿以止泻。脾胃气虚，运化功能不及，而补气之品又易于碍胃，故配伍砂仁芳香醒脾，行气导滞，化湿和胃，寓行气于补气之中，使全方补而不滞。桔梗宣利肺气，通调水道，又载药上行，与诸补脾药合用，有"培土生金"之意。炙甘草、大枣补脾和中，调和诸药。诸药配伍，补中焦之虚损，助脾气之运化，渗停聚之湿浊，行气机之阻滞，恢复脾胃受纳与健运之功，则诸症自除。

补中益气汤

《内外伤辨惑论》

组成：黄芪五分，病甚、劳役热甚者一钱　炙甘草五分　人参三分　当归二分　橘皮二分或三分　升麻二分或三分　柴胡二分或三分　白术三分

功用：补中益气，升阳举陷。

主治：

（1）脾胃气虚证。饮食减少，体倦肢软，少气懒言，面色萎黄，大便稀溏，脉虚软。

（2）气虚下陷证。脱肛、子宫脱垂、久泻、久痢、崩漏等，伴气短乏力，舌淡，脉虚。

（3）气虚发热证。身热自汗，渴喜热饮，气短乏力，舌淡，脉虚大无力。

配伍意义：本方证是因饮食劳倦，损伤脾胃，以致脾胃气虚，清阳下陷所致。治当补中益气，升阳举陷为宜。故方中重用黄芪，味甘微温，入脾肺经，补中益气，升阳固表，为君药。配伍人参、炙甘草，甘温补中，补气健脾之功更著，为臣药。白术补气健脾，助脾运化；血为气之母，气虚日久，营血亦亏，故用当归甘辛温，养血和营；脾胃为中焦气机升降的枢纽，清阳不升，则浊阴难降，气机失调，故以陈皮调理气机以复升降，并理气和胃，使诸药补而不滞。三者共为佐药。并以少量升麻、柴胡轻清升散，协助诸益气药以升提下陷之中气，为佐使药。《本草纲目》

谓："升麻引阳明清气上升，柴胡引少阳清气上行，此乃禀赋虚弱，元气虚馁及劳役饥饱，生冷内伤，脾胃引经最要药也。"炙甘草调和诸药，亦为使药。诸药合用，使气虚得补，气陷得升，元气内充，诸症自愈。气虚发热者，亦借甘温益气之法而除之。

《脾胃论》云："惟当以甘温之剂，补其中而升其阳，甘寒以泻其火则愈。"即因烦劳则虚而生热，采用甘温之品以补元气，而虚热自退，为"甘温除热"法，补中益气汤为"甘温除热"法的代表方剂。

全方配伍特点：主以甘温，补中寓升，少佐以行，共成虚则补之、陷者升之、甘温除热之剂。

生 脉 散
《医学启源》

组成：人参　麦冬　五味子（原著本方无用量）

功用：益气生津，敛阴止汗。

主治：

（1）温热、暑热，耗气伤阴证。汗多神疲，体倦乏力，气短懒言，咽干口渴，舌干红少苔，脉虚数。

（2）久咳伤肺，气阴两虚证。干咳少痰，短气自汗，口干舌燥，脉虚细。

配伍意义：本方证乃因外感暑热，或久咳伤肺而致气阴两伤。治当益气生津，敛阴止汗。故方中配伍甘温之人参，大补元气，益肺生津，是为君药。麦门冬甘寒，养阴清热，润肺生津，既可补充因多汗而耗损的津液，又可解除咽干口渴之症，且能润肺止咳而治干咳少痰，与人参配伍，气阴双补，用以为臣。五味子酸温，敛肺止汗，生津止渴，既固气津之外泄，又收敛耗散之肺气，为佐药。三药合用，一补一润一敛，共奏益气养阴、生津止渴、敛阴止汗之效，使气复津生，汗止阴存，气充脉生，故名"生脉"。

玉屏风散
《究原方》，录自《医方类聚》

组成：防风一两　炙黄芪　白术各二两（大枣一枚）

功用：益气固表止汗。

主治：表虚自汗。汗出恶风，面色㿠白，舌淡苔薄白，脉浮虚。亦治虚人腠理不固，易感风邪。

细目三　补　血

四 物 汤
《仙授理伤续断秘方》

组成：当归　川芎　白芍药　熟地黄各等分

功用：补血调血。

主治：营血虚滞证。头晕目眩，心悸失眠，面色无华，或妇人月经不调，量少或经闭不行，脐腹作痛，舌淡，脉细弦或细涩。

配伍意义：本方证为营血亏虚，冲任虚损，血行不畅所致。治宜补血调血。方中熟地黄甘温味厚滋腻，主入肝肾经，长于滋养阴血，补肾填精，为补血要药，故为君药。当归甘辛温，归肝心脾经，为补血调经之良药，兼具活血作用，既助熟地增强养血之功，又防熟地滋腻碍胃，用为臣药。佐以白芍酸微寒，养血敛阴，与熟地、当归相伍，滋阴养血之功显著，并柔肝缓急止痛；川芎辛温，入血分，理血中之气，调畅气血，与当归配伍则行气活血之力益彰。四药配伍，共奏补血调血之功。

归 脾 汤
《济生方》

组成：白术　茯神　黄芪　龙眼肉　炒酸枣仁各一两　人参　木香各半两　当归　蜜远志各一钱（当归、远志从《内科摘要》补）　炙甘草二钱半　生姜　大枣

功用：益气补血，健脾养心。

主治:

(1) 心脾气血两虚证。心悸怔忡,健忘失眠,盗汗,体倦食少,面色萎黄,舌淡,苔薄白,脉细弱。

(2) 脾不统血证。便血,皮下紫癜,妇女崩漏,月经超前,量多色淡,或淋沥不止,舌淡,脉细弱。

配伍意义:本方证为思虑过度,劳伤心脾,气血亏虚所致。治宜益气补血,健脾养心。故方中以参、芪、术、草大队甘温之品益气健脾,使气旺而血生,气足则能摄血,血自归经。当归、龙眼肉甘温补血养心,茯苓(多用茯神)、酸枣仁、远志宁心安神,诸药配伍,使血足则神有所舍,血旺则气有所依。配伍大量益气补血药易致滋腻碍胃滞气,故用辛香而散之木香,理气醒脾,使补而不滞,滋而不腻;与大量益气健脾药配伍,又复中焦运化之功。煎煮时加入少量姜、枣调和脾胃,以资化源。全方共奏益气补血、健脾养心之功,为治疗心脾气血两虚证之良方。

细目四 气血双补

炙甘草汤
《伤寒论》

组成:炙甘草四两 生姜三两 桂枝三两 人参二两 生地黄一斤 阿胶二两 麦门冬半升 麻仁半升 大枣三十枚 清酒

功用:滋阴养血,益气温阳,复脉定悸。

主治:

(1) 阴血不足,阳气虚弱证。脉结代,心动悸,虚羸少气,舌光少苔,或质干而瘦小者。

(2) 虚劳肺痿。干咳无痰,或咳吐涎沫,量少,形瘦短气,虚烦不眠,自汗盗汗,咽干舌燥,大便干结,脉虚数。

配伍意义:本方证为伤寒汗、吐、下或失血后,或杂病阴血不足,阳气不振所致。治当补养气血阴阳之法。故方中重用生地黄为君,滋阴养血,充脉养心。臣以炙甘草,补气健脾,复脉益心。二药配伍,益气养血以复脉之本。配伍人参、大枣,益心气,补脾气,以资气血生化之源;阿胶、麦冬、麻仁滋心阴,养心血,充血脉;桂枝、生姜辛行温通,温心阳,通血脉,使气血流畅以助脉气续接,并防诸厚味滋补之品滋腻太过,共为佐药。用法中加清酒煎服,因清酒辛热,温通血脉,以行药力,为使药。诸药合用,滋而不腻,温而不燥,使气血充足,阴阳调和,则脉复悸止。

细目五 补 阴

六味地黄丸
《小儿药证直诀》

组成:熟地黄八钱 山萸肉四钱 干山药四钱 泽泻三钱 牡丹皮三钱 茯苓三钱

功用:填精滋阴补肾。

主治:肾阴精不足证。腰膝酸软,头晕目眩,视物昏花,耳鸣耳聋,盗汗,遗精,消渴,骨蒸潮热,手足心热,口燥咽干,牙齿动摇,足跟作痛,小便淋沥,以及小儿囟门不合,舌红少苔,脉沉细数。

配伍意义:本方证为肾阴精不足所致,治宜滋补肾之阴精。方中重用熟地黄,性温味甘,主入肾经,滋阴补肾,填精益髓,为君药。山茱萸酸温,主入肝肾经,补养肝肾,并能涩精,取"肝肾同源"之意;山药甘平,主入脾经,补益脾阴,补后天而充先天,亦能固肾止遗,共为臣药。三药配合为"三补",肾肝脾三阴并补,以补肾阴为主。肾为水脏,肾元虚弱多致湿浊内停,故佐以泽泻甘寒,利湿而泄肾浊,防熟地黄之滋腻恋邪;丹皮辛凉,清泄相火,并制约山萸肉之温涩;茯苓甘淡平,淡渗脾湿,并助山药健运脾胃,与泽泻相伍又助泄肾浊,使真阴得复其位。三药相合,一者渗湿浊,清虚热;二者使全方补而不滞,滋而不腻,此为"三泻"。

全方配伍特点："三补"与"三泻"相伍，以补为主；肾、肝、脾三脏兼顾，以滋肾精为主。

左 归 丸
《景岳全书》

组成：怀熟地八两　炒山药四两　枸杞四两　山茱萸肉四两　川牛膝三两　鹿角胶四两　龟板胶四两　菟丝子四两

功用：滋阴补肾，填精益髓。

主治：真阴不足证。头晕目眩，腰酸腿软，遗精滑泄，自汗盗汗，口燥舌干，舌红少苔，脉细。

细目六　补 阳

肾 气 丸
《金匮要略》

组成：干地黄八两　山茱萸肉四两　山药四两　泽泻三两　牡丹皮三两　茯苓三两　桂枝一两　炮附子一两

功用：补肾助阳，化生肾气。

主治：肾阳气不足证。腰痛脚软，身半以下常有冷感，少腹拘急，小便不利，或小便反多，入夜尤甚，阳痿早泄，舌淡而胖，脉虚弱，尺部沉细；以及痰饮，水肿，消渴，脚气，转胞等。

配伍意义：本方证为肾阳不足所致，治宜补肾助阳。方用干地黄为君，滋补肾阴，益精填髓。臣以山茱萸，补肝肾，涩精气；山药健脾气，固肾精。二药与地黄相配，补肾填精，谓之"三补"。臣以附子、桂枝，温肾助阳，生发少火，鼓舞肾气。佐以茯苓健脾益肾，泽泻、丹皮降相火而制虚阳浮动，且茯苓、泽泻均有渗湿泄浊、通调水道之功。三者配伍，与"三补"相对而言，谓之"三泻"，即补中有泻，泻清中之浊以纯清中之清，而益肾精，且补而不滞。诸药相合，非峻补元阳，乃阴中求阳，微微生火，鼓舞肾气，即"少火生气"之意。

全方配伍特点：重用"三补三泻"，以益精泻浊；少佐温热助阳，以"少火生气"。

右 归 丸
《景岳全书》

组成：熟地黄八两　山药四两　山茱萸三两　枸杞子四两　菟丝子四两　鹿角胶四两　杜仲四两　肉桂二两　当归三两　制附子二两

功用：温补肾阳，填精益髓。

主治：肾阳不足，命门火衰证。年老或久病气衰神疲，畏寒肢冷，腰膝软弱，阳痿遗精，或阳衰无子，或饮食减少，大便不实，或小便自遗，舌淡苔白，脉沉而迟。

细目七　阴阳双补

地黄饮子
《黄帝素问宣明论方》

组成：熟干地黄　巴戟天　山茱萸　石斛　肉苁蓉　炮附子　五味子　官桂　白茯苓　麦门冬　菖蒲　远志各等分　生姜五片　大枣一枚　薄荷

功用：滋肾阴，补肾阳，开窍化痰。

主治：喑痱证。舌强不能言，足废不能用，口干不欲饮，足冷面赤，脉沉细弱。

配伍意义：本方证由下元虚衰，阴阳两亏，虚阳随之上浮，痰浊上泛，堵塞窍道所致。治宜滋肾阴，补肾阳，开窍化痰。方中以熟地黄、山茱萸滋补肾阴，填精益髓；肉苁蓉、巴戟天温壮肾阳。以上四味，共为君药。附子、肉桂辛热，助肉苁蓉、巴戟天温养下元，肉桂还可摄纳浮阳，引火归原；石斛、麦冬、五味子滋养肺肾，金水相生，壮水以济火，均为臣药。石菖蒲、远志、茯苓三药合用，化痰开窍，以治痰浊阻窍，并可交通心肾，亦是开窍化痰、交通心肾的常用组合，均为佐药。生姜、大枣和中调药，薄荷以助解郁开窍之力，功兼佐使。诸药合用，补养下元，摄纳浮阳，水火既济，痰化窍开，喑痱自愈。

第十单元　固涩剂

细目一　概　述

1. 固涩剂的适用范围　固涩剂主要适用于气、血、精、津耗散滑脱之证。凡是气、血、精、津滑脱不禁，散失不收，表现为自汗、盗汗、久咳不止、久泻久痢、遗精滑泄、小便失禁、崩漏、带下等均可使用固涩剂治疗。

2. 固涩剂的应用注意事项

（1）固涩剂治疗耗散滑脱之证，皆因正气亏虚而致，临证应酌情配伍相应的补益药，使之标本兼顾。

（2）若为元气大虚，亡阳欲脱所致的大汗淋漓、小便失禁或崩中不止者，急需使用大剂参附之类回阳固脱，而非单纯固涩剂所能治疗。

（3）固涩剂为正虚无邪者而设，故凡外邪未去，误用固涩，则有"闭门留寇"之弊。此外，对于热病多汗、痰饮咳嗽、火扰遗泄、热痢初起、伤食泄泻、实热崩带等，均非本类方剂所适用。

细目二　固表止汗

牡蛎散

《太平惠民和剂局方》

组成：黄芪一两　麻黄根一两　煅牡蛎一两　小麦百余粒

功用：敛阴止汗，益气固表。

主治：自汗、盗汗证。常自汗出，夜卧更甚，心悸惊惕，短气烦倦，舌淡红，脉细弱。

配伍意义：本方证乃由卫气不固，阴液外泄，心阴不足，阳不潜藏，心气耗伤所致。治宜敛阴止汗，益气固表。方中煅牡蛎质重咸涩微寒，重可镇心，咸以潜阳，涩能敛汗，敛阴潜阳，固涩止汗，为君药；生黄芪味甘微温，益气实卫，固表止汗，为臣药。君臣相配，是益气固表、敛阴潜阳的常用组合。麻黄根甘平，功专收敛止汗，"能引诸药外至卫分而固腠理"，为佐药。小麦甘凉，专入心经，益心气，养心阴，清心除烦，为佐使药。全方配伍，益气固表，敛阴潜阳，涩补共用，则腠理得固，气阴得养，心阳内潜，汗出止而神魂定，气阴充而正气复。

细目三　涩肠固脱

真人养脏汤

《太平惠民和剂局方》

组成：人参六钱　当归六钱　白术六钱　肉豆蔻半两　肉桂八钱　炙甘草八钱　白芍药一两六钱　木香一两四钱　诃子一两二钱　罂粟壳三两六钱

功用：涩肠固脱，温补脾肾。

主治：久泻久痢，脾肾虚寒证。泻利无度，滑脱不禁，甚至脱肛坠下，脐腹疼痛，喜温喜按，倦怠食少，舌淡苔白，脉沉迟细。

配伍意义：本方所治久泻久痢乃由脾肾虚寒，肠失固涩所致。病证虽以脾肾虚寒为本，但已至滑脱失禁，非固涩则泻痢不能止，治当涩肠固脱治标为主，温补脾肾治本为辅。方中重用罂粟壳涩肠止泻，为君药。臣以肉豆蔻温中涩肠；诃子苦酸温涩，功专涩肠止泻。君臣相须为用，体现"急则治标""滑者涩之"之法。然固涩之品仅能治标塞流，不能治本，故佐以肉桂温肾暖脾，人参、白术补气健脾，三药合用温补脾肾以治本。泻痢日久，每伤阴血，甘温固涩之品，易壅滞气机，故又佐以当归、白芍养血和血，木香调气醒脾，共奏调气和血之功，既治下痢腹痛后重，又使全方涩补不滞。甘草益气和中，调和诸药，且合参、术补中益气，合芍药缓急止痛，为佐使药。综观全方，具有标本兼治，重在治标；脾肾兼顾，补脾为主；涩中寓通，补而不滞等配伍特点，诚为治疗虚寒泻痢、滑脱不禁之良方，故费伯雄言其"于久病正虚者尤宜"。

细目四　涩精止遗

桑螵蛸散

《本草衍义》

组成：桑螵蛸一两　远志一两　菖蒲一两　龙骨一两　人参一两　茯神一两　当归一两　炙龟甲一两　（人参汤调下）

功用：调补心肾，固精止遗。

主治：心肾两虚证之尿频或遗尿、遗精。小便频数，或尿如米泔色，或遗尿，或遗精，心神恍惚，健忘，舌淡苔白，脉细弱。

配伍意义：本方证由心肾两虚，水火失济所致。治宜调补心肾，涩精止遗。方中桑螵蛸甘咸入肾，补肾助阳，固精缩尿，标本兼顾，是为君药。臣以龙骨固涩止遗，且镇心安神；龟甲滋养肾阴，补心安神。桑螵蛸得龙骨则固涩止遗之力增，得龟甲则补肾益精之功著。佐以人参，又以人参汤调服，说明人参用量独大，有两方面的作

用：一为益心气安心神，一为补元气以摄津液。茯神合人参益心气，宁心神；当归补心血，与人参合用，能补益气血；石菖蒲善开心窍，宁心安神；远志安神强志，通肾气上达于心，合石菖蒲则交通心肾，益肾宁神之力增强；石菖蒲与远志配伍意在补肾涩精，宁心安神的同时，促进心肾相交，亦为佐药。诸药相合，共奏调补心肾、交通上下、补养气血、涩精止遗之功。

细目五　固崩止带

固冲汤

《医学衷中参西录》

组成：炒白术一两　生黄芪六钱　煅龙骨八钱　煅牡蛎八钱　萸肉八钱　生杭芍四钱　海螵蛸四钱　茜草三钱　棕边炭二钱　五倍子五分

功用：固冲摄血，益气健脾。

主治：脾肾亏虚，冲脉不固证。血崩或月经过多，或漏下不止，色淡质稀，头晕肢冷，心悸气短，神疲乏力，腰膝酸软，舌淡，脉微弱。

配伍意义：本方证由肾虚不固，脾虚不摄，冲脉滑脱所致。治宜固冲摄血，益气健脾。方中重用白术，与黄芪相伍，补气健脾，使气旺摄血，共为君药。肝肾足即冲任固，故配以山茱萸、白芍补益肝肾以调冲任，并能养血敛阴，共为臣药。煅龙骨、煅牡蛎、棕榈炭、五倍子功专收敛固涩，以增止血之力；海螵蛸、茜草化瘀止血，使血止而不留瘀，共为佐药。综合全方，补涩相合，以涩为主；脾肾同调，主补脾气；寄行于收，止不留瘀。

第十一单元　安神剂

细目一　概　述

1. 安神剂的适用范围　安神剂适用于神志不安的病证。其证多与心、肝、肾三脏之阴阳偏盛偏衰，或其相互间功能失调有关，表现为心悸怔忡、失眠健忘、烦躁惊狂等，均可使用安神剂治疗。

2. 安神剂的应用注意事项

（1）神志不安病证一般按虚实论治，但病机常虚实夹杂，且互为因果，故组方配伍时常重镇与滋养药物配合运用，标本兼顾。

（2）重镇安神剂多由金石、贝壳类药物组方，容易伤损胃气，不宜久服。脾胃虚弱者，应适当配伍健脾和胃之品。

（3）某些安神药，如朱砂等有毒，久服会引起慢性中毒，亦应注意。

（4）神志不安病证多与精神因素有关，药物治疗配合必要的思想开导，才能疗效显著。

（5）神志不安病证还有因热、因痰、因瘀、因阳明腑实、因虚损为主所致者，又当分别应用清热、祛痰、活血、攻下、补益等治法，与有关章节互参，以求全面掌握，使方证互宜，不致以偏概全。

细目二　重镇安神

朱砂安神丸

《内外伤辨惑论》

组成：朱砂五钱　黄连六钱　炙甘草五钱半　生地黄一钱半　当归二钱半

功用：镇心安神，清热养血。

主治：心火亢盛，阴血不足证。失眠多梦，惊悸怔忡，心烦神乱，或胸中懊恼，舌尖红，脉细数。

配伍意义：本方证由心火亢盛，灼伤阴血所致。治当泻其亢盛之火，补其虚损之阴血而安神。方中朱砂甘寒质重，专入心经，寒能清热，重可镇怯，既重镇安神，又清心火，治标之中兼能治本，用为君药。黄连苦寒，入心经，清心泻火，以除烦热，为臣药。君臣相伍，重镇以安神，清心以除烦，共收泻火安神之功。佐以甘苦寒之生地黄，滋阴补心；辛甘温润之当归，滋阴养血，合生地黄补阴血以养心。使以炙甘草调和诸药，益胃和中，且防黄连之苦寒、朱砂之质重碍胃。诸药配伍，标本兼治，清中有养，使心火得清，阴血得充，心神得养，则神志自安。

细目三　滋养安神

天王补心丹

《校注妇人良方》

组成：人参　茯苓　玄参　丹参　桔梗　远志各五钱　当归　五味　麦门冬　天门冬　柏子仁　炒酸枣仁各一两　生地黄四两　朱砂　竹叶各适量

功用：滋阴养血，补心安神。

主治：阴虚血少，神志不安证。心悸怔忡，虚烦失眠，神疲健忘，或梦遗，手足心热，口舌生疮，大便干结，舌红少苔，脉细数。

配伍意义：本方证多由忧愁思虑太过，暗耗阴血，使心肾两亏，阴虚血少，虚火内扰所致。治当滋阴养血，补心安神。方中重用甘寒之生地黄，入心养血，入肾滋阴，滋阴养血，壮水以制虚火，是为君药。天门冬、麦门冬滋阴清热；酸枣仁、柏子仁养心安神；当归补血润燥，共助生地黄滋阴补血，养心安神，俱为臣药。玄参滋阴降火；茯苓、远志养心安神；人参补气以生血，并能安神益智；五味子之酸以敛心气，安心神；丹参清心活血，合补血药使补而不滞，则心血易生；朱砂镇心安神，以治其标，以上共为佐药。桔梗为舟楫，载药上行；竹叶清泄虚火，共为使药。诸药配伍，共奏滋阴养血、补心安神之功。

酸枣仁汤
《金匮要略》

组成：炒酸枣仁二升　甘草一两　知母二两　茯苓二两　川芎二两

功用：养血安神，清热除烦。

主治：肝血不足、虚热内扰之虚烦不眠证。虚烦失眠，心悸不安，头目眩晕，咽干口燥，舌红，脉弦细。

配伍意义：本方证由肝血不足，阴虚内热而致。治宜养血安神，清热除烦。方中重用甘酸质润之酸枣仁为君，入心肝之经，养血补肝，宁心安神。茯苓甘淡性平，益心脾而宁心神；知母苦寒质润，滋阴润燥，清热除烦，共为臣药。君臣合用，养阴血，清虚热，安神除烦。佐以辛散之川芎，调肝血而疏肝气；川芎与大量酸枣仁配伍，辛散与酸收并用，补血与行血结合，具有养血调肝之妙。甘草和中缓急，调和诸药为使。诸药相伍，标本兼治，养中兼清，补中有行，共奏养血安神、清热除烦之效。

第十二单元　开窍剂

细目一　概　述

1. **开窍剂的适用范围**　开窍剂适用于窍闭神昏证。窍闭神昏证，也简称闭证，多由邪气壅盛，蒙蔽心窍所致。其中因温热邪毒内陷心包，痰热蒙蔽心窍所致者，称之为热闭；因寒湿痰浊之邪或秽浊之气蒙闭心窍所致者，称之为寒闭，均是开窍剂的适用范围。

2. **开窍剂的应用注意事项**

（1）应用开窍剂时，应首先辨别闭证和脱证。凡邪盛气实而见神志昏迷、口噤不开、两手握固、二便不通、脉实有力的闭证，可以使用开窍剂治疗。对正气衰竭之汗出肢冷、呼吸气微、手撒遗尿、口开目合、神识不清、脉象虚弱无力或脉微欲绝的脱证，不得使用开窍剂。

（2）辨别闭证之属热属寒，热闭者治以凉开，寒闭者治以温开。

（3）对于阳明腑实证而见神昏谵语者，只宜寒下，不宜用开窍剂。至于阳明腑实而兼有邪陷心包之证，则应该根据病情缓急，或先予开窍，或先投寒下，或开窍与寒下并用。

（4）开窍剂大多为芳香药物，善于辛散走窜，只宜暂用，不宜久服，久服则易伤元气，故临床多用于急救，中病即止，待患者神志清醒后，应根据不同表现进行辨证施治。

（5）开窍剂中的麝香等药有碍胎元，孕妇慎用。

（6）本类方剂多制成丸、散剂或注射剂。丸剂、散剂使用时，宜温开水化服或鼻饲，不宜加热煎煮，以免药性挥发，影响疗效。

细目二　凉　开

安宫牛黄丸（牛黄丸）
《温病条辨》

功用：清热解毒，豁痰开窍。

主治：邪热内陷心包证。高热烦躁，神昏谵语，舌謇肢厥，舌红或绛，脉数有力。亦治中风昏迷，小儿惊厥属邪热内闭者。

紫 雪
《外台秘要》

功用：清热开窍，息风止痉。

主治：温热病，热闭心包及热盛动风证。高热烦躁，神昏谵语，痉厥，口渴唇焦，尿赤便秘，舌质红绛，苔黄燥，脉数有力或弦数；以及小儿热盛惊厥。

至 宝 丹
《灵苑方》引郑感方，录自《苏沈良方》

功用：清热开窍，化浊解毒。

主治：痰热内闭心包证。神昏谵语，身热烦躁，痰盛气粗，舌绛苔黄垢腻，脉滑数。亦治中风、中暑、小儿惊厥属于痰热内闭者。

细目三 温 开

苏合香丸（吃力伽丸）
《外台秘要》

功用：温通开窍，行气止痛。

主治：寒闭证。突然昏倒，牙关紧闭，不省人事，苔白，脉迟。亦治心腹卒痛，甚则昏厥，属寒凝气滞者。

第十三单元 理气剂

细目一 概 述

1. 理气剂的适用范围 理气剂主要适用于气滞或气逆病证。凡是肝气郁滞或脾胃气滞而见脘腹、胸胁胀痛，嗳气吞酸，呕恶食少，大便失常等症；或是胃气上逆或肺气上逆而见咳喘，呕吐，嗳气，呃逆等症者，均可用理气剂治疗。

2. 理气剂的应用注意事项

（1）要辨清气病之虚实，勿犯虚虚实实之戒。若气滞实证，当须行气，误用补气，则使气滞愈甚；若气虚之证，当补其虚，误用行气，则使其气更虚。

（2）要辨兼夹病证，若气机郁滞与气逆不降相兼为病，则分清主次，行气与降气配合使用；若兼气虚者，则需配伍适量补气之品。

（3）理气药多属芳香辛燥之品，容易伤津耗气，易动血或动胎，应适可而止，勿使过剂；对于年老体弱、阴虚火旺、孕妇或素有崩漏吐衄者，均应慎用。

细目二 行 气

越 鞠 丸
《丹溪心法》

组成：香附 川芎 苍术 栀子 神曲各等分

功用：行气解郁。

主治：六郁证。胸膈痞闷，脘腹胀痛，嗳腐吞酸，恶心呕吐，饮食不消。

配伍意义：本方治证乃因喜怒无常，忧思过度，或饮食失节，寒温不适所致。气、血、痰、火、湿、食六者相因而郁，称之为六郁。六郁之中以气郁为主，故治宜行气解郁为主，使气行则血行，气行则痰、火、湿、食诸郁自解。方中香附辛香，主入肝经，行气解郁，为君药，以治气郁。川芎辛温，主入肝胆经，为血中之气药，既可活血祛瘀，以治血郁，又可助香附行气解郁；栀子苦寒清热泻火，以治火郁；苍术辛苦性温，燥湿运脾，以治湿郁；

神曲味甘性温，主入脾胃经，消食导滞健脾，以治食郁，共为臣佐之药。因痰郁多因气滞湿聚而成，若气行湿化，则痰郁亦随之而解，故方中不另加治痰之品，此亦治病求本之意。

柴胡疏肝散

《证治准绳》

组成：柴胡二钱　陈皮二钱　川芎一钱半　香附一钱半　芍药一钱半　枳壳一钱半　炙甘草五分

功用：疏肝解郁，行气止痛。

主治：肝气郁滞证。胁肋疼痛，胸闷喜太息，情志抑郁或易怒，或嗳气，脘腹胀满，脉弦。

瓜蒌薤白白酒汤

《金匮要略》

组成：瓜蒌实一枚　薤白半升　白酒七升

功用：通阳散结，行气祛痰。

主治：胸痹，胸阳不振，痰气互结证。胸部满痛，甚至胸痛彻背，喘息咳唾，短气，舌苔白腻，脉沉弦或紧。

配伍意义：本方病证由胸阳不振，痰气互结于胸中所致。治当通阳散结，行气祛痰。方中以瓜蒌为君药，甘寒入肺，善于涤痰散结，理气宽胸；以薤白为臣药，温通滑利，通阳散结，行气止痛。二药相配，散胸中阴寒，化上焦痰浊，宣胸中气机，共为治胸痹的要药。佐以辛通温散之白酒，以增行气通阳之力。药仅三味，配伍精当，共奏通阳散结、行气祛痰之功，使胸中阳气宣通，痰浊消散，气机宣畅，则胸痹诸症可除。

半夏厚朴汤

《金匮要略》

组成：半夏一升　厚朴三两　茯苓四两　生姜五两　苏叶二两

功用：行气散结，降逆化痰。

主治：梅核气。咽中如有物阻，咯吐不出，吞咽不下，胸膈满闷，或咳或呕，舌苔白润或白

滑，脉弦缓或弦滑。

配伍意义：本方证乃由情志不遂，肝气郁结，肺胃失于宣降，津液不布，聚而为痰，痰气郁结于咽喉所致。治宜行气散结，降逆化痰。方中半夏辛温，主入肺胃经，化痰散结，降逆和胃，是为君药。厚朴苦辛性温，下气除满，助半夏散结降逆，是为臣药；二者配伍，半夏散痰结，厚朴行气结，主治痰气互结之证。茯苓甘淡渗湿健脾，以助半夏化痰，符合"治痰不理脾胃非其治也"之说。生姜辛温散结，和胃止呕，且可以制半夏毒性。本病因痰气互结于咽喉，故又以苏叶芳香行气，理肺疏肝，助厚朴行气宽胸，宣通郁结之气，共为佐药。全方辛苦合用，辛以行气散结，苦以燥湿降逆，使郁气得疏，痰涎得化，梅核气自除。

细目三　降　气

苏子降气汤

《太平惠民和剂局方》

组成：紫苏子二两半　半夏二两半　川当归一两半　炙甘草二两　前胡一两　厚朴一两　肉桂一两半　生姜二片　枣子一个　苏叶五叶

功用：降气平喘，祛痰止咳。

主治：上实下虚喘咳证。痰涎壅盛，胸膈满闷，喘咳短气，呼多吸少，或腰疼脚弱，肢体倦怠，或肢体浮肿，舌苔白滑或白腻，脉弦滑。

配伍意义：本方证由痰涎壅盛在肺，肾阳不足所致。具有上实下虚，以上实为主之病机特点。治宜降气平喘，祛痰止咳为主，兼以温养下元。方中紫苏子辛温而润，性主降，降气平喘，祛痰止咳，是为君药。半夏辛温，燥湿化痰降逆；厚朴辛温苦降，下气宽胸除满；前胡辛苦微寒，下气祛痰止咳共为臣药。肉桂辛甘大热，温补下元，纳气平喘，以治下虚；当归辛苦温润，治咳逆上气，养血补肝，还可制诸药之燥，同肉桂并用以增强温补下虚之效，共为佐药。略加生姜、苏叶散寒宣肺；甘草、大枣和中调药，是为使药。诸药合用，重在降气平喘、

祛痰止咳，兼以温养下元。

全方配伍特点：降以平上实，温以助下虚，肺肾兼顾，主以治上。

旋覆代赭汤

《伤寒论》

组成：旋覆花三两　人参二两　生姜五两

代赭石一两　炙甘草三两　半夏半升　大枣十二枚

功用：降逆化痰，益气和胃。

主治：胃虚痰阻气逆证。胃脘痞闷或胀满，按之不痛，频频嗳气；或见纳差、呃逆、恶心，甚或呕吐，舌苔白腻，脉缓或滑。

第十四单元　理血剂

细目一　概　述

1. 理血剂的适用范围　理血剂主要适用于瘀血或出血病证。凡是瘀血阻滞，或是血溢脉外，离经妄行者，均可用理血剂治疗。

2. 理血剂的应用注意事项

（1）必须辨清造成瘀血或出血的原因，分清标本缓急，做到急则治其标，缓则治其本，或标本兼顾。

（2）逐瘀过猛，或是久用逐瘀之品，均易耗血伤正，因而只能暂用，不可久服，中病即止，勿使过剂。此外，在使用活血祛瘀剂时，常辅以养血益气之品，以使祛瘀而不伤正。

（3）止血之剂多有滞血留瘀之弊，故临证用方时多在止血剂中辅以适当的活血祛瘀之品，或选用兼有活血祛瘀作用的止血药，使血止而不留瘀。至于出血本因瘀血内阻，血不循经所致者，治当祛瘀为先，因瘀血不去则出血不止。

（4）活血祛瘀药性多破泄，易于动血、伤胎，故凡妇女经期，月经过多及孕妇均应慎用或忌用。

（5）对于出血病人，应嘱其卧床静养为宜。

细目二　活血祛瘀

桃核承气汤

《伤寒论》

组成：桃仁五十个　大黄四两　桂枝二两　炙甘草二两　芒硝二两

功用：逐瘀泻热。

主治：下焦蓄血证。少腹急结，小便自利，甚则烦躁谵语，神志如狂，至夜发热；以及血瘀经闭，痛经，脉沉实而涩者。

配伍意义：本方证乃邪在太阳不解，随经入腑化热，与血相搏结于下焦所致。治宜破血下瘀，兼以泄热。方中桃仁苦甘平，活血破瘀；大黄苦寒，荡涤邪热，活血下瘀。二者合用，瘀热并治，共为君药。芒硝咸苦寒，泻热软坚，软化瘀结之邪热，与大黄配伍使邪热瘀结从大便而出；桂枝辛甘温，通行血脉，既助桃仁活血祛瘀，又防芒硝、大黄寒凉凝血之弊，共为臣药。桂枝与硝、黄同用，且硝、黄用量大于桂枝，相反相成，桂枝得硝、黄则温通而不助热，硝、黄得桂枝则寒下又不凉遏。炙甘草护胃安中，缓和诸药的峻烈之性，为佐使药。全方配伍，使蓄血除，瘀热清，邪有出路，诸症自平。

血府逐瘀汤

《医林改错》

组成：桃仁四钱　红花三钱　当归三钱　生地黄三钱　川芎一钱半　赤芍二钱　牛膝三钱　桔梗一钱半　柴胡一钱　枳壳二钱　甘草二钱

功用：活血化瘀，行气止痛。

主治：胸中血瘀证。胸痛，头痛，日久不愈，痛如针刺而有定处，或呃逆日久不止，或饮水即呛，干呕，或内热瞀闷，或心悸怔忡，失眠多梦，急躁易怒，入暮潮热，唇暗或两目暗黑，舌质暗红，或舌有瘀斑或瘀点，脉涩或弦紧。

配伍意义：本方证为瘀血内阻胸部，气机郁滞所致。治宜活血化瘀，行气止痛。方中桃仁破血行滞而润燥，红花活血祛瘀以止痛，共为君药。赤芍、川芎助君药活血祛瘀；牛膝活血通经，祛瘀止痛，引血下行，共为臣药。生地、当归养血益阴，清热活血；桔梗、枳壳，一升一降，宽胸行气，桔梗并能载药上行；柴胡疏肝解郁，升达清阳，与桔梗、枳壳同用，尤善理气行滞，使气行则血行，以上均为佐药。甘草调和诸药，为使药。

全方配伍特点：活血与行气相伍，祛瘀与养血同施，升降兼顾，气血同调。

补阳还五汤

《医林改错》

组成：生黄芪四两　当归尾二钱　赤芍一钱半　地龙一钱　川芎一钱　红花一钱　桃仁一钱

功用：补气，活血，通络。

主治：中风之气虚血瘀证。半身不遂，口眼㖞斜，语言謇涩，口角流涎，小便频数或遗尿失禁，舌暗淡，苔白，脉缓无力。

配伍意义：本方证为中风之后，正气亏虚，气虚血滞，脉络瘀阻所致。治宜补气，活血，通络。方中重用生黄芪，大补脾胃之气以资化源，意在气旺则血行，瘀去则络通，为君药。当归尾活血通络而不伤血，为臣药。赤芍、川芎、桃仁、红花四味，协同当归尾以活血祛瘀，为佐药；地龙通经活络，力专善走，周行全身，配合诸药以行药力，为佐使药。全方配伍，则气旺、瘀消、络通，诸症自愈。

全方配伍特点：重在补气，佐以活血，气旺血行，补而不滞。

温经汤

《金匮要略》

组成：吴茱萸三两　当归二两　芍药二两　川芎二两　人参二两　桂枝二两　阿胶二两　牡丹皮二两　生姜二两　甘草二两　半夏半升　麦冬一升

功用：温经散寒，养血祛瘀。

主治：冲任虚寒，瘀血阻滞证。漏下不止，或血色暗而有块，淋沥不畅，或月经超前或延后，或逾期不止，或一月再行，或经停不至，而见少腹里急，腹满，傍晚发热，手心烦热，唇口干燥。舌质暗红，脉细而涩。亦治妇人宫冷，久不受孕。

配伍意义：本方病证瘀、寒、虚、热错杂，但以冲任虚寒，瘀血阻滞为主。治宜温经散寒，祛瘀养血，兼清虚热之法。方中吴茱萸辛苦而热，辛能行气以止痛，热可温经而散寒；桂枝辛甘而温，温经散寒，长于温通血脉，二者共为君药。当归辛甘温，补血活血，并善于止痛，为妇科调经的要药；川芎辛温，活血祛瘀以调经，行气开郁而止痛；白芍酸苦微寒，养血敛阴，柔肝止痛；共为臣药。丹皮苦辛微寒，既助诸药活血散瘀，又能清血分虚热；阿胶甘平，养血止血、滋阴润燥；麦冬甘苦微寒，养阴清热。三药合用，滋阴润燥，且清虚热，并可制约吴茱萸、桂枝之温燥。人参、甘草益气健脾，以资生化之源，阳生阴长，气旺血充；半夏辛开以通降胃气，不仅和胃安中、散结，而且与参、草相伍，健脾和胃，以助祛瘀调经；生姜既温胃气以助生化，又助吴茱萸、桂枝以温经散寒，以上均为佐药。甘草尚能调和诸药，兼为使药。诸药并用，共奏温经散寒、祛瘀养血、清泄虚热之功。

生 化 汤
《傅青主女科》

组成：全当归八钱　川芎三钱　桃仁十四枚　炮干姜五分　炙甘草五分　黄酒　童便

功用：养血祛瘀，温经止痛。

主治：血虚寒凝，瘀血阻滞证。产后恶露不行，小腹冷痛。

配伍意义：本方证多由产后血虚寒凝，瘀血内阻所致。治宜活血养血，温经止痛。方中重用全当归补血活血，化瘀生新，行滞止痛，为君药。川芎活血行气，桃仁活血祛瘀，均为臣药。炮姜入血散寒，温经止痛；黄酒温通血脉以助药力，共为佐药。炙甘草和中缓急，调和诸药，用以为使。童便同煎者，乃取其益阴化瘀，引败血下行之意。全方配伍得当，寓生新于化瘀之内，使瘀血化，新血生，诸症向愈。正如唐宗海所云"血瘀可化之，则所以生之，产后多用"，故名"生化"。

桂枝茯苓丸
《金匮要略》

组成：桂枝　茯苓　丹皮　桃仁　芍药各等分　白蜜适量

功用：活血化瘀，缓消癥块。

主治：瘀阻胞宫证。妇人素有癥块，妊娠漏下不止，或胎动不安，血色紫黑晦暗，腹痛拒按，或经闭腹痛，或产后恶露不尽而腹痛拒按者，舌质紫暗或有瘀点，脉沉涩。

配伍意义：本方原治妇人素有癥块，致妊娠胎动不安或漏下不止之证。证由瘀阻胞宫所致。治宜活血化瘀，缓消癥块。方中桂枝辛甘而温，温通血脉，以行瘀滞，为君药。桃仁、丹皮活血破瘀，散结消癥；丹皮又能凉血以消瘀久所化之热，共为臣药。芍药养血和血，使破瘀而不伤正，并能缓急止痛；茯苓甘淡平，渗湿祛痰，以助消癥之功，健脾益胃，扶助正气，均为佐药。丸以白蜜，甘缓而润，以缓诸药破泄之力，是以为使。诸药合用，共奏活血化瘀、缓消癥块之

功，使瘀化癥消，诸症皆愈。本方既用桂枝以温通血脉，又伍丹皮、芍药以凉血散瘀，寒温并用，则无耗伤阴血之弊。本方治漏下之症，采用行血之法，又体现"通因通用"，使癥块得消，血行常道，则出血得止。

细目三　止　血

咳　血　方
《丹溪心法》

组成：青黛　瓜蒌仁　海粉　炒山栀子　诃子（原著本方无用量）（蜜　姜汁）

功用：清肝宁肺，凉血止血。

主治：肝火犯肺之咳血证。咳嗽痰稠带血，咯吐不爽，心烦易怒，胸胁作痛，咽干口苦，颊赤便秘，舌红苔黄，脉弦数。

配伍意义：本方证系肝火犯肺，灼伤肺络所致。病位虽在肺，但病本则在肝，按治病求本的原则，治当清肝泻火，使火清气降，肺金自宁。方中青黛咸寒，入肝、肺二经，清肝泻火，凉血止血；山栀子苦寒，入心、肝、肺经，清热凉血，泻火除烦，炒黑可入血分而止血。两药合用，澄本清源，共为君药。火热灼津成痰，痰不清则咳不止，咳不止则血难宁，故用瓜蒌仁甘寒入肺，清热化痰，润肺止咳；海粉（现多用海浮石）清肺降火，软坚化痰，共为臣药。诃子苦涩性平，入肺与大肠经，清降敛肺，化痰止咳，用以为佐。以蜜同姜汁为丸，蜜可润肺，姜汁辛温可制约诸寒凉药，使其无凉遏之弊，为佐使药。诸药合用，共奏清肝宁肺之功，使木不刑金，肺复宣降，痰化咳平，其血自止。

小蓟饮子
《玉机微义》

组成：生地黄　小蓟　滑石　木通　蒲黄　藕节　淡竹叶　当归　山栀子　甘草各等分

功用：凉血止血，利水通淋。

主治：热结下焦之血淋、尿血。尿中带血，小便频数，赤涩热痛，舌红，脉数。

黄土汤
《金匮要略》

组成：甘草三两　干地黄三两　白术三两　炮附子三两　阿胶三两　黄芩三两　灶心黄土半斤

功用：温阳健脾，养血止血。

主治：脾阳不足，脾不统血证。大便下血，先便后血，以及吐血、衄血、妇人崩漏，血色暗淡，四肢不温，面色萎黄，舌淡苔白，脉沉细无力。

配伍意义：本方证乃脾阳不足，统摄无权所致。治宜温阳健脾，养血止血。方中灶心黄土（即伏龙肝），辛温而涩，温中收敛止血，为君药。证因脾阳不足，血失统摄所致，单纯收涩止血，很难奏效，故以白术、附子温阳健脾，助君药以复脾土统血之权，共为臣药。然辛温之白术、附子易耗血动血，且出血者，阴血多亦亏耗，故佐以生地、阿胶滋阴养血止血；更佐以苦寒之黄芩制约白术、附子过于温燥之性。生地、阿胶得白术、附子，则滋阴养血而不碍阳气，滋而不腻。甘草调药和中为使。诸药合用，为温阳健脾、养血止血之良剂。

第十五单元　治风剂

细目一　概　述

1. **治风剂的适用范围**　治风剂主要适用于外风或内风证。风证，分为外风证与内风证。外风证是风从外袭所引起的病证，以头痛、骨节疼痛、筋脉抽搐、口眼㖞斜、皮肤瘙痒等为主；内风证是风从内生所引起的病证，以头晕目眩、手足抽搐、言语不利等为主，均可使用治风剂治疗。

2. **治风剂的应用注意事项**

（1）辨清病变属性，热者当清，寒者当温，虚者当补。

（2）辨治风证，外风治宜疏散，酌情配伍平息内风药；内风治宜平息，酌情配伍疏散外风药。

（3）内风外风夹杂者，治宜相互兼顾，分清主次。

细目二　疏散外风

川芎茶调散
《太平惠民和剂局方》

组成：川芎　荆芥各四两　白芷　羌活　炙甘草各二两　细辛一两　防风一两半　薄荷叶八两　清茶

功用：疏风止痛。

主治：外感风邪头痛。偏正头痛，或颠顶作痛，目眩鼻塞，或恶风发热，舌苔薄白，脉浮。

配伍意义：本方所治之证乃风邪外袭，循经上扰清窍所致。治当疏风止痛。方中以川芎为君，血中气药，上行头目，善于活血祛风止头痛，为治疗诸经头痛之要药，尤长于治疗少阳、厥阴经头痛。薄荷、荆芥辛散上行，助君药疏风止痛。其中薄荷用量甚重，兼能清利头目，监制诸风药之温燥及风邪易于化热之特点，共为臣药。羌活、白芷、细辛、防风疏风止痛，共为佐药。其中羌活偏治太阳经头痛；白芷偏治阳明经头痛；细辛偏治少阴经头痛；防风疏散风寒，使风寒向外透散。茶叶既能清利头目，又能监防辛温药耗散伤正，也为佐药。甘草益气，调和药性，为佐使药。诸药配伍，共奏疏风止痛之效。

全方配伍特点：辛散疏风于上，诸经兼顾；佐入苦凉之品，寓降于升。

消风散
《外科正宗》

组成：荆芥　防风　牛蒡子　蝉蜕　苍术　苦参　石膏　知母　当归　胡麻　生地各一钱　木通　甘草各五分

功用：疏风除湿，清热养血。

主治：风疹，湿疹。皮肤瘙痒，疹出色红，或遍身云片斑点，抓破后渗出津水，苔白或黄，脉浮数。

配伍意义：本方所治之证乃风热或风湿病邪侵袭人体，浸淫血脉，不得向内外疏泄透达，郁于肌肤腠理所致。治当疏风除湿，清热养血。方中荆芥、防风、蝉蜕、牛蒡子疏风散邪，疏风止痒，使风邪从肌肤外透，共为君药。湿热浸淫，以苦参清热燥湿，苍术祛风燥湿，木通渗利湿热，共为臣药。"治风必治血，血行风自灭"，以当归、胡麻仁、生地黄补血活血，凉血止痒，石膏、知母清热泻火，共为佐药。甘草清热解毒，调和药性，为佐使药。诸药配伍，共奏疏风除湿、清热养血之效。

牵正散
《杨氏家藏方》

组成：白附子　白僵蚕　全蝎去毒，各等分热酒调下

功用：祛风化痰，通络止痉。

主治：风中头面经络。口眼㖞斜，或面肌抽动，舌淡红，苔白。

配伍意义：足阳明之脉夹口环唇，布于头面；足太阳之脉起于目内眦。本方证乃阳明内

蓄痰浊，太阳外中于风，风邪引动内蓄之痰浊，风痰阻于头面经络所致。治宜祛风化痰，通络止痉。方中白附子辛温燥烈，入阳明经而走头面，以祛风化痰，尤其善散头面之风是为君药。全蝎、僵蚕均能祛风止痉，其中全蝎长于通络，僵蚕且能化痰，合用既助君药祛风化痰之力，又能通络止痉，共为臣药。用热酒调服，以助宣通血脉，并能引药入络，直达病所，以为佐使。药虽三味，合而用之，力专而效著。风邪得散，痰浊得化，经络通畅，则㖞斜之口眼得以复正。

小活络丹（活络丹）
《太平惠民和剂局方》

组成：川乌　草乌　地龙　天南星各六两　乳香　没药各二两二钱　（冷酒或荆芥汤送服）

功用：祛风除湿，化痰通络，活血止痛。

主治：风寒湿痹。肢体筋脉疼痛，麻木拘挛，关节屈伸不利，疼痛游走不定，舌淡紫，苔白，脉沉弦或涩。亦治中风手足不仁，日久不愈，经络中有湿痰瘀血，而见腰腿沉重或腿臂间作痛。

细目三　平息内风

羚角钩藤汤
《通俗伤寒论》

组成：羚角片（先煎）一钱半　霜桑叶二钱　京川贝四钱　鲜生地五钱　双钩藤（后入）三钱　滁菊花三钱　茯神木三钱　生白芍三钱　生甘草八分　淡竹茹五钱

功用：凉肝息风，增液舒筋。

主治：肝热生风证。高热不退，烦闷躁扰，手足抽搐，发为痉厥，甚则神昏，舌绛而干，或舌焦起刺，脉弦而数。

配伍意义：本方所治之证乃温病热邪炽盛，传入厥阴，肝经热盛，热极动风所致。治以凉肝

息风，增液舒筋。方中羚羊角清热解痉；钩藤平肝息风，助羚羊角息风止痉，共为君药。风盛于内，桑叶、菊花既能清热平肝，又兼疏散风热，使肝热从外疏散，共为臣药。热伤阴津，以生地黄凉血养阴，滋养筋脉；筋脉挛急，以白芍养阴补血，助生地黄生津养筋舒筋；痰阻经脉，以贝母、竹茹清热化痰通经；热扰心神，以茯神益气安神，共为佐药。甘草益气，助白芍缓急柔筋，并调和药性，为佐使药。诸药配伍，共奏凉肝息风、增液舒筋之效。

全方配伍特点：咸寒而甘与辛凉合方，清息之中寓辛疏酸甘之意，共成"凉肝息风"之法。

镇肝熄风汤
《医学衷中参西录》

组成：怀牛膝一两　生赭石一两　生龙骨五钱　生牡蛎五钱　生龟板五钱　生杭芍五钱　玄参五钱　天冬五钱　川楝子二钱　生麦芽二钱　茵陈二钱　甘草一钱半

功用：镇肝息风，滋阴潜阳。

主治：类中风。头目眩晕，目胀耳鸣，脑部热痛，面色如醉，心中烦热；或时常噫气，或肢体渐觉不利，口眼渐形㖞斜，甚或眩晕颠扑，昏不知人，移时始醒，或醒后不能复元，脉弦长有力。

配伍意义：本方所治之证乃肝肾阴虚，肝阳化风，肝风内动所致。治当滋阴潜阳，镇肝息风。方中重用怀牛膝引血下行，补益肝肾，用为君药。配伍质重沉降之代赭石，镇肝降逆，合牛膝以引气血下行，体现急则治标之意；龟板、龙骨、牡蛎滋阴潜阳，使阳能入阴；白芍补血敛阴，泻肝柔筋，共为臣药。玄参、天冬下入肾经，滋阴清热，可助白芍、龟板以滋水涵木，滋阴柔肝；茵陈利湿，降泄肝气上逆；生麦芽、川楝子清泻肝热，疏利肝气，兼防滋阴潜阳药伤胃气，并能助消化，共为佐药。甘草调和诸药，兼防石类药、介类药妨碍胃气，是为使药。诸药配伍，共奏滋阴潜阳、镇肝息风之效。

全方配伍特点：镇降下行，重在治标，滋潜清疏，以适肝性。

天麻钩藤饮
《中医内科杂病证治新义》

组成：天麻　钩藤　生决明　山栀　黄芩　川牛膝　杜仲　益母草　桑寄生　夜交藤　朱茯神（原著本方无用量）

功用：平肝息风，清热活血，补益肝肾。

主治：肝阳偏亢，肝风上扰证。头痛，眩晕，失眠多梦，或口苦面红，舌红苔黄，脉弦数。

第十六单元　治燥剂

细目一　概　述

1. 治燥剂的适用范围　治燥剂主要适用于燥证。燥证，分外燥证与内燥证。外燥证是燥邪外袭所产生的病证，以咳嗽、头痛、鼻塞咽干等为主；内燥证是燥从内生所产生的病证，以咽喉干痛、干咳少痰或无痰、舌红少苔等为主。

2. 治燥剂的应用注意事项

（1）应辨清外燥内燥，外燥宜疏散，内燥宜滋润。

（2）疏散外燥药易伤津，药量宜轻；滋润内燥药易壅滞，应酌情配伍理气药。

（3）燥证夹湿者，治宜相互兼顾，用药应有主次之分。

细目二　轻宣外燥

杏 苏 散
《温病条辨》

组成：苏叶　半夏　茯苓　前胡　苦桔梗　枳壳　甘草　生姜　大枣　杏仁　橘皮（原著本方无用量）

功用：轻宣凉燥，理肺化痰。

主治：外感凉燥证。恶寒无汗，头微痛，咳嗽痰稀，鼻塞咽干，苔白，脉弦。

配伍意义：本方所治之证乃凉燥伤肺，营卫受邪所致。治当轻宣凉燥，理肺化痰。方中苏叶发表散邪，宣发肺气，使燥邪从外而散；肺气上逆，以杏仁降肺止咳化痰，与苏叶相配，一宣一降，调理肺气，宣降气机，共为君药。前胡疏散风寒，降气化痰；桔梗宣利肺气止咳，枳壳宽胸理气，二药相配，一升一降，助君药理肺化痰。以上三药共为臣药。半夏燥湿化痰降逆，橘皮理气化痰燥湿，茯苓健脾渗湿以杜绝生痰之源，生姜、大枣调和营卫，滋脾行津以助润燥，共为佐药。甘草调和药性，合桔梗宣肺利咽，为佐使之用，诸药配伍，共奏轻宣凉燥、理肺化痰之效。

清燥救肺汤
《医门法律》

组成：霜桑叶三钱　煅石膏二钱五分　甘草一钱　人参七分　胡麻仁一钱　阿胶八分　麦门冬一钱二分　杏仁七分　枇杷叶一片

功用：清肺润燥，益气养阴。

主治：温燥伤肺证。干咳无痰，气逆而喘，头痛身热，咽喉干燥，鼻燥，胸满胁痛，心烦口渴，舌干少苔，脉虚大而数。

配伍意义：本方所治之证乃温燥伤肺，气阴两伤所致。治当清肺润燥，益气养阴。方中重用桑叶质轻气寒，清透肺中燥热之邪，用为君药。温热侵肺，故臣以石膏辛甘而寒，甘寒润肺滋燥，辛寒清泄肺热；麦冬甘寒清热，养阴润肺。石膏用量轻于桑叶，则不碍君药之轻宣；麦冬凉润，但用量不及桑叶之半，不碍君药外散。君臣相配，体现清宣润之法，是清宣润肺的常用组合。热伤肺气，故以人参补益肺脾，生化津液；麻仁养阴润肺滋燥；血可化阴，以阿胶补血养阴润肺；杏仁苦润，苦降肺气，兼以润肺；枇杷叶清降肺气止咳，共为佐药。甘草益脾胃，补肺气，调和诸药为佐使。诸药合用，共奏清肺润燥、益气养阴之效。

细目三　滋阴润燥

麦门冬汤
《金匮要略》

组成：麦门冬七升　半夏一升　人参三两　甘草二两　粳米三合　大枣十二枚

功用：滋养肺胃，降逆下气。

主治：

（1）虚热肺痿。咳嗽气喘，咽喉不利，咯痰不爽，或咳唾涎沫，口干咽燥，手足心热，舌红少苔，脉虚数。

（2）胃阴不足证。气逆呕吐，口渴咽干，舌红少苔，脉虚数。

配伍意义：本方所治之证乃肺胃阴虚，气火上逆所致。治当滋养肺胃，降逆下气。方中重用麦门冬，滋养肺胃阴津，清肺胃虚热，是为君药。臣以半夏降逆下气、化痰和胃。一则降逆以止咳喘，二则开胃行津以润肺，三则防大量麦冬之滋腻壅滞，二药相反相成。人参补脾益气，甘草、粳米、大枣甘润性平，合人参和中滋液，培土生金，以上俱为佐药。甘草调和药性，兼作使药。诸药相合，可使肺胃阴复，逆气得降，中土健运，诸症自愈。

全方配伍特点：重用甘寒清润，少佐辛温降逆，滋而不腻，温而不燥，培土生金，肺胃并治。

玉 液 汤

《医学衷中参西录》

组成：山药一两　生黄芪五钱　知母六钱
生鸡内金二钱　葛根钱半　五味子三钱　天花粉
三钱

功用：益气养阴，固肾止渴。

主治：消渴之气阴两虚证。口常干渴，饮水
不解，小便频数量多，或小便浑浊，困倦气短，
舌嫩红而干，脉虚细无力。

配伍意义：本方所治之消渴系由元气不升，
真阴不足，脾肾两虚所致。治宜益气滋阴，固肾
止渴。方中生山药、生黄芪益气养阴，补脾固
肾，共为君药。阴虚生内热，故以苦甘性寒之知
母、天花粉为臣药，滋阴清热，润燥止渴。佐以
葛根升阳生津，助脾气上升以散精达肺；鸡内金
助脾健运，化水谷为津液；五味子酸收而固肾生
津，使津液不下流。诸药配伍，共奏益气滋阴、
固肾止渴之效。

第十七单元　祛湿剂

细目一　概　述

1. 祛湿剂的适用范围　祛湿剂主要适用于湿
病。湿证分外湿证与内湿证。外湿证是湿邪外袭所
引起的病证，以肢体沉重、头胀身困、筋脉不利等
为主；内湿证是湿邪从内生所引起的病证，以腹胀
腹泻、恶心呕吐、水肿淋浊、黄疸、痿痹等为主。

2. 祛湿剂的应用注意事项

（1）应辨清病变寒热，夹寒者宜温，夹热者
宜清。

（2）辨清病变虚实，实证当以渗利，虚者当
以温化。

（3）祛湿药多伤津，所以辨治应当兼顾阴津。

细目二　燥湿和胃

平 胃 散

《简要济众方》

组成：苍术四两　厚朴三两　陈橘皮二两
炙甘草一两　生姜二片　大枣二枚

功用：燥湿运脾，行气和胃。

主治：湿滞脾胃证。脘腹胀满，不思饮食，
口淡无味，恶心呕吐，嗳气吞酸，肢体沉重，怠
惰嗜卧，常多自利，舌苔白腻而厚，脉缓。

配伍意义：本方病证乃湿邪困阻脾胃，气机
壅滞所致。治当燥湿运脾为主，兼以行气和胃。
方中以辛香苦温之苍术为君药，燥湿健脾，使湿
祛而脾运有权，脾健则湿邪得化。湿邪阻碍气
机，且气行则湿化，故臣以芳化苦燥之厚朴行气
除满，且可化湿。厚朴与苍术相伍，行气以除
湿，燥湿以运脾，使滞气得行，湿浊得去。佐以
陈皮理气和胃，燥湿醒脾，以助苍术、厚朴之
力。甘草为使，调和诸药，且能益气健脾和中。
煎加生姜、大枣、生姜温散水湿，且和胃降逆，
大枣补脾益气以助甘草培土制水之功，姜、枣合
用尚能调和脾胃。诸药配伍共奏燥湿运脾、行气
和胃之效。

藿香正气散

《太平惠民和剂局方》

组成：大腹皮　白芷　紫苏　茯苓各一两
半夏曲　白术　陈皮　厚朴　苦桔梗各二两　藿
香三两　炙甘草二两半　姜三片　枣一枚

功用：解表化湿，理气和中。

主治：外感风寒，内伤湿滞证。霍乱吐泻，恶寒发热，头痛，胸膈满闷，脘腹疼痛，舌苔白腻，脉浮或濡缓以及山岚瘴疟等。

配伍意义：本方所治之证乃风寒侵袭营卫，寒湿侵扰脾胃所致。治当解表化湿，理气和中。方中藿香解表散寒，芳香化湿，辟秽和中，升清降浊，为君药。半夏曲、陈皮理气燥湿，和胃降逆以止呕；白术、茯苓健脾助运，除湿和中以止泻，同为臣药。紫苏、白芷辛温发散，助藿香外散风寒，燥湿化浊；大腹皮、厚朴行气化湿，畅中行滞；桔梗宣肺利膈；煎加姜、枣，内调脾胃，外和营卫，俱为佐药。甘草调和药性，并协姜、枣以和中，用为使药。诸药配伍，使风寒外散，湿浊内化，气机通畅，脾胃调和，清升降浊。

全方配伍特点：表里同治，以除湿治里为主；脾胃同调，以升清降浊为要。

细目三　清热祛湿

茵陈蒿汤

《伤寒论》

组成：茵陈六两　栀子十四枚　大黄二两

功用：清热，利湿，退黄。

主治：黄疸阳黄证。一身面目俱黄，黄色鲜明，发热，无汗或但头汗出，口渴欲饮，恶心呕吐，腹微满，小便短赤，大便不爽或秘结，舌红苔黄腻，脉沉数或滑数有力。

配伍意义：本方所治之证乃湿热蕴结，浸淫内外所致。治当清热利湿退黄。方中重用茵陈，清利湿热，疏利肝胆，降泄浊逆，乃治黄之要药，为君药。湿热蕴结，故臣以栀子清热降火，通利三焦，助茵陈使湿热从小便而去。佐以大黄逐瘀泻热，通导大便，推陈致新，导湿热从大便而去。诸药配伍，共奏清利湿热、退黄导热下行之效。

全方配伍特点：主以苦寒清利，佐以通腑泻热，分消退黄，药简效宏。

三　仁　汤

《温病条辨》

组成：杏仁五钱　飞滑石六钱　白通草二钱　白蔻仁二钱　竹叶二钱　厚朴二钱　生薏苡仁六钱　半夏五钱

功用：宣畅气机，清利湿热。

主治：湿温初起及暑温夹湿之湿重于热证。头痛恶寒，身重疼痛，肢体倦怠，面色淡黄，胸闷不饥，午后身热，苔白不渴，脉弦细而濡。

配伍意义：本方所治之证乃湿温初起，邪在气分，湿重于热所致。治当清利湿热，宣畅气机。方中以滑石为君，清热利湿而解暑。以薏苡仁、杏仁、白蔻仁为臣，薏苡仁淡渗利湿以健脾，使湿热从下焦而去；白蔻仁芳香化湿，利气宽胸，畅中焦之脾气以助祛湿；杏仁宣利上焦肺气。佐以通草、竹叶甘寒淡渗，助君药利湿清热之效；半夏、厚朴行气除满，化湿和胃。诸药配伍，共奏宣畅气机、清利湿热之效。

八　正　散

《太平惠民和剂局方》

组成：车前子　瞿麦　萹蓄　滑石　山栀子仁　炙甘草　木通　大黄各一斤　灯心适量

功用：清热泻火，利水通淋。

主治：热淋。尿频尿急，溺时涩痛，淋沥不畅，尿色混赤，甚则癃闭不通，小腹急满，口燥咽干，舌苔黄腻，脉滑数。

配伍意义：本方所治之证乃湿热下注，膀胱气化功能失调所致。治当清热泻火，利水通淋。方中木通、滑石清热利湿，利水通淋，共为君药。车前子、瞿麦、萹蓄助木通、滑石清热利水通淋，共为臣药。大黄泻热祛湿，使湿热从大便而去；栀子泻热利湿，使湿热从小便而去，共为佐药。甘草调和诸药，清热解毒，缓急止痛，为佐使药。煎加灯心增利水通淋之功。诸药配伍，共奏清热泻火、利水通淋之效。

细目四　利水渗湿

五 苓 散
《伤寒论》

组成：猪苓十八铢　泽泻一两六铢　白术十八铢　茯苓十八铢　桂枝半两
功用：利水渗湿，温阳化气。
主治：
1. 蓄水证。小便不利，头痛微热，烦渴欲饮，甚则水入即吐，舌苔白，脉浮。
2. 痰饮。脐下动悸，吐涎沫而头眩，或短气而咳。
3. 水湿内停证。水肿，泄泻，小便不利，以及霍乱吐泻等。

猪 苓 汤
《伤寒论》

组成：猪苓　茯苓　泽泻　阿胶　滑石各一两
功用：利水渗湿，养阴清热。
主治：水热互结伤阴证。小便不利，发热，口渴欲饮，或心烦不寐，或兼有咳嗽、呕恶、下利，舌红苔白或微黄，脉细数。又治热淋，血淋。

细目五　温化寒湿

苓桂术甘汤
《金匮要略》

组成：茯苓四两　桂枝三两　白术三两　炙甘草二两
功用：温阳化饮，健脾利水。
主治：中阳不足之痰饮。胸胁支满，目眩心悸，短气而咳，舌苔白滑，脉弦滑或沉紧。

真 武 汤
《伤寒论》

组成：茯苓三两　芍药三两　生姜三两　白术二两　炮附子一枚
功用：温阳利水。
主治：
1. 阳虚水泛证。小便不利，四肢沉重疼痛，浮肿，腰以下为甚，畏寒肢冷，腹痛，下利，或咳，或呕，舌淡胖，苔白滑，脉沉细。
2. 太阳病发汗太过，阳虚水泛证。汗出不解，其人仍发热，心下悸，头眩，身𬌗动，振振欲擗地。

配伍意义：本方所治之证乃脾肾阳气虚弱，水气泛溢所致。治当温阳利水。方中附子温壮肾阳，以化气行水；兼暖脾土，以温运水湿，为君药。脾主制水，以白术健脾燥湿，使水有所制；茯苓淡渗利湿，使水湿从小便而去，并助白术健脾，共为臣药。水溢肌肤，故佐以生姜温散，既助附子温阳散寒，又合茯苓、白术宣散水湿；佐以芍药，一者利小便以行水，二者柔肝缓急以止腹痛，三者敛阴舒筋以治筋肉𬌗动，四者防止温燥药物伤耗阴津，以利久服缓治。诸药配伍，以奏温阳利水之效。

全方配伍特点：辛热渗利合法，纳酸柔于温利之中，脾肾兼顾，重在温肾。

实 脾 散
《重订严氏济生方》

组成：厚朴　白术　木瓜　木香　草果仁　大腹子　炮附子　白茯苓　炮干姜各一两　炙甘草半两　生姜五片　大枣一枚
功用：温阳健脾，行气利水。
主治：脾肾阳虚，水气内停之阴水。身半以下肿甚，手足不温，口中不渴，胸腹胀满，大便溏薄，舌苔白腻，脉沉弦而迟者。

配伍意义：本方所治之水肿，亦谓阴水，乃由脾肾阳虚，阳不化水，水气内停所致。治以温阳健脾，行气利水。方中附子、干姜为君，温肾暖脾，扶阳抑阴。茯苓、白术为臣，渗湿健脾，使水湿从小便去。木瓜除湿醒脾和中；厚朴、木香、大腹子（槟榔）、草果行气导滞，使气化则湿化，气顺则胀消；草果、厚朴兼可燥湿；槟榔兼能利水；木瓜除湿和中，共为佐药。甘草、生姜、大枣益脾和中；生姜兼能温散水气；甘草调和诸药，共为佐使药。诸药相伍，共奏温阳健脾、行气利水之效。

全方配伍特点：辛热与淡渗合法，纳行气于温利之中，脾肾兼顾，主以实脾。

细目六　祛湿化浊

完 带 汤

《傅青主女科》

组成：白术一两　苍术三钱　山药一两　人参二钱　白芍五钱　车前子三钱　甘草一钱　陈皮五分　黑穗芥五分　柴胡六分

功用：补脾疏肝，化湿止带。

主治：脾虚肝郁，湿浊带下。带下色白，清稀如涕，面色㿠白，倦怠便溏，舌淡苔白，脉缓或濡弱。

配伍意义：本方所治之证因脾虚肝郁，带脉失约，湿浊下注所致。治宜补脾益气，疏肝解郁，化湿止带。方中重用白术、山药为君，补脾祛湿，使脾气健运，湿浊得消；山药兼能固肾止带。人参补中益气，助君药补脾之力；苍术燥湿运脾，以增祛湿化浊之力；白芍柔肝理脾，肝木达而脾土自强；车前子渗利水湿，使湿浊从小便分利，共为臣药。陈皮理气燥湿；柴胡、黑荆芥，得白术则升发脾胃清阳，配白芍则疏肝解郁，共为佐药。甘草调药和中，用为使药。诸药相配，共奏补脾疏肝、化湿止带功效。

全方配伍特点：扶土抑木，补中寓散，升清除湿，肝脾同治，重在治脾。

细目七　祛风胜湿

羌活胜湿汤

《内外伤辨惑论》

组成：羌活　独活各一钱　藁本　防风　炙甘草各五分　川芎二分　蔓荆子三分

功用：祛风胜湿止痛。

主治：风湿犯表之痹证。肩背痛不可回顾，头痛身重，或腰脊疼痛，难以转侧，苔白，脉浮。

配伍意义：本方主治为汗出当风，或久居湿地，风湿之邪侵袭肌表之证。风湿在表，宜从汗解，故以祛风胜湿为法。方中羌活、独活共为君药，二者皆为辛苦温燥之品，其辛散祛风，味苦燥湿，性温散寒，故皆可祛风除湿、通利关节。其中羌活善祛上部风湿，独活善祛下部风湿，两药相合，能散一身上下之风湿，通利关节而止痹痛。臣以防风，祛风胜湿，且善止头痛。川芎活血行气，祛风止痛，用为臣药。蔓荆子祛风止痛，藁本疏散太阳经之风寒湿邪，且善达巅顶止头痛，俱为佐药。使以甘草调和诸药。综合全方，以辛苦温散之品为主组方，共奏祛风胜湿之效，使客于肌表之风湿随汗而解。

独活寄生汤

《备急千金要方》

组成：独活三两　桑寄生　杜仲　牛膝　细辛　秦艽　茯苓　肉桂心　防风　川芎　人参　甘草　当归　芍药　干地黄各二两

功用：祛风湿，止痹痛，益肝肾，补气血。

主治：痹证日久，肝肾两虚，气血不足证。腰膝疼痛、痿软，肢节屈伸不利，或麻木不仁，畏寒喜温，心悸气短，舌淡苔白，脉细弱。

配伍意义：本方所治之证乃风寒湿日久不愈，肝肾不足，气血虚弱所致。治当祛风湿，止痹痛，益气血，补肝肾。方中重用独活为君，性善下行，治伏风，除久痹，以祛下焦与筋骨间的风寒湿邪。以细辛、防风、秦艽、桂心为臣，其中细辛长于入少阴肾经，搜剔阴经之风寒湿邪，除经络留湿；秦艽祛风湿，舒筋络，利关节；桂心温经散寒，通利血脉；防风祛一身之风湿。君臣相伍，祛风寒湿邪，止痹痛。佐以桑寄生、杜仲、牛膝，补益肝肾，强壮筋骨，且桑寄生兼可祛风湿，牛膝兼能活血通筋脉；当归、川芎、地黄、白芍养血和血；人参、茯苓、甘草健脾益气。诸药合用，补肝肾，益气血。其中白芍与甘草相合，尚能柔肝缓急，以助舒筋止痛；当归、川芎、牛膝、桂心活血，寓"治风先治血，血行风自灭"之意。甘草调和诸药，兼使药之用。诸药配伍，共奏祛风湿、止痹痛、益气血、补肝肾

之效。

全方配伍特点：辛温行散与甘温滋柔合法，纳益肝肾、补气血于祛邪蠲痹之中，邪正兼顾。

第十八单元　祛痰剂

细目一　概　述

1. 祛痰剂的适用范围　祛痰剂主要适用于痰病。痰有广义与狭义之分：狭义之痰是专指有形之痰；而广义之痰是泛指诸多符合痰的病证表现与病理变化，病变部位比较广泛，如《医方集解》曰："在肺则咳，在胃则呕，在头则眩，在心则悸，在背则冷，在胁则胀，其变不可胜穷也。"痰病见有咳嗽、气喘、呕吐、中风、头晕目眩、头痛、胸痹、癫、狂、痫、瘰疬等症，均可使用祛痰剂治疗。

2. 祛痰剂的应用注意事项

（1）应辨清病变属性，热痰宜清，寒痰宜温，风痰宜息等。

（2）辨治痰病，治痰必治脾，治脾以绝生痰之源。

（3）治痰药多伤津，治痰应当兼顾阴津，以免化痰伤津。

（4）治热宜清，但治痰必用温，必须酌情配伍温药，即"病痰饮者，当以温药和之"。

细目二　燥湿化痰

二　陈　汤

《太平惠民和剂局方》

组成：半夏　橘红各五两　白茯苓三两　炙甘草一两半　生姜七片　乌梅一个

功用：燥湿化痰，理气和中。

主治：湿痰证。咳嗽痰多，色白易咯，恶心呕吐，胸膈痞闷，肢体困重，或头眩心悸，舌苔白滑或腻，脉滑。

配伍意义：本方证因脾失健运，湿无以化，湿聚成痰所致。治宜燥湿化痰，理气和中。方中以辛温性燥之半夏为君，燥湿化痰，和胃降逆。橘红为臣，理气行滞，燥湿化痰。君臣相配，其意有二：一是等量合用，相辅相成，以增强燥湿化痰之力，并体现治痰先理气，气顺则痰消之意；二是半夏、橘红皆以陈久者良，而无过燥之弊，故方名"二陈"，半夏、橘红为本方燥湿化痰的基本结构。佐以茯苓健脾渗湿；生姜监制半夏之毒，又助半夏化痰降逆、和胃止呕；少佐乌梅收敛肺气，与半夏、橘红相伍，散中兼收，防其燥散伤正。且有"欲劫之而先聚之"之意甘草为佐使，健脾和中，调和诸药。诸药合用，共奏燥湿化痰、理气和中之效。

温　胆　汤

《三因极一病证方论》

组成：半夏　竹茹　枳实各二两　陈皮三两　炙甘草一两　茯苓一两半　姜五片　枣一枚

功用：理气化痰，清胆和胃。

主治：胆胃不和，痰热内扰证。胆怯易惊，头眩心悸，心烦不眠，夜多易梦；或呕恶呃逆，眩晕，癫痫。苔白腻，脉弦滑。

配伍意义：本方证是因胆胃不和，痰热内扰所致。治宜理气化痰，清胆和胃。方中以辛温之半夏为君，燥湿化痰，和胃止呕。臣以甘而微寒之竹茹，清热化痰，除烦止呕；半夏与竹茹相伍，一温一凉，化痰和胃，止呕除烦。辛苦温之

陈皮，理气行滞，燥湿化痰；辛苦微寒之枳实，降气导滞，消痰除痞；陈皮与枳实相合，亦一温一凉，理气化痰；茯苓，健脾渗湿；生姜、大枣调和脾胃，生姜兼制半夏毒性，以上共为佐药。甘草为使，调和诸药。本方诸药配伍，温凉兼进，不寒不燥，共奏理气化痰、清胆和胃之效。

细目三　清热化痰

清气化痰丸

《医方考》

组成：陈皮　杏仁　枳实　黄芩　瓜蒌仁　茯苓各一两　胆南星　制半夏各一两半　姜汁

功用：清热化痰，理气止咳。

主治：痰热咳嗽。咳嗽气喘，咳痰黄稠，胸膈痞闷，甚则气急呕恶，烦躁不宁，舌质红，苔黄腻，脉滑数。

细目四　润燥化痰

贝母瓜蒌散

《医学心悟》

组成：贝母一钱五分　瓜蒌一钱　天花粉　茯苓　橘红　桔梗各八分

功用：润肺清热，理气化痰。

主治：燥痰咳嗽。咳嗽痰少，咯痰不爽，涩而难出，咽喉干燥，苔白而干。

细目五　温化寒痰

苓甘五味姜辛汤

《金匮要略》

组成：茯苓四两　甘草三两　干姜三两　细辛三两　五味子半升

功用：温肺化饮。

主治：寒饮咳嗽。咳嗽痰多，清稀色白，或喜唾涎沫，胸满不舒，舌苔白滑，脉弦滑。

细目六　化痰息风

半夏白术天麻汤

《医学心悟》

组成：半夏一钱五分　天麻　茯苓　橘红各一钱　白术三钱　甘草五分　生姜一片　大枣二枚

功用：化痰息风，健脾祛湿。

主治：风痰上扰证。眩晕，头痛，胸膈痞闷，恶心呕吐，舌苔白腻，脉弦滑。

配伍意义：本方证因脾湿生痰，湿痰壅遏，引动肝风，风痰上扰清空所致。治宜化痰息风，健脾祛湿。方中半夏燥湿化痰，降逆止呕；天麻平肝息风，止眩晕。两者配伍为治风痰眩晕头痛之要药，共为君药。李东垣《脾胃论》云："足太阴痰厥头痛，非半夏不能疗；眼黑头眩，风虚内作，非天麻不能除。"臣以白术、茯苓健脾祛湿，以治生痰之源。佐以橘红理气化痰，使气顺则痰消。佐使甘草和中调药；生姜、大枣调和脾胃，生姜兼能制约半夏毒性。诸药配伍，风痰并治，标本兼顾，以化痰息风治标为主，健脾祛湿治本为辅，共奏化痰息风、健脾祛湿之效。本方是在二陈汤燥湿化痰的基础上，加入健脾燥湿之白术、平肝息风之天麻而组成。

第十九单元　消食剂

细目一　概　述

1. 消食剂的适用范围　消食剂主要适用于饮食积滞。消食剂适应证比较缓、病情比较轻，治疗取"渐消缓散"之意，以缓缓消除饮食积滞为主。

2. 消食剂的应用注意事项

（1）应辨清病变属性，实证以消食为主，虚证以消补为主。

（2）应用消食剂，不宜长期服用，避免损伤脾胃之气。

细目二　消食化滞

保　和　丸

《丹溪心法》

组成：山楂六两　神曲二两　半夏　茯苓各三两　陈皮　连翘　莱菔子各一两

功用：消食化滞，理气和胃。

主治：食积证。脘腹痞满胀痛，嗳腐吞酸，恶食呕逆，或大便泄泻，舌苔厚腻，脉滑。

配伍意义：本方所治之证乃饮食不节，暴饮暴食所致。治当消食化滞，理气和胃。方中重用山楂，能消一切饮食积滞，善于消肉食之积，为君药。神曲消食健脾，善于化酒食陈腐油腻之积；莱菔子下气消食除胀，善于消谷面之积，共为臣药。三药并用，以消各种饮食积

滞。半夏、陈皮理气化湿，和胃止呕；茯苓健脾和中，利湿止泻；连翘清热散结，共为佐药。诸药配伍，共奏消食和胃、清热祛湿之效，使食积得消，湿祛热清，胃气因和，诸症悉除。

细目三　健脾消食

健　脾　丸

《证治准绳》

组成：白术二两半　木香　酒炒黄连　甘草各七钱半　茯苓二两　人参一两五钱　神曲　陈皮　砂仁　炒麦芽　山楂　山药　肉豆蔻以上各一两

功用：健脾和胃，消食止泻。

主治：脾虚食积证。食少难消，脘腹痞闷，大便溏薄，倦怠乏力，苔腻微黄，脉虚弱。

配伍意义：本方证因脾虚胃弱，运化失常，食积停滞，郁而生热所致。治当健脾与消食并举。人参、白术、茯苓为君，重在补气健脾运湿止泻。臣以山楂、神曲、麦芽消食和胃，除已停之积。再佐肉蔻、山药健脾止泻；木香、砂仁、陈皮理气开胃，醒脾化湿；黄连清热燥湿，以除食积所生之热。甘草补中和药，是为佐使之用。诸药合用，使脾健、食消、气畅、热清、湿化。

全方配伍特点：消补兼施，补重于消，补而不滞，消中寓清。

第二十单元 驱虫剂

乌梅丸

《伤寒论》

组成：乌梅三百枚　细辛六两　干姜十两　黄连十六两　当归四两　炮附子六两　蜀椒四两　桂枝六两　人参六两　黄柏六两　蜜

功用：温脏安蛔。

主治：蛔厥证。脘腹阵痛，烦闷呕吐，时发时止，得食则吐，甚则吐蛔，手足厥冷，或久泻久痢。

配伍意义：蛔厥之证是因患者素有蛔虫，复由肠道虚寒，蛔虫上扰所致。本证既有虚寒的一面，又有虫扰气逆化热的一面，针对寒热错杂、蛔虫上扰的病机，治宜寒热并调、温脏安蛔之法。柯琴说"蛔得酸则静，得辛则伏，得苦则下"，因此方中重用味酸之乌梅，取其酸能安蛔，使蛔静则痛止，为君药。蛔虫躁动因于肠寒，蜀椒、细辛，药性辛温，辛可伏蛔，温可祛寒；黄连、黄柏性味苦寒，苦能下蛔，寒能清解因蛔虫上扰、气机逆乱所生之热，共为臣药。附子、桂枝、干姜皆为辛热之品，既可增强温脏祛寒之功，亦有辛可制蛔之力；当归、人参补养气血，且合桂枝以养血通脉，以解四肢厥冷，均为佐药。以蜜为丸，甘缓和中为使药。诸药合用，共奏温脏安蛔之功。

本方所治的久泻久痢，实属脾胃虚寒，肠滑失禁，气血不足而湿热积滞未去之寒热虚实错杂证候。方中重用乌梅，酸收涩肠；人参、当归、桂枝、附子、干姜、细辛、蜀椒温阳散寒，补虚扶正；黄连、黄柏清热燥湿。诸药合用，切中病机，故可奏效。

第二十一单元 治痈疡剂

细目一 概　述

1. 治痈疡剂的适用范围

治痈疡剂主要适用于痈疽疮疡证。治疗多以散结消痈、托里透脓、补虚敛疮为法。

2. 治痈疡剂的应用注意事项

（1）应辨别病证的阴阳表里虚实。

（2）痈疡脓已成，不宜固执内消一法，应促其速溃，不致疮毒内攻；若毒邪炽盛，则需侧重清热解毒以增祛邪之力；若脓成难溃，又应配透脓溃坚之品。

（3）痈疡后期，疮疡虽溃，毒邪未尽时，切勿过早应用补法，以免留邪为患。

细目二 散结消痈

大黄牡丹汤

《金匮要略》

组成：大黄四两　牡丹皮一两　桃仁五十个　冬瓜仁半升　芒硝三合

功用：泻热破瘀，散结消肿。

主治：肠痈初起，湿热瘀滞证。右少腹疼痛拒按，按之其痛如淋，甚则局部肿痞，或右足屈而不伸，伸则痛剧，小便自调，或时时发热，自汗恶寒，舌苔薄腻而黄，脉滑数。

配伍意义：本方所治之肠痈是因肠中湿热郁蒸，气血凝聚所致。治法当泻热祛湿，破瘀消痈。故方中以苦寒攻下之大黄为君，泻热逐瘀，涤荡肠中湿热瘀毒；丹皮亦为君药，清热凉血，活血散瘀。两药合用，泻热破瘀。臣以咸寒之芒硝，泻热导滞，软坚散结，助大黄荡涤湿热，使之速下；桃仁活血破瘀，配合丹皮以散瘀消肿。佐以甘寒滑利之冬瓜仁，为治内痈之要药，清肠利湿，导湿热从小便而去，并能排脓消痈。本方泻下、清利、破瘀诸法并用，共奏泻热破瘀、散结消肿之功，是治疗湿热瘀滞之肠痈初起的常用方剂。

仙方活命饮
《校注妇人良方》

组成：白芷　贝母　防风　赤芍药　当归尾　甘草　皂角刺　穿山甲　天花粉　乳香　没药各一钱　金银花　陈皮各三钱　酒

功用：清热解毒，消肿溃坚，活血止痛。

主治：痈疡肿毒初起。局部红肿焮痛，或身热凛寒，苔薄白或黄，脉数有力。

配伍意义：本方主治疮疡肿毒初起之证。多为热毒壅聚，气滞血瘀痰结而成。阳证痈疮初起，治宜清热解毒为主，配合理气活血、化痰散结、消肿溃坚。方中金银花性味甘寒，最善清热解毒疗疮，前人称之"疮疡圣药"，故重用为君。然单用清热解毒，则气滞血瘀难消，肿结不散，又以当归尾、赤芍、乳香、没药、陈皮行气活血通络，消肿止痛，共为臣药。白芷、防风疏风散表，以助散结消肿；气机阻滞每可导致液聚成痰，故配用贝母、花粉清热化痰排脓，可使未成之脓即消；山甲、皂刺通行经络，透脓溃坚，可使已成之脓即溃，均为佐药。甘草清热解毒，并调和诸药；煎药加酒者，借其通行周身，助药力直达病所，共为使药。诸药合用，共奏清热解毒、消肿溃坚、活血止痛之功。

前人称本方为"疮疡之圣药，外科之首方"，适用于阳证而体实的各类疮疡肿毒。若用之得当，则"脓未成者即消，已成者即溃"。

中医临床

中医内科学

第一单元 肺系病证

细目一 感 冒

◎ 要点一 概述

感冒是感受触冒风邪，邪犯卫表而导致的常见外感疾病，临床表现以鼻塞、流涕、喷嚏、咳嗽、头痛、恶寒、发热、全身不适、脉浮为特征。本病四季均可发生，尤以冬春两季为多。病情轻者多为感受当令之气，称为伤风、冒风、冒寒；病情较重者多为感受非时之邪，称为重伤风。在一个时期内广泛流行、病情类似者，称为时行感冒。

◎ 要点二 病因病机

（一）病因

外感六淫、时行疫毒。

（二）病机

外邪侵袭人体是否发病，关键在于卫气之强弱（内因），同时与感邪的轻重有关（外因）。

外邪侵犯肺卫的途径有二，或从口鼻而入，或从皮毛内侵。感冒的基本病机是卫表不和，肺失宣肃。感冒病位在肺卫，主要在卫表。病理因素为六淫之邪。感冒的病理性质，常人多属实证，虚体感冒则属虚实夹杂。

根据四时六气不同，以及体质的差异，临床常见风寒、风热、暑湿三证。虚体感冒除表证外，还可见正虚的表现。如感受时行病毒则病情

多重，甚或变生它病。在病程中亦可见寒与热的转化或错杂。

◎ 要点三 诊断与鉴别诊断

（一）诊断依据

1. 临证以卫表及鼻咽症状为主，可见鼻塞、流涕、喷嚏、咽痒、咽痛、周身酸楚不适、恶风或恶寒，或有发热等。若风邪夹暑、夹湿、夹燥，还可见相关症状。

2. 时行感冒具有流行性、传染性，在同一时期发病人数剧增，且病证相似，多突然起病，恶寒、发热（多为高热）、周身酸痛、疲乏无力，病情一般较普通感冒为重。

3. 病程一般 3~7 日，普通感冒不易传变，时行感冒可传变入里，变生它病。

4. 四季皆可发病，而以冬、春两季为多。

（二）鉴别诊断

普通感冒与时行感冒：普通感冒病情较轻，全身症状不重，少有传变。在气候变化时发病率可以升高，但无明显流行特点。若感冒 1 周以上不愈，发热不退或反见加重，应考虑感冒继发它病，传变入里。时行感冒病情较重，发病急，全身症状显著，可以发生传变，化热入里，继发或合并它病，具有广泛的传染性、流行性。

◎ 要点四 辨证论治

（一）辨证要点

感冒首先应辨别普通、时行感冒；其次须辨

别虚体、实体感冒；其三还要辨别风寒、风热、暑湿感冒。

1. 鉴别普通感冒与时行感冒 普通感冒与时行感冒的鉴别参见病证鉴别。

2. 辨感冒之虚实 实性感冒一般以风寒、风热、暑湿症状为主，病程短，痊愈快；虚体感冒者病程长，常呈反复感邪、反复发病之势，同时兼有气、血、阴、阳虚损症状。气虚感冒除感冒症状外，兼有平素神疲体弱，气短懒言，反复易感特征；阴虚感冒除感冒症状外，兼有口干咽燥，干咳少痰，舌红少苔，脉细数等阴虚症状。

3. 辨别风寒、风热、暑湿感冒 风寒感冒以恶寒重，发热轻，鼻涕、痰液清稀色白，咽不痛，脉浮紧为特点；风热感冒以恶寒轻，发热重，鼻涕、痰液稠厚色黄，咽痛，脉浮数为特点；暑湿感冒发于夏季，以身热不扬，微恶风，少汗，头昏身重，胸闷纳呆，苔腻，脉濡为特点。

（二）治疗原则

感冒的病位在卫表肺系，治疗应因势利导，从表而解，采用解表达邪的治疗原则。风寒证治以辛温发汗；风热证治以辛凉清解；暑湿杂感者，又当清暑祛湿解表；虚体感冒则当扶正解表。

（三）证治分类

感冒从大的方面，可分为常人感冒和虚体感冒。常人感冒临床分为风寒束表、风热犯表、暑湿伤表三大证型；虚体感冒多为气虚感冒和阴虚感冒。

1. 常人感冒

（1）风寒束表证

证候：恶寒重，发热轻，无汗，头痛，肢节酸疼，鼻塞声重，或鼻痒喷嚏，时流清涕，咽痒，咳嗽，咳痰稀薄色白，口不渴或渴喜热饮，舌苔薄白而润，脉浮或浮紧。

治法：辛温解表。

代表方：荆防达表汤或荆防败毒散加减。

加减：若表寒重，头身痛，憎寒发热，无汗者，配麻黄、桂枝以增强发表散寒之功；若表湿较重，肢体酸痛，头重头胀，身热不扬者，加羌

活、独活祛风除湿，或用羌活胜湿汤加减。

（2）风热犯表证

证候：身热较著，微恶风，汗泄不畅，头胀痛，面赤，咳嗽，痰黏或黄，咽燥，或咽喉乳蛾红肿疼痛，鼻塞，流黄浊涕，口干欲饮，舌苔薄白微黄，舌边尖红，脉浮数。

治法：辛凉解表。

代表方：银翘散或葱豉桔梗汤加减。

加减：若风热上壅，头胀痛较甚，加桑叶、菊花以清利头目；时行感冒热毒较盛，壮热恶寒，头痛身痛，咽喉肿痛，咳嗽气粗，配大青叶、蒲公英、草河车等清热解毒；若风寒外束，入里化热，热为寒遏，烦热恶寒，少汗，咳嗽气急，痰稠，声哑，苔黄白相兼，可用石膏合麻黄内清肺热，外散表寒。

（3）暑湿伤表证

证候：身热，微恶风，汗少，肢体酸重或疼痛，头昏重胀痛，咳嗽痰黏，鼻流浊涕，心烦口渴，或口中黏腻，渴不多饮，胸闷脘痞，泛恶，腹胀，大便或溏，小便短赤，舌苔黄腻或白腻，脉濡数。

治法：清暑祛湿解表。

代表方：新加香薷饮加减。

加减：若暑热偏盛，可加黄连、山栀、黄芩、青蒿清暑泄热；湿困卫表，肢体酸重疼痛较甚，加豆卷、藿香、佩兰等芳化宣表。

2. 虚体感冒

（1）气虚感冒

证候：恶寒较甚，或并发热，鼻塞，流涕，气短，乏力，自汗，咳嗽，痰白，咳痰无力，平素神疲体弱，或易感冒，舌淡苔薄白，脉浮无力。

治法：益气解表。

代表方：参苏饮加减。

加减：若表虚自汗，易伤风邪者，可常服玉屏风散益气固表，以防感冒；见恶寒重，发热轻，四肢欠温，语音低微，舌质淡胖，脉沉细无力，面色㿠白，为阳虚感冒，当助阳解表，用再造散加减。

（2）阴虚感冒

证候：身热，微恶风寒，少汗，头昏，心烦，口干咽燥，干咳少痰，舌红少苔，脉细数。

治法：滋阴解表。

代表方：加减葳蕤汤化裁。

加减：阴伤较重，口渴、咽干明显，加沙参、麦冬以养阴生津；血虚，面色无华，唇甲色淡，脉细，加地黄、当归，滋阴养血。

◎ 要点五　转归预后

在感冒病程中，可以出现寒热等不同证候之间的转化错杂。

一般而言，感冒预后良好，病程较短而易愈，反复感冒，则易伤正气。少数可因感冒诱发其他宿疾而使病情恶化。对老年、婴幼儿、体弱患者以及时行感冒重症，必须加以重视，防止发生传变，或同时夹杂其他疾病。

◎ 要点六　预防调护

1. **生活调理**　应慎起居，适寒温，在冬春之际尤当注意防寒保暖，盛夏亦不可贪凉露宿。注意锻炼，增强体质，以御外邪。

2. **感冒治疗期间护理**　发热者须适当休息。饮食宜清淡。对时行感冒重症及老年、婴幼儿、体虚者，须加强观察，预测并及时发现病情变化。

细目二　咳　嗽

◎ 要点一　概述

咳嗽是指肺失宣降，肺气上逆作声，或伴咯吐痰液而言。分别言之，有声无痰为咳，有痰无声为嗽，一般多为痰声并见，难以截然分开，故以咳嗽并称。

◎ 要点二　病因病机

（一）病因

外感六淫，内邪干肺。

（二）病机

咳嗽的基本病机为邪犯于肺，肺气上逆。咳嗽的病位在肺，与肝、脾有关，久则及肾。

咳嗽的病理性质，外感咳嗽属于邪实，为六淫外邪犯肺，肺气壅遏不畅所致。内伤咳嗽，病理因素主要为"痰"与"火"，病理性质多为虚实夹杂。

他脏有病而及肺者，多因实致虚。如肝火犯肺者，每见气火炼液为痰，灼伤肺津。痰湿犯肺者，多因湿困中焦，水谷不能化为精微上输以养肺，反而聚生痰浊，上干于肺，久延则肺脾气虚，气不化津，痰浊更易滋生，此即"脾为生痰之源，肺为贮痰之器"的道理。甚则病及于肾，以致肺虚不能主气，肾虚不能纳气，由咳致喘。如痰湿蕴肺，遇外感引触，痰从热化，则易耗伤肺阴。

肺脏自病者，多因虚致实。如肺阴不足每致阴虚火炎，灼津为痰；肺气亏虚，气不化津，津聚成痰，甚则痰从寒化为饮。外感咳嗽与内伤咳嗽可相互为病。

◎ 要点三　诊断与鉴别诊断

（一）诊断依据

临床以咳嗽、咳痰为主要表现。应详细询问病史的新久，起病的缓急，是否兼有表证，判断外感和内伤。外感咳嗽，起病急，病程短，常伴肺卫表证。内伤咳嗽，常反复发作，病程长，多伴其他兼证。

（二）鉴别诊断

1. **咳嗽与喘证**　咳嗽与喘证均为肺气上逆之病证，临床上也常咳、喘并见。但咳嗽以气逆有声，咯吐痰液为主；喘证以呼吸困难，甚则不能平卧为临床特征。

2. **咳嗽与肺痨**　咳嗽与肺痨均可有咳嗽、咳痰症状，但后者为感染"痨虫"所致，有传染性，同时兼见潮热、盗汗、咯血、消瘦等症，可资鉴别。

◎ 要点四　辨证论治

（一）辨证要点

咳嗽首先应辨外感、内伤，其次要辨虚实，

最后辨咳嗽、痰液的特点，以判别不同的病邪、病理因素、病变脏器与虚损之性质。

1. 辨外感内伤 外感咳嗽，多为新病，起病急，病程短，常伴恶寒、发热、头痛等肺卫表证。内伤咳嗽，多为久病，常反复发作，病程长，可伴它脏见症。

2. 辨证候虚实 外感咳嗽以风寒、风热、风燥为主，一般属邪实。而内伤咳嗽多为虚实夹杂，本虚标实，虚实之间尚有先后主次的不同，它脏有病而及肺者，多因实致虚，肺脏自病者，多因虚致实。详言之，痰湿、痰热、肝火多为邪实正虚；肺阴亏耗则属正虚，或虚中夹实。应分清标本主次缓急。

3. 辨咳嗽及咳痰特点 咳嗽一般从时间、节律、性质、声音以及加重因素鉴别；痰液从色、质、量、味等方面辨别。

咳嗽时作，白天多于夜间，咳而急剧，声重，或咽痒则咳作者，多为外感风寒、风热或风燥引起；若咳声嘶哑，病势急而病程短者，为外感风寒、风热或风燥，病势缓而病程长者，为阴虚或气虚；咳声粗浊者，多为风热或痰热伤津所致；早晨咳嗽，阵发加剧，咳嗽连声重浊，痰出咳减者，多为痰湿或痰热咳嗽；午后、黄昏咳嗽加重，或夜间有单声咳嗽，咳声轻微短促者，多属肺燥阴虚；夜卧咳嗽较剧，持续不已，少气或伴气喘者，为久咳致喘的虚寒证；咳而声低气怯者属虚，洪亮有力者属实；饮食肥甘、生冷加重者多属痰湿；情志郁怒加重者因于气火；劳累、受凉后加重者多为痰湿、虚寒。

咳而少痰者多属燥热、气火、阴虚；痰多者常属湿痰、痰热、虚寒；痰白而稀薄者属风、属寒；痰黄而稠者属热；痰白质黏者属阴虚、燥热；痰白清稀、透明呈泡沫样者属虚、属寒；咳吐血痰者，多为肺热或阴虚；如脓血相兼者，为痰热瘀结成痈之候；咳嗽，咳吐粉红色泡沫痰，咳而气喘，呼吸困难者，多属心肺阳虚，气不摄血；咳痰有热腥味或腥臭气者为痰热，味甜者属痰湿，味咸者属肾虚。

（二）治疗原则

咳嗽的治疗应分清邪正虚实。

外感咳嗽，多为实证，应祛邪利肺，按病邪性质分风寒、风热、风燥论治。

内伤咳嗽，多属邪实正虚。标实为主者，治以祛邪止咳；本虚为主者，治以扶正补虚。并按本虚标实的主次酌情兼顾。

对于咳嗽的治疗，除直接治肺外，还应从整体出发，注意治脾、治肝、治肾等。

（三）证治分类

咳嗽可概括为外感咳嗽和内伤咳嗽两大类。外感咳嗽分为风寒、风热、风燥咳嗽；内伤咳嗽分为痰湿、痰热、肝火、阴亏等证型。

1. 外感咳嗽

（1）风寒袭肺证

证候：咳嗽声重，气急，咽痒，咳痰稀薄色白，常伴鼻塞，流清涕，头痛，肢体酸楚，或见恶寒、发热、无汗等风寒表证，舌苔薄白，脉浮或浮紧。

治法：疏风散寒，宣肺止咳。

代表方：三拗汤合止嗽散加减。

加减：若夹痰湿，咳而痰黏，胸闷，苔腻，可加半夏、厚朴、茯苓以燥湿化痰；咳嗽迁延不已，加紫菀、百部温润降逆，避免过于温燥辛散伤肺。

（2）风热犯肺证

证候：咳嗽频剧，气粗或咳声嘶哑，喉燥咽痛，咳痰不爽，痰黏稠或黄，咳时汗出，常伴鼻流黄涕，口渴，头痛，身楚，或见恶风、身热等风热表证，舌苔薄黄，脉浮数或浮滑。

治法：疏风清热，宣肺止咳。

代表方：桑菊饮加减。

加减：肺热内盛，身热较著，恶风不显，口渴喜饮者，加黄芩、知母清肺泄热；热邪上壅，咽痛，加射干、山豆根、挂金灯、赤芍清热利咽；夏令夹暑加六一散、鲜荷叶清解暑热。

（3）风燥伤肺证

证候：干咳，连声作呛，喉痒，咽喉干痛，

唇鼻干燥，无痰或痰少而黏，不易咯出，或痰中带有血丝，口干，初起或伴鼻塞、头痛、微寒、身热等表证，舌质红干而少津，苔薄白或薄黄，脉浮数或小数。

治法：疏风清肺，润燥止咳。

代表方：桑杏汤加减。

加减：若热重不恶寒，心烦口渴，酌加石膏、知母、黑山栀清肺泄热；肺络受损，痰中夹血，配白茅根清热止血。凉燥证，乃燥证与风寒并见，表现干咳少痰或无痰，咽干鼻燥，兼有恶寒发热，头痛无汗，舌苔薄白而干等症，用药当以温而不燥、润而不凉为原则，方取杏苏散加减。

2. 内伤咳嗽

（1）痰湿蕴肺证

证候：咳嗽反复发作，咳声重浊，痰多，因痰而嗽，痰出咳平，痰黏腻或稠厚成块，色白或带灰色，每于早晨或食后则咳甚痰多，进甘甜油腻食物加重，胸闷脘痞，呕恶食少，体倦，大便时溏，舌苔白腻，脉象濡滑。

治法：燥湿化痰，理气止咳。

代表方：二陈平胃散合三子养亲汤加减。

加减：寒痰较重，痰黏白如沫，怯寒背冷，加干姜、细辛、白芥子温肺化痰；久病脾虚，神疲，加党参、白术、炙甘草；症状平稳后可服六君子丸以资调理，或合杏苏二陈丸标本兼顾。

（2）痰热郁肺证

证候：咳嗽，气息粗促，或喉中有痰声，痰多质黏厚或稠黄，咳吐不爽，或咳血痰，胸胁胀满，咳时引痛，面赤，或有身热，口干而黏，欲饮水，舌质红，舌苔薄黄腻，脉滑数。

治法：清热肃肺，豁痰止咳。

代表方：清金化痰汤加减。

加减：痰热郁蒸，痰黄如脓或有热腥味，加鱼腥草、金荞麦根、浙贝母、冬瓜仁、薏苡仁等清热化痰；痰热壅盛，腑气不通，胸满咳逆，痰涌，便秘，配葶苈子、大黄泻肺通腑逐痰；痰热伤津，口干，舌红少津，配北沙参、天冬、花粉养阴生津。

（3）肝火犯肺证

证候：咳嗽呈阵发性，表现为上气咳逆阵作，咳时面赤，咽干口苦，常感痰滞咽喉而咳之难出，量少质黏，或如絮条，胸胁胀痛，咳时引痛，症状可随情绪波动而增减，舌红或舌边红，舌苔薄黄少津，脉弦数。

治法：清肺泻肝，顺气降火。

代表方：黛蛤散合黄芩泻白散加减。

加减：肺气郁滞，胸闷气逆，加瓜蒌、桔梗、枳壳、旋覆花利气降逆；痰黏难咳，加海浮石、知母、贝母清热豁痰；火郁伤津，咽燥口干，咳嗽日久不减，酌加北沙参、麦冬、天花粉、诃子养阴生津敛肺。

（4）肺阴亏耗证

证候：干咳，咳声短促，痰少黏白，或痰中带血丝，或声音逐渐嘶哑，口干咽燥，或午后潮热，颧红，盗汗，日渐消瘦，神疲，舌质红少苔，脉细数。

治法：滋阴清热，润肺止咳。

代表方：沙参麦冬汤加减。

加减：肺气不敛，咳而气促，加五味子、诃子以敛肺气；阴虚潮热，酌加功劳叶、银柴胡、青蒿、鳖甲、胡黄连以清虚热；热伤血络，痰中带血，加牡丹皮、山栀、藕节清热止血。

◎ **要点五　转归预后**

外感咳嗽如迁延失治，邪伤肺气，更易反复感邪，而致咳嗽屡作，肺脏益伤，逐渐转为内伤咳嗽。

一般而言，外感咳嗽其病尚浅而易治，但燥与湿二者较为缠绵。因湿邪困脾，久则脾虚而致积湿生痰，转为内伤之痰湿咳嗽。燥伤肺津，久则肺阴亏耗，成为内伤阴虚肺燥之咳嗽。内伤咳嗽多呈慢性反复发作过程，其病较深，治疗难取速效。如痰湿咳嗽之部分老年患者，由于反复病久，肺脾两伤，可出现痰从寒化为饮，病延及肾的转归，表现为寒饮伏肺或肺气虚寒证候，成为痰饮咳喘。至于肺阴亏虚咳嗽，虽然初起轻微，但鉴于疾病的复杂性，有时会逐渐加重，成为劳损。

◎ 要点六　预防调护

对于咳嗽的预防，首应注意气候变化，防寒保暖，饮食不宜甘肥、辛辣及过咸，嗜酒及吸烟等不良习惯尤当戒除，避免刺激性气体伤肺。

至于咳嗽的调护，外感咳嗽，如发热等全身症状明显者，应适当休息。内伤咳嗽多呈慢性反复发作，尤其应当注意起居饮食的调护，可据病情适当选食梨、莱菔、山药、百合、荸荠、枇杷等。

细目三　哮　病

◎ 要点一　概述

哮病是一种发作性的痰鸣气喘疾患。发时喉中有哮鸣声，呼吸气促困难，甚则喘息不能平卧。

◎ 要点二　病因病机

（一）病因

外邪侵袭，饮食不当，体虚病后。

（二）病机

哮病的病位主要在肺，与脾、肾关系密切。

哮病的病理因素以痰为主。痰主要由于人体津液不归正化，凝聚而成，如伏藏于肺，则成为发病的潜在"夙根"，因气候、饮食、情志、劳累等因素诱发。而这些诱因每多错杂相关，其中尤以气候变化为主。哮病"夙根"论的实质，主要在于脏腑阴阳失调，素体偏盛偏虚，对津液的运化失常，肺不能布散津液，脾不能输化水精，肾不能蒸化水液，凝聚成痰，若痰伏于肺，则成为潜在的病理因素。

哮病发作时的基本病机为"伏痰"遇感引触，痰随气升，气因痰阻，相互搏结，壅塞气道，气道挛急，通畅不利，肺气宣降失常，引动停积之痰，而致痰鸣如吼，气息喘促。若病因于寒，素体阳虚，痰从寒化，属寒痰为患，则发为冷哮；病因于热，素体阳盛，痰从热化，属痰热

为患，则发为热哮；如"痰热内郁，风寒外束"引起发作者，可以表现为外寒内热的寒包热哮；痰浊伏肺，肺气壅实，风邪触发者则表现为风痰哮；反复发作，正气耗伤或素体肺肾不足者，可表现为虚哮。

哮病的病理性质，发作时为痰阻气闭，以邪实为主。有寒痰、痰热之分。若长期反复发作，寒痰伤及脾肾之阳，痰热耗灼肺肾之阴，则可从实转虚，在平时表现为肺、脾、肾等脏脏气虚弱之候。大发作时邪实与正虚错综并见，肺肾两虚，痰浊壅盛，严重者肺不能治理调节心血的运行，肾虚命门之火不能上济于心，则心阳亦同时受累，甚至发生"喘脱"危候。

◎ 要点三　诊断与鉴别诊断

（一）诊断依据

1. 呈反复发作性。常为突然发作，可见鼻痒、喷嚏、咳嗽、胸闷等先兆。喉中有明显哮鸣声，呼吸困难，不能平卧，甚至面色苍白，唇甲青紫，可于数分钟或数小时后缓解。

2. 平时可一如常人，或稍感疲劳、纳差。但病程日久，反复发作，导致正气亏虚，可常有轻度哮鸣，甚至在大发作时持续难平，出现喘脱。

3. 部分患者发病与先天禀赋有关，家族中可有哮病史。常因气候突变、环境因素、饮食不当、情志失调、劳累等诱发。

（二）鉴别诊断

哮病与喘证：哮病和喘证都有呼吸急促、困难的表现。哮必兼喘，但喘未必兼哮。哮指声响言，喉中哮鸣有声，是一种反复发作的独立性疾病；喘指气息言，为呼吸气促困难，是多种肺系急慢性疾病的一个症状。

◎ 要点四　辨证论治

（一）辨证要点

哮病的辨证应在分辨发作期与缓解期的前提下，首先辨哮证发病特点，其二辨哮之寒热偏盛，其三辨肺脾肾之虚。

1. 辨发病特点　哮证发作如有明显的季节

性，且有鼻痒、喷嚏、咳嗽、胸闷等先兆症状，则本病与肺虚卫表不固有关，此时当着重辨风寒与风热。哮证发作如与饮食密切相关，则多为脾虚痰蕴，当着重辨清痰湿与痰热之不同。如哮证发作持续数分钟或数十分钟即能缓解者，病情较轻，若持续时间较久者，当警惕发生喘脱的可能。

2. 辨寒热偏盛 寒哮者，因寒饮伏肺，遇感触发，则呼吸气促，喉中哮鸣，痰白清稀多泡沫。热哮证，因痰热蕴肺，遇感诱发，则气粗息涌，痰鸣如吼，痰黄稠厚，咯吐不利。

3. 辨肺脾肾虚损 肺虚者，自汗畏风，少气乏力，极易感冒；脾虚者，食少便溏，痰多；肾虚者，短气，动则喘甚，腰酸膝软。

（二）治疗原则

当宗朱丹溪"未发以扶正气为主，既发以攻邪气为急"之说，以"发时治标，平时治本"为基本原则。

发作时攻邪治标，祛痰利气，寒痰宜温化宣肺，热痰当清化肃肺，寒热错杂者，当温清并施，表证明显者兼以解表，属风痰为患者又当祛风涤痰。反复日久，正虚邪实者，又当兼顾，不可单纯拘泥于祛邪。

若发生喘脱危候，当急予扶正救脱。

平时应扶正治本，阳气虚者应予温补，阴虚者则予滋养，分别采取补肺、健脾、益肾等法，以冀减轻、减少或控制其发作。

（三）证治分类

根据哮病的临床特点，分为发作期和缓解期。发作期分为冷哮、热哮、寒包热哮、风痰哮、虚哮以及喘脱危证；缓解期临床可见肺脾气虚和肺肾亏虚。

1. 发作期

（1）冷哮证

证候：喉中哮鸣如水鸡声，呼吸急促，喘憋气逆，胸膈满闷如塞，咳不甚，痰少咳吐不爽，色白而多泡沫，口不渴或渴喜热饮，形寒怕冷，天冷或受寒易发，面色青晦，舌苔白滑，脉弦紧或浮紧。

治法：宣肺散寒，化痰平喘。

代表方：射干麻黄汤或小青龙汤加减。

加减：表寒明显，寒热身疼，配桂枝、生姜辛散风寒；痰涌气逆，不得平卧，加葶苈子、苏子泻肺降逆，并酌加杏仁、白前、橘皮等化痰利气；咳逆上气，汗多，加白芍以敛肺。

（2）热哮证

证候：喉中痰鸣如吼，喘而气粗息涌，胸高胁胀，咳呛阵作，咳痰色黄或白，黏浊稠厚，排吐不利，口苦，口渴喜饮，汗出，面赤，或有身热，舌质红，苔黄腻，脉滑数或弦滑。

治法：清热宣肺，化痰定喘。

代表方：定喘汤或越婢加半夏汤加减。

加减：若肺气壅实，痰鸣息涌，不得平卧，加葶苈子、广地龙泻肺平喘；肺热壅盛，痰吐稠黄，加海蛤壳、射干、知母、鱼腥草以清热化痰；兼有大便秘结者，可用大黄、芒硝、全瓜蒌、枳实通腑以利肺。

（3）寒包热哮证

证候：喉中哮鸣有声，胸膈烦闷，呼吸急促，喘咳气逆，咳痰不爽，痰黏色黄或黄白相兼，烦躁，发热，恶寒，无汗，身痛，口干欲饮，大便偏干，舌苔白腻，舌尖边红，脉弦紧。

治法：解表散寒，清化痰热。

代表方：小青龙加石膏汤或厚朴麻黄汤加减。

加减：表寒重者，加桂枝、细辛；喘哮，痰鸣气逆，加射干、葶苈子、苏子祛痰降气平喘；痰吐稠黄胶黏，加黄芩、前胡、瓜蒌皮等清化痰热。

（4）风痰哮证

证候：喉中痰涎壅盛，声如拽锯，或鸣声如吹哨笛，喘急胸满，但坐不得卧，咳痰黏腻难出，或为白色泡沫痰液，无明显寒热倾向，面色青暗，起病多急，常倏忽来去，发前自觉鼻、咽、眼、耳发痒，喷嚏，鼻塞，流涕，胸部憋塞，随之迅即发作，舌苔厚浊，脉滑实。

治法：祛风涤痰，降气平喘。

代表方：三子养亲汤加味。

加减：痰壅喘急，不能平卧，加用葶苈子泻肺涤痰；若感受风邪而发作者，加苏叶、防风、苍耳草、蝉衣、地龙等祛风化痰。

（5）虚哮证

证候：喉中哮鸣如鼾，声低，气短息促，动则喘甚，发作频繁，甚则持续喘哮，口唇、爪甲青紫，咳痰无力，痰涎清稀或质黏起沫，面色苍白或颧红唇紫，口不渴或咽干口渴，形寒肢冷或烦热，舌质淡或偏红，或紫暗，脉沉细或细数。

治法：补肺纳肾，降气化痰。

代表方：平喘固本汤加减。

加减：有肾阳虚表现者加附子、鹿角片、补骨脂；肺肾阴虚，配沙参、麦冬、生地、当归；痰气瘀阻，口唇青紫，加桃仁、苏木；气逆于上，动则气喘，加紫石英、磁石镇纳肾气。

2. 缓解期

（1）肺脾气虚证

证候：有哮喘反复发作史。气短声低，自汗，怕风，常易感冒，倦怠无力，食少便溏，或可有喉中时有轻度哮鸣，痰多质稀色白，舌质淡，苔白，脉细弱。

治法：健脾益气，补土生金。

代表方：六君子汤加减。

加减：表虚自汗，加炙黄芪、浮小麦、大枣，或合用玉屏风散；怕冷，畏风，易感冒，可加桂枝、白芍、制附片；痰多者加前胡、杏仁。

（2）肺肾两虚证

证候：有哮喘发作史。短气息促，动则为甚，吸气不利，咳痰质黏起沫，脑转耳鸣，腰酸腿软，心慌，不耐劳累。或五心烦热，颧红，口干，舌质红少苔，脉细数；或畏寒肢冷，面色苍白，舌苔淡白，质胖，脉沉细。

治法：补肺益肾。

代表方：生脉地黄汤合金水六君煎加减。

加减：肺气阴两虚为主者，加黄芪、沙参、百合；肾阳虚为主者，酌加补骨脂、仙灵脾、鹿角片、制附片、肉桂；肾阴虚为主者，加生地、冬虫夏草。另可常服紫河车粉补益肾精。

◎ **要点五　转归预后**

哮病是一种反复发作的肺系疾病。遇有诱因，可致哮喘反复发作，在平时亦觉短气、疲乏，并有轻度喘哮，难以全部消失。哮喘长期不愈，反复发作，病由肺脏影响及脾、肾、心，可导致肺气胀满，不能敛降之肺胀重证。

◎ **要点六　预防调护**

平时注意保暖，防止感冒，避免因寒冷空气的刺激而诱发。平时可常服玉屏风散、肾气丸等药物，以调护正气，提高抗病能力。

细目四　喘　证

◎ **要点一　概述**

喘即气喘、喘息。喘证是以呼吸困难，甚至张口抬肩，鼻翼扇动，不能平卧为临床特征的病证。

◎ **要点二　病因病机**

（一）病因

外邪侵袭、饮食不当、情志所伤、劳欲久病。

（二）病机

喘证的基本病机是肺气上逆，宣降失职，或气无所主，肾失摄纳。喘证的病位主要在肺和肾，涉及肝脾心。喘证的病理性质有虚实之分。实喘在肺，为外邪、痰浊、肝郁气逆，邪壅肺气，宣降不利所致；虚喘责之肺、肾两脏，因阳气不足，阴精亏耗，而致肺肾出纳失常，且尤以气虚为主。实喘病久伤正，由肺及肾；或虚喘复感外邪，或夹痰浊，则病情虚实错杂，每多表现为邪气壅阻于上、肾气亏虚于下的上盛下虚证候。

喘证的严重阶段，不但肺肾俱虚，在孤阳欲脱之时，每多影响到心，可导致心气、心阳衰惫，鼓动血脉无力，血行瘀滞，面色、唇舌、指甲青紫，甚至出现喘汗致脱，亡阴、亡阳的危重局面。

◎ 要点三 诊断与鉴别诊断

（一）诊断依据

1. 以喘促短气，呼吸困难，甚至张口抬肩，鼻翼扇动，不能平卧，口唇发绀为特征。

2. 可有慢性咳嗽、哮病、肺痨、心悸等病史，每遇外感及劳累而诱发。

（二）鉴别诊断

喘证与哮病： 喘证和哮病都有呼吸急促、困难的表现。喘指气息而言，为呼吸气促困难，甚则张口抬肩，摇身撷肚，是多种肺系疾病的一个症状；哮指声响而言，必见喉中哮鸣有声，亦伴呼吸困难，是一种反复发作的独立性疾病。喘未必兼哮，而哮必兼喘。

◎ 要点四 辨证论治

（一）辨证要点

喘证的辨证首当分清虚实，实喘又当辨外感内伤，虚喘应辨病变脏腑。

1. **辨清虚实** 实喘者呼吸深长有余，呼出为快，气粗声高，伴有痰鸣咳嗽，脉数有力，病势多急；虚喘者呼吸短促难续，深吸为快，气怯声低，少有痰鸣咳嗽，脉象微弱或浮大中空，病势徐缓，时轻时重，遇劳则甚。

2. **实喘辨外感内伤** 实喘当辨外感内伤。外感起病急，病程短，多有表证；内伤病程久，反复发作，无表证。

3. **虚证辨病变脏腑** 虚喘应辨病变脏腑。肺虚者劳作后气短不足以息，喘息较轻，常伴有面白，自汗，易感冒；肾虚者静息时亦有气喘，动则更甚，伴有面色苍白，颧红，怯冷，腰酸膝软；心气、心阳衰弱时，喘息持续不已，伴有紫绀，心悸，浮肿，脉结代。

（二）治疗原则

喘证的治疗以虚实为纲。

实喘治肺，以祛邪利气为主，区别寒、热、痰、气的不同，分别采用温化宣肺、清化肃肺、化痰理气的方法。虚喘以培补摄纳为主，或补肺，或健脾，或益肾，阳虚则温补，阴虚则滋养。至于虚实夹杂，寒热互见者，又当根据具体情况分清主次，权衡标本，辨证选方用药。

此外，由于喘证多继发于各种急慢性疾病中，所以临床上不能见喘治喘，还应当注意积极地治疗原发病。

（三）证治分类

喘证分为实喘和虚喘两大类型。实喘临床可见风寒壅肺、表寒里热、痰热郁肺、肺气郁痹等证候；虚喘则见肺气虚耗、肾虚不纳和正虚喘脱等证候。

1. 实喘

（1）风寒壅肺证

证候：喘息咳逆，呼吸急促，胸部胀闷，痰多稀薄而带泡沫，色白质黏，常有头痛，恶寒，或有发热，口不渴，无汗，舌苔薄白而滑，脉浮紧。

治法：宣肺散寒。

代表方：麻黄汤合华盖散加减。

加减：若表证明显，寒热无汗，头身疼痛，加桂枝以配麻黄解表散寒；寒痰较重，痰白清稀，量多起沫，加细辛、生姜温肺化痰；如寒饮伏肺，复感客寒而引发者，可用小青龙汤发表温里。

（2）表寒肺热证

证候：喘逆上气，胸胀或痛，息粗，鼻扇，咳而不爽，吐痰稠黏，伴形寒，身热，烦闷，身痛，有汗或无汗，口渴，舌苔薄白或黄，舌边红，脉浮数或滑。

治法：解表清里，化痰平喘。

代表方：麻杏石甘汤加味。

加减：表寒重加桂枝解表散寒；痰热重，痰黄黏稠量多，加瓜蒌、贝母清化痰热；痰鸣息涌加葶苈子、射干泻肺消痰。

（3）痰热郁肺证

证候：喘促气涌，胸部胀痛，咳嗽痰多，质黏色黄，或兼有血色，伴胸中烦闷，身热，有汗，口渴而喜冷饮，面赤，咽干，小便赤涩，大便或秘，舌质红，舌苔薄黄或腻，脉滑数。

治法；清热化痰，宣肺平喘。

代表方：桑白皮汤加减。

加减：如身热重，可加石膏辛寒清气；如喘甚痰多，黏稠色黄，可加葶苈子、海蛤壳、鱼腥草、冬瓜仁、薏苡仁，清热泻肺，化痰泄浊；腑气不通，痰涌便秘，加瓜蒌仁、大黄或风化硝，通腑清肺泻壅。

（4）痰浊阻肺证

证候：喘而胸满闷塞，甚则胸盈仰息，咳嗽，痰多黏腻色白，咳吐不利，兼有呕恶，食少，口黏不渴，舌苔白腻，脉象滑或濡。

治法：祛痰降逆，宣肺平喘。

代表方：二陈汤合三子养亲汤加减。

加减：痰从寒化，色白清稀，畏寒，加干姜、细辛；痰浊郁而化热，按痰热郁肺证治疗。

（5）肺气郁痹证

证候：喘促症状每遇情志刺激而诱发，发时突然呼吸短促，息粗气憋，胸闷胸痛，咽中如窒，但喉中痰鸣不著，或无痰声。平素常多忧思抑郁，失眠，心悸。苔薄，脉弦。

治法：开郁降气平喘。

代表方：五磨饮子加减。

加减：肝郁气滞较著，加用柴胡、郁金、青皮疏理肝气；若有心悸、失眠者加百合、合欢皮、酸枣仁、远志等宁心安神；若气滞腹胀，大便秘结，可加用大黄以降气通腑。平素可服用逍遥散疏肝解郁。

2. 虚喘

（1）肺气虚耗证

证候：喘促短气，气怯声低，喉有鼾声，咳声低弱，痰吐稀薄，自汗畏风，或见咳呛，痰少质黏，烦热而渴，咽喉不利，面颧潮红，舌质淡红或有苔剥，脉软弱或细数。

治法：补肺益气养阴。

代表方：生脉散合补肺汤加减。

加减：偏阴虚者加补肺养阴之品，如沙参、麦冬、玉竹、百合、诃子；兼中气虚弱，肺脾同病，清气下陷，食少便溏，腹中气坠者，配合补

中益气汤，补脾养肺，益气升陷。

（2）肾虚不纳证

证候：喘促日久，动则喘甚，呼多吸少，气不得续，形瘦神惫，跗肿，汗出肢冷，面青唇紫，舌淡苔白或黑而润滑，脉微细或沉弱；或见喘咳，面红烦躁，口咽干燥，足冷，汗出如油，舌红少津，脉细数。

治法：补肾纳气。

代表方：金匮肾气丸合参蛤散加减。

加减：若表现为肾阴虚者，不宜辛燥，宜用七味都气丸合生脉散加减以滋阴纳气，药用生地、天门冬、麦门冬、龟板胶、当归养阴，五味子、诃子敛肺纳气；若喘息渐平，善后调理可常服紫河车、胡桃肉以补肾固本纳气。

（3）正虚喘脱证

证候：喘逆剧甚，张口抬肩，鼻扇气促，端坐不能平卧，稍动则咳喘欲绝，或有痰鸣，心慌动悸，烦躁不安，面青唇紫，汗出如珠，肢冷，脉浮大无根，或见歇止，或模糊不清。

治法：扶阳固脱，镇摄肾气。

代表方：参附汤送服黑锡丹，配合蛤蚧粉。

加减：若阳虚甚，气息微弱，汗出肢冷，舌淡，脉沉细，加附子、干姜；阴虚甚，气息急促，心烦内热，汗出黏手，口干舌红，脉沉细数，加麦冬、玉竹，人参改用西洋参；神昧不清，加丹参、远志、菖蒲安神祛痰开窍。

◎ **要点五　转归预后**

一般而论，实喘易治，虚喘难疗。实喘由于邪气壅阻，祛邪利肺则愈，故治疗较易；虚喘为气失摄纳，根本不固，补之未必即效，且每因体虚易感外邪，诱致反复发作，往往喘甚而致脱，故难治。

◎ **要点六　预防调护**

喘证的预防，要点在于慎风寒，适寒温，节饮食，少食黏腻和辛热刺激之品，以免助湿生痰动火。

已患喘证，则应注意早期治疗，力求根治，尤需防寒保暖，不宜过度疲劳，防止受邪而诱

发，忌烟酒，适房事，调情志，饮食清淡而富有营养。适当进行体育锻炼，增强体质，提高机体的抗病能力，但活动量应根据个人体质强弱及病情而定。

细目五　肺　痈

◎ 要点一　概述

肺痈是肺叶生疮，形成脓疡的一种病证，属内痈之一。临床以咳嗽、胸痛、发热、咳吐腥臭浊痰甚则脓血相兼为主要特征。

◎ 要点二　病因病机

（一）病因

感受风热，痰热素盛。

（二）病机

肺痈病位在肺。基本病机为邪热郁肺，蒸液成痰，邪阻肺络，血滞为瘀，痰热与瘀血互结，蕴酿成痈，血败肉腐化脓，肺损络伤，脓疡溃破外泄。

肺痈病理性质主要表现为邪盛的实热证候，脓疡溃后方见阴伤气耗之象。成痈化脓的病理基础，主要在于血瘀。血瘀则热聚，血败肉腐酿脓。

肺痈的病理演变过程，可以随着病情的发展、邪正的消长，表现为初（表证）期、成痈期、溃脓期、恢复期等不同阶段。

初期（表证期）因风热（寒）之邪侵袭卫表，内郁于肺，或内外合邪，肺卫同病，蓄热内蒸，热伤肺气，肺失清肃，出现恶寒、发热、咳嗽等肺卫表证。

成痈期为邪热壅肺，蒸液成痰，气分热毒浸淫及血，热伤血脉，血为之凝滞，热壅血瘀，蕴酿成痈，表现高热、振寒、咳嗽、气急、胸痛等痰瘀热毒蕴肺的证候。

溃脓期，痰热与瘀血壅阻肺络，肉腐血败化脓，继则肺损络伤，脓疡内溃外泄，排出大量腥臭脓痰或脓血痰。

恢复期，脓疡溃后，邪毒渐尽，病情趋向好转，但因肺体损伤，故可见邪去正虚，阴伤气耗的病理过程。随着正气的逐渐恢复，病灶趋向愈合。溃后如脓毒不净，邪恋正虚，每致迁延反复，日久不愈，病势时轻时重，而转为慢性。

◎ 要点三　诊断与鉴别诊断

（一）诊断依据

1. 临表表现　发病多急，常突然寒战高热，咳嗽胸痛，咳吐黏浊痰，经旬日左右，咳吐大量腥臭脓痰，或脓血相兼，身热遂降，病情好转，经数周逐渐恢复。如脓毒不净，持续咳嗽，咳吐脓血臭痰，低烧，消瘦，则提示转成慢性。

2. 验痰法　肺痈病人咳吐的脓血浊痰腥臭，吐在水中，沉者是痈脓，浮者是痰。

3. 验口味　肺痈病人吃生黄豆或生豆汁不觉其腥。

4. 体征　肺痈患者可见舌下生细粒。迁延不愈之患者，还可见杵状指。脓肿接近胸壁部位者，叩诊可呈浊音，听诊呼吸音减弱，或闻及湿啰音。

（二）鉴别诊断

肺痈与咳嗽：肺痈应与咳嗽病的痰热蕴肺证相鉴别，两者均可见发热、咳嗽、咳吐脓痰、胸痛等症状。但咳嗽痰热蕴肺证一般为气分邪热动血伤络，病情较轻；肺痈则为瘀热蕴结成痈酿脓溃破，病情较重。在病理表现上有血热与血瘀的区别，临床特征亦有不同，咳嗽痰热蕴肺证咳吐黄稠脓痰、量多，夹有血色，痰无腥臭味，肺痈则咳吐大量腥臭脓血浊痰。若咳嗽痰热蕴肺证迁延进展，邪热进一步瘀阻肺络，也可发展形成肺痈。

◎ 要点四　辨证论治

（一）辨证要点

肺痈首先应辨病期，其次辨虚实，最后辨转归。

1. 辨病期　初期（表证期）出现恶寒、发热、咳嗽、痰多等肺卫表证；成痈期表现为高热、振寒、咳嗽、气急、胸痛、咳痰黄稠量多、带有腥味等痰瘀热毒蕴肺的证候；溃脓期见排出大量腥臭脓痰或脓血痰等肉腐脓溃的证候；恢复期症见身热渐退，咳嗽减轻，咳吐脓痰渐少，臭味亦淡，气短，口燥咽干，面色无华，形体消瘦，阴伤气耗的病理过程。

2. 辨虚实 肺痈初期及蕴痈阶段，辨证总属实热之证；溃脓期大量腥臭脓痰排出后，因痰热久蕴，肺之气阴耗伤，表现为实证为主兼有虚象；恢复期则以阴伤气耗为主，兼有余毒不净之虚实夹杂证候。

3. 辨转归 溃脓期是病情转归的关键点，如溃后声音清朗，脓血稀而渐少，腥臭味转淡，饮食知味，身体不热，脉象缓滑，则病情向愈，若溃后音嗄无力，脓血如败卤，腥臭异常，气喘鼻扇，胸痛，饮食少进，身热不退，爪甲青紫带弯，脉短涩或弦急，为肺叶腐败之恶候。

（二）治疗原则

治疗当以祛邪为原则，采用清热解毒、化瘀排脓的治法，脓未成应着重清肺消痈，脓已成需排脓解毒。按照有脓必排的原则，尤以排脓为首要措施。具体处理可根据病程，分阶段施治。初期风热侵犯肺卫，宜清肺散邪；成痈期热壅血瘀，宜清热解毒，化瘀消痈；溃脓期血败肉腐，宜排脓解毒；恢复期阴伤气耗，宜养阴益气；若久病邪恋正虚者，则应扶正祛邪。

（三）证治分类

肺痈的证治分类反映了该病的病理演变过程，即分为初期、成痈期、溃脓期、恢复期进行辨证论治。

1. 初期

证候：恶寒发热，咳嗽，咳白色黏痰，痰量日渐增多，胸痛，咳则痛甚，呼吸不利，口干鼻燥，舌苔薄黄，或薄白少津，脉浮数而滑。

治法：疏风散热，清肺化痰。

代表方：银翘散加减。

加减：表证重者加薄荷、豆豉疏表清热；热

势较甚者，加鱼腥草、黄芩清肺泄热；咳甚痰多者，加杏仁、桑皮、冬瓜子、枇杷叶肃肺化痰；胸痛加郁金、桃仁活血通络。

2. 成痈期

证候：身热转甚，时时振寒，继则壮热，汗出烦躁，咳嗽气急，胸满作痛，转侧不利，咳吐浊痰，呈黄绿色，自觉喉间有腥味，口干咽燥，舌苔黄腻，脉滑数。

治法：清肺解毒，化瘀消痈。

代表方：《千金》苇茎汤合如金解毒散加减。

加减：肺热壅盛，壮热，心烦，口渴，汗多，尿赤，脉洪数有力，苔黄腻，配石膏、知母、黄连、山栀清火泄热；热壅络瘀，胸痛明显，加乳香、没药、郁金、赤芍以通瘀和络；热毒瘀结，咳脓浊痰，有腥臭味，可合用犀黄丸，以解毒化瘀。

3. 溃脓期

证候：咳吐大量脓痰，或如米粥，或痰血相兼，腥臭异常，有时咳血，胸中烦满而痛，甚则气喘不能卧，身热面赤，烦渴喜饮，舌苔黄腻，舌质红，脉滑数或数实。

治法：排脓解毒。

代表方：加味桔梗汤加减。

加减：络伤血溢，咳血量多，加丹皮、山栀、藕节、白茅根，另服三七、白及粉以凉血止血。

4. 恢复期

证候：身热渐退，咳嗽减轻，咳吐脓痰渐少，臭味亦淡，痰液转为清稀，精神渐振，食纳好转。或有胸胁隐痛，难以平卧，气短，自汗盗汗，低烧，午后潮热，心烦，口燥咽干，面色无华，形体消瘦，精神萎靡，舌质红或淡红，苔薄，脉细或细数无力；或见咳嗽，咳吐脓血痰日久不净，或痰液一度清稀而复转臭浊，病情时轻时重，迁延不愈。

治法：清热养阴，益气补肺。

代表方：沙参清肺汤或桔梗杏仁煎加减。

加减：阴虚发热，低烧不退，加功劳叶、青

蒿、白薇、地骨皮以清虚热；脾虚，食纳不佳，便溏，配白术、山药、茯苓以培土生金；肺络损伤，咳吐血痰，加白及、白蔹、合欢皮、阿胶以敛补疮口；若邪恋正虚，咳吐腥臭脓浊痰，当扶正祛邪，治以益气养阴，排脓解毒，加鱼腥草、金荞麦根、败酱草、桔梗等。

◎ 要点五　转归预后

凡患本病如能早期确诊，及时治疗，在初期即可阻断病情的发展不致成痈；若在成痈期能使痈肿得到部分消散，则病情较轻，疗程较短。老人、儿童、体弱和饮酒成癖者患之，因正气虚弱，或肺有郁热，须防其病情迁延不愈或发生变化。

细目六　肺　痨

◎ 要点一　概述

肺痨是具有传染性的慢性虚损性疾患，以咳嗽、咳血、潮热、盗汗及身体逐渐消瘦为主要临床特征。根据本病临床表现及其传染特点，与西医学的肺结核基本相同。

◎ 要点二　病因病机

（一）病因

一方面，感染"痨虫"；另一方面，由于禀赋不足、酒色劳倦、病后失调或营养不良导致正气虚弱，难抵"痨虫"侵袭。

（二）病机

从"痨虫"侵犯的病变部位而言，主要在肺。与脾肾两脏的关系密切，同时也可涉及心肝。肺痨的基本病机为虚体虫侵，阴虚火旺。"痨虫"侵肺，耗伤肺阴、脾气，以致气阴两虚，晚期阴损及阳，阴阳交亏。肺痨的病理因素主要是"痨虫"。肺痨病理性质为虚实夹杂，以虚为主。虚证主要在于阴虚，继则肺肾同病，兼及心肝，而致阴虚火旺，或因肺脾同病，导致气阴两伤，后期肺、脾、肾三脏俱亏，阴损及阳，表现为阴阳两虚。此外，还可因气不布津及肺虚不能助心治节血脉之运行而产生痰浊、瘀血等标实之候。

◎ 要点三　诊断与鉴别诊断

（一）诊断依据

1. 有与肺痨病人的密切接触史。

2. 以咳嗽、咳血、潮热、盗汗及形体明显消瘦为主要临床表现。

3. 初期病人仅感疲劳乏力、干咳、食欲不振，形体逐渐消瘦。

（二）鉴别诊断

1. **肺痨与虚劳**　肺痨与虚劳均为慢性虚损性疾患。但肺痨具有传染特点，是一个独立的慢性传染性疾患，有其发生发展及传变规律；虚劳病缘内伤亏损，是多种慢性疾病虚损证候的总称。肺痨病位主要在肺，不同于虚劳的五脏并重，以肾为主；肺痨的病理主在阴虚，不同于虚劳的阴阳并重。

2. **肺痨与肺痿**　肺痨与肺痿均为病位在肺的慢性虚损性疾患，但肺痿是肺部多种慢性疾患后期转归而成，如肺痈、肺痨、久嗽等导致肺叶痿弱不用，俱可成痿。肺痨后期亦可以转成肺痿。但必须明确肺痨并不等于就是肺痿，两者有因果、轻重的不同。若肺痨的晚期，出现干咳、咳吐涎沫等症者，即已转属肺痿之候。在临床上肺痿是以咳吐浊唾涎沫为主症，而肺痨是以咳嗽、咳血、潮热、盗汗为特征。

◎ 要点四　辨证论治

（一）辨证要点

肺痨应首辨病变之脏器，次辨虚损之性质，三辨夹火、夹痰、夹瘀之不同。

1. **辨病变之脏器**　本病常见咳嗽、咳痰、咯血、胸痛症状，病变主要脏器为肺；若兼有乏力、纳少、腹胀便溏，则病及于脾；如有腰膝酸软，五更泄泻，男子遗精，女子经闭，则病损至肾；或见心烦易怒，失眠心悸，则病及心肝。

2. **辨虚损之性质**　肺痨临床以咳嗽、咳血、潮热、盗汗、消瘦、舌红、脉细为主症，故以阴虚为主；病变日久，出现咳嗽无力，气短声低，自汗畏风，舌质转淡，则属气阴两虚；若病情进展，兼有喘息少气，咳血暗淡，形寒肢冷，脉虚大无力，则为气虚及阳，阴阳两虚。

3. 辨夹火、夹痰、夹瘀 本病如发热明显，午后潮热，骨蒸颧红，五心烦热，盗汗量多，心烦口渴，属于夹火之证；痰黄量多为兼夹痰热；痰白清稀或起泡沫为湿痰、寒痰；若见唇紫舌暗，则为夹瘀。

（二）治疗原则

治疗当以补虚培元和抗痨杀虫为原则，尤需重视补虚培元，增强正气，以提高抗病能力。调补脏器重点在肺，并应注意脏腑整体关系，同时补益脾肾。治疗大法应根据"主乎阴虚"的病理特点，以滋阴为主，火旺的兼以降火，如合并气虚、阳虚见证者，则当兼顾。杀虫主要是针对病因治疗。

（三）证治分类

临床上分为肺阴亏损、虚火灼肺、气阴耗伤、阴阳虚损等证候，反映了肺痨阴虚为本、阴虚失润、阴虚火旺、日久耗气、阴损及阳的演变规律。

1. 肺阴亏损证

证候：干咳，咳声短促，或咳少量黏痰，或痰中带有血丝，色鲜红，胸部隐隐闷痛，午后自觉手足心热，或见少量盗汗，皮肤干灼，口干咽燥。近期曾有与肺痨病人接触史。舌苔薄白，舌边尖红，脉细数。

治法：滋阴润肺。

代表方：月华丸加减。

加减：咳嗽频而痰少质黏者，可合川贝母、甜杏仁以润肺化痰止咳，并可配合琼玉膏以滋阴润肺；痰中带血丝较多者，加蛤粉炒阿胶、仙鹤草、白茅根（花）等以润肺和络止血；若低热不退者，可配银柴胡、青蒿、胡黄连、地骨皮、功劳叶、葎草等以清热除蒸。

2. 虚火灼肺证

证候：呛咳气急，痰少质黏，或吐痰黄稠量

多，时时咳血，血色鲜红，混有泡沫痰涎，午后潮热，骨蒸颧红，五心烦热，盗汗量多，口渴心烦，失眠，性情急躁易怒，或胸胁掣痛，男子可见遗精，女子月经不调，形体日益消瘦。近期曾有与肺痨病人接触史。舌干而红，苔薄黄而剥，脉细数。

治法：滋阴降火。

代表方：百合固金汤合秦艽鳖甲散加减。

加减：骨蒸劳热再加秦艽、白薇、鳖甲等清热除蒸；痰热蕴肺，咳嗽痰黏色黄，酌加桑皮、花粉、知母、海蛤粉以清热化痰；咯血较著者，加丹皮、黑山栀、紫珠草、醋制大黄等，或配合十灰丸以凉血止血。

3. 气阴耗伤证

证候：咳嗽无力，气短声低，咳痰清稀色白，量较多，偶或夹血，或咳血，血色淡红，午后潮热，伴有畏风，怕冷，自汗与盗汗可并见，纳少神疲，便溏，面白颧红。近期曾有与肺痨病人接触史。舌质光淡，边有齿印，苔薄，脉细弱而数。

治法：益气养阴。

代表方：保真汤或参苓白术散加减。

加减：夹有湿痰者，可加姜半夏、橘红、茯苓等燥湿化痰；咯血量多者，可加山萸肉、仙鹤草、煅龙牡、三七等，配合补气药，共奏补气摄血之功；若见劳热、自汗、恶风者，可宗甘温除热之意，取桂枝、白芍、红枣，配合党参、黄芪、炙甘草等和营气而固卫表。

4. 阴阳两虚证

证候：肺痨病日久，咳逆喘息，少气，咳痰色白有沫，或夹血丝，血色暗淡，潮热，自汗，盗汗，声嘶或失音，面浮肢肿，心慌，唇紫，肢冷形寒，或见五更泄泻，口舌生糜，大肉尽脱，男子遗精阳痿，女子经闭，苔黄而剥，舌质光淡隐紫，少津，脉微细而数，或虚大无力。

治法：滋阴补阳。

代表方：补天大造丸加减。

加减：肾虚气逆喘息者，配冬虫夏草、诃

子、钟乳石摄纳肾气；心慌者加紫石英、丹参、远志镇心安神；五更泄泻，配煨肉蔻、补骨脂补火暖土，并去地黄、阿胶等滋腻碍脾药物。

◎ 要点五　预防调护

对于本病应注意防重于治，接触患者时，应戴口罩。饮食适宜，不可饥饱失常。若体虚者，可服补药。既病之后，不但要耐心治疗，还应重视摄生，禁烟酒，慎房事，怡情志，适当进行体育锻炼，加强食养，忌食辛辣刺激动火燥液之物。

细目七　肺　胀

◎ 要点一　概述

肺胀是多种慢性肺系疾患反复发作，迁延不愈，导致肺气胀满，不能敛降的一种病证。临床表现为胸部膨满，憋闷如塞，喘息上气，咳嗽痰多，烦躁，心悸，面色晦暗，或唇甲紫绀，脘腹胀满，肢体浮肿等。其病程缠绵，时轻时重，经久难愈，严重者可出现神昏、痉厥、出血、喘脱等危重证候。根据肺胀的临床证候特点，与西医学中慢性阻塞性肺疾病相类似。

◎ 要点二　病因病机

肺胀的发生，多因久病肺虚，痰浊潴留，而致肺不敛降，气还肺间，肺气胀满，每因复感外邪诱使病情发作或加剧。

（一）病因

久病肺虚，感受外邪。

（二）病机

肺胀病变首先在肺，继则影响脾、肾，后期病及于心。

肺胀的基本病机为久病肺虚，六淫侵袭，以致痰饮瘀血，结于肺间，肺气胀满，不能敛降。

肺胀的病理因素主要为痰浊、水饮与血瘀，且相互影响，兼见同病。

肺胀的病理性质多属标实本虚，但有偏实、偏虚的不同，且多以标实为急。病程中由于肺虚

卫外不固，尤易感受外邪而使病情诱发或加重。若复感风寒，则可成为外寒里饮之证。感受风热或痰郁化热，可表现为痰热证。如痰浊壅盛，或痰热内扰，闭阻气道，蒙蔽神窍，则可发生烦躁、嗜睡、昏迷等变证。若痰热内郁，热动肝风，可见肉瞤、震颤，甚则抽搐，或因动血而致出血。

◎ 要点三　诊断与鉴别诊断

（一）诊断依据

1. 有慢性肺系疾患病史，反复发作，时轻时重，经久难愈。多见于老年人。

2. 临床表现为胸部膨满，胸中憋闷如塞，咳逆上气，痰多，喘息，动则加剧，甚则鼻扇气促，张口抬肩，目胀如脱，烦躁不安，日久可见心慌动悸，面唇紫绀，脘腹胀满，肢体浮肿，严重者可出现喘脱。

3. 常因外感而诱发。其他如劳倦过度、情志刺激等也可诱发。

（二）鉴别诊断

肺胀与哮病、喘证：肺胀与哮病、喘证均以咳而上气、喘满为主症，有其类似之处。区别言之，肺胀是多种慢性肺系疾病日久积渐而成，除咳喘外，尚有胸部膨满、心悸、唇甲紫绀、腹胀肢肿等症状；哮病是呈反复发作性的疾病，以喉中哮鸣有声为特征；喘是多种急慢性疾病的一个症状，以呼吸气促困难为主要表现。从三者的相互关系来看，肺胀可以隶属于喘证的范畴，哮与喘病久不愈又可发展成为肺胀。

◎ 要点四　辨证论治

（一）辨证要点

肺胀的辨证首辨标本虚实的主次；其后偏实者分清痰浊、水饮、血瘀的偏盛，偏虚者区别气（阳）虚、阴虚以及肺、心、肾、脾病变的主次。

（二）治疗原则

治疗应抓住治标、治本两个方面，祛邪与扶正共施，依其标本缓急，有所侧重。标实者，根据病邪的性质，分别采取祛邪宣肺，降气化痰，

温阳利水甚或开窍、息风、止血等法。本虚者，当以补养心肺、益肾健脾为主，或气阴兼调，或阴阳两顾。正气欲脱时则应扶正固脱，救阴回阳。

（三）证治分类

1. 外寒里饮证

证候：咳逆喘满不得卧，气短气急，咳痰白稀量多，呈泡沫状，胸部膨满，口干不欲饮，面色青暗，周身酸楚，头痛，恶寒，无汗，舌质暗淡，苔白滑，脉浮紧。

治法：温肺散寒，化痰降逆。

代表方：小青龙汤加减。

加减：若见咳而上气，喉中水鸡声，表寒不著者，可用射干麻黄汤；若饮郁化热，烦躁而喘，脉浮，用小青龙加石膏汤。

2. 痰浊壅肺证

证候：胸部膨满，短气喘息，稍劳即著，咳嗽痰多，色白黏腻或呈泡沫，畏风易汗，脘痞纳少，倦怠乏力，舌暗，苔薄腻或浊腻，脉小滑。

治法：化痰降气，健脾益肺。

代表方：苏子降气汤合三子养亲汤加减。

加减：若属外感风寒诱发，痰从寒化为饮，喘咳，痰多黏白泡沫，参见外寒里饮证；若痰浊夹瘀，唇甲紫暗，舌苔浊腻者，可用涤痰汤加丹参、地龙、桃仁、红花、赤芍、水蛭等；畏风自汗明显，合用玉屏风散补肺固表。病情稳定时可用六君子汤调理。

3. 痰热郁肺证

证候：咳逆，喘息气粗，胸部膨满，烦躁，目胀睛突，痰黄或白，黏稠难咯，或伴身热，微恶寒，有汗不多，口渴欲饮，溲黄赤，便干，舌边尖红，苔黄或黄腻，脉数或滑数。

治法：清肺化痰，降逆平喘。

代表方：越婢加半夏汤或桑白皮汤加减。

加减：痰热内盛，胸满气逆，痰质黏稠不易咯吐者，加鱼腥草、金荞麦、瓜蒌皮、海蛤粉、贝母、玄明粉清热滑痰利肺；痰热壅肺，腑气不

通，胸满喘逆，大便秘结者，加大黄、芒硝通腑泄热以降肺平喘；阴伤而痰量已少者，酌减苦寒之味，加沙参、麦冬等养阴。

4. 痰蒙神窍证

证候：胸部膨满，神志恍惚，表情淡漠，谵妄，烦躁不安，撮空理线，嗜睡，甚则昏迷，或伴肢体瞤动，抽搐，咳逆喘促，咳痰不爽，舌质暗红或淡紫，苔白腻或黄腻，脉细滑数。

治法：涤痰，开窍，息风。

代表方：涤痰汤加减。

加减：痰浊蒙窍，加至宝丹芳香辟秽；痰热闭窍，加安宫牛黄丸清热解毒清心开窍；伴肝风内动，肢体瞤动抽搐，可用紫雪丹，加钩藤、全蝎、羚羊角粉凉肝开窍息风。

5. 阳虚水泛证

证候：胸部膨满，喘咳不能平卧，咳痰清稀，心悸，面浮，下肢浮肿，甚则一身悉肿，腹部胀满有水，脘痞，纳差，尿少，怕冷，面唇青紫，舌苔白滑，舌体胖质暗，脉沉细或结代。

治法：温肾健脾，化饮利水。

代表方：真武汤合五苓散加减。

加减：若水肿势剧，上凌心肺，心悸喘满，倚息不得卧者，加沉香、黑白丑、川椒目、葶苈子、万年青根行气逐水；血瘀甚，紫绀明显，加泽兰、红花、丹参、益母草、北五加皮化瘀行水。待水饮消除后，可参照肺肾气虚证论治。

6. 肺肾气虚证

证候：胸部膨满，呼吸浅短难续，声低气怯，甚则张口抬肩，倚息不能平卧，咳嗽，痰白如沫，咳吐不利，胸闷心慌，形寒汗出，或腰膝酸软，小便清长，或尿有余沥，舌淡或暗紫，脉沉细数无力，或有结代。

治法：补肺纳肾，降气平喘。

代表方：平喘固本汤合补肺汤加减。

加减：肺虚有寒，怕冷，舌质淡，加肉桂、干姜、钟乳石温肺散寒；兼有阴伤，低热，舌红苔少，加麦冬、玉竹、生地黄养阴清热；气虚瘀阻，颈脉动甚，面唇紫绀明显，加当归、丹参、

苏木活血通脉。如见喘脱危象者，急用参附汤送服蛤蚧粉或黑锡丹补气纳肾，回阳固脱。病情稳定阶段，可常服皱肺丸。

第二单元 心系病证

细目一 心 悸

◎ 要点一 概述

心悸是指病人自觉心中悸动、惊惕不安甚则不能自主的一种病证。病情较轻者为惊悸，病情较重者为怔忡。

◎ 要点二 病因病机

（一）病因

体虚劳倦、七情所伤、感受外邪、药食不当。

（二）病机

心悸的基本病机是气血阴阳亏虚，心失所养，或邪扰心神，心神不宁。心悸的病位在心，与肝、脾、肾、肺四脏密切相关。病理性质主要有虚实两方面，虚者为气、血、阴、阳亏损，使心失滋养，而致心悸；实者多由痰火扰心、水饮上凌或心血瘀阻，气血运行不畅而引起。虚实之间可以相互夹杂或转化，实证日久，病邪伤正，可分别兼见气、血、阴、阳之亏损，而虚证也可因虚致实，兼见实证表现。心悸的病理因素包括气滞、血瘀、痰浊、水饮。阴虚者常兼火盛或痰热；阳虚易夹水饮、痰湿；气血不足者，易见气血瘀滞、痰浊。

◎ 要点三 诊断与鉴别诊断

（一）诊断依据

1. 自觉心中悸动不安，心搏异常，或快速，或缓慢，或跳动过重，或忽跳忽止，呈阵发性或持续不解，神情紧张，心慌不安，不能自主。

2. 伴有胸闷不舒，易激动，心烦寐差，颤抖乏力，头晕等症。中老年患者，可伴有心胸疼痛，甚则喘促，汗出肢冷，或见晕厥。

3. 可见数、促、结、代、缓、沉、迟等脉象。

4. 常由情志刺激（如惊恐、紧张）、劳倦、饮酒、饱食等因素而诱发。

（二）鉴别诊断

惊悸与怔忡：惊悸发病，多与情绪因素有关，可由骤遇惊恐、忧思恼怒、悲哀过极或过度紧张而诱发，多为阵发性，病来虽速，病情较轻，实证居多，病势轻浅，可自行缓解，不发时如常人。怔忡多由久病体虚，心脏受损所致，无精神等因素亦可发生，常持续心悸，心中惕惕，不能自控，活动后加重，多属虚证，或虚中夹实，病来虽渐，病情较重，不发时亦可兼见脏腑虚损症状。惊悸日久不愈，亦可形成怔忡。

◎ 要点四 辨证论治

（一）辨证要点

心悸的辨证首先应辨虚实，虚证者要辨别脏腑气、血、阴、阳何者偏虚，实证者须分清痰、饮、瘀、火何邪为主。心悸气短，神疲乏力，自汗者属气虚；心悸头晕，面色不华者属血虚；心悸盗汗，潮热口干者属阴虚；心悸肢冷，畏寒气喘者属阳虚。心悸面浮，尿少肢肿者为水饮；心悸心痛，唇暗舌紫者为瘀血；心悸烦躁，口苦便秘者为痰火。虚实夹杂者还要分清孰虚孰实。

其二还需辨脉象之变化。心悸常伴有脉律失常，临证应仔细体会结、代、促、数、缓、迟等脉。一息六至为数脉，一息四至为缓脉，一息三至为迟脉；脉象见数时一止，止无定数为促脉，脉象见缓时一止，止无定数为结脉；脉来更代，几至一止，止有定数为代脉。阳盛则促，数脉、促脉多为热象，但若脉虽数、促却沉细、微细，伴有面浮肢肿，动则气短，形寒肢冷，舌淡等症，为虚寒之证。阳盛则结，脉象迟、结、代者，一般多属虚寒，其中结脉表示气血凝滞，代脉常为元气虚衰，脏气衰微。但若脉象呈迟、结、代而按之有力，伴有口干舌红者为阳损及阴所致阴阳两虚。

（二）治疗原则

心悸的治疗应分虚实。虚证分别治以补气、养血、滋阴、温阳；实证则应祛痰、化饮、清火、行瘀。但本病以虚实错杂为多见，且虚实的主次、缓急各有不同，故治当相应兼顾。同时，由于心悸以心神不宁为其病理特点，故应酌情配入镇心安神之法。

（三）证治分类

1. 心虚胆怯证

证候：心悸不宁，善惊易恐，坐卧不安，不寐多梦而易惊醒，恶闻声响，食少纳呆，苔薄白，脉细略数或细弦。

治法：镇惊定志，养心安神。

代表方：安神定志丸加减。

加减：若见心阳不振，用肉桂易桂枝，加附子以温通心阳；兼心血不足，加阿胶、首乌、龙眼肉以滋养心血；兼心气郁结，加柴胡、郁金、合欢皮、绿萼梅以疏肝解郁。

2. 心血不足证

证候：心悸气短，头晕目眩，失眠健忘，面色无华，倦怠乏力，纳呆食少，舌淡红，脉细弱。

治法：补血养心，益气安神。

代表方：归脾汤加减。

加减：若五心烦热，自汗盗汗，胸闷心烦，舌红少苔，脉细数或结代，为气阴两虚，治以益气养血，滋阴安神，用炙甘草汤加减；失眠多梦，加合欢皮、夜交藤、五味子、柏子仁、莲子心等养心安神；若热病后期损及心阴而心悸者，

以生脉散加减。

3. 心阳不振证

证候：心悸不安，胸闷气短，动则尤甚，面色苍白，形寒肢冷，舌淡苔白，脉虚弱或沉细无力。

治法：温补心阳，安神定悸。

代表方：桂枝甘草龙骨牡蛎汤合参附汤加减。

加减：若形寒肢冷者，重用人参、黄芪、附子、肉桂温阳散寒；大汗出者重用人参、黄芪、煅龙骨、煅牡蛎、山萸肉益气敛汗，或用独参汤煎服；兼见水饮内停者，加葶苈子、五加皮、车前子、泽泻等利水化饮；夹瘀血者，加丹参、赤芍、川芎、桃仁、红花；若心阳不振，以致心动过缓者，酌加炙麻黄、补骨脂，重用桂枝以温通心阳。

4. 水饮凌心证

证候：心悸，眩晕气急，胸闷痞满，渴不欲饮，小便短少，或下肢浮肿，形寒肢冷，伴恶心、欲吐、流涎，舌淡胖，苔白滑，脉弦滑或沉细而滑。

治法：振奋心阳，化气行水，宁心安神。

代表方：苓桂术甘汤加减。

加减：兼见肺气不宣，肺有痰湿，咳喘胸闷，加杏仁、前胡、桔梗以宣肺，葶苈子、五加皮、防己以泻肺利水；兼见瘀血者，加当归、川芎、刘寄奴、泽兰叶、益母草；若见因心功能不全而致浮肿、尿少、阵发性夜间咳喘或端坐呼吸者，当重用温阳利水之品，如真武汤。

5. 阴虚火旺证

证候：心悸易惊，心烦失眠，五心烦热，口干，盗汗，思虑劳心则症状加重，伴耳鸣腰酸，头晕目眩，急躁易怒，舌红少津，苔少或无，脉细数。

治法：滋阴清火，养心安神。

代表方：天王补心丹合朱砂安神丸加减。

加减：若肾阴亏虚，虚火妄动，遗精腰酸者，加龟板、熟地、知母、黄柏，或加服知柏地

黄丸；若阴虚而火热不明显者，可单用天王补心丹。

6. 瘀阻心脉证

证候：心悸不安，胸闷不舒，心痛时作，痛如针刺，唇甲青紫，舌质紫暗或有瘀斑，脉涩或结或代。

治法：活血化瘀，理气通络。

代表方：桃仁红花煎加减。

加减：若因虚致瘀者去理气之品，气虚加黄芪、党参、黄精；络脉痹阻，胸部窒闷，加沉香、檀香、降香；夹痰浊，胸满闷痛，苔浊腻，加瓜蒌、薤白、半夏、广陈皮；胸痛甚，加乳香、没药、五灵脂、蒲黄、三七粉等。

7. 痰火扰心证

证候：心悸时发时止，受惊易作，胸闷烦躁，失眠多梦，口干苦，大便秘结，小便短赤，舌红，苔黄腻，脉弦滑。

治法：清热化痰，宁心安神。

代表方：黄连温胆汤加减。

加减：若痰热互结，大便秘结者，加生大黄；心悸重者，加珍珠母、石决明、磁石重镇安神；火郁伤阴，加麦冬、玉竹、天冬、生地养阴清热；兼见脾虚者加党参、白术、谷麦芽、砂仁益气醒脾。

细目二 胸 痹

◎ 要点一 概述

胸痹是指以胸部闷痛，甚则胸痛彻背，喘息不得卧为主症的一种疾病，轻者仅感胸闷如窒，呼吸欠畅，重者则有胸痛，严重者心痛彻背，背痛彻心。

◎ 要点二 病因病机

（一）病因

胸痹的致病原因主要有寒邪内侵、饮食失调、情志失调、劳倦内伤、年迈体虚，导致心、肝、脾、肺、肾功能失调，心脉痹阻而产生

本病。

（二）病机

胸痹的主要病机为心脉痹阻，病位在心，涉及肝、肺、脾、肾等脏。其临床主要表现为本虚标实，虚实夹杂。本虚有气虚、气阴两虚及阳气虚衰；标实有血瘀、寒凝、痰浊、气滞，且可相兼为病，如气滞血瘀、寒凝气滞、痰瘀交阻等。胸痹发展趋势，由标及本，由轻转剧。轻者多为胸阳不振，阴寒之邪上乘，阻滞气机，临床表现胸中气塞，短气；重者则为痰瘀交阻，壅塞胸中，气机痹阻，临床表现不得卧，心痛彻背。胸痹病机转化可因实致虚，亦可因虚致实。

◎ 要点三 诊断与鉴别诊断

（一）诊断依据

1. 胸痹以胸部闷痛为主症，患者多见膻中或心前区憋闷疼痛，甚则痛彻左肩背、咽喉、胃脘部、左上臂内侧等部位，呈反复发作性，一般持续几秒到几十分钟，休息或用药后可缓解。

2. 常伴有心悸、气短、自汗，甚则喘息不得卧，严重者可见胸痛剧烈，持续不解，汗出肢冷，面色苍白，唇甲青紫，脉散乱或微细欲绝等危候，可发生猝死。

3. 多见于中年以上，常因操劳过度、抑郁恼怒、多饮暴食或气候变化而诱发，亦有无明显诱因或安静时发病者。

（二）鉴别诊断

1. **胸痹与悬饮** 悬饮、胸痹均有胸痛，但胸痹为当胸闷痛，并可向左肩或左臂内侧等部位放射，常因受寒、饱餐、情绪激动、劳累而突然发作，历时短暂，休息或用药后得以缓解。悬饮为胸胁胀痛，持续不解，多伴有咳唾、转侧、呼吸时疼痛加重，肋间饱满，并有咳嗽、咳痰等肺系证候。

2. **胸痹与胃痛** 心在脘上，脘在心下，故有胃脘当心而痛之称，以其部位相近。胸痹之不典型者，其疼痛可在胃脘部，极易混淆。但胸痹以闷痛为主，为时极短，虽与饮食有关，但休

息、服药常可缓解。胃痛与饮食相关，以胀痛为主，局部有压痛，持续时间较长，常伴有泛酸、嘈杂、嗳气、呃逆等胃部症状。

3. 胸痹与真心痛 真心痛乃胸痹的进一步发展，症见心痛剧烈，甚则持续不解，伴有汗出、肢冷、面白、唇紫、手足青至节、脉微或结代等的危重急症。

◎ 要点四 辨证论治

（一）辨证要点

首先辨标本虚实，其次辨病情轻重。

胸痹总属本虚标实之证，故需辨别虚实，分清标本。标实应区别气滞、痰浊、血瘀、寒凝的不同，本虚又应区别阴阳气血亏虚的不同。

标实者：闷重而痛轻，兼见胸胁胀满，善太息，憋气，苔薄白，脉弦者，多属气滞；胸部窒闷而痛，伴唾吐痰涎，苔腻，脉弦滑或弦数者，多属痰浊；胸痛如绞，遇寒则发，或得冷加剧，伴畏寒肢冷，舌淡苔白，脉细，为寒凝心脉所致；刺痛固定不移，痛有定处，夜间多发，舌紫暗或有瘀斑，脉结代或涩，由心脉瘀滞所致。

本虚者：心胸隐痛而闷，因劳累而发，伴心慌、气短，乏力，舌淡胖嫩，边有齿痕，脉沉细或结代者，多属心气不足；若绞痛兼见胸闷气短，四肢厥冷，神倦自汗，脉沉细，则为心阳不振；隐痛时作时止，缠绵不休，动则多发，伴口干，舌淡红而少苔，脉沉细而数，则属气阴两虚表现。

疼痛持续时间短暂，瞬息即逝者多轻；持续时间长，反复发作者多重；若持续数小时甚至数日不休者常为重症或危候。疼痛遇劳发作，休息或服药后能缓解者为顺症；服药后难以缓解者常为危候。

（二）治疗原则

治疗原则应先治其标，后治其本，先从祛邪入手，然后再予扶正，必要时可根据虚实标本的主次，兼顾同治。标实当泻，针对气滞、血瘀、寒凝、痰浊而疏理气机，活血化瘀，辛温通阳，泄浊豁痰，尤重活血通脉治法；本虚宜补，权衡

心脏阴阳气血之不足，有无兼见肺、肝、脾、肾等脏之亏虚，补气温阳，滋阴益肾，纠正脏腑之偏衰，尤其重视补益心气之不足。

（三）证治分类

1. 心血瘀阻证

证候：心胸疼痛，如刺如绞，痛有定处，入夜为甚，甚则心痛彻背，背痛彻心，或痛引肩背，伴有胸闷，日久不愈，可因暴怒、劳累而加重，舌质紫暗，有瘀斑，苔薄，脉弦涩。

治法：活血化瘀，通脉止痛。

代表方：血府逐瘀汤加减。

加减：瘀血痹阻重证，胸痛剧烈，可加乳香、没药、郁金、降香、丹参等，加强活血理气之功；若血瘀气滞并重，胸闷痛甚者，可加沉香、檀香、荜茇等辛香理气止痛之药。

2. 气滞心胸证

证候：心胸满闷，隐痛阵发，时欲太息，遇情志不遂时容易诱发或加重，或兼有胃脘胀闷，得嗳气或矢气则舒，苔薄或薄腻，脉细弦。

治法：疏肝理气，活血通络。

代表方：柴胡疏肝散加减。

加减：胸闷心痛明显，为气滞血瘀之象，可合用失笑散；气郁日久化热，心烦易怒，口干便秘，舌红苔黄，脉弦数者，用丹栀逍遥散。

3. 痰浊闭阻证

证候：胸闷重而心痛微，痰多气短，肢体沉重，形体肥胖，遇阴雨天而易发作或加重，伴有纳呆便溏，咯吐痰涎，舌体胖大且边有齿痕，苔浊腻或白滑，脉滑。

治法：通阳泄浊，豁痰宣痹。

代表方：瓜蒌薤白半夏汤合涤痰汤加减。

加减：痰浊郁而化热者，用黄连温胆汤加郁金，以清化痰热而理气活血；如痰热兼有郁火者，加海浮石、海蛤壳、黑山栀、天竺黄、竹沥化痰火之胶结；大便干结加桃仁、大黄。

4. 寒凝心脉证

证候：猝然心痛如绞，心痛彻背，喘不得

卧，多因气候骤冷或骤感风寒而发病或加重，伴形寒，甚则手足不温，冷汗自出，胸闷气短，心悸，面色苍白，苔薄白，脉沉紧或沉细。

治法：辛温散寒，宣通心阳。

代表方：枳实薤白桂枝汤合当归四逆汤加减。

加减：阴寒极盛之胸痹重症，表现胸痛剧烈，痛无休止，伴身寒肢冷，气短喘息，脉沉紧或沉微者，当用温通散寒之法，予乌头赤石脂丸加荜茇、高良姜、细辛等。

5. 气阴两虚证

证候：心胸隐痛，时作时休，心悸气短，动则益甚，伴倦怠乏力，声息低微，易汗出，舌质淡红，舌体胖且边有齿痕，苔薄白，脉虚细缓或结代。

治法：益气养阴，活血通脉。

代表方：生脉散合人参养荣汤加减。

加减：兼有气滞血瘀者，可加川芎、郁金以行气活血；兼见痰浊之象者可合用茯苓、白术、白蔻仁以健脾化痰。

6. 心肾阴虚证

证候：心痛憋闷，心悸盗汗，虚烦不寐，腰酸膝软，头晕耳鸣，口干便秘，舌红少津，苔薄或剥，脉细数或促代。

治法：滋阴清火，养心和络。

代表方：天王补心丹合炙甘草汤加减。

加减：阴不敛阳，虚火内扰心神，虚烦不寐，舌尖红少津者，可用酸枣仁汤，清热除烦，养血安神。

7. 心肾阳虚证

证候：心悸而痛，胸闷气短，动则更甚，自汗，面色㿠白，神倦怯寒，四肢欠温或肿胀，舌质淡胖，边有齿痕，苔白或腻，脉沉细迟。

治法：温补阳气，振奋心阳。

代表方：参附汤合右归饮加减。

加减：若肾阳虚衰，不能制水，水饮上凌心肺，症见水肿、喘促、心悸，用真武汤加黄芪、汉防己、猪苓、车前子温肾阳而化水饮。

◎ **要点五　转归预后**

本病多在中年以后发生，如治疗及时得当，可获较长时间稳定缓解，如反复发作，则病情较为顽固。病情进一步发展，可见心胸猝然大痛，出现真心痛证候，甚则可"旦发夕死，夕发旦死"。

◎ **要点六　预防调护**

1. 注意调摄精神，避免情绪波动。

2. 注意生活起居，寒温适宜。

3. 注意饮食调节。饮食宜清淡低盐，食勿过饱。

4. 注意劳逸结合，坚持适当活动。发作期患者应立即卧床休息，缓解期要注意适当休息，保证充足的睡眠，坚持力所能及的活动，做到动中有静。

5. 加强护理及监护。

细目三　不　寐

◎ **要点一　概述**

不寐是以经常不能获得正常睡眠为特征的一类病证，主要表现为睡眠时间、深度的不足，轻者入睡困难，或寐而不酣，时寐时醒，或醒后不能再寐，重则彻夜不寐。

◎ **要点二　病因病机**

（一）病因

饮食不节，情志失常，劳倦、思虑过度，及病后、年迈体虚等。

（二）病机

不寐的病理变化，总属阳盛阴衰，阴阳失交。其病位主要在心，与肝、脾、肾密切相关。不寐的病机有虚实之分，实证由肝郁化火，痰热内扰，阳盛不得入于阴而致，虚证多由心脾两虚，心虚胆怯，心肾不交，水火不济，心神失养，阴虚不能纳阳而发。失眠久病可出现虚实夹杂，实火、湿、痰等病邪与气血阴阳亏虚互相联系，互相转化，临床以虚证多见。

◎ 要点三　诊断与鉴别诊断

（一）诊断依据

1. 轻者入寐困难或寐而易醒，醒后不寐，连续 3 周以上，重者彻夜难眠。

2. 常伴有头痛、头昏、心悸、健忘、神疲乏力、心神不宁、多梦等症。

3. 本病证常有饮食不节，情志失常，劳倦、思虑过度，病后，体虚等病史。

（二）鉴别诊断

不寐是指单纯以失眠为主症，表现为持续的、严重的睡眠困难。若因一时性情志影响或生活环境改变引起的暂时性失眠不属病态。至于老年人少寐早醒，亦多属生理状态。若因其他疾病痛苦引起失眠者，则有相关病因存在。

◎ 要点四　辨证论治

（一）辨证要点

本病辨证首分虚实。虚证，多属阴血不足，心失所养，临床特点为体质瘦弱，面色无华，神疲懒言，心悸健忘。实证为邪热扰心，临床特点为心烦易怒，口苦咽干，便秘溲赤。

次辨病位，病位主要在心。由于心神失养或不安，神不守舍而不寐，且与肝、胆、脾、胃、肾相关。如急躁易怒而不寐，多为肝火内扰；脘闷苔腻而不寐，多为胃腑宿食，痰热内盛；心烦心悸，头晕健忘而不寐，多为阴虚火旺，心肾不交；面色少华，肢倦神疲而不寐，多属脾虚不运，心神失养；心烦不寐，触事易惊，多属心胆气虚等。

（二）治疗原则

治疗当以补虚泻实、调整脏腑阴阳为原则。实证泻其有余，如疏肝泻火，清化痰热，消导和中；虚证补其不足，如益气养血，健脾补肝益肾。在此基础上安神定志，如养血安神，镇惊安神，清心安神。

（三）证治分类

1. 肝火扰心证

证候：不寐多梦，甚则彻夜不眠，急躁易怒，伴头晕头胀，目赤耳鸣，口干而苦，不思饮食，便秘溲赤，舌红苔黄，脉弦而数。

治法：疏肝泻火，镇心安神。

代表方：龙胆泻肝汤加减。

加减：胸闷胁胀，善太息者，加香附、郁金、佛手、绿萼梅以疏肝解郁；若头晕目眩，头痛欲裂，不寐躁怒，大便秘结者，可用当归龙荟丸。

2. 痰热扰心证

证候：心烦不寐，胸闷脘痞，泛恶嗳气，伴口苦，头重，目眩，舌偏红，苔黄腻，脉滑数。

治法：清化痰热，和中安神。

代表方：黄连温胆汤加减。

加减：不寐伴胸闷嗳气，脘腹胀满，大便不爽，苔腻脉滑，加用半夏秫米汤和胃健脾，交通阴阳，和胃降气。

3. 心脾两虚证

证候：不易入睡，多梦易醒，心悸健忘，神疲食少，伴头晕目眩，四肢倦怠，腹胀便溏，面色少华，舌淡苔薄，脉细无力。

治法：补益心脾，养血安神。

代表方：归脾汤加减。

加减：心血不足较甚者，加熟地、芍药、阿胶以养心血；不寐较重者，加五味子、夜交藤、合欢皮、柏子仁养心安神，或加生龙骨、生牡蛎、琥珀末以镇静安神。

4. 心肾不交证

证候：心烦不寐，入睡困难，心悸多梦，伴头晕耳鸣，腰膝酸软，潮热盗汗，五心烦热，咽干少津，男子遗精，女子月经不调，舌红少苔，脉细数。

治法：滋阴降火，交通心肾。

代表方：六味地黄丸合交泰丸加减。

加减：心阴不足为主者，可用天王补心丹以滋阴养血，补心安神；心烦不寐，彻夜不眠者，加朱砂、磁石、龙骨、龙齿重镇安神。

5. 心胆气虚证

证候：虚烦不寐，触事易惊，终日惕惕，胆

怯心悸，伴气短自汗，倦怠乏力，舌淡，脉弦细。

治法：益气镇惊，安神定志。

代表方：安神定志丸合酸枣仁汤加减。

加减：心肝血虚，惊悸汗出者，重用人参，加白芍、当归、黄芪以补养肝血；胸闷，善太息，纳呆腹胀者，加柴胡、陈皮、山药、白术以疏肝健脾；心悸甚，惊惕不安者，加生龙骨、生牡蛎、朱砂以重镇安神。

◎ **要点五　预防调护**

不寐属心神病变，重视精神调摄和讲究睡眠卫生具有实际的预防意义。

精神调摄方面，应积极进行心理情志调整，克服过度的紧张、兴奋、焦虑、抑郁、惊恐、愤怒等不良情绪，做到喜怒有节，保持精神舒畅，尽量以放松的、顺其自然的心态对待睡眠，反而能较好地入睡。

睡眠卫生方面，首先帮助患者建立有规律的作息制度，从事适当的体力活动或体育锻炼，增强体质，持之以恒，促进身心健康。其次养成良好的睡眠习惯。

第三单元　脑系病证

细目一　头　痛

◎ **要点一　概述**

头痛是临床常见的自觉症状，可单独出现，亦见于多种疾病的过程中。本节所讨论的头痛，是指因外感六淫、内伤杂病而引起的，以头痛为主要表现的一类病证。若头痛属某一疾病过程中所出现的兼症，不属本节讨论范围。

◎ **要点二　病因病机**

（一）病因

感受外邪、情志失调、先天不足或房事不节、饮食劳倦及体虚久病、头部外伤或久病入络。

（二）病机

头痛可分为外感和内伤两大类。其基本病机为不通则痛，不荣则痛。外感者是以风邪为主的外邪上扰清空，壅滞经络，络脉不通；内伤者或肝阳上扰，或瘀血阻络，或头目失荣而发头痛。头痛的病位在头脑多与肝、脾、肾三脏密切相关。病理因素涉及痰湿、风火、血瘀。病理性质有虚有实。外感头痛一般病程较短，治疗养护得当则少有转化。内伤头痛大多起病较缓，病程较长，病性较为复杂，一般来说，气血亏虚、肾精不足之头痛属虚证，肝阳、痰浊、瘀血所致之头痛多属实证。虚实在一定条件下可以相互转化。例如痰浊中阻日久，脾胃受损，气血生化不足，营血亏虚，不荣头窍，可转为气血亏虚之头痛。肝阳、肝火日久，阳热伤阴，肾虚阴亏，可转为肾精亏虚的头痛，或阴虚阳亢，虚实夹杂之头痛。各种头痛迁延不愈，病久入络，又可转变为瘀血头痛。

◎ **要点三　诊断与鉴别诊断**

（一）诊断要点

1. 以头部疼痛为主要临床表现。

2. 头痛部位可发生在前额、两颞、颠顶、枕项或全头部。疼痛性质可为跳痛、刺痛、胀痛、灼痛、重痛、空痛、昏痛、隐痛等。头痛发作形式可为突然发作，或缓慢起病，或反复发作，时痛时止。疼痛的持续时间可长可短，可数分钟、数小时或数天、数周，甚则长期疼痛不已。

3. 外感头痛者多有起居不慎，感受外邪的病史；内伤头痛者常有情绪波动、饮食不节、劳倦、房事不节、病后体虚等病史。

（二）鉴别诊断

1. 头痛与眩晕 头痛与眩晕可单独出现，也可同时出现，二者对比，头痛之病因有外感与内伤两方面，眩晕则以内伤为主。临床表现，头痛以疼痛为主，实证较多；而眩晕则以昏眩为主，虚证较多。

2. 真头痛与一般头痛 真头痛为头痛的一种特殊重症，其特点为起病急骤，多表现为突发的剧烈头痛，持续不解，阵发加重，手足逆冷至肘膝，甚至呕吐如喷、肢厥、抽搐，本病凶险，应与一般头痛区别。

◎ 要点四 根据头痛的不同部位判断其经络归属

头为诸阳之会，手足三阳经均循头面，厥阴经亦上会于颠顶，由于受邪之脏腑经络不同，头痛之部位亦不同。大抵太阳头痛，在头后部，下连于项；阳明头痛，在前额部及眉棱骨等处；少阳头痛，在头之两侧，并连及于耳；厥阴头痛则在颠顶部位，或连目系。

◎ 要点五 辨证论治

（一）辨证要点

头痛应首辨其外感内伤，次辨其相关经络脏腑，再辨其影响因素。

首先辨外感头痛与内伤头痛。外感头痛因外邪致病，属实证，起病较急，一般疼痛较剧，多表现为掣痛、跳痛、灼痛、胀痛、重痛，痛无休止。内伤头痛以虚证或虚实夹杂证为多见，如起病缓慢，疼痛较轻，表现为隐痛、空痛、昏痛，痛势悠悠，遇劳加重，时作时止，多属虚证；如因肝阳、痰浊、瘀血所致者属实，表现为头昏胀痛，或昏蒙重痛，或刺痛钝痛，痛点固定，常伴有肝阳、痰浊、瘀血的相应证候。

其次辨头痛之相关经络脏腑。如要点四所述。

最后辨其影响因素。气虚者与过劳有关；肝火者因情志波动而加重；阳亢者常因饮酒或暴食

而加重；肝肾阴虚者每因失眠而病作或加重。

（二）治疗原则

外感头痛属实证，以风邪为主，故治疗主以疏风，兼以散寒、清热、祛湿。内伤头痛多属虚证或虚实夹杂证。虚者以补养气血，益肾填精为主；实证当平肝、化痰、行瘀；虚实夹杂者，酌情兼顾并治。

（三）证治分类

1. 外感头痛

（1）风寒头痛

证候：头痛连及项背，常有拘急收紧感，或伴恶风畏寒，遇风尤剧，口不渴，舌淡红，苔薄白，脉浮紧。

治法：疏散风寒止痛。

代表方：川芎茶调散加减。

加减：若头痛，恶寒明显者，酌加麻黄、桂枝、制川乌等温经散寒。若寒邪侵于厥阴经脉，症见颠顶头痛，干呕，吐涎沫，四肢厥冷，苔白，脉弦者，方用吴茱萸汤去人参，加藁本、川芎、细辛、法半夏，以温散寒邪，降逆止痛。若寒邪客于少阴经脉，症见头痛，足寒，气逆，背冷，脉沉细，方用麻黄附子细辛汤加白芷、川芎，温经散寒止痛。

（2）风热头痛

证候：头痛而胀，甚则头胀如裂，发热或恶风，面红目赤，口渴喜饮，大便不畅，或便秘，溲赤，舌尖红，苔薄黄，脉浮数。

治法：疏风清热和络。

代表方：芎芷石膏汤加减。

加减：烦热口渴，舌红少津者，可重用石膏，配知母、天花粉清热生津，黄芩、山栀清热泻火；大便秘结，腑气不通，口舌生疮者，可用黄连上清丸泄热通腑。

（3）风湿头痛

证候：头痛如裹，肢体困重，胸闷纳呆，大便或溏，舌淡，苔白腻，脉濡。

治法：祛风胜湿通窍。

代表方：羌活胜湿汤加减。

加减：若胸闷脘痞、腹胀便溏显著者，可加苍术、厚朴、陈皮、藿梗以燥湿宽中，理气消胀；恶心、呕吐者，可加半夏、生姜以降逆止呕；纳呆食少者，加麦芽、神曲健胃助运。

2. 内伤头痛

（1）肝阳头痛

证候：头昏胀痛，两侧为重，心烦易怒，夜寐不宁，口苦面红，或兼胁痛，舌红苔黄，脉弦数。

治法：平肝潜阳息风。

代表方：天麻钩藤饮加减。

加减：若因肝郁化火，肝火炎上，而症见头痛剧烈，目赤口苦，急躁，便秘溲黄者，加夏枯草、龙胆草、大黄。若兼肝肾亏虚，水不涵木，症见头晕目涩，视物不明，遇劳加重，腰膝酸软者，可选加枸杞子、女贞子、山茱萸。

（2）血虚头痛

证候：头痛隐隐，时时昏晕，心悸失眠，面色少华，神疲乏力，遇劳加重，舌质淡，苔薄白，脉细弱。

治法：养血滋阴，和络止痛。

代表方：加味四物汤加减。

加减：若因血虚气弱者，兼见乏力气短，神疲懒言，汗出恶风等，可选加党参、黄芪，白术；若阴血亏虚，阴不敛阳，肝阳上扰者可加入天麻、钩藤、石决明、菊花等。

（3）痰浊头痛

证候：头痛昏蒙，胸脘满闷，纳呆呕恶，舌淡，苔白腻，脉滑或弦滑。

治法：健脾燥湿，化痰降逆。

代表方：半夏白术天麻汤加减。

加减：若痰湿久郁化热，口苦便秘，舌红苔黄腻，脉滑数者，可加黄芩、竹茹、枳实、胆星。若胸闷、呕恶明显，加厚朴、枳壳、生姜和中降逆。

（4）肾虚头痛

证候：头痛且空，眩晕耳鸣，腰膝酸软，神疲乏力，滑精或带下，舌红少苔，脉细无力。

治法：养阴补肾，填精生髓。

代表药：大补元煎加减。

加减：若头痛而晕，头面烘热，面颊红赤，时伴汗出，证属肾阴亏虚，虚火上炎者，去人参，加知母、黄柏，以滋阴泻火，或方用知柏地黄丸。若头痛畏寒，面色㿠白，四肢不温，腰膝无力，舌淡，脉细无力，证属肾阳不足者，当温补肾阳，选用右归丸或金匮肾气丸加减。

（5）瘀血头痛

证候：头痛经久不愈，痛处固定不移，痛如锥刺，日轻夜重，或有头部外伤史，舌紫暗，或有瘀斑、瘀点，苔薄白，脉细或细涩。

治法：活血化瘀，通窍止痛。

代表方：通窍活血汤加减。

加减：若头痛较剧，久痛不已，可加全蝎、蜈蚣、地鳖虫等，搜风剔络止痛。

虫类药多有小毒，故应合理掌握用量，不可久用。

（6）气虚头痛

证候：头痛隐隐，时发时止，遇劳加重，纳食减少，神疲乏力，气短懒言，舌质淡，苔薄白，脉细弱。

证机概要：脾胃虚弱，中气不足，清阳不升，脑失所养。

治法：健脾益气升清。

代表方：益气聪明汤加减。

常用药：黄芪、炙甘草、人参、升麻、葛根、蔓荆子、芍药。

加减：气血两虚，头痛绵绵不休，心悸怔忡，失眠者，加当归、熟地黄、何首乌补血，或用人参养荣汤加减；若头痛畏寒，加炮附子、益智仁、葱白温阳通络。

◎ 要点六　根据头痛的不同部位选用不同的"引经药"

治疗头痛，除根据辨证论治原则外，还可根据头痛的部位，参照经络循行路线，选择引经药，可以提高疗效。如，太阳头痛选用羌活、蔓荆子、川芎；阳明头痛选用葛根、白芷、知母；

少阳头痛选用柴胡、黄芩、川芎；厥阴头痛选用吴茱萸、藁本等。

◎ 要点七　转归预后

外感头痛，积极治疗，一般患者预后良好。内伤头痛病程较长，但辨证准确，恰当地遣方用药，可以延长其发作周期，减轻其发作程度，以至治愈。若病久不愈，反复发作，症状重笃，影响工作及生活，多难于获得根治。

细目二　眩　晕

◎ 要点一　概述

眩是指眼花或眼前发黑，晕是指头晕甚或感觉自身或外界景物旋转。二者常同时并见，故统称为"眩晕"。轻者闭目即止；重者如坐车船，旋转不定，不能站立，或伴有恶心、呕吐、汗出、面色苍白等症状。

◎ 要点二　病因病机

（一）病因

情志不遂、年高肾亏、病后体虚、饮食不节、跌仆损伤、瘀血内阻。

（二）病机

眩晕的基本病机主要是脑髓空虚，清窍失养，或痰火上逆，扰动清窍。本病的病位在于头脑，其病变脏腑与肝、脾、肾三脏相关。其常见病理因素有风、火、痰、瘀。眩晕的病性以虚者居多，气虚血亏、髓海空虚、肝肾不足所导致的眩晕多属虚证；因痰浊中阻、瘀血阻络、肝阳上亢所导致的眩晕属实证或本虚标实证。

在眩晕的病变过程中，各个证候之间相互兼夹或转化。如脾胃虚弱，气血亏虚而生眩晕，而脾虚又可聚湿生痰，二者相互影响，临床上可以表现为气血亏虚兼有痰湿中阻的证候。如痰湿中阻，郁久化热，形成痰火为患，甚至火盛伤阴，形成阴亏于下，痰火上蒙的复杂局面。再如肾精不足，本属阴虚，若阴损及阳，或精不化气，可以转为肾阳不足或阴阳两虚之证。此外，风阳每

夹有痰火，肾虚可以导致肝旺，久病入络形成瘀血，故临床常形成虚实夹杂之证候。

◎ 要点三　诊断与鉴别诊断

（一）诊断依据

1. 头晕目眩，视物旋转，轻者闭目即止，重者如坐车船，甚则仆倒。
2. 严重者可伴有头痛、项强、恶心呕吐、眼球震颤、耳鸣耳聋、汗出、面色苍白等表现。
3. 多有情志不遂、年高体虚、饮食不节、跌仆损伤等病史。

（二）鉴别诊断

眩晕与中风： 中风以猝然昏仆，不省人事，口舌歪斜，半身不遂，失语，或不经昏仆，仅以喎僻不遂为特征。中风昏仆与眩晕之甚者相似，眩晕之甚者亦可仆倒，但无半身不遂及不省人事、口舌歪斜诸症。也有部分中风病人，以眩晕、头痛为其先兆表现，故临证当注意中风与眩晕的区别与联系。

◎ 要点四　辨证论治

（一）辨证要点

眩晕临证首先应辨明相关脏腑，其次辨标本虚实。

首辨脏腑。眩晕病在清窍，但与肝、脾、肾三脏功能失调密切相关。肝阳上亢之眩晕兼见头胀痛、面色潮红、急躁易怒、口苦脉弦等症状。脾胃虚弱，气血不足之眩晕，兼有纳呆、乏力、面色㿠白等症状。脾失健运，痰湿中阻之眩晕，兼见纳呆呕恶、头痛、苔腻诸症。肾精不足之眩晕，多兼有腰酸腿软、耳鸣如蝉等症。

其次辨标本虚实。凡病程较长，反复发作，遇劳即发，伴两目干涩，腰膝酸软，或面色㿠白，神疲乏力，脉细或弱者，多属虚证，由精血不足或气血亏虚所致。凡病程短，或突然发作，眩晕重，视物旋转，伴呕恶痰涎，头痛，面赤，形体壮实者，多属实证。其中，痰湿所致者，头重昏蒙，胸闷呕恶，苔腻脉滑；瘀血所致者，头昏头痛，痛点固定，唇舌紫暗，舌有瘀斑；肝阳

风火所致者，眩晕，面赤，烦躁，口苦，肢麻震颤，甚则仆倒，脉弦有力。

（二）治疗原则

眩晕的治疗原则是补虚泻实，调整阴阳。虚者当滋养肝肾，补益气血，填精生髓。实证当平肝潜阳，清肝泻火，化痰行瘀。

（三）证治分类

1. 肝阳上亢证

证候：眩晕，耳鸣，头目胀痛，口苦，失眠多梦，遇烦劳郁怒而加重，甚则仆倒，颜面潮红，急躁易怒，肢麻震颤，舌红苔黄，脉弦或数。

治法：平肝潜阳，清火息风。

代表方：天麻钩藤饮加减。

加减：若肝火上炎，口苦目赤，烦躁易怒者，酌加龙胆草、丹皮、夏枯草；若肝肾阴虚较甚，目涩耳鸣，腰酸膝软，舌红少苔，脉弦细数者，可酌加枸杞子、首乌、生地、麦冬、玄参；若眩晕剧烈，兼见手足麻木或震颤者，加羚羊角、石决明、生龙骨、生牡蛎、全蝎、蜈蚣等镇肝息风，清热止痉。

2. 气血亏虚证

证候：眩晕动则加剧，劳累即发，面色淡白，神疲乏力，倦怠懒言，唇甲不华，发色不泽，心悸少寐，纳少腹胀，舌淡苔薄白，脉细弱。

治法：补益气血，调养心脾。

代表方：归脾汤加减。

加减：若中气不足，清阳不升，兼见气短乏力，纳少神疲，便溏下坠，脉象无力者，可合用补中益气汤；若自汗时出，易于感冒，当重用黄芪，加防风、浮小麦益气固表敛汗。

3. 肾精不足证

证候：眩晕日久不愈，精神萎靡，腰酸膝软，少寐多梦，健忘，两目干涩，视力减退，或遗精滑泄，耳鸣齿摇。或颧红咽干，五心烦热，舌红少苔，脉细数；或面色㿠白，形寒肢冷，舌淡嫩，苔白，脉弱尺甚。

治法：滋养肝肾，益精填髓。

代表方：左归丸加减。

加减：若阴虚火旺，症见五心烦热，潮热颧红，舌红少苔，脉细数者，可选加鳖甲、龟板、知母、黄柏、丹皮、地骨皮等；若阴损及阳，肾阳虚明显，表现为四肢不温，形寒怕冷，精神萎靡，舌淡脉沉者，或予右归丸。

4. 痰浊上蒙证

证候：眩晕，头重昏蒙，或伴视物旋转，胸闷恶心，呕吐痰涎，食少多寐，舌苔白腻，脉濡滑。

治法：化痰祛湿，健脾和胃。

代表方：半夏白术天麻汤加减。

加减：若眩晕较甚，呕吐频作，视物旋转，可酌加代赭石、竹茹、生姜、旋覆花以镇逆止呕；若兼见耳鸣重听，可酌加郁金、菖蒲、葱白以通阳开窍；若痰郁化火，头痛头胀，心烦口苦，渴不欲饮，舌红苔黄腻，脉弦滑者，宜用黄连温胆汤清化痰热。

5. 瘀血阻窍证

证候：眩晕时作，头痛如刺，兼见健忘，失眠，心悸，精神不振，耳鸣耳聋，面唇紫暗，舌暗有瘀斑，脉涩或细涩。

治法：活血化瘀，通窍活络。

代表方：通窍活血汤加减。

加减：若兼见神疲乏力，少气自汗等症，加入黄芪、党参益气行血；若兼畏寒肢冷，感寒加重，可加附子、桂枝温经活血。

◎ 要点五　转归预后

若病情较轻，治疗护理得当，则预后多属良好；反之，若病久不愈，发作频繁，发作时间长，症状重笃，则难以获得根治。尤其是肝阳上亢者，阳愈亢而阴愈亏，阴亏则更不能涵木潜阳，阳化风动，血随气逆，夹痰夹火，横窜经隧，蒙蔽清窍，即成中风危证，预后不良。

◎ 要点六　预防调护

1. 预防眩晕之发生，应避免和消除能导致眩晕发生的各种内、外致病因素。

2. 眩晕发病后要及时治疗，注意休息，严重者当卧床休息；注意饮食清淡，保持情绪稳定，避免突然、剧烈的体位改变和头颈部运动，以防眩晕症状的加重，或发生晕倒。有眩晕史的病人，当避免剧烈体力活动，避免高空作业。

细目三　中　风

◎ **要点一　概述**

中风是以猝然昏仆，不省人事，半身不遂，口舌歪斜，语言不利为主症的病证。轻者可无昏仆而仅见口舌歪斜及半身不遂等症状。

◎ **要点二　病因病机**

（一）病因

内伤积损、劳欲过度、饮食不节、情志所伤、气虚邪中。

（二）病机

中风的基本病机为阴阳失调，气血逆乱，上犯于脑，虚（阴虚、气虚）、火（肝火、心火）、风（肝风、外风）、痰（风痰、湿痰）、气（气逆）、血（血瘀）为其病机六端。病位在脑，与心、肝、脾、肾密切相关。病理因素主要为风、火、痰、瘀。其病理性质多属本虚标实，上盛下虚。本虚为肝肾阴虚，气血衰少；标实为风火相扇，痰湿壅盛，气血逆乱。轻者风痰横窜经络而为中经络，重者肝阳肝风夹痰夹火上闭清窍而为中脏腑，轻重之间的转化往往发生在疾病的初发阶段，且变化迅速，与预后密切相关。

◎ **要点三　诊断与鉴别诊断**

（一）诊断依据

1. 具有突然昏仆，不省人事，半身不遂，偏身麻木，口舌歪斜，言语謇涩等特定的临床表现。轻症仅见眩晕，偏身麻木，口舌歪斜，半身不遂等。

2. 多急性起病，好发于40岁以上年龄。

3. 发病之前多有头晕、头痛、肢体一侧麻木等先兆症状。

4. 常有眩晕、头痛、心悸等病史，病发多有情志失调、饮食不当或劳累等诱因。

（二）鉴别诊断

1. **中风与口僻**　口僻俗称吊线风，主要症状是口舌歪斜，但常伴耳后疼痛，口角流涎，言语不清，而无半身不遂或神志障碍等表现，多因正气不足，风邪入脉络，气血痹阻所致，不同年龄均可罹患。

2. **中风与厥证**　厥证也有突然昏仆、不省人事之表现，一般而言，厥证神昏时间短暂，发作时常伴有四肢逆冷，移时多可自行苏醒，醒后无半身不遂、口舌歪斜、言语不利等表现。

3. **中风与痉证**　痉证以四肢抽搐、项背强直甚至角弓反张为主症，发病时也可伴有神昏，需与中风闭证相鉴别。但痉证之神昏多出现在抽搐之后，而中风患者多在起病时即有神昏，而后可以出现抽搐。痉证抽搐时间长，中风抽搐时间短。痉证患者无半身不遂、口舌歪斜等症状。

4. **中风与痿证**　痿证可以有肢体瘫痪、活动无力等类似中风之表现；中风后半身不遂日久不能恢复者，亦可见肌肉瘦削，筋脉弛缓，两者应予以区别。但痿证一般起病缓慢，以双下肢瘫痪或四肢瘫痪，或肌肉萎缩，筋惕肉瞤为多见；而中风的肢体瘫痪多起病急骤，且以偏瘫不遂为主。痿证起病时无神昏，中风则常有不同程度的神昏。

5. **中风与痫证**　痫证发作时起病急骤，突然昏仆倒地，与中风相似。但痫证为阵发性神志异常的疾病，猝发仆地时常口中作声，如猪羊啼叫，四肢频抽而口吐白沫；中风则仆地无声，一般无四肢抽搐及口吐涎沫的表现。痫证之神昏多为时短暂，移时可自行苏醒，醒后一如常人，但可再发；中风患者昏仆倒地，其神昏症状严重，持续时间长，难以自行苏醒，需及时治疗方可逐渐清醒。中风多伴有半身不遂、口舌歪斜等症，亦与痫证不同。

◎ 要点四　辨证论治

（一）辨证要点

中风临证，首辨中经络或中脏腑，中脏腑者辨闭证与脱证，闭证应辨阳闭阴闭，同时应辨当前所处病期。

首辨中经络、中脏腑。中经络者虽有半身不遂、口舌歪斜、语言不利，但意识清楚；中脏腑则昏不知人，或神志昏糊、迷蒙，伴见肢体不用。

中脏腑需辨闭证与脱证。闭证属实，因邪气内闭清窍所致，症见神志昏迷、牙关紧闭、口噤不开、两手握固、肢体强痉等。脱证属虚，乃为五脏真阳散脱，阴阳即将离决之候，临床可见神志昏愦无知、目合口开、四肢松懈瘫软、手撒肢冷汗多、二便自遗、鼻息低微等。此外，还有阴竭阳亡之分，并可相互关联。闭证常见于骤起，脱证则由闭证恶变转化而成。并可见内闭外脱之候。

闭证当辨阳闭和阴闭。阳闭有瘀热痰火之象，如身热面赤，气粗鼻鼾，痰声如拽锯，便秘溲黄，舌苔黄腻，舌绛干，甚则舌体卷缩，脉弦滑而数。阴闭有寒湿痰浊之征，如面白唇紫，痰涎壅盛，四肢不温，舌苔白腻，脉沉滑等。

根据病程长短，分为三期。急性期为发病后二周以内，中脏腑可至一个月；恢复期指发病二周后或一个月至半年内；后遗症期指发病半年以上。

（二）治疗原则

中经络以平肝息风，化痰祛瘀通络为主。中脏腑闭证，治当息风清火，豁痰开窍，通腑泄热；脱证急宜救阴回阳固脱；对内闭外脱之证，则须醒神开窍与扶正固脱兼用。恢复期及后遗症期，多为虚实兼夹，当扶正祛邪，标本兼顾，平肝息风，化痰祛瘀，与滋养肝肾，益气养血并用。

（三）证治分类

急性期

1. 中经络

（1）风痰瘀阻证

证候：头晕头痛，手足麻木，突然发生口舌歪斜，口角流涎，舌强语謇，甚则半身不遂，或兼见手足拘挛，舌质紫暗，或有瘀斑，舌苔薄白，脉弦涩或小滑。

治法：息风化痰，活血通络。

代表方：半夏白术天麻汤合桃仁红花煎加减。

加减：眩晕较甚且痰多者，加胆南星、天竺黄、石菖蒲；大便干结者，可加大黄、黄芩、栀子；头痛甚，耳鸣目眩者，加钩藤、石决明。

（2）风阳上扰证

证候：常感头晕头痛，耳鸣目眩，突然发生口舌歪斜，舌强语謇，或手足重滞，甚则半身不遂，舌质红苔黄，脉弦。

治法：平肝潜阳，活血通络。

代表方：天麻钩藤饮加减。

加减：夹有痰浊，胸闷，恶心，苔腻，加胆南星、郁金；头痛较重，加羚羊角、夏枯草以清肝息风；腿足重滞，加杜仲、桑寄生补益肝肾。

（3）阴虚风动证

证候：平素头晕耳鸣，腰膝酸软，突然发生口舌歪斜，言语不利，手指瞤动，甚或半身不遂，舌质红，苔腻，脉弦细数。

治法：滋阴潜阳，息风通络。

代表方：镇肝熄风汤加减。

加减：痰热较重，苔黄腻，泛恶，加胆南星、竹沥、川贝母清热化痰；阴虚阳亢，肝火偏旺，心中烦热，加栀子、黄芩清热除烦。

2. 中脏腑

（1）闭证

突然昏仆，不省人事，牙关紧闭，口噤不开，两手握固，大小便闭，肢体偏瘫、拘急、抽搐，是闭证的基本特征。由于有痰火和痰浊内闭之不同，故有阳闭、阴闭之分。

1）阳闭证

证候：除闭证主要症状外，兼见面红身热，气粗口臭，躁动不安，痰多而黏，舌质红，苔黄腻，脉弦滑有力。

治法：清肝息风，豁痰开窍。

代表方：羚羊角汤合用安宫牛黄丸加减。

加减：痰盛神昏者，合用至宝丹；热闭神昏兼有抽搐者，可加全蝎、蜈蚣，或合用紫雪丹。临床还可酌情选用清开灵注射液或醒脑静注射液静脉滴注。

中脏腑因痰热内阻，腑气不通，邪热上扰，神机失用，应及时使用通腑泄热之法，有助于邪从下泄。神识可清，危象可解。

2）阴闭证

证候：除闭证主要症状外，兼见面白唇暗，静卧不烦，四肢不温，痰涎壅盛，苔白腻，脉沉滑。

治法：豁痰息风，辛温开窍。

代表方：涤痰汤合用苏合香丸加减。

加减：兼有动风者，加天麻、钩藤以平息内风；有化热之象者，加黄芩、黄连；见戴阳证者，属病情恶化，宜急进参附汤、白通加猪胆汁汤救治。

闭证可适时配合通下之法，但正虚明显，元气欲脱者忌用。

（2）脱证（阴竭阳亡）

证候：突然昏仆，不省人事，面色苍白，目合口张，鼻鼾息微，手撒肢冷，汗多，大小便自遗，肢体软瘫，舌痿，脉细弱或脉微欲绝。

治法：回阳救阴，益气固脱。

代表方：参附汤合生脉散加味。亦可用参麦注射液或生脉注射液静脉滴注。

加减：阴不恋阳，阳浮于外，津液不能内守，汗泄过多者，可加龙骨、牡蛎敛汗回阳；阴精耗伤，舌干，脉微者，加玉竹、黄精以救阴护津。

恢复期和后遗症期

1. 风痰瘀阻证

证候：口舌歪斜，舌强语謇或失语，半身不遂，肢体麻木，苔滑腻，舌暗紫，脉弦滑。

治法：搜风化痰，行瘀通络。

代表方：解语丹加减。

加减：痰热偏盛者，加全瓜蒌、竹茹、川贝母清化痰热；兼有肝阳上亢，头晕头痛，面赤，苔黄舌红，脉弦劲有力，加钩藤、石决明、夏枯草平肝息风潜阳；咽干口燥，加天花粉、天冬养阴润燥。

2. 气虚络瘀证

证候：肢体偏枯不用，肢软无力，面色萎黄，舌质淡紫或有瘀斑，苔薄白，脉细涩或细弱。

治法：益气养血，化瘀通络。

代表方：补阳还五汤加减。

加减：血虚甚，加枸杞子、制首乌以补血；肢冷，阳失温煦，加桂枝温经通脉；腰膝酸软，加续断、桑寄生、杜仲以壮筋骨，强腰膝。

3. 肝肾亏虚证

证候：半身不遂，患肢僵硬，拘挛变形，舌强不语，或偏瘫，肢体肌肉萎缩，舌红脉细，或舌淡红，脉沉细。

治法：滋养肝肾。

代表方：左归丸合地黄饮子加减。

加减：若腰酸腿软较甚，加杜仲、桑寄生、牛膝补肾壮腰；肾阳虚，加巴戟天、肉苁蓉补肾益精，附子、肉桂温补肾阳；夹有痰浊，加石菖蒲、远志、茯苓化痰开窍。

◎ **要点五　转归预后**

中风病患者的转归取决于其体质的强弱、正气的盛衰、病情的轻重及诊疗的正确及时与否、调养是否得当等。中经络者，渐进加重出现意识不清，可发展为中脏腑。中脏腑者，神志由昏迷逐渐转清，半身不遂趋于恢复，说明其向中经络转化，病势为顺，预后多好。若出现顽固性呃逆、呕血、厥脱者，此为中风变证，多致正气散脱。若邪盛正伤，虽经救治，终因正气已伤，致病程迁延成为中风病后遗症者，常见半身不遂、口舌㖞斜、言语不利、痴呆等，要抓紧时机，积极治疗，同时配合外敷熏洗及针灸按摩，并适当锻炼，以提高疗效。中风病后遗症期，若偏瘫肢体由松懈瘫软变为拘挛发痉，伴躁扰不宁，此由正气虚乏，邪气日盛而致，病情较重。

◎ 要点六　预防调护

1. 关于中风的预防，应识别中风先兆，及时处理，以预防中风发生。

2. 既病之后，应加强护理。加强口腔护理，及时清除痰涎，喂服或鼻饲中药时应少量多次频服。恢复期要加强偏瘫肢体的被动活动，进行各种功能锻炼，并配合针灸、推拿、理疗、按摩等。偏瘫严重者，防止患肢受压而发生变形。语言不利者，宜加强语言训练。长期卧床者，保护局部皮肤，防止发生褥疮。

细目四　痫　病

◎ 要点一　概述

痫病是一种发作性神志异常的病证。临床以突然意识丧失，甚则仆倒，不省人事，强直抽搐，口吐涎沫，两目上视或口中怪叫为特征，移时苏醒，一如常人为特征。发作前可伴眩晕、胸闷等先兆，发作后常有疲倦乏力等症状。

◎ 要点二　病因病机

（一）病因

先天遗传、七情失调、惊恐、饮食失调、脑部外伤、六淫所干、他病之后。

（二）病机

本病的基本病机为脏腑失调，痰浊阻滞，气机逆乱，风痰内动，蒙蔽清窍。病理因素主要有风、火、痰、瘀，又以痰为重要。本病的病位在脑，涉及肝、脾、心、肾诸脏。其中肝、脾、肾

的损伤是痫病发生的主要病理基础。病理性质属于本虚标实，本虚为脏腑受损，标实为风、火、痰、瘀，四者并非孤立致病，多是互相结合、互相影响而发病。如风阳夹痰，痰瘀郁而化热，风热痰瘀上蒙清窍，流窜经络等，而使本病变化更为错综复杂。此外，由于痫病昏仆抽搐发作，特别容易耗气伤神，故长期反复发作者，常容易出现神志淡漠、面色少华、健忘等心脾两虚，心神失养的症状，并且使痫病更易反复。

◎ 要点三　诊断

1. 任何年龄、性别均可发病，但多在儿童期、青春期或青年期发病，多有家族史，每因惊恐、劳累、情志过极等诱发。

2. 典型发作时突然昏倒，不省人事，两目上视，项背强直，四肢抽搐，口吐涎沫，或有异常叫声，或仅有突然呆木，两眼瞪视，呼之不应，或头部下垂，面色苍白等。

3. 局限性发作可见多种形式，如口、眼、手等局部抽搐而无突然昏倒，或凝视，或语言障碍，或无意识动作等，多数在数秒至数分钟即止。

4. 发作前可有眩晕、胸闷等先兆症状。

5. 发作突然，醒后如常人，醒后对发作时情况不知，反复发作。

6. 脑电图在发作期描记到对称性同步化棘波或棘-慢波等阳性表现，有条件做磁共振等相应检查。

细目五　痴　呆

◎ 要点一　概述

痴呆是由髓减脑消，神机失用所导致的一种神志异常的疾病，以呆傻愚笨、智能低下、善忘等为主要临床表现。轻者可见神情淡漠，寡言少语，反应迟钝，善忘；重则表现为终日不语，或闭门独居，或口中喃喃，言辞颠倒，行为失常，忽笑忽哭，或不欲食，数日不知饥饿等。

◎ 要点二　病因病机

（一）病因

七情内伤、年高体虚、久病耗损。

（二）病机

痴呆的基本病机为髓海不足，神机失用。其病位在脑，与心、肾、肝、脾均有关系。病理性质多属本虚标实之候，本虚为阴精、气血亏虚，标实为气、火、痰、瘀内阻于脑。本病在病机上常发生转化。一是气滞、痰浊、血瘀之间可以相互转化，或相兼为病，终致痰瘀交结，使病情缠绵难愈。二是气滞、痰浊、血瘀可以化热，而形成肝火、痰热、瘀热，上扰清窍。进一步发展，可耗伤肝肾之阴，肝肾阴虚，水不涵木，阴不制阳，肝阳上亢，化火生风，风阳上扰清窍，而使痴呆加重。三是虚实之间可相互转化。实证的痰浊、瘀血日久，若损及心脾，则气血不足；或耗伤心阴，神明失养；或伤及肝肾，则阴精不足，脑髓失养，可转化为痴呆的虚证。而虚证病久，气血亏乏，脏腑功能受累，气血运行失畅，或积湿为痰，或留滞为瘀，则可见虚中央实之证。故本病临床以虚实夹杂证为多见。

◎ 要点三　诊断与鉴别诊断

（一）诊断依据

1. 以记忆力减退，记忆近事及远事的能力减弱，判定认知人物、物品、时间、地点能力减退，计算力与识别空间位置结构的能力减退，理解别人语言和有条理地回答问题的能力障碍等为主症。

2. 伴性情孤僻，表情淡漠，语言重复，自私狭隘，顽固固执，或无理由地欣快，易于激动或暴怒。其抽象思维能力下降，不能解释或区别词语的相同点和不同点，道德伦理缺乏，不知羞耻，性格特征改变。

3. 起病隐匿，发展缓慢，渐进加重，病程一般较长。但也有少数病例发病较急。

4. 患者可有中风、头晕、外伤等病史。

（二）鉴别诊断

1. **痴呆与郁证**　痴呆的神志异常需与郁证中的脏躁相鉴别。脏躁多发于青中年女性，多在精神因素的刺激下呈间歇性发作，不发作时可如常人，且无智能、人格、情感方面的变化。而痴呆多见于老年人，男女发病无明显差别，且病程迁延，其心神失常症状不能自行缓解，并伴有明显的记忆力、计算力减退甚至人格情感的变化。

2. **痴呆与癫证**　癫证属于精神失常的疾患，以沉默寡言、情感淡漠、语无伦次、静而多喜为特征，以成年人多见。而痴呆则属智能活动障碍，是以神情呆滞、愚笨迟钝为主要临床表现的神志异常疾病，以老年人多见。另一方面，痴呆的部分症状可自制，治疗后有不同程度的恢复。但须指出：重症痴呆患者与癫证在临床症状上有许多相似之处，临床难以区分。

3. **痴呆与健忘**　健忘是以记忆力减退、遇事善忘为主症的一种病证。而痴呆则以神情呆滞，或神志恍惚，告知不晓为主要表现。其不知前事或问事不知等表现，与健忘之"善忘前事"有根本区别。痴呆根本不晓前事，而健忘则晓其事却易忘，且健忘不伴有智能减退、神情呆钝。健忘可以是痴呆的早期临床表现，这时可不予鉴别。由于外伤、药物所致健忘，一般经治疗后可以恢复。

◎ 要点四　辨证论治

（一）辨证要点

痴呆之证应首先辨先天与后天，再辨虚实。

先天性痴呆多于幼年起病，与禀赋不足有关，治疗大多非常困难。后天性痴呆与年老体虚、久病有关，或与中毒、外伤有关，起病多在成年后，早老期发病尤多。

本病乃本虚标实之证，临床上以虚实夹杂者多见。无论为虚为实，都能导致髓减脑消，脏腑功能失调，因而辨证时需分清虚实。痴呆属虚者，临床主要以神气不足，面色失荣，形体消瘦，言行迟弱为特征，可分为髓海不足、肝肾亏虚、脾肾两虚等证。痴呆属实者，除见智能减退、表情反应呆钝外，临床还可见因浊实之邪蒙神扰窍而引起情志、性格方面或亢奋或抑制的明显改变，以及痰浊、瘀血、风火等诸实邪引起的相应证候。老年痴呆虚实夹杂者多见，或以正虚为主，兼有实邪，或以邪实为主，兼有正虚。

（二）治疗原则

治疗当以开郁逐痰、活血通窍、平肝泻火治其标，补虚扶正、充髓养脑治其本。治疗时宜在扶正补虚、填补肾精的同时，注意培补后天脾胃，以冀脑髓得充，化源得滋。同时，须注意补虚切忌滋腻太过，以免滋腻损伤脾胃，酿生痰浊。另外，在药物治疗的同时，移情易性、智力和功能训练与锻炼亦不可轻视。

（三）证治分类

1. 髓海不足证

证候：智能减退，记忆力、计算力、定向力、判断力明显减退，神情呆钝，词不达意，头晕耳鸣，怠惰思卧，齿枯发焦，腰酸骨软，步履艰难，舌瘦色淡，苔薄白，脉沉细弱。

治法：补肾益髓，填精养神。

代表方：七福饮加减。

加减：若兼肝肾阴虚，可去人参、白术、紫河车、鹿角胶，加怀牛膝、生地、枸杞子、女贞子、制首乌；兼肾阳亏虚，加熟附片、巴戟天、益智仁、仙灵脾、肉苁蓉等；若肾阴不足，心火亢盛，可用知柏地黄丸加丹参、莲子心、石菖蒲等清心宣窍。

2. 脾肾两虚证

证候：表情呆滞，沉默寡言，记忆减退，失认失算，口齿含糊，词不达意，伴腰膝酸软，肌肉萎缩，食少纳呆，气短懒言，口涎外溢，或四肢不温，腹痛喜按，鸡鸣泄泻，舌质淡白，舌体胖大，苔白，或舌红，苔少或无苔，脉沉细弱，双尺尤甚。

治法：补肾健脾，益气生精。

代表方：还少丹加减。

加减：若肌肉萎缩，可加紫河车、阿胶、续断、首乌、黄芪；纳减，脘痞，舌红少苔者，可去肉苁蓉、巴戟天、小茴香，加天花粉、玉竹、麦冬、石斛、生谷芽、生麦芽；伴肝肾阴虚，阴虚火旺，当改用知柏地黄丸，佐以潜阳息风之品；脾肾阳虚者，用《金匮》肾气丸加干姜、黄芪、灶心土、白豆蔻等。

3. 痰浊蒙窍证

证候：表情呆钝，智力衰退，或哭笑无常，喃喃自语，或终日无语，呆若木鸡，伴不思饮食，脘腹胀痛，痞满不适，口多涎沫，头重如裹，舌质淡，苔白腻，脉滑。

治法：豁痰开窍，健脾化浊。

代表方：涤痰汤加减。

加减：若脾虚明显者加党参、白术、麦芽、砂仁等；痰多者重用陈皮、半夏、制南星，并加莱菔子、全瓜蒌、浙贝母；痰浊化热，制南星改用胆南星，并加瓜蒌、栀子、黄芩、天竺黄、竹沥；伴有肝郁化火，灼伤肝血心液，宜用转呆汤加味；若属风痰瘀阻，可用半夏白术天麻汤。

4. 瘀血内阻证

证候：表情迟钝，言语不利，善忘，易惊恐，或思维异常，行为古怪，伴肌肤甲错，口干不欲饮，双目晦暗，舌质暗或有瘀点瘀斑，脉细涩。

治法：活血化瘀，开窍醒脑。

代表方：通窍活血汤加减。

加减：若久病伴气血不足，加熟地、党参、黄芪；气虚血瘀为主者，宜补阳还五汤加减；气滞血瘀为主者，宜用血府逐瘀汤加减；瘀血日久，阴血亏虚明显者，加熟地、阿胶、鳖甲、制首乌、女贞子；久病血瘀化热，致肝胃火逆，加钩藤、菊花、夏枯草、丹皮、栀子、生地、竹茹；痰瘀交阻，加半夏、橘红、枳实、杏仁、胆南星；病久入络者，加蜈蚣、僵蚕、全蝎、水蛭、地龙、天麻、葛根。

第四单元　脾胃病证

细目一　胃痛

◎ 要点一　概述

胃痛，又称胃脘痛，是指以上腹胃脘部近心窝处疼痛为主症的病证。

◎ 要点二　病因病机

（一）病因

感受外邪，饮食不节、情志不畅和脾胃素虚。

（二）病机

基本病机是胃气阻滞，胃失和降，不通则痛。胃痛的病变部位在胃，但与肝、脾的关系极为密切。病理因素主要有气滞、寒凝、热郁、湿阻、血瘀。病理变化比较复杂，胃痛日久不愈，脾胃受损，可由实证转为虚证。若因寒而痛者，寒邪伤阳，脾阳不足，可成脾胃虚寒证；若因热而痛，邪热伤阴，胃阴不足，则致阴虚胃痛。虚证胃痛又易受邪，如脾胃虚寒者易受寒邪，脾胃气虚又可饮食停滞，出现虚实夹杂证。

◎ 要点三　诊断与鉴别诊断

（一）诊断依据

1. 上腹近心窝处胃脘部发生疼痛为特征，其疼痛有胀痛、刺痛、隐痛、剧痛等不同的性质。

2. 常伴食欲不振，恶心呕吐，嘈杂泛酸，嗳气吞腐等上消化道症状。

3. 发病特点：以中青年居多，多有反复发作病史。发病前多有明显的诱因，如天气变化、恼怒、劳累、暴饮暴食、饥饿、进食生冷干硬辛辣醇酒，或服用有损脾胃的药物等。

（二）鉴别诊断

1. **胃痛与真心痛**　真心痛是心经病变所引起的心痛证，多见于老年人，为当胸而痛，其多绞痛、闷痛，动辄加重，痛引肩背，常伴心悸气短、汗出肢冷，病情危急。而胃痛多表现为胀痛、刺痛、隐痛，有反复发作史，一般无放射痛，伴有嗳气、泛酸、嘈杂等脾胃证候。

2. **胃痛与胁痛**　胁痛是以胁部疼痛为主症，可伴发热恶寒，或目黄肤黄，或胸闷太息，极少伴嘈杂泛酸、嗳气吞腐。肝气犯胃的胃痛有时亦可攻痛连胁，但仍以胃脘部疼痛为主症。

3. **胃痛与腹痛**　腹痛是以胃脘部以下、耻骨毛际以上整个部位疼痛为主症。胃痛是以上腹胃脘部近心窝处疼痛为主症，两者仅就疼痛部位来说，是有区别的。但胃处腹中，与肠相连，因而胃痛可以影响及腹，而腹痛亦可牵连于胃，这就要从其疼痛的主要部位和如何起病来加以辨别。

◎ 要点四　辨证论治

（一）辨证要点

应辨虚实寒热，在气在血。实者多痛剧，固定不移，拒按，脉盛；虚者多痛势徐缓，痛处不定，喜按，脉虚。胃痛遇寒则痛甚，得温则痛减，为寒证；胃脘灼痛，喜冷恶热，为热证。一般初病在气，久病在血。气滞者，多见胀痛，痛无定处，或攻窜两胁，或兼见嗳气频作，疼痛与情志因素明显相关。血瘀者，疼痛部位固定不移，痛如针刺，持续疼痛，入夜尤甚，舌质紫暗或有瘀斑。

（二）治疗原则

以理气和胃止痛为主，审证求因，从广义的角度去理解和运用"通"法，如散寒、消食、疏肝、泄热、化瘀、养阴、温阳等，总以开其郁滞、调其升降为目的，这样才能把握住"胃以通为补"的灵魂，灵活应用"通"法。

（三）证治分类

1. 寒邪客胃证

证候：胃痛暴作，恶寒喜暖，得温痛减，遇寒加重，口淡不渴，或喜热饮，舌淡苔薄白，脉弦紧。

治法：温胃散寒，行气止痛。

代表方：香苏散合良附丸加减。

加减：如兼见纳呆，身重，恶心欲吐，苔白腻等寒湿症状，可用厚朴温中汤温中燥湿。

2. 饮食伤胃证

证候：胃脘疼痛，胀满拒按，嗳腐吞酸，或呕吐不消化食物，其味腐臭，吐后痛减，不思饮食，大便不爽，得矢气及便后稍舒，舌苔厚腻，脉滑。

治法：消食导滞，和胃止痛。

代表方：保和丸加减。

加减：若脘腹胀甚者，可加枳实、砂仁、槟榔等以行气消滞；若胃脘胀痛而便闭者，可合用小承气汤或改用枳实导滞丸以通腑行气。

3. 肝气犯胃证

证候：胃脘胀痛，痛连两胁，遇烦恼则痛作或痛甚，嗳气、矢气则痛舒，胸闷嗳气，喜长叹息，大便不畅，舌苔多薄白，脉弦。

治法：疏肝解郁，理气止痛。

代表方：柴胡疏肝散加减。

加减：如胃痛较甚者，可加川楝子、延胡索以加强理气止痛；痛势急迫，嘈杂吐酸，口干口苦，舌红苔黄，脉弦或数，乃肝胃郁热之证，改用化肝煎或丹栀逍遥散加左金丸以疏肝泄热和胃，此时理气药应选择香橼、佛手、绿萼梅等理气而不伤阴的解郁止痛药。

4. 湿热中阻证

证候：胃脘疼痛，痛势急迫，脘闷灼热，口干口苦，口渴而不欲饮，纳呆恶心，小便色黄，大便不畅，舌红，苔黄腻，脉滑数。

治法：清化湿热，理气和胃。

代表方：清中汤加减。

加减：湿偏重者加苍术、藿香燥湿醒脾；热偏重者加蒲公英、黄芩清胃泄热。

5. 瘀血停胃证

证候：胃脘疼痛，如针刺，似刀割，痛有定处，按之痛甚，痛时持久，食后加剧，入夜尤甚，或见吐血黑便，舌质紫暗或有瘀斑，脉涩。

治法：化瘀通络，理气和胃。

代表方：失笑散合丹参饮加减。

加减：若胃痛甚者，可加延胡索、木香、郁金、枳壳以加强活血行气止痛之功；若四肢不温，舌淡脉弱者，当为气虚无以行血，加党参、黄芪等以益气活血；便黑可加三七、白及化瘀止血。

6. 胃阴亏耗证

证候：胃脘隐隐灼痛，似饥而不欲食，口燥咽干，五心烦热，消瘦乏力，口渴思饮，大便干结，舌红少津，脉细数。

治法：养阴益胃，和中止痛。

代表方：一贯煎合芍药甘草汤加减。

加减：若见胃脘灼痛、嘈杂泛酸者，可加珍珠层粉、牡蛎、海螵蛸或配用左金丸以制酸；胃脘胀痛较剧，兼有气滞，宜加厚朴花、玫瑰花、佛手等行气止痛；若阴虚胃热可加石斛、知母、黄连养阴清胃。

7. 脾胃虚寒证

证候：胃痛隐隐，绵绵不休，喜温喜按，空腹痛甚，得食则缓，劳累或受凉后发作或加重，泛吐清水，神疲纳呆，四肢倦怠，手足不温，大便溏薄，舌淡苔白，脉虚弱或迟缓。

治法：温中健脾，和胃止痛。

代表方：黄芪建中汤加减。

加减：泛吐清水较多，宜加干姜、制半夏、陈皮、茯苓以温胃化饮；泛酸，可去饴糖，加黄连、吴茱萸、乌贼骨、煅瓦楞子等以制酸和胃。

◎ 要点五　转归预后

胃痛还可以衍生变证，如胃热炽盛，迫血妄行，或瘀血阻滞，血不循经，或脾气虚弱，不能统血，而致便血、呕血。大量出血，可致气随血脱，危及生命。若脾胃运化失职，湿浊内生，郁而化热，火热内结，腑气不通，腹痛剧烈拒按，导致大汗淋漓，四肢厥逆的厥脱危证。或日久成瘀，气机壅塞，胃失和降，胃气上逆，致呕吐反胃。若胃痛日久，痰瘀互结，壅塞胃脘，可形成噎膈。

◎ 要点六　预防调护

预防上重视精神与饮食的调理。健康人及患者都要养成有规律的生活与饮食习惯，忌暴饮暴食，饥饱不匀。

细目二　胃　痞

◎ 要点一　概述

胃痞是指以自觉心下痞塞，胸膈胀满，触之无形，按之柔软，压之无痛为主要症状的病证。按部位胃痞可分为胸痞、心下痞等。心下痞即胃脘部。本节主要讨论以胃脘部出现上述症状的痞满。

◎ 要点二　病因病机

（一）病因

感受外邪、内伤饮食、情志失调、脾胃素虚等。

（二）病机

中焦气机不利，脾胃升降失职为本病发生的基本病机。胃痞的病位在胃，与肝、脾的关系密切。病理性质不外虚实两端，实即实邪内阻（食积、痰湿、外邪、气滞等），虚为脾胃虚弱（气虚或阴虚）。胃痞常与脾虚不运、升降无力有关，脾胃虚弱，易招致病邪内侵，形成虚实夹杂、寒热错杂之证。

◎ 要点三　诊断与鉴别诊断

（一）诊断依据

1. 临床以胃脘痞塞，满闷不舒为主症，并有触之有形，按之柔软，压之不痛的特点，或伴有

纳呆、早饱、嗳气等症。

2. 发病缓慢，时轻时重，反复发作，病程漫长。

3. 多由饮食、情志、起居、寒温等因素诱发。

（二）鉴别诊断

1. **胃痞与胃痛**　两者病位同在胃脘部，且常相兼出现。然胃痛以疼痛为主，胃痞以满闷不适为患，可累及胸膈；胃痛病势多急，压之可痛，而胃痞起病较缓，压无痛感，两者差别显著。

2. **胃痞与鼓胀**　两者均为自觉腹部胀满的病证，但鼓胀以腹部胀大如鼓、皮色苍黄、脉络暴露为主症，胃痞则以自觉满闷不舒、外无胀形为特征。鼓胀发于大腹，胃痞则在胃脘；鼓胀按之腹皮绷急，胃痞却按之柔软。

3. **胃痞与胸痹**　胸痹是胸中痞塞不通，而致胸膺内外疼痛之证，以胸闷、胸痛、短气为主症，偶兼脘腹不舒。而胃痞则以脘腹满闷不舒为主症，多兼饮食纳运无力之症，偶有胸膈不适，并无胸痛等表现。

4. **胃痞与结胸**　两者病位皆在脘部，然结胸以心下至小腹硬满而痛，拒按为特征；胃痞则在心下胃脘，以满而不痛，手可按压，触之无形为特点。

◎ 要点四　辨证论治

（一）辨证要点

首辨虚实。胃痞能食，食后尤甚，饥时可缓，伴便秘，舌苔厚腻，脉实有力者为实痞；饥饱均满，食少纳呆，大便清利，脉虚无力者属虚痞。

次辨寒热。胃痞绵绵，得热则减，口淡不渴，或渴不欲饮，舌淡苔白，脉沉迟或沉涩者属寒；而胃痞势急，口渴喜冷，舌红苔黄，脉数者为热。

（二）治疗原则

治疗总以调理脾胃升降、行气除痞消满为基

本法则。实者泻之，虚者补之，虚实夹杂者补消并用。扶正重在健脾益胃，补中益气，或养阴益胃。祛邪则分别施以消食导滞、除湿化痰、理气解郁、清热祛湿等法。

（三）证治分类

1. 饮食内停证

证候：脘腹痞闷而胀，进食尤甚，拒按，嗳腐吞酸，恶食呕吐，或大便不调，矢气频作，味臭如败卵，舌苔厚腻，脉滑。

治法：消食和胃，行气消痞。

代表方：保和丸加减。

加减：食积化热，大便秘结者，加大黄、枳实通腑消胀，或用枳实导滞丸推荡积滞，清利湿热。

2. 痰湿中阻证

证候：脘腹痞塞不舒，胸膈满闷，头晕目眩，身重困倦，呕恶纳呆，口淡不渴，小便不利，舌苔白厚腻，脉沉滑。

治法：除湿化痰，理气和中。

代表方：二陈平胃汤加减。

加减：痰湿郁久化热而口苦、舌苔黄腻者，改用黄连温胆汤；兼脾胃虚弱者加用党参、白术、砂仁健脾和中。

3. 湿热阻胃证

证候：脘腹痞闷，或嘈杂不舒，恶心呕吐，口干不欲饮，口苦，纳少，舌红苔黄腻，脉滑数。

治法：清热化湿，和胃消痞。

代表方：连朴饮加减。

加减：嘈杂不舒者，可合用左金丸；若因邪热内结而致心下痞，可改用泻心汤；如寒热错杂，用半夏泻心汤苦辛通降。

4. 肝胃不和证

证候：脘腹痞闷，胸胁胀满，心烦易怒，善太息，呕恶嗳气，或吐苦水，大便不爽，舌质淡红，苔薄白，脉弦。

治法：疏肝解郁，和胃消痞。

代表方：越鞠丸合枳术丸加减。

加减：若气郁明显，胀满较甚者，加柴胡、郁金、厚朴，或可改用五磨饮子加减以理气导滞消胀；郁而化火，口苦而干者，可加黄连、黄芩泻火解郁。

5. 脾胃虚弱证

证候：脘腹满闷，时轻时重，纳呆便溏，神疲乏力，少气懒言，语声低微，舌质淡，苔薄白，脉细弱。

治法：补气健脾，升清降浊。

代表方：补中益气汤加减。

加减：若胀闷较重者，可加枳壳、木香、厚朴以理气运脾；四肢不温，阳虚明显者，加制附子、干姜温胃助阳，或合理中丸以温胃健脾；舌苔厚腻，湿浊内蕴者，加制半夏、茯苓，或改用香砂六君子汤加减以健脾祛湿，理气除胀。

6. 胃阴不足证

证候：脘腹痞闷，嘈杂，饥不欲食，恶心嗳气，口燥咽干，大便秘结，舌红少苔，脉细数。

治法：养阴益胃，调中消痞。

代表方：益胃汤加减。

加减：若津伤较重者，可加石斛、花粉等以加强生津；腹胀较著者，加枳壳、厚朴花理气消胀；食滞者加谷芽、麦芽等消食导滞；便秘者，加火麻仁、玄参润肠通便。

◎ 要点五　预防调护

患者应节制饮食，勿暴饮暴食，同时饮食宜清淡，忌肥甘厚味、辛辣醇酒以及生冷之品。注意精神调摄，保持乐观开朗，心情舒畅。慎起居，适寒温，防六淫，注意腹部保暖。适当参加体育锻炼，增强体质。

细目三　呕　吐

◎ 要点一　概述

呕吐是指胃失和降，气逆于上，迫使胃中之物从口中吐出的一种病证。一般以有物有声谓之呕，有物无声谓之吐，无物有声谓之干呕，临床呕与吐常同时发生，故合称为呕吐。

◎ 要点二　病因病机

（一）病因

外感六淫、内伤饮食、情志不调、病后体虚。

（二）病机

呕吐的基本病机为胃失和降，气机上逆。病变脏腑主要在胃，与肝、脾关系密切。病理性质有虚实之分。因外邪、饮食、痰饮、肝气等犯胃，胃失和降而致呕吐者属实；因脾胃虚寒或胃阴不足而润降失职导致呕吐者属虚。虚实可互相转化与兼夹。若实证呕吐剧烈津气耗伤，或呕吐不止，损伤脾胃，脾胃虚弱，可由实转虚；亦有脾胃素虚，复因饮食、外感所伤，可呈急性发作，出现虚实夹杂之证。

◎ 要点三　诊断与鉴别诊断

（一）诊断依据

1. 临床以呕吐饮食、痰涎、水液等胃内容物为主症。

2. 常伴有恶心、纳呆、泛酸嘈杂、胸脘痞闷等症。

3. 起病或缓或急，多因饮食、情志、寒温不适、闻及不良气味等因素而诱发，或有服用药物、误食毒物史。

（二）鉴别诊断

1. **呕吐与反胃**　呕吐与反胃，同属胃部的病变，其病机都是胃失和降，气逆于上，而且都有呕吐的临床表现。但反胃系脾胃虚寒，胃中无火，难以腐熟食入之谷物，朝食暮吐，暮食朝吐，吐出物多为未消化之宿食，呕吐量较多，吐后即感舒适。呕吐有感受外邪、饮食不节、情志失调和胃虚失和的不同，往往吐无定时，或轻或重，吐出物为食物或痰涎清水，呕吐量或多或少。

2. **呕吐与噎膈**　呕吐与噎膈，皆有呕吐的症状。然呕吐之病，进食顺畅，吐无定时。噎膈之病，进食梗噎不顺或食不得入，或食入即吐，甚则因噎废食。呕吐大多病情较轻，病程较短，预后尚好。而噎膈多因内伤所致，病情深重，病程较长，预后欠佳。

◎ 要点四　辨证论治

（一）辨证要点

首辨虚实，次辨呕吐特点。

若病程短，来势急，吐出物较多，气味难闻者，多偏于邪实，属实者应进一步辨别外感、食滞、痰饮及气火的不同。反之，若病程较长，来势徐缓，吐出物较少，或伴有倦怠乏力等症者，多属于虚证，属虚者则有脾胃气虚、虚寒和胃阴不足之区别。

实证呕吐一般起病较急，病程较短，发病因素明显，多为感受外邪、伤于饮食、情志失调等，呕吐量较多，吐出物多酸臭，形体壮实，脉多实而有力；虚证呕吐，大多起病较缓，病程较长，或表现为时作时止，发病因素不甚明显，吐出物不多，无酸臭，常伴精神疲乏，倦怠乏力，脉弱无力等症。

呕吐病证有寒、热、虚、实之别，详审呕吐物的性状及气味，可帮助辨证。若呕吐物酸腐量多，气味难闻者，多属食积内腐；若呕吐出苦水、黄水者，多由胆热犯胃；若呕吐物为酸水、绿水者，多因肝热犯胃；若呕吐物为浊痰涎沫者，多属痰饮中阻；呕吐清水者，多因脾胃虚寒；干呕嘈杂，或伴有口干，似饥而不欲食者，多为胃阴不足。

（二）治疗原则

呕吐以和胃、降逆、止呕为总的治疗原则。但尚需结合标本虚实进行辨治。实者重在祛邪，分别施以解表、消食、化痰、理气之法，以求邪去、胃安、呕止之效。虚者重在扶正，分别施以益气、温阳、养阴之法，以求正复、胃和、呕止之功。属虚实兼夹者当以审其标本缓急主次而治之。在辨证的基础上，合理使用和胃降逆药物，尽量选用芳香醒脾之品，以求药食尽入而不拒。

（三）证治分类

1. 外邪犯胃证

证候：突然呕吐，胸脘满闷，发热恶寒，头身疼痛，舌苔白腻，脉濡缓。

治法：疏邪解表，化浊和中。

代表方：藿香正气散加减。

加减：伴见脘痞嗳腐，饮食停滞者，可去白术，加鸡内金、神曲以消食导滞；如风寒偏重，症见寒热无汗，头痛身楚，加荆芥、防风、羌活祛风寒，解表邪。

2. 食滞内停证

证候：呕吐酸腐，脘腹胀满，嗳气厌食，大便或溏或结，舌苔厚腻，脉滑实。

治法：消食化滞，和胃降逆。

代表方：保和丸加减。

加减：若因肉食而吐者，重用山楂；因米食而吐者，加谷芽；因面食而吐者，重用莱菔子，加麦芽；因酒食而吐者，加蔻仁、葛花，重用神曲；因食鱼、蟹而吐者，加苏叶、生姜；因豆制品而吐者，加生萝卜汁。

3. 痰饮中阻证

证候：呕吐清水痰涎，脘闷不食，头眩心悸，舌苔白腻，脉滑。

治法：温中化饮，和胃降逆。

代表方：小半夏汤合苓桂术甘汤加减。

加减：脘腹胀满，舌苔厚腻者，可去白术，加苍术、厚朴以行气除满；脘闷不食者加白蔻仁、砂仁化浊开胃；胸膈烦闷，口苦，失眠，恶心呕吐者，可去桂枝，加黄连、陈皮化痰泄热，和胃止呕。

4. 肝气犯胃证

证候：呕吐吞酸，嗳气频繁，胸胁胀痛，舌淡红，苔薄，脉弦。

治法：疏肝理气，和胃降逆。

代表方：四七汤加减。

加减：若胸胁胀满疼痛较甚，加川楝子、郁金、香附、柴胡疏肝解郁；如呕吐酸水，心烦口渴，宜清肝和胃，辛开苦降，可酌加左金丸及山栀、黄芩等；呕吐黄色苦水，则为胆液外溢，可加白芍、枳壳、木香、金钱草等疏肝利胆。

5. 脾胃气虚证

证候：恶心呕吐，食欲不振，食入难化，脘部痞闷，大便不畅，舌淡胖，苔薄，脉细。

治法：健脾益气，和胃降逆。

代表方：香砂六君子汤加减。

加减：若呕吐频作，嗳气脘痞，可酌加旋覆花、代赭石以镇逆止呕；若呕吐清水较多，脘冷肢凉者，可加附子、肉桂、吴茱萸以温中降逆止呕。

6. 脾胃阳虚证

证候：饮食稍多即吐，时作时止，面色㿠白，倦怠乏力，喜暖恶寒，四肢不温，大便溏薄，舌质淡，脉濡弱。

治法：温中健脾，和胃降逆。

代表方：理中汤加减。

加减：若呕吐甚者，加砂仁、半夏等理气降逆止呕。

7. 胃阴不足证

证候：呕吐反复发作，或时作干呕，似饥而不欲食，口燥咽干，舌红少津，脉细数。

治法：滋养胃阴，降逆止呕。

代表方：麦门冬汤加减。

加减：大便干结者，加瓜蒌仁、火麻仁、白蜜以润肠通便；伴倦怠乏力，纳差舌淡，加太子参、山药益气健脾。

◎ 要点五　预防调护

起居有常，生活有节，避免风寒暑湿秽浊之邪的入侵。保持心情舒畅，避免精神刺激，对肝气犯胃者，尤当注意。饮食方面也应注意调理。脾胃素虚患者，饮食不宜过多，同时勿食生冷瓜果等，禁服寒凉药物。若胃中有热者，忌食肥甘厚腻、辛辣香燥、醇酒等食品，禁服温燥药物，戒烟。对呕吐不止的病人，应卧床休息，密切观察病情变化。尽量选择刺激性、气味小的药物，否则随服随吐，更伤胃气。服药方法，应少量频服为佳，以减少胃的负担。

细目四 噎膈

◎ 要点一 概述

噎膈是指吞咽食物梗噎不顺，饮食难下，或纳而复出的疾患。噎即噎塞，指吞咽之时哽噎不顺；膈为格拒，指饮食不下。噎虽可单独出现，而又每为膈的前驱表现，故临床往往以噎膈并称。

◎ 要点二 病因病机

（一）病因

七情内伤、饮食不节、久病年老。

（二）病机

本病病位在食道，属胃所主，病变脏腑与肝、脾、肾密切相关。基本病机是气、痰、瘀交结，阻隔于食道胃脘而致。病理性质总属本虚标实。本病初期，以标实为主，由痰气交阻于食道和胃，故吞咽之时梗噎不顺，格塞难下，继则瘀血内结，痰、气、瘀三者交互搏结，胃之通降阻塞，上下不通，因此饮食难下，食而复出。久则气郁化火，或痰瘀生热，伤阴耗液，病由标实转为正虚为主，病情由轻转重。如阴津日益枯槁，胃腑失其濡养，或阴损及阳，脾胃阳气衰败，不能输化津液，痰气瘀结倍甚，多形成虚实夹杂之候。

◎ 要点三 诊断与鉴别诊断

（一）诊断依据

1. 轻症患者主要为胸骨后不适，呈烧灼感或疼痛，食物通过有滞留感或轻度梗阻感，咽部干燥或有紧缩感。

2. 重症患者见持续性、进行性吞咽困难，咽下梗阻，吐出黏液或白色泡沫黏痰，严重时伴有胸骨后或背部肩胛区持续性钝痛，进行性消瘦。

3. 患者常有情志不畅、酒食不节、年老肾虚等病史。

（二）鉴别诊断

1. **噎膈与反胃** 两者皆有食入即吐的症状。噎膈多系阴虚有热，主要表现为吞咽困难，阻塞不下，旋食旋吐，或徐徐吐出；反胃多属阳虚有寒，主要表现为食尚能入，但经久复出，朝食暮吐，暮食朝吐。

2. **噎膈与梅核气** 两者均见咽中梗塞不舒的症状。噎膈系有形之物瘀阻于食道，吞咽困难。梅核气则系气逆痰阻于咽喉，为无形之气，咽中有梗塞不舒的感觉，但无吞咽困难及饮食不下的症状。

◎ 要点四 辨证论治

（一）辨证要点

临床应首辨虚实，次辨标本主次。

因忧思恼怒，饮食所伤，寒温失宜，而致气滞血瘀，痰浊内阻者为实；因热邪伤津，多郁多思，年老肾虚，而致津枯血燥、气虚阳微者属虚。新病多实，或实多虚少；久病多虚，或虚中夹实。吞咽困难，梗塞不顺，胸膈胀痛者多实；食道干涩，饮食难下，或食入即吐者多虚。

标实当辨气结、痰阻、血瘀三者之不同。若气结为主者，多为梗塞不舒，胸膈痞胀，嗳气则舒；血瘀为主者，常见胸膈疼痛或刺痛，痛处固定不移；痰阻者，则见泛吐痰涎，胸膈满闷。本虚多责之于阴津枯槁为主，症见形体消瘦，皮肤干枯，舌红干裂少津。发展至后期可见气虚阳微之证，见面色㿠白，形寒气短，面浮足肿。

（二）治疗原则

理气开郁、化痰消瘀、养阴润燥为总的治疗原则。初期重在治标，治当开郁启膈，和胃降逆，宜理气、消瘀、化痰、降火为主；后期重在治本，宜滋阴润燥或补气温阳为法。然噎膈为病，乃积渐而成，即使病处初期，阴津未必不损，故治疗亦当顾护津液，辛散香燥之药不可多用。后期津液枯槁，阴血亏损，法当滋阴补血，但滋腻之品亦不可过用，当时时顾护胃气。

（三）证治分类

1. 痰气交阻证

证候：吞咽梗阻，胸膈痞满，或疼痛，情志抑郁时则加重，嗳气呃逆，呕吐痰涎，口干咽燥，大便艰涩，舌质红，苔薄腻，脉弦滑。

治法：开郁化痰，润燥降气。

代表方：启膈散加减。

加减：嗳气呕吐明显者，酌加旋覆花、代赭石，以增降逆和胃之力；泛吐痰涎甚多者，加半夏、陈皮，以加强化痰之功，或含化玉枢丹；大便不通，加生大黄、莱菔子，便通即止，防止伤阴；若心烦口干，气郁化火者，加山豆根、栀子、金果榄以增清热解毒之功效。

2. 津亏热结证

证候：吞咽梗涩而痛，食入而复出，甚则水饮难进，心烦口干，胃脘灼热，大便干结如羊屎，形体消瘦，皮肤干枯，小便短赤，舌质光红，干裂少津，脉细数。

治法：滋养津液，泻热散结。

代表方：沙参麦冬汤加减。

加减：胃火偏盛者，加山栀、黄连清胃中之火；肠腑失润，大便干结，坚如羊屎者，宜加火麻仁、全瓜蒌润肠通便；烦渴咽燥，噎食不下，或食入即吐，吐物酸热者，改用竹叶石膏汤加大黄泻热存阴；若食道干涩，口干咽燥，可用五汁安中饮以生津养胃。

3. 瘀血内结证

证候：饮食梗阻难下，或虽下而复吐出，甚或呕出物如赤豆汁，胸膈疼痛，固着不移，肌肤枯燥，形体消瘦，舌质紫暗，脉细涩。

治法：滋阴养血，破血行瘀。

代表方：通幽汤加减。

加减：瘀阻显著者，酌加三棱、莪术、炙穿山甲、急性子同煎服，增强其破结消癥之力；呕吐较甚，痰涎较多者，加海蛤粉、法半夏、瓜蒌

等以化痰止呕；呕吐物如赤豆汁者，另服云南白药化瘀止血；如服药即吐，难于下咽，可含化玉枢丹以开膈降逆，随后再服汤药。

4. 气虚阳微证

证候：水饮不下，泛吐多量黏液白沫，面浮足肿，面色㿠白，形寒气短，精神疲惫，腹胀，舌质淡，苔白，脉细弱。

治法：温补脾肾。

代表方：补气运脾汤加减。

加减：胃虚气逆，呕吐不止者，可加旋覆花、代赭石和胃降逆；阳伤及阴，口干咽燥，形体消瘦，大便干燥者，可加石斛、麦冬、沙参滋养津液；泛吐白沫加吴茱萸、丁香、白蔻仁温胃降逆；阳虚明显者加附子、肉桂、鹿角胶、肉苁蓉温补肾阳。

细目五　呃　逆

◎ 要点一　概述

呃逆是指胃气上逆动膈，以气逆上冲，喉间呃呃连声，声短而频，难以自制为主要表现的病证。

◎ 要点二　病因病机

（一）病因

感受外邪、饮食不当、情志不遂、体虚病后。

（二）病机

呃逆之病位在膈，病变的关键脏腑在胃，还与肝、脾、肺、肾诸脏腑有关。呃逆的基本病机是胃失和降，膈间气机不利，胃气上逆动膈。病理性质有虚实之分，实证多为寒凝、火郁、气滞、痰阻，胃失和降；虚证每由脾肾阳虚，或胃阴耗损等正虚气逆所致。但亦有虚实夹杂并见者。病机转化决定于病邪性质和正气强弱。

◎ 要点三　诊断与鉴别诊断

（一）诊断依据

1. 呃逆以气逆上冲，喉间呃呃连声，声短而

频，不能自止为主症，其呃声或高或低，或疏或密，间歇时间不定。

2. 常伴有胸膈痞闷、脘中不适、情绪不安等症状。

3. 多有受凉、饮食、情志等诱发因素，起病多较急。

（二）鉴别诊断

1. **呃逆与干呕**　两者同属胃气上逆的表现，干呕属于有声无物的呕吐，乃胃气上逆，冲咽而出，发出呕吐之声。呃逆则气从膈间上逆，气冲喉间，呃呃连声，声短而频，不能自制。

2. **呃逆与嗳气**　两者均为胃气上逆，嗳气乃胃气阻郁，气逆于上，冲咽而出，发出沉缓的嗳气声，常伴酸腐气味，食后多发，与喉间气逆而发出的呃呃之声不难区分。

◎ 要点四　辨证论治

（一）辨证要点

呃逆的辨证首当分清虚、实、寒、热，其次辨病情轻重。

如呃逆声高，气涌有力，连续发作，多属实证；呃逆时断时续，气怯声低乏力，多属虚证；呃声洪亮，冲逆而出，口臭烦渴，多属热证；呃声沉缓有力，得寒则甚，得热则减，多属寒证。

呃逆在治疗时首先须分清是生理现象还是病理反应。一时气逆而发的暂时性呃逆，属于生理现象，无需治疗；若呃逆反复发作，兼次症明显，或出现在急慢性疾病过程中，则多属病理反应引起的呃逆，当辨证论治。如为一般呃逆，经治可愈，病情尚轻；若呃逆发于老年正虚，重病后期，或大病猝病之中，呃逆断续不继，呃声低微，气不得续，饮食难进，脉细沉伏，是元气衰败、胃气将绝之危候。

（二）治疗原则

呃逆一证，总由胃气上逆动膈而成，所以理气和胃、降逆止呃为基本治法。止呃要分清寒热虚实，分别施以祛寒、清热、补虚、泻实之法，因此，应在辨证的基础上和胃降逆止呃。对于重

危病证中出现的呃逆，治当大补元气，急救胃气。

（三）证治分类

1. 胃寒气逆证

证候：呃声沉缓有力，胸膈及胃脘不舒，得热则减，遇寒更甚，进食减少，喜食热饮，口淡不渴，舌苔白润，脉迟缓。

治法：温中散寒，降逆止呃。

代表方：丁香散加减。

加减：若寒气较重，脘腹胀痛者，加吴茱萸、肉桂、乌药散寒降逆；若气逆较甚，呃逆频作者，加旋覆花、代赭石以理气降逆。

2. 胃火上逆证

证候：呃声洪亮有力，冲逆而出，口臭烦渴，多喜冷饮，脘腹满闷，大便秘结，小便短赤，苔黄燥，脉滑数。

治法：清胃泄热，降逆止呃。

代表方：竹叶石膏汤加减。

加减：若腑气不通，痞满便秘者，可合用小承气汤通腑泄热，使腑气通，胃气降，呃自止。

3. 气机郁滞证

证候：呃逆连声，常因情志不畅而诱发或加重，胸胁满闷，脘腹胀满，嗳气纳减，肠鸣矢气，苔薄白，脉弦。

治法：顺气解郁，和胃降逆。

代表方：五磨饮子加减。

加减：肝郁明显者，加川楝子、郁金疏肝解郁；若心烦口苦，气郁化热者，加栀子、黄连泄肝和胃。

4. 脾胃阳虚证

证候：呃声低长无力，气不得续，泛吐清水，脘腹不舒，喜温喜按，面色㿠白，手足不温，食少乏力，大便溏薄，舌质淡，苔薄白，脉细弱。

治法：温补脾胃，降逆止呃。

代表方：理中丸加减。

加减：若嗳腐吞酸，夹有食滞者，可加神

曲、麦芽消食导滞；若脘腹胀满，脾虚气滞者，可加法半夏、陈皮理气化浊；若呃声难续，气短乏力，中气大亏者，可加黄芪、党参或改用补中益气汤。

5. 胃阴不足证

证候：呃声短促而不得续，口干咽燥，烦躁不安，不思饮食，或食后饱胀，大便干结，舌质红，苔少而干，脉细数。

治法：养胃生津，降逆止呃。

代表方：益胃汤加减。

加减：若神疲乏力，气阴两虚者，可加党参或西洋参、山药以益气生津；若胃气大虚，不思饮食，则合用橘皮竹茹汤以益气和中。

细目六 腹 痛

◎ 要点一 概述

腹痛是指胃脘以下、耻骨毛际以上部位发生疼痛为主症的病证。

◎ 要点二 病因病机

（一）病因

外感时邪、饮食不节、情志失调及素体阳虚。此外，跌仆损伤，腹部术后也可致腹痛。

（二）病机

本病的基本病机为脏腑气机阻滞，气血运行不畅，经脉痹阻，不通则痛，或脏腑经脉失养，不荣而痛。发病涉及脏腑与经脉较多，有肝、胆、脾、肾、大小肠、膀胱、胞宫等脏腑，及足三阴、足少阳、手足阳明、冲、任、带等经脉。病理因素主要有寒凝、火郁、食积、气滞、血瘀。病理性质不外寒、热、虚、实四端。概而言之，寒证是寒邪凝注或积滞于腹中脏腑经脉，气机阻滞而成；热证是由六淫化热入里，湿热交阻，使气机不和，传导失职而发；实证为邪气郁滞，不通则痛；虚证为中脏虚寒，气血不能温养而痛。四者往往相互错杂，或寒热交错，或虚实夹杂，或为虚寒，或为实热，亦可互为因果，互

相转化。如寒痛缠绵发作，可以寒郁化热；热痛日久，治疗不当，可以转化为寒，成为寒热交错之证；素体脾虚不运，再因饮食不节，食滞中阻，可成虚中夹实之证；气滞影响血脉流通可导致血瘀，血瘀可影响气机通畅导致气滞。

◎ 要点三 诊断与鉴别诊断

（一）诊断依据

1. 凡是以胃脘以下、耻骨毛际以上部位的疼痛为主要表现者，即为腹痛。其疼痛性质各异，若病因外感，突然剧痛，伴发症状明显者，属于急性腹痛；病因内伤，起病缓慢，痛势缠绵者，则为慢性腹痛。临床可据此进一步辨病。

2. 注意与腹痛相关病因，脏腑经络相关的症状。如涉及肠腑，可伴有腹泻或便秘；寒凝肝脉痛在少腹，常牵引睾丸疼痛；膀胱湿热可见腹痛牵引前阴，小便淋沥，尿道灼痛；蛔虫作痛多伴嘈杂吐涎，时作时止；瘀血腹痛常有外伤或手术史；表里同病腹痛可见痛连腰背，伴恶寒发热，恶心呕吐。

3. 根据性别、年龄、婚况，与饮食、情志、受凉等关系，起病经过，其他伴发症状，以资鉴别何脏何腑受病，明确病理性质。

（二）鉴别诊断

1. **腹痛与胃痛** 胃处腹中，与肠相连，腹痛常伴有胃痛的症状，胃痛亦时有腹痛的表现，常需鉴别。首先是部位不同，胃脘在心下胃脘处，腹痛在胃脘以下，耻骨毛际以上；其次是伴随症状不同，胃痛常伴有恶心、嗳气等胃病症状，腹痛可伴有便秘、腹泻或尿频、尿急等症状。

2. **腹痛与其他内科疾病中的腹痛症状** 许多内科疾病常见腹痛的表现，此时的腹痛只是该病的症状。如痢疾之腹痛，伴有里急后重，下痢赤白脓血；积聚之腹痛，以腹中包块为特征等。而腹痛病证，当以腹部疼痛为主要表现。

3. **内科腹痛与外科、妇科腹痛** 内科腹痛常先发热后腹痛，疼痛一般不剧，痛无定处，压痛不显；外科腹痛多后发热，疼痛剧烈，痛有定

处，压痛明显，见腹痛拒按，腹肌紧张等。妇科腹痛多在小腹，与经、带、胎、产有关，如痛经、先兆流产、宫外孕、输卵管破裂等，应及时进行妇科检查，以明确诊断。

◎ 要点四　辨证论治

（一）辨证要点

首辨腹痛性质，次辨腹痛部位。

实痛一般痛势急剧，痛时拒按。其中腹痛拘急，暴作，痛无间断，遇冷痛剧，为寒痛；腹痛急迫，痛处灼热，腹胀便秘，为热痛；腹痛胀满，时轻时重，痛处不定，为气滞；腹部刺痛，痛无休止，痛处不移，痛处拒按，入夜尤甚，为血瘀；脘腹胀满，疼痛拒按，嗳腐吞酸，呕恶厌食，为伤食。虚痛一般痛势绵绵，喜揉喜按，时缓时急，痛而无形，饥而痛增。胁腹、少腹疼痛，多为厥阴肝经病证；脐以上大腹疼痛，多为脾胃病证；脐腹疼痛，多为大小肠病证或虫积；脐以下小腹疼痛，多为肾、膀胱、胞宫病证。

（二）治疗原则

治疗腹痛多以"通"字立法，应根据辨证的虚实寒热，在气在血，确立相应治法。在通法的基础上，结合审证求因，标本兼治。属实证者，重在祛邪疏导，所谓"痛随利减"；对虚痛，应温中补虚，益气养血，不可滥施攻下。对于久痛入络，绵绵不愈之腹痛，可采取辛润活血通络之法。

（三）证治分类

1. 寒邪内阻证

证候：腹痛拘急，遇寒痛甚，得温痛减，口淡不渴，形寒肢冷，小便清长，大便清稀或秘结，舌质淡，苔白腻，脉沉紧。

治法：散寒温里，理气止痛。

代表方：良附丸合正气天香散加减。

加减：若寒实积聚，腹痛拘急，大便不通者，用大黄附子汤温泻寒积；若夏日感受寒湿，伴见恶心呕吐，胸闷，纳呆，身重，倦怠，舌苔

白腻者，可酌加藿香、苍术、厚朴、蔻仁、半夏，以温中散寒，化湿运脾。

2. 湿热壅滞证

证候：腹痛拒按，烦渴引饮，大便秘结，或溏滞不爽，潮热汗出，小便短黄，舌质红，苔黄燥或黄腻，脉滑数。

治法：泄热通腑，行气导滞。

代表方：大承气汤加减。

加减：若燥热不甚，湿热偏重，大便不爽者，可去芒硝，加栀子、黄芩等；若痛引两胁，可加郁金、柴胡；如腹痛剧烈，寒热往来，恶心呕吐，大便秘结者，改用大柴胡汤表里双解。

3. 饮食积滞证

证候：脘腹胀满疼痛，拒按，嗳腐吞酸，厌食呕恶，痛而欲泻，泻后痛减，或大便秘结，舌苔厚腻，脉滑实。

治法：消食导滞，理气止痛。

代表方：枳实导滞丸加减。

加减：若腹痛胀满者，加厚朴、木香行气止痛；如兼有蛔虫以致腹痛时作，可用乌梅丸。

4. 肝郁气滞证

证候：腹痛胀闷，痛无定处，痛引少腹，或兼痛窜两胁，时作时止，得嗳气或矢气则舒，遇忧思恼怒则剧，舌淡红，苔薄白，脉弦。

治法：疏肝解郁，理气止痛。

代表方：柴胡疏肝散加减。

加减：若气滞较重，胸肋胀痛者，加川楝子、郁金；若痛引少腹、睾丸者，加橘核、荔枝核；若少腹绞痛，阴囊寒疝者，可用天台乌药散；肝郁日久化热者，加丹皮、山栀子清肝泄热。

5. 瘀血内停证

证候：腹痛较剧，痛如针刺，痛处固定，经久不愈，入夜尤甚，舌质紫暗，脉细涩。

治法：活血化瘀，和络止痛。

代表方：少腹逐瘀汤加减。

加减：若腹部术后作痛，或跌仆损伤作痛，

可加泽兰、没药或吞服三七粉、云南白药活血化瘀；若瘀血日久发热，可加丹参、丹皮、王不留行凉血化瘀；若兼有寒象，腹痛喜温，可加小茴香、干姜、肉桂温经止痛；胁下积块，疼痛拒按，可用膈下逐瘀汤；若下焦蓄血，大便色黑，可用桃核承气汤活血化瘀通腑。

6. 中虚脏寒证

证候：腹痛绵绵，时作时止，喜温喜按，形寒肢冷，神疲乏力，气短懒言，胃纳不佳，面色无华，大便溏薄，舌质淡，苔薄白，脉沉细。

治法：温中补虚，缓急止痛。

代表方：小建中汤加减。

加减：若腹中大寒，呕吐肢冷，可用大建中汤温中散寒；若腹痛下利，脉微肢冷，脾肾阳虚者，可用附子理中汤。

◎ 要点五　转归预后

若急性腹痛，治不及时，或治不得当，气血逆乱，可致大汗淋漓、四肢厥冷、脉微欲绝的厥脱之证；若湿热蕴结肠胃，蛔虫内扰，或术后气滞血瘀，可致腑气不通；气滞血瘀日久，可变生积聚。

如因暴饮暴食，脾胃骤为湿热壅滞，腑气不通，以致胃气上逆而呕吐，湿热熏蒸而见黄疸，甚则转为重症胆瘅、胰瘅，病情危急，预后较差。

◎ 要点六　预防调护

加强精神调摄，平时要保持心情舒畅，避免忧思过度、暴怒惊恐。平素宜饮食有节，进食易消化、富有营养的饮食，忌暴饮暴食及食生冷、不洁之食物。

细目七　泄　泻

◎ 要点一　概述

泄泻是以排便次数增多，粪质稀溏，甚至泻出如水样为主要表现的病证。古有将大便溏薄而势缓者称为泄，大便清稀如水而势急者称为泻，现临床一般统称泄泻。

◎ 要点二　病因病机

（一）病因

感受外邪、饮食所伤、情志不调、禀赋不足、久病体虚。

（二）病机

泄泻的主要病位在脾胃与大小肠。病变主脏在脾，脾失健运是关键，同时与肝、肾密切相关。基本病机为脾虚湿盛，脾失健运，水湿不化，肠道清浊不分，传导失司。病机特点是脾虚湿盛。病理因素主要是湿。病理性质有虚实之分。一般来说，暴泻以湿盛为主，多因湿盛伤脾，或食滞生湿，壅滞中焦，脾为湿困所致，病属实证。久泻多偏于虚证，由脾虚不运而生湿，或他脏及脾，如肝木乘脾，或肾虚火不暖脾，水谷不化所致。而湿邪与脾虚往往相互影响，互为因果，湿盛可困遏脾运，脾虚又可生湿。虚实之间又可相互转化夹杂。

◎ 要点三　诊断与鉴别诊断

（一）诊断依据

1. 以大便粪质稀溏为诊断的主要依据，或完谷不化，或粪如水样，大便次数增多，每日三五次以至十数次以上。

2. 常兼有腹胀、腹痛、肠鸣、纳呆。

3. 起病或急或缓。暴泻者多有暴饮暴食或误食不洁之物的病史。迁延日久，时发时止者，常由外邪、饮食或情志等因素诱发。

（二）鉴别诊断

1. **泄泻与痢疾**　两者均为大便次数增多、粪质稀薄的病证。泄泻以大便次数增加，粪质稀溏，甚则如水样，或完谷不化为主症，大便不带脓血，也无里急后重，或无腹痛。而痢疾以腹痛、里急后重、便下赤白脓血为特征。

2. **泄泻与霍乱**　霍乱是一种上吐下泻并作的病证，发病特点是来势急骤，变化迅速，病情凶险，起病时先突然腹痛，继则吐泻交作，所吐之物均为未消化之食物，气味酸腐热臭，所泻之物多为黄色粪水，或吐下如米泔水，常伴恶寒、发热，部分病人在吐泻之后，津液耗伤，迅速消瘦，或发生转筋，腹中绞痛。若吐泻剧烈，可致面色苍白，目眶凹陷，汗出肢冷等津竭阳衰之危候。而泄泻以大便稀溏，次数增多为特征，一般预后良好。

◎ 要点四 辨证论治

（一）辨证要点

泄泻首辨暴泻与久泻，次辨虚实寒热，再辨兼夹症。

暴泻起病较急，病程较短，泄泻次数频多，或兼见表证，多以湿盛邪实为主，且尤在夏季多发，若暑湿热毒而暴泄无度则为重症。久泻发病缓慢，病程较长，泄泻呈间歇性发作，多以脾虚为主。

急性暴泻，泻下腹痛痛势急迫拒按，泻后痛减，多属实证；慢性腹泻，病程较长，反复发作，腹痛不甚，喜温喜按，神疲肢冷，多属虚证。

大便色黄褐而臭，泻下急迫，肛门灼热者多属热证；大便清稀，或完谷不化者，多属虚证。

外感泄泻，多夹表证，当进一步辨其属于寒湿、湿热与暑湿。寒湿泄泻，泻多鹜溏，舌苔白腻，脉象濡缓；湿热泄泻，泻多酱黄色，舌苔黄腻，脉象濡数；暑湿泄泻，多发于夏暑炎热之时，尚伴胸脘痞闷，舌苔厚腻；食滞泄泻，以腹痛肠鸣，粪便臭如败卵，泻后痛减为特点；肝气乘脾之泄泻，每因情志郁怒而诱发，伴胸胁胀闷，嗳气食少；脾虚泄泻，以大便时溏时烂，伴神疲肢倦；肾阳虚衰之泄泻，多发于五更，大便稀溏，完谷不化，伴形寒肢冷。

（二）治疗原则

泄泻的治疗大法为运脾化湿。急性泄泻多以湿盛为主，重在化湿，佐以分利，再根据寒湿和湿热的不同，分别采用温化寒湿与清化湿热之法。夹有表邪者，佐以疏解；夹有暑邪者，佐以清暑；兼有伤食者，佐以消导。久泻以脾虚为主，当重健脾。因肝气乘脾者，宜抑肝扶脾；因

肾阳虚衰者，宜温肾健脾。中气下陷者，宜升提；久泄不止者，宜固涩。暴泻不可骤用补涩，以免关门留寇；久泻不可分利太过，以防劫其阴液。若病情处于虚、寒、热兼夹或互相转化时，当随证而施治。泄泻为病，湿盛脾虚为其关键，尚可应用祛风药物，诸如防风、羌活、升麻、柴胡之属，一则有助于化湿，所谓"风胜则燥"，二则风药可升举下陷之清阳。此外，《医宗必读》中的治泻九法，即淡渗、升提、清凉、疏利、甘缓、酸收、燥脾、温肾、固涩，值得在临床治疗中借鉴。

（三）证治分类

1. 寒湿内盛证

证候：泄泻清稀，甚则如水样，脘闷食少，腹痛肠鸣，或兼外感风寒，则恶寒，发热，头痛，肢体酸痛，舌苔白或白腻，脉濡缓。

治法：芳香化湿，解表散寒。

代表方：藿香正气散加减。

加减：若表寒重者，可加荆芥、防风疏风散寒；若外感寒湿，饮食生冷，腹痛，泻下清稀，可用纯阳正气丸温中散寒，理气化湿；若湿邪偏重，腹满肠鸣，小便不利，可改用胃苓汤健脾行气祛湿。

2. 湿热伤中证

证候：泄泻腹痛，泻下急迫，或泻而不爽，粪色黄褐，气味臭秽，肛门灼热，烦热口渴，小便短黄，舌质红，苔黄腻，脉滑数或濡数。

治法：清热利湿，分利止泻。

代表方：葛根芩连汤加减。

加减：若湿邪偏重，胸腹满闷，口不渴或渴不欲饮，舌苔微黄厚腻者，加藿香、厚朴、茯苓、猪苓、泽泻健脾祛湿，或合平胃散；若在夏暑之间，症见发热头重，烦渴自汗，小便短赤，脉濡数，可用新加香薷饮合六一散表里同治，解暑清热，利湿止泻。

3. 食滞肠胃证

证候：腹痛肠鸣，泻下粪便臭如败卵，泻后

痛减，脘腹胀满，嗳腐酸臭，不思饮食，舌苔垢浊或厚腻，脉滑实。

治法：消食导滞，和中止泻。

代表方：保和丸加减。

加减：若食积较重，脘腹胀满，可因势利导，根据"通因通用"的原则，用枳实导滞丸；食积化热可加黄连清热燥湿止泻；兼脾虚可加白术、扁豆健脾祛湿。

4. 肝气乘脾证

证候：腹痛泄泻，泻后痛减，腹中雷鸣，攻窜作痛，矢气频作，每因抑郁恼怒，或情绪紧张之时而作，素有胸胁胀闷，嗳气食少，舌淡红，脉弦。

治法：抑肝扶脾。

代表方：痛泻要方加减。

加减：若胸胁脘腹胀满疼痛，嗳气者，可加柴胡、木香、郁金、香附疏肝理气止痛；若兼神疲乏力，纳呆，脾虚甚者，加党参、茯苓、扁豆、鸡内金等益气健脾开胃。

5. 脾胃虚弱证

证候：大便时溏时泻，迁延反复，食少，食后脘闷不舒，稍进油腻食物，则大便次数增加，面色萎黄，神疲倦怠，舌质淡，苔白，脉细弱。

治法：健脾益气，化湿止泻。

代表方：参苓白术散加减。

加减：若脾阳虚衰，阴寒内盛，可用理中丸以温中散寒；若久泻不止，中气下陷，或兼有脱肛者，可用补中益气汤以益气健脾，升阳止泻。

6. 肾阳虚衰证

证候：黎明前脐腹作痛，肠鸣即泻，完谷不化，腹部喜暖，泻后则安，形寒肢冷，腰膝酸软，舌淡苔白，脉沉细。

治法：温肾健脾，固涩止泻。

代表方：四神丸加减。

加减：若脐腹冷痛，可加附子理中丸温中健脾；若年老体衰，久泻不止，脱肛，为中气下陷，可加黄芪、党参、白术、升麻益气升阳；若泻下滑脱不禁，或虚坐努责者，可改用真人养脏汤涩肠止泻。

◎ 要点五　转归预后

急性泄泻，及时治疗，多数短期内可痊愈。少数病人，暴泻不止，损气伤津耗液，可成惊、厥、闭、脱等危证，特别是伴有高热、呕吐、热毒甚者尤然。急性泄泻因失治或误治，迁延日久，由实转虚，可转为慢性泄泻。日久脾病及肾，肾阳亏虚，脾失温煦，不能腐熟水谷，可致命门火衰之五更泄泻。

◎ 要点六　预防调护

起居有常，注意调畅情志，保持乐观心态，慎防风寒湿邪侵袭。饮食有节，宜清淡、富营养、易消化食物为主，可食用一些对消化吸收有帮助的食物，如山楂、山药、莲子、扁豆、芡实等。避免进食生冷不洁及难消化或清肠润滑食物。

细目八　痢　疾

◎ 要点一　概述

痢疾是以腹痛、里急后重、下痢赤白脓血为主症的病证。是夏秋季常见的肠道传染病。

◎ 要点二　病因病机

（一）病因

外感时邪疫毒、饮食不节和脾胃虚弱。感邪有三：一为疫毒之邪，二为湿热之邪，三为夏暑感寒伤湿。

（二）病机

病机主要是邪客肠腑，气血壅滞，肠道传化失司，脂膜血络受伤，腐败化为脓血而成痢。病位在肠，与脾胃密切相关，可涉及肾。病理因素以湿热疫毒为主，病理性质分寒热虚实。本病初期多实证。疫毒内侵，毒盛于里，熏灼肠道，耗伤气血，下痢鲜紫脓血，壮热口渴，为疫毒痢；如疫毒上冲于胃，可使胃气逆而不降，成为噤口痢；外感湿热或湿热内生，壅滞腑气，则成下痢赤白、肛门灼热之湿热痢；寒湿阴邪，内困脾土，脾失健运，邪留肠中，气机阻滞，则为下痢白多赤少之寒湿痢。下痢日久，可由实转虚或虚实夹杂，寒热并见，发展成久痢。疫毒热盛伤津或湿热内郁不清，日久则伤阴、伤气，亦有素体阴虚感邪，而形成下痢黏稠，虚坐努责，脐腹灼痛之阴虚痢；脾胃素虚而感寒湿患痢，或湿热痢过服寒凉药物致脾虚中寒，寒湿留滞肠中，日久累及肾阳，关门不固，则成下痢稀薄带有白冻，甚则滑脱不禁，腰酸腹冷之虚寒痢。如痢疾失治，迁延日久，或治疗不当，收涩太早，关门留寇，酿成正虚邪恋，可发展为下痢时发时止，日久难愈的休息痢。

久痢之人气滞血瘀，与湿滞胶结，是造成病情复杂的重要原因。

◎ 要点三　诊断与鉴别诊断

（一）诊断依据

1. 以腹痛，里急后重，大便次数增多，泻下赤白脓血便为主症。

2. 急性痢疾起病急骤，病程短，可伴恶寒、发热等；慢性痢疾起病缓慢，反复发作，迁延不愈；疫毒痢病情严重而病势凶险，起病急骤，在腹痛、腹泻尚未出现之时，即有高热神疲，四肢厥冷，面色青灰，呼吸浅表，神昏惊厥，而痢下、呕吐并不一定严重。

3. 常见于夏秋季节、多有饮食不洁史，或具有传染性。

（二）鉴别诊断

痢疾与泄泻两者均多发于夏秋季节，病变部位在胃肠，病因亦有相同之处，症状都有腹痛、大便次数增多。但痢疾大便次数虽多而量少，排赤白脓血便，腹痛伴里急后重感明显。而泄泻大便溏薄，粪便清稀，或如水样，或完谷不化，而无赤白脓血便，腹痛多伴肠鸣，少有里急后重感。

◎ 要点四　辨证论治

（一）辨证要点

痢疾应首辨久暴，察虚实主次；其次识寒热偏重；再辨伤气、伤血。

一般暴痢，年少，形体壮实，腹痛拒按，里急后重便后减轻者多为实；久痢，年长，形体虚弱，腹痛绵绵，痛而喜按，里急后重便后不减或虚坐努责者为虚。

下血色鲜红，或赤多白少，质稠恶臭，肛门灼热，口渴喜冷饮，小便黄或短赤，舌质红，苔黄腻，脉数而有力者，属热；痢下白多赤少或晦暗清稀，频下污衣，无臭，面白，畏寒喜热，四肢微厥，小便清长，舌质淡，苔白滑，脉沉细弱者，属寒。

下痢白多赤少，为湿邪伤及气分；赤多白少，或以血为主者，为热邪伤及血分。

（二）治疗原则

痢疾的治疗，应根据其病证的寒热虚实，而确定治疗原则。热痢清之，寒痢温之，初痢实则通之，久痢虚则补之，寒热交错者清温并用，虚实夹杂者攻补兼施。痢疾初起之时，以实证、热证多见，宜清热化湿解毒，久痢虚证、寒证，应补虚温中，调理脾胃，兼以清肠，收涩固脱。如下痢兼有表证者，宜合解表剂，外疏内通；夹食滞可配合消导药消除积滞。刘河间提出的"调气则后重自除，行血则便脓自愈"调气和血之法，可用于痢疾的多个证型，赤多重用血药，白多重用气药。而在掌握扶正祛邪的辨证治疗过程中，始终应顾护胃气。

此外，对于古今医家提出的有关治疗痢疾之禁忌，如忌过早补涩、忌峻下攻伐、忌分利小便等，均可供临床用药之时，结合具体病情，参考借鉴。

（三）证治分类

1. 湿热痢

证候：腹部疼痛，里急后重，痢下赤白脓血，黏稠如胶冻，腥臭，肛门灼热，小便短赤，舌苔黄腻，脉滑数。

治法：清肠化湿，调气和血。

代表方：芍药汤加减。

加减：若痢下赤多白少，口渴喜冷饮，属热

重于湿者，配白头翁、秦皮、黄柏清热解毒；若瘀热较重，痢下鲜红者，加地榆、丹皮、苦参凉血行瘀；若痢下白多赤少，舌苔白腻，属湿重于热者，可去当归，加茯苓、苍术、厚朴、陈皮等健脾燥湿。

如表邪未解，里热已盛，症见身热汗出，脉象急促者，则用葛根芩连汤表里双解。若表证已减而痢犹未止者，则可以香连丸调气清热善后。

2. 疫毒痢

证候：起病急骤，痢下鲜紫脓血，腹痛剧烈，后重感特著，壮热口渴，头痛烦躁，恶心呕吐，甚者神昏惊厥，舌质红绛，舌苔黄燥，脉滑数或微欲绝。

治法：清热解毒，凉血除积。

代表方：白头翁汤加减。

加减：若见热毒秽浊壅塞肠道，腹中满痛拒按，大便滞涩，臭秽难闻者，加大黄、枳实、芒硝通腑泄浊；神昏谵语，甚则痉厥，舌质红，苔黄糙，脉细数，属热毒深入营血，神昏高热者，用犀角地黄汤、紫雪丹以清营凉血开窍；若热极风动，痉厥抽搐者，加羚羊角、钩藤、石决明以息风镇痉。

3. 寒湿痢

证候：腹痛拘急，里急后重，痢下赤白黏冻，白多赤少，或为纯白冻，口淡乏味，脘胀腹满，头身困重，舌质或淡，舌苔白腻，脉濡缓。

治法：温中燥湿，调气和血。

代表方：不换金正气散加减。

加减：痢下白中兼赤者，加当归、芍药调营和血；脾虚纳呆者，加白术、神曲健脾开胃；寒积内停，腹痛，痢下滞而不爽，加大黄、槟榔，配炮姜、肉桂，温通导滞。暑天感寒湿而痢者，可用藿香正气散加减，以祛暑散寒，化湿止痢。

4. 阴虚痢

证候：痢下赤白，日久不愈，脓血黏稠，或下鲜血，脐下灼痛，虚坐努责，食少，心烦口干，至夜转剧，舌红绛少津，苔少或花剥，脉细数。

治法：养阴和营，清肠化湿。

代表方：驻车丸加减。

加减：若虚热灼津而见口渴、尿少、舌干者，可加沙参、石斛以养阴生津；如痢下血多者，可加丹皮、旱莲草以凉血止血；若湿热未清，有口苦、肛门灼热者，可加白头翁、秦皮清解湿热。

5. 虚寒痢

证候：痢下赤白清稀，无腥臭，或为白冻，甚则滑脱不禁，肛门坠胀，便后更甚，腹部隐痛，缠绵不已，喜按喜温，形寒畏冷，四肢不温，食少神疲，腰膝酸软，舌淡苔薄白，脉沉细而弱。

治法：温补脾肾，收涩固脱。

代表方：桃花汤合真人养脏汤。

加减：若积滞未尽，应少佐消导积滞之品，如枳壳、山楂、神曲等；若痢久脾虚气陷，导致少气脱肛，可加黄芪、柴胡、升麻、党参以补中益气，升清举陷。

6. 休息痢

证候：下痢时发时止，迁延不愈，常因饮食不当、受凉、劳累而发，发时大便次数增多，夹有赤白黏冻，腹胀食少，倦怠嗜卧，舌质淡苔腻，脉濡软或虚数。

治法：温中清肠，调气化滞。

代表方：连理汤加减。

加减：若脾阳虚极，肠中寒积不化，遇寒即发，症见下痢白冻，倦怠少食，舌淡苔白，脉沉者，用温脾汤加减以温中散寒，消积导滞；若久痢兼见肾阳虚衰，关门不固者，宜加四神丸以温肾暖脾，固肠止痢；如久痢脱肛，神疲乏力，少气懒言，属脾胃虚弱，中气下陷者，可用补中益气汤加减。

◎ **要点五 转归预后**

痢疾的转归预后因病人正气的强弱、感邪的深浅及发病的轻重而不同。一般说来，能食者轻，不能食者重。体质好，正气盛，虽感湿热、寒湿之邪而患急性痢疾者，若治疗及时正确，调护得当，预后一般良好。若疫毒邪盛者，可很快出现热入心营、热盛动风，甚或发展为内闭外脱的危证。慢性痢疾，多由急性痢疾迁延不愈而致,如休息痢、阴虚痢、虚寒痢,一般病情缠绵,难于骤效,但只要辨证准确,治疗恰当,多能缓解或痊愈。

◎ 要点六　预防调护

对于具有传染性的细菌性及阿米巴痢疾,应采取积极有效的预防措施,以控制痢疾的传播和流行,如搞好水、粪的管理,饮食管理,消灭苍蝇等。在痢疾流行季节,可适当食用生蒜瓣,每次 1~3 瓣,每日 2~3 次。痢疾患者,需适当禁食,待病情稳定后,仍以清淡饮食为宜,忌食油腻荤腥之品。

细目九　便　秘

◎ 要点一　概述

便秘是指大便排出困难,排便周期延长,或周期不长,但粪质干结,排出艰难,或粪质不硬,虽有便意,但便而不畅的病证。

◎ 要点二　病因病机

（一）病因

饮食不节、情志失调、年老体虚、感受外邪。

（二）病机

本病病位主要在大肠,涉及肺、脾、胃、肝、肾等脏腑。基本病机为大肠传导失常。病理性质可概括为寒、热、虚、实四个方面。燥热内结于肠胃者,属热秘;气机郁滞者,属实秘;气血阴阳亏虚者,为虚秘;阴寒积滞者,为冷秘或寒秘。四者之中,又以虚实为纲,热秘、气秘、冷秘属实,阴阳气血不足的便秘属虚。而寒、热、虚、实之间,常又相互兼夹或相互转化。如热秘久延不愈,津液渐耗,可致阴津亏虚,肠失濡润,病情由实转虚。气机郁滞,久而化火,则气滞与热结并存。气血不足者,如受饮食所伤或情志刺激,则虚实相兼。

◎ 要点三　诊断与鉴别诊断

（一）诊断依据

1. 排便间隔时间超过自己的习惯 1 天以上,或两次排便时间间隔 3 天以上。

2. 大便粪质干结,排出艰难,或欲大便而艰涩不畅。

3. 常伴腹胀、腹痛、口臭、纳差及神疲乏力、头眩心悸等症。

4. 本病常有饮食不节、情志内伤、劳倦过度等病史。

（二）鉴别诊断

便秘与肠结:两者皆为大便秘结不通。但肠结多为急病,因大肠通降受阻所致,表现为腹部疼痛拒按,大便完全不通,且无矢气和肠鸣音,严重者可吐出粪便。便秘多为慢性久病,因大肠传导失常所致,表现为腹部胀满,大便干结艰行,可有矢气和肠鸣音,或有恶心欲吐,食纳减少。

◎ 要点四　辨证论治

（一）辨证要点

便秘辨证首要审查病因,其次辨别粪质及排便情况。

详细询问病人的饮食习惯、生活习惯及其他病史,以推测可能的致秘之因。如平素喜食辛辣厚味、煎炒酒食者多致胃肠积热而成热秘;长期忧郁思虑过度或久坐、久卧少动,或有腹部手术者多致气机郁滞而为气秘实证;年老体衰,病后产后多为气血阴精亏虚之虚秘;平素阳气虚衰或嗜食寒凉生冷者,多为冷秘。

一般而言,大便干燥坚硬,排便时肛门有热感,苔见黄厚、垢腻而燥者,多为燥热内结;大便干结,排出艰难,苔见白润而滑者为阴寒内结;粪质不甚干结,欲便不出,胁腹作胀者多为气机郁滞;大便并不干硬,用力努挣,便后乏力,多为肺脾气虚;便质干如栗状或如羊屎,舌红少津,无苔或苔少者多为血虚津枯。

（二）治疗原则

便秘的治疗应以通下为主,但决不可单纯用泻下药,应针对不同的病因采取相应的治法。实秘为邪滞肠胃、壅塞不通所致,故以祛邪为主,给予泻热、温散、通导之法，使邪去便通；虚秘为肠失润养、推动无力而致，故以扶正为先，给予益气温阳、滋阴养血之法，使正盛便通。便秘成因多端，但共同的病机是气机不畅，肠道传化失职，糟粕不下，故应重视对气机的调畅，在通便之时，参用理气沉降之品以助行滞。有时虽需降下，亦可佐以少量升提之品，以求欲降先升之妙。但对中气下陷、肛门坠胀者，则在选用补气药时应以升提为主。

（三）证治分类

1. 热秘

证候：大便干结，腹胀腹痛，口干口臭，面红心烦，或有身热，小便短赤，舌红，苔黄燥，脉滑数。

治法：泻热导滞，润肠通便。

代表方：麻子仁丸加减。

加减：若津液已伤，可加生地、玄参、麦冬以滋阴生津；若肺热气逆，咳喘便秘者，可加瓜蒌仁、苏子、黄芩清肺降气以通便。

2. 气秘

证候：大便干结，或不甚干结，欲便不得出，或便而不爽，肠鸣矢气，腹中胀痛，嗳气频作，纳食减少，胸胁痞满，舌苔薄腻，脉弦。

治法：顺气导滞。

代表方：六磨汤加减。

加减：若七情郁结，忧郁寡言者，加白芍、柴胡、合欢皮疏肝解郁；若跌仆损伤，腹部术后，便秘不通，属气滞血瘀者，可加红花、赤芍、桃仁等药活血化瘀。

3. 冷秘

证候：大便艰涩，腹痛拘急，胀满拒按，胁下偏痛，手足不温，呃逆呕吐，舌苔白腻，脉弦紧。

治法：温里散寒，通便止痛。

代表方：温脾汤加减。

加减：若便秘腹痛，可加枳实、厚朴、木香助泻下之力；若腹部冷痛，手足不温，加高良姜、小茴香增散寒之功。

4. 气虚秘

证候：大便并不干硬，虽有便意，但排便困难，用力努挣则汗出短气，便后乏力，面白神疲，肢倦懒言，舌淡苔白，脉弱。

治法：益气润肠。

代表方：黄芪汤加减。

加减：若乏力汗出者，可加白术、党参助补中益气；若排便困难，腹部坠胀者，可合用补中益气汤升提阳气；若气息低微，懒言少动者，可加用生脉散补肺益气；若肢倦腰酸者，可用大补元煎滋补肾气。

5. 血虚秘

证候：大便干结，面色无华，皮肤干燥，头晕目眩，心悸气短，健忘少寐，口唇色淡，舌淡苔少，脉细。

治法：养血润燥。

代表方：润肠丸。

加减：若面白，眩晕甚，加玄参、何首乌、枸杞子养血润燥；若手足心热，午后潮热，可加知母、胡黄连等以清热；若阴血已复，便仍干燥，可用五仁丸润滑肠道。

6. 阴虚秘

证候：大便干结，如羊屎状，形体消瘦，头晕耳鸣，两颧红赤，心烦少眠，潮热盗汗，腰膝酸软，舌红少苔，脉细数。

治法：滋阴通便。

代表方：增液汤加减。

加减：便秘干结如羊屎状，加火麻仁、柏子仁、瓜蒌仁增润肠之效；若阴亏燥结，热盛伤津者，可用增液承气汤增水行舟。

7. 阳虚秘

证候：大便干或不干，排出困难，小便清长，面色㿠白，四肢不温，腹中冷痛，或腰膝酸冷，舌淡苔白，脉沉迟。

治法：温阳通便。

代表方：济川煎加减。

加减：若寒凝气滞，腹痛较甚，加肉桂、木

香温中行气止痛；胃气不和，恶心呕吐，可加半夏、砂仁和胃降逆。

◎ 要点五　预防调护

注意饮食的调理，合理膳食，以清淡为主，多吃含粗纤维的食物，勿过食辛辣厚味或饮酒无度。养成定时排便的良好习惯。保持心情舒畅，加强身体锻炼。可采用食饵疗法，如黑芝麻、胡桃肉、松子仁等分，研细，稍加白蜜冲服。勿临厕久蹲，以防过度努挣而致虚脱及诱发胸痹、晕厥等证。外治法可采用灌肠法，如中药保留灌肠或清洁灌肠等。

第五单元　肝胆病证

细目一　胁　痛

◎ 要点一　概述

胁痛是指以一侧或两侧胁肋部疼痛为主要表现的病证。

◎ 要点二　病因病机

（一）病因

情志不遂、跌仆损伤、饮食所伤、外感湿热、劳欲久病。

（二）病机

胁痛的基本病机为肝络失和，其病理变化可归结为"不通则痛"与"不荣则痛"两类。其病变脏腑主要在于肝胆，又与脾胃及肾相关。其病理因素有气滞、血瘀、湿热。胁痛的病理性质有虚实之分，其中，因肝郁气滞、肝失条达、瘀血停着、胁络不通，湿热蕴结、肝失疏泄所导致的胁痛多属实证；而因阴血不足、肝络失养所导致的胁痛则为虚证。

一般说来，胁痛初病在气，由肝郁气滞，气机不畅而致胁痛。气滞日久，血行不畅，其病变则由气滞转为血瘀，或气滞血瘀并见。实证日久亦可化热伤阴，肝肾阴虚，而转为虚证或虚实夹杂证。

◎ 要点三　诊断与鉴别诊断

（一）诊断要点

1. 以一侧或两侧胁肋部疼痛为主要表现者，可以诊断为胁痛。胁痛的性质可以表现为刺痛、胀痛、灼痛、隐痛、钝痛等不同特点。

2. 部分病人可伴见胸闷、腹胀、嗳气呃逆、急躁易怒、口苦纳呆、厌食恶心等症。

3. 常有饮食不节、情志内伤、感受外湿、跌仆闪挫或劳欲久病等病史。

（二）鉴别诊断

胁痛与悬饮：胁痛主要表现为一侧或两侧胁肋部疼痛。而悬饮表现为咳唾引痛胸胁，呼吸或转侧加重，患侧肋间饱满，叩诊呈浊音，或见发热。

◎ 要点四　辨证论治

（一）辨证要点

胁痛应首辨胁痛在气在血。大抵胀痛多属气郁，且疼痛呈游走不定，时轻时重，症状轻重与情绪变化有关；刺痛多属血瘀，且痛处固定不移，疼痛持续不已，局部拒按，入夜尤甚。

其次辨胁痛属虚属实。实证之中以气滞、血瘀、湿热为主，多病程短，来势急，症见疼痛剧烈而拒按，脉实有力。虚证多为阴血不足，脉络失养，症见其痛隐隐，绵绵不休，且病程长，来势缓，并伴见全身阴血亏耗之象。

（二）治疗原则

胁痛之治疗原则当根据"通则不痛"的理论，以疏肝和络止痛为基本治则，结合肝胆的生理特点，灵活运用。实证之胁痛，宜用理气、活血、清利湿热之法；虚证之胁痛，宜补中寓通，采用滋阴、养血、柔肝之法。

（三）证治分类

1. 肝郁气滞证

证候：胁肋胀痛，走窜不定，甚则引及胸背肩臂，疼痛每因情志变化而增减，胸闷腹胀，嗳气频作，得嗳气而胀痛稍舒，纳少口苦，舌苔薄白，脉弦。

治法：疏肝理气。

代表方：柴胡疏肝散加减。

加减：若气郁化火，症见胁肋掣痛，口干口苦，烦躁易怒，溲黄便秘，舌红苔黄者，可去川芎，加山栀、丹皮、黄芩、夏枯草；若肝郁化火，耗伤阴津，症见胁肋隐痛不休，眩晕少寐，舌红少津，脉细者，可去川芎，酌配枸杞、菊花、首乌、丹皮、栀子；若兼见胃失和降，恶心呕吐者，可加半夏、陈皮、生姜、旋覆花等；若气滞兼见血瘀者，可酌加赤芍、当归尾、川楝子、延胡索、郁金等。

2. 肝胆湿热证

证候：胁肋重着或灼热疼痛，痛有定处，触痛明显。口苦口黏，胸闷纳呆，恶心呕吐，小便黄赤，大便不爽，或兼有身热恶寒，身目发黄，舌红苔黄腻，脉弦滑数。

治法：清热利湿。

代表方：龙胆泻肝汤加减。

加减：若兼见发热、黄疸者，加茵陈、黄柏以清热利湿退黄；若肠胃积热，大便不通，腹胀腹满者，加大黄、芒硝；若湿热煎熬，结成砂石，阻滞胆道，症见胁肋剧痛，连及肩背者，可加金钱草、海金沙、郁金、川楝子。

3. 瘀血阻络证

证候：胁肋刺痛，痛有定处，痛处拒按，入夜痛甚，胁肋下或见有癥块，舌质紫暗，脉沉涩。

治法：祛瘀通络。

代表方：血府逐瘀汤或复元活血汤加减。

加减：若因跌打损伤而致胁痛，局部可见积瘀肿痛者，可酌加穿山甲、大黄、瓜蒌根破瘀散结，通络止痛；若胁肋刺痛较重，可酌加当归尾、延胡索等活血调气，化瘀止痛；若胁肋下有癥块，而正气未衰者，可酌加三棱、莪术、地鳖虫以增加破瘀散结消坚之力。

4. 肝络失养证

证候：胁肋隐痛，悠悠不休，遇劳加重，口干咽燥，心中烦热，头晕目眩，舌红少苔，脉细弦而数。

治法：养阴柔肝。

代表方：一贯煎加减。

加减：若阴亏过甚，舌红而干，可酌加石斛、玄参、天冬；若阴虚火旺，可酌配黄柏、知母、地骨皮等。

以上诸证所涉疏肝理气药大多辛温香燥，若久用或配伍不当，易于耗伤肝阴，甚至助热化火。

◎ 要点五　转归预后

胁痛可与黄疸、积聚之间相互兼见，相互转化，互为因果。

一般胁痛，若治疗得当，预后较好。若致病因素由于种种原因不能消除，如气滞致血瘀，湿郁成痰，夹瘀阻络，或砂石留滞，胁痛可能反复发作，则胁痛缠绵难愈，预后难料。

细目二　黄　疸

◎ 要点一　概述

黄疸是以目黄、身黄、小便黄为主症的一种病证，其中目睛黄染尤为本病的重要特征。

◎ 要点二　病因病机

（一）病因

外感湿热疫毒、饮食不节、劳倦、病后续发。

（二）病机

黄疸的基本病机为湿邪壅阻中焦，脾胃失健，肝气郁滞，疏泄不利，致胆汁输泄失常，胆液不循常道，外溢肌肤，下注膀胱，而发为目黄、肤黄、小便黄之病证。黄疸的病位主要在脾、胃、肝、胆。其病理因素有湿邪、热邪、寒邪、疫毒、气滞、瘀血六种，但其中以湿邪为主。湿邪既可从外感受，亦可自内而生。如外感湿热疫毒，为湿从外受；饮食劳倦或病后瘀阻湿滞，属湿自内生。其病理性质以实为主，病久则正虚邪恋。阳黄、急黄、阴黄在一定条件下可以相互转化。如阳黄治疗不当，病情发展，病状急剧加重，热势鸱张，侵犯营血，内蒙心窍，引动肝风，则发为急黄。如阳黄误治失治，迁延日久，脾阳损伤，湿从寒化，则可转为阴黄。如阴黄复感外邪，湿郁化热，又可呈阳黄表现，病情较为复杂。

◎ 要点三　诊断与鉴别诊断

（一）诊断依据

1. 目黄、肤黄、小便黄，其中目睛黄染为本病的重要特征。

2. 常伴食欲减退、恶心呕吐、胁痛腹胀等症状。

3. 常有外感湿热疫毒、内伤酒食不节，或有胁痛、癥积等病史。

（二）鉴别诊断

黄疸与萎黄：黄疸与萎黄均可出现身黄。但黄疸发病与感受外邪、饮食劳倦或病后有关；其病机为湿滞脾胃，肝胆失疏，胆汁外溢；其主症为身黄、目黄、小便黄。萎黄之病因与饥饱劳倦、食滞虫积或病后失血有关；其病机为脾胃虚弱，气血不足，肌肤失养；其主症为肌肤萎黄不泽，目睛及小便不黄，常伴头昏倦怠、心悸少寐、纳少便溏等症状。

◎ 要点四　辨证论治

（一）辨证要点

黄疸的辨证，应首辨阳黄、阴黄。阳黄黄色鲜明，发病急，病程短，常伴身热、口干苦、舌苔黄腻、脉弦数。阴黄黄色晦暗，病程长，病势缓，常伴纳少、乏力、舌淡、脉沉迟或细缓。

次辨阳黄湿热之轻重、胆腑郁热及疫毒炽盛。热重者，症见黄疸鲜明，发热口渴，苔黄腻，脉弦数；湿重者，黄疸不如热重者鲜明，身热不扬，口黏，苔白腻，脉濡缓。胆腑郁热者，黄色鲜明，上腹、右胁胀闷疼痛，牵引肩背，身热不退或寒热往来。疫毒炽盛者，病情急骤，疸色如金，兼见神昏、发斑、出血等危象。

三辨阴黄之病因。寒湿阻遏者，黄疸晦暗如烟熏，脘腹闷胀，神疲畏寒，舌淡苔腻，脉濡缓或沉迟。脾虚湿滞者，黄疸色黄不泽，肢软乏力，大便溏薄，舌质淡苔薄，脉濡细。

四辨黄疸病势轻重。如黄疸逐渐加深，提示病情加重；黄疸逐渐变浅，表明病情好转。黄疸色泽鲜明，神清气爽，为顺证、病轻；黄疸晦滞，烦躁不安，为逆证、病重。

（二）治疗原则

黄疸的治疗大法，主要为化湿邪，利小便。化湿可以退黄，如属湿热，当清热化湿，必要时还应通利腑气，以使湿热下泄；如属寒湿，应予健脾温化。利小便，主要是通过淡渗利湿，达到退黄的目的。至于急黄热毒炽盛，邪入心营者，又当以清热解毒、凉营开窍为主；阴黄脾虚湿滞者，治以健脾养血，利湿退黄。

（三）证治分类

1. 阳黄

（1）**热重于湿证**

证候：身目俱黄，黄色鲜明，发热口渴，或见心中懊侬，腹部胀闷，口干而苦，恶心呕吐，小便短少黄赤，大便秘结，舌苔黄腻，脉象弦数。

治法：清热通腑，利湿退黄。

代表方：茵陈蒿汤加减。

加减：如胁痛较甚，可加柴胡、郁金、川楝子、延胡索等疏肝理气止痛；如热毒内盛，心烦懊侬，可加黄连、龙胆草，以增强清热解毒作用；如恶心呕吐，可加橘皮、竹茹、半夏等和胃止呕。

（2）**湿重于热证**

证候：身目俱黄，黄色不及前者鲜明，头重身困，胸脘痞满，食欲减退，恶心呕吐，腹胀或大便溏垢，舌苔厚腻微黄，脉濡数或濡缓。

治法：利湿化浊运脾，佐以清热。

代表方：茵陈五苓散合甘露消毒丹加减。

加减：如湿阻气机，胸腹痞胀，呕恶纳差等症较著，可加入苍术、厚朴，以健脾燥湿，行气和胃。

本证湿重于热，湿为阴邪，黏腻难解，治法当以利湿化浊运脾为主，佐以清热，不可过用苦寒，以免脾阳受损。

（3）胆腑郁热证

证候：身目发黄，黄色鲜明，上腹、右胁胀闷疼痛，牵引肩背，身热不退，或寒热往来，口苦咽干，呕吐呃逆，尿黄赤，大便秘，苔黄舌红，脉弦滑数。

治法：疏肝泄热，利胆退黄。

代表方：大柴胡汤加减。

加减：若砂石阻滞，可加金钱草、海金沙、玄明粉利胆化石；恶心呕逆明显，加厚朴、竹茹、陈皮和胃降逆。

（4）疫毒炽盛证（急黄）

证候：发病急骤，黄疸迅速加深，其色如金，皮肤瘙痒，高热口渴，胁痛腹满，神昏谵语，烦躁抽搐，或见衄血、便血，或肌肤瘀斑，舌质红绛，苔黄而燥，脉弦滑或数。

治法：清热解毒，凉血开窍。

代表方：《千金》犀角散加味。

加减：如神昏谵语，加服安宫牛黄丸以凉开透窍；如动风抽搐者，加用钩藤、石决明，另服羚羊角粉或紫雪丹，以息风止痉；如衄血、便血、肌肤瘀斑重者，可加黑地榆、侧柏叶、紫草、茜根炭等凉血止血。

2. 阴黄

（1）寒湿阻遏证

证候：身目俱黄，黄色晦暗，或如烟熏，脘腹痞胀，纳谷减少，大便不实，神疲畏寒，口淡不渴，舌淡苔腻，脉濡缓或沉迟。

治法：温中化湿，健脾和胃。

代表方：茵陈术附汤加减。

加减：若脘腹胀满，胸闷、呕恶显著，可加苍术、厚朴、半夏、陈皮，以健脾燥湿，行气和胃；若胁腹疼痛作胀，肝脾同病者，当酌加柴胡、香附以疏肝理气。

（2）脾虚湿滞证

证候：面目及肌肤淡黄，甚则晦暗不泽，肢软乏力，心悸气短，大便溏薄，舌质淡苔薄，脉濡细。

治法：健脾养血，利湿退黄。

代表方：黄芪建中汤加减。

加减：如气虚乏力明显者，应重用黄芪，并加党参，以增强补气作用；畏寒，肢冷，舌淡者，宜加附子温阳祛寒；心悸不宁，脉细而弱者，加熟地、首乌、酸枣仁等补血养心。

3. 黄疸消退后的调治　黄疸消退后，仍须根据病情继续调治。

（1）湿热留恋证

证候：黄疸消退后，脘痞腹胀，胁肋隐痛，饮食减少，口中干苦，小便黄赤，苔腻，脉濡数。

治法：清热利湿。

代表方：茵陈四苓散加减。

（2）肝脾不调证

证候：黄疸消退后，脘腹痞闷，肢倦乏力，胁肋隐痛不适，饮食欠香，大便不调，舌苔薄白，脉来细弦。

治法：调和肝脾，理气助运。

代表方：柴胡疏肝散或归芍六君子汤加减。

（3）气滞血瘀证

证候：黄疸消退后，胁下结块，隐痛、刺痛不适，胸胁胀闷，面颈部见有赤丝红纹，舌有紫斑或紫点，脉涩。

治法：疏肝理气，活血化瘀。

代表方：逍遥散合鳖甲煎丸。

细目三　积　证

◎ **要点一　概述**

积证是以腹内结块，或痛或胀，结块固定不

移，痛有定处为主要临床表现的一类病证。

◎ **要点二 病因病机**

（一）病因

情志失调、饮食所伤、感受外邪、他病续发所致。

（二）病机

积证的基本病机是气机阻滞，瘀血内结。病位主要在于肝、脾、胃、肠。其病理因素有气滞、血瘀、寒邪、湿浊、痰浊、食滞、虫积等，但主要以血瘀为主。其病理性质初起多实，后期转为正虚为主。本病初起，气滞血瘀，邪气壅实，正气未虚，病理性质多属实；积证日久，病势较深，正气耗伤，可转为虚实夹杂之证。病至后期，气血衰少，体质羸弱，则往往转以正虚为主。

第六单元 肾系病证

细目一 水 肿

◎ **要点一 概述**

水肿是体内水液潴留，泛滥肌肤，表现以头面、眼睑、四肢、腹背甚至全身浮肿为特征的一类病证。

◎ **要点二 病因病机**

（一）病因

风邪袭表、疮毒内犯、外感水湿、饮食不节及禀赋不足、久病劳倦。

（二）病机

水肿发病的基本病机为肺失通调，脾失转输，肾失开阖，三焦气化不利，水液泛滥肌肤。其病位在肺、脾、肾，而关键在肾。病理因素为风邪、水湿、疮毒、瘀血。由于致病因素及体质的差异，水肿的病理性质有阴水、阳水之分，并可相互转换或夹杂。阳水属实，多由外感风邪、疮毒、水湿而成，病位在肺、脾。阴水属虚或虚实夹杂，多由饮食劳倦、禀赋不足、久病体虚所致，病位在脾、肾。阳水迁延不愈，反复发作，正气渐衰，脾肾阳虚，或因失治、误治，损伤脾肾，阳水可转为阴水。反之，阴水复感外邪，或饮食不节，使肿势加剧，呈现阳水的证候，而成本虚标实之证。其次，水肿各证之间亦互有联系。阳水的风水相搏之证，若风去湿留，可转化为水湿浸渍证。水湿浸渍证由于体质差异，湿有寒化、热化之不同。湿从寒化，寒湿伤及脾阳，则变为脾阳不振之证，甚者脾虚及肾，又可成为肾阳虚衰之证。湿从热化，可转为湿热壅盛之证。湿热伤阴，则可表现为肝肾阴虚之证。此外，肾阳虚衰，阳损及阴，又可导致阴阳两虚之证。最后，水肿各证，日久不退，水邪壅阻经隧，络脉不利，瘀阻水停，则水肿每多迁延不愈。

◎ **要点三 诊断与鉴别诊断**

（一）诊断依据

1. 水肿先从眼睑或下肢开始，继及四肢全身。

2. 轻者仅眼睑或足胫浮肿，重者全身皆肿；甚则腹大胀满，气喘不能平卧；更严重者可见尿闭或尿少，恶心呕吐，口有秽味，鼻衄牙宣，头痛，抽搐，神昏谵语等危象。

3. 可有乳蛾、心悸、疮毒、紫癜以及久病体虚病史。

（二）鉴别诊断

水肿与鼓胀：二病均可见肢体水肿，腹部膨隆。鼓胀的主症是单腹胀大，面色苍黄，腹壁青筋暴露，四肢多不肿，反见瘦削，后期或可伴见轻度肢体浮肿。而水肿则头面或下肢先肿，继及全身，严重时出现腹水，腹部膨隆，面色㿠白，但无腹壁青筋暴露。鼓胀是由于肝、脾、肾功能失调，导致气滞、血瘀、水湿聚于腹中。水肿乃肺、脾、肾三脏气化失调，而导致水液泛滥肌肤。

◎ 要点四　辨证论治

（一）辨证要点

水肿病证首先须辨阳水、阴水，其次应辨病变之脏腑。

先辨阴水、阳水。阳水，一般起病较快，病程较短，病因多为风邪、湿毒、水气、湿热。肿多从头面开始，由上而下，继及全身，肿处皮肤绷急光亮，按之凹陷即起，证见表、实、热证，病人一般情况较好，无正气大亏之象。阴水，一般起病较慢，病程较长，病因多为饮食劳倦、先天或后天因素所致的脏腑亏损。肿多由下而上，继及全身，肿处皮肤松弛，按之凹陷不易恢复，甚则按之如泥，证见里、虚、寒证，病人一般情况较差，脏腑功能明显受损。阳水、阴水亦可相互转化。

其次辨病变之脏腑，在肺、脾、肾、心、肝之差异。肺水多并见咳逆；脾水多并见脘腹满闷而食少；肾水多并见腰膝酸软，或见肢冷，或见烦热；心水多并见心悸、怔忡；肝水多并见胸胁胀满。最后，对于虚实夹杂，多脏共病者，应仔细辨清本虚标实之主次。

（二）治疗原则

发汗、利尿、泻下逐水为治疗水肿的三条基本原则，具体应用视阴阳虚实不同而异。阳水以祛邪为主，应予发汗、利水或攻逐，同时配合清热解毒、理气化湿等法；阴水当以扶正为主，健脾温肾，同时配以利水、养阴、活血、祛瘀等法。对于虚实夹杂者，则当兼顾，或先攻后补，或攻补兼施。

（三）证治分类

1. 阳水

（1）风水相搏证

证候：眼睑浮肿，继则四肢及全身皆肿，来势迅速，多有恶寒，发热，肢节酸楚，小便不利等症。偏于风热者，伴咽喉红肿疼痛，舌质红，脉浮滑数。偏于风寒者，兼恶寒，咳喘，舌苔薄白，脉浮滑或浮紧。

治法：疏风清热，宣肺行水。

代表方：越婢加术汤加减。

加减：若风寒偏盛，去石膏，加苏叶、桂枝、防风祛风散寒；若风热偏盛，可加连翘、桔梗、板蓝根、鲜芦根，以清热利咽，解毒散结；若咳喘较甚，可加杏仁、前胡，以降气定喘；如见汗出恶风，卫阳已虚，则用防己黄芪汤加减，以益气行水。

（2）湿毒浸淫证

证候：眼睑浮肿，延及全身，皮肤光亮，尿少色赤，身发疮痍，甚则溃烂，恶风发热，舌质红，苔薄黄，脉浮数或滑数。

治法：宣肺解毒，利湿消肿。

代表方：麻黄连翘赤小豆汤合五味消毒饮加减。

加减：脓毒甚者，当重用蒲公英、紫花地丁清热解毒；湿盛糜烂者，加苦参、土茯苓；风盛者，加白鲜皮、地肤子；血热而红肿，加丹皮、赤芍；大便不通，加大黄、芒硝；症见尿痛、尿血，乃湿热之邪下注膀胱，伤及血络，可酌加凉血止血之品，如石韦、大蓟、荠菜花等。

（3）水湿浸渍证

证候：起病缓慢，病程较长，全身水肿，下肢明显，按之没指，小便短少，身体困重，胸闷，纳呆，泛恶，苔白腻，脉沉缓。

治法：运脾化湿，通阳利水。

代表方：五皮饮合胃苓汤加减。

加减：外感风邪，肿甚而喘者，可加麻黄、杏仁宣肺平喘；面肿，胸满，不得卧，加苏子、葶苈子降气行水；若湿困中焦，脘腹胀满者，可加川椒目、大腹皮、干姜温脾化湿。

（4）湿热壅盛证

证候：遍体浮肿，皮肤绷急光亮，胸脘痞闷，烦热口渴，小便短赤，或大便干结，舌红，苔黄腻，脉沉数或濡数。

治法：分利湿热。

代表方：疏凿饮子加减。

加减：腹满不减，大便不通者，可合己椒苈黄丸，以助攻泻之力，使水从大便而泄；若肿势严重，兼见喘促不得平卧者，加葶苈子、桑白皮泻肺利水；若湿热久羁，亦可化燥伤阴，症见口燥咽干，可加白茅根、芦根，不宜过用苦温燥湿、攻逐伤阴之品。

2. 阴水

（1）脾阳虚衰证

证候：身肿日久，腰以下为甚，按之凹陷不易恢复，脘腹胀闷，纳减便溏，面色不华，神疲乏力，四肢倦怠，小便短少，舌质淡，苔白腻或白滑，脉沉缓或沉弱。

治法：健脾温阳利水。

代表方：实脾饮加减。

加减：气虚甚，症见气短声弱者，可加人参、黄芪以健脾益气；若小便短少，可加桂枝、泽泻，以助膀胱气化而行水。

（2）肾阳衰微证

证候：水肿反复消长不已，面浮身肿，腰以下甚，按之凹陷不起，尿量减少或反多，腰酸冷痛，四肢厥冷，怯寒神疲，面色㿠白，甚者心悸胸闷，喘促难卧，腹大胀满，舌质淡胖，苔白，脉沉细或沉迟无力。

治法：温肾助阳，化气行水。

代表方：济生肾气丸合真武汤加减。

加减：小便清长量多，去泽泻、车前子，加菟丝子、补骨脂以温固下元。若症见面部浮肿为主，表情淡漠，动作迟缓，形寒肢冷，治以温补肾阳为主，方用右归丸加减。肾阳久衰，阳损及阴，出现肾阴虚为主的病证，治当滋补肾阴为主，兼利水湿，但养阴不宜过于滋腻，以防伤害阳气，反助水邪，方用左归丸加泽泻、茯苓、冬葵子等。

（3）瘀水互结证

证候：水肿延久不退，肿势轻重不一，四肢或全身浮肿，以下肢为主，皮肤瘀斑，腰部刺痛，或伴血尿，舌紫暗，苔白，脉沉细涩。

治法：活血祛瘀，化气行水。

代表方：桃红四物汤合五苓散。

加减：全身肿甚，气喘烦闷，小便不利，此为血瘀水盛，肺气上逆，可加葶苈子、川椒目、泽兰以逐瘀泻肺；如见腰膝酸软，神疲乏力，乃为脾肾亏虚之象，可合用济生肾气丸以温补脾肾，利水肿。

◎ **要点五　转归预后**

一般而言，阳水易消，阴水难治。阳水患者如属初发年少，体质尚好，脏气未损，治疗及时，则病可向愈。因生活饥馑、饮食不足所致水肿，在饮食条件改善后，水肿也可望治愈。若病变后期，肾阳衰败，气化不行，浊毒内闭，则由水肿发展为关格。若肺失通调，脾失健运，肾失开阖，致膀胱气化无权，可见小便点滴或闭塞不通，则是水肿转为癃闭。若阳损及阴，造成肝肾阴虚，肝阳上亢，则可兼见眩晕之证。

◎ **要点六　预防调护**

避免风邪、湿邪外袭，病人应注意保暖。注意调摄饮食。肿势重者应予无盐饮食，轻者予低盐饮食（每日食盐量3~4克）。

细目二　淋　证

◎ **要点一　概述**

淋证是指以小便频数短涩，淋沥刺痛，小腹拘急或痛引腰腹为主症的病证。

◎ **要点二　病因病机**

（一）病因

外感湿热、饮食不节、情志失调、禀赋不足或劳伤久病。

（二）病机

淋证的基本病机为湿热蕴结下焦，肾与膀胱气化不利。其病位在膀胱与肾。其病理因素主要为湿热之邪。病理性质在病初多邪实之证，久病则由实转虚，或虚实夹杂。淋证虽有六淋之分，但各种淋证间存在着一定的联系。表现在转归上，首先是虚实之间的转化。如实证的热淋、血淋、气淋可转化为虚证的劳淋。反之虚证的劳淋，亦可能兼夹实证的热淋、血淋、气淋。而当湿热未尽，正气已伤，处于实证向虚证的移行阶段，则表现为虚实夹杂的证候。此外在气淋、血淋、膏淋等淋证本身，这种虚实互相转化的情况也同样存在。而石淋由实转虚时，由于砂石未去，则表现为正虚邪实之证。其次是某些淋证间的相互转换或同时并见。前者如热淋转为血淋，热淋也可诱发石淋。后者如在石淋的基础上，再发生热淋、血淋，或膏淋并发热淋、血淋等。在虚证淋证的各种证型之间，则可表现为彼此参差互见，损及多脏的现象。

◎ 要点三　诊断与鉴别诊断

（一）诊断依据

1. 小便频数，淋沥涩痛，小腹拘急，痛引腰腹，为各种淋证的主症，是诊断淋证的主要依据。但还需根据各种淋证的不同临床特征，确定不同的淋证类型。

2. 病久或反复发作后，常伴有低热、腰痛、小腹坠胀、疲劳等。

3. 多见于已婚女性，每因疲劳、情志变化、不洁房事而诱发。

（二）鉴别诊断

1. **淋证与癃闭**　二者都有小便量少，排尿困难之症状，但淋证尿频而尿痛，且每日排尿总量多为正常，癃闭则无尿痛，每日排尿量少于正常，严重时甚至无尿。但癃闭复感湿热，常可并发淋证，而淋证日久不愈，亦可发展成癃闭。

2. **血淋与尿血**　血淋与尿血都有小便出血，尿色红赤，甚至溺出纯血等症状。其鉴别的要点是有无尿痛。尿血多无疼痛之感，虽亦间有轻微的胀痛或热痛，但终不若血淋的小便滴沥而疼痛难忍，故一般以痛者为血淋，不痛者为尿血。

3. **膏淋与尿浊**　膏淋与尿浊在小便浑浊症状上相似，但后者在排尿时无疼痛滞涩感，可资鉴别。

◎ 要点四　辨证论治

（一）辨证要点

淋证的辨证应首辨六淋的类别，其次辨证候之虚实，最后须辨明各淋证的转化与兼夹。

首先应别六淋之类别。一般来说，热淋，起病多急，或伴发热，小便赤热，尿时灼痛。石淋，小便窘急不能猝出，尿道刺痛，痛引少腹，尿出砂石而痛止。气淋，少腹满闷胀痛，小便艰涩疼痛，或少腹坠胀，尿后余沥不尽。血淋，尿色鲜红或淡红或夹血块而痛。膏淋，小便涩痛，尿液浑浊如脂膏或米泔水。劳淋，久患淋证，遇劳倦、房事即加重或诱发，小便涩痛不显著，余沥不尽，腰痛缠绵。

其次，须辨证候之虚实，虚实夹杂者，须分清标本虚实之主次，证情之缓急。辨别淋证虚实的主要依据，一是病程，新病初起或在急性发作阶段多实，久病者病程较长，病势缠绵多虚。二看疼痛程度，病急痛甚者多实，病缓痛轻者多虚。三看尿液，浑浊黄赤多为湿热邪气盛，清白色淡为正虚或邪退。

（二）治疗原则

实则清利，虚则补益，为淋证的基本治则。具体而言，实证以膀胱湿热为主者，治宜清热利湿；以热灼血络为主者，治以凉血止血；以砂石结聚为主者，治以通淋排石；以气滞不利为主者，治以利气疏导。虚证以脾虚为主者，治以健脾益气；以肾虚为主者，治宜补虚益肾。对虚实夹杂者，又当通补兼施，审其主次缓急，兼顾治疗。

（三）证治分类

1. **热淋**

证候：小便频数短涩，灼热刺痛，溺色黄赤，少腹拘急胀痛，或有寒热，口苦，呕恶，或有腰痛拒按，或有大便秘结，苔黄腻，脉滑数。

治法：清热利湿通淋。

方药：八正散加减。

加减：若伴寒热、口苦、呕恶者，可加黄

芩、柴胡以和解少阳；若大便秘结、腹胀者，可重用生大黄、枳实以通腑泄热；若阳明热证，加知母、石膏清气分之热；若热毒弥漫三焦，用黄连解毒汤合五味消毒饮以清热泻火解毒。

2. 石淋

证候：尿中夹砂石，排尿涩痛，或排尿时突然中断，尿道窘迫疼痛，少腹拘急，往往突发，一侧腰腹绞痛难忍，甚则牵及外阴，尿中带血，舌红，苔薄黄，脉弦或带数。

治法：清热利湿，排石通淋。

代表方：石韦散加减。

加减：腰腹绞痛者，加芍药、甘草以缓急止痛；若尿中带血，可加小蓟草、生地黄、藕节以凉血止血，去王不留行；小腹胀痛加木香、乌药行气通淋。

若结石过大，阻塞尿路，肾盂严重积水者，不宜服用中药，宜手术治疗。

3. 血淋

证候：小便热涩刺痛，尿色深红，或夹有血块，疼痛满急加剧，或见心烦，舌尖红，苔黄，脉滑数。

治法：清热通淋，凉血止血。

代表方：小蓟饮子加减。

加减：有瘀血征象，加三七、牛膝、桃仁以化瘀止血；若出血不止，可加仙鹤草、琥珀粉以收敛止血。

4. 气淋

证候：郁怒之后，小便涩滞，淋沥不宣，少腹胀满疼痛，苔薄白，脉弦。

治法：理气疏导，通淋利尿。

代表方：沉香散加减。

加减：少腹胀满，上及于胁者，加川楝子、小茴香、广郁金以疏肝理气；症见少腹坠胀，尿频涩滞，余沥难尽，不耐劳累，面色㿠白，少气懒言，舌淡，脉细无力，证属中气下陷，可用补中益气汤加减。

5. 膏淋

证候：小便浑浊，乳白或如米泔水，上有浮油，置之沉淀，或伴有絮状凝块物，或混有血液、血块，尿道热涩疼痛，尿时阻塞不畅，口干，苔黄腻，舌质红，脉濡数。

治法：清热利湿，分清泄浊。

代表方：程氏萆薢分清饮加减。

加减：膏淋病久不已，反复发作，淋出如脂，涩痛不甚，形体日见消瘦，头昏无力，腰膝酸软，舌淡，苔腻，脉细无力，此为脾肾两虚，气不固摄，用膏淋汤补脾益肾固涩。

6. 劳淋

证候：小便不甚赤涩，溺痛不甚，但淋沥不已，时作时止，遇劳即发，腰膝酸软，神疲乏力，病程缠绵，舌质淡，脉细弱。

治法：补脾益肾。

代表方：无比山药丸加减。

加减：若肾阴虚，舌红苔少，加生熟地黄、龟板滋养肾阴；阴虚火旺，面红烦热，尿黄赤伴有灼热不适者，可用知柏地黄丸滋阴降火；肾阳虚，加附子、肉桂、鹿角片、巴戟天等温补肾阳。

◎ 要点五　转归预后

初起者，病情尚轻，治疗得当，多易治愈。但热淋、血淋有时可发生热毒入血，出现高热神昏等重笃证候。若病久不愈，或反复发作，不仅可转为劳淋，甚则转变成水肿、癃闭。

◎ 要点六　预防调护

1. 注意外阴清洁，不憋尿，多饮水。
2. 饮食宜清淡，忌肥腻辛辣醇酒之品。
3. 避免纵欲过劳，保持心情舒畅。

细目三　癃　闭

◎ 要点一　概述

癃闭是以小便量少，排尿困难，甚则小便闭塞不通为主症的一种病证。其中小便不畅，点滴而短少，病势较缓者称为癃；小便闭塞，点滴不通，病势较急者称为闭。癃与闭都是指排尿困难，二者只是在程度上有差别，因此多合称为癃闭。

◎ 要点二 病因病机

（一）病因

外邪侵袭、饮食不节、情志内伤、尿路阻塞、体虚久病。

（二）病机

癃闭基本病机为膀胱气化功能失调，其病位主要在膀胱与肾，但与三焦、肺、脾、肝密切相关。其病理因素有湿热、热毒、气滞及痰瘀。

由于癃闭的病因不同，故其病理性质有虚实之分。膀胱湿热，肺热气壅，肝郁气滞，尿路阻塞，以致膀胱气化不利者为实证。脾气不升，肾阳衰惫，导致膀胱气化无权者为虚证。但各种原因引起的癃闭，常互相关联，或彼此兼夹。如肝郁气滞，可以化火伤阴；若湿热久恋，又易灼伤肾阴；肺热壅盛，损津耗液严重，则水液无以下注膀胱；脾肾虚损日久，可致气虚无力运化而兼夹气滞血瘀，均可表现为虚实夹杂之证。

◎ 要点三 诊断

1. 起病急骤或逐渐加重，主症为小便不利，点滴不畅，甚或小便闭塞，点滴全无，每日尿量明显减少。

2. 触叩小腹部可发现膀胱明显膨隆等水蓄膀胱证候，或查膀胱内无尿液，甚或伴有水肿、头晕、喘促等肾元衰竭证候。

3. 多见于老年男性或产后妇女及腹部手术后患者，或患有水肿、淋证、消渴等病，迁延日久不愈之病人。

◎ 要点四 辨证论治

（一）辨证要点

癃闭的辨证首先要判别病之虚实。因湿热蕴结、肺热气壅、温热毒邪、肝郁气滞、尿路阻塞所致者，多属实证；因脾气不升、肾阳不足、命门火衰、气化不及州都者，多属虚证。若起病较

急，病程较短，体质较好，尿流窘迫，小便短赤灼热，小腹胀痛，苔黄腻或薄黄，脉弦涩或数，属于实证；若起病缓慢，病程较长，体质较差，尿流无力，精神疲乏，面色少华，气短声低，舌质淡，脉沉细弱，属于虚证。实证当辨湿热、浊瘀、肺热、肝郁之偏盛；虚证当辨脾、肾虚衰之不同，阴阳亏虚之差别。

其次要了解病情之缓急，病势之轻重。水蓄膀胱，小便闭塞不通为急病；小便量少，但点滴能出，无水蓄膀胱者为缓证。由"癃"转"闭"为病势加重，由"闭"转"癃"为病势减轻。

（二）治疗原则

以"腑以通为用"为原则，但通利之法，又因证候虚实之不同而异。实证者宜清邪热，利气机，散瘀结；虚证者宜补脾肾，助气化，不可不经辨证，滥用通利小便之法。对于水蓄膀胱之急症，应配合针灸、取嚏、探吐、导尿等法急通小便。

（三）证治分类

1. 膀胱湿热证

证候：小便点滴不通，或量极少而短赤灼热，小腹胀满，口苦口黏，或口渴不欲饮，或大便不畅，舌质红，苔黄腻，脉数。

治法：清利湿热，通利小便。

代表方：八正散加减。

加减：若兼心烦、口舌生疮糜烂者，可合导赤散以清心火，利湿热。

2. 肺热壅盛证

证候：小便不畅或点滴不通，咽干，烦渴欲饮，呼吸急促，或有咳嗽，舌红，苔薄黄，脉数。

治法：清泄肺热，通利水道。

代表方：清肺饮加减。

加减：有鼻塞、头痛、脉浮等表证者，加薄荷、桔梗宣肺解表；肺阴不足者加沙参、黄精、石斛；兼尿赤灼热、小腹胀满者，合八正散上下并治。

3. 肝郁气滞证

证候：小便不通或通而不爽，情志抑郁，或多烦善怒，胁腹胀满，舌红，苔薄黄，脉弦。

治法：疏利气机，通利小便。

代表方：沉香散加减。

加减：若肝郁气滞症状严重者，可合六磨汤以增强其疏肝理气的作用；若气郁化火，而见舌红、苔薄黄，可加丹皮、山栀以清肝泻火。

4. 浊瘀阻塞证

证候：小便点滴而下，或尿如细线，甚则阻塞不通，小腹胀满疼痛，舌紫暗，或有瘀点，脉涩。

治法：行瘀散结，通利水道。

代表方：代抵当丸加减。

加减：瘀血现象较重，可加红花、川牛膝以增强其活血化瘀作用；若病久气血两虚，面色不华，宜益气养血行瘀，可加黄芪、丹参、当归之类；若尿路有结石，可加金钱草、海金沙、冬葵子、瞿麦、石韦以通淋排石利尿。

5. 脾气不升证

证候：小腹坠胀，时欲小便而不得出，或量少而不畅，神疲乏力，食欲不振，气短而语声低微，舌淡，苔薄脉细。

治法：升清降浊，化气行水。

代表方：补中益气汤合春泽汤加减。

加减：气虚及阴，脾阴不足，清气不升，气阴两虚，证见舌红苔少，可改用参苓白术散；若脾虚及肾，可合济生肾气丸以温补脾肾，化气利水。

6. 肾阳衰惫证

证候：小便不通或点滴不爽，排出无力，面色㿠白，神气怯弱，畏寒肢冷，腰膝冷而酸软无力，舌淡胖，苔薄白，脉沉细或弱。

治法：温补肾阳，化气利水。

代表方：济生肾气丸加减。

加减：形神委顿，腰脊酸痛，为精血俱亏，病及督脉，多见于老人，治宜香茸丸补养精血，助阳通窍。

◎ 要点五　常用外治法

对于水蓄膀胱之急症，为图速效，以防水毒上泛之各种变证的出现，可用以下诸法速通小便，以解燃眉之急。

1. 取嚏或探吐法　打喷嚏或呕吐，能开肺气，举中气，而通下焦之气，是一种简单而有效的通利小便的方法。其方法是用消毒棉签，向鼻中取嚏或喉中探吐。

2. 外敷法

（1）独头蒜头1个，栀子3枚，盐少许，捣烂，摊纸贴脐部，良久可通。

（2）食盐250克，炒热，布包熨脐腹，冷后再炒热敷之。

3. 导尿法　小腹胀满特甚，叩触小腹膀胱区呈浊音，当用导尿法，以缓其急。

◎ 要点六　转归预后

癃闭的转归预后，取决于病情的轻重和是否及时有效治疗。若病情轻浅，病邪不盛，正气尚无大伤，且救治及时者，则可见尿量逐渐增多，此为好转的标志，可能获得痊愈。若病情深重，正气衰惫，邪气壅盛者，则可由"癃"至"闭"，变证迭生。

第七单元　气血津液病证

细目一　郁　证

◎ 要点一　概述

郁证是由于情志不舒、气机郁滞所致，以心情抑郁，情绪不宁，胸部满闷，胁肋胀痛，或易怒喜哭，或咽中如有异物梗塞等为主要临床表现的一类病证。

◎ 要点二　病因病机

（一）病因

七情所伤、思虑劳倦、脏气素虚、体质偏颇。

（二）病机

郁证的基本病机是气机郁滞、脏腑阴阳气血失调。郁证的发病与肝的关系最为密切，其次涉及心、脾。病理性质有虚实两端。初起以气滞为主，兼血瘀、化火、痰结、食滞等，属实证。后期或因火郁伤阴而导致阴虚火旺、心肾阴虚之证，或因脾伤气血生化不足，心神失养，而导致心脾两虚之证。六郁中总以气郁为先，而后才有湿、痰、热、血、食诸郁，且六郁相因，互为兼夹。

◎ 要点三　诊断与鉴别诊断

（一）诊断依据

1. 以忧郁不畅，情绪不宁，胸胁胀满疼痛为主要临床表现，或有易怒易哭，或有咽中如有炙脔，吞之不下，咯之不出等特殊症状。

2. 患者多有忧愁、焦虑、悲哀、恐惧、愤懑等情志内伤的病史。郁证病情的反复常与情志因素密切相关。

3. 多发于青中年女性。无其他病证的症状及体征。

（二）鉴别诊断

1. **郁证梅核气与虚火喉痹**　两者皆有咽部异

物感。梅核气多见于青中年女性，因情志抑郁而起病，自觉咽中有物梗塞，但无咽痛及吞咽困难，咽中梗塞的感觉与情绪波动有关，在心情愉快、工作繁忙时，症状可减轻或消失，而当心情抑郁或注意力集中于咽部时，则梗塞感觉加重。虚火喉痹则以青中年男性发病较多，多因感冒、长期吸烟饮酒及嗜食辛辣食物而引发，咽部除有异物感外，尚觉咽干、灼热、咽痒，咽部症状与情绪无关，若过度辛劳或感受外邪则易加剧。

2. **郁证梅核气与噎膈**　两者皆有咽中有物梗塞感觉。梅核气咽中梗塞的感觉与情绪波动有关，当心情抑郁或注意力集中于咽部时，则梗塞感觉加重，但无吞咽困难。噎膈多见于中老年人，男性居多，梗塞的感觉主要在胸骨后的部位，与情绪波动无关，吞咽困难的程度日渐加重，做食管检查可有异常发现。

3. **郁证脏躁与癫证**　两者均与五志过极，七情内伤有关，临床表现都有心神失常症状。脏躁多发于青中年妇女，在精神因素的刺激下呈间歇性发作，在不发作时可如常人。而癫证则多发于青壮年，男女发病率无显著差别，病程迁延，主要表现为精神错乱，失去自控能力，心神失常的症状极少自行缓解。

◎ 要点四　辨证论治

（一）辨证要点

首先辨明受病脏腑与六郁的关系。一般说来，气郁、血郁、火郁主要关系于肝；食郁、湿郁、痰郁主要关系于脾；而虚证则与心的关系最为密切，其次是肝、脾、肾的亏虚。

其次辨别证候虚实。实证病程较短，表现为精神抑郁，胸胁胀痛，咽中梗塞，时欲太息，脉弦或滑；虚证则病已久延，症见精神不振，心神不宁，心慌，虚烦不寐，悲忧善哭，脉细或细数等。

（二）治疗原则

理气开郁、调畅气机、怡情易性是治疗郁病的基本原则。对于实证，首当理气开郁，并应根据是否兼有血瘀、火郁、痰结、湿滞、食积等而分别采用活血、降火、祛痰、化湿、消食等法。虚证则应根据损及的脏腑及气血阴精亏虚的不同情况而补之，或养心安神，或补益心脾，或滋养肝肾。对于虚实夹杂者，则又当视虚实的偏重而虚实兼顾。

郁证一般病程较长，用药不宜峻猛。在实证的治疗中，应注意理气而不耗气，活血而不破血，清热而不败胃，祛痰而不伤正；在虚证的治疗中，应注意补益心脾而不过燥，滋养肝肾而不过腻。

（三）证治分类

1. 肝气郁结证

证候：精神抑郁，情绪不宁，胸部满闷，胁肋胀痛，痛无定处，脘闷嗳气，不思饮食，大便不畅，女子月经不调，舌质淡红，苔薄腻，脉弦。

治法：疏肝解郁，理气畅中。

代表方：柴胡疏肝散加减。

加减：肝气犯胃，胃失和降，而见嗳气频作，脘闷不舒者，可加旋覆花、代赭石、法半夏和胃降逆；肝气乘脾而见腹胀、腹痛、腹泻者，可加苍术、厚朴、茯苓、乌药健脾化湿，理气止痛；兼有血瘀而见胸胁刺痛，舌质有瘀点瘀斑，可加当归、丹参、郁金、红花活血化瘀。

2. 气郁化火证

证候：情绪不宁，急躁易怒，胸胁胀满，口苦而干，或头痛，目赤，耳鸣，或嘈杂吞酸，大便秘结，舌质红，苔黄，脉弦数。

治法：疏肝解郁，清肝泻火。

代表方：丹栀逍遥散加减。

加减：热势较甚，口苦，大便秘结者，可加龙胆草、大黄泻热通腑；肝火犯胃而见胁肋疼痛，口苦，嘈杂吞酸，嗳气，呕吐者，可加黄连、吴茱萸（即左金丸）清肝泻火，降逆止呕。

3. 痰气郁结证

证候：精神抑郁，胸部闷塞，胁肋胀满，咽中如有物梗塞，吞之不下，咯之不出，苔白腻，脉弦滑。《医宗金鉴·诸气治法》将本证称为"梅核气"。

治法：行气开郁，化痰散结。

代表方：半夏厚朴汤加减。

加减：湿郁气滞而兼胸脘痞闷，嗳气，苔腻者，加香附、佛手、苍术理气除湿；痰郁化热而见烦躁，舌红苔黄者，加竹茹、瓜蒌、黄芩、黄连清化痰热；病久入络而有瘀血征象，胸胁刺痛，舌质紫暗或有瘀点瘀斑，脉涩者，加郁金、丹参、降香、姜黄活血化瘀。

4. 心神失养证

证候：精神恍惚，心神不宁，多疑易惊，悲忧善哭，喜怒无常，或时时欠伸，或手舞足蹈，骂詈喊叫等，舌质淡，苔薄白，脉弦细。此种证候多见于女性，常因精神刺激而诱发。

治法：甘润缓急，养心安神。

代表方：甘麦大枣汤加减。

加减：血虚生风而见手足蠕动或抽搐者，加当归、生地、珍珠母、钩藤养血息风；躁扰失眠者，加酸枣仁、柏子仁、茯神、制首乌等养心安神；表现喘促气逆者，可合五磨饮子开郁散结，理气降逆。

5. 心脾两虚证

证候：情绪不宁、多思善疑，头晕神疲，心悸胆怯，失眠健忘，纳差，面色不华，舌质淡，苔薄白，脉细弱。

治法：健脾养心，补益气血。

代表方：归脾汤加减。

加减：心胸郁闷，情志不舒者，加郁金、佛手理气开郁；头痛，加川芎、白蒺藜活血祛风而止痛。

6. 心肾阴虚证

证候：虚烦少寐，惊悸多梦，头晕耳鸣，健忘，腰膝酸软，五心烦热，盗汗，口咽干燥，男子遗精，女子月经不调，舌质红，少苔或无苔、脉细数。

治法：滋养心肾。

代表方：天王补心丹合六味地黄丸加减。

加减：心肾不交而见心烦失眠，多梦遗精者，可合交泰丸（黄连、肉桂）交通心肾；遗精较频者，可加芡实、莲须、金樱子补肾固涩。

◎ 要点五　预防调护

1. 避免忧思郁怒，防止情志内伤。

2. 医务人员深入了解病史，用诚恳、关怀、同情、耐心的态度对待病人。

3. 郁证患者要增强治愈疾病的信心，并解除情志致病的原因，以促进郁证的完全治愈。

细目二　血　证

◎ 要点一　概述

凡血液不循常道，或上溢于口鼻诸窍，或下泄于前后二阴，或渗出于肌肤，所形成的一类出血性疾患，统称为血证。在古代医籍中，亦称为血病或失血。

◎ 要点二　病因病机

（一）病因

感受外邪、情志过极、饮食不节、劳欲体虚、久病或热病等。

（二）病机

血证的病机特点可以归结为火热熏灼、迫血妄行，气虚不摄、血溢脉外及瘀血阻络、血不循经三类。其病理性质有虚有实。在火热之中，又有实火及虚火之分，外感风热燥火、湿热内蕴、肝郁化火等，均属实火，而阴虚火旺之火，则属虚火。气虚之中，又有仅见气虚，和气损及阳，阳气亦虚之别。在疾病发展变化的过程中，又常发生实证向虚证的转化。如开始为火盛气逆，迫血妄行，但在反复出血之后，则会导致阴血亏损，虚火内生；或因出血过多，血去气伤，以致气虚阳衰，不能摄血。因此，在有的情况下，阴虚火旺及气虚不摄，既是引起出血的病理因素，

又是出血所导致的结果。

◎ 要点三　诊断与鉴别诊断

（一）诊断依据

1. **鼻衄**　凡血自鼻道外溢而非因外伤、倒经所致者，可诊断为鼻衄。

2. **齿衄**　血自齿龈或齿缝外溢，且排除外伤所致者，即可诊断为齿衄。

3. **咳血**　血由肺、气道而来，经咳嗽而出，或觉喉痒胸闷，一咳即出，血色鲜红，或夹泡沫，或痰血相兼，痰中带血。多有慢性咳嗽、痰喘、肺痨等病史。

4. **吐血**　发病急骤，吐血前多有恶心、胃脘不适、头晕等症。血随呕吐而出，常伴有食物残渣等胃内容物，血色多为咖啡色或紫暗色，也可为鲜红色，大便色黑如漆，或呈暗红色。有胃痛、胁痛、黄疸、癥积等病史。

5. **便血**　大便色鲜红、暗红或紫暗，甚至黑如柏油样，次数增多。有胃肠或肝病病史。

6. **尿血**　小便中混有血液或夹有血丝，排尿时无疼痛。

7. **紫斑**　肌肤出现青紫斑点，小如针尖，大者融合成片，压之不退色。紫斑好发于四肢，尤以下肢为甚，常反复发作。重者可伴有鼻衄、齿衄、尿血、便血及崩漏。小儿及成人皆可患此病，但以女性为多见。

（二）鉴别诊断

1. **鼻衄**

（1）内科鼻衄与外伤鼻衄　因碰伤、挖鼻等引起血管破裂而致鼻衄者，出血多在损伤的一侧，且经局部止血治疗不再出血，没有全身症状，与内科所论鼻衄有别。

（2）内科鼻衄与经行衄血　经行衄血又名倒经、逆经，其发生与月经周期有密切关系，多于经行前期或经期出现，与内科所论鼻衄机理不同。

2. **齿衄**　齿衄与舌衄：齿衄为血自齿缝、牙龈溢出；舌衄为血出自舌面，舌面上常有如针

眼样出血点，与齿衄不难鉴别。

3. 咳血

（1）咳血与吐血　咳血与吐血血液均经口出，但两者截然不同。咳血是血由肺来，经气道随咳嗽而出，血色多为鲜红，常混有痰液，咳血之前多有咳嗽、胸闷、喉痒等症状，大量咳血后，可见痰中带血数天，大便一般不呈黑色。吐血是血自胃而来，经呕吐而出，血色紫暗，常夹有食物残渣，吐血之前多有胃脘不适或胃痛、恶心等症状，吐血之后无痰中带血，但大便多呈黑色。

（2）咳血与鼻咽、齿龈、口腔出血　鼻咽部、齿龈及口腔其他部位出血的患者，常为纯血或随唾液而出，血量少，并有口腔、鼻咽部病变的相应症状可寻，可与咳血相区别。

4. 吐血
吐血与鼻腔、口腔及咽喉出血：吐血经呕吐而出，血色紫暗，夹有食物残渣，常有胃病史。鼻腔、口腔及咽喉出血，血色鲜红，不夹食物残渣，在五官科做有关检查即可明确具体部位。

5. 便血
肠风与脏毒：两者均属便血。肠风血色鲜泽清稀，其下如溅，属风热为患。脏毒血色暗浊黏稠，点滴不畅，因湿热（毒）所致。

6. 尿血

（1）尿血与血淋　血淋与尿血均表现为血由尿道而出，两者以小便时痛与不痛为鉴别要点，不痛者为尿血，痛（滴沥刺痛）者为血淋。

（2）尿血与石淋　两者均有血随尿出。但石淋尿中时有砂石夹杂，小便涩滞不畅，时有小便中断，或伴腰腹绞痛等症，若砂石从小便排出则痛止，此与尿血不同。

7. 紫斑

（1）紫斑与出疹　紫斑与出疹均有局部肤色的改变，紫斑呈点状者需与出疹的疹点区别。紫斑隐于皮内，压之不退色，触之不碍手；疹高出于皮肤，压之退色，摸之碍手。且二者成因、病位均有不同。

（2）紫斑与丹毒　丹毒属外科皮肤病，以皮肤色红如红丹得名，轻者压之退色，重者压之不退色，但其局部皮肤灼热肿痛，与紫斑有别。

◎ 要点四　辨证论治

（一）辨证要点

首先辨病证的不同。如从口中吐出的血液，有吐血与咳血之分；小便出血有尿血与血淋之别；大便下血则有便血、痔疮之异。应根据临床表现、病史等加以鉴别。

其次辨病变脏腑。同一血证，可以由不同的脏腑病变而引起。例如同属鼻衄，但病变脏腑有在肺、在胃、在肝的不同；吐血有病在胃及病在肝之别；齿衄有病在胃及在肾之分；尿血则有病在膀胱、肾或脾的不同。

再次辨证候之虚实。一般初病多实，久病多虚；由火热迫血所致者属实，由阴虚火旺、气虚不摄甚至阳气虚衰所致者属虚。

（二）治疗原则

对血证的治疗可归纳为治火、治气、治血三个原则。实火当清热泻火，虚火当滋阴降火；实证当清气降气，虚证当补气益气；另要适当地选用凉血止血、收敛止血或祛瘀止血的方药。应针对各种血证的病因病机及损伤脏腑的不同，结合证候虚实及病情轻重而辨证论治。

（三）证治分类

以下分别叙述鼻衄、齿衄、咳血、吐血、便血、尿血、紫斑七种血证的辨证论治。

1. 鼻衄
鼻腔出血，称为鼻衄，它是血证中最常见的一种。鼻衄多由火热迫血妄行所致，其中以肺热、胃热、肝火为常见，但也可因阴虚火旺所致。另有少数病人，可由正气亏虚，血失统摄引起。

（1）热邪犯肺证

证候：鼻燥衄血，口干咽燥，或兼有身热，恶风，头痛，咳嗽，痰少等症，舌质红，苔薄，脉数。

治法：清泄肺热，凉血止血。

代表方：桑菊饮加减。

加减：肺热盛而无表证者，去薄荷、桔梗，加黄芩、栀子清泄肺热；阴伤较甚，口、鼻、咽干燥显著者，加玄参、麦冬、生地养阴润肺。

（2）胃热炽盛证

证候：鼻衄，或兼齿衄，血色鲜红，口渴欲饮，鼻干，口干臭秽，烦躁，便秘，舌红，苔黄，脉数。

治法：清胃泻火，凉血止血。

代表方：玉女煎加减。

加减：热势甚者，加山栀、丹皮、黄芩清热泻火；大便秘结，加生大黄通腑泄热；阴伤较甚，口渴，舌红苔少，脉细数者，加天花粉、石斛、玉竹养胃生津。

（3）肝火上炎证

证候：鼻衄，头痛，目眩，耳鸣，烦躁易怒，两目红赤，口苦，舌红，苔黄，脉弦数。

治法：清肝泻火，凉血止血。

代表方：龙胆泻肝汤加减。

加减：若阴液亏耗，口鼻干燥，舌红少津，脉细数者，可去车前子、泽泻、当归，酌加玄参、麦冬、女贞子、旱莲草滋阴凉血止血；阴虚内热，手足心热，加玄参、龟板、地骨皮、知母滋阴清热。

（4）气血亏虚证

证候：鼻衄，血色淡红，或兼齿衄、肌衄，神疲乏力，面色㿠白，头晕，耳鸣，心悸，夜寐不宁，舌质淡，脉细无力。

治法：补气摄血。

代表方：归脾汤加减。

对以上各种证候的鼻衄，除内服汤药治疗外，鼻衄当时，应结合局部用药治疗，以期及时止血。

2. 齿衄　齿龈出血称为齿衄，又称为牙衄、牙宣。以阳明经脉入于齿龈，齿为骨之余，故齿衄主要与胃肠及肾的病变有关。

（1）胃火炽盛证

证候：齿衄，血色鲜红，齿龈红肿疼痛，头痛，口臭口渴，舌红，苔黄，脉洪数。

治法：清胃泻火，凉血止血。

代表方：加味清胃散合泻心汤加减。

加减：烦热，口渴者，加石膏、知母清热除烦。

（2）阴虚火旺证

证候：齿衄，血色淡红，起病较缓，常因受热及烦劳而诱发，齿摇不坚，舌质红，苔少，脉细数。

治法：滋阴降火，凉血止血。

代表方：六味地黄丸合茜根散加减。

加减：可酌加白茅根、仙鹤草、藕节以加强凉血止血的作用。虚火较甚而见低热、手足心热者，加地骨皮、白薇、知母清退虚热。

3. 咳血　血由肺及气管外溢，经口而咳出，表现为痰中带血，或痰血相兼，或纯血鲜红，间夹泡沫，均称为咳血，亦称为嗽血或咯血。

（1）燥热伤肺证

证候：喉痒咳嗽，痰中带血，口干鼻燥，或有身热，舌质红，苔薄黄，少津，脉数。

治法：清热润肺，宁络止血。

代表方：桑杏汤加减。

加减：兼见发热、头痛、咳嗽、咽痛等症，为风热犯肺，加银花、连翘、牛蒡子以辛凉解表，清热利咽；津伤较甚，而见干咳无痰，或痰黏不易咳出，苔少，舌红乏津者，可加麦冬、玄参、天冬、天花粉等养阴润燥；热势较甚，咳血较多者，加连翘、黄芩、白茅根、芦根、三七粉（冲服）。

（2）肝火犯肺证

证候：咳嗽阵作，痰中带血或纯血鲜红，胸胁胀痛，烦躁易怒，口苦，舌质红，苔薄黄，脉弦数。

治法：清肝泻肺，凉血止血。

代表方：泻白散合黛蛤散加减。

加减：肝火较甚，头晕目赤，心烦易怒者，加丹皮、栀子清肝泻火。若咳血量较多，纯血鲜红，可用犀角地黄汤加三七粉冲服，以清热泻火，凉血止血。

（3）阴虚肺热证

证候：咳嗽痰少，痰中带血，或反复咳血，血色鲜红，口干咽燥，颧红，潮热盗汗，舌质红，少苔，脉细数。

治法：滋阴润肺，宁络止血。

代表方：百合固金汤加减。

加减：本证可合用十灰散凉血止血。反复及咳血量多者，加阿胶、三七养血止血；潮热，颧红者，加青蒿、鳖甲、地骨皮、白薇等清退虚热；盗汗加糯稻根、浮小麦、五味子、牡蛎等收敛固涩。

4. 吐血　血由胃来，经呕吐而出，血色红或紫暗，常夹有食物残渣，称为吐血，亦称为呕血。

（1）胃热壅盛证

证候：吐血色红或紫暗，常夹有食物残渣，脘腹胀闷，嘈杂不适，甚则作痛，口臭，便秘，大便色黑，舌质红，苔黄腻，脉滑数。

治法：清胃泻火，化瘀止血。

代表方：泻心汤合十灰散加减。

加减：胃气上逆而见恶心呕吐者，可加代赭石、竹茹、旋覆花和胃降逆；热伤胃阴而表现口渴、舌红而干、脉象细数者，加麦冬、石斛、天花粉养胃生津。

（2）肝火犯胃证

证候：吐血色红或紫暗，口苦胁痛，心烦易怒，寐少梦多，舌质红绛，脉弦数。

治法：泻肝清胃，凉血止血。

代表方：龙胆泻肝汤加减。

加减：胁痛甚者，加郁金、制香附理气活络定痛；血热妄行，吐血量多，加犀角、赤芍清热凉血止血。

（3）气虚血溢证

证候：吐血缠绵不止，时轻时重，血色暗淡，神疲乏力，心悸气短，面色苍白，舌质淡，脉细弱。

治法：健脾益气摄血。

代表方：归脾汤加减。

加减：若气损及阳，脾胃虚寒，症见肤冷、畏寒、便溏者，治宜温经摄血，可改用柏叶汤。方中以侧柏叶凉血止血，艾叶、炮姜炭温经止血，童便化瘀止血，共奏温经止血之效。

临床应高度重视吐血预后的严重性。上述三种证候的吐血，若出血过多，导致气随血脱，表现为面色苍白、四肢厥冷、汗出、脉微等症者，当用独参汤等益气固脱，并结合西医方法积极救治。

在急性上消化道出血（可表现为吐血及便血）的治疗中，大黄、白及、云南白药、三七、地榆等药常被选用。尤其是大黄具有多方面的止血作用，因此治疗急性上消化道出血，大黄常作为首选药物。可用粉剂，每次 3~5 克，每日 4 次，温水调服；或将大黄粉调成糊剂，冷藏，以不凝为度，用量及次数同上。

5. 便血　便血系胃肠脉络受损，出现血液随大便而下，或大便呈柏油样为主要临床表现的病证。

（1）肠道湿热证

证候：便血色红黏稠，大便不畅或稀溏，或有腹痛，口苦，舌质红，苔黄腻，脉濡数。

治法：清化湿热，凉血止血。

代表方：地榆散合槐角丸加减。

加减：若便血日久，湿热未尽而营阴已亏，应清热除湿与补益阴血双管齐下，虚实兼顾，扶正祛邪，可酌情选用清脏汤或脏连丸。

（2）气虚不摄证

证候：便血色淡红或紫暗，食少，体倦，面色萎黄，心悸，少寐，舌质淡，脉细。

治法：益气摄血。

代表方：归脾汤加减。

加减：中气下陷，神疲气短，肛坠，加柴胡、升麻、黄芪益气升陷。

（3）脾胃虚寒证

证候：便血紫暗，甚则黑色，脘腹隐痛，喜热饮，面色不华，神倦懒言，便溏，舌质淡，脉细。

治法：健脾温中，养血止血。

代表方：黄土汤加减。

加减：阳虚较甚，畏寒肢冷者，去黄芩、地黄之苦寒滋润，加鹿角霜、炮姜、艾叶等温阳止血。

6. 尿血 小便中混有血液，甚或伴有血块的病证，称为尿血。由于出血量多少和出血部位的不同，而使小便呈淡红色、鲜红色，或茶褐色。

（1）下焦湿热证

证候：小便黄赤灼热，尿血鲜红，心烦口渴，面赤口疮，夜寐不安，舌质红，苔少，脉数。

治法：清热利湿，凉血止血。

代表方：小蓟饮子加减。

加减：热盛而心烦口渴者，加黄芩、天花粉清热生津；尿血较甚者，加槐花、白茅根凉血止血；尿中夹有血块者，加桃仁、红花、牛膝活血化瘀；大便秘结，酌加大黄通腑泄热。

（2）肾虚火旺证

证候：小便短赤带血，头晕耳鸣，神疲，颧红潮热，腰膝酸软，舌质红，苔少，脉细数。

治法：滋阴降火，凉血止血。

代表方：知柏地黄丸加减。

加减：颧红潮热者，加地骨皮、白薇清退虚热。

（3）脾不统血证

证候：久病尿血，甚或兼见齿衄、肌衄，食少，体倦乏力，气短声低，面色不华，舌质淡，脉细弱。

治法：补中健脾，益气摄血。

代表方：归脾汤加减。

加减：气虚下陷而且少腹坠胀者，可加升麻、柴胡，配合原方中的党参、黄芪、白术，以起到益气升阳的作用。

（4）肾气不固证

证候：久病尿血，血色淡红，头晕耳鸣，精神困惫，腰脊酸痛，舌质淡，脉沉弱。

治法：补益肾气，固摄止血。

代表方：无比山药丸加减。

加减：尿血较重者，可再加牡蛎、金樱子、补骨脂等固涩止血；腰脊酸痛，畏寒神怯者，加鹿角片、狗脊温补督脉。

7. 紫斑 血液溢出于肌肤之间，皮肤表现青紫斑点或斑块的病证，称为紫斑，亦称肌衄。

（1）血热妄行证

证候：皮肤出现青紫斑点或斑块，或伴有鼻衄、齿衄、便血、尿血，或有发热，口渴，便秘，舌质红，苔黄，脉弦数。

治法：清热解毒，凉血止血。

代表方：十灰散加减。

加减：热毒炽盛，发热，出血广泛者，加生石膏、龙胆草、紫草，冲服紫雪丹；热壅胃肠，气血郁滞，症见腹痛、便血者，加白芍、甘草、地榆、槐花，缓急止痛，凉血止血；邪热阻滞经络，兼见关节肿痛者，酌加秦艽、木瓜、桑枝等舒筋通络。

（2）阴虚火旺证

证候：皮肤出现青紫斑点或斑块，时发时止，常伴鼻衄、齿衄或月经过多，颧红，心烦，口渴，手足心热，或有潮热，盗汗，舌质红，苔少，脉细数。

治法：滋阴降火，宁络止血。

代表方：茜根散加减。

加减：阴虚较甚者，可加玄参、龟板、女贞子、旱莲草养阴清热止血；潮热可加地骨皮、白薇、秦艽清退虚热。

若表现肾阴亏虚而火热不甚，症见腰膝酸软，头晕乏力，手足心热，舌红少苔，脉细数者，可改用六味地黄丸滋阴补肾，酌加茜草根、大蓟、槐花、紫草等凉血止血，化瘀消斑。

（3）气不摄血证

证候：反复发生肌衄，久病不愈，神疲乏力，头晕目眩，面色苍白或萎黄，食欲不振，舌质淡，脉细弱。

治法：补气摄血。

代表方：归脾汤加减。

加减：若兼肾气不足而见腰膝酸软者，可加

山茱萸、菟丝子、续断补益肾气。

◎ 要点五　转归预后

血证的预后，主要与下述三个因素有关：一是引起血证的原因。一般来说，外感易治，内伤难愈，新病易治，久病难疗。二是与出血量的多少密切相关。一般来说，出血量少者病轻，出血量多者病重，甚至形成气随血脱的危急重证。三是与兼见症状有关。出血而伴有发热、咳喘、脉数等症者，一般病情较重。

◎ 要点六　预防调护

1. 注意饮食有节，起居有常，劳逸适度，避免情志过激。

2. 吐血量大或频频吐血者，应暂予禁食，并应积极治疗引起血证的原发疾病。

细目三　痰　饮

◎ 要点一　概述

痰饮是指体内水液输布、运化失常，停积于某些部位的一类病证。

◎ 要点二　分类

按痰饮停积的部位来分：

1. **痰饮**　心下满闷，呕吐清水痰涎，胃肠沥沥有声，形体昔肥今瘦，属饮停胃肠。

2. **悬饮**　胸胁饱满，咳唾引痛，喘促不能平卧，或有肺痨病史，属饮流胁下。

3. **溢饮**　身体疼痛而沉重，甚则肢体浮肿，当汗出而不汗出，或伴咳喘，属饮溢肢体。

4. **支饮**　咳逆倚息，短气不得平卧，其形如肿，属饮邪支撑胸肺。

◎ 要点三　病因病机

（一）病因

外感寒湿、饮食不当、劳欲体虚。

（二）病机

痰饮病的基本病机为肺、脾、肾三脏功能失调，三焦气化失宣，津液停积机体某些部位而成。

饮邪具有流动之性，饮留胃肠，则为痰饮；饮流胁下，则为悬饮；饮流肢体，则为溢饮；聚于胸肺，则为支饮。痰饮病的病变脏腑为肺、脾、肾、三焦，以脾首当其冲。因脾阳虚，则上不能输精以养肺，水谷不归正化，反为痰饮而干肺，下不能助肾以制水，水寒之气反伤肾阳，由此必致水液内停中焦，流溢各处，波及五脏。痰饮病的病理性质属阳虚阴盛，输化失调，因虚致实，水饮停积为患。

◎ 要点四　辨证论治

（一）辨证要点

痰饮病的辨证，首辨饮停部位，次辨标本的主次，三辨病邪的兼夹。

1. **辨饮停部位**　根据饮邪停聚部位，可分为四种不同饮证：饮留胃肠，则为痰饮；饮流胁下，则为悬饮；饮流肢体，则为溢饮；聚于胸肺，则为支饮。

2. **辨标本的主次**　本证以阳虚阴盛，本虚标实为特点。脾肺肾阳气亏虚，不能运化水湿为本，水饮留聚为标。初病饮盛以实为主，久病正虚，饮微以虚为主。

3. **辨病邪的兼夹**　痰饮虽为阴邪，寒证居多，但亦有郁久化热者；初起若有寒热见症，为夹表邪；饮积不化，气机升降受阻，常兼气滞。

（二）治疗原则

痰饮的治疗以温化为原则，即所谓"病痰饮者，当以温药和之"。同时还应根据表里虚实的不同，采取相应的处理措施。水饮壅盛者，应祛饮以治标；阳微气虚者，宜温阳以治本；在表者，当温散发汗；在里者，应温化利水；正虚者补之；邪实者攻之；如属邪实正虚，则当消补兼施；饮热相杂者，又当温清并用。

（三）证治分类

以痰饮、悬饮、溢饮、支饮等四饮为纲进行辨证论治。

1. **痰饮**　多由素体脾虚，运化不健，复加饮食不当，或为外湿所伤而致脾阳虚弱，饮留胃肠引起。

（1）脾阳虚弱证

证候：胸胁支满，心下痞闷，胃中有振水音，脘腹喜温畏冷，泛吐清水痰涎，饮入易吐，口渴不欲饮水，头晕目眩，心悸气短，食少，大便或溏，形体逐渐消瘦，舌苔白滑，脉弦细而滑。

治法：温脾化饮。

代表方：苓桂术甘汤合小半夏加茯苓汤加减。

加减：水饮内阻，清气不升而见眩冒、小便不利者，加泽泻、猪苓；脘部冷痛，吐涎沫，为寒凝气滞，饮邪上逆，酌配干姜、吴茱萸、川椒目、肉桂；心下胀满者，加枳实以开痞。

（2）饮留胃肠证

证候：心下坚满或痛，自利，利后反快，虽利，心下续坚满，或水走肠间，沥沥有声，腹满，便秘，口舌干燥，舌苔腻，色白或黄，脉沉弦或伏。

治法：攻下逐饮。

代表方：甘遂半夏汤或己椒苈黄丸加减。

加减：饮邪上逆，胸满者，加枳实、厚朴以泄满，但不能图快一时，攻逐太过，损伤正气。

2. 悬饮 多因素体不强，或原有其他慢性疾病，肺虚卫弱，时邪外袭，肺失宣通，饮停胸胁，络气不和。如若饮阻气郁，久则可以化火伤阴或耗损肺气。在病程发生发展中，可见如下证型。

（1）邪犯胸肺证

证候：寒热往来，身热起伏，汗少，或发热不恶寒，有汗而热不解，咳嗽，痰少，气急，胸胁刺痛，呼吸、转侧疼痛加重，心下痞硬，干呕，口苦，咽干，舌苔薄白或黄，脉弦数。

治法：和解宣利。

代表方：柴枳半夏汤加减。

加减：痰饮内结，肺气失肃，见咳逆气急，加白芥子、桑白皮；胁痛甚者，加郁金、桃仁、延胡索以通络止痛；心下痞硬，口苦，干呕，加

黄连，与半夏、瓜蒌合伍以苦辛开痞散结；身热盛汗出，咳嗽气粗，去柴胡，加麻黄、杏仁、石膏以清热宣肺化痰。

（2）饮停胸胁证

证候：胸胁疼痛，咳唾引痛，痛势逐渐减轻，而呼吸困难加重，咳逆气喘，息促不能平卧，或仅能偏卧于停饮的一侧，病侧肋间胀满，甚则可见病侧胸廓隆起，舌苔白，脉沉弦或弦滑。

治法：泻肺祛饮。

代表方：椒目瓜蒌汤合十枣汤或控涎丹加减。

加减：痰浊偏盛，胸部满闷，舌苔浊腻者，加薤白、杏仁；如水饮久停难去，胸胁支满，体弱，食少者，加桂枝、白术、甘草等通阳健脾化饮，不宜再予峻攻；若见络气不和之候，可同时配合理气和络之剂，以冀气行水行。

注意事项：如用十枣汤或控涎丹峻下逐水，剂量均从小量递增，一般连服3~5日，必要时停两三日再服。必须注意顾护胃气，中病即止，如药后出现呕吐、腹痛、腹泻过剧，应减量或停服。

（3）络气不和证

证候：胸胁疼痛，如灼如刺，胸闷不舒，呼吸不畅，或有闷咳，甚则迁延，经久不已，阴雨天更甚，可见病侧胸廓变形，舌苔薄，质暗，脉弦。

治法：理气和络。

代表方：香附旋覆花汤加减。

加减：痰气郁阻，胸闷苔腻者，加瓜蒌、枳壳豁痰开痹；久痛入络，痛势如刺者，加桃仁、红花、乳香、没药以行气活血和络；饮留不净者，胁痛迁延，经久不已，可加通草、路路通、冬瓜皮等以祛饮通络。

（4）阴虚内热证

证候：胸胁饱满，咳呛时作，咯吐少量黏痰，口干咽燥，或午后潮热，颧红，心烦，手足心热，盗汗，或伴胸胁闷痛，病久不复，形体消

瘦，舌质偏红，少苔，脉细数。

治法：滋阴清热。

代表方：沙参麦冬汤合泻白散加减。

加减：阴虚内热，潮热显著，可加鳖甲、功劳叶以清虚热；虚热灼津为痰，肺失宣肃而见咳嗽，可加百部、川贝母；痰阻气滞，络脉失畅，见胸胁闷痛，酌加瓜蒌皮、枳壳、广郁金、丝瓜络；日久积液未尽，加牡蛎、泽泻利水化饮。

本证须防迁延日久，趋向劳损之途。

3. 溢饮 多因外感风寒，玄府闭塞，以致肺脾输布失职，水饮流溢四肢肌肉，寒水相杂为患。如宿有寒饮，复加外寒客表而致者，多属表里俱寒；若饮邪化热，可见饮溢体表而热郁于里之候。

表寒里饮证

证候：身体沉重而疼痛，甚则肢体浮肿，恶寒，无汗，或有咳喘，痰多白沫，胸闷，干呕，口不渴，苔白，脉弦紧。

治法：发表化饮。

代表方：小青龙汤加减。

加减：表寒外束，内有郁热，伴有发热，烦躁，苔白而兼黄，加石膏以清泄内热；若表寒之象已不著者，改用大青龙汤以发表清里；水饮内聚而见肢体浮肿明显，尿少者，可配茯苓、猪苓、泽泻；饮邪犯肺，喘息痰鸣不得卧者，加杏仁、射干、葶苈子。

4. 支饮 多由受寒饮冷，饮邪留伏，或因久咳致喘，迁延反复伤肺，肺气不能布津，阳虚不运，饮邪留伏，支撑胸膈，上逆迫肺。此证多呈发作性，在感寒触发之时，以邪实为主，缓解期以正虚为主。

（1）寒饮伏肺证

证候：咳逆喘满不得卧，痰吐白沫量多，经久不愈，天冷受寒加重，甚至引起面浮跗肿，或平素伏而不作，遇寒即发，发则寒热，背痛，腰痛，目泣自出，身体振振瞤动，舌苔白滑或白腻，脉弦紧。

治法：宣肺化饮。

代表方：小青龙汤加减。

加减：无寒热、身痛等表证，见动则喘甚，易汗，为肺气已虚，可改用苓甘五味姜辛汤，不宜再用麻黄、桂枝表散；若饮多寒少，外无表证，喘咳痰稀或不得息，胸满气逆，可用葶苈大枣泻肺汤加白芥子、莱菔子以泻肺祛饮；饮邪壅实，咳逆喘急，胸痛烦闷，加甘遂、大戟峻逐水饮，以缓其急。

（2）脾肾阳虚证

证候：喘促动则为甚，心悸，气短，或咳而气怯，痰多，食少，胸闷，怯寒肢冷，神疲，少腹拘急不仁，脐下动悸，小便不利，足跗浮肿，或吐涎沫而头目昏眩，舌体胖大，质淡，苔白润或腻，脉沉细而滑。

治法：温脾补肾，以化水饮。

代表方：金匮肾气丸合苓桂术甘汤加减。

加减：痰涎壅盛，食少痰多，可加半夏、陈皮化痰和中；水湿偏盛，足肿，小便不利，四肢沉重疼痛，可加茯苓、泽泻以利水湿；脐下悸，吐涎沫，头目昏眩，是饮邪上逆，虚中夹实之候，可用五苓散化气行水。

细目四　消　渴

◎ **要点一　概述**

消渴是以多饮、多食、多尿、乏力、消瘦为主要临床表现的一种疾病。

◎ **要点二　病因病机**

（一）病因

禀赋不足、饮食失节、情志失调、劳逸失度等。

（二）病机

消渴的基本病机为阴津亏损，燥热偏盛。其病变的脏腑主要在肺、胃、肾，尤以肾为关键。本病的病理因素主要是虚火、浊瘀。病理性质为本虚标实。而以阴虚为本，燥热为标，两者互为因果。

消渴病虽有在肺、胃、肾的不同，但常常互相影响。如肺燥津伤，津液失于敷布，则脾胃不得濡养，肾精不得滋助；脾胃燥热偏盛，上可灼伤肺津，下可耗伤肾阴；肾阴不足则阴虚火旺，亦可上灼肺胃，终致肺燥胃热肾虚，故"三多"之症常可相互并见。

消渴病日久，则易发生以下两种病变：一是阴损及阳，阴阳俱虚，其中以肾阳虚及脾阳虚较为多见。严重者可因阴液极度耗损，虚阳浮越，而见烦躁、头痛、呕恶、呼吸深快等症，甚则出现昏迷、肢厥、脉细欲绝等阴竭阳亡危象。二是病久入络，血脉瘀滞。血瘀是消渴病的重要病机之一，且消渴病多种并发症的发生也与血瘀密切相关。

◎ 要点三　诊断与鉴别诊断

（一）诊断依据

1. 口渴多饮、多食易饥、尿频量多、形体消瘦等具有特征性的临床症状，是诊断消渴病的主要依据。

2. 有的患者"三多"症状不著，但若于中年之后发病，且嗜食膏粱厚味、醇酒炙煿，以及病久并发眩晕、肺痨、胸痹心痛、中风、雀目、疮痈等病证者，应考虑有患消渴的可能性。

3. 由于本病的发生与禀赋不足有较为密切的关系，故消渴病的家族史可供诊断参考。

（二）鉴别诊断

1. **消渴与口渴症**　两者都可出现口干多饮症状。口渴症是指口渴饮水的一个临床症状，可出现于多种疾病过程中，尤以外感热病为多见。但这类口渴各随其所患病证的不同而出现相应的临床症状，不伴多食、多尿、消瘦等消渴的特点。

2. **消渴与瘿病**　两者都可见多食易饥、消瘦症状。瘿病中气郁化火、阴虚火旺的类型，以情绪激动，多食易饥，形体日渐消瘦，心悸，眼突，颈部一侧或两侧肿大为特征。其中的多食易饥、消瘦，类似消渴病的中消，但眼球突出，颈前瘿肿有形则与消渴有别，且无消渴病的多饮、多尿等症。

◎ 要点四　辨证论治

（一）辨证要点

首先分清三消的脏腑病位。多饮症状较为突出者为上消，以肺燥津伤为主；多食症状较为突出者为中消，以胃热炽盛为主；多尿症状较突出者为下消，以肾虚为主。

其次辨标本。本病以阴虚为主，燥热为标，两者互为因果。常因病程长短及病情轻重的不同，而阴虚和燥热之表现各有侧重。一般初病多以燥热为主，病程较长者则阴虚与燥热互见，日久则以阴虚为主，进而由于阴损及阳，导致阴阳俱虚。

其三辨本症与并发症。多饮、多食、多尿和乏力、消瘦为消渴病本症的基本临床表现，而易发生诸多并发症为本病的另一特点。本症与并发症的关系，一般以本症为主，并发症为次。多数患者，先见本症，随病情的发展而出现并发症。但亦有少数患者与此相反，如少数中老年患者，"三多"及消瘦的本症不明显，常因痈疽、眼疾、心脑病证等最后确诊为本病。

（二）治疗原则

本病的基本病机是阴虚为本，燥热为标，故清热润燥、养阴生津为本病的治疗大法。

由于本病常发生血脉瘀滞及阴损及阳的病变，以及易并发痈疽、眼疾、劳嗽等症，故还应针对具体病情，及时合理地选用活血化瘀、清热解毒、健脾益气、滋补肾阴、温补肾阳等治法。

（三）证治分类

1. 上消

肺热津伤证

证候：口渴多饮，口舌干燥，尿频量多，烦热多汗，舌边尖红，苔薄黄，脉洪数。

治法：清热润肺，生津止渴。

代表方：消渴方加减。

加减：若烦渴不止，小便频数，而脉数乏力者，为肺热津亏，气阴两伤，可选用玉泉丸或二冬汤。

2. 中消

（1）胃热炽盛证

证候：多食易饥，口渴，尿多，形体消瘦，大便干燥，苔黄，脉滑实有力。

治法：清胃泻火，养阴增液。

代表方：玉女煎加减。

加减：大便秘结不行，可用增液承气汤润燥通腑，"增水行舟"，待大便通后，再转上方治疗。

（2）气阴亏虚证

证候：口渴引饮，能食与便溏并见，或饮食减少，精神不振，四肢乏力，体瘦，舌质淡红，苔白而干，脉弱。

治法：益气健脾，生津止渴。

代表方：七味白术散加减。

加减：肺有燥热加地骨皮、知母、黄芩清肺；口渴明显加天花粉、生地养阴生津。

3. 下消

（1）肾阴亏虚证

证候：尿频量多，混浊如脂膏，或尿甜，腰膝酸软，乏力，头晕耳鸣，口干唇燥，皮肤干燥，瘙痒，舌红苔少，脉细数。

治法：滋阴固肾。

代表方：六味地黄丸加减。

加减：阴虚火旺而烦躁，五心烦热，盗汗，失眠者，可加知母、黄柏滋阴泻火；尿量多而混浊者，加益智仁、桑螵蛸等益肾缩尿；气阴两虚而伴困倦，气短乏力，舌质淡红者，可加党参、黄芪、黄精益气。

（2）阴阳两虚证

证候：小便频数，混浊如膏，甚至饮一溲一，面容憔悴，耳轮干枯，腰膝酸软，四肢欠温，畏寒肢冷，阳痿或月经不调，舌苔淡白而干，脉沉细无力。

治法：滋阴温阳，补肾固涩。

代表方：金匮肾气丸加减。

加减：尿量多而混浊者，加益智仁、桑螵蛸、覆盆子、金樱子等益肾收摄；身体困倦，气短乏力者，可加党参、黄芪、黄精补益正气；阳痿加巴戟天、淫羊藿、肉苁蓉；阳虚畏寒者，可酌加鹿茸粉0.5克冲服，以启动元阳，助全身阳气之生化。

消渴多伴有瘀血的病变，可酌加活血化瘀药，如丹参、川芎、郁金、红花、泽兰、鬼箭羽、山楂等。

消渴容易发生多种并发症，应在治疗本病的同时，积极治疗并发症，如白内障、雀盲、耳聋。

◎ 要点五　转归预后

消渴病常病及多个脏腑，病变影响广泛，未及时医治以及病情严重的患者，常可并发多种病证。

◎ 要点六　预防调护

1. 本病除药物治疗外，注意生活调摄具有十分重要的意义。

2. 戒烟酒、浓茶及咖啡等。

3. 保持情志平和，制定并实施有规律的生活起居制度。

4. 运动量根据年龄及基础疾病而定。

细目五　内伤发热

◎ 要点一　概述

内伤发热是指以内伤为病因，以脏腑功能失调，气、血、阴、阳失衡为基本病机，以发热为主要临床表现的病证。一般起病较缓，病程较长，热势轻重不一，但以低热为多，或自觉发热而体温并不升高。

◎ 要点二　病因病机

（一）病因

久病体虚、饮食劳倦、情志失调及外伤出血。

（二）病机

内伤发热的基本病机是气血阴阳失衡，脏腑功能失调。病理性质大体可归纳为虚、实两类。由气郁化火、瘀血阻滞及痰湿停聚所致者属实，气血阴阳虚损导致的发热属虚。前者又可进一步引起脏腑功能失调，阴阳气血亏损，成为正虚邪实之证。本病病机比较复杂，可由一种也可由多种病因同时引起发热，久病往往由实转虚，由轻转重，其中以瘀血病久，损及气、血、阴、阳，分别兼见气虚、血虚、阴虚或阳虚，而成为虚实兼夹之证的情况较为多见。其他如气郁发热日久伤阴，则转化为气郁阴虚之发热；气虚发热日久，病损及阳，阳气虚衰，则发展为阳虚发热。

◎ 要点三　诊断

1. 内伤发热起病缓慢，病程较长，多为低热，或自觉发热，而体温并不升高，表现为高热者较少。不恶寒，或虽有怯冷，但得衣被则温。常兼见头晕、神疲、自汗、盗汗、脉弱等症。

2. 一般有气、血、阴、阳亏虚或气郁、血瘀、湿阻的病史，或有反复发热史。

3. 无感受外邪所致的头身疼痛、鼻塞、流涕、脉浮等症。

◎ 要点四　辨证论治

（一）辨证要点

首先应辨明证候虚实，其次辨病情轻重，再次辨清病位。

辨明证候虚实。由气郁、血瘀、痰湿所致的内伤发热属实；由气虚、血虚、阴虚、阳虚所致的内伤发热属虚。若邪实伤正及因虚致实，表现虚实夹杂证候者，应分析其主次。

辨病情轻重。病程长久，热势亢盛，持续发热或反复发作，经治不愈，胃气衰败，正气虚甚，兼夹症多，均为病情较重的表现。反之则病情较轻。若内脏无实质性病变，仅属一般体虚所致者，病情亦轻。

辨清病位。发热每因劳累而起，伴乏力、自汗、食少、便溏，或食后腹胀加重，病位在脾胃；发热常因郁怒而起，伴胸胁胀满，叹气得舒，口苦便干，病位在肝；发热因房室、劳倦太过而起，伴腰膝酸软，两腿无力，夜尿频多，耳鸣，病位在肾。

（二）治疗原则

属实者，治宜解郁、活血、除湿为主，适当配伍清热。属虚者，则应益气、养血、滋阴、温阳，除阴虚发热可适当配伍清退虚热的药物外，其余均应以补为主。对虚实夹杂者，则宜兼顾之。

（三）证治分类

1. 阴虚发热证

证候：午后潮热，或夜间发热，不欲近衣，手足心热，烦躁，少寐多梦，盗汗，口干咽燥，舌质红，或有裂纹，苔少甚至无苔，脉细数。

治法：滋阴清热。

代表方：清骨散或知柏地黄丸加减。

加减：盗汗较甚者，可去青蒿，加牡蛎、浮小麦、糯稻根固表敛汗；阴虚较甚者，加玄参、生地、制首乌滋养阴精；兼有气虚而见头晕气短、体倦乏力者，加太子参、麦冬、五味子益气养阴。

2. 血虚发热证

证候：发热，热势多为低热，头晕眼花，身倦乏力，心悸不宁，面白少华，唇甲色淡，舌质淡，脉细弱。

治法：益气养血。

代表方：归脾汤加减。

加减：血虚较甚者，加熟地、枸杞子、制首乌补益精血；发热较甚者，可加银柴胡、白薇清退虚热；由慢性失血所致的血虚，若仍有少许出血者，可酌加三七粉、仙鹤草、茜草、棕榈炭等止血。

3. 气虚发热证

证候：发热，热势或低或高，常在劳累后发作或加剧，倦怠乏力，气短懒言，自汗，易于感冒，食少便溏，舌质淡，苔薄白，脉细弱。

治法：益气健脾，甘温除热。

代表方：补中益气汤加减。

加减：自汗较多者，加牡蛎、浮小麦、糯稻根固表敛汗；时冷时热，汗出恶风者，加桂枝、芍药调和营卫；脾虚夹湿，而见胸闷脘痞，舌苔白腻者，加苍术、茯苓、厚朴健脾燥湿。

4. 阳虚发热证

证候：发热而欲近衣，形寒怯冷，四肢不温，少气懒言，头晕嗜卧，腰膝酸软，纳少便溏，面色㿠白，舌质淡胖，或有齿痕，苔白润，脉沉细无力。

治法：温补阳气，引火归原。

代表方：金匮肾气丸加减。

加减：短气甚者，加人参补益元气；阳虚较甚者加仙茅、仙灵脾温肾助阳；便溏腹泻者，加白术、炮干姜温运中焦。

5. 气郁发热证

证候：发热多为低热或潮热，热势常随情绪波动而起伏，精神抑郁，胁肋胀满，烦躁易怒，口干而苦，纳食减少，舌红苔黄，脉弦数。

治法：疏肝理气，解郁泄热。

代表方：丹栀逍遥散加减。

加减：气郁较甚，可加郁金、香附、青皮理气解郁；热象较甚，舌红口干，便秘者，可去白术，加龙胆草、黄芩清肝泻火；妇女若兼月经不调，可加泽兰、益母草活血调经。

6. 痰湿郁热证

证候：低热，午后热甚，心内烦热，胸闷脘痞，不思饮食，渴不欲饮，呕恶，大便稀薄或黏滞不爽，舌苔白腻或黄腻，脉濡数。

治法：燥湿化痰，清热和中。

代表方：黄连温胆汤合中和汤或三仁汤加减。

加减：呕恶加竹茹、藿香、白蔻仁和胃泄浊；胸闷、苔腻加郁金、佩兰芳化湿邪；湿热阻滞少阳枢机，症见寒热如疟，寒轻热重，口苦呕逆者，加青蒿、黄芩清解少阳。

7. 血瘀发热证

证候：午后或夜晚发热，或自觉身体某些部位发热，口燥咽干，但不多饮，肢体或躯干有固定痛处或肿块，面色萎黄或晦暗，舌质青紫或有瘀点、瘀斑，脉弦或涩。

治法：活血化瘀。

代表方：血府逐瘀汤加减。

加减：发热较甚者，可加秦艽、白薇、丹皮清热凉血；肢体肿痛者，可加丹参、郁金、延胡索活血散肿定痛。

细目六 虚 劳

◎ 要点一 概述

虚劳是以脏腑亏损，气血阴阳虚衰，久虚不复成劳为主要病机，以五脏虚证为主要临床表现的多种慢性虚弱证候的总称。

◎ 要点二 病因病机

（一）病因

禀赋薄弱、烦劳过度、饮食不节、大病久病、误治失治。

（二）病机

虚劳的病损主要在五脏，尤以脾肾为主。虚劳的病理性质主要为气、血、阴、阳的亏虚。由于虚损的病因不一，往往首先导致相关某脏气、血、阴、阳的亏损，但由于五脏互关，气血同源，阴阳互根，所以在病变过程中常互相影响。一般来说，气虚以肺、脾为主，但病重者每可影响心、肾；血虚以心、肝为主，并与脾之化源不足有关；阴虚以肾、肝、肺为主，涉及心、胃；阳虚以脾、肾为主，重者每易影响到心。

◎ 要点三 诊断与鉴别诊断

（一）诊断依据

1. 多见形神衰败，身体羸瘦，大肉尽脱，食少厌食，心悸气短，自汗盗汗，面容憔悴，或五心烦热，或畏寒肢冷，脉虚无力等症。若病程较长，久虚不复，症状可呈进行性加重。

2. 具有引起虚劳的致病因素及较长的病史。

3. 排除类似病证。应着重排除其他病证中的虚证。

（二）鉴别诊断

虚劳与其他疾病的虚证：虚劳与内科其他病

证中的虚证在临床表现、治疗方药方面有类似之处，两者主要区别有二：其一，虚劳的各种证候，均以出现一系列精气亏虚的症状为特征，而其他病证的虚证则各以其病证的主要症状为突出表现。其二，其他病证中的虚证虽然也以久病属虚者为多，但亦有病程较短而呈现虚证者，且病变脏器单一。

◎ 要点四　辨证论治

（一）辨证要点

首先辨别五脏气血阴阳亏虚。虚劳的证候总不离乎五脏，而五脏之辨，又不外乎气、血、阴、阳，故对虚劳的辨证应以气、血、阴、阳为纲，五脏虚候为目。

其次辨有无兼夹病证。

1. 因病致虚、久虚不复者，应辨明原有疾病是否还继续存在。

2. 因虚致病者应辨明有无因虚致实的表现。如因气虚运血无力，形成瘀血；脾气虚不能运化水湿，以致水湿内停等。

3. 是否兼夹外邪。虚劳之人由于卫外不固，易感外邪为患，且感邪之后不易恢复，治疗用药也与常人感邪有所不同。

（二）治疗原则

对于虚劳的治疗，根据"虚则补之""损者益之"的理论，当以补益为基本原则。在进行补益的时候，一是必须根据病理属性的不同，分别采取益气、养血、滋阴、温阳的治疗方药；二是要密切结合五脏病位的不同而选方用药，以加强治疗的针对性。

（三）证治分类

以气、血、阴、阳为纲，五脏虚证为目，分类列述其证治。

1. **气虚**　面色㿠白或萎黄，气短懒言，语声低微，头昏神疲，肢体无力，舌苔淡白，脉细软弱。

（1）**肺气虚证**

证候：咳嗽无力，痰液清稀，短气自汗，声音低怯，时寒时热，平素易于感冒，面白。

治法：补益肺气。

代表方：补肺汤加减。

加减：自汗较多者，加牡蛎、麻黄根固表敛汗；若气阴两虚而兼见潮热、盗汗者，加鳖甲、地骨皮、秦艽等养阴清热；若气虚卫弱，外邪入侵，寒热，身重，头目眩冒，表现正虚感邪者，当扶正祛邪，佐以防风、豆卷、桂枝、生姜、杏仁、桔梗。

（2）**心气虚证**

证候：心悸，气短，劳则尤甚，神疲体倦，自汗。

治法：益气养心。

代表方：七福饮加减。

加减：自汗多者，可加黄芪、五味子益气固摄；饮食少者，加砂仁、茯苓开胃健脾。

（3）**脾气虚证**

证候：饮食减少，食后胃脘不舒，倦怠乏力，大便溏薄，面色萎黄。

治法：健脾益气。

代表方：加味四君子汤加减。

加减：若中气不足，气虚下陷，脘腹坠胀，气短，脱肛者，可改用补中益气汤补气升陷。

（4）**肾气虚证**

证候：神疲乏力，腰膝酸软，小便频数而清，白带清稀，舌质淡，脉弱。

治法：益气补肾。

代表方：大补元煎加减。

加减：神疲乏力甚者，加黄芪益气；尿频较甚及小便失禁者，加菟丝子、五味子、益智仁补肾固摄；脾失健运而兼见大便溏薄者，去熟地、当归，加肉豆蔻、补骨脂温补固涩。

2. **血虚**　面色淡黄或淡白无华，唇、舌、指甲色淡，头晕目花，肌肤枯糙，舌质淡红苔少，脉细。

（1）**心血虚证**

证候：心悸怔忡，健忘，失眠，多梦，面色不华。

治法：养血宁心。

代表方：养心汤加减。

加减：失眠、多梦较甚，可加合欢花、夜交藤养心安神。

（2）肝血虚证

证候：头晕，目眩，胁痛，肢体麻木，筋脉拘急，或筋惕肉瞤，妇女月经不调甚则闭经，面色不华。

治法：补血养肝。

代表方：四物汤加减。

加减：血虚甚者，加制首乌、枸杞子、鸡血藤增强补血养肝的作用；目失所养，视物模糊，加楮实子、枸杞子、决明子养肝明目。

3. 阴虚 面颧红赤，唇红，低烧潮热，手足心热，虚烦不安，盗汗，口干，舌质光红少津，脉细数无力。

（1）肺阴虚证

证候：干咳，咽燥，甚或失音，咯血，潮热，盗汗，面色潮红。

治法：养阴润肺。

代表方：沙参麦冬汤加减。

加减：咳嗽甚者，加百部、款冬花肃肺止咳；咯血，加白及、仙鹤草、小蓟凉血止血；潮热，加地骨皮、银柴胡、秦艽、鳖甲养阴清热；盗汗，加五味子、乌梅敛阴止汗。

（2）心阴虚证

证候：心悸，失眠，烦躁，潮热，盗汗，或口舌生疮，面色潮红。

治法：滋阴养心。

代表方：天王补心丹加减。

加减：火热偏盛而见烦躁不安，口舌生疮者，去当归、远志之辛温，加黄连、木通、淡竹叶清心泻火，导热下行；潮热，加地骨皮、银柴胡清退虚热；盗汗，加牡蛎、浮小麦敛汗止汗。

（3）脾胃阴虚证

证候：口干唇燥，不思饮食，大便燥结，甚则干呕，呃逆，面色潮红。

治法：养阴和胃。

代表方：益胃汤加减。

加减：口干唇燥，津亏较甚者，加石斛、花粉滋养胃阴；不思饮食甚者，加麦芽、扁豆、山药益胃健脾；呃逆，加刀豆、柿蒂、竹茹降逆止呃。

（4）肝阴虚证

证候：头痛，眩晕，耳鸣，目干畏光，视物不明，急躁易怒，或肢体麻木，筋惕肉瞤，面潮红。

治法：滋养肝阴。

代表方：补肝汤加减。

加减：头痛、眩晕、耳鸣较甚，或筋惕肉瞤，为风阳内盛，加石决明、菊花、钩藤、刺蒺藜平肝息风潜阳；目干涩畏光，或视物不明者，加枸杞子、女贞子、草决明养肝明目。

（5）肾阴虚证

证候：腰酸，遗精，两足痿弱，眩晕，耳鸣，甚则耳聋，口干，咽痛，颧红，舌红少津，脉沉细。

治法：滋补肾阴。

代表方：左归丸加减。

加减：遗精，加牡蛎、金樱子、芡实、莲须固肾涩精；潮热，口干咽痛，脉数，为阴虚火旺，去鹿角胶、山茱萸，加知母、黄柏、地骨皮滋阴泻火。

4. 阳虚 面色苍白或晦暗，怕冷，手足不温，出冷汗，精神疲倦，气息微弱，或有浮肿，下肢为甚，舌质胖嫩，边有齿印，苔淡白而润，脉细微、沉迟或虚大。

（1）心阳虚证

证候：心悸，自汗，神倦嗜卧，心胸憋闷疼痛，形寒肢冷，面色苍白。

治法：益气温阳。

代表方：保元汤加减。

加减：心胸疼痛者，酌加郁金、川芎、丹参、三七活血定痛；形寒肢冷，为阳虚较甚，酌加附子、巴戟天、仙茅、仙灵脾、鹿茸温补阳气。

（2）脾阳虚证

证候：面色萎黄，食少，形寒，神倦乏力，少气懒言，大便溏薄，肠鸣腹痛，每因受寒或饮食不慎而加剧。

治法：温中健脾。

代表方：附子理中汤加减。

加减：腹中冷痛较甚，为寒凝气滞，可加高良姜、香附或丁香、吴茱萸温中散寒，理气止痛；食后腹胀及呕逆者，为胃寒气逆，加砂仁、半夏、陈皮温中和胃降逆；腹泻较甚，为阳虚寒甚，加肉豆蔻、补骨脂、苡仁温补脾肾，涩肠除湿止泻。

（3）肾阳虚证

证候：腰背酸痛，遗精，阳痿，多尿或不禁，面色苍白，畏寒肢冷，下利清谷或五更泻泄，舌质淡胖，有齿痕。

治法：温补肾阳。

代表方：右归丸加减。

加减：遗精，加金樱子、桑螵蛸、莲须，或金锁固精丸以收涩固精；脾虚以致下利清谷者，减去熟地、当归等滋腻滑润之品，加党参、白术、苡仁益气健脾，渗湿止泻；命门火衰以致五更泄泻者，合四神丸温脾暖肾，固肠止泻；阳虚水泛以致浮肿、尿少者，加茯苓、泽泻、车前子，或合五苓散利水消肿；肾不纳气而见喘促短气，动则更甚者，加补骨脂、五味子、蛤蚧补肾纳气。

◎ 要点五　转归预后

虚劳一般病程较长，多为久病痼疾，症状逐渐加重，短期不易康复。

细目七　癌　病

◎ 要点一　概述

癌病是多种恶性肿瘤的总称，以脏腑组织发生异常增生为其基本特征，临床表现主要为肿块逐渐增大、表面高低不平、质地坚硬、时有疼痛，常伴发热、乏力、纳差、消瘦并进行性加重为主症的疾病。

◎ 要点二　病因病机

（一）病因

素体内虚、六淫邪毒、饮食失调、内伤七情。

（二）病机

癌病的基本病机是正气亏虚，脏腑功能失调，气机郁滞，痰瘀酿毒久羁而成有形之肿块。

病理性质为标实本虚、虚实夹杂，常见全身属虚而局部属实。发病初期，邪毒偏胜而正虚不显；中晚期由于癌毒耗伤人体气血津液，多出现气虚、阴伤、气血亏虚或阴阳两虚等。

主要病理因素为气郁、痰浊、湿阻、血瘀、毒聚（热毒、寒毒）。不同癌病的病理因素各有特性。如脑瘤常以风火痰瘀上蒙清阳为主，肺癌则多属痰瘀郁热，食道癌、胃癌多属痰气瘀阻，甲状腺癌多属火郁痰瘀，肝癌、胆囊癌多属湿热瘀毒，大肠癌多湿浊瘀滞，肾癌、膀胱癌多为湿热浊瘀。

癌病不同，病位亦不同，如脑瘤病位在脑，肺癌病位在肺，大肠癌病位在肠，肾癌及膀胱癌病位在肾与膀胱等。由于肝藏血，主疏泄，条达气机；脾为气血生化之源；肾藏精，藏元阴元阳。因此各种癌病都与肝、脾、肾三脏功能失调密切相关。

◎ 要点三　诊断与鉴别诊断

（一）诊断依据

1. 癌病中晚期可出现相关特异性证候表现，由于肿瘤部位不同而主症各异。如脑瘤患者常以头痛、呕吐、视力障碍、肢体活动不利为主；肺癌患者以顽固性干咳或痰中带血，以及胸痛、气急、发热多见；肝癌患者可见右胁疼痛、乏力、纳差、黄疸等；大肠癌患者可有大便习惯改变，如腹泻或便秘等；肾癌患者可有腰部不适、尿血等。

2. 病变局部可有坚硬、表面不平的肿块，肿块进行性增大，伴乏力、纳差、疼痛，或不明原因发热及消瘦，并进行性加重，多为癌病诊断的主要参考依据。

（二）鉴别诊断

癌病与良性肿瘤：良性肿瘤生长缓慢，皮肤无改变，除皮脂腺囊肿外，与皮肤无粘连，肿块表面光滑，与周围不粘连，边界清，活动度好，一般质地较软，一般无症状，肿瘤体积较大或发生于特殊部位，可产生压迫症状。癌病生长较快，常与皮肤粘连，凹陷或形成溃疡，肿块表面粗糙，无包膜，常与周围或皮肤粘连，活动度差或固定，质硬，无弹性，早期症状隐匿，可出现不明原因的消瘦、发热、出血，或发病部位的相应症状。

第八单元 肢体经络病证

细目一 痹 证

◎ 要点一 概述

痹证是由于风、寒、湿、热等邪气闭阻经络，影响气血运行，导致肢体筋骨、关节、肌肉等处发生疼痛、重着、酸楚、麻木，或关节屈伸不利、僵硬、肿大、变形等症状的一种疾病。轻者病在四肢关节肌肉，重者可内舍于脏。

◎ 要点二 病因病机

（一）病因

正气不足，卫外不固；风寒湿热，外邪入侵。

（二）病机

痹证的基本病机为邪气痹阻经脉，即风、寒、湿、热、痰、瘀等邪气滞留于肢体筋脉、关节、肌肉、经脉，气血痹阻不通，不通则痛。病理因素为风、寒、湿、热。病初以邪实为主，邪在经脉，累及筋骨、肌肉、关节。痹病日久，耗伤气血，损及肝肾，病理性质虚实相兼。部分患者肝肾气血大伤，而筋骨肌肉疼痛酸楚症状较轻，呈现以正虚为主的虚痹。此外，风、寒、湿、热之邪也可由经络内舍脏腑，出现相应的脏腑病变。因此，痹证日久，容易出现下述三种病理变化：一是风寒湿痹或热痹日久不愈，气血运行不畅日甚，瘀血痰浊阻痹经络，出现皮肤瘀斑、关节周围结节、关节肿大畸形、屈伸不利等症；二是病久使正气耗伤，呈现不同程度的气血亏损或肝肾不足证候；三是痹证日久不愈，病邪由经络而累及脏腑，出现脏腑痹的证候。其中以心痹较为多见。

◎ 要点三 诊断与鉴别诊断

（一）诊断依据

1. 临床表现为肢体关节、肌肉疼痛，屈伸不利，或疼痛游走不定，甚则关节剧痛、肿大、强硬、变形。

2. 发病及病情的轻重常与劳累以及季节、气候的寒冷、潮湿等天气变化有关，某些痹证的发生和加重可与饮食不当有关。

3. 本病可发生于任何年龄，但不同年龄的发病与疾病的类型有一定的关系。

（二）鉴别诊断

痹证与痿证：鉴别要点首先在于痛与不痛，痹证以关节疼痛为主，而痿证则为肢体力弱，无疼痛症状；其次要观察肢体的活动障碍，痿证是无力运动，痹证是因痛而影响活动；再者，部分痿证病初即有肌肉萎缩，而痹证则是由于疼痛甚或关节僵直不能活动，日久废而不用导致肌肉萎缩。

◎ 要点四 辨证论治

（一）辨证要点

痹证首辨病邪，其次辨别虚实，再辨体质。

痹痛游走不定者为行痹，属风邪盛；痛势较甚，痛有定处，遇寒加重者为痛痹，属寒邪盛；关节酸痛、重着、漫肿者为着痹，属湿邪盛；关节肿胀，肌肤掀红，灼热疼痛为热痹，属热邪盛。关节疼痛日久，肿胀局限，或见皮下结节者为痰；关节肿胀，僵硬，疼痛不移，肌肤紫暗或瘀斑等为瘀。

痹证新发，风、寒、湿、热之邪明显者为实；痹证日久，耗伤气血，损及脏腑，肝肾不足为虚；病程缠绵，日久不愈，常为痰瘀互结、肝肾亏虚之虚实夹杂证。

素体阳盛或阴虚有热者，感受外邪易从热化，多属热痹；素体阳虚者，感受外邪易从寒化，多属寒痹。

（二）治疗原则

1. 治疗应以祛邪通络为基本原则，根据邪气的偏盛，分别予以祛风、散寒、除湿、清热、化痰、行瘀，兼顾"宣痹通络"。久痹正虚者，应重视扶正，补肝肾、益气血是常用之法。

2. 治风宜重视养血活血，即所谓"治风先治血，血行风自灭"；治寒宜结合温阳补火，即所谓"阳气并则阴凝散"；治湿宜结合健脾益气，即所谓"脾旺能胜湿，气足无顽麻"。

3. 辨病位用药：痹在上肢可选用片姜黄、羌活、桂枝以通经达络，祛风胜湿；下肢疼痛者可选用独活、川牛膝、木瓜以引药下行；痹证累及颈椎，出现颈部僵硬不适、疼痛，左右前后活动受限者，可选用葛根、伸筋草、桂枝、羌活以舒筋通络，祛风止痛；痹证腰部疼痛、僵硬，弯腰活动受限者，可选用桑寄生、杜仲、巴戟天、淫羊藿、䗪虫以补肾强腰，化瘀止痛；痹证两膝关节肿胀，或有积液者，可用土茯苓、车前子、薏苡仁、猫爪草以清热利湿，消肿止痛；痹证四肢小关节疼痛、肿胀、灼热者，可选用土贝母、猫眼草、蜂房、威灵仙以解毒散结，消肿止痛。

4. 痹证久病入络，抽掣疼痛，肢体拘挛者，多用虫类搜风止痛药物。

（三）证治分类

1. 风寒湿痹

（1）行痹

证候：肢体关节、肌肉疼痛酸楚，屈伸不利，疼痛呈游走性，初起可见有恶风、发热等表证，舌苔薄白，脉浮或浮缓。

治法：祛风通络，散寒除湿。

代表方：防风汤加减。

加减：腰背酸痛为主者，多与肾气虚有关，加杜仲、桑寄生、淫羊藿、巴戟天、续断等补肾壮骨；若见关节肿大，苔薄黄，邪有化热之象者，宜寒热并用，投桂枝芍药知母汤加减。

（2）痛痹

证候：肢体关节疼痛，痛势较剧，部位固定，遇寒则痛甚，得热则痛缓，关节屈伸不利，局部皮肤或有寒冷感，舌质淡，舌苔薄白，脉弦紧。

治法：温经散寒，祛风除湿。

代表方：乌头汤加减。

加减：关节发凉，疼痛剧烈，遇冷更甚，加附子、细辛、桂枝、干姜、全当归，温经散寒，通脉止痛。

（3）着痹

证候：肢体关节、肌肉酸楚、重着、疼痛，肿胀散漫，关节活动不利，肌肤麻木不仁，舌质淡，舌苔白腻，脉濡缓。

治法：除湿通络，祛风散寒。

代表方：薏苡仁汤加减。

加减：关节肿胀甚者，加萆薢、五加皮以利水通络；若肌肤麻木不仁，加海桐皮、豨莶草以祛风通络；小便不利，浮肿，加茯苓、泽泻、车前子以利水祛湿；痰湿盛者，加半夏、南星。

2. 风湿热痹

证候：游走性关节疼痛，可涉及一个或多个关节，活动不便，局部灼热红肿，痛不可触，得冷则舒，可有皮下结节或红斑，常伴有发热、恶风、汗出、口渴、烦躁不安等全身症状，舌质红，舌苔黄或黄腻，脉滑数或浮数。

治法：清热通络，祛风除湿。

代表方：白虎加桂枝汤或宣痹汤加减。前方以清热宣痹为主，用于偏风热明显者；后方重在清热利湿，用于偏湿热盛者。

加减：皮肤有红斑者，加丹皮、赤芍、生地、紫草以清热凉血，活血化瘀。

3. 痰瘀痹阻证

证候：痹证日久，肌肉关节刺痛，固定不移，或关节肌肤紫暗、肿胀，按之较硬，肢体顽麻或重着，或关节僵硬变形，屈伸不利，有硬结、瘀斑，面色暗黧，眼睑浮肿，或胸闷痰多，舌质紫暗或有瘀斑，舌苔白腻，脉弦涩。

治法：化痰行瘀，蠲痹通络。

代表方：双合汤加减。

加减：痰浊滞留，皮下有结节者，加胆南星、天竺黄；瘀血明显，关节疼痛、肿大、强直、畸形，活动不利，舌质紫暗，脉涩，可加莪术、三七、地鳖虫。

4. 肝肾亏虚证

证候：痹证日久不愈，关节屈伸不利，肌肉瘦削，腰膝酸软，或畏寒肢冷，阳痿，遗精，或骨蒸劳热，心烦口干，舌质淡红，舌苔薄白或少津，脉沉细弱或细数。

治法：补益肝肾，舒筋活络。

代表方：独活寄生汤加减。

加减：肾气虚，腰膝酸软，乏力较著，加鹿角霜、续断、狗脊；肾阳虚，畏寒肢冷，关节疼痛拘急，加附子、干姜、巴戟天。

◎ **要点五　转归预后**

痹证日久，耗伤气血，可逐渐演变为虚劳；内损于心，心脉闭阻，胸闷心悸，喘急难于平卧而为心悸、喘证；内损于肺，肺失肃降，气不化水，则咳嗽频作，胸痛，少痰，气急，可转为咳喘、悬饮等证。

◎ **要点六　预防调护**

本病发生多与气候和生活环境有关，平素应注意防风、防寒、防潮，避免居潮湿之地。

痹证初发，应积极治疗，防止病邪传变。病邪入脏，病情较重者应卧床休息。行走不便者，应防止跌仆，以免发生骨折。长期卧床者，既要保持病人肢体的功能位，有利于关节功能恢复，还要经常变换体位，防止褥疮发生。

细目二　痿　证

◎ **要点一　概述**

痿证是指肢体筋脉弛缓，软弱无力，不能随意运动，或伴有肌肉萎缩的一种病证。

◎ **要点二　病因病机**

（一）病因

感受温毒、湿热浸淫、饮食毒物所伤、久病房劳、跌仆瘀阻。

（二）病机

痿证的病变部位在筋脉、肌肉，与肝、肾、肺、脾、胃关系最为密切。各种外感、内伤致病因素，引起五脏受损，精津不足，气血亏耗，进而肌肉筋脉失养，而发为痿证。病理因素为湿和热。病理性质虚多实少。本病以热证、虚证为多，虚实夹杂者亦不少见。外感温邪、湿热所致者，病初阴津耗伤不甚，邪热偏重，故属实证；但久延肺胃津伤，肝肾阴血耗损，则由实转虚，或虚实夹杂。内伤致病，脾胃虚弱，肝肾亏损，病久不已，气血阴精亏耗，则以虚证为主，但可夹湿、夹热、夹痰、夹瘀，表现本虚标实之候。故临床常呈现因实致虚、因虚致实和虚实错杂的复杂病机。

◎ **要点三　诊断与鉴别诊断**

（一）诊断依据

1. 肢体筋脉弛缓不收，下肢或上肢，一侧或双侧，软弱无力，甚则瘫痪，部分病人伴有肌肉萎缩。

2. 由于肌肉痿软无力，可有睑废、视歧、声嘶低暗、抬头无力等症状，甚则影响呼吸、吞咽。

3. 部分病人发病前有感冒、腹泻病史，有的病人有神经毒性药物接触史或家族遗传史。

（二）鉴别诊断

1. **痿证与偏枯** 偏枯亦称半身不遂，是中风症状，病见一侧上下肢偏废不用，常伴有语言謇涩、口眼歪斜，久则患肢肌肉枯瘦，其瘫痪是由于中风而致，二者临床不难鉴别。

2. **痿证与痹证** 痹证后期，由于肢体关节疼痛，不能运动，肢体长期废用，亦有类似痿证之瘦削枯萎者。但痿证肢体关节一般不痛，痹证则均有疼痛，其病因病机、治法也不相同，应予鉴别。

细目三 颤 证

◎ 要点一 概述

颤证是以头部或肢体摇动颤抖，不能自制为主要临床表现的一种病证。

◎ 要点二 病因病机

（一）病因

年老体虚、情志过极、饮食不节、劳逸失当。

（二）病机

颤证的基本病机为肝风内动，筋脉失养。其病位在筋脉，与肝、肾、脾等脏关系密切。病理因素为风、火、痰、瘀。病理性质总属本虚标实。本为气血阴阳亏虚，其中以阴津精血亏虚为主；标为风、火、痰、瘀为患。标本之间密切联系。病久则虚实寒热转化不定，而成寒热错杂、虚实夹杂之证。

风以阴虚生风为主，也有阳亢风动或痰热化风者。痰或因脾虚不能运化水湿而成，或热邪煎熬津液所致。痰邪多与肝风或热邪兼夹为患，闭阻气机，致使肌肉筋脉失养，或化热生风致颤。火有实火、虚火之分。虚火为阴虚生热化火，实火为五志过极化火，火热耗灼阴津，扰动筋脉不宁。久病多瘀，瘀血常与痰浊并病，

阻滞经脉，影响气血运行，致筋脉肌肉失养而病颤。

◎ 要点三 诊断与鉴别诊断

（一）诊断依据

1. 头部及肢体颤抖、摇动，不能自制，甚者颤动不止，四肢强急。

2. 常伴动作笨拙，活动减少，多汗流涎，语言缓慢不清，烦躁不寐，神识呆滞等症状。

3. 多发生于中老年人，一般呈隐袭起病，逐渐加重，不能自行缓解。部分病人发病与情志有关，或继发于脑部病变。

（二）鉴别诊断

颤证与瘛疭：瘛疭即抽搐，多见于急性热病或某些慢性疾病急性发作，抽搐多呈持续性，有时伴短阵性间歇，手足屈伸牵引，弛纵交替，部分病人可有发热，两目上视，神昏等症状；颤证是一种慢性疾病过程，以头颈、手足不自主颤动、振摇为主要症状，手足颤抖动作幅度小，频率较快，而无肢体抽搐牵引和发热、神昏等症状，再结合病史分析，二者不难鉴别。

◎ 要点四 辨证论治

（一）辨证要点

颤证首先要辨清标本虚实。肝肾阴虚、气血不足为病之本，属虚；风、火、痰、瘀等病理因素多为病之标，属实。

一般震颤较剧，肢体僵硬，烦躁不宁，胸闷体胖，遇郁怒而发者，多为实证；颤抖无力，缠绵难愈，腰膝酸软，体瘦眩晕，遇烦劳而加重者，多为虚证。但病久常标本虚实夹杂，临证需仔细辨别其主次偏重。

（二）治疗原则

本病的初期，本虚之象并不明显，常见风火相扇、痰热壅阻之标实证，治疗当以清热、化痰、息风为主；病程较长，年老体弱，其肝肾亏虚、气血不足等本虚之象逐渐突出，治疗当滋补肝肾、益气养血、调补阴阳为主，兼以息风通络。由于本病多发于中老年人，多在本虚的基础

上导致标实，因此治疗更应重视补益肝肾，治病求本。

（三）证治分类

1. 风阳内动证

证候：肢体颤动粗大，程度较重，不能自制，眩晕耳鸣，面赤烦躁，易激动，心情紧张时颤动加重，伴有肢体麻木，口苦而干，语言迟缓不清，流涎，尿赤，大便干，舌质红，苔黄，脉弦。

治法：镇肝息风，舒筋止颤。

代表方：天麻钩藤饮合镇肝熄风汤加减。

加减：肝火偏盛，焦虑心烦，加龙胆草、夏枯草；痰多者加竹沥、天竺黄以清热化痰；肾阴不足，虚火上扰，眩晕耳鸣者，加知母、黄柏、牡丹皮；心烦失眠，加炒枣仁、柏子仁、丹参养血补心安神；颤动不止，加僵蚕、全蝎，增强息风活络止颤之力。

2. 痰热风动证

证候：头摇不止，肢麻震颤，重则手不能持物，头晕目眩，胸脘痞闷，口苦口黏，甚则口吐痰涎，舌体胖大，有齿痕，舌质红，舌苔黄腻，脉弦滑数。

治法：清热化痰，平肝息风。

代表方：导痰汤合羚角钩藤汤加减。

加减：痰湿内聚，证见胸闷恶心，咯吐痰涎，苔厚腻，脉滑者，加皂角、白芥子以燥湿豁痰；震颤较重，加珍珠母、生石决明、全蝎；心烦易怒者，加天竺黄、牡丹皮、郁金；胸闷脘痞，加瓜蒌皮、厚朴、苍术；肌肤麻木不仁，加地龙、丝瓜络、竹沥；神识呆滞，加石菖蒲、远志。

3. 气血亏虚证

证候：头摇肢颤，面色淡白，表情淡漠，神疲乏力，动则气短，心悸健忘，眩晕，纳呆，舌体胖大，舌质淡红，舌苔薄白滑，脉沉濡无力或沉细弱。

治法：益气养血，濡养筋脉。

代表方：人参养荣汤加减。

加减：气虚运化无力，湿聚成痰，应化痰通络止颤，加半夏、白芥子、胆南星；血虚心神失养，心悸，失眠，健忘，加炒枣仁、柏子仁；气虚血滞，肢体颤抖，疼痛麻木，加鸡血藤、丹参、桃仁、红花。

4. 髓海不足证

证候：头摇肢颤，持物不稳，腰膝酸软，失眠心烦，头晕，耳鸣，善忘，老年患者常兼有神呆、痴傻，舌质红，舌苔薄白，或红绛无苔，脉象细数。

治法：填精补髓，育阴息风。

代表方：龟鹿二仙膏合大定风珠加减。

加减：肝风甚，肢体颤抖、眩晕较著，加天麻、全蝎、石决明；阴虚火旺，兼见五心烦热，躁动失眠，便秘溲赤，加黄柏、知母、丹皮、元参；肢体麻木，拘急强直，加木瓜、僵蚕、地龙，重用白芍、甘草以舒筋缓急。

5. 阳气虚衰证

证候：头摇肢颤，筋脉拘挛，面色㿠白，畏寒肢冷，四肢麻木，心悸懒言，动则气短，自汗，小便清长或自遗，大便溏，舌质淡，舌苔薄白，脉沉迟无力。

治法：补肾助阳，温煦筋脉。

代表方：地黄饮子加减。

加减：大便稀溏者，加干姜、肉豆蔻温中健脾；心悸者，加远志、柏子仁养心安神。

细目四　腰　痛

◎ 要点一　概述

腰痛又称腰脊痛，是以腰脊或脊旁部位疼痛为主要表现的一种病证。

◎ 要点二　病因病机

（一）病因

外邪侵袭、体虚年衰、跌仆闪挫。

（二）病机

腰为肾之府，赖肾之精气以濡养，故腰痛病位在肾，与足太阳膀胱经、任、督、冲、带等诸经脉有关。基本病机为筋脉痹阻，腰府失养。腰痛分外感与内伤。外感为风寒湿热之邪痹阻经脉，气血运行不畅；内伤腰痛多因肾精气亏虚，腰府失养，偏于阴虚则腰府失于濡养，偏于阳虚者则腰府不得温煦。经脉以通为常，跌扑闪挫，影响气血运行，以致气滞血瘀，壅滞经络，凝涩血脉，不通则痛。病理性质虚实不同，但腰痛以肾虚为主，或见本虚标实。凡因寒湿、湿热、瘀血等痹阻腰部，经脉不利，气血运行不畅者属实；因肾精气亏虚，腰府经脉失养者属虚。外感腰痛经久不愈，可转为内伤腰痛，由实转虚；内伤腰痛复感外邪则内外合邪，虚实夹杂，病情加重而变复杂。

◎ 要点三　诊断与鉴别诊断

（一）诊断依据

1. 急性腰痛，病程较短，轻微活动即可引起一侧或两侧腰部疼痛加重，脊柱两旁常有明显压痛。

2. 慢性腰痛，病程较长，缠绵难愈，腰部多隐痛或酸痛。常因体位不当、劳累过度、天气变化等因素而加重。

3. 本病常有居处潮湿阴冷、涉水冒雨、跌仆挫闪或劳损等相关病史。

（二）鉴别诊断

1. **腰痛与背痛、尻痛、胯痛**　腰痛是指腰脊及其两侧部位的疼痛，背痛为背脊以上部位疼痛，尻痛是尻骶部位的疼痛，胯痛是指尻尾以下及两侧胯部的疼痛，疼痛的部位不同，应予区别。

2. **腰痛与肾痹**　腰痛是以腰部疼痛为主；肾痹是指腰背强直弯曲，不能屈伸，行动困难而言，多由骨痹日久发展而成。

◎ 要点四　辨证论治

（一）辨证要点

腰痛辨证应辨外感、内伤与跌仆闪挫之外伤。外感者，多起病较急，腰痛明显，常伴有感受风、湿、寒、热等外邪症状。寒湿者，腰部冷痛重着，转侧不利，静卧病痛不减；湿热者，腰部热痛重着，暑湿天加重，活动后或可减轻。内伤者，多起病隐袭，腰部酸痛，病程缠绵，常伴有脏腑虚损症状，多见于肾虚。肾精亏虚者，腰痛缠绵，酸软无力；肾阳不足者，腰膝冷痛，喜温喜按，遇劳更甚，卧则减轻；肾阴亏损者，腰部隐痛，五心烦热。跌仆闪挫者，起病急，疼痛部位固定，瘀血症状明显，常有外伤史可鉴。

（二）治疗原则

腰痛治疗当分标本虚实。感受外邪属实，治宜祛邪通络，根据寒湿、湿热的不同，分别予以温散或清利；外伤腰痛属实，治宜活血祛瘀，通络止痛为主；内伤致病多属虚，治宜补肾固本为主，兼顾肝脾；虚实兼见者，宜辨主次轻重，标本兼顾。

（三）证治分类

1. 寒湿腰痛

证候：腰部冷痛重着，转侧不利，逐渐加重，静卧病痛不减，寒冷和阴雨天则加重，舌质淡，苔白腻，脉沉而迟缓。

治法：散寒行湿，温经通络。

代表方：甘姜苓术汤加减。

加减：寒邪偏盛，腰部冷痛，拘急不舒，可加熟附片、细辛；若湿邪偏盛，腰痛重着，苔厚腻，可加苍术、薏苡仁；年高体弱或久病不愈，肝肾虚损，气血亏虚，而兼见腰膝酸软无力，脉沉弱等症，宜独活寄生汤加附子。

2. 湿热腰痛

证候：腰部疼痛，重着而热，暑湿阴雨天气症状加重，活动后或可减轻，身体困重，小便短赤，苔黄腻，脉濡数或弦数。

治法：清热利湿，舒筋止痛。

代表方：四妙丸加减。

加减：小便短赤不利，舌质红，脉弦数，加栀子、萆薢、泽泻、木通以助清利湿热；湿热蕴久，耗伤阴津，腰痛，伴咽干，手足心热，治当清利湿热为主，佐以滋补肾阴，酌加生地、女贞子、旱莲草。选用药物要注意滋阴而不恋湿。

3. 瘀血腰痛

证候：腰痛如刺，痛有定处，痛处拒按，日轻夜重，轻者俯仰不便，重则不能转侧，舌质暗紫，或有瘀斑，脉涩。部分病人有跌仆闪挫病史。

治法：活血化瘀，通络止痛。

代表方：身痛逐瘀汤加减。

加减：兼有风湿者，肢体困重，阴雨天加重，加独活、秦艽、狗脊；腰痛日久肾虚者，兼见腰膝酸软无力，眩晕，耳鸣，小便频数，加桑寄生、杜仲、续断、熟地黄；有跌仆、扭伤、挫闪病史，加乳香、青皮行气活血止痛；瘀血明显，腰痛入夜更甚，加全蝎、蜈蚣、白花蛇等虫类药以通络止痛。

4. 肾虚腰痛

（1）肾阴虚

证候：腰部隐隐作痛，酸软无力，缠绵不愈，心烦少寐，口燥咽干，面色潮红，手足心热，舌红少苔，脉弦细数。

治法：滋补肾阴，濡养筋脉。

代表方：左归丸加减。

加减：肾阴不足，常有相火偏亢，可酌情选用知柏地黄丸或大补阴丸加减化裁；虚劳腰痛，日久不愈，阴阳俱虚，阴虚内热者，可选用杜仲丸。

（2）肾阳虚

证候：腰部冷痛，缠绵不愈，局部发凉，喜温喜按，遇劳更甚，卧则减轻，常反复发作，少腹拘急，面色㿠白，肢冷畏寒，舌质淡，脉沉细无力。

治法：补肾壮阳，温煦经脉。

代表方：右归丸加减。

加减：肾虚及脾，脾气亏虚，证见腰痛乏力，食少便溏，甚或脏器下垂，应补肾为主，佐以健脾益气，升举清阳，加黄芪、党参、升麻、柴胡、白术；如无明显阴阳偏盛者，可服用青娥丸，补肾治腰痛；房劳过度而致肾虚腰痛者，可用血肉有情之品调理，如河车大造丸、补髓丹等。

中医外科学

第一单元　中医外科疾病辨证

细目一　阴阳辨证

◎ 要点　以局部症状辨别阴阳

1. **发病缓急**　急性发病的病属阳，慢性发作的病属阴。

2. **病位深浅**　病发于皮肉的属阳，发于筋骨的属阴。

3. **皮肤颜色**　红活焮赤的属阳，紫暗或皮色不变的属阴。

4. **皮肤温度**　灼热的属阳，不热或微热的属阴。

5. **肿形高度**　肿胀形势高起的属阳，平坦下陷的属阴。

6. **肿胀范围**　肿胀局限、根脚收束的属阳，肿胀范围不局限、根脚散漫的属阴。

7. **肿块硬度**　肿块软硬适度、溃后渐消的属阳，坚硬如石或柔软如棉的属阴。

8. **疼痛感觉**　疼痛比较剧烈的属阳，隐痛、不痛或抽痛的属阴。

9. **脓液稀稠**　溃后脓液稠厚的属阳，稀薄或纯血水的属阴。

10. **病程长短**　阳证的病程比较短，阴证的病程比较长。

11. **全身症状**　阳证初起常伴有形寒发热、口渴、纳呆、大便秘结、小便短赤，溃后症状渐次消失，阴证初起一般无明显症状，酿脓期常有骨蒸潮热、颧红，或面色白、神疲自汗、盗汗等症状，溃后尤甚。

12. **预后顺逆**　阳证易消、易溃、易敛，预后多顺（良好），阴证难消、难溃、难敛，预后多逆（不良）。

细目二　部位辨证

◎ 要点一　发于上部的疾病的病因与特点

1. **病因**　多为风温、风热。

2. **特点**　上部疾病的发生，一般来势迅猛。因风邪侵袭常发于突然之间，而起病缓慢者，风邪为患则较少。常见症状：发热恶风，头痛头晕，面红目赤，口干耳鸣，鼻燥咽痛，舌尖红而苔薄黄，脉浮而数。局部红肿宣浮，忽起忽消，根脚收束，肿势高突，疼痛剧烈，溃疡则脓稠而黄。

◎ 要点二　发于中部的疾病的病因与特点

1. **病因**　多为气郁、火郁。

2. **特点**　中部疾病的发生，常于发病前有情志不畅的刺激史，或素有性格郁闷。一般发病时常不易察觉，一旦发病，情志变化可影响病情。常见症状：中部症状比较复杂，由于影响脏腑功能，症状表现轻重不一。概括之主要有：呕恶上逆，胸胁胀痛，腹胀痞满，纳食不化，大便秘结或硬而不爽，腹痛肠鸣，小便短赤，舌红，脉弦数。

◎ 要点三　发于下部的疾病的病因与特点

1. 病因　多为湿热、寒湿。

2. 特点　起病缓慢，缠绵难愈，反复发作。常见症状：患部沉重不爽，二便不利，或肿胀如绵，或红肿流滋，或疮面紫暗、腐肉不脱、新肉不生。

细目三　局部辨证

◎ 要点一　辨肿

肿是由各种致病因素引起的经络阻隔、气血凝滞而形成的体表症状。肿势的缓急、集散程度，常为判断病情虚实、轻重的依据。由于患者体质的强弱与致病原因的不同，发生肿的症状也有所差异。

（一）肿的性质

1. 热肿　肿而色红，皮薄光泽，焮热疼痛，肿势急剧。常见于阳证疮疡，如疖疔初期、丹毒等。

2. 寒肿　肿而不硬，皮色不泽，苍白或紫暗，皮肤清冷，常伴有酸痛，得暖则舒。常见于冻疮、脱疽等。

3. 风肿　发病急骤，漫肿宣浮，或游走无定，不红微热，或轻微疼痛。常见于痄腮、大头瘟等。

4. 湿肿　皮肉重垂胀急，深按凹陷，如烂棉不起，浅则光亮如水疱，破流黄水，浸淫皮肤。常见于股肿、湿疮。

5. 痰肿　肿势软如棉，或硬如馒，大小不一，形态各异，无处不生，不红不热，皮色不变。常见于瘰疬、脂瘤等。

6. 气肿　皮紧内软，按之凹陷，复手即起，似皮下藏气，富有弹性，不红不热，或随喜怒消长。常见于气瘿、乳癖等。

7. 瘀血肿　肿而胀急，病程较快，色初暗褐，后转青紫，逐渐变黄至消退，也有血肿染毒、化脓而肿。常见于皮下血肿等。

8. 脓肿　肿势高突，皮肤光亮，焮红灼热，剧烈跳痛，按之应指。常见于某些疾病感染所致，如外痈、肛痈等。

9. 实肿　肿势高突，根盘收束。常见于正盛邪实之疮疡。

10. 虚肿　肿势平坦，根盘散漫。常见于正虚不能托毒之疮疡。

（二）肿的病位与形色

由于发病部位的局部组织有疏松和致密的不同，肿的情况也有差异。发生在表浅部位，如皮毛、肌肉之间者，赤色为多，肿势高突，根盘收束，肌肤焮红，发病较快，并易脓、易溃、易敛；手指部因组织致密，故局部肿势不甚，但其疼痛剧烈；病发手掌、足底等处，因病处组织较疏松，肿势易于蔓延；在筋骨、关节之间，发病较缓，并有难脓、难溃、难敛的特点；病发皮肉深部，肿势平坦，皮色不变者居多，至脓熟仅透红一点；大腿部由于肌肉丰厚，肿势更甚，但外观不明显；颜面疔疮、有头疽等显而易见，若脓未溃时，由红肿色鲜转向暗红而无光泽，由高肿转为平塌下陷，可能是危象之候。

◎ 要点二　辨肿块结节

肿块是指体内比较大的或体表显而易见的肿物，如腹腔内肿物或体表较大的肿瘤等；而较小、触之可及的称之为结节，主要见于皮肤或皮下组织。

辨肿块结节时应注意其大小、形态、质地、活动度、位置、界限、有无疼痛及内容物情况。

◎ 要点三　辨痛

痛是气血凝滞，阻塞不通的反映。疼痛增剧与减轻常为病势进展与消退的标志。

1. 热痛　皮色焮红，灼热疼痛，遇冷则痛减。见于阳证疮疡。

2. 寒痛　皮色不红，不热，酸痛，得温则痛缓。见于脱疽、寒痹等。

3. 风痛　痛无定处，忽彼忽此，走注甚速，遇风则剧。见于行痹等。

4. 气痛　攻痛无常，时感抽掣，喜缓怒甚。见于乳癖等。

5. 湿痛 痛而酸胀，肢体沉重，按之出现可凹水肿或见糜烂流滋。见于臁疮、股肿等。

6. 痰痛 疼痛轻微，或隐隐作痛，皮色不变，压之酸痛。见于脂瘤、肉瘤。

7. 化脓痛 痛势急胀，痛无止时，如同鸡啄，按之中软应指。多见于疮疡成脓期。

8. 瘀血痛 初起隐痛、胀痛，皮色不变或皮色暗褐，或见皮色青紫瘀斑。见于创伤或创伤性皮下出血。

◎ **要点四　辨痒**

（一）以原因来辨

1. 风胜 走窜无定，遍体作痒，抓破血溢，随破随收，不致化腐，多为干性，如牛皮癣、白疕、瘾疹等。

2. 湿胜 浸淫四窜，黄水淋漓，最易沿表皮蚀烂，越腐越痒，多为湿性，如急性湿疮；或有传染性，如脓疱疮。

3. 热胜 皮肤隐疹，焮红灼热作痒，或只发于裸露部位，或遍布全身。甚则糜烂滋水淋漓，结痂成片，常不传染，如接触性皮炎。

4. 虫淫 浸淫蔓延，黄水频流，状如虫行皮中，其痒尤甚，最易传染，如手足癣、疥疮等。

5. 血虚 皮肤变厚、干燥、脱屑，很少糜烂流滋水，如牛皮癣、慢性湿疮。

（二）以病变过程来辨

1. 肿疡作痒 一般较为少见，如有头疽、疔疮初起，局部肿势平坦，根脚散漫，脓犹未化之时，可有作痒的感觉，这是毒势炽盛，病变有发展的趋势。特别是疫疔，只痒不痛，而病情更为严重。又如乳痈等经治疗后局部肿痛已减，余块未消之时，也有痒的感觉，这是毒势已衰，气血通畅，病变有消散之趋势。

2. 溃疡作痒 如痈疽溃后，肿痛渐消，忽然患部感觉发热奇痒，常由于脓区不洁，脓液浸渍皮肤，护理不善所致；或因应用汞剂、砒剂、敷贴膏药等引起皮肤过敏而发。如溃疡经治疗后脓流已畅、余肿未消之时，或于腐肉已脱，新肌渐生之际，而皮肉间感觉微微作痒，这是毒邪渐化，气血渐充，助养新肉，是将要收口的佳象。

◎ **要点五　辨脓**

脓是外科疾病中常见的病理产物，因皮肉之间热胜肉腐蒸酿而成。及时正确辨别脓的有无、脓肿部位深浅，然后才能进行适当的处理。依据脓液性质、色泽、气味等变化，有助于正确判断疾病的预后顺逆，这是外科疾病发展与转归的重要环节。

（一）成脓的特点

1. 疼痛 阳证脓疡，因正邪交争剧烈，脓液积聚，脓腔张力不断增高，压迫周围组织而疼痛剧烈。局部按之灼热痛甚，拒按明显；老年体弱者应激力差，反映迟钝，痛感缓和。阴证脓疡，则痛热不甚而酸胀感明显。

2. 肿胀 皮肤肿胀，皮薄光亮为有脓。深部脓肿，皮肤变化不明显，但胀感较甚。

3. 温度 用手仔细触摸患部，与周围正常皮肤相比，若为阳证脓疡，则局部温度增高。

4. 硬度 《外科理例》云：“按之牢硬未有脓，按之半软半硬已成脓，大软方是脓成。”《疡医大全》又谓：“凡肿疡按之软隐者，随手而起者，为有脓；按之坚硬，虽按之有凹，不既随手起者，为脓尚未成。”肿块已软为脓已成。

（二）确认成脓的方法

1. 按触法 两手食指的指腹轻放于脓肿患部，相隔适当的距离，然后以一手指稍用力按一下，则另一手指端即有一种波动的感觉，这种感觉称为应指。经反复多次及左右相互交替试验，若应指明显者为有脓。

2. 透光法 以患指（趾）遮挡住手电筒的光线，然后注意观察患指（趾）部表面，若见其局部有深黑色的阴影即为有脓。不同部位的脓液积聚，其阴影可在相应部位显现。此法适用于指（趾）部甲下的辨脓。

3. 点压法 在手指（趾）部，当病灶处脓液很少的情况下，可用点压法检查，简单易行。用大头针尾或火柴头等小的圆钝物，在患部轻轻点压，如测得有局限性的剧痛点，即为可疑脓肿。

4. 穿刺法 若脓液不多且位于组织深部时，用按触法辨脓有困难，可直接采用注射器穿刺抽脓方法，不仅可以用来辨别脓的有无，确定脓肿深度，而且还可以采集脓液标本，进行培养和药物敏感实验。

5. B超 B超的特点是操作简单、无损伤，可比较准确地确定脓肿部位，并协助判断脓肿大小，从而能引导穿刺或切开排脓。

（三）辨脓的部位深浅

确认脓疡深浅，可为切开引流提供进刀深度。

1. 浅部脓疡 如阳证脓疡，其临床表现为高突坚硬，中有软陷，皮薄焮红灼热，轻按则痛且应指。

2. 深部脓疡 肿块散漫坚硬，按之隐隐软陷，皮厚不热或微热，不红或微红，重按方痛。

（四）辨脓的形质、色泽和气味

1. 脓的形质 如脓稠厚者，为元气充盛；淡薄者，为元气较弱。如先出黄白稠厚脓液，次出黄稠滋水，是将敛佳象；若脓由稠厚转为稀薄，体质渐衰，为一时难敛。

2. 脓的色泽 如黄白质稠，色泽鲜明，为气血充足，最是佳象；如黄浊质稠，色泽不净，为气火有余，尚属顺证；如黄白质稀，色泽洁净，气血虽虚，未为败象；如脓色绿黑稀薄，为蓄毒日久，有损筋伤骨之可能；如脓中夹有成块瘀血者，为血络损伤。

3. 脓的气味 一般略带腥味，其质必稠，大多是顺证现象；脓液腥秽恶臭者，其质必薄，大多是逆证现象，常为穿膜损骨之征。其他，有如蟹沫者，也为内膜已透，每多难治。

◎ 要点六　辨溃疡

1. 辨溃疡色泽 阳证溃疡，色泽红活鲜润，疮面脓液稠厚黄白，腐肉易脱，新肉易生，疮口易收，知觉正常；阴证溃疡，疮面色泽灰暗，脓液清稀，或时流血水，腐肉不脱，或新肉不生，

疮口经久难敛，疮面不知痛痒。如疮顶突然陷黑无脓，四周皮肤暗红，肿势扩散，多为疔疮走黄之象。如疮面腐肉已尽，而脓水灰薄，新肉不生，状如镜面，光白板亮，为虚陷之证。

2. 辨溃疡形态

（1）**化脓性溃疡** 疮面边沿整齐，周围皮肤微有红肿，一般口大底小，内有少量脓性分泌物。

（2）**压迫性溃疡（缺血性溃疡）** 初期皮肤暗紫，很快变黑并坏死，滋水、液化、腐烂，脓液有臭味，可深及筋膜、肌肉、骨膜。多见于褥疮。

（3）**疮痨性溃疡** 疮口多呈凹陷形或潜行空洞或漏管，疮面肉色不鲜，脓水清稀，并夹有败絮状物，疮口愈合缓慢或反复溃破，经久难愈。

（4）**岩性溃疡** 疮面多呈翻花如岩穴，有的在溃疡底部见有珍珠样结节，内有紫黑坏死组织，渗流血水，伴腥臭味。

（5）**梅毒性溃疡** 多成半月形，边缘整齐，坚硬削直如凿，略微内凹，基底面高低不平，存有稀薄臭秽分泌物。

◎ 要点七　辨出血

出血是临床中常见而重要的症状之一，中医外科疾病以便血、尿血最为常见。准确辨认出血性状、部位、原因，对及时诊断、合理治疗具有十分重要的意义。

1. 便血 便血有"远血""近血"之说。上消化道出血，一般呈柏油样黑便，为远血；直肠、肛门的便血，血色鲜红为近血。便血的颜色与出血部位、出血量以及血液在肠道内停留时间长短有关。一般柏油样黑便的形成，可由自口腔至盲肠任何部位的出血所造成，但若肠道蠕动极快时，则血色鲜红或血便混杂；乙状结肠、直肠出血则血液多附着粪便表面，血便不相混杂。内痔以便血为主，多发生在排便时，呈喷射状或便后滴沥鲜血；肛裂排便时血色鲜红而量少，并伴剧烈疼痛；结肠癌患者多以腹部包块就诊，血便混杂，常伴有黏液；直肠癌则以便血求治，肛门

下坠,粪便表面附着鲜红或暗红色血液,晚期可混有腥臭黏液,常误诊为痔,指诊可以帮助确诊。

2. 尿血 泌尿生殖系的感染、结石、肿瘤、损伤等是导致尿血的主要原因。如肾、输尿管结石,在疼痛发作期间或疼痛后出现不同程度的血尿,一般为全程血尿;膀胱、尿道结石多为"终末血尿";肾肿瘤常为全程无痛血尿,一般呈间歇性;膀胱肿瘤呈持续性或间歇性无痛肉眼血尿,出血较多者可以排出血块;外伤损及泌尿系统,器械检查或手术等均可造成出血,引起尿血。

第二单元　中医外科疾病治法

细目一　内治法

根据外科疾病发生发展过程,按照疮疡初起、成脓、溃后三个不同发展阶段,确立消、托、补三个外科疾病内治法的总的治疗原则,然后循此治则运用具体治疗方法,如解表、通里、清热、温通、祛痰、理湿、行气、和营、内托、补益、调胃等十一个法则。

◎ 要点　外科内治法三个总则消、托、补的定义和适应证

1. 消法 是运用不同治疗方法和方药,使初起肿疡得到消散,是一切肿疡初起的治法总则。适用于尚未成脓的初期肿疡和非化脓性肿块性疾病及各种皮肤性疾病。具体应用必须针对病种、病位、病因、病机、病情,分别运用不同方法,如解表、通里、清热、温通、祛痰、理湿、行气、和营等。此外,还应结合患者体质强弱、肿疡所属经络部位等,选加不同药物。若疮形已成,则不可用内消之法。

2. 托法 是用补益气血和透脓的药物,扶助正气,托毒外出,以免毒邪扩散和内陷的治疗法则。适用于外疡中期,即成脓期。分为补托和透托两种方法,补托法用于正虚毒盛,不能托毒外达,疮形平塌,根脚散漫不收,难溃难腐的虚证;透托法用于毒气虽盛而正气未衰者,促其早日脓出毒泄,肿消痛减,以免脓毒旁窜深溃。如

毒邪炽盛,加用清热解毒药物。

3. 补法 是用补养药物,恢复其正气,助养其新生,使疮口早日愈合的治疗法则。适用于溃疡后期。凡气血虚弱者,宜补养气血;脾胃虚弱者,宜理脾和胃;肝肾不足者,宜补益肝肾等。但毒邪未尽之时,切勿遽用补法。

细目二　外治法

外治法是运用药物、手术、物理方法或配合一定的器械等,直接作用于患者体表某部或病变部位而达到治疗目的的一种治疗方法。常用的方法有药物疗法、手术疗法和其他疗法三大类。药物疗法常用的有膏药、油膏、箍围药、草药、掺药等。手术疗法常用的有切开法、烙法、砭镰法、挑治法、挂线法、结扎法等。其他疗法有引流法、垫棉法、药筒拔法、针灸法、熏法、熨法、热烘疗法、溻渍法、冷冻疗法和激光疗法等。

◎ 要点一　膏药、油膏的临床应用

1. 膏药 古代称薄贴,现称硬膏。适用于一切外科疾病初起、成脓、溃后各个阶段。太乙膏、千捶膏均可用于红肿热痛明显之阳证疮疡,为肿疡、溃疡的通用方。初起贴之能消、已成贴之能溃、溃后贴之能祛腐。太乙膏性偏清凉,功能消肿、清火、解毒、生肌。千捶膏性偏寒凉,功能消肿、解毒、提脓、祛腐、止痛。阳和解凝

膏用于疮形不红不热，漫肿无头之阴证疮疡未溃者，功能温经和阳、祛风散寒、调气活血、化痰通络。咬头膏具有腐蚀性，功能蚀破疮头，适用于肿疡脓成，不能自破，以及患者不愿接受手术切开排脓者。此外，膏药摊制的形式有厚薄之分，在具体运用上也各有所宜。如薄型的膏药，多适用于溃疡，宜于勤换；厚型的膏药，多适用于肿疡，宜于少换，一般3~5天调换1次。注意点：凡疮疡使用膏药，有时可能引起皮肤焮红，或起丘疹，或发生水疱，瘙痒异常，甚则溃烂等现象。这是因为皮肤过敏，形成膏药风（接触性皮炎）；或溃疡脓水过多，浸淫皮肤，而引起湿疮。凡见此等情况，可以改用油膏或其他药物。

2. **油膏** 将药物与油类煎熬或捣匀成膏的制剂，现称软膏。适用于肿疡、溃疡，皮肤病糜烂结痂渗液不多者，以及肛门病等。肿疡期可选用金黄膏、玉露膏、冲和膏、回阳玉龙膏。金黄膏、玉露膏有清热解毒、消肿止痛、散瘀化痰的作用，适用于疮疡阳证。金黄膏长于除湿化痰，对肿而有结块，尤其是急性炎症控制后形成的慢性迁延性炎症更为适宜。玉露膏性偏寒凉，对焮红灼热明显，肿势散漫者效果较佳。冲和膏有活血止痛，疏风祛寒，消肿软坚的作用，适用于半阴半阳证；回阳玉龙膏有温经散寒，活血化瘀的作用，适用于阴证。溃疡期可选用生肌玉红膏、红油膏、生肌白玉膏。生肌玉红膏功能活血祛腐、解毒止痛、润肤生肌收口，适用于一切溃疡，腐肉未脱，新肉未生之时，或日久不能收口者；红油膏功能防腐生肌，适用于一切溃疡；生肌白玉膏功能润肤生肌收敛，适用于溃疡腐肉已净，疮口不敛者，以及乳头皲裂、肛裂等病。此外，疯油膏功能润燥杀虫止痒，适用于牛皮癣、慢性湿疮、皲裂等；青黛散油膏功能收湿止痒、清热解毒，适用于蛇串疮、急慢性湿疮等皮肤焮红痒痛、渗液不多之症，亦可用于痄腮以及对各种油膏过敏者；消痔膏、黄连膏功能消痔退肿止痛，适用于内痔脱出、赘皮外痔、血栓外痔等出血、水肿、疼痛之症。注意点：凡皮肤湿烂，疮

口腐肉已尽，摊贴油膏，应薄而勤换，以免脓水浸淫皮肤，不易干燥。

◎ **要点二　箍围药的适应证、用法及注意点**

箍围药古称敷贴，是药粉和液体调制成的糊剂，具有箍集围聚、收束疮毒的作用，用于肿疡初期，促其消散；若毒已结聚，也能促使疮形缩小，趋于局限，早日成脓和破溃；即使肿疡破溃，余肿未消，也可用它来消肿，截其余毒。

1. **适应证** 凡外疡不论初起、成脓及溃后，肿势散漫不聚，而无集中之硬块者，均可使用。

2. **用法** 金黄散、玉露散可用于红肿热痛明显的阳证疮疡；疮形肿而不高，痛而不甚，微红微热，属半阴半阳证者，可用冲和散；疮形不红不热，漫肿无头属阴证者，可用回阳玉龙散。箍围药使用时，是将药粉与各种不同的液体调制成糊状，调制液体有多种多样，临床应根据疾病的性质与阶段不同，正确选择使用。以醋调者，取其散瘀解毒；以酒调者，取其助行药力；以葱、姜、韭、蒜捣汁调者，取其辛香散邪；以菊花汁、丝瓜叶汁、银花露调者，取其清凉解毒，而其中用丝瓜叶汁调制的玉露散治疗暑天疖肿效果较好；以鸡子清调者，取其缓和刺激；以油类调者，取其润泽肌肤。如上述液体取用有困难时，则可用冷茶汁加白糖少许调制。总之，阳证多用菊花汁、银花露或冷茶汁调制，半阴半阳证多用葱、姜、韭捣汁或用蜂蜜调制，阴证多用醋、酒调敷。用于外疡初起时，箍围药宜敷满整个病变部位。若毒已结聚，或溃后余肿未消，宜敷于患处四周，不要完全涂布。敷贴应超过肿势范围。

3. **注意点** 凡外疡初起，肿块局限者，一般宜用消散药。阳证不能用热性药敷贴，以免助长火毒，阴证不能用寒性药敷贴，以免寒湿凝滞不化。箍围药敷后干燥之时，宜用液体湿润。

◎ **要点三　掺药的种类及临床应用**

将各种不同的药物研成粉末，根据制方规律，并按其不同的作用，配伍成方，用时掺布于

膏药或油膏上，或直接掺布于病变部位，谓之掺药，古称散剂，现称粉剂。掺药的种类很多，治疗外科疾患，应用范围很广，不论肿疡和溃疡等均可应用。

1. 消散药 适用于肿疡初起，而肿势局限尚未成脓者。阳毒内消散、红灵丹具有活血止痛、消肿化痰之功，适用于一切阳证。阴毒内消散、桂麝散、黑退消有温经活血、破坚化痰、散风逐寒之功，适用于一切阴证。

2. 提脓祛腐药 具有提脓祛腐的作用，能使疮疡内蓄之脓毒早日排出，腐肉迅速脱落。凡溃疡初期，脓栓未溶，腐肉未脱，或脓水不净，新肉未生的阶段，均宜使用。提脓祛腐的主药是升丹，升丹因药性太猛，须加赋形药使用，常用的有九一丹、八二丹、七三丹、五五丹等。在腐肉已脱，脓水已少的情况下，更宜减少升丹含量。此外，尚有不含升丹的提脓祛腐药，如黑虎丹，可用于升丹过敏者。注意点：升丹属有毒刺激药品，凡对升丹过敏者应禁用；对大面积疮面，应慎用，以防过多吸收而发生汞中毒。若病变在眼部、唇部附近者，也应禁用，以免强烈腐蚀有损容貌。

3. 腐蚀药与平胬药 腐蚀药又称追蚀药，具有腐蚀组织的作用，平胬药具有平复胬肉的作用，能使疮口增生的胬肉回缩。凡肿疡在脓未溃时，痔疮、瘰疬、赘疣、息肉等病，溃疡破溃以后，疮口太小，引流不畅，疮口僵硬，胬肉突出，腐肉不脱等妨碍收口时，均可使用。如白降丹，适用于溃疡疮口太小，脓腐难去，用桑皮纸或丝棉纸做成裹药，插于疮口，使疮口开大，脓腐易出；还可用于赘疣，点之可以腐蚀枯落；另有以米糊做条，用于瘰疬，则能起攻溃拔核的作用。枯痔散一般用于痔疮，将此药涂敷于痔核表面，能使其焦枯脱落；三品一条枪插入患处，能腐蚀漏管，也可以蚀去内痔，攻溃瘰疬；平胬丹适用于疮面胬肉突出，掺药其上，能使胬肉平复。注意点：腐蚀药一般含有汞、砒成分，因汞、砒的腐蚀力较其他药物大，在应用时必须谨慎。尤其在头面、指、趾等肉薄近骨之处，不宜使用过烈的腐蚀药物。不要长期、过量使用以免引起汞中毒，对汞、砒过敏者，则应禁用。

4. 祛腐生肌药 具有提脓祛腐，解毒活血，生肌收敛的作用，适用于溃疡日久，腐肉难脱，新肉不生；或腐肉已脱，新肉不长，久不收口者。回阳玉龙散用于溃疡属阴证，腐肉难脱，肉芽暗红或腐肉已脱，肉芽灰白，新肉不长者，具有温阳活血、祛腐生肌之功。月白珍珠散、拔毒生肌散用于溃疡阳证。月白珍珠散用于腐肉脱而未尽，新肉不生，久不收口者，有清热解毒，祛腐生肌之功；拔毒生肌散用于腐肉未脱，常流毒水，疮口下陷，久不生肌者，有拔毒生肌之功。回阳生肌散用于溃疡虚证，脓水清稀，久不收口者。

5. 生肌收口药 具有解毒、收敛、促进新肉生长的作用，适用于溃疡腐肉已脱、脓水将尽时。常用的生肌收口药，如生肌散、八宝丹等，不论阴证、阳证，均可掺布于疮面上应用。

6. 止血药 具有收涩凝血的作用，适用于溃疡或创伤出血，凡属于小络损伤而出血者。桃花散适用于溃疡出血；如圣金刀散，适用于创伤性出血；云南白药对于溃疡出血、创伤性出血均可使用。其他，如三七粉，调成糊状涂敷患部，也有止血作用。注意点：若大出血时，必须配合手术与内治等方法急救。

7. 清热收涩药 具有清热收涩止痒的作用，掺扑于皮肤病糜烂渗液不多的皮损处，达到消肿、干燥、止痒的目的。急性或亚急性皮炎而渗液不多者均可使用。青黛散清热止痒的作用较强，用于皮肤病大片潮红丘疹而无渗液者；三石散收涩生肌作用较好，故用于皮肤糜烂，稍有渗液而无红热者。

8. 酊剂 一般用于疮疡未溃及皮肤病等。红灵酒有活血、消肿、止痛之功，用于冻疮、脱疽未溃之时；10%土槿皮酊、复方土槿皮酊有杀虫、止痒之功，适用于鹅掌风、灰指甲、脚湿气等；白屑风酊有祛风、杀虫、止痒之功，适用于面游风。

9. 洗剂 按照组方原则，将各种不同的药物，先研成细末，然后与水溶液混合在一起而成，也称混合振荡剂或振荡洗剂。一般用于急性、过敏性皮肤病，如酒齄鼻和粉刺等。三黄洗剂有清热止痒之功，用于一切急性皮肤病，如湿疮、接触性皮炎，皮损为潮红、肿胀、丘疹等；颠倒散洗剂有清热散瘀之功，用于酒齄鼻、粉刺。

◎ **要点四 切开法的适应证及具体运用**

1. 切开法的适应证 一切外疡，确已成脓者。

2. 切开法的具体运用

（1）**选择有利时机** 肿疡成脓，脓肿中央出现透脓点（脓腔中央最软的一点），即为脓已熟。

（2）**切口选择** 选择脓腔最低点或最薄弱处进刀。一般疮疡宜循经直切；乳房部应以乳头为中心，放射状切开；面部脓肿应尽量沿皮肤自然纹理切开；手指脓肿，应从侧方切开；关节区附近的脓肿，切口尽量避免越过关节；关节区脓肿，一般施行横切口、弧形切口或"S"形切口；肛旁低位脓肿，应以肛管为中心作放射状切开。

（3）**切开原则** 进刀深浅必须适度，以得脓为度。如脓腔浅者，或生在皮肉较薄的头、颈、胁肋、腹、手指等部位，必须浅切；如脓腔深者，或生在皮肉较厚的臀、臂等部位，稍深无妨。切口大小应根据脓肿范围大小，以及病变部位的肌肉厚薄而定，以脓流通畅为原则。凡是脓肿范围大，肌肉丰厚而脓腔较深的，切口宜大；脓肿范围小，肉薄而脓肿较浅的，切口宜小。一般切口不能超越脓腔以外。

（4）**操作方法** 切开时以右手握刀，刀锋向外，拇食两指夹住刀口要进刀的尺寸，其余三指把住刀柄，并把刀柄的末端顶在鱼际上 1/3 处，同时左手拇食两指按在所要进刀部位的两侧，进刀时刀刃宜向上，在脓点部位向内直刺，深入脓腔即止。

（5）**注意点** 应辨清脓成熟的程度、脓的深

浅、患部的血脉经络位置等情况，然后决定切开与否。在关节和筋脉的部位宜谨慎开刀；如患者过于体弱，切开时应注意体位并做好充分准备，以防晕厥；凡颜面疔疮，尤其在鼻唇部位，忌早期切开。切开后，由脓自流，切忌用力挤压。

◎ **要点五 引流法、垫棉法的适应证、用法及注意点**

1. 引流法 是在脓肿切开或自行溃破后，运用药线、导管或扩创等使脓液畅流，腐脱新生，防止毒邪扩散，促使溃疡早日愈合的一种治法。包括药线引流、导管引流和扩创引流等。

（1）药线引流，药线俗称纸捻或药捻，它是借着药物及物理作用，插入溃疡疮孔中，使脓水外流；同时利用药线之线形，能使坏死组织附着于药线而使之外出；此外，尚能探查脓肿的深浅，以及有否死骨的存在。适用于溃疡疮口过小，脓水不易排出者；或已成漏管、窦道者。有外黏药物及内裹药物两类，目前临床上大多应用外黏药物的药线。外黏药物法适用于溃疡疮口过深过小，脓水不易排出者。多将搓成的纸线，临用时放在油中或水中润湿，蘸药插入疮口。外黏药物多用含有升丹成分的方剂或黑虎丹等。内裹药物法适用于溃疡已成漏管或窦道者。将药物预先放在纸内，裹好搓成线状备用。内裹药物多用白降丹、枯痔散等。注意点：药线插入疮口中，应留出一小部分在疮口之外，并应将留出的药线末端向疮口侧方或下方折放，再以膏药或油膏盖贴固定。如脓水尽，流出淡黄色黏稠液体时，不可再插药线。

（2）导管引流，是将导管（或塑胶管或橡皮管）插入疮口中，引导脓水外流的一种引流方法。适用于附骨疽、流痰、流注等脓腔较深、脓液不易畅流者，或腹腔手术后。用法：将消毒的导管轻轻插入疮口，达到底部后，再稍退出一些即可。当管腔中已有脓液排出时，即用橡皮膏固定导管，外盖厚层纱布，放置数日，当脓液减少后，改用药线引流；或当脓腔位于肌肉深部，切开后脓液不易畅流，将导管插入，引流脓液外

出，待脓稍少后，即拔去导管，再用药线引流。注意点：导管的放置应放在疮口较低的一端；导管必须固定；管腔如被腐肉阻塞，可松动引流管或轻轻冲洗。

（3）扩创引流，是应用手术的方法来进行引流。适用于痈、有头疽等脓肿溃后有袋脓者，瘰疬溃后形成空腔或脂瘤染毒化脓等，经其他引流、垫棉法等无效者。用法：在消毒局麻下，对脓腔范围较小者，用手术刀将疮口上下延伸即可；如脓腔范围较大者，则作十字形扩创。瘰疬之溃疡，除扩创外，并须将空腔之皮修剪，使疮面全部暴露；有头疽溃疡的袋脓，除作十字形扩创外，切忌将空腔之皮剪去，以免愈合后形成较大的瘢痕，影响活动功能；脂瘤染毒化脓的扩创，作十字形切开后，将疮面两侧皮肤稍作修剪，便于棉花嵌塞，并用刮匙将渣样物质及囊壁一并刮清。注意点：扩创后，须用消毒棉花按疮口大小，蘸八二丹或七三丹嵌塞疮口以祛腐，并加压固定，以防止出血，以后可按溃疡处理。

2. 垫棉法 是用棉花或纱布折叠成块以衬垫疮部的一种辅助疗法。它是借着加压的力量，使溃疡的脓液不致下坠而潴留，或使过大的溃疡空腔皮肤与新肉得以黏合而达到愈合的目的。适用于溃疡脓出不畅有袋脓者；或疮孔窦道形成脓水不易排尽者；或溃疡脓腐已尽，新肉已生，但皮肉一时不能黏合者。用法：袋脓者，使用时将棉花或纱布垫衬在疮口下方空隙处，并用宽绷带加压固定；对窦道深而脓水不易排尽者，用棉垫压迫整个窦道空腔，并用绷带扎紧；溃疡空腔的皮肤与新肉一时不能黏合者，使用时可将棉垫按空腔的范围稍为放大，满垫在疮口之上，再用阔带绷紧。具体应用时，需根据不同部位，在垫棉后采用不同的绷带予以加压固定，如项部用四头带，腹壁多用多头带，会阴部用丁字带，腋部、腘窝部用三角巾包扎，小范围的用宽橡皮膏加压固定。注意点：在急性炎症红肿热痛尚未消退时不可应用；所用棉垫必须比脓腔或窦道稍大；用于黏合皮肉，一般5~7天更换一次，用于袋脓，可2~3天更换一次；垫棉法无效，宜采取扩创引流手术；应用本法期间，若出现发热，局部疼痛加重者，则应立即终止使用，采取相应的措施。

第三单元　疮　疡

细目一　疖

◎ 要点一　疖的定义与特点

疖是指发生在肌肤浅表部位、范围较小的急性化脓性疾病。其特点是肿势局限，范围多在3cm左右，突起根浅，色红、灼热、疼痛，易脓、易溃、易敛。临床分暑疖（有头疖、无头疖）、蝼蛄疖、疖病。

◎ 要点二　疖的病因病机

常因内郁湿火，外感风邪，两相搏结，蕴阻肌肤所致；或夏秋季节感受暑毒而生；或因汗出不畅，暑湿热蕴蒸肌肤，引起痱子，复经搔抓，破伤染毒而成。

患疖后若处理不当，疮口过小，脓毒潴留，或搔抓碰伤，脓毒旁窜，加之头顶皮肉较薄、头皮窜空而成蝼蛄疖。

凡体质虚弱，或伴消渴、习惯性便秘等慢性疾病阴虚内热者，或脾虚便溏者，容易染毒而成疖病。

◎ 要点三　疖的临床表现

局部皮肤红肿疼痛，可伴发热、口干、便秘、苔黄、脉数等症状。

1. 有头疖 患处皮肤上有一红色结块，范围约 3cm，灼热疼痛，突起根浅，中心有一脓头，出脓即愈。

2. 无头疖 皮肤上有一红色结块，范围约 3cm，无脓头，表面灼热，触之疼痛，2~3 天化脓，溃后多迅速愈合。

3. 蝼蛄疖 多发于儿童头部。临床常见两种类型。一种是坚硬型，疮形肿势虽小，但根脚坚硬，溃破出脓而坚硬不退，疮口愈合后还会复发，常为一处未愈，他处又生。一种是多发型，疮大如梅李，相连三五枚，溃破脓出而不易愈合，日久头皮窜空，如蝼蛄串穴之状。病久可损及颅骨，如以探针或药线探之，可触及粗糙的骨质。

4. 疖病 好发于项后发际、背部、臀部。几个到几十个，反复发作，缠绵不愈。也可在身体各处散发疖肿，一处将愈，他处续发，或间隔周余、月余再发。患消渴病、习惯性便秘或营养不良者易患本病。

◎ 要点四 疖的治疗方法

以清热解毒为主。暑疖需兼清暑化湿；疖病多虚实夹杂，必须扶正固本与清热解毒并施，或兼养阴清热或健脾和胃；对伴消渴病等慢性病者，必须积极治疗相关疾病。

1. 内治

（1）热毒蕴结证

证候：常见于气实火盛患者。好发于项后发际、背部、臀部。轻者疖肿只有一两个，多则可散发全身，或簇集一处，或此愈彼起。伴发热，口渴，溲赤，便秘。苔黄，脉数。

治法：清热解毒。

方药：五味消毒饮、黄连解毒汤加减。

（2）暑热浸淫证

证候：发于夏秋季节，以小儿及产妇多见。局部皮肤红肿结块，灼热疼痛，根脚很浅，范围局限。伴发热，口干，便秘，溲赤。舌苔薄腻，脉滑数。

治法：清暑化湿解毒

方药：清暑汤加减。

加减：疖在头面部，加野菊花、防风；疖在身体下部，加黄柏、苍术；热毒内盛者，加黄连、黄柏、山栀；大便秘结者，加生大黄、枳实。

（3）体虚毒恋，阴虚内热证

证候：疖肿常此愈彼起，不断发生。或散发全身各处，或固定一处，疖肿较大，易转变成有头疽。伴口干唇燥。舌质红苔薄，脉细数。

治法：养阴清热解毒。

方药：仙方活命饮合增液汤加减。

（4）体虚毒恋，脾胃虚弱证

证候：疖肿泛发全身各处，成脓、收口时间均较长，脓水稀薄。伴面色萎黄，神疲乏力，纳少便溏。舌质淡或边有齿痕，苔薄，脉濡。

治法：健脾和胃，清化湿热。

方药：五神汤合参苓白术散加减。

2. 外治

（1）初起，小者用千捶膏盖贴或三黄洗剂外搽；大者用金黄散或玉露散，以金银花露或菊花露调成糊状敷于患处，或紫金锭水调外敷；也可用鲜野菊花叶、蒲公英、芙蓉叶、龙葵、败酱草、丝瓜叶取其一种，洗净捣烂敷于患处，每天 1~2 次，或煎后每日外洗 2 次。

（2）脓成，宜切开排脓，掺九一丹、太乙膏盖贴；深者可用药线引流。脓尽用生肌散掺白玉膏收口。

（3）蝼蛄疖，宜作十字形剪开，如遇出血，可用棉垫加多头带缚扎以压迫止血。若有死骨，待松动时用镊子钳出。可配合垫棉法，使皮肉粘连而愈合。

细目二 疔

◎ 要点一 疔的特点与种类

疔是一种发病迅速、易于变化而危险性较大的急性化脓性疾病。多发于颜面和手足等处。其特点是疮形虽小，但根脚坚硬，状如钉丁，病情变化迅速，易毒邪走散。发于颜面部的疔疮，易走黄而有生命危险;发于手足部的疗疮,易损筋伤骨而影响功能。

根据发病部位和性质不同,疗分颜面部疗疮、手足部疗疮、红丝疗、烂疗、疫疗等。

要点二 颜面部疗疮的定义与特点

颜面部疗疮是指发生于颜面部的急性化脓性疾病。相当于西医的颜面部疖、痈。由于发病部位不同,名称各异,如疗疮生于眉心者,叫眉心疗,又称印堂疗;生于两眉棱者,称眉棱疗;生于眼胞者,称眼胞疗;生于颧部者,称颧疗;生于人中者,称人中疗;生于人中两旁者,称虎须疗;生于口角者,称锁口疗;生于两唇内里者,称反唇疗;生于颏部者,称承浆疗等。

要点三 颜面部疗疮的病因病机

主要因火热之毒为患。其毒或从内发,如恣食膏粱厚味,醇酒辛辣炙煿,脏腑蕴热内生;或从外受,如感受风热火毒,或皮肤破损染毒。火热之毒蕴蒸肌肤,以致气血凝滞,火毒结聚,热胜肉腐而成。若火毒炽盛,内燔营血,则成走黄重症。

要点四 颜面部疗疮的临床表现及与疖的鉴别

1. 颜面部疗疮的临床表现 多发于额前、颧、颊、鼻、口唇等部。初期,在颜面部某处皮肤上忽起一粟米样脓头,或痒或麻,以后逐渐红肿热痛,肿势范围约3~6cm,但根深坚硬,状如钉丁,重者有恶寒发热等症状。中期,约第5~7日,肿势逐渐增大,四周浸润明显,疼痛加剧,脓头破溃。伴发热口渴,便干溲赤,苔薄腻或黄腻,脉象弦滑数等。后期,约第7~10日,肿势局限,顶高根软溃脓,脓栓(疗根)随脓外出,肿消痛止,身热减退。病程一般10~14天。

若处理不当,或妄加挤压,或不慎碰伤,或过早切开等,可引起走黄,见疗疮顶陷色黑无脓,四周皮肤暗红,头面、耳、项俱肿,伴壮热烦躁,神昏谵语,舌质红绛,苔黄糙,脉洪数等。

2. 颜面部疗疮与疖的鉴别 疖好发于颜面部,但红肿范围不超过3cm,无明显根脚,一般无全身症状。

要点五 颜面部疗疮的治疗

内治以清热解毒为大法,火毒炽盛证宜凉血清热解毒。外治根据初起、成脓、溃后,分别采用箍毒消肿、提脓祛腐、生肌收口治疗。

1. 辨证论治

(1)热毒蕴结证

证候:红肿高突,根脚收束,发热头痛。舌红,苔黄,脉数。

治法:清热解毒。

方药:五味消毒饮、黄连解毒汤加减。

(2)火毒炽盛证

证候:疮形平塌,肿势散漫,皮色紫暗,焮热疼痛。伴高热,头痛,烦渴,呕恶,溲赤。舌红,苔黄腻,脉洪数。

治法:凉血清热解毒。

方药:犀角地黄汤、黄连解毒汤、五味消毒饮加减。

2. 外治法

(1)初起宜箍毒消肿,用金黄散、玉露散以金银花露或水调成糊状围敷,或千捶膏盖贴,或六神丸、紫金锭研碎醋调外敷。

(2)脓成宜提脓祛腐,用九一丹、八二丹撒于疮顶部,再用玉露膏或千捶膏敷贴。若脓出不畅,用药线引流;若脓已成熟,中央已软有波动感时,可切开排脓。

(3)溃后宜提脓祛腐,生肌收口。疮口掺九一丹,外敷金黄膏;脓尽改用生肌散、太乙膏或红油膏盖贴。

要点六 手足部疗疮的临床表现

发病部位多有受伤史。

1. 蛇眼疗 初起时多局限于指甲一侧边缘的近端处,轻微红肿疼痛,2~3天成脓,待出脓后,迅速愈合。若失治,可在指甲背面上透现一点黄色或灰白色脓疱,或整个甲身内有脓液,或甲下溃空,或胬肉突出,甚至指(趾)甲脱落。

2. 蛇头疔 初起指端感觉麻痒而痛，继而刺痛，灼热肿胀，色红不明显，随后肿势逐渐扩大。中期肿势扩大，手指末节呈蛇头状肿胀。酿脓时有剧烈的跳痛，患肢下垂时疼痛更甚，局部触痛明显，约10天成脓。伴恶寒发热，头痛，全身不适等症状。后期一般脓出肿退痛止，趋向痊愈。若损骨，则溃后脓水臭秽，经久不愈，余肿不消，或胬肉突出。

3. 蛇肚疔 发于指腹部，整个患指红肿疼痛，呈圆柱状，形似小红萝卜，关节轻度屈曲，不能伸展，若强行扳直，即觉剧痛。诸症渐重，约7~10天成脓。溃后脓出黄稠，逐渐肿退痛止，约2周痊愈；若损伤筋脉，则愈合缓慢，常影响手指的屈伸。

4. 托盘疔 初起整个手掌肿胀高突，失去正常的掌心凹陷或稍凸出，手背肿势通常更为明显，甚则延及手臂，疼痛剧烈，或伴发红丝疔。伴恶寒发热，头痛，纳呆，苔薄黄，脉滑数等症状。约2周成脓，可损伤筋骨，影响屈伸功能，或并发疔疮走黄。若溃后脓出，肿退痛减，全身症状亦随之消失，再过约7~10天愈合。

5. 足底疔 初起足底部疼痛，不能着地，按之坚硬。3~5日有啄痛，修去老皮后，可见到白色脓点。重者肿势蔓延到足背，痛连小腿，不能行走，伴恶寒发热，头痛，纳呆，苔黄腻，脉滑数等。溃后流出黄稠脓液，肿消痛止，全身症状也随之消失。

◎ 要点七 手足部疔疮成脓期切开引流要求

宜及早切开排脓，一般应尽可能循经切开。蛇眼疔宜沿甲旁0.2cm挑开引流。蛇头疔宜在指掌面一侧作纵形切口，必要时行对口引流；蛇肚疔宜在手指侧面作纵形切口，切口长度不得超过上下指关节面。托盘疔应依掌横纹切开，切口应够大，保持引流通畅，手掌处显有白点者，应先剪去厚皮，再挑破脓头。甲下溃空者需拔甲。

◎ 要点八 红丝疔的定义、特点及治疗

1. 红丝疔的定义、特点 红丝疔是发于四肢，皮肤呈红丝显露，迅速向上走窜的急性感染性疾病。其特点是先有手足疔疮或皮肤破损，红肿热痛，继则患肢内侧皮肤出现红丝一条或数条，迅速向躯干方向走窜，可伴恶寒发热等症状，邪毒重者可内攻脏腑，发生走黄。

2. 红丝疔的治疗 治疗宜清热解毒，佐以凉血活血。应积极治疗原发病灶。

（1）内治法

1）火毒入络证

证候：患肢红丝较细，红肿疼痛。全身症状较轻。苔薄黄，脉濡数。

治法：清热解毒。

方药：五味消毒饮加减。

2）火毒入营证

证候：患肢红丝粗肿明显，迅速向近端蔓延，并伴臖核肿大作痛，全身寒战高热，头痛，口渴。苔黄腻，脉洪数。

治法：凉血清营，解毒散结。

方药：犀角地黄汤、黄连解毒汤、五味消毒饮加减。

（2）外治法 红丝细者，宜用砭镰法，局部皮肤消毒后，以刀针沿红丝行走途径，寸寸挑断，并用拇指和食指轻捏针孔周围皮肤，微令出血，或在红丝尽头挑断，挑破处均盖贴太乙膏掺红灵丹。初期可外敷金黄膏、玉露散；若结块成脓，则宜切开排脓，外敷红油膏；脓尽改用生肌散、白玉膏收口。

细目三 痈

◎ 要点一 痈的概念与特点

痈是指发生于体表皮肉之间的急性化脓性疾病。痈有"内痈""外痈"之分。本节只叙述外痈。其特点是局部光软无头，红肿疼痛（少数初起皮色不变），结块范围多在6~9cm，发病迅速，易肿、易脓、易溃、易敛，或伴恶寒、发热、口渴等症状。

◎ 要点二 痈的病因病机

外感六淫邪毒，或外来伤害，感染毒邪，或

过食膏粱厚味，聚湿生浊，邪毒湿浊留阻肌肤，郁结不散，致使营卫不和，气血凝滞，经络壅遏，化火成毒而成。

◎ 要点三 痈的辨证论治方法

初起，在患处皮肉之间突然肿胀，光软无头，迅速结块，表皮焮红，灼热疼痛。轻者无全身症状；重者可伴恶寒发热，头痛，泛恶，口渴，舌苔黄腻，脉弦滑或洪数等。成脓，约在病起后 7 天，体虚者不超过 2 周。局部肿势逐渐高突，疼痛加剧，痛如鸡啄。若按之中软有波动感者，为脓成已熟，多伴发热持续不退等全身症状。溃后脓出多稠厚、色黄白；若为外伤血肿化脓，则可夹杂赤紫色血块。若疮口过小或袋脓，可致脓流不畅，影响愈合；若气血虚者，则脓水稀薄，疮面新肉难生，不易收口。

辨证论治

（1）火毒凝结证

证候：局部突然肿胀，光软无头，迅速结块，皮肤焮红，少数病例皮色不变，到酿脓时才转为红色，灼热疼痛。日后逐渐扩大，变成高肿发硬。重者可有恶寒发热，头痛，泛恶，口渴，舌苔黄腻，脉弦滑或洪数等症状。

治法：清热解毒，行瘀活血。

方药：仙方活命饮加减。发于上部，加牛蒡子、野菊花；发于中部，加龙胆草、黄芩、山栀；发于下部，加苍术、黄柏、牛膝。

（2）热胜肉腐证

证候：红热明显，肿势高突，疼痛剧烈，痛如鸡啄，溃后脓出则肿痛消退。舌红，苔黄，脉数。

治法：和营清热，透脓托毒。

方药：仙方活命饮合五味消毒饮加减。

（3）气血两虚证

证候：脓水稀薄，疮面新肉不生，色淡红而不鲜或暗红，愈合缓慢。伴面色无华，神疲乏力，纳少。舌质淡胖，苔少，脉沉细无力。

治法：益气养血，托毒生肌。

方药：托里消毒散加减。

◎ 要点四 颈痈的特点与治疗

1. 颈痈的特点 颈痈是发生在颈部两侧的急性化脓性疾病。俗名痰毒，又称时毒。其特点是多见于儿童，冬春易发，初起时局部肿胀、灼热、疼痛而皮色不变，结块边界清楚，具有明显的风温外感症状。

2. 颈痈的治疗

（1）内治

风热痰毒证

证候：颈旁结块，初起色白濡肿，形如鸡卵，灼热疼痛，逐渐红肿化脓。伴恶寒发热，头痛，项强，咽痛，口干，溲赤便秘。苔薄腻，脉滑数。

治法：散风清热，化痰消肿。

方药：牛蒡解肌汤或银翘散加减。

加减：热甚，加黄芩、生山栀、生石膏（打碎）；便秘，加瓜蒌仁（打）、枳实；脓成，加皂角刺、山甲；肿块坚硬，加丹参、赤芍、皂角刺，去荆芥、薄荷、牛蒡子。

（2）外治 初起用金黄膏外敷。脓成应切开排脓。溃后用九一丹或八二丹药线引流，外盖金黄膏或红油膏；脓尽用生肌散、白玉膏。

细目四 发

◎ 要点一 发的概念与特点

发是病变范围较痈大的急性化脓性疾病。其特点是初起无头、红肿蔓延成片，中央明显，四周较淡，边界不清，灼热疼痛，有的 3~5 日后中央色褐腐溃，周围湿烂，全身症状明显。常见的发有生于结喉处的锁喉痈、生于臀部的臀痈、生于手背部的手发背、生于足背的足发背。

◎ 要点二 锁喉痈、臀痈的临床特点与治疗

（一）锁喉痈

1. 锁喉痈的临床特点 锁喉痈是发于颈前正中结喉处的急性化脓性疾病，因其红肿绕喉故名，又称猛疽，结喉痈，俗称盘颈痰毒。相当于西医的口底部蜂窝织炎。其特点是来势暴急，初

起结喉处红肿绕喉，根脚散漫，坚硬灼热疼痛，范围较大，肿势蔓延至颈部两侧、腮颊及胸前，可连及咽喉、舌下，并发喉风、重舌甚至痉厥等险症，伴壮热口渴、头痛项强等全身症状。

2. 锁喉痈的治疗

（1）内治

1）痰热蕴结证

证候：红肿绕喉，坚硬疼痛，肿势散漫，壮热口渴，头痛项强，大便燥结，小便短赤。舌红绛，苔黄腻，脉弦滑数或洪数。

治法：散风清热，化痰解毒。

方药：普济消毒饮加减。

2）热胜肉腐证

证候：肿势限局，按之中软应指，脓出黄稠，热退肿减。舌红，苔黄，脉数。

治法：清热化痰，和营托毒。

方药：仙方活命饮加减。

3）热伤胃阴证

证候：溃后脓出稀薄，疮口有空壳，或脓从咽喉溃出，收口缓慢，胃纳不香，口干少津。舌光红，脉细。

治法：清养胃阴。

方药：益胃汤加减。

（2）外治疗法　初起用玉露散或金黄散或双柏散以金银花露或菊花露调敷。成脓后应及早切开减压，用九一丹药线引流，外盖金黄膏或红油膏。脓尽改用生肌散、白玉膏。

（二）臀痈

1. 臀痈的临床特点　臀痈是发生于臀部肌肉丰厚处范围较大的急性化脓性疾病。由于肌内注射引起者，俗称针毒结块。其特点是来势急，病位深，范围大，难于起发，成脓较快，但腐溃较难，收口亦慢。

2. 臀痈的治疗

（1）内治

1）湿火蕴结证

证候：臀部先痛后肿，焮红灼热，或湿烂溃脓。伴恶寒发热，头痛骨楚，食欲不振。舌质

红，苔黄或黄腻，脉数。

治法：清热解毒，和营化湿。

方药：黄连解毒汤合仙方活命饮加减。

加减：局部红热不显，加重活血祛瘀之品，如桃仁、红花、泽兰，减少清热解毒之品。

2）湿痰凝滞证

证候：漫肿不红，结块坚硬，病情进展缓慢，多无全身症状。舌苔薄白或白腻，脉缓。

治法：和营活血，利湿化痰。

方药：桃红四物汤合仙方活命饮加减。

3）气血两虚证

证候：溃后腐肉大片脱落，疮口较深，形成空腔，收口缓慢，面色萎黄，神疲乏力，纳谷不香。舌质淡，苔薄白，脉细。

治法：调补气血。

方药：八珍汤加减。

（2）外治

1）未溃时红热明显的用玉露膏；红热不显的用金黄膏或冲和膏外敷。

2）成脓后宜切开排脓。待腐黑坏死组织与正常组织分界明显时，可以切开，切口应注意低位、够大够深，并清除腐肉。

3）溃后用八二丹、红油膏盖贴，脓腔深者用药线引流；脓尽用生肌散、白玉膏收口；疮口有空腔不易愈合者，用垫棉法。

细目五　丹　毒

◎ 要点一　丹毒的临床特点及不同部位丹毒的病名

丹毒是患部皮肤突然发红成片、色如涂丹的急性感染性疾病。其特点是病起突然，恶寒发热，局部皮肤忽然变赤，色如丹涂脂染，焮热肿胀，边界清楚，迅速扩大，数日内可逐渐痊愈，但容易复发。

根据其发病部位的不同，丹毒有不同的病名，如生于躯干部的内发丹毒，发于头面部的抱头火丹，发于小腿足部的流火，多生于新生儿臀

部的赤游丹毒等。

◎ 要点二　丹毒的病因病机

素体血分有热，或在肌肤破损处（如鼻腔黏膜、耳道皮肤或头皮等皮肤破伤，脚湿气糜烂，毒虫咬伤，臁疮等）有湿热火毒之邪乘隙侵入，郁阻肌肤而发。

本病总由血热火毒为患。发于头面部者，多夹风热；发于胸腹腰胯部者，多夹肝脾郁火；发于下肢者，多夹湿热；发于新生儿者，多有胎热火毒。

◎ 要点三　丹毒的内、外治法

1. 丹毒的内治法

（1）风热毒蕴证

证候：发于头面部，皮肤焮红灼热，肿胀疼痛，甚则发生水疱，眼胞肿胀难睁。伴恶寒，发热，头痛。舌质红，苔薄黄，脉浮数。

治法：疏风清热解毒。

方药：普济消毒饮加减。

（2）肝脾湿火证

证候：发于胸腹腰胯部，皮肤红肿蔓延，摸之灼手，肿胀疼痛，伴口干且苦。舌红，苔黄腻，脉弦滑数。

治法：清肝泻火利湿。

方药：柴胡清肝汤、龙胆泻肝汤或化斑解毒汤加减。

（3）湿热毒蕴证

证候：发于下肢，局部红赤肿胀、灼热疼痛，或见水疱、紫斑，甚至结毒化脓或皮肤坏死。或反复发作，可形成大脚风。伴发热，胃纳不香。舌红，苔黄腻，脉滑数。

治法：利湿清热解毒。

方药：五神汤合萆薢渗湿汤加减。

加减：肿胀甚者，或形成大脚风者，加防己、赤小豆、丝瓜络、鸡血藤等。

（4）胎火蕴毒证

证候：发生于新生儿，多见于臀部，局部红肿灼热，常呈游走性；或伴壮热烦躁，甚则神昏谵语、恶心呕吐。

治法：凉血清热解毒。

方药：犀角地黄汤合黄连解毒汤加减。

加减：壮热烦躁，甚则神昏谵语者，加服安宫牛黄丸或紫雪丹；舌绛苔光者，加玄参、麦冬、石斛等。

2. 丹毒的外治法

（1）外敷法。用玉露散或金黄散，以冷开水或鲜丝瓜叶捣汁或金银花露调敷。或鲜荷叶、鲜蒲公英、鲜地丁全草、鲜马齿苋、鲜冬青树叶等捣烂湿敷。

（2）砭镰法。患处消毒后，用七星针或三棱针叩刺患部皮肤，放血泄毒。适用于下肢复发性丹毒，禁用于赤游丹毒、抱头火丹患者。

（3）若流火结毒成脓者，可在坏死部分作小切口引流，掺九一丹，外敷红油膏。

第四单元　乳房疾病

细目一　乳　痈

◎ 要点一　乳痈的病因病机

1. 乳汁淤积　乳汁淤积是最常见的原因。初产妇乳头破碎，或乳头畸形、凹陷，影响充分哺乳；或哺乳方法不当，或乳汁多而少饮，或断乳不当，均可导致乳汁淤积，乳络阻塞结块，郁久化热酿脓而成痈肿。

2. 肝郁胃热　情志不畅，肝气郁结，厥阴之气失于疏泄；产后饮食不节，脾胃运化失司，阳明胃热壅滞，均可使乳络闭阻不畅，郁而化热，形成乳痈。

3. 感受外邪 产妇体虚汗出受风，或露胸哺乳外感风邪；或乳儿含乳而睡，口中热毒之气侵入乳孔，均可使乳络郁滞不通，化热成痈。

◎ 要点二 乳痈的临床表现

多见于产后3~4周的哺乳期妇女。

1. 初起 初起常有乳头皲裂，哺乳时感觉乳头刺痛，伴有乳汁淤积或结块，乳房局部肿胀疼痛，皮色不红或微红，皮肤不热或微热。或伴有全身感觉不适，恶寒发热，食欲不振，脉滑数。

2. 成脓 患乳肿块逐渐增大，局部疼痛加重，或有雀啄样疼痛，皮色焮红，皮肤灼热。同侧腋窝淋巴结肿大压痛。至乳房红肿热痛第10天左右，肿块中央渐渐变软，按之应指有波动感，穿刺抽吸有脓液，有时脓液可从乳窍中流出，全身症状加剧。壮热不退，口渴思饮，小便短赤，舌红苔黄腻，脉洪数。

3. 溃后 脓肿成熟，可破溃出脓，或手术切开排脓。若脓出通畅，则肿消痛减，寒热渐退，疮口逐渐愈合。若溃后脓出不畅，肿势不消，疼痛不减，身热不退，可能形成袋脓，或脓液波及其他乳络形成传囊乳痈。亦有溃后乳汁从疮口溢出，久治不愈，形成乳漏。

在成脓期大量使用抗生素或过用寒凉中药，常可见肿块消散缓慢，或形成僵硬肿块，迁延难愈。

◎ 要点三 乳痈的治疗

乳痈治疗当以消为贵。郁滞者以通为主，成脓者以彻底排脓为要。对并发脓毒败血症者，及时采用中西医结合综合疗法。

1. 辨证论治

（1）气滞热壅证

证候：乳汁淤积结块，皮色不变或微红，肿胀疼痛。伴有恶寒发热，周身酸楚，口渴，便秘，苔薄，脉数。

治法：疏肝清胃，通乳消肿。

方药：瓜蒌牛蒡汤加减。乳汁壅滞者，加王不留行、路路通、漏芦等；肿块明显者，加当归、赤芍、桃仁等。

（2）热毒炽盛证

证候：乳房肿痛，皮肤焮红灼热，肿块变软，有应指感。或切开排脓后引流不畅，红肿热痛不消，有"传囊"现象。壮热，舌红，苔黄腻，脉洪数。

治法：清热解毒，托里透脓。

方药：透脓散加味。热甚者，加生石膏、知母、金银花、蒲公英等；口渴甚者，加天花粉、鲜芦根等。

（3）正虚毒恋证

证候：溃脓后乳房肿痛虽轻，但疮口脓水不断，脓汁清稀，愈合缓慢或形成乳漏。全身乏力，面色少华，或低热不退，饮食减少。舌淡，苔薄，脉弱无力。

治法：益气和营托毒。

方药：托里消毒散加减。

2. 外治法

（1）初起乳汁郁滞致乳房肿痛、结块，可用热敷加乳房按摩，以疏通乳络。先轻揪乳头数次，然后从乳房四周轻柔地向乳头方向按摩，将郁滞的乳汁渐渐推出。可用金黄散或玉露散外敷；或用鲜菊花叶、鲜蒲公英、仙人掌去刺捣烂外敷；或用六神丸研细末，适量凡士林调敷；亦可用50%芒硝溶液湿敷。

（2）成脓脓肿形成时，应在波动感及压痛最明显处及时切开排脓。切口应按乳络方向并与脓腔基底大小一致，切口位置应选择脓肿稍低的部位，使引流通畅而不致袋脓，并应避免手术损伤乳络形成乳漏。若脓肿小而浅者，可用针吸穿刺抽脓或用火针刺脓。

（3）溃后切开排脓后，用八二丹或九一丹提脓拔毒，并用药线插入切口内引流，切口周围外敷金黄膏。待脓净仅有黄稠滋水时，改用生肌散收口。若有袋脓现象，可在脓腔下方用垫棉法加压，使脓液不致潴留，若有乳汁从疮口溢出，可在患侧用垫棉法束紧，以促进愈合；若成传囊乳痛者，也可在疮口一侧用垫棉法。若无效可另作一切口以利引流；形成乳房部窦道者，可先用七三丹药捻插入窦道以腐蚀管壁，至脓净改用生肌散、红油膏盖贴直至愈合。

◎ 要点四　乳痈的预防与调护

1. 妊娠5个月后，经常用温开水或肥皂水洗净乳头。乳头内陷者，可经常提拉矫正。

2. 乳母宜性情舒畅，情绪稳定。忌食辛辣炙煿之物，不过食肥甘厚腻之品。

3. 保持乳头清洁，不使婴儿含乳而睡，注意乳儿口腔清洁；要定时哺乳，每次哺乳应将乳汁吸空，如有积滞，可用按摩或吸奶器帮助排出乳汁。

4. 若有乳头擦伤、皲裂，可外涂麻油或蛋黄油；身体其他部位有化脓性感染时，应及时治疗。

5. 断乳时应先逐步减少哺乳时间和次数，再行断乳。断乳前可用生麦芽60g，生山楂60g，煎汤代茶，并用皮硝60g装入纱布袋中外敷。

6. 以胸罩或三角巾托起患乳，脓未成者可减少活动牵痛；破溃后可防止袋脓，有助于加速疮口愈合。

细目二　乳　癖

◎ 要点一　乳癖的概念与特点

乳癖是乳腺组织的既非炎症也非肿瘤的良性增生性疾病。相当于西医的乳腺增生病。其特点是单侧或双侧乳房疼痛并出现肿块，乳痛和肿块与月经周期及情志变化密切相关。乳房肿块大小不等，形态不一，边界不清，质地不硬，活动度好。本病好发于25~45岁的中青年妇女，其发病率占乳房疾病的75%，是临床上最常见的乳房疾病。根据研究资料发现，本病有一定的癌变危险，尤其对伴有乳癌家族史的患者，更应引起重视。

◎ 要点二　乳癖的病因病机

1. 由于情志不遂，忧郁不解，久郁伤肝，或受到精神刺激，急躁恼怒，可导致肝气郁结，气机阻滞，蕴结于乳房胃络，乳络经脉阻塞不通，不通则痛而引起乳房疼痛；肝气郁久化热，热灼

津液为痰，气滞痰凝血瘀即可形成乳房肿块。

2. 因冲任失调，使气血瘀滞，或阳虚痰湿内结，经脉阻塞，而致乳房结块、疼痛、月经不调。

◎ 要点三　乳癖的临床表现

好发病年龄在25~45岁。城市妇女的发病率高于农村妇女。社会经济地位高或受教育程度高、月经初潮年龄早、低经产状况、初次怀孕年龄大、未授乳和绝经迟的妇女为本病的高发人群。

乳房疼痛以胀痛为主，也有刺痛或牵拉痛。疼痛常在月经前加剧，经后疼痛减轻，或疼痛随情绪波动而变化，痛甚者不可触碰，行走或活动时也有乳痛。乳痛主要以乳房肿块处为甚，常涉及胸胁部或肩背部。有些患者还可伴有乳头疼痛和作痒，乳痛重者影响工作或生活。

乳房肿块可发生于单侧或双侧，大多位于乳房的外上象限，也可见于其他象限。肿块的质地中等或质硬不坚，表面光滑或颗粒状，活动度好，大多伴有压痛。肿块的大小不一，一般在1~2cm左右，大者可超过3cm。

乳房肿块可于经前期增大变硬，经后稍见缩小变软。个别患者还可伴有乳头溢液呈白色或黄绿色，或呈浆液状。

乳房疼痛和乳房肿块可同时出现，也可先后出现，或以乳痛为主，或以乳房肿块为主。患者还常伴有月经失调、心烦易怒等症状。

◎ 要点四　乳癖的辨证论治

止痛与消块是治疗本病之要点。根据具体情况进行辨证论治。对于长期服药而肿块不消反而增大，且质地较硬、边缘不清，疑有恶变者，应手术切除。

辨证论治

1. 内治

（1）肝郁痰凝证

证候：多见于青壮年妇女。乳房肿块随喜怒消长，伴有胸闷胁胀，善郁易怒，失眠多梦，心烦口苦。苔薄黄，脉弦滑。

治法：疏肝解郁，化痰散结。

方药：逍遥蒌贝散加减。

（2）冲任失调证

证候：多见于中年妇女。乳房肿块月经前加重，经后缓减。伴有腰酸乏力，神疲倦怠，月经失调，量少色淡，或闭经。舌淡，苔白，脉沉细。

治法：调摄冲任

方药：二仙汤合四物汤加减。

2. 外治 中药局部外敷于乳房肿块外，多为辅助疗法，如用阳和解凝膏掺黑退消或桂麝散盖贴；或以生白附子或鲜蟾蜍皮外敷，或用大黄粉以醋调敷。若对外用药过敏者，应忌用之。

细目三 乳 核

◎ 要点一 乳核的特点与临床表现

1. 特点 乳核是发生在乳房部最常见的良性肿瘤。相当于西医的乳腺纤维腺瘤。其特点是好发于20~25岁青年妇女，乳中结核，形如丸卵，边界清楚，表面光滑，推之活动。历代文献将本病归属"乳癖""乳痞""乳中结核"的范畴。

2. 临床表现 多发于20~25岁女性，其次是15~20岁和25~30岁。肿块常单个发生，也可见多个在单侧或双侧乳房内同时或先后出现。形状呈圆形或椭圆形，直径大多在0.5~5cm之间，边界清楚，质地坚实，表面光滑，按之有硬橡皮球之弹性，活动度大，触诊常有滑脱感。肿块一般无疼痛感，少数可有轻微胀痛，但与月经无关。一般生长缓慢，妊娠期可迅速增大，应排除恶变可能。

◎ 要点二 乳核的辨证论治

对单发纤维腺瘤的治疗以手术切除为宜，对多发或复发性纤维腺瘤可试用中药治疗，可起到控制肿瘤生长，减少肿瘤复发，甚至消除肿块的作用。

1. 内治

（1）肝气郁结证

证候：肿块较小，发展缓慢，不红不热，不觉疼痛，推之可移，伴胸闷叹息。舌质正常，苔

薄白，脉弦。

治法：疏肝解郁，化痰散结。

方药：逍遥散加减。

（2）血瘀痰凝证

证候：肿块较大，坚硬木实，重坠不适，伴胸闷牵痛，烦闷急躁，或月经不调、痛经等。舌质暗红，苔薄腻，脉弦滑或弦细。

治法：疏肝活血，化痰散结。

方药：逍遥散合桃红四物汤加山慈菇、海藻。月经不调兼以调摄冲任。

2. 外治 阳和解凝膏掺黑退消外贴，7天换药1次。

细目四 乳 岩

◎ 要点一 乳岩的发病情况与特点

其特点是乳房部出现无痛、无热、皮色不变而质地坚硬的肿块，推之不移，表面不光滑，凹凸不平，或乳头溢血，晚期溃烂，凹如泛莲。是女性最常见的恶性肿瘤之一。无生育史或无哺乳史的妇女；月经过早来潮或绝经期愈晚的妇女；有乳腺癌家族史的妇女，乳腺癌的发病率相对较高。男性乳腺癌较少发生。

◎ 要点二 乳岩的诊断

乳岩的诊断主要根据临床表现，结合辅助检查，确诊依赖于病理学检查。

1. 临床表现 发病年龄一般在40~60岁，绝经期妇女发病率相对较高。乳癌可分为一般类型乳腺癌及特殊类型乳腺癌。

（1）一般类型乳腺癌 常为乳房内触及无痛性肿块，边界不清，质地坚硬，表面不光滑，不易推动，常与皮肤粘连而呈现酒窝征，个别可伴乳头血性或水样溢液。后期随着癌肿逐渐增大，产生不同程度疼痛，皮肤可呈橘皮样水肿、变色；病变周围可出现散在的小肿块，状如堆栗；乳头内缩或抬高，偶可见到皮肤溃疡。晚期出现乳房肿块溃烂，疮口边缘不整齐，中央凹陷似岩穴，有时外翻似菜花，时渗紫红色血水，恶臭难

闻。癌肿转移至腋下及锁骨上时，可触及散在、质硬无痛的髎核，以后渐大，互相粘连，融合成团，逐渐出现形体消瘦、面色苍白、憔悴等恶病质貌。

（2）特殊类型乳腺癌

1）炎性癌：临床少见，多发于青年妇女，半数发生在妊娠或哺乳期。起病急骤，乳房迅速增大，皮肤肿胀，色红或紫红，发热，但无明显的肿块。转移甚广，对侧乳房往往不久即被侵及，并很早出现腋窝部、锁骨上淋巴结肿大。本病恶性程度极高，病程较短，常于 1 年内死亡。

2）湿疹样癌：临床较少见，其发病占女性乳腺癌的 0.7%～3%。早期临床表现似慢性湿疮，乳头和乳晕的皮肤发红，轻度糜烂，有浆液渗出，有时覆盖着黄褐色的鳞屑状痂皮。病变的皮肤甚硬，与周围分界清楚。多数患者感到奇痒，或有轻微灼痛。中期为数年后病变蔓延到乳晕以外皮肤，色紫而硬，乳头凹陷。后期表现为溃后易于出血，逐渐乳头蚀落，疮口凹陷，边缘坚硬，乳房内也可出现坚硬的肿块。

2. 实验室及辅助检查

（1）钼靶 X 线摄片　病变部位可见致密的肿块阴影，大小比实际触诊的要小，形态不规则、边缘呈现毛刺状或结节状，密度不均匀，可有细小成堆的钙化点，常伴血管影增多增粗，乳头回缩，乳房皮肤增厚或凹陷。

（2）B 超检查　可见实质性占位病变，形状不规则、边缘不齐，光点不均匀，血流有改变。

（3）病理切片检查　可作为确诊的依据。

◎ **要点三　乳岩的辨证分型治疗**

早期诊断是乳岩治疗的关键。原则上以手术治疗为主。中医药治疗多用于晚期患者，特别对手术后患者有良好的调治作用，对放化疗有减毒增效作用，可提高患者生存质量，或延长生存期。

1. 肝郁痰凝证

证候：情志抑郁，或性情急躁，胸闷胁胀，

或伴经前乳房作胀或少腹作胀。乳房部肿块皮色不变，质硬而边界不清。苔薄，脉弦。

治法：疏肝解郁，化痰散结。

方药：神效瓜蒌散合开郁散加减。

2. 冲任失调证

证候：经事紊乱，素有经前期乳房胀痛。或婚后从未生育，或有多次流产史。乳房结块坚硬。舌淡，苔薄，脉弦细。

治法：调摄冲任，理气散结。

方药：二仙汤合开郁散加减。

3. 正虚毒炽证

证候：乳房肿块扩大，溃后愈坚，渗流血水，不痛或剧痛。精神萎靡，面色晦暗或苍白，饮食少进，心悸失眠。舌紫或有瘀斑，苔黄，脉弱无力。

治法：调补气血，清热解毒。

方药：八珍汤加减。酌加半枝莲、白花蛇舌草、石见穿、露蜂房等清热解毒之品。

4. 气血两亏证

证候：多见于癌肿晚期或手术、放化疗后，患者形体消瘦，面色萎黄或㿠白，头晕目眩，神倦乏力，少气懒言，术后切口皮瓣坏死糜烂，时流渗液，皮肤灰白，腐肉色暗不鲜。舌质淡，苔薄白，脉沉细。

治法：补益气血，宁心安神。

方药：人参养荣汤加味。

5. 脾虚胃弱证

证候：手术或放化疗后，食欲不振，神疲肢软，恶心欲呕，肢肿怠倦。

治法：健脾和胃。

方药：参苓白术散或理中汤加减。

除以上几种常见类型外，还可见到放化疗后胃阴虚，口腔糜烂、牙龈出血等症者，治宜清养胃阴，方用益胃汤加减。

第五单元 瘿

细目一 气瘿

◎ 要点一 气瘿的病因病机

《诸病源候论》谓："瘿者，由忧恚气结所生，亦曰饮沙水，沙随气入于脉，搏颈下而成之。"说明本病的原因是：一为忧恚，二为水土。主要由于忧恚情志内伤，以致肝脾气逆，脏腑失和而生。其与生活地区和所饮水质有关者，亦每因动气而增患。故《诸病源候论》说："诸山水黑土中出泉流者，不可久居，常食令人作瘿病，动气增患。"总之，外因平素饮水或食物中含碘不足；内因情志不畅，忧怒无节，气化失调，升降障碍，营运阻塞。此外，产后肾气亏虚，外邪乘虚侵入，亦能引起本病。

◎ 要点二 气瘿的临床表现

女性发病率较男性略高。一般多发生在青春期，在流行地区常见于入学年龄的儿童。初起时无明显不适感，甲状腺呈弥漫性肿大，腺体表面较平坦，质软不痛，皮色如常，腺体随吞咽动作而上下移动。如肿块进行性增大，可呈下垂，自觉沉重感，可压迫气管、食管、血管、神经等而引起各种症状。

1. 压迫气管，比较常见。自一侧压迫，可使气管向他侧移位或变弯曲；自两侧压迫，气管变为扁平，由于气管内腔变窄，呼吸发生困难。

2. 压迫食管，可引起吞咽不适感，但不会引起梗阻症状。

3. 压迫颈深部大静脉，可引起头颈部的血液回流受阻，出现颈部和胸前表浅静脉的明显扩张。

4. 压迫喉返神经，可引起声带麻痹，患者发音嘶哑。

◎ 要点三 气瘿的内治法与预防

气瘿一般采用以疏肝解郁、化痰软坚为主的内治疗法。

1. 辨证论治

肝郁气滞证

证候：颈部弥漫性肿大，边缘不清，随喜怒消长，皮色如常，质软无压痛，肿块随吞咽动作上下移动；伴急躁易怒，善太息；舌质淡红，苔薄，脉沉弦。

治法：疏肝解郁，化痰软坚。

方药：四海舒郁丸加减。怀孕期或哺乳期，加菟丝子、首乌、补骨脂。

2. 预防调护

（1）在流行地区内，除改善水源外，应以碘化食盐（即每千克食盐中，加入 5~10mg 碘化钾）煮菜，作为集体性预防，服用至青春发育期过后。

（2）经常用海带或其他海产植物佐餐，尤其在怀孕期和哺乳期。

（3）平时保持心情舒畅，勿郁怒动气。

细目二 肉瘿

◎ 要点一 肉瘿的概念、特点

肉瘿是瘿病中较常见的一种，其临床特点是颈前喉结一侧或两侧结块，柔韧而圆，如肉之团，随吞咽动作而上下移动，发展缓慢。好发于青年女性及中年人。相当于西医的甲状腺腺瘤或囊肿，属甲状腺的良性肿瘤。

◎ 要点二 肉瘿的病因病机

由于忧思郁怒，气滞、痰浊、瘀血凝结而成。情志抑郁，肝失条达，气滞血瘀；或忧思郁怒，肝旺乘土，脾失运化，痰湿内蕴。气滞、湿痰、瘀血随经络而行，留注于结喉，聚而成形，乃成肉瘿。

◎ 要点三 肉瘿的辨证论治

一般多采用内治法，以理气解郁、化痰软坚为主。

辨证论治

1. 内治

（1）气滞痰凝证

证候：颈部一侧或两侧肿块呈圆形或卵圆形，不红、不热，随吞咽动作上下移动；一般无明显全身症状，如肿块过大可有呼吸不畅或吞咽不利；苔薄腻，脉弦滑。

治法：理气解郁，化痰软坚。

方药：逍遥散合海藻玉壶汤加减。

（2）气阴两虚证

证候：颈部肿块柔韧，随吞咽动作上下移动；常伴有急躁易怒、汗出心悸、失眠多梦、消谷善饥、形体消瘦、月经不调、手部震颤等；舌红，苔薄，脉弦。

治法：益气养阴，软坚散结。

方药：生脉散合海藻玉壶汤加减。

2. 外治 阳和解凝膏掺黑退消或桂麝散外敷。

细目三 瘿痈

◎ **要点一 瘿痈的含义与特点**

瘿痈是瘿病中一种急性炎症性疾患。其特点是结喉两侧结块，色红灼热，疼痛肿胀，甚而化脓，常伴有发热、头痛等症状。相当于西医的急性甲状腺炎、亚急性甲状腺炎。

◎ **要点二 瘿痈的诊断**

1. 临床表现 发病前多有感冒、咽痛等病史。颈部肿胀多突然发生，局部焮红灼热，按之疼痛，其痛可牵引至耳后枕部，活动或吞咽时加重，伴发热、畏寒等。严重者可有声嘶、气促、吞咽困难。少数患者可出现寒战、高热，局部胀痛跳痛而化脓，成脓后可出现波动感。

2. 辅助检查 急性期，白细胞总数及中性粒细胞增高，甲状腺超声波探测有助于诊断。

◎ **要点三 瘿痈的内外治法**

本病以内治为主，宜疏肝清热、化痰散结。

1. 辨证论治

（1）内治

1）风热痰凝证

证候：局部结块疼痛明显，伴恶寒发热、头痛、口渴、咽干，苔薄黄，脉浮数或滑数。

治法：疏风清热化痰。

方药：牛蒡解肌汤加减。

2）气滞痰凝证

证候：肿块坚实，轻度作胀，重按才感疼痛，其痛牵引耳后枕部，或有喉间梗塞感，痰多，一般无全身症状，苔黄腻，脉弦滑。

治法：疏肝理气，化痰散结。

方药：柴胡疏肝散加减。

（2）外治

1） 初期宜用箍围药，如金黄散、四黄散、双柏散，水或蜜调制外敷，每日 1~2 次。

2） 若成脓宜切开排脓，八二丹药线引流，金黄膏外敷。

2. 其他疗法 对高热和中毒症状严重者，应配合抗生素，并适当补充液体。

细目四 石瘿

◎ **要点一 石瘿的含义与特点**

瘿病坚硬如石不可移动者，称为石瘿。其特点是结喉两侧结块，坚硬如石，高低不平，推之不移。故《三因方》说："坚硬不可移者，名曰石瘿。"好发于40岁以上中年人。相当于西医的甲状腺癌。

◎ **要点二 石瘿的病因病机与诊断**

1. 病因病机 由于情志内伤，肝脾气逆，痰湿内生，气滞则血瘀，瘀血与痰湿凝结，上逆于颈部而成。亦有由肉瘿日久转化而来。

2. 诊断

（1）临床表现 多见于40岁以上患者，女多于男，或既往有肉瘿病史。颈前多年存在的肿块，生长迅速，质地坚硬如石，表面凹凸不平，推之不移，并可出现吞咽时移动受限。可伴有疼痛，若颈丛神经浅支受侵，则耳、枕、肩部剧痛。若肿块压迫，引起喉头移位或侵犯喉部神经时，可引起呼吸或吞咽困难，甚或发生声音嘶哑。若侵蚀气管造成溃疡时，可有咳血。颈部静脉受压时，可发生颈部静脉怒张与面部浮肿。

石瘿的淋巴结转移较为常见，有时颈部出现的淋巴结肿大，往往是一些微小而不易触及的乳头状腺癌的最初体征。血行转移多出现在肺和骨。

（2）辅助检查　甲状腺同位素[131]碘扫描，多显示为凉结节（或冷结节），进行 B 型超声、CT 检查，以明确诊断。

◎ **要点三　石瘿的治疗**

石瘿为恶性肿瘤，应及早诊断并早期手术治疗。

1. 内治法

（1）痰瘀内结证

证候：颈部结块迅速增大，坚硬如石，高低不平，推之不移，但全身症状尚不明显，舌暗红，苔薄黄，脉弦。

治法：解郁化痰，活血消坚。

方药：海藻玉壶汤合桃红四物汤加白花蛇舌草、三棱、莪术等。

（2）瘀热伤阴证

证候：石瘿晚期，或溃破流血水，或颈部他处发现转移性结块，或声音嘶哑，形倦体瘦，舌紫暗，或见瘀斑，脉沉涩。

治法：和营养阴。

方药：通窍活血汤合养阴清肺汤加减。如出现气阴两虚症状，宜益气养阴，可用黄芪鳖甲汤加减。

2. 外治疗法　可用阳和解凝膏掺阿魏粉敷贴。肿块疼痛灼热者，可用生商陆根捣烂外敷。

第六单元　瘤、岩

细目一　脂　瘤

◎ **要点　脂瘤的诊断**

脂瘤是皮脂腺中皮脂潴留郁积而形成的囊肿，又称粉瘤。其临床特点是皮肤间出现圆形质软的肿块，中央有粗大毛孔，可挤出有臭味的粉渣样物。脂瘤并非体表肿瘤，相当于西医的皮脂腺囊肿。

本病好发于青春期。多见于头面部、臀部、背部等皮脂腺、汗腺丰富的部位，生长缓慢，一般无明显自觉症状。肿块呈圆形或椭圆形，边界清楚，与皮肤无粘连，表皮紧张，中央导管开口处呈青黑色小孔，挤压后可有粉渣样内容物溢出，有臭味。脂瘤染毒后可有局部红肿、增大、疼痛、破溃流脓等。

细目二　血　瘤

◎ **要点　血瘤的诊断**

血瘤是指体表血络扩张，纵横丛集而形成的肿瘤。可发生于身体任何部位，大多数为先天性，其特点是病变局部色泽鲜红或暗紫，或呈局限性柔软肿块，边界不清，触之如海绵状。相当于西医的血管瘤。常见的有毛细血管瘤和海绵状血管瘤。

1. 毛细血管瘤　多在出生后 1~2 个月内出现，部分在 5 岁左右自行消失，多发生在颜面、颈部，可单发，也可多发。多数表现为在皮肤上有红色丘疹或小的红斑，逐渐长大，界限清楚，大小不等，质软可压缩，色泽为鲜红色或紫红色，压之可退色，抬手复原。

2. 海绵状血管瘤　表现为质地柔软似海绵，

常呈局限性半球形、扁平或高出皮面的隆起物，肿物有很大压缩性，可因体位下垂而充盈，或随患肢抬高而缩小，在瘤内有时可扪及颗粒状的静脉石硬结，外伤后可引起出血，继发感染，可形成慢性出血性溃疡。

细目三 肉 瘤

◎ 要点 肉瘤的概念及临床表现特点

肉瘤是发于皮里膜外、由脂肪组织过度增生而形成的良性肿瘤。其特点是软似棉，肿似馒，皮色不变，不紧不宽，如肉之隆起。相当于西医的脂肪瘤。西医所称的肉瘤是指发生于软组织的恶性肿瘤，如脂肪肉瘤、纤维肉瘤等，与本病有质的区别，临证中不可混淆。

多见于成年女性，可发于身体各部，好发于肩、背、腹、臀及前臂皮下。大小不一，边界清楚，皮色不变，生长缓慢，触之柔软，呈扁平团块状或分叶状，推之可移动，基底较广阔，一般无疼痛。多发者常见于四肢、胸或腹部，呈多个较小的圆形或卵圆形结节，质地较一般肉瘤略硬，压之有轻度疼痛。

第七单元　皮肤及性传播疾病

细目一 概 述

◎ 要点一 皮肤及性传播疾病的病因病机

皮肤病的病因复杂，但归纳起来不外乎内因、外因两类。外因主要是风、湿、热、虫、毒；内因主要是七情内伤、饮食劳倦和肝肾亏损。其病机主要因气血不和、脏腑失调、邪毒结聚而致生风、生湿、化燥、致虚、致瘀、化热、伤阴等。性传播疾病主要由性接触染毒致病。

1. 风　许多皮肤病都与风邪有着密切关系。由风邪引起的皮肤病一般具有以下特点：发无定处，骤起骤消，如隐疹、游风；剧烈瘙痒，皮肤干燥、脱屑，如风瘙痒；多发生于上部，如面游风、白屑风等。临床上风邪常与他邪相兼为病，如风湿、风热、风寒等。

2. 湿　湿有内湿、外湿之分，皮肤病以外湿所致者居多，但有时外湿与内湿相合致病。湿邪侵入肌肤，郁结不散，与气血相搏，多发生疱疹、渗液、糜烂、瘙痒等。湿邪所致的皮肤病，其皮肤损害以水疱为主，或为多形性，或皮肤糜烂，或淫浸四窜、滋水淋漓，常患病于下部，病程缠绵，难以速愈，愈后易发。

3. 热　热为阳邪，火热同源，热为火之渐，热微则痒；火为热之甚，热盛则痛。外感热邪，或脏腑实热，蕴阻肌肤，不得外泄，熏蒸肌表，均可发生皮肤病。热邪致病多发于人体上部，其皮肤损害以红斑、红肿、脓疱、糜烂为主，自觉瘙痒或疼痛。

4. 虫　由虫致生的皮肤病多种多样，虫不同则皮损也不相同。一为皮肤中寄生虫直接致病，如疥虫引起的疥疮，真菌则可引起手癣、脚癣、体癣、甲癣等病；一为由昆虫的毒素侵入或过敏引起的皮肤病，如蚊虫、臭虫、蠓虫、虱子叮咬所致的损伤和虫咬皮炎。此外，尚可由肠道寄生虫过敏及禽类寄生虫毒、桑毛虫毒、松毛虫毒等引起皮肤病等，在临床中均较常见。由虫引起的皮肤病，其症状是皮肤瘙痒甚剧，有的表现糜烂，有的能互相传染，有的可伴局部虫斑，脘腹疼痛，大便中可查到虫卵等。

5. 毒　由毒邪引起的皮肤病可分为食毒、药物毒、虫毒、漆毒等，其病机不外中其毒邪或禀赋不耐对某物质过敏而成。由毒邪引发的皮肤病，发病前有食"毒"物史或曾内服某种药物，或接触某种物质，或有毒虫叮咬史，需经过一定的潜伏期后方发病。其症状是皮损表现为灼红、肿胀、丘疹、水疱、风团、糜烂等多种形态，或痒或痛，轻则局限一处，重症则泛发全身。停止上述毒邪来源后，其病去也快。病重者皮肤暴肿，起大疱，破流滋水，皮肤层层剥脱，甚则危及生命，如药物毒。

6. 血瘀 为皮肤病重要的病因病机，凡外感六淫、内伤七情，均可导致气机不畅，气为血之帅，血随气行，气滞则血瘀而为病。血瘀证候多见于慢性皮肤病，其特点如：皮损色暗、紫红、青紫，或出现肌肤甲错、色素沉着、瘀斑、肥厚、结节、肿块、瘢痕、脱发、舌紫或有瘀点，脉弦涩等，如黧黑斑。

7. 血虚风燥 亦为皮肤病的重要病机。多种慢性皮肤病因长期皮肤瘙痒，寝食不安，脾虚食减，脾胃失其健运，阴血失其化源；或风湿郁久，郁而化热化火，伤其阴血，致阴血亏虚；或本虚病久，均可导致血虚风燥。其皮损特点以干燥、肥厚、粗糙、脱屑为主，很少糜烂、渗液，自觉瘙痒，病期较长，如牛皮癣、白疕、慢性湿疮、风瘙痒、鱼鳞病等慢性皮肤病。

8. 肝肾不足 脏腑失调是皮肤病重要的病因病机，其中以肝肾不足为多见。肝肾不足主要包括先天之精不足及后天精血不足。如肝血虚，爪甲失养，则指甲肥厚干燥变脆；肝虚血燥，筋气失荣，则生疣目；肝经火郁血滞，可致血痣。肾精不充，发失其养，则毛发干枯易脱；肾虚，本色上泛，则面生黧黑斑。因肝肾不足所致的皮肤病，其特点是大多呈慢性过程，其皮损有干燥、肥厚粗糙、脱屑或伴毛发枯槁，脱发，色素沉着，指甲受损，或伴生疣目、血痣等。因肾为先天之本，故某些先天性、遗传性皮肤病与肝肾亦有一定的关系，如鱼鳞病、毛周角化症。

总之，皮肤病的发生往往不是单一病因所引起，常为数个以上的病因共同作用所致，或内伤与外感兼夹在一起，或为实证，或为虚证，或虚实夹杂。

◎ 要点二 皮肤及性传播疾病的辨证

（一）辨皮肤病的常见症状

皮肤病在发病过程中，可产生一系列的自觉症状和他觉症状，是皮肤病辨证的主要依据，亦是诊断皮肤病的重要依据。

1. 自觉症状 即患者主观的感觉。皮肤病的自觉症状取决于皮肤病的性质、病变程度以及患者个体的差异等。最常见的症状是瘙痒，其次是疼痛，此外尚有灼热、麻木、蚁走感等。

（1）瘙痒 可由多种因素引起，但着重在"风"邪的辨证。一般急性皮肤病的瘙痒，多由外风所致，故其有症状流窜不定，泛发而起病迅速的特点，可有风寒、风热、风湿热的不同。风寒所致瘙痒，遇寒加重而皮疹色白；风热所致瘙痒，皮疹色红，遇热加重；风湿热所致瘙痒，抓破有渗液或起水疱。此外，营血有热所致瘙痒，皮损色红灼热，见丘疹、红斑、风团，瘙痒剧烈，抓破出血。慢性皮肤病的瘙痒原因复杂，寒、湿、痰、瘀、虫淫、血虚风燥、肝肾不足等因素均可致瘙痒。寒证瘙痒除因寒邪外袭，尚可由脾肾阳虚生内寒而致瘙痒，皮疹色红，发热症状不明显，或呈寒性结节、溃疡等；湿热所致痒可表现为流滋或出现水疱；痰邪所致瘙痒则常呈结节；瘀血所致瘙痒可见紫斑、色素沉着等；瘀血夹湿所致瘙痒剧烈，皮损结节坚硬，顽固难愈；虫淫所致瘙痒，痒如虫行或蚁走，阵阵奇痒难忍，且多具传染性；血虚风燥及肝肾不足所致瘙痒常有血痂或糠秕样脱屑，皮肤干裂，苔藓样变等。

（2）疼痛 皮肤病有疼痛症状者不多，一般多由寒邪或热邪或痰凝血瘀，阻滞经络不通所致，"通则不痛，痛则不通"。寒证疼痛表现为局部青紫，遇寒加剧，得温则缓；热证疼痛，有红肿、发热与疼痛性皮损；痰凝血瘀疼痛可有痰核结节或瘀斑、青紫，疼痛位置多固定不移。此外，在有些较重的皮肤病后期或年老体弱、气血虚衰的蛇串疮患者，虽皮肤损害已愈，但后遗疼痛，且较剧烈，属虚证兼气滞血瘀疼痛。

（3）灼热感、蚁走感、麻木感　为皮肤病较特殊的局部自觉症状。灼热感为热邪蕴结或火邪炽盛，炙灼肌肤的自觉感受，常见于急性皮肤病。蚁走感与瘙痒感颇为近似，但程度较轻，由虫淫为患或气血失和所致。麻木感常见于一些特殊的皮肤病，如麻风病的皮损，有的慢性皮肤病后期也偶见麻木的症状，一般认为麻木为血虚或湿痰瘀血阻络，导致经脉失养，或气血凝滞，经络不通所致。

2. 他觉症状

皮肤病的他觉症状，以表现在患部的皮肤损害最具诊断意义。皮肤损害（简称皮损），也称皮疹，分为原发性和继发性两大类，但有时二者不能截然分开，如脓疱为原发性皮损，但也可继发于丘疹或水疱。掌握这些基本皮损的特点，对皮肤病诊断、辨证治疗都很重要。

（1）原发性损害　原发性皮损是皮肤病在其病变过程中，直接发生及初次出现的皮损，有斑疹、丘疹、风团、结节、疱疹、脓疱等。

1）斑疹：为局限性皮肤黏膜的颜色改变，与周围皮肤平齐，不隆起或凹陷。直径达到或超过1cm时，称为斑片，分为红斑、色素沉着斑、色素减退斑。红斑压之退色者多属血热；压之不退色者除血热外，尚兼血瘀；红斑稀疏者为热轻，密集者为热重，红而带紫为热毒炽盛；红斑常见于丹毒、药毒等皮肤病。色素沉着斑如黧黑斑，是肝肾不足，气血瘀滞所致。色素减退斑多由气血凝滞或血虚风邪所致，最常见者为白驳风。

2）丘疹：为高出皮面的实性丘形小粒，直径一般小于1cm，多为风热、血热所致。丘疹数目多少不一，有散在分布的，有的互相融合而成扁平隆起的片状损害，直径大于1cm，称斑块。丘疹顶端扁平的称扁平丘疹，常见于牛皮癣、接触性皮炎、湿疮等。介于斑疹与丘疹之间，稍有隆起的皮损称斑丘疹。丘疹顶部有较小水疱或脓疱时，称丘疱疹或丘脓疱疹。

3）风团：为皮肤上局限性水肿隆起，常突然发生，迅速消退，不留任何痕迹，发作时伴有剧痒。有红色与白色之分，红色者为风热所致，白色者为风寒所致。常见于瘾疹。

4）结节：为大小不一、境界清楚的实质性损害，质较硬，深在皮下或高出皮面，多由气血凝滞所致，常见于结节性红斑等病。

5）疱疹：为内有腔隙、含有液体、高出皮面的损害。水疱内含有血样液体者称血疱。水疱为白色，血疱为红色或紫红色。疱疹的疱壁一般较薄易破，破后形成糜烂，干燥后结痂脱屑。疱疹常发于红斑之上，多属湿热或热毒所致，常见于湿疮、接触性皮炎、虫咬皮炎等。

6）脓疱：疱内含有脓液，其色呈混浊或为黄色，周围常有红晕，疱破后形成糜烂，溢出脓液，结脓痂。多因湿热或热毒炽盛所致，常见于脓疱疮等。

（2）继发性损害　是原发性皮损经过搔抓、感染、治疗处理和在损害修复过程中演变而成，有鳞屑、糜烂、溃疡、痂、抓痕、皲裂、苔藓样变、瘢痕、色素沉着、萎缩等。

1）鳞屑：为表皮角质层的脱落，大小、厚薄、形态不一，可呈糠秕状（如花斑癣）、蛎壳状（如白疕）或大片状（如剥脱性皮炎）。急性病后见之，多为余热未清；慢性病见之，多由血虚生风、生燥，皮肤失其濡养所致。

2）糜烂：为局限性的表皮或黏膜上皮缺损，系由疱疹、脓疱的破裂，痂皮的脱落等露出的红色湿润面，多属湿热为患。糜烂因损害较浅，愈后较快，一般不留瘢痕。

3）溃疡：为皮肤或黏膜深层真皮或皮下组织的局限性缺损。溃疡大小不一，疡面有脓液、浆液或血液，基底可有坏死组织。多为热盛肉腐而成，常见于疮疖、外伤染毒等溃烂形成，愈后留有瘢痕。

4）痂皮：皮肤损害处的渗液、滋水、渗血或脓液与脱落组织及药物等混合干燥后即形成痂。脓痂为热毒未清；血痂为血热络伤，血溢所结；滋痂为湿热所致。

5）抓痕：由搔抓将表皮抓破、擦伤而形成的线状损害，表面结成血痂，皮肤瘙痒，多由风盛或内热所致。

6）皲裂：为皮肤上的线形坼裂，好发于掌跖、指趾、口角等处，多由血虚、风燥所致。

7）苔藓样变：为皮肤增厚、粗糙、皮纹加宽、增深、干燥、局限性边界清楚的大片或小片损害，常为一些慢性瘙痒性皮肤病的主要表现，多由血虚风燥，肌肤失养所致。常见于牛皮癣、慢性湿疮等。

8）色素沉着：为皮肤中色素增加所致，多呈褐色、暗褐色或黑褐色。色素沉着有的属原发皮损，如黧黑斑、黑变病等，多由肝火、肾虚引起；有的属继发皮损，如一些慢性皮肤病之后期局部皮肤色素沉着，多因气血失和所致，如风热疮、固定型药毒等。

9）萎缩：为皮肤的结构成分减少、变薄所致。表皮萎缩时皮肤呈半透明羊皮纸样外观，皮纹变浅或消失，其下血管较为清晰可见；真皮或皮下脂肪萎缩时皮肤呈局限性凹陷，皮纹不变。常见于一些慢性皮肤病的皮损表现，多因气血两虚，营卫失和，肌肤失养而成。

（二）辨皮肤病的性质

按照临床表现来分，主要分为急性、慢性两大类，急性者大多为实证，慢性者当以虚证为主。

1. **急性的皮肤病** 大多发病急骤，皮损表现以原发性为主，如红斑、丘疹、疱疹、风团、结节、脓疱等，亦可相继出现糜烂、渗液、鳞屑等继发性皮损。病因大多为风、湿、热、虫、毒，以实证为主。与肺、脾、心三脏的关系最为密切。

2. **慢性的皮肤病** 大多发病缓慢，皮损表现以继发性为主，如苔藓样变、色素沉着、皲裂、鳞屑等，或伴有脱发、指（趾）甲变化。发病原因大多为血瘀或营血不足，肝肾亏损，冲任不调，以虚证为主。与肝、肾两脏关系最为密切，肝藏血，血虚则生风生燥，肤失濡养而为

病；肾主藏精，黑色属肾，发为肾之所华，肾精不足，则可产生皮肤的色素改变以及脱发等病。

◎ **要点三　皮肤及性传播疾病的治法**

中医治疗皮肤病主张"治外必本诸内"，局部与整体并重。治疗方法分内治、外治两大类，在临床应用时，必须根据患者的体质情况，不同的致病因素和皮损形态，制定内治和外治的法则。

（一）内治

1. **祛风法** 疏风清热用于风热证，方选银翘散、桑菊饮、消风散。疏风散寒用于风寒证，方选麻黄汤、麻桂各半汤等。祛风胜湿用于风湿证，方选独活寄生汤。驱风潜镇用于风邪久羁证、顽癣类皮肤病、疣类皮肤病或由皮肤病所引起的神经痛，方选天麻钩藤饮。

2. **清热法** 清热解毒用于实热证，方选五味消毒饮、黄连解毒汤。清热凉血用于血热证，方选犀角地黄汤、化斑解毒汤。

3. **祛湿法** 清热利湿用于湿热证和暑湿证，方选茵陈蒿汤、龙胆泻肝汤、萆薢渗湿汤。健脾化湿用于脾湿证，方选除湿胃苓汤。滋阴除湿用于渗利伤阴证，方选滋阴除湿汤。

4. **润燥法** 养血润燥用于血虚风燥证，方选四物汤、当归饮子等。凉血润燥用于血热风燥证，方选凉血消风散。

5. **活血法** 理气活血用于气滞血瘀证，方选桃红四物汤、通络活血方等。活血化瘀用于瘀血凝结证，方选通窍活血汤、血府逐瘀汤等。

6. **温通法** 温阳通络用于寒湿阻络证，方选当归四逆汤、独活寄生汤等。通络除痹用于寒凝皮痹证，方选阳和汤、独活寄生汤等。

7. **软坚法** 消痰软坚用于痰核证，方选海藻玉壶汤。活血软坚用于瘀阻结块证，方选活血散瘀汤。

8. **补肾法** 滋阴降火用于阴虚内热证或肝肾阴虚证，方选知柏地黄汤、大补阴丸。温补肾阳用于脾肾阳虚证，方选肾气丸、右归丸。

（二）外治

皮肤病的病变部位多在皮肤或黏膜，采用各种外治法可以减轻患者的自觉症状，并使皮损迅速消退；有些皮肤病单用外治即可达到治疗目的。因此，外治法在皮肤病治疗中十分重要。在使用外治法时，必须根据皮损情况，依照外用药物的使用原则进辨证施治，正确使用外用剂型及药物。外治法同样遵循同病异治、异病同治的治疗法则。

1. 外用药物的常用剂型

（1）溶液　是药物的水溶液，将单味药或复方加水，煎熬至一定浓度，滤过药渣所得，具有清洁、止痒、消肿、收敛、清热解毒的作用。适用于急性皮肤病渗出较多或剧烈红肿或脓性分泌物多的皮损。可用于湿敷和熏洗。常用药物如苦参、黄柏、蛇床子、马齿苋、生地榆、野菊花、金银花、蒲公英、千里光等煎出液；或10%黄柏溶液、3%硼酸溶液、生理盐水及蒸馏水等。溶液用于湿敷是治疗皮肤病常用的方法，适用于急性红肿、渗出糜烂的皮损，或浅表溃疡。使用时将5~6层消毒纱布置于药液中浸透，稍挤拧至不滴水为度，冷敷于患处，一般每1~2小时换1次即可；如渗液不多，可4~5小时换1次。溶液熏洗应当温度适当，一般以40℃左右为宜，太热易烫伤皮肤，太凉则疗效不佳。

（2）粉剂（又名散剂）　为单味药或复方中药研磨或粉碎成极细粉末的制剂。具有保护、吸收、蒸发、干燥、止痒的作用。适用于无渗液的急性或亚急性皮炎。常用药物如青黛散、六一散、滑石粉、止痒扑粉等。用法为每天3~5次，扑患处。

（3）洗剂（又名混悬剂、悬垂剂）　是粉加水混合在一起的制剂，粉不溶于水，故久置后一些药粉沉淀于水底，使用时需振荡摇匀。有清凉止痒、保护、干燥、消斑解毒之功。适应证同粉剂。常用药物如三黄洗剂、炉甘石洗剂、颠倒散洗剂等。用法为用前摇匀，外搽皮损处，每日4~6次。若制剂中有薄荷脑、樟脑、冰片等清凉药物，婴儿面部、

外阴等薄嫩处及寒冷冬天不宜使用。

（4）酊剂　是将药物浸泡于50%~75%乙醇或白酒中，密封7~30天后滤过即成的酒浸剂（也有用醋浸泡的醋剂）。具有收敛散风、活血消肿、杀菌止痒、溶解皮脂、刺激色素生长等作用。适用于慢性瘙痒性皮肤病、色素脱失性皮肤病、脱发、脚湿气、鹅掌风、圆癣等。常用药物如复方土槿皮酊、1号癣药水、百部酊、补骨脂酊等。用法为用棉棒蘸药液直接外涂皮损区，每天1~3次。凡急性炎症性皮肤病破皮糜烂者，头面、会阴部皮肤薄嫩处禁用。

（5）油剂　为粉剂与植物油调和成糊状或以药物浸在植物油中煎炸后滤去药渣而成。具有润泽保护、解毒收敛、止痒生肌、软化皮痂的作用。适用于亚急性皮肤病中有少量渗出、鳞屑、痂皮、溃疡的皮损。常用药物如紫草油、青黛散油、三石散油等。常用的植物油为麻油、菜子油、花生油等，以麻油最佳，有清凉润肤之功。用法为每天外搽患处1~2次。

（6）软膏　是将药物研成细粉，用凡士林、羊毛脂等作为基质调成均匀、细腻、半固体状的剂型。具有保护、润滑、杀菌、止痒、去痂的作用。适用于一切慢性皮肤病具有结痂、皲裂、苔藓样变等皮损者。常用药物如青黛膏、黄连膏、疯油膏、5%硫黄软膏、皮脂膏等。用法为每天外搽皮损处2~3次，或涂于纱布上敷贴于患部，再用塑料薄膜封包，去痂时宜涂厚些。用于皲裂、苔藓样变皮损时，如加用热烘疗法效果更好。凡糜烂、渗出及分泌物较多的皮损忌用。

2. 外用药物使用原则　皮肤病的外用药物使用原则是根据皮损的表现来选择适当的剂型和药物。

（1）根据病情阶段正确选择剂型　皮肤炎症在急性阶段，若仅有红斑、丘疹、水疱而无渗液，宜用洗剂、粉剂；若有大量渗液或明显红肿，则用溶液作开放性冷湿敷。皮肤炎症在亚急性阶段，渗液与糜烂很少，红肿减轻，有鳞屑和结痂，则用油剂为宜。皮肤炎症在慢性阶段，有

浸润肥厚、苔藓样变者，则用软膏及酊剂。

（2）根据疾病性质合理选择药物　如有感染时先用清热解毒、抗感染制剂控制感染，然后再针对原来皮损选用药物。

（3）用药宜先温和后强烈　先用性质比较温和的药物。尤其是儿童或女性患者不宜使用刺激性强、浓度高的药物。面部、阴部皮肤慎用刺激性强的药物。

（4）用药浓度宜先低后浓　先用低浓度制剂，根据病情需要再提高浓度。一般急性皮肤病用药宜温和安抚，顽固性慢性皮损可用刺激性较强和浓度较高的药物。

（5）随时注意药敏反应　一旦出现皮肤过敏、刺激或中毒反应，应立即停用，并给以及时处理。

细目二　蛇串疮

◎ 要点一　蛇串疮的概念与特点

1. **概念**　是一种皮肤上出现成簇水疱，多呈带状分布，痛如火燎的急性疱疹性皮肤病。相当于西医的带状疱疹。

2. **特点**　皮肤上出现红斑、水疱或丘疱疹，累累如串珠，排列成带状，沿一侧周围神经分布区出现，局部刺痛或伴臖核肿大。多数患者愈后很少复发，极少数患者可多次发病。

◎ 要点二　蛇串疮的辨证论治

1. **肝经郁热证**　治以清泄肝火，解毒止痛，方选龙胆泻肝汤加紫草、板蓝根、玄胡索等。

2. **脾虚湿蕴证**　治以健脾利湿，解毒止痛，方选除湿胃苓汤加减。

3. **气滞血瘀证**　治以理气活血，通络止痛，方选柴胡疏肝散合桃红四物汤加减。

细目三　疣

◎ 要点一　不同疣的特点与好发部位

因其皮损形态及发病部位不同而名称各异，如发于手背、手指、头皮等处者，称千日疮、疣目、枯筋箭或瘊子；发于颜面、手背、前臂等处者，称扁疣；发于胸背部有脐窝的赘疣，称鼠乳；发于足跖部者，称跖疣；发于颈周围及眼睑部位，呈细软丝状突起者，称丝状疣或线瘊。

◎ 要点二　寻常疣、扁平疣、传染性软疣的治疗

1. **辨证论治**

（1）寻常疣（疣目）

1）风热血燥证：治以养血活血，清热解毒，方选治瘊方加板蓝根、夏枯草。

2）湿热血瘀证：治以清化湿热，活血化瘀，方选马齿苋合剂加薏苡仁、冬瓜仁。

（2）扁平疣（扁瘊）

1）风热蕴结证：治以疏风清热，解毒散结，方选马齿苋合剂去桃仁、红花加木贼草、郁金、浙贝母、板蓝根。

2）热瘀互结证：治以活血化瘀，清热散结，方选桃红四物汤加生黄芪、板蓝根、紫草、马齿苋、浙贝母、薏苡仁。

疣目、扁瘊皮损少者及鼠乳、掌跖疣、丝状疣均不需内服治疗。

2. **外治疗法**　各种疣均可选用木贼草、板蓝根、马齿苋、香附、苦参、白鲜皮、薏苡仁等中药，煎汤趁热洗涤患处，每天2~3次，可使部分皮疹脱落。

（1）疣目　可选用推疣法、鸦胆子散敷贴法、荸荠或菱蒂摩擦法。

（2）扁瘊　可选用洗涤法、涂法。

（3）鼠乳　用消毒针头挑破患处，挤尽白色乳酪样物，再用碘酒或浓石炭酸溶液点患处。若损害较多，应分批治疗，注意保护周围皮肤。

细目四　癣

◎ 要点一　头癣、手足癣、体癣和花斑癣的临床特点与诊断

（一）临床特点

1. **头癣**　包括白癣和黄癣。

（1）白秃疮　相当于西医的白癣。

本病是头癣的一种，多见于学龄儿童，男性多于女性。皮损特征是在头皮有圆形或不规则的覆盖灰白鳞屑的斑片。病损区毛发干枯无泽，常在距头皮 0.3~0.8cm 处折断而呈参差不齐。头发易于拔落且不疼痛，病发根部包绕有白色鳞屑形成的菌鞘，自觉瘙痒。发病部位以头顶、枕部居多，但发缘处一般不被累及。青春期可自愈，秃发也能再生，不遗留瘢痕。

（2）肥疮　相当于西医的黄癣。

本病为头癣中最常见的一种，多见于农村，好发于儿童。其特征是：有黄癣痂堆积，癣痂呈蜡黄色，肥厚，富黏性，边缘翘起，中心微凹，上有毛发贯穿，质脆易粉碎，有特殊的鼠尿臭。久之毛囊被破坏而成永久性脱发。当病变痊愈后，则在头皮留下广泛、光滑的萎缩性瘢痕。病变四周约 1cm 左右头皮不易受损。

2. **手足癣**　包括手癣和足癣。

（1）鹅掌风　相当于西医的手癣。

本病以成年人多见，男女老幼均可染病。多数为单侧发病，也可波及双手。夏天起水疱病情加重，冬天则枯裂疼痛明显。皮损特点是：初起为掌心或指缝水疱或掌部皮肤角化脱屑、水疱，水疱多透明如晶，散在或簇集，瘙痒难忍。水疱破后干涸，叠起白屑，中心向愈，四周继发疱疹，并可延及手背、腕部。若反复发作后，致手掌皮肤肥厚，枯槁干裂，疼痛，屈伸不利，宛如鹅掌。损害若侵及指甲，可使甲板被蛀蚀变形，甲板增厚或萎缩翘起，色灰白而成灰指甲（甲癣）。鹅掌风病程为慢性，反复发作。

（2）脚湿气　相当于西医的足癣。

本病以脚丫糜烂瘙痒伴有特殊臭味而得名。我国南方地区气温高，潮湿，发病率高。多发于成年人，儿童少见。夏秋病重，多起水疱、糜烂；冬春病减，多干燥裂口。脚湿气主要发生在趾缝，也见于足底。以皮下水疱，趾间浸渍糜烂，渗流滋水，角化过度，脱屑，瘙痒等为特征。分为水疱型、糜烂型、脱屑型，但常以 1~2 种皮肤损害为主。

3. **体癣**　本病因皮损多呈钱币状、圆形，故名圆癣，亦称铜钱癣。发于股胯、外阴等处者，称阴癣（股癣）。以青壮年男性多见，多发于夏季，好发于面部、颈部、躯干及四肢近端。圆癣初起为丘疹或水疱，逐渐形成边界清楚的钱币形红斑，其上覆盖细薄鳞屑。病灶中央皮疹消退，呈自愈倾向，但向四周蔓延，有丘疹、水疱、脓疱、结痂等损害。圆癣的皮损特征为环形或多环形、边界清楚、中心消退、外围扩张的斑块。

4. **花斑癣**　本病常发于多汗体质青年，可在家庭中互相传染。皮损好发于颈项、躯干，尤其是多汗部位及四肢近心端，为大小不一、边界清楚的圆形或不规则的无炎症性斑块，色淡褐、灰褐至深褐色，或轻度色素减退，或附少许糠秕状细鳞屑，常融合成片。有轻微痒感，常夏发冬愈，复发率高。

（二）诊断

根据典型的皮损特征，结合真菌镜检及培养，可明确诊断。

◎ 要点二　癣的治疗

本病以杀虫止痒为主要治法，必须彻底治疗。癣病以外治为主，若皮损广泛，自觉症状较重，或抓破染毒者，则以内治、外治相结合为宜。抗真菌西药治疗有一定优势，可中西药合用。

1. **白秃疮、肥疮**　采用拔发疗法。其方法为剪发后每天以 0.5% 明矾水或热肥皂水洗头，然后在病灶处敷药（敷药宜厚），可用 5% 硫黄软膏或雄黄膏，用薄膜盖上，包扎或戴帽固定。每天如上法换药 1 次。敷药 1 周病发比较松动时，即用镊子将病发连根拔除（争取在 3 天内拔完）。拔发后继续薄涂原用药膏，每天 1 次，连续 2~3 周。

2. **鹅掌风、脚湿气**

（1）水疱型　可选用 1 号癣药水、2 号癣药水、复方土槿皮酊外搽；二矾汤熏洗；鹅掌风浸泡方或藿黄浸剂浸泡。

（2）糜烂型　可选 1∶1500 高锰酸钾溶液、3%硼酸溶液、二矾汤或半边莲 60g 煎汤待温，浸泡 15 分钟，次以皮脂膏或雄黄膏外搽。

（3）脱屑型　可选用以上软膏外搽，浸泡剂浸泡。如角化增厚较剧，可选以 10%水杨酸软膏厚涂，外用油纸包扎，每晚 1 次，使其角质剥脱，然后再用抗真菌药物，也可用市售治癣中成药。

3. **灰指甲**　每日以小刀刮除病甲变脆部分，然后用棉花蘸 2 号癣药水或 3%冰醋酸浸涂。或用鹅掌风浸泡方浸泡，白凤仙花捣烂敷病甲上，或采用拔甲方法。

4. **圆癣**　可选用 1 号癣药水、2 号癣药水、复方土槿皮酊等外搽。阴癣由于患部皮肤薄嫩，不宜选用刺激性强的外用药物，若皮损有糜烂痒痛者，宜选用青黛膏外涂。

5. **紫白癜风**　用密陀僧散，以茄子片蘸药涂搽患处，或用 2 号癣药水，或 1%土槿皮酊外搽，每天 2~3 次。治愈后，继续用药 1~2 周，以防复发。

细目五　白屑风

◎ 要点一　白屑风的概念与特点

1. **概念**　是因皮肤油腻，出现红斑，覆有鳞屑而得名，是发生在皮脂溢出部位的慢性炎症性皮肤病。相当于西医的脂溢性皮炎。

2. **特点**　头发、皮肤多脂发亮，油腻，瘙痒，出现红斑白屑，脱而复生。以青壮年为多，乳儿期亦有发生。

◎ 要点二　白屑风的辨证论治

根据本病皮疹干性与湿性的临床特点，干性者以养血润燥为主，湿性者以清热祛湿为主，内外治相结合。

1. 风热血燥证

证候：多发于头面部，为淡红色斑片，干燥、脱屑、瘙痒，受风加重，或头皮瘙痒，头屑多，毛发干枯脱落；伴口干口渴，大便干燥；舌质偏红，舌苔薄白或黄，脉细数。

治法：祛风清热，养血润燥。

方药：消风散合当归饮子加减。

2. 肠胃湿热证

证候：皮损为潮红斑片，有油腻性痂屑，甚至糜烂、渗出；伴口苦口黏，脘腹痞满，小便短赤，大便臭秽；舌质红，舌苔黄腻，脉滑数。

治法：健脾除湿，清热止痒。

方药：参苓白术散合茵陈蒿汤。

细目六　油风

◎ 要点一　油风的概念与特点

1. **概念**　油风是一种头发突然发生斑块状脱落的慢性皮肤病。因头发脱落之处头皮光亮而得名，又称鬼舐头、鬼剃头。相当于西医的斑秃。

2. **特点**　突然发生斑片状脱发，脱发区皮肤变薄，多无自觉症状。可发生于任何年龄，多见于青年，男女均可发病。

◎ 要点二　油风的辨证论治

本病实证以清以通为主，血热清则血循其经，血瘀祛则新血易生；虚证以补摄为要，精血得补则毛发易生。选用适当的外治或其他疗法能促进毛发生长。

1. 血热风燥证

证候：突然脱发成片，偶有头皮瘙痒，或伴头部烘热；心烦易怒，急躁不安；舌质红，舌苔薄，脉弦。

治法：凉血息风，养阴护发。

方药：四物汤合六味地黄汤加减。

2. 气滞血瘀证

证候：病程较长，头发脱落前先有头痛或胸胁疼痛等症；伴夜多噩梦，烦热难眠；舌质暗红，有瘀点、瘀斑，舌苔薄，脉沉细。

治法：通窍活血，祛瘀生发。

方药：通窍活血汤加减。

3. 气血两虚证

证候：多在病后或产后头发呈斑块状脱落，并呈渐进性加重，范围由小而大，毛发稀疏枯槁，触摸易脱；伴唇白，心悸，气短懒言，倦怠乏力；舌质淡，舌苔薄白，脉细弱。

治法：益气补血。

方药：八珍汤加减。

4. 肝肾不足证

证候：病程日久，平素头发焦黄或花白，发病时呈大片均匀脱落，甚或全身毛发脱落；伴头昏，耳鸣，目眩，腰膝酸软；舌质淡，舌苔薄，脉细。

治法：滋补肝肾。

方药：七宝美髯丹加减。

细目七　虫咬皮炎

◎ 要点一　虫咬皮炎的概念与特点

1. 概念　虫咬皮炎是被致病虫类叮咬，接触其毒液或虫体的毒毛而引起的一种皮炎。较常见的致病害虫有蠓、螨、隐翅虫、刺毛虫、跳蚤、虱类、臭虫、飞蛾、蜂等。

2. 特点　皮肤上呈丘疹样风团，上有针尖大小的瘀点、丘疹或水疱，呈散在性分布。

◎ 要点二　虫咬皮炎的辨证论治

本病以预防为主，发病后以外治为主，轻者外治可愈，重者内、外合治。治法主要为清热解毒止痒。外治是关键。

（一）内治

热毒蕴结证

证候：皮疹较多，成片红肿，水疱较大，瘀斑明显，皮疹附近臀核肿大；伴畏寒，发热，头痛，恶心，胸闷；舌红，苔黄，脉数。

治法：清热解毒，消肿止痒。

方药：五味消毒饮合黄连解毒汤加地肤子、白鲜皮、紫荆皮。

（二）外治

1. 初起红斑、丘疹、风团等皮损，用 1% 薄荷三黄洗剂（即三黄洗剂加薄荷脑 1g）外搽。

2. 生于毛发处者，剃毛后外搽 50% 百部酊杀虫止痒。

3. 感染邪毒，水疱破后糜烂红肿者，可用马齿苋煎汤湿敷，再用青黛散油剂涂搽；或外用颠倒散洗剂外搽。

4. 松毛虫、桑毛虫皮炎可用橡皮膏黏去毛刺，外涂 5% 碘酒。

5. 蜂螫皮炎应先拔去毒刺，火罐吸出毒汁，消毒后外用紫金锭磨水涂。

细目八　疥　疮

◎ 要点一　疥疮的病因病机

疥疮是由人型疥虫通过密切接触而传染。其传染性很强，在家庭或集体宿舍中可相互传播，可因使用患者用过而未经消毒的衣服、被席、用具等传染而得。本病发生后，患者常伴有湿热之邪郁于肌肤的症状。

◎ 要点二　疥疮的临床特点

夜间剧痒，在皮损处有灰白色、浅黑色或普通皮色的隧道，可找到疥虫。继发感染者，称脓窝疥。

◎ 要点三　疥疮的治疗与预防

（一）治疗

本病以杀虫止痒为主要治法。必须隔离治疗，以外治为主。一般不需内服药，若抓破染毒，需内外合治。

1. 疥疮以外治杀虫为主　硫黄治疗疥疮，古今皆为常用特效药物。临床多与水银、雄黄等杀虫药配用，以油调敷，或与大枫子、蓖麻仁等有油脂之果仁捣膏用之。目前临床常用浓度 5%~20% 的硫黄软膏，小儿用 5%~10%、成人用 10%~15% 的浓度，若患病时间长，可用 20% 的浓度，但浓度不宜过高，否则易产生皮炎；亦可用含水银的制剂一扫光或雄黄软膏等外搽。

2. 涂药方法 先以花椒 9g、地肤子 30g 煎汤外洗，或用温水肥皂洗涤全身后，再擦药。一般先擦好发部位，再涂全身。每天早、晚各涂 1 次，连续 3 天，第 4 天洗澡，换洗席被，此为 1 个疗程。一般治 1~2 个疗程，停药后观察 1 周左右，如无新皮损出现，即为痊愈。因为疥虫卵在产生后 1 周左右才能发育为成虫，故治疗后观察以 1 周为妥。

（二）预防

1. 加强卫生宣传及监督管理，对公共浴室、旅馆、车船上的衣被应定期严格消毒。

2. 注意个人卫生，勤洗澡，勤换衣服，被褥常洗晒。

3. 接触疥疮患者后，用肥皂水洗手。患者所用衣服、被褥、毛巾等均需煮沸消毒，或在阳光下充分曝晒，以便杀灭疥虫及虫卵。

4. 彻底消灭传染源，注意消毒隔离。家庭和集体宿舍患者应分居，并积极治疗，以杜绝传染源。

细目九　湿　疮

◎ 要点一　湿疮的临床特点

皮损对称分布，多形损害，剧烈瘙痒，有渗出倾向，反复发作，易成慢性等。根据病程可分为急性、亚急性、慢性三类。急性湿疮以丘疱疹为主，炎症明显，易渗出；慢性湿疮以苔藓样变为主，易反复发作。

◎ 要点二　湿疮的病因病机

由于禀赋不耐，饮食失节，或过食辛辣刺激荤腥动风之物，脾胃受损，失其健运，湿热内生，又兼外受风邪，内外两邪相搏，风湿热邪浸淫肌肤所致。急性者以湿热为主；亚急性者多与脾虚湿恋有关；慢性者则多病久耗伤阴血，血虚风燥，乃至肌肤甲错。发于小腿者则常由经脉弛缓、青筋暴露，气血运行不畅，湿热蕴阻，肤失濡养所致。本病的发生与心、肺、肝、脾四经的病变有密切的关系。

◎ 要点三　湿疮的辨证治疗

本病以清热利湿止痒为主要治法。急性者以清热利湿为主；慢性者以养血润肤为主。外治宜用温和的药物，以免加重病情。

（一）内治

1. 湿热蕴肤证

证候：发病快，病程短，皮损潮红，有丘疱疹，灼热瘙痒无休，抓破渗液流脂水；伴心烦口渴，身热不扬，大便干，小便短赤；舌红，苔薄白或黄，脉滑或数。

治法：清热利湿止痒。

方药：龙胆泻肝汤合萆薢渗湿汤加减。

2. 脾虚湿蕴证

证候：发病较缓，皮损潮红，有丘疹，瘙痒，抓后糜烂渗出，可见鳞屑；伴纳少，腹胀便溏，易疲乏；舌淡胖，苔白腻，脉濡缓。

治法：健脾利湿止痒。

方药：除湿胃苓汤或参苓白术散加紫荆皮、地肤子、白鲜皮。

3. 血虚风燥证

证候：病程久，反复发作，皮损色暗或色素沉着，或皮损粗糙肥厚，剧痒难忍，遇热或肥皂水洗后瘙痒加重；伴有口干不欲饮，纳差，腹胀；舌淡，苔白，脉弦细。

治法：养血润肤，祛风止痒。

方药：当归饮子或四物消风饮加丹参、鸡血藤、乌梢蛇。

（二）外治

1. 急性湿疮 初起仅有潮红、丘疹，或少数水疱而无渗液时，外治宜清热安抚，避免刺激，可选用清热止痒的中药苦参、黄柏、地肤子、荆芥等煎汤湿敷，或用三黄洗剂、炉甘石洗剂外搽。若水疱糜烂、渗出明显时，外治宜收敛、消炎，促进表皮恢复，可选用黄柏、生地榆、马齿苋、野菊花等煎汤，或 10% 黄柏溶液，或 2%~3% 硼酸水冷敷。再用青黛散麻油调搽，急性湿疮后期滋水减少时，外治宜保护皮损，避免刺激，促进角质新生，清除残余炎症，可选黄连膏、青黛膏外搽。

2. **亚急性湿疮**　外治原则为消炎、止痒、燥湿、收敛，选用三黄洗剂、3%黑豆馏油等外搽。

3. **慢性湿疮**　可选用各种软膏剂、乳剂，根据瘙痒及皮肤肥厚程度加入不同浓度的止痒剂、角质促成和溶解剂，一般可外搽青黛膏、5%硫黄软膏、10%~20%黑豆馏油软膏。

细目十　接触性皮炎

◎ 要点一　接触性皮炎的诊断要点

1. 发病前有明显的接触史，均有一定的潜伏期。

2. 一般急性发病，常见于暴露部位，如面、颈、四肢。

3. 皮损的形态、范围、严重程度取决于接触物质种类、性质、浓度、接触时间的久暂、接触部位和面积大小及机体对刺激物的反应程度。皮损边界清楚，多局限于接触部位，形态与接触物大抵一致。皮疹一般为红斑、肿胀、丘疹、水疱或大疱、糜烂、渗出等，一个时期内以某一种皮损为主。

4. 病因去除和恰当处理后可在 1~2 周内痊愈。但反复接触或处理不当，可转变为亚急性或慢性，皮损表现为肥厚粗糙，呈苔藓样变。

5. 皮肤斑贴试验：将可疑致敏物用适当溶剂配成一定比例的浓度作斑贴试验，若示阳性则提示患者对被试物过敏。

◎ 要点二　接触性皮炎与急性湿疮、颜面丹毒的鉴别

1. **急性湿疮**　无接触史，皮损呈多形性，多对称分布，易反复发作。

2. **颜面丹毒**　无异物接触史；全身症状严重，常有寒战、高热、头痛、恶心等症状；皮疹以水肿性红斑为主，形如云片，色若涂丹；自感灼热、疼痛而无瘙痒。

◎ 要点三　接触性皮炎的治疗

本病以清热祛湿止痒为主要治法。首先应避免接触过敏物质，否则治疗无效。急性者以清热祛湿为主；慢性者以养血润燥为主。

（一）内治

1. 风热蕴肤证

证候：起病较急，好发于头面部，皮损色红，肿胀轻，其上为红斑或丘疹，自觉瘙痒，灼热；心烦，口干，小便微黄；舌红，苔薄白或薄黄，脉浮数。

治法：疏风清热止痒。

方药：消风散加紫荆皮（花）、僵蚕。

2. 湿热毒蕴证

证候：起病急骤，皮损面积较广泛，其色鲜红肿胀，上有水疱或大疱，水疱破后则糜烂渗液，自觉灼热瘙痒；伴发热，口渴，大便干，小便短黄；舌红，苔黄，脉弦滑数。

治法：清热祛湿，凉血解毒。

方药：龙胆泻肝汤合化斑解毒汤加减。

3. 血虚风燥证

证候：病程长，病情反复发作，皮损肥厚干燥有鳞屑，或呈苔藓样变，瘙痒剧烈，有抓痕及结痂；舌淡红，苔薄，脉弦细。

治法：养血润燥，祛风止痒。

方药：当归饮子合消风散加减。

（二）外治

用药宜简单、温和、无刺激性。找出致病原因，去除刺激物质，避免再接触。

细目十一　药　毒

◎ 要点一　药毒的病因病机

总由禀赋不耐，邪毒侵犯所致。风热之邪侵袭腠理，入里化热，热入营血，血热妄行，溢于肌肤；或禀血热之体，受药毒侵扰，火毒炽盛，燔灼营血，外发皮肤，内攻脏腑；或禀湿热之

体，受药毒侵扰，体内湿热蕴蒸，郁于肌肤；病久药毒灼伤津液，气阴两伤，肌肤失养。久病阴液耗竭，阳无所附，浮越于外，病重而危殆。

◎ 要点二　药毒的诊断

本病临床表现复杂，基本具有以下特征：

1. 发病前有用药史。

2. 有一定的潜伏期，第一次发病多在用药后5~20天内，重复用药常在24小时内发生，短者甚至在用药后瞬间或数分钟内发生。

3. 突然发病，自觉灼热瘙痒，重者伴有发热、倦怠、纳差、大便干燥、小便黄赤等全身症状。

4. 皮损形态多样，颜色鲜艳，分布为全身性、对称性，可泛发或仅限于局部。

◎ 要点三　药毒的治疗

停用一切可疑致敏药物，临床以辨证论治为主。重症宜中西医结合治疗。

1. 辨证论治

（1）湿毒蕴肤证

证候：皮疹为红斑、丘疹、风团、水疱，甚则糜烂渗液，表皮剥脱；伴灼热剧痒，口干，大便燥结，小便黄赤，或有发热；舌红，苔薄白或黄，脉滑或数。

治法：清热利湿，解毒止痒。

方药：萆薢渗湿汤加减。

（2）热毒入营证

证候：皮疹鲜红或紫红，甚则为紫斑、血疱，灼热痒痛；伴高热，神志不清，口唇焦燥，口渴不欲饮，大便干结，小便短赤；舌红绛，苔少或镜面舌，脉洪数。

治法：清热凉血，解毒护阴。

方药：清营汤加减。

（3）气阴两虚证

证候：严重药疹后期大片脱屑；伴低热，神疲乏力，气短，口干欲饮；舌红，少苔，脉细数。

治法：益气养阴清热。

方药：增液汤合益胃汤加减。

2. 外治疗法　根据皮损表现可选用中药渍渍、中药熏洗、中药涂擦等剂型和药物。

3. 西医治疗

（1）一般药疹，使用抗组胺药物、维生素C和钙剂。

（2）重症药疹，宜采用中西医结合疗法，除运用上述内治、外治方法外，宜早期足量使用皮质类固醇激素，如氢化可的松300~400mg或地塞米松10~15mg，维生素C 2~3g，加入5%~10%葡萄糖溶液1000~2000mL中，静脉滴注。至病情缓解后，改为强的松或地塞米松口服。必要时配合抗生素以防止继发感染。

◎ 要点四　药毒的预防与调护

1. 预防本病发生的关键是合理用药。用药前必须询问患者有无药物过敏史。应用青霉素及抗毒血清制剂，用药前要作过敏试验。

2. 用药过程中要注意观察用药后的反应，遇到全身出疹、瘙痒，要考虑药疹的可能，及时诊断，及时处理。

3. 多饮开水，忌食辛辣发物。

4. 皮损忌用热水烫洗或搔抓。

5. 重症药疹应按危重患者进行护理。

细目十二　瘾　疹

◎ 要点　瘾疹的诊断与治疗

（一）诊断

1. 急性荨麻疹　皮疹为大小不等的风团，色鲜红，也可为苍白色、孤立、散在或融合成片，数小时内风团减轻，变为红斑而渐消失。但不断有新的风团出现。病情严重者可有烦躁、心慌、恶心、呕吐等症状，甚至血压下降，发生过敏性休克样症状；有的可因累及胃肠道黏膜而出现腹痛、恶心、呕吐、腹泻，有的甚似急腹症，有的因食管水肿有进食困难；累及喉头黏膜时，可出现喉头水肿、呼吸困难，甚至窒息。如有高热、寒战等全身中毒症状，应注意有无严重感染的可能，大约有90%的急性荨麻疹在2~3周后症状消失，不再复发。

2. 慢性荨麻疹　全身症状一般较轻，风团时多时少，反复发生，病程在6周以上。大多数患者不能找到病因，有约50%的患者在5年内病情减轻，约20%患者病程可长达20年以上。

3. 特殊类型荨麻疹

（1）皮肤划痕症　亦称人工荨麻疹。用钝器划或用手搔抓皮肤后，沿着划痕发生条状隆起，并有瘙痒，不久即消退。

（2）寒冷性荨麻疹　较常见。可分为家族性（较罕见）和获得性两种。好发于面部、手背等暴露部位，在接触冷物、冷空气、冷风或食冷物后，发生红斑、风团，有轻到中等度瘙痒。

（3）胆碱能性荨麻疹　即小丘疹状荨麻疹。在热水浴、进食辛辣的食物、饮料、饮酒、情绪紧张、工作紧张、剧烈运动等刺激后数分钟发生风团。

（4）压迫性荨麻疹　身体受压部位如臀部、上肢、掌拓等处受一定压力后，约4~8小时，局部发生肿胀性斑块，累及真皮和皮下组织，多数有痒感，或灼痛、刺痛等。

4. 实验室和其他辅助检查　血液中嗜酸性粒细胞升高。若伴感染时，白细胞总数增高及中性粒细胞的百分比增高。

（二）治疗

寻找病因，去除病因，中医辨证论治为主，特殊类型者中西医结合治疗。

1. 辨证论治

（1）风寒束表证

证候：风团色白，遇寒加重，得暖则减；恶寒怕冷，口不渴；舌淡红，苔薄白，脉浮紧。

治法：疏风散寒止痒。

方药：麻黄桂枝各半汤加减。

（2）风热犯表证

证候：风团鲜红，灼热剧痒，遇热加重，得冷则减；伴有发热，恶寒，咽喉肿痛；舌质红，苔薄白或薄黄，脉浮数。

治法：疏风清热止痒。

方药：消风散加减。

（3）胃肠湿热证

证候：风团片大、色红、瘙痒剧烈；发疹的

同时伴脘腹疼痛，恶心呕吐，神疲纳呆，大便秘结或泄泻；舌质红，苔黄腻，脉弦滑数。

治法：疏风解表，通腑泄热。

方药：防风通圣散加减。

（4）血虚风燥证

证候：反复发作，迁延日久，午后或夜间加剧；伴心烦易怒，口干，手足心热；舌红少津，脉沉细。

治法：养血祛风，润燥止痒。

方药：当归饮子加减。

2. 外治疗法

（1）中药熏洗　瘙痒明显，无胸闷气憋者适用。风团红，瘙痒明显者，选用马齿苋、白鲜皮等解毒止痒中药熏洗；风团色淡白，皮肤干燥者，选用当归、茯苓、白术等健脾养血中药熏洗，每日1次。

（2）中药保留灌肠　对于因饮食不慎而诱发者，采取苦参、黄柏等中药保留灌肠以泻浊解毒，每日1次。

细目十三　牛皮癣

◎ 要点一　牛皮癣的皮损特点

皮损多为圆形或多角形的扁平丘疹融合成片，剧烈瘙痒，搔抓后皮损肥厚，皮沟加深，皮嵴隆起，极易形成苔藓样变。

◎ 要点二　牛皮癣的治疗

本病治疗以疏风清热、养血润燥为治则。对继发感染，应采用抗菌药物，及时控制感染。

1. 辨证论治

（1）肝郁化火证

证候：皮疹色红，伴心烦易怒，失眠多梦，眩晕，心悸，口苦咽干；舌边尖红，脉弦数。

治法：疏肝理气，清肝泻火。

方药：龙胆泻肝汤加减。

（2）风湿蕴肤证

证候：皮损呈淡褐色片状，粗糙肥厚，剧痒

时作，夜间尤甚；舌淡红，苔薄白或白腻，脉濡缓。

治法：祛风利湿，清热止痒。

方药：消风散加减。

（3）血虚风燥证

证候：皮损色淡或灰白，状如枯木，肥厚粗糙似牛皮；心悸怔忡，失眠健忘，女子月经不调；舌淡，苔薄，脉沉细。

治法：养血润燥，息风止痒。

方药：当归饮子加减。

2. 外治疗法

（1）肝郁化火，风湿蕴肤，用三黄洗剂外搽，每天 3~4 次。

（2）血虚风燥，外用油膏加热烘疗法，局部涂油膏后，热烘 10~20 次，烘后可将所涂药膏擦去，每天 1 次，4 周为 1 疗程。

（3）羊蹄根散，醋调搽患处，每天 1~2 次。

（4）醋泡鸡蛋，以醋泡过鸡蛋的蛋黄与蛋白搅匀，用棉棒或棉球蘸其液外搽数次。

（5）皮损浸润肥厚剧痒者，外用核桃枝或叶，刀砍取汁，外搽患处，日 1~2 次。

细目十四　白疕

◎ 要点一　白疕（寻常型）的皮损特点

皮损初起为针头大小的丘疹，逐渐扩大为绿豆、黄豆大小的淡红色或鲜红色丘疹或斑丘疹，可融合成形态不同的斑片，边界清楚，表面覆盖多层干燥银白色鳞屑，刮除鳞屑则露出发亮的半透明的薄膜，为薄膜现象。再刮除薄膜，出现多个筛状出血点，为点状出血现象。在头部可出现束状发，在指甲甲板可呈顶针状凹陷。可见点滴状、钱币状、斑块状、地图状、蛎壳状、混合状等多种皮损形态。

◎ 要点二　白疕（寻常型）的辨证治疗

本病进行期多以清热凉血解毒为基本治疗原则，静止期多以养血滋阴润燥或活血化瘀、解毒通络为基本治疗原则。

1. 血热内蕴证

证候：多见于进行期。皮疹多呈点滴状，发展迅速，颜色鲜红，层层鳞屑，瘙痒剧烈，刮去鳞屑有点状出血；伴口干舌燥，咽喉疼痛，心烦易怒，便干溲赤；舌质红，舌苔薄黄，脉弦滑或数。

治法：清热凉血，解毒消斑。

方药：犀角地黄汤加减。

2. 血虚风燥证

证候：多见于静止期。病程较久，皮疹多呈斑片状，颜色淡红，鳞屑减少，干燥皲裂，自觉瘙痒；伴口咽干燥；舌质淡红，舌苔少，脉沉细。

治法：养血滋阴，润肤息风。

方药：当归饮子加减。

3. 气血瘀滞证

证候：多见于静止期或消退期。皮损反复不愈，皮疹多呈斑块状，鳞屑较厚，颜色暗红；舌质紫暗有瘀点、瘀斑，脉涩或细缓。

治法：活血化瘀，解毒通络。

方药：桃红四物汤加减。

4. 湿毒蕴阻证

证候：皮损多发生在腋窝、腹股沟等皱褶部位，红斑糜烂，痂屑黏厚，瘙痒剧烈；或掌跖红斑、脓疱、脱皮；或伴关节酸痛、肿胀、下肢沉重；舌质红，苔黄腻，脉滑。

治法：清利湿热，解毒通络。

方药：萆薢渗湿汤加减。

5. 火毒炽盛证

证候：全身皮肤潮红、肿胀、灼热痒痛，大量脱皮，或有密集小脓疱；伴壮热、口渴、头痛、畏寒，大便干燥，小便黄赤；舌红绛，苔黄腻，脉弦滑数。

治法：清热泻火，凉血解毒。

方药：清瘟败毒饮加减。

细目十五　淋　病

◎ 要点一　淋病的病因病机

因宿娼恋色或误用污染之器具，湿热秽浊之气由下焦前阴窍口入侵，阻滞于膀胱及肝经，局部气血运行不畅，湿热熏蒸，精败肉腐，气化失司而成本病；病久及肾，导致肾虚阴亏，瘀结于内，由实转虚，形成虚证或虚实夹杂之证。

本病的病原体为淋球菌，系革兰阴性球菌，多寄生在淋病患者的泌尿生殖系统。

◎ 要点二　淋病的诊断

1. 临床表现　有不洁性交或间接接触传染史。潜伏期一般为2~10天，平均3~5天。

（1）**男性淋病**　一般症状和体征较明显。

1）急性淋病：尿道口红肿、发痒及轻度刺痛，继而有稀薄黏液流出，引起排尿不适，24小时后症状加剧。排尿开始时尿道外口刺痛或灼热痛，排尿后疼痛减轻。尿道口溢脓，开始为浆液性分泌物，以后逐渐变稠出现黄色黏稠的脓性分泌物，特别是清晨起床后分泌物的量较多。当病变上行蔓延至后尿道时，可出现终末血尿、血精、会阴部轻度坠胀等现象。

全身症状一般较轻，少数患者可伴有发热（38℃左右）、全身不适、食欲不振等。

2）慢性淋病：多由急性淋病治疗不当，或在急性期嗜酒及与配偶性交等因素而转为慢性；也有因患者体质虚弱或伴贫血、结核，病情一开始即呈慢性经过。

慢性淋病患者表现为尿痛轻微，排尿时仅感尿道灼热或轻度刺痛，常可见终末血尿。尿道外口不见排脓，挤压阴茎根部或用手指压迫会阴部，尿道外口仅见少量稀薄浆液性分泌物。患者多有慢性腰痛，会阴部胀感，夜间遗精，精液带血。淋病反复发作者，可出现尿道狭窄，少数可引起输精管狭窄或梗塞，发生精液囊肿。

男性淋病可合并淋病性前列腺炎、附睾炎、精囊炎、膀胱炎等。

（2）**女性淋病**　大多数患者可无症状，有症状者往往不太明显，多在出现严重病变，或娩出感染淋病的新生儿时才被发现。

急性淋病的主要类型有：

1）淋菌性宫颈炎：表现为大量脓性白带，宫颈充血、触痛，若阴道脓性分泌物较多者，常有外阴刺痒和烧灼感。因常与尿道炎并见，故也可有尿频、尿急等症状。

2）淋菌性尿道炎：表现为尿道口充血、压痛，并有脓性分泌物，轻度尿频、尿急、尿痛，排尿时有烧灼感，挤压尿道旁腺有脓性分泌物。

3）淋菌性前庭大腺炎：表现有前庭大腺红、肿、热、痛，严重时形成脓肿，触痛明显。全身症状有高热、畏寒等。

慢性淋病常由急性转变而来。一般症状较轻，部分患者有下腹坠胀，腰酸背痛，白带较多，下腹疼痛，月经过多，少数可引起不孕、宫外孕等。

2. 辅助检查　采取病损处分泌物或穿刺液涂片作革兰染色，在多形核白细胞内找到革兰染色阴性的淋球菌，可作初步诊断。经培养检查即可确诊。

◎ 要点三　淋病的辨证论治

1. 湿热毒蕴证（急性淋病）

证候：尿道口红肿，尿液混浊如脂，尿道口溢脓，尿急，尿频，尿痛，尿道灼热，严重者尿道黏膜水肿，附近淋巴结红肿疼痛，女性宫颈充血、触痛，并有脓性分泌物，或有前庭大腺红肿热痛等；可伴有发热等全身症状；舌红，苔黄腻，脉滑数。

治法：清热利湿，解毒化浊。

方药：龙胆泻肝汤酌加土茯苓、红藤、萆薢等。

2. 阴虚毒恋证（慢性淋病）

证候：小便不畅、短涩，淋沥不尽，女性带下多，或尿道口见少许黏液，酒后或疲劳易复发；腰酸腿软，五心烦热，食少纳差；舌红，苔少，脉细数。

治法：滋阴降火，利湿祛浊。

方药：知柏地黄丸酌加土茯苓、萆薢等。

◎ 要点四　淋病的其他治疗方法

临床应选用以下抗生素治疗，且应早期足量使用。

普鲁卡因青霉素 G 480 万 U 一次肌内注射；壮观霉素（淋必治）2g，1 次肌内注射；或头孢三嗪（菌必治）250mg，1 次肌内注射。急性期且为初次感染者，给药 1~2 次即可，慢性者应给药 7 天以上；诺氟沙星 800mg，1 次口服，或 800mg，每天 2 次；氧氟沙星 400mg，1 次口服，或每天 2 次，共服 10 天。

细目十六　尖锐湿疣

◎ 要点一　尖锐湿疣的病因病机

本病主要为性滥交或房室不洁，感受秽浊之毒，毒邪蕴聚，酿生湿热，湿热下注皮肤黏膜而产生赘生物。

◎ 要点二　尖锐湿疣的诊断

1. 临床表现　有与尖锐湿疣患者不洁性交或生活接触史。潜伏期一般为 2 周~8 个月，平均 3 个月。

外生殖器及肛门周围皮肤黏膜湿润区为好发部位，少数患者可见于肛门生殖器以外部位（如口腔、腋窝、乳房、趾间等）。

基本损害为淡红色或污秽色、柔软的表皮赘生物。赘生物大小不一，单个或群集分布，表面分叶或呈棘刺状，湿润，基底较窄或有蒂，但在阴茎体部可出现基底较宽的"无蒂疣"。由于皮损排列分布不同，外观上常表现为点状、线状、重叠状、乳头瘤状、鸡冠状、菜花状、蕈状、扁平状等不同形态。巨大的尖锐湿疣多见于男性，且好发于阴茎和肛门附近，女性则见于外阴部，偶尔可转化为鳞状细胞癌。

2. 辅助检查　醋酸白试验：用 3%~5% 的醋酸液涂擦或湿敷 3~10 分钟，阳性者局部变白，病灶稍隆起，在放大镜下观察更明显。组织病理

学检查有特异性。

◎ 要点三　尖锐湿疣的鉴别诊断

1. 假性湿疣　多发生于 20~30 岁的女性外阴，特别是小阴唇内侧和阴道前庭；皮损为直径 1~2mm 大小的白色或淡红色小丘疹，表面光滑如鱼子状，群集分布；无自觉症状。

2. 扁平湿疣　为梅毒常见的皮肤损害，皮损为扁平而湿润的丘疹，表面光滑，成片或成簇分布；损害内可找到梅毒螺旋体；梅毒血清反应强阳性。

3. 阴茎珍珠状丘疹　多见于青壮年；皮损为冠状沟部珍珠样半透明小丘疹，呈半球状、圆锥状或不规则状，色白或淡黄、淡红，沿冠状沟排列成一行或数行，或包绕一周；无自觉症状。

◎ 要点四　尖锐湿疣的辨证论治

以清热解毒、燥湿除疣为主要治法，也可运用抗病毒中草药施治。临床常用中西医结合治疗去除疣体，并针对病原体进行治疗。中医药在控制复发方面有较好疗效。

1. 湿毒下注证

证候：外生殖器或肛门等处出现疣状赘生物，色灰或褐或淡红，质软，表面秽浊潮湿，触之易出血，恶臭；伴小便黄或不畅；苔黄腻，脉滑或弦数。

治法：利湿化浊，清热解毒。

方药：萆薢化毒汤酌加黄柏、土茯苓、大青叶。

2. 湿热毒蕴证

证候：外生殖器或肛门等处出现疣状赘生物，色淡红，易出血，表面有大量秽浊分泌物，色淡黄，恶臭，瘙痒，疼痛；伴小便色黄量少，口渴欲饮，大便干燥；舌红，苔黄腻，脉滑数。

治法：清热解毒，化浊利湿。

方药：黄连解毒汤加苦参、萆薢、土茯苓、大青叶、马齿苋等。

◎ 要点五　尖锐湿疣的其他治疗方法

内服或注射可选用阿昔洛韦、伐昔洛韦、干

扰素等抗病毒药物和免疫增强剂；外用可根据病情选用 10%～25%足叶草酯素（疣脱欣）、1%～5% 5-氟尿嘧啶、30%～50%三氯醋酸或咪喹莫特乳膏等涂敷于疣体表面，注意保护正常皮肤黏膜。使用激光、冷冻、电灼疗法时注意不要过度治疗，避免损害正常皮肤黏膜和瘢痕形成，预防感染。疣体较大者可手术切除。

第八单元　肛门直肠疾病

细目一　痔

◎ 要点一　痔的概念与分类

痔是直肠末端黏膜下和肛管皮下的静脉丛发生扩大曲张所形成的柔软静脉团。是临床常见病、多发病。本病好发于 20 岁以上的成年人。根据发病部位的不同，分为内痔、外痔和混合痔。

内痔是发生于齿线上，由直肠上静脉丛瘀血、扩张、屈曲所形成的柔软静脉团，好发于肛门右前、右后和左侧正中部位即膀胱截石位 3、7、11 点处，以便血、坠胀、肿块脱出为主要临床表现。

外痔是发生于齿线下，由痔外静脉丛扩大、曲张，或痔外静脉丛破裂，或反复发炎纤维增生所形成的疾病。以自觉坠胀、疼痛和有异物感为主要临床表现。常见外痔有结缔组织性外痔、静脉曲张性外痔、血栓性外痔、炎性外痔。

混合痔是直肠上、下静脉丛瘀血、扩张、屈曲、相互沟通吻合而形成的静脉团。其位于齿线上下同一点位，表面分别为直肠黏膜和肛管皮肤所覆盖。内痔发展到二期以上时多形成混合痔。

◎ 要点二　内痔的病因病机、诊断与治疗

（一）内痔的病因病机

内痔的发生，主要是由于先天性静脉壁薄弱，兼因饮食不节、过食辛辣醇酒厚味，燥热内生，下迫大肠，以及久坐久蹲、负重远行、便秘努责、妇女生育过多、腹腔癥瘕，致血行不畅，血液瘀积，热与血相搏，则气血纵横，筋脉交错，结滞不散而成。

（二）内痔的诊断

1. 临床表现

（1）便血　是内痔最常见的早期症状。初起多为无痛性便血，血色鲜红，不与粪便相混。可表现为手纸带血，滴血、喷射状出血，便后出血停止。出血呈间歇性，饮酒、疲劳、过食辛辣食物、便秘等诱因，常使症状加重。出血严重者可出现继发性贫血。

（2）脱出　随着痔核增大，排便时可脱出肛门外。若不及时回纳，可致内痔嵌顿。

（3）肛周潮湿、瘙痒　痔核反复脱出，肛门括约肌松弛，常有分泌物溢于肛门外，故感肛门潮湿；分泌物长期刺激肛周皮肤，易发湿疹、瘙痒不适。

（4）疼痛　脱出的内痔发生嵌顿，引起水肿、血栓形成，糜烂坏死，可有剧烈疼痛。

（5）便秘　患者常因出血而人为控制排便，造成习惯性便秘，干燥粪便又极易擦伤痔核表面黏膜而出血，形成恶性循环。

2. 分期

Ⅰ期内痔：痔核较小，不脱出，以便血为主。

Ⅱ期内痔：痔核较大，大便时可脱出肛外，便后自行回纳，便血或多或少。

Ⅲ期内痔：痔核更大，大便时痔核脱出肛外，甚至行走、咳嗽、喷嚏、站立时也会脱出，不能自行回纳，需用手推回，或平卧、热敷后才能回纳，便血不多或不出血。

Ⅳ期内痔：痔核脱出，不能及时回纳，嵌顿

于外，因充血、水肿和血栓形成，以致肿痛、糜烂和坏死，即嵌顿性内痔。

（三）内痔的治疗

1. 辨证论治　多适用于Ⅰ、Ⅱ期内痔；或内痔嵌顿伴有继发感染；或年老体弱者发病；或内痔兼有其他严重慢性疾病不宜手术治疗者。

（1）风伤肠络证

证候：大便带血、滴血或喷射状出血，血色鲜红，或有肛门瘙痒等；舌质红，苔薄白或薄黄，脉浮数。

治法：清热凉血祛风。

方药：凉血地黄汤加减。

（2）湿热下注证

证候：便血色鲜，量较多，肛内肿物外脱，可自行回缩，肛门灼热；舌质红，苔黄腻，脉弦数。

治法：清热利湿止血。

方药：脏连丸加减。

（3）气滞血瘀证

证候：肛内肿物脱出，甚或嵌顿，肛管紧缩，坠胀疼痛，甚则肛缘水肿、血栓形成，触痛明显；舌质红或暗红，苔白或黄，脉弦细涩。

治法：清热利湿，祛风活血。

方药：止痛如神汤加减。

（4）脾虚气陷证

证候：肛门松弛，痔核脱出需手法复位，便血色鲜或淡；面白少华，神疲乏力，少气懒言，纳少便溏；舌质淡，边有齿痕，苔薄白，脉弱。

治法：补中益气。

方药：补中益气汤加减。

2. 外治疗法　适用于各期内痔及术后。

（1）熏洗法　以药物加水煮沸，先熏后洗，或用毛巾蘸药液趁热湿敷患处，冷则更换。具有活血止痛、收敛消肿等作用。常用五倍子汤、苦参汤等。

（2）外敷法　将药物敷于患处。具有消肿止痛、收敛止血、祛腐生肌等作用。根据不同病情可选用油膏或散剂，如九华膏、黄连膏、消痔膏（散）、五倍子散等。

（3）塞药法　将药物制成栓剂，塞入肛内。具有消肿、止痛、止血作用。如痔疮栓等。

（4）挑治法　适用于内痔出血。其机理是疏通经络，调理气血，促使肿消痛减。常用穴位有肾俞、大肠俞、长强、上髎、中髎、次髎、下髎等，一般挑治1次即可见效，必要时可隔10日再挑治1次。

（5）枯痔法　即以药物如枯痔散、灰皂散敷于Ⅱ、Ⅲ期脱出肛外的内痔痔核的表面，具有强腐蚀作用，能使痔核干枯坏死，达到痔核脱落痊愈的目的。此法目前已少采用。

3. 其他疗法

（1）注射疗法　是目前治疗内痔的常用方法，按其所起的作用不同，分硬化萎缩和坏死枯脱两种方法。由于坏死枯脱疗法术后常有大出血、感染、直肠狭窄等并发症，故目前国内外普遍应用的是硬化萎缩疗法。

适应证：Ⅰ、Ⅱ、Ⅲ期内痔；内痔兼有贫血者；混合痔的内痔部分。

禁忌证：Ⅳ期内痔；外痔；内痔伴肛门周围急慢性炎症或腹泻；内痔伴有严重肺结核或高血压、肝肾疾病及血液病者；因腹腔肿瘤引起的内痔和妊娠期妇女。

常用药物：消痔灵注射液等。

注意事项：①注射时必须注意严格消毒，每次注射都须再次消毒。②必须用5号针头进行注射，否则针孔大，易出血。③进针后应先作回血试验，注射药液宜缓缓进行。④进针的针头勿向痔核内各方向乱刺，以免过多损伤痔内血管而引起出血，致使痔核肿大，增加局部的液体渗出，延长痔核的枯脱时间。⑤注意勿使药液注入外痔区，或注射位置过低而使药液向肛管扩散，造成肛门周围水肿和疼痛。⑥操作时应先注射小的痔核，再注射大的痔核，以免小痔核被大痔核挤压、遮盖，从而增加操作困难。

（2）结扎疗法　是中医传统的外治法，用线缠扎痔核根部，阻断痔核的气血流通，使痔核坏死脱落，遗留创面修复自愈。临床上常用的有单纯结扎法、贯穿结扎法和胶圈套扎法。

1）单纯结扎法

适应证：Ⅰ、Ⅱ期内痔。

禁忌证：肛门周围有急性脓肿或湿疮者；内痔伴有痢疾或腹泻者；因腹腔肿瘤引起的内痔；内痔伴有严重肺结核、高血压及肝肾脏疾病或血液病者；临产期孕妇。

操作方法：患者取侧卧位（患侧在下）或截石位，尽量暴露臀部，局部或腰俞麻醉后肛管及直肠下段常规消毒，再用双手食指扩肛，使痔核暴露；用弯血管钳夹住痔核基底部，用10号丝线在止血钳下方剪口处结扎。

2）贯穿结扎法

适应证：Ⅱ、Ⅲ期内痔，对纤维型内痔更为适宜。

禁忌证：同单纯结扎法。

操作方法：基本同单纯结扎法。用弯血管钳夹住痔核基底部，用左手向肛外同一方向牵引，右手用持针钳夹住已穿有丝线的缝针，将双线从痔核基底部中央稍偏上穿过；将已贯穿痔核的双线交叉放置，并用剪刀沿齿线剪一浅表裂缝，再分端进行"8"字形结扎或作"回"字形结扎。

注意事项：结扎内痔时，宜先扎小的痔核，后扎大的痔核；环形内痔采取分段结扎；缝针穿过痔核基底部时，不可穿入肌层，否则结扎后可引起肌层坏死或并发肛门直肠周围脓肿；结扎术后当天不要解大便，若便后痔核脱出，应立即将痔核送回肛内，以免发生水肿，加剧疼痛反应；在结扎后的7~9天为痔核脱落阶段，嘱患者减少行动，大便时不宜用力努挣，以避免术后大出血

3）胶圈套扎法：本法是通过器械将橡胶圈套入痔核根部，利用胶圈较强的弹性阻止血液循环，促使痔核缺血、坏死、脱落，从而治愈内痔。

适应证：Ⅱ、Ⅲ期内痔及混合痔的内痔部分。

禁忌证：同单纯结扎法。

操作方法：让患者排便后取膝胸位或侧卧位；先作直肠指诊，以排除其他病变；插入肛门镜，检查痔核位置及数目，选定套扎部位；用负压将痔体吸入套扎器管腔内，之后将胶圈套扎于痔核基底部。

另外，目前痔的治疗还有痔上黏膜环切术（即 PPH 术）、超声引导下痔动脉结扎术、痔上黏膜选择性切除术（即 TST 术）等。

（3）术后常见反应及处理方法

1）疼痛：术后用 0.75%罗哌卡因 5mL+生理盐水 5mL+亚甲蓝注射液 2mL 在肛周皮下点状注射；或肛内纳入吲哚美辛栓（消炎痛栓）1 枚。

2）小便困难：应消除患者精神紧张；下腹部热敷或针刺三阴交、关元、中极等穴留针 15~30 分钟；或用 1% 利多卡因 10mL 长强穴封闭；因肛门敷料过多或压迫过紧引起者，可适当放松敷料；必要时采用导尿术

3）出血：内痔结扎不牢而脱落，或内痔枯萎脱落时可出现创面出血，甚至小动脉出血。对于创面渗血，可用凡士林纱条填塞压迫，或用桃花散外敷；至于小动脉出血，必须显露出血点，进行缝合结扎，以彻底止血；如出血过多，面色苍白，血压下降者，给予快速补液、输血、抗休克治疗。

4）发热：一般因组织坏死、吸收而引起的发热不超过 38℃，除加强观察外，无需特殊处理。局部感染引起的可应用清热解毒药或抗生素等。

5）水肿：以芒硝 30g 煎水熏洗，每日 1~2 次，或用五倍子汤或苦参汤加减熏洗再外敷消痔膏，也可用热水袋外敷。

◎ 要点三　血栓性外痔的诊断与治疗

（一）血栓性外痔的诊断

多发于截石位 3、9 点，病前有便秘、饮酒或用力负重等诱因。肛门部突然剧烈疼痛，肛缘皮下有一触痛性肿物，排便、坐下、行走，甚至咳嗽等动作均可使疼痛加剧。检查时在肛缘皮肤表面有一暗紫色圆形硬结节，界限清楚，触按痛剧。

有时经 3~5 天血块自行吸收，疼痛缓解而自愈。

（二）血栓性外痔的治疗

1. 辨证施治

血热瘀结证

证候：肛缘肿物突起，其色暗紫，疼痛剧烈难忍，肛门坠胀。伴口渴便秘，舌紫，苔薄黄，脉弦涩。

治法：清热凉血，散瘀消肿。

方药：凉血地黄汤合活血散瘀汤加减。

2. 外治 用苦参汤熏洗，外敷消痔膏。

3. 其他疗法 血栓外痔剥离术。适用于血栓外痔较大，血块不易吸收，炎症水肿局限者。

◎ 要点四 混合痔的诊断与治疗

（一）混合痔的诊断

内、外痔相连，无明显分界。用力排便或负重等致腹压增加，可一并扩大隆起。内痔部分较大者，常可脱出肛门外。大便时滴血或射血，量或多或少，色鲜。多发生于肛门截石位 3、7、11 点位处，以 11 点处最多见。

（二）混合痔的治疗

1. 辨证论治 参见内痔辨证论治。

2. 外治疗法 参见内、外痔外治法。

3. 其他疗法 必要时可选用外痔剥离、内痔结扎术。取侧卧位或截石位，局部常规消毒，局部浸润麻醉或腰俞穴麻醉。将混合痔充分暴露，在其外痔部分做"V"字形皮肤切口，用剪刀锐性剥离外痔皮下静脉丛至齿线处。然后用弯形血管钳夹住被剥离的外痔静脉丛和内痔基底部，在内痔基底正中用圆针粗丝线贯穿做"8"字形结扎，距结扎线 1cm 处剪去"V"字形皮肤切口内的皮肤及静脉丛，使其在肛门部呈一放射状伤口。同法处理其他痔核后，创面用红油膏纱布掺桃花散或云南白药引流，外用纱布敷盖，胶布固定。手术中注意保留适当的黏膜和皮肤，以防术后肛门直肠狭窄。

细目二 息肉痔

◎ 要点一 息肉痔的概念

息肉痔是指直肠内黏膜上的赘生物，是一种常见的直肠良性肿瘤。其临床特点为：肿物蒂小质嫩，其色鲜红，便后出血。分为单发性和多发性两种，前者多见于儿童，后者多见于青壮年，息肉多数是腺瘤性。很多息肉积聚在一段或全段大肠称息肉病。部分患者可以发生癌变，尤以多发性息肉恶性变较多。

◎ 要点二 息肉痔的病因病机

本病多因湿热下迫大肠，以致肠道气机不利，经络阻滞，瘀血浊气凝聚而成。

◎ 要点三 息肉痔的诊断与鉴别诊断

（一）息肉痔的诊断

1. 临床表现

（1）症状 因息肉大小及位置高低的不同，临床表现也不尽相同。位置较高的小息肉一般无症状；低位带蒂息肉大便时可脱出肛门外，小的能自行回纳，大的便后需用手推回，常伴有排便不畅、下坠或里急后重感。多发性息肉常伴腹痛、腹泻，排出血性黏液便，久之则体重减轻、体弱无力、消瘦、贫血等。若息肉并发溃疡及感染，可有大便次数增加，便后有里急后重感，便后出血，伴血性黏液排出。

（2）专科检查 肛门指诊对低位息肉有重要诊断价值。可扪及圆形柔软肿物，表面光滑，活动度大，有长蒂时常有肿物出没不定的情况。肛镜下可见直肠黏膜有圆形肿物，有蒂。多发性息肉则可触及直肠腔内有葡萄串样大小不等的球形肿物，指套染血或附有血性黏液。

2. 实验室及辅助检查 电子结肠镜检查并取活体组织行病理检查，可进一步明确诊断。气钡双重造影检查能发现早期微小病变，可确定息肉的部位与数目。长期出血者可见红细胞及血红蛋白下降，甚至贫血。

（二）息肉痔的鉴别诊断

1. 直肠癌 可有大便习惯的改变，大便变扁变细，便血，指诊可触及坚硬不规则、活动范围小、基底粘连而压痛的肿物，指套上有脓血黏液，有恶臭味，病理检查可明确诊断。

2. 肛乳头肥大 位置在肛窦附近，质韧，表面光滑，呈灰白色，多无便血，可脱出肛外，常伴有肛裂等。

3. 内痔 二者均可脱出，便血。但内痔多位于齿线上左中、右前、右后三处，基底较宽而无蒂，便血量较多。多见于成年人。

◎ **要点四　息肉痔的治疗**

1. 辨证论治

（1）风伤肠络证

证候：便血鲜红，或滴血，或便时带血，息肉表面充血明显，脱出或不脱出肛外；舌质红，苔薄白或薄黄，脉浮数。

治法：清热凉血，祛风止血。

方药：槐角丸加减。

（2）气滞血瘀证

证候：肿物脱出肛外，不能回纳，疼痛甚，息肉表面紫暗；舌紫，脉涩。

治法：活血化瘀，软坚散结。

方药：少腹逐瘀汤加减。息肉较大或多发时，可加半枝莲、半边莲、白花蛇舌草。

（3）脾气亏虚证

证候：肿物易于脱出肛外，表面增生粗糙，或有少量出血，肛门松弛；舌质淡，苔薄，脉弱。

治法：补益脾胃。

方药：参苓白术散加减。

2. 外治疗法 灌肠法适用于多发性息肉。选用具有收敛、软坚散结作用之药液，方法如下：

（1）6%明矾液 50mL 保留灌肠，每天 1 次。

（2）乌梅、海浮石各 12g，五倍子 6g，牡蛎、夏枯草各 30g，紫草、贯众各 15g，浓煎为150~200mL，每次取 50~80mL 保留灌肠，每天 1 次。

3. 其他疗法 本病应采用综合治疗。对保守治疗效果不佳者，可采用结扎或镜下套扎或手术切除等治疗。

（1）结扎法

适应证：低位带蒂息肉。

操作方法：侧卧位或截石位，局部常规消毒，局部麻醉并扩肛后，用食指将息肉轻轻拉出肛外，或在肛镜下用组织钳夹住息肉轻轻拉出肛外，用圆针丝线在息肉基底贯穿结扎，然后切除息肉。

（2）套扎法 本法是通过器械将胶圈套入息肉根部，利用胶圈较强的弹性阻止血液循环，促使息肉缺血、坏死、脱落。

适应证：低位带蒂息肉。

禁忌证：同单纯结扎法。

操作方法：让患者排便后取膝胸位或侧卧位；先行直肠指诊，以排除其他病变；插入肛门镜，检查息肉位置及数目，选定套扎部位，用套扎器行息肉套扎。

（3）内镜下息肉切除术 对中高位直肠息肉及结肠息肉，可以在结肠镜下行息肉圈套电切或内镜下黏膜剥离术（EMR）。

（4）直肠结肠切除术 对高位多发性腺瘤，必要时可考虑行直肠结肠切除术。

细目三　肛　痈

◎ **要点一　肛痈的定义及病因病机**

1. 肛痈的定义 肛痈是指肛管直肠周围间隙发生急慢性感染而形成的脓肿，相当于现代医学的肛门直肠周围脓肿。由于发生的部位不同，可有不同的名称，如肛门旁皮下脓肿、坐骨直肠间隙脓肿、骨盆直肠间隙脓肿。中医学对本病也有不同的称谓，如脏毒、悬痈、坐马痈、跨马痈等。其特点是多发病急骤，疼痛剧烈，伴高热，破溃后多形成肛漏。

2. 病因病机 多因过食肥甘、辛辣、醇酒等物，湿热内生，下注大肠，蕴阻肛门；或肛门破损染毒，致经络阻塞，气血凝滞而成。也有因肺、脾、肾亏损，湿热乘虚下注而成。

◎ **要点二　肛痈的诊断**

1. 临床表现　发病男性多于女性，尤以青壮年为多，主要表现为肛门周围疼痛、肿胀、有结块，伴有不同程度发热、倦怠等全身症状。

由于脓肿的部位和深浅不同，症状也有差异。如提肛肌以上的间隙脓肿，位置深隐，全身症状重，而局部症状轻；提肛肌以下的间隙脓肿，部位浅，局部红、肿、热、痛明显，而全身症状较轻。

本病约5~7天成脓，若成脓期逾月，溃后脓出灰色稀薄，不臭或微臭，无发热或低热，应考虑结核性脓肿。

2. 实验室和其他辅助检查

血常规：白细胞及中性粒细胞可有不同程度的增加。

超声波检查：有助于了解肛痈的大小、位置及与肛门括约肌和肛提肌的关系。

◎ **要点三　肛痈的治疗**

肛痈的治疗以手术为主，注意预防肛漏的形成。

1. 辨证论治

（1）热毒蕴结证

证候：肛门周围突然肿痛，持续加剧，伴有恶寒、发热、便秘、溲赤。肛周红肿，触痛明显，质硬，皮肤焮热。舌红，苔薄黄，脉数。

治法：清热解毒。

方药：仙方活命饮、黄连解毒汤加减。若有湿热之象，如舌苔黄腻、脉滑数等，可合用萆薢渗湿汤。

（2）火毒炽盛证

证候：肛周肿痛剧烈，持续数日，痛如鸡啄，难以入寐，伴恶寒发热，口干便秘，小便困难。肛周红肿，按之有波动感或穿刺有脓。舌红，苔黄，脉弦滑。

治法：清热解毒透脓。

方药：透脓散加减。

（3）阴虚毒恋证

证候：肛周肿痛，皮色暗红，成脓时间长，溃后脓出稀薄，疮口难敛，伴有午后潮热，心烦口干，盗汗。舌红，苔少，脉细数。

治法：养阴清热，祛湿解毒。

方药：青蒿鳖甲汤合三妙丸加减。肺虚者，加沙参、麦冬；脾虚者，加白术、山药、扁豆；肾虚者，加龟甲、玄参，生地改熟地。

2. 外治

（1）初起　实证用金黄膏、黄连膏外敷，位置深隐者，可用金黄散调糊灌肠；虚证用冲和膏或阳和解凝膏外敷。

（2）成脓　宜早期切开引流，并根据脓肿部位深浅和病情缓急选择手术方法。

（3）溃后　用九一丹纱条引流，脓尽改用生肌散纱条。日久成漏者，按肛漏处理。

3. 手术方法

（1）脓肿一次切开法

适应证：浅部脓肿。

操作方法：在麻醉后，取截石位，局部消毒，于脓肿处切口，切口呈放射状，长度应与脓肿等长，使引流通畅，同时寻找齿线处感染的肛隐窝或内口，将切口与内口之间的组织切开，并搔刮清除，以避免形成肛漏。

（2）一次切开挂线法

适应证：高位脓肿，如由肛隐窝感染而致坐骨直肠间隙脓肿、骨盆直肠间隙脓肿、直肠后间隙脓肿及马蹄形脓肿等。

操作方法：麻醉后，患者取截石位，局部消毒，于脓肿波动明显处，或穿刺抽脓指示部位，作放射状或弧形切口，充分排脓后，以食指分离脓腔间隔，然后用双氧水或生理盐水冲洗脓腔，修剪切口扩大成梭形（可切取脓腔壁送病理检查）。然后用球头探针，自脓肿切口探入并沿脓腔底部轻柔地探查内口，另一食指伸入肛内引导协助寻找内口，探通内口后，将球头探针拉出，以橡皮筋结扎于球头部，通过脓腔拉出切口，将橡皮筋两端收拢，并使之有一定张力后结扎，创口内填以红油膏纱条，外敷纱布，宽胶布固定。

（3）分次手术　适用于体质虚弱或不愿住院治疗的深部脓肿。切口应在压痛或波动明显部位，尽可能靠近肛门，切口呈弧状或放射状，须有足够长度，用红油膏纱条引流，以保持引流通畅。待形成肛漏后，再按肛漏处理。病变炎症局限和全身情况良好者，如发现内口，可采用切开挂线法，以免二次手术。

（4）术后处理　酌情应用清热解毒、托里排脓的中药或抗生素，以及缓泻剂。术后每次便后用苦参汤坐浴，换药。挂线者，一般约10天自行脱落，可酌情紧线或剪除，此时创面已修复浅平，再经换药后，可迅速愈合，无肛门失禁等后遗症。各种方式的手术后，须注意有无高热、寒战等，如有则应及时处理。

（5）手术中的注意事项

1）定位要准确。一般在脓肿切开引流前应先穿刺，待抽出脓液后，再行切开引流。

2）切口。浅部脓肿可行放射状切口，深部脓肿应行弧形切口，避免损伤括约肌。

3）引流要彻底。切开脓肿后要用手指去探查脓腔，分开脓腔内的纤维间隔以利引流。

4）预防肛漏形成。术中应切开原发性肛隐窝炎（即内口），可防止肛漏形成。

细目四　肛　漏

肛漏是指直肠或肛管与周围皮肤相通所形成的漏管，也称肛瘘。一般由原发性内口、漏管和继发性外口三部分组成，也有仅具内口或外口者。肛漏多是肛痈的后遗症。临床上分为化脓性或结核性两类。其特点是以局部反复流脓、疼痛、瘙痒为主要症状，并可触及或探及漏管通到直肠。

◎ **要点一　肛漏的病因病机**

肛痈溃后，余毒未尽，蕴结不散，血行不畅，疮口不合，日久成漏；亦有虚劳久嗽，肺、脾、肾亏损，邪乘于下，郁久肉腐成脓，溃后成漏。

◎ **要点二　肛漏的诊断与分类**

1. 临床表现

（1）肛漏的主要症状　本病可发生于各种年龄和不同性别，但以成年人为多见。通常有肛痛反复发作史，并有自行溃破或曾作切开引流的病史。

1）流脓：局部间歇性或持续性流脓，久不收口。一般初形成的漏流脓较多，有粪臭味，色黄而稠；久之，则脓水稀少，或时有时无，呈间歇性流脓；若过于疲劳，则脓水增多，有时可有粪便流出；若脓液已少而突然又增多，兼有肛门部疼痛者，常表示有急性感染或有新的支管形成。

2）疼痛：当漏管通畅时，一般不觉疼痛，而仅有局部坠胀感。若外口自行闭合，脓液积聚，可出现局部疼痛，或有寒热；若溃破后脓水流出，症状可迅速减轻或消失。但也有因内口较大，粪便流入管道而引起疼痛，尤其是排便时疼痛加剧。

3）瘙痒：由于脓液不断刺激肛门周围皮肤而引起瘙痒，有时可伴发肛周湿疮。

（2）查体　肛门视诊可见外口，外口凸起较小者多为化脓性；外口较大，凹陷，周围皮肤暗紫，皮下有穿凿性者，应考虑复杂性或结核性肛漏。低位肛漏可在肛周皮下触及硬索，高位或结核性者一般不易触及。以探针探查，常可找到内口。

2. 实验室和其他辅助检查　X线碘油造影术：可显示漏管走行、深浅、有无分枝及内口的位置，与直肠及周围脏器的关系等，为手术提供可靠的依据。

3. 分类

（1）单纯性肛漏　凡是只有一个外口、一条管道、一个内口的，都可以称为单纯性肛漏，或称为完全漏，又称内外漏；若只有外口下连漏管而无内口者，称为单口外漏，又称外盲漏；若只有内口与漏管相通而无外口的，称为单口内漏，又称内盲漏。

（2）复杂性肛漏　指在肛门内、外有3个或以上的开口，或有2条以上管道的肛漏。若管道绕肛门而生，形如马蹄者，称为马蹄形肛漏。

1975年全国首届肛肠学术会议制定了肛漏的统一分类标准，以外括约肌深部划线为标志，漏管经过此线以上者为高位，在此线以下者为低位，其分类如下：

低位单纯性肛漏：只有1个漏管，并通过外括约肌深层以下，内口在肛窦附近。

低位复杂性肛漏：漏管在外括约肌深层以下，有2个以上外口，或2条以上管道内口在肛窦部位。

高位单纯性肛漏：仅有1条管道，漏管穿过外括约肌深层以上，内口位于肛窦部位。

高位复杂性肛漏：有2个以上外口及管道有分支窦道，其主管道通过外括约肌深层以上，有1个或2个以上内口者。

4. 肛漏的发展规律　将肛门两侧的坐骨结节划一条横线，当漏管外口在横线之前距离肛缘4cm以内，内口在齿线处与外口位置相对，其管道多为直行；如外口在距离肛缘4cm以外，或外口在横线之后，内口多在后正中齿线处，其漏管多为弯曲或马蹄形。

◎ **要点三　肛漏的挂线疗法和切开疗法的适应证、禁忌证及治疗原理**

肛漏的治疗一般以手术治疗为主。目前常用的手术疗法有挂线疗法、切开疗法、切开与挂线相结合等三种，分述如下。

1. 切开疗法

适应证：低位单纯性肛漏和低位复杂性肛漏，对高位肛漏切开时，必须配合挂线疗法，以免造成肛门失禁。

禁忌证：肛门周围有皮肤病患者；漏管仍有酿脓现象存在者；有严重的肺结核病、梅毒等，或极度虚弱者；有癌变者。

治疗原理：该法是将漏管全部切开，必要时可将漏管周围的瘢痕组织作适当修剪，使之引流通畅，创口逐渐愈合。手术成败的关键，在于正确地找到内口，并将内口切开或切除，否则创口就不能愈合，即使暂时愈合，日久又会复发。

2. 挂线疗法　本疗法具有操作简便、引流通畅、瘢痕小，对肛门功能无影响等优点。

适应证：适用于距离肛门4cm以内，有内外口的低位肛漏；亦作为复杂性肛漏切开疗法或切除疗法的辅助方法。

禁忌证：同切开法。

治疗原理：在于利用结扎线的机械作用，以其紧缚所产生的压力或收缩力，缓慢勒开管道，给断端以生长和周围组织产生炎症粘连的机会，从而防止了肛管直肠环突然断裂回缩而引起的肛门失禁。目前多以橡皮筋代替丝线，可缩短疗程，减轻术后疼痛。

细目五　肛　裂

◎ **要点一　肛裂的定义与病因病机**

1. 肛裂的定义　肛管的皮肤全层纵行裂开并形成感染性溃疡者称肛裂。本病好发于青壮年，女性多于男性。肛裂的部位一般在肛门前后正中位，尤以后位多见，位于前正中线的肛裂多见于女性。临床上以肛门周期性疼痛、出血、便秘为主要特点。中医将本病称为"钩肠痔""裂痔"等。

2. 肛裂的病因病机　《医宗金鉴》说："肛门围绕，折纹破裂，便结者，火燥也。"故阴虚津乏，或热结肠燥，而致大便秘结，排便努责，而使肛门皮肤裂伤，然后染毒而逐渐形成慢性溃疡。

◎ **要点二　肛裂的诊断**

1. 主要症状

（1）疼痛　周期性疼痛是肛裂的主要症状，常因排便时肛管扩张刺激溃疡面，引发撕裂样疼痛，或灼痛，或刀割样疼痛，持续数分钟后减轻或缓解，称为疼痛间歇期，时间一般在5分钟左右；随后括约肌持续性痉挛收缩而剧烈疼痛，可持续数小时，使病人坐卧不安，十分痛苦，直到括约肌疲劳松弛后，疼痛逐渐缓解，这一过程为肛裂疼痛周期。

（2）出血 大便时出血，量不多，鲜红色，有时染红便纸，或附着于粪便表面，有时滴血。

（3）便秘 病人多数有习惯性便秘，又因恐惧大便时疼痛而不愿定时排便，故便秘加重，形成恶性循环。

（4）瘙痒 肛裂溃疡的分泌物或伴发的肛窦炎、肥大肛乳头炎产生的分泌物，可引起肛门瘙痒。

2. 专科检查 可见肛管纵行裂口或纵行梭形溃疡，多位于截石位 6 点和 12 点处。陈旧性肛裂可见到赘皮外痔、肛乳头肥大等并发症。

3. 肛裂的分类

（1）早期肛裂（急性肛裂） 发病时间较短，仅在肛管皮肤见一个小的溃疡，创面浅而色鲜红，边缘整齐而有弹性。

（2）陈旧性肛裂（慢性肛裂） 早期肛裂未经适当治疗，继续感染，由于括约肌经常保持收缩状态，造成创口引流不畅，于是边缘变硬变厚，裂口周围组织发炎、充血、水肿，使浅部静脉及淋巴回流受阻，可引起水肿及结缔组织增生，形成赘皮性外痔。在裂口上端齿线附近可并发肛窦炎、肛乳头炎，形成单口内漏及肛乳头肥大。溃疡基底因炎症刺激结缔组织增生，栉膜增厚变硬形成栉膜带，妨碍括约肌松弛，致使裂口边缘不整齐，缺乏弹性，形成较深较大的溃疡而不易愈合。裂口、栉膜带、赘皮性外痔、单口内漏、肛窦炎、肛乳头炎和肛乳头肥大的病理改变是陈旧性肛裂的特征。

◎ **要点三 肛裂的辨证论治**

内治

1. 血热肠燥证

证候：大便两三日一行，质干硬，便时肛门疼痛、滴血或手纸染血，裂口色红，腹部胀满，溲黄。舌偏红，脉弦数。

治法：清热润肠通便。

方药：凉血地黄汤合脾约麻仁丸。

2. 阴虚津亏证

证候：大便干结，数日一行，便时疼痛点滴下血，裂口深红。口干咽燥，五心烦热。舌红，苔少或无苔，脉细数。

治法：养阴清热润肠。

方药：润肠汤。

3. 气滞血瘀证

证候：肛门刺痛明显，便时便后尤甚。肛门紧缩，裂口色紫暗，舌紫暗，脉弦或涩。

治法：理气活血，润肠通便。

方药：六磨汤加红花、桃仁、赤芍等。

◎ **要点四 肛裂手术治疗的不同方法及其适应证**

陈旧性肛裂和非手术疗法治疗无效的早期肛裂，可考虑手术治疗，并根据不同情况选择不同的手术方法。

1. 扩肛法 适应证：适用于早期肛裂，无结缔组织外痔、肛乳头肥大等合并症者。

2. 切开疗法 适应证：适用于陈旧性肛裂，伴有结缔组织外痔、乳头肥大等。

3. 肛裂侧切术 适应证：适用于不伴有结缔组织外痔、皮下漏等的陈旧性肛裂。

4. 纵切横缝法 适应证：适用于陈旧性肛裂伴有肛管狭窄者。

细目六　脱　肛

◎ **要点一 脱肛的定义及病因病机**

1. 脱肛的定义 脱肛是直肠黏膜、肛管、直肠全层和部分乙状结肠向下移位，脱出肛门外的一种疾病。其特点是以直肠黏膜及直肠反复脱出肛门外伴肛门松弛。相当于西医的直肠脱垂。

2. 脱肛的病因病机 小儿气血未旺，老年人气血衰退，中气不足，或妇女分娩用力耗气，气血亏损，以及慢性泻痢、习惯性便秘、长期咳嗽均易导致气虚下陷，固摄失司，以致肛管直肠向外脱出。

◎ 要点二　脱肛的症状与分类

1. 症状　早期便后有黏膜从肛门脱出，便后能自行还纳，以后渐渐不能自然回复，需手托或平卧方能复位。日久失治，致使直肠各层组织向下移位，直肠或部分乙状结肠脱出，甚至咳嗽、蹲下或行走时也可脱出。患者常有大便不尽和大便不畅，或下腹部坠痛，腰部、腹股沟及两侧下肢有酸胀和沉重感觉。因直肠黏膜反复脱出暴露在外，常发生充血、水肿、糜烂、出血，故肛门可流出黏液，刺激肛周皮肤，可引起瘙痒。

2. 分类　脱肛根据其脱出程度可分为三度。

一度脱垂：为直肠黏膜脱出。脱出物淡红色，长3~5cm，触之柔软，无弹性，不易出血，便后可自行回纳。

二度脱垂：为直肠全层脱出。脱出物长5~10cm，呈圆锥状，淡红色，表面为环状而有层次的黏膜皱襞，触之较厚，有弹性，肛门松弛，便后有时需用手回复。

三度脱垂：为直肠及部分乙状结肠脱出。脱出物长达10cm以上，呈圆柱形，触之很厚，肛门松弛无力。

◎ 要点三　一度直肠黏膜脱垂与内痔脱出的鉴别

应与一度直肠脱垂鉴别。内痔脱出时痔核分颗脱出，无环状黏膜皱襞，暗红色或青紫色，容易出血。

◎ 要点四　脱肛的内治法

1. 脾虚气陷证

证候：便时肛内肿物脱出，轻重不一，色淡红，伴有肛门坠胀，大便带血，神疲乏力，食欲不振，甚则头昏耳鸣，腰膝酸软。舌淡、苔薄白，脉细弱。

治法：补气升提，收敛固涩。

方药：补中益气汤加减。脱垂较重，不能自行还纳者，宜重用升麻、柴胡、党参、黄芪；腰酸耳鸣者，加山萸肉、覆盆子、诃子。

2. 湿热下注证

证候：肛内肿物脱出，色紫暗或深红，甚则表面溃破、糜烂，肛门坠痛，肛内指检有灼热感。舌红，苔黄腻，脉弦数。

治法：清热利湿。

方药：萆薢渗湿汤加减。出血多者，加地榆、槐花、侧柏炭。

◎ 要点五　脱肛的其他疗法

1. 熏洗　以苦参汤加石榴皮、枯矾、五倍子，煎水熏洗，每天2次。

2. 外敷　五倍子散或马勃散外敷。

3. 注射法　将药液注入直肠黏膜下层或直肠周围，使分离的直肠黏膜与肌层粘连固定，或使直肠与周围组织粘连固定。

（1）黏膜下注射法　此法分为黏膜下层点状注射法和柱状注射法两种。适用于一、二度直肠脱垂，以一度直肠脱垂效果最好。

（2）直肠周围注射法　适应证为三度直肠脱垂。

4. 针灸　体针及电针可取长强、百会、足三里、承山、八髎、提肛穴；也可在肛门周围外括约肌部位用梅花针点刺。

5. 手术　脱肛手术方法很多，有经会阴手术和经腹手术两大类，选择正确的术式是手术成功的关键。

细目七　锁肛痔

◎ 要点一　锁肛痔的主要症状及常用检查方法

锁肛痔是发生在肛管直肠的恶性肿瘤，病至后期，肿瘤阻塞，肛门狭窄，排便困难，犹如锁住肛门一样，故称为锁肛痔。相当于西医的肛管直肠癌。本病的发病年龄多在40岁以上，偶见于青年人。

1. 主要症状　初期表现为直肠黏膜或肛门皮肤一突起小硬结，无明显症状，病情进一步发展，可出现一系列改变。

（1）便血　是直肠癌最常见的早期症状。大便带血，血为鲜红或暗红，量不多，常同时伴有黏液，呈持续性，此时常被误认为"痔疮"。病情进一步发展，可出现大便次数增多，有里急后重，排便不尽感，粪便中有血、脓、黏液，并有特殊的臭味。

（2）排便习惯改变　也是直肠癌常见的早期症状。表现为排便次数增多，便意频繁，便不尽感等。有时为便秘，同时肛门内有不适或下坠感。

（3）大便变形　病程后期因肠腔狭窄，粪便少，大便形状变细、变扁，并出现腹胀、腹痛、肠鸣音亢进等肠梗阻征象。

（4）转移征象　首先是直接蔓延，后期穿过肠壁，侵入膀胱、阴道壁、前列腺等邻近组织，若侵及膀胱、尿道时有排尿不畅及尿痛、尿频。侵及骶前神经丛时，在直肠内或骶骨部可有剧烈持续性疼痛，并向下腹部、腰部或下肢放射。另外，可经淋巴向上轻移至沿直肠上静脉走行的淋巴结。约10%~15%的患者在确诊时癌症已经过门静脉血行转移至肝脏，出现肝肿大、腹水和黄疸等。

晚期患者可出现食欲不振，全身衰弱无力，贫血，极度消瘦等恶病质表现。

2. 检查方法

（1）肛管直肠指诊　是诊断直肠癌最重要的方法，80%的直肠癌位于手指可触及的部位，肿瘤较大时指检可以清楚地扪到肠壁上的硬块、巨大溃疡或肠腔狭窄，退指后可见指套上染有血、脓和黏液。指检发现癌肿时要扪清大小、范围、部位和固定程度，以便决定治疗方法。

（2）直肠镜或乙状结肠镜检查　直肠镜或乙状结肠镜检查，不仅可以看到直肠内病变的范围，更重要的是取活组织进行病理检查，以确定诊断。

（3）气钡双重对比造影检查　可以发现肠腔狭窄或钡影残缺等。为排除结肠中多发性原发癌，应常规进行钡剂灌肠或气钡双重造影术。

（4）活体组织病理检查　可以作出确定性诊断。

（5）其他检查　直肠下端癌肿较大时，女性病人应行阴道及双合诊检查，男性病人必要时应行膀胱镜检查。腔内B超检查可检测出癌肿浸润肠壁的深度及有无邻近器官受累，便于术前对其严重程度进行评估。疑有肝转移时应行B型超声检查、CT或MRI。直肠癌肿侵及肛管而有腹股沟淋巴结肿大时，应将淋巴结切除活检。

◎ 要点二　锁肛痔的鉴别诊断

早期排便次数增多或便血，应与痢疾、溃疡性结肠炎、内痔出血等鉴别；指检触到肿块，应与息肉、肛乳头肥大等鉴别；肛管癌性溃疡，应与肛漏、湿疣等鉴别。

1. 直肠息肉　无痛性便血，量时多时少，少夹黏液，肛门镜或直肠镜检查可见有蒂或无蒂肿物，病理检查可协助诊断。

2. 溃疡性结肠炎　黏液血便，或里急后重，结肠镜检查可见直肠或结肠黏膜充血水肿或糜烂、溃疡，无明显肿物及肠腔狭窄，大便培养无致病菌生长。

3. 痢疾　黏液血便，里急后重，大便培养有痢疾杆菌，抗痢疾治疗效果显著。

◎ 要点三　锁肛痔的治疗

本病一经诊断，应及早采取根治性手术治疗，根据情况术前、术后应用中医药疗法、放疗或化疗可以提高疗效。

第九单元　泌尿男性疾病

细目一　子　痈

◎ 要点一　子痈的概念

中医称睾丸和附睾为肾子，子痈是指睾丸及附睾的化脓性疾病。临证中分急性子痈与慢性子痈，以睾丸或附睾肿胀疼痛为特点。相当于西医的急慢性附睾炎或睾丸炎。

◎ 要点二　子痈的病因病机、诊断及治疗

1. 病因病机

（1）湿热下注　外感六淫或过食辛辣炙煿，湿热内生，或房事不洁，外染湿热秽毒，或跌仆闪挫，肾子受损，经络阻隔，气血凝滞，郁久化热，发为本病。

（2）气滞痰凝　郁怒伤肝，情志不畅，肝郁气结，经脉不利，血瘀痰凝，发于肾子，则为慢性子痈。

2. 诊断

（1）急性子痈　附睾或睾丸肿痛，突然发作，疼痛程度不一，行动或站立时加重。疼痛可沿输精管放射至腹股沟及下腹部。伴有恶寒发热，口渴欲饮，尿黄便秘等症状。附睾可触及肿块，触痛明显。化脓后阴囊红肿，可有波动感，溃破或切开引流后，脓出毒泄，症状消退迅速，疮口容易愈合。化验检查血白细胞总数增高，尿中可有白细胞。

（2）慢性子痈　临床较多见。患者常有阴囊部隐痛、发胀、下坠感，疼痛可放射至下腹部及同侧大腿根部，可有急性子痈发作史。检查可触及附睾增大，变硬，伴轻度压痛，同侧输精管增粗。

3. 治疗　急性子痈在辨证论治的同时，可配合使用抗生素；慢性子痈多应用中医药治疗。

（1）内治

1）湿热下注证

证候：多见于成年人。睾丸或附睾肿大疼痛，阴囊皮肤红肿，灼热疼痛，少腹抽痛，局部触痛明显，脓肿形成时，按之应指，伴恶寒发热。苔黄腻，脉滑数。

治法：清热利湿，解毒消肿。

方药：枸橘汤或龙胆泻肝汤加减。疼痛剧烈者，加延胡索、金铃子。

2）气滞痰凝证

证候：附睾结节，子系粗肿，轻微触痛，或牵引少腹不适，多无全身症状。舌淡或有瘀斑，苔薄白或腻，脉弦滑。

治法：疏肝理气，化痰散结。

方药：橘核丸加减。

（2）外治

1）急性子痈：未成脓者，可用金黄散或玉露散水调匀，冷敷。病灶有波动感，穿刺有脓者，应及时切开引流。脓稠、腐肉较多时，可选用九一丹或八二丹药线引流，脓液已净，外用生肌白玉膏。

2）慢性子痈：葱归溻肿汤坐浴，或冲和膏外敷。

4. 其他疗法　急性子痈主张早期应用抗生素，在药敏试验未获结果前，可选用抗菌谱较广的抗生素。

细目二　子　痰

◎ 要点一　子痰的概念

子痰是发于肾子的疮痨性疾病。其特点是附睾有慢性硬结，逐渐增大，形成脓肿，溃破后脓液稀薄如痰，并夹有败絮样物质，易成窦道，经久不愈。相当于西医的附睾结核。

◎ 要点二　子痰的病因病机、诊断及治疗

1. 病因病机　因肝肾亏损，脉络空虚，浊痰乘虚下注，结于肾子；或阴虚内热，相火偏旺，

灼津为痰，阻于经络，痰瘀互结而成。浊痰日久，郁而化热，热胜肉腐成脓。若脓水淋漓，病久不愈，阴损及阳，可出现阴阳两虚，气血两亏之候。西医认为本病是由结核杆菌感染而引起。

2. 诊断

（1）临床表现　本病多发于中青年，以20~40岁居多。初起自觉阴囊坠胀，附睾尾部有不规则的局限性结节，质硬，触痛不明显，结节常与阴囊皮肤粘连。日久结节逐渐增大，可形成脓肿，溃破后脓液清稀，或夹有豆腐渣样絮状物，易形成反复发作、经久不愈的窦道。输精管增粗变硬，呈串珠状。常有五心烦热，午后潮热，盗汗，倦怠乏力等症状。

（2）辅助检查　尿常规检查可有红、白细胞及脓细胞，红细胞沉降率多增高。脓液培养有结核杆菌生长。

（3）鉴别诊断

慢性子痈：可有急性发作史，副睾肿块压痛明显，一般与阴囊皮肤无粘连，输精管无串珠样改变。

精液囊肿：多发于附睾头部，形圆光滑，透光试验阳性，穿刺有乳白色液体，镜检有死精子。

3. 治疗　在辨证论治的同时，应用西药抗结核治疗6个月以上。

（1）内治

1）浊痰凝结证

证候：见于初起硬结期。肾子处酸胀不适，附睾硬结，子系呈串珠状肿硬，无明显全身症状。苔薄，脉滑。

治法：温经通络，化痰散结。

方药：阳和汤加减，配服小金丹。

2）阴虚内热证

证候：见于中期成脓期。病程日久，肾子硬结逐渐增大并与阴囊皮肤粘连，阴囊红肿疼痛，触之可有应指感，伴低热，盗汗，倦怠。舌红，少苔，脉细数。

治法：养阴清热，除湿化痰，佐以透脓解毒。

方药：滋阴除湿汤合透脓散加减。

3）气血两亏证

证候：见于后期溃脓期。脓肿破溃，脓液稀薄，夹有败絮样物质，疮口凹陷，形成漏管，反复发作，经久不愈，虚热不退，面色无华，腰膝酸软。舌淡，苔白，脉沉细无力。

治法：益气养血，化痰消肿。

方药：十全大补汤加减，兼服小金丹。

（2）外治　未成脓者，宜消肿散结，外敷冲和膏，每天1~2次。已成脓者，及时切开引流。窦道形成者，选用腐蚀平胬药物制成药线或药条外用。

（3）西医治疗　应用抗结核治疗，常用药物有异烟肼、利福平、吡嗪酰胺、乙胺丁醇等，一般主张联合使用。

细目三　尿石症

◎ 要点一　尿石症的病因病机

本病多由肾虚和下焦湿热引起，病位在肾、膀胱和溺窍，肾虚为本，湿热为标。肾虚则膀胱气化不利，尿液生成与排泄失常，加之摄生不慎，感受湿热之邪，或饮食不节，嗜食辛辣肥甘醇酒之品，致湿热内生，蕴结膀胱，煎熬尿液，结为砂石；湿热蕴结，气机不利，结石梗阻，不通则痛；热伤血络，可引起血尿。

◎ 要点二　尿石症的诊断

1. 临床表现

（1）上尿路结石　上尿路结石包括肾和输尿管结石，典型的临床症状是突然发作的肾或输尿管绞痛和血尿。其程度与结石的部位、大小及移动情况等有关。绞痛发作时疼痛剧烈，患者可出现恶心、呕吐、冷汗、面色苍白等症状。疼痛为阵发性，并沿输尿管向下放射到下腹部、外阴部和大腿内侧。检查时肾区有叩击痛或压痛。结石较大或固定不动时，可无疼痛，但常伴有肾积水或感染。绞痛发作后出现血尿，多为镜下血尿，肉眼血尿较少，或有排石现象。有时活动后镜下血尿是上尿路结石唯一的临床表现。

结石合并感染时，可有尿频、尿急、尿痛，伴发急性肾盂肾炎或肾积脓时，可有发热、畏寒、寒战等全身症状。

双侧上尿路结石或孤肾伴输尿管结石引起完全梗阻时，可导致无尿。

（2）膀胱结石 膀胱结石的典型症状为排尿中断，并引起疼痛，放射至阴茎头和远端尿道，此时患者常手握阴茎，蹲坐哭叫，经变换体位又可顺利排尿。多数患者平时有排尿不畅、尿频、尿急、尿痛和终末血尿。前列腺增生继发膀胱结石时，排尿困难加重，结石位于膀胱憩室内时，多有尿路感染的表现。

（3）尿道结石 主要表现为排尿困难、排尿费力，呈点滴状，或出现尿流中断及急性尿潴留。排尿时疼痛明显，可放射至阴茎头部，后尿道结石可伴有会阴和阴囊部疼痛。

2. 辅助检查 腹部 X 线平片多能发现结石的大小、形态和位置。排泄性尿路造影、B 型超声、膀胱镜、CT 等检查有助于临床诊断。

3. 鉴别诊断

（1）胆囊炎 表现为右上腹疼痛且牵引背部作痛，疼痛不向下腹及会阴部放射，墨菲征阳性。经腹部 X 线平片、B 超及血、尿常规检查，两者不难鉴别。

（2）急性阑尾炎 以转移性右下腹痛为主症，麦氏点压痛，可有反跳痛或肌紧张。经腹部 X 线平片和 B 超检查即可鉴别。

◎ **要点三　尿石症的治疗方法**

结石横径小于 1cm，且表面光滑，无肾功能损害者，可采用中药排石；对于较大结石可先行体外震波碎石，再配合中药治疗。初起宜宣通清利，日久则配合补肾活血、行气导滞之剂。

1. 辨证论治

内治

1）湿热蕴结证

证候：腰痛或小腹痛，或尿流突然中断，尿频，尿急，尿痛，小便混赤，或为血尿，口干欲饮。舌红，苔黄腻，脉弦数。

治法：清热利湿，通淋排石。

方药：三金排石汤加减。

2）气血瘀滞证

证候：发病急骤，腰腹胀痛或绞痛，疼痛向外阴部放射，尿频，尿急，尿黄或赤。舌暗红或有瘀斑，脉弦或弦数。

治法：理气活血，通淋排石。

方药：金铃子散合石韦散加减。

3）肾气不足证

证候：结石日久，留滞不去，腰部胀痛，时发时止，遇劳加重，疲乏无力，尿少或频数不爽，或面部轻度浮肿。舌淡苔薄，脉细无力。

治法：补肾益气，通淋排石。

方药：济生肾气丸加减。

2. 其他疗法 根据病情选择使用体外震波碎石或手术治疗。

细目四　精浊

◎ **要点一　精浊的病因病机**

中医认为相火妄动，所愿不遂，或忍精不泄，肾火郁而不散，离位之精，化成白浊；或房事不洁，精室空虚，湿热从精道内侵，湿热壅滞，气血瘀阻而成；病久伤阴，肾阴暗耗，可出现阴虚火旺证候；亦有体质偏阳虚者，久则火势衰微，易见肾阳不足之象。

◎ **要点二　精浊的诊断**

1. 临床表现 临床症状表现不一，患者可出现轻微的尿频、尿急、尿痛、尿道内灼热不适或排尿不净之感；有的在排尿终末或大便用力时，自尿道滴出少量乳白色的前列腺液。多数患者可伴有腰骶、腹股沟、下腹及会阴部等处坠胀隐痛，有时可牵扯到耻骨上、阴茎、睾丸及股内侧。部分患者因病程较长可出现阳痿、早泄、遗精或射精痛等，或头晕、耳鸣、失眠多梦、腰酸乏力等神经衰弱症状。

2. 直肠指检 前列腺多为正常大小，或稍大或稍小，触诊可有轻度压痛。有的前列腺可表现为软硬不均或缩小变硬等异常现象。

3. 实验室及其他辅助检查 前列腺分泌物涂片检查，白细胞每高倍视野在 10 个以上（正常为 10 个以下）或成堆聚集，而卵磷脂小体减少。尿三杯试验可作为参考。前列腺液培养有利于病原菌诊断。但慢性非细菌性前列腺炎占绝大多数，细菌培养多呈阴性。

4. 鉴别诊断

（1）慢性子痈（附睾炎） 阴囊、腹股沟部隐痛不适，类似慢性前列腺炎。但慢性子痈（附睾炎）附睾部可触及结节，并伴轻度压痛。

（2）前列腺增生症 大多在老年人群中发病；尿频且伴排尿困难，尿线变细，残余尿增多；B 超、肛诊检查可进行鉴别。

（3）精囊炎 精囊炎和慢性前列腺炎多同时发生，除有类似前列腺炎症状外，还有血精及射精疼痛的特点。

◎ 要点三　精浊的辨证论治

主张综合治疗，注意调护。临床以辨证论治为主，抓住肾虚（本）、湿热（标）、瘀滞（变）三个基本病理环节，分清主次，权衡用药。

1. 内治

（1）湿热蕴结证

证候：尿频，尿急，尿痛，尿道有灼热感，排尿终末或大便时偶有白浊，会阴、腰骶、睾丸、少腹坠胀疼痛。苔黄腻，脉滑数。

治法：清热利湿。

方药：八正散或龙胆泻肝汤加减。

（2）气滞血瘀证

证候：病程较长，少腹、会阴、睾丸、腰骶部坠胀不适、疼痛，有排尿不净之感。舌暗或有瘀斑，苔白或薄黄，脉沉涩。

治法：活血祛瘀，行气止痛。

方药：前列腺汤加减。

（3）阴虚火旺证

证候：排尿或大便时偶有白浊，尿道不适，遗精或血精，腰膝酸软，五心烦热，失眠多梦。舌红少苔，脉细数。

治法：滋阴降火。

方药：知柏地黄汤加减。

（4）肾阳虚损证

证候：多见于中年人，排尿淋沥，腰膝酸痛，阳痿早泄，形寒肢冷。舌淡胖，苔白，脉沉细。

治法：补肾助阳。

方药：济生肾气丸加减。

2. 外治

（1）温水坐浴，每次 20 分钟，每日 2 次。

（2）野菊花栓或前列栓塞入肛门内约 3 ~ 4cm，每次 1 枚，每日 2 次。

第十单元　周围血管疾病

细目一　青蛇毒

◎ 要点一　青蛇毒的病因病机

（一）病因

本病多由湿热蕴结，寒湿凝滞，痰浊瘀阻，脾虚失运，外伤血脉等因素致使气血运行不畅，留滞脉中而发病。

（二）病机

本病外由湿邪为患，与热而蕴结，与寒而凝滞，与内湿相合，困脾而生痰，是病之标；经脉受损，气血不畅，络道瘀阻，为病之本。

◎ 要点二　青蛇毒的临床表现与常见类型

1. 临床表现 发病多见筋瘤后期，部位则以四肢多见（尤其多见于下肢），次为胸腹壁等处。

（1）初期（急性期）　在浅层脉络（静脉）径路上出现条索状柱，患处疼痛，皮肤发红，触之较硬，扪之发热，按压疼痛明显，肢体沉重。一般无全身症状。

（2）后期（慢性期）　患处遗有一条索状物，其色黄褐，按之如弓弦，可有按压疼痛，或结节破溃形成臁疮。

2. 常见类型

（1）肢体血栓性浅静脉炎　临床为最常见，下肢多于上肢。临床主要是累及一条浅静脉，沿着发病的静脉出现疼痛、红肿、灼热感，常可扪及结节或硬索状物，有明显压痛。当浅静脉炎累及周围组织时，可出现片状区域性炎块结节，则为浅静脉周围炎。患者可伴有低热，站立时疼痛尤为明显。患处炎症消退后，局部可遗留色素沉着或无痛性纤维硬结，一般需1~3个月后才能消失。

（2）胸腹壁浅静脉炎　多为单侧胸腹壁出现一条索状硬物，长10~20cm，皮肤发红、轻度刺痛，肢体活动时局部可有牵掣痛，用手按压条索两端，皮肤上可出现一条凹陷的浅沟，炎症消退后遗留皮肤色素沉着。一般无全身表现。

（3）游走性血栓性浅静脉炎　多发于四肢，即浅静脉血栓性炎症呈游走性发作，当一处炎性硬结消失后，其他部位的浅静脉又出现病变，具有游走、间歇、反复发作的特点。可伴有低热、全身不适等。若全身反应较重者，应考虑全身血管炎、胶原性疾病、内脏疾病及深静脉病变等。

◎ 要点三　青蛇毒的辨证论治

（一）内治

1. 湿热瘀阻证

证候：患肢肿胀、发热，皮肤发红、胀痛，喜冷恶热，或有条索状物，或微恶寒发热；苔黄腻或厚腻，脉滑数。

治法：清热利湿，解毒通络。

方药：二妙散合茵陈赤豆汤加减。

2. 血瘀湿阻证

证候：患肢疼痛、肿胀、皮色红紫，活动后则甚，小腿部挤压刺痛，或见条索状物，按之柔韧或似弓弦；舌有瘀点、瘀斑，脉沉细或沉涩。

治法：活血化瘀，行气散结。

方药：活血通脉汤加减。

3. 肝郁蕴结证

证候：胸腹壁有条索状物，固定不移，刺痛，胀痛，或牵掣痛，伴胸闷、嗳气等；舌质淡红或有瘀点、瘀斑，苔薄，脉弦或弦涩。

治法：疏肝解郁，活血解毒。

方药：柴胡清肝汤或复元活血汤。

（二）外治

1. 初期　可用消炎软膏或金黄散软膏外敷，每日换药1次。局部红肿渐消，可选用拔毒膏贴敷。

2. 后期　可用熏洗疗法：当归尾12g、白芷9g、羌活9g、独活9g、桃仁9g、红花12g、海桐皮9g、威灵仙12g、生艾叶15g、生姜60g，水煎后熏洗。有活血通络，疏风散结之功。

细目二　筋　瘤

◎ 要点一　筋瘤的定义与特点

（一）定义

筋瘤是以筋脉色紫、盘曲突起状如蚯蚓、形成团块为主要表现的浅表静脉病变。相当于西医的下肢静脉曲张。

（二）特点

筋瘤者，坚而色紫，累累青筋，盘曲甚者结若蚯蚓。由于长期从事站立负重工作，劳倦伤气，或多次妊娠等，使筋脉结块成瘤。

◎ 要点二　筋瘤的治疗方法

（一）辨证论治

1. 内治

（1）劳倦伤气证

证候：久站久行或劳累时瘤体增大，下坠不适感加重；常伴气短乏力，脘腹坠胀，腰酸；舌淡，苔薄白，脉细缓无力。

治法：补中益气，活血舒筋。

方药：补中益气汤加减。

（2）寒湿凝筋证

证候：瘤色紫暗，喜暖，下肢轻度肿胀，伴形寒肢冷，口淡不渴，小便清长；舌淡暗，苔白腻，脉弦细。

治法：暖肝散寒，益气通脉。

方药：暖肝煎合当归四逆汤加减。

（3）外伤瘀滞证

证候：青筋盘曲，状如蚯蚓，表面色青紫，患肢肿胀疼痛；舌有瘀点，脉细涩。

治法：活血化瘀，和营消肿。

方药：活血散瘀汤加减。

2. 外治 患肢穿医用弹力袜或用弹力绷带包扎，有助于使瘤体缩小或停止发展。并发青蛇毒、湿疮、臁疮者，参考有关章节治疗。

（二）其他疗法

1. 手术疗法 凡是诊断明确的筋瘤，无手术禁忌证者，都可手术治疗。

2. 硬化剂注射疗法 适用于程度较轻的单纯性下肢静脉曲张，亦可作为手术的辅助疗法，处理残留或复发的曲张静脉。

细目三 臁 疮

◎ 要点一 臁疮的病因病机

本病多由久站或过度负重而致小腿筋脉横解，青筋显露，瘀停脉络，久而化热，或小腿皮肤破损染毒，湿热下注而成，疮口经久不愈。

◎ 要点二 臁疮的局部辨证

根据臁疮的局部特点临床中将其分为结核性、放射性、瘀滞性等范畴，本病的后期如果经久不愈，则有发生恶变的可能。

◎ 要点三 臁疮的治疗

（一）内治

1. 湿热下注证

证候：小腿青筋怒张，局部发痒，红肿，疼痛，继则破溃，滋水淋漓，疮面腐暗；伴口渴，便秘，小便黄赤；苔黄腻，脉滑数。

治法：清热利湿，和营解毒。

方药：二妙丸合五神汤加减。

2. 气虚血瘀证

证候：病程日久，疮面苍白，肉芽色淡，周围皮色黑暗、板硬；肢体沉重，倦怠乏力；舌淡紫或有瘀斑，苔白，脉细涩无力。

治法：益气活血，祛瘀生新。

方药：补阳还五汤合四妙汤加减。

（二）外治

1. 初期 局部红肿，溃破渗液较多者，宜用洗药。如马齿苋60g，黄柏20g，大青叶30g，煎水温湿敷，每日3~4次。局部红肿，渗液量少者，宜金黄膏薄敷，每日1次。亦可加少量九一丹撒布于疮面上，再盖金黄膏。

2. 后期 久不收口，皮肤乌黑，疮口凹陷，疮面腐肉不脱，时流污水，用八二丹麻油调后，摊贴疮面，并用绷带缠缚，每周换药2次。腐肉已脱，露新肉者，用生肌散外盖生肌玉红膏。周围有湿疹者，用青黛散调麻油盖贴。

细目四 脱 疽

◎ 要点一 脱疽的定义、特点与病因病机

（一）定义

脱疽是指发于四肢末端，严重时趾（指）节坏疽脱落的周围血管疾病，又称脱骨疽。

（二）特点

其临床特点是好发于四肢末端，以下肢多见，初起患肢末端发凉、怕冷，苍白，麻木，可伴间歇性跛行，继则疼痛剧烈，日久患趾（指）坏死变黑，甚至趾（指）节脱落。部分患者起病急骤，进展迅速，预后严重，需紧急处理。

（三）病因病机

1. 病因 本病主要由于脾气不健，肾阳不足，又加外受寒冻，寒湿之邪入侵而发病。本病

的发生还与长期吸烟、饮食不节、环境、遗传及外伤等因素有关。

2. 病机 脾气不健，化生不足，气血亏虚，气阴两伤，内不能荣养脏腑，外不能充养四肢。脾肾阳气不足，不能温养四肢，复受寒湿之邪，则气血凝滞，经络阻塞，不通则痛，四肢气血不充，失于濡养则皮肉枯槁，坏死脱落。若寒邪久蕴，则郁而化热，湿热浸淫，则患趾（指）红肿溃脓。热邪伤阴，阴虚火旺，病久可致阴血亏虚，肢节失养，坏疽脱落。本病的发生以脾肾亏虚为本，寒湿外伤为标，气血凝滞、经脉阻塞为其主要病机。

◎ **要点二　脱疽的诊断与鉴别诊断**

（一）诊断

1. 临床表现 血栓闭塞性脉管炎多发于寒冷季节，以20~40岁男性多见；常先一侧下肢发病，继而累及对侧，少数患者可累及上肢；患者多有受冷、潮湿、嗜烟、外伤等病史。本病病程较长，常在寒冷季节加重，治愈后又可复发。根据疾病的发展过程，临床一般可分为三期。

一期（局部缺血期）：患肢末端发凉，怕冷，麻木，酸痛，间歇性跛行。患肢可出现轻度肌肉萎缩，皮肤干燥，皮温稍低于健侧，皮肤指压试验可见充盈缓慢，足背动脉、胫后动脉搏动减弱，部分患者小腿可出现游走性红硬条索（游走性血栓性浅静脉炎）。

二期（营养障碍期）：患肢发凉，怕冷，麻木，坠胀疼痛，间歇性跛行加重，并出现静息痛。患肢肌肉明显萎缩，皮肤干燥，汗毛脱落，趾甲增厚且生长缓慢，皮肤苍白或潮红或紫绀，患侧足背动脉、胫后动脉搏动消失。

三期（坏死期或坏疽期）：坏疽可先为一趾或数趾，逐渐向上发展，合并感染时，足趾紫红肿胀、溃烂坏死，呈湿性坏疽，或足趾发黑，干瘪，呈干性坏疽。病程日久，患者可出现疲乏无力、不欲饮食、口干、形体消瘦，甚则壮热神昏。

根据肢体坏死的范围，将坏疽分为3级：1级坏疽局限于足趾或手指部位，2级坏疽局限于足跖部位，3级坏疽发展至足背、足跟、踝关节及其上方。

2. 辅助检查 肢体动脉彩色多普勒超声、血流图、甲皱微循环、计算机扫描血管三维成像（CTA）、动脉造影等影像学检查及血脂、血糖等实验室检查，可以明确诊断，并有助于鉴别诊断，了解病情严重程度。

（二）鉴别诊断

1. 脱疽相关疾病的临床鉴别

项目	血栓闭塞性脉管炎	动脉硬化性闭塞症	糖尿病足
发病年龄	20~40岁	40岁以上	40岁以上
浅静脉炎	游走性	无	无
高血压	极少	大部分有	大部分有
冠心病	无	有	可有可无
血脂	基本正常	升高	多数升高
血糖尿糖	正常	正常	血糖高，尿糖阳性
受累血管	中、小动脉	大、中动脉	大、微血管

2. 雷诺综合征（肢端动脉痉挛症） 多见于青年女性；上肢较下肢多见，好发于双手；每因寒冷和精神刺激双手出现发凉苍白，继而紫绀、潮红，最后恢复正常的三色变化（雷诺现象），患肢动脉搏动正常，一般不出现肢体坏疽。

◎ 要点三　脱疽的辨证论治

（一）内治

1. 寒湿阻络证

证候：患趾（指）喜暖怕冷，麻木，酸胀疼痛，多走则疼痛加剧，稍歇痛减，皮肤苍白，触之发凉，趺阳脉搏动减弱；舌淡，苔白腻，脉沉细。

治法：温阳散寒，活血通络。

方药：阳和汤加减。

2. 血脉瘀阻证

证候：患趾（指）酸胀疼痛加重，夜难入寐，步履艰难，患趾（指）皮色暗红或紫暗，下垂更甚，皮肤发凉干燥，肌肉萎缩，趺阳脉搏动消失；舌暗红或有瘀斑，苔薄白，脉弦涩。

治法：活血化瘀，通络止痛。

方药：桃红四物汤加减。

3. 湿热毒盛证

证候：患肢剧痛，日轻夜重，局部肿胀，皮肤紫暗，浸淫蔓延，溃破腐烂，肉色不鲜，身热口干，便秘溲赤；舌红，苔黄腻，脉弦数。

治法：清热利湿，解毒活血。

方药：四妙勇安汤加减。

4. 热毒伤阴证

证候：皮肤干燥，毫毛脱落，趾（指）甲增厚变形，肌肉萎缩，趾（指）呈干性坏疽，口干欲饮，便秘溲赤；舌红，苔黄，脉弦细数。

治法：清热解毒，养阴活血。

方药：顾步汤加减。

5. 气阴两虚证

证候：病程日久，坏死组织脱落后疮面久不愈合，肉芽暗红或淡而不鲜，倦怠乏力，口渴不欲饮，面色无华，形体消瘦，五心烦热；舌淡尖红，少苔，脉细无力。

治法：益气养阴。

方药：黄芪鳖甲汤加减。

（二）外治

1. 未溃者

可选用冲和膏、红灵丹油膏外敷；亦可用当归15g，独活30g，桑枝30g，威灵仙30g，煎水熏洗，每日1次；或用附子、干姜、吴茱萸各等份研末，蜜调，敷于患足涌泉穴，每日换药1次，如发生药疹即停用；或用红灵酒少许揉擦患肢足背、小腿，每次20分钟，每日2次。

2. 已溃者

溃疡面积较小者，可用上述中药熏洗后，外敷生肌玉红膏；溃疡面积较大，坏死组织难以脱落者，可先用冰片锌氧油（冰片2g，氧化锌油98g）软化创面硬结痂皮，按疏松程度，依次清除坏死痂皮，先除软组织，后除腐骨，彻底的清创术必须待炎症完全消退后方可施行。

第十一单元　其他外科疾病

细目一　烧　伤

◎ 要点一　烧伤面积的计算方法及烧伤深度的分类

1. 烧伤面积的计算

（1）中国新九分法　将全身体表面积划分为11个9%的等份，另加1%，构成100%的体表面积，即成人头、面、颈部为9%；双上肢为2×9%；躯干前后包括会阴部为3×9%；双下肢包括臀部为5×9%+1%＝46%。

（2）手掌法　不论性别、年龄，病人并指的掌面约占体表面积的1%，如医者的手掌大小与病人相近，可用医者手掌估算。此法可辅助九分法，用于小面积或散在烧伤面积的计算。

（3）儿童烧伤面积计算法　小儿躯干和双上肢的体表面积所占百分比与成人相似，特点是头大下肢小，随着年龄的增长，其比例也不同。12岁以下儿童，年纪越小，头越大，下肢越小，可按下法计算：

头面颈部面积百分比：［9+（12-年龄）］%

双下肢及臀部面积百分比：［46-（12-年龄）］%

2. 烧伤深度的分类　常用的是三度四分法，即Ⅰ°、Ⅱ°（又分为浅Ⅱ°和深Ⅱ°）、Ⅲ°。其中Ⅰ°、浅Ⅱ°烧伤一般称为浅度烧伤；深Ⅱ°和Ⅲ°烧伤则属深度烧伤。

Ⅰ°烧伤（红斑性烧伤）：仅伤及表皮（角质层），生发层健在，再生能力强。表面呈红斑状，干燥无渗出，有烧灼感，3~7天痊愈，短期内可有色素沉着。

浅Ⅱ°烧伤（水疱性烧伤）：伤及表皮的生发层、真皮乳头层。局部红肿明显，有薄壁大水疱形成，内含淡黄色澄清液体，水疱皮如被剥脱，可见创面红润、潮湿，疼痛明显。如不发生感染，1~2周内愈合，一般不留瘢痕，多数有色素沉着。

深Ⅱ°烧伤（水疱性烧伤）：伤及皮肤的真皮深层，深浅不尽一致，尚残留皮肤附件。也可有水疱，但去疱皮后创面微湿，红白相间，痛觉较迟钝。如不发生感染，3~4周可愈合，常有瘢痕形成。

Ⅲ°烧伤（焦痂性烧伤）：为全层皮肤烧伤，甚至达到皮下、肌肉或骨骼。创面无水疱，呈蜡白或焦黄色，甚至炭化，痛觉消失，局部温度低，皮层凝固性坏死后形成焦痂，触之如皮革，痂下可见树枝状栓塞的血管。一般均需植皮才能愈合，愈合后有瘢痕，常形成畸形，甚则难以自愈。

◎ **要点二　中小面积烧伤创面的正确处理**

烧伤发生于四肢或面积较小者，一般采用包扎疗法；发生于头面、会阴，或面积较大，或伴有明显感染者，多采用暴露疗法。

1. 浅度烧伤　重点在防止感染。小面积创面可外涂湿润烧伤膏、紫草油膏等，暴露或包扎。较大面积的Ⅱ°烧伤，如水疱完整，则抽出疱内液体；如皮肤破损或水疱已破者，则剪去破损外皮，外用湿润烧伤膏，每日数次。

2. 深度烧伤　小面积创面可外涂湿润烧伤膏、紫草油膏等；渗出较多或感染时用三黄洗剂外洗或湿敷；残留创面直径小于5cm可以用生肌白玉膏等换药封闭创面。大面积深度创面应早期切痂、削痂植皮，或培植肉芽后植皮。

3. 烧伤湿性医疗技术　是以湿润烧伤膏为治疗药物，以湿润暴露疗法为治则，以启动自身潜能再生细胞、原位干细胞培植皮肤为核心的一项技术。将烧伤组织置于生理湿润环境下，以液化方式排除创面坏死组织，通过烧伤湿性医疗技术激活皮肤自身潜能再生细胞，实现原位培植皮肤组织；通过原位干细胞培植或组织培植的方式使皮肤等组织再生，以达到使烧伤创面愈合的目的。

细目二　毒蛇咬伤

◎ **要点一　我国常见毒蛇的种类、有毒蛇与无毒蛇在形态和齿痕上的区别**

（一）常见毒蛇种类

目前已知我国的蛇类有219种，其中毒蛇50余种。危害较大，能致人死亡的主要有10种。

1. 神经毒者有银环蛇、金环蛇、海蛇，血循毒者有蝰蛇、尖吻蝮蛇、竹叶青蛇和烙铁头蛇。

2. 混合毒者有眼镜蛇、眼镜王蛇和蝮蛇。

（二）有毒蛇与无毒蛇的区别

有毒蛇咬伤后，患部一般有粗大而深的毒牙痕，一般有2~4个毒牙痕。无毒蛇咬伤后牙痕呈锯齿状或弧形，数目多，浅小，大小一致，间距密。

◎ 要点二 毒蛇咬伤的治疗措施

（一）局部处理

毒蛇咬伤的局部常规处理，是指咬伤后在短时间内采取的紧急措施。包括早期结扎、扩创排毒、烧灼、针刺、火罐排毒、封闭疗法、局部用药等。

（二）辨证论治

根据毒蛇咬伤的毒理、病理和症状，将毒蛇咬伤分为风毒证、火毒证、风火毒证、蛇毒内陷证四个证型进行辨证施治。

（三）抗蛇毒血清治疗

抗蛇毒血清又名蛇毒抗毒素，有单价和多价两种。抗蛇毒血清特异性较高，效果确切，应用越早，疗效越好。

细目三 肠 痈

◎ 要点一 肠痈的病因病机

饮食不节 暴饮暴食，嗜食生冷、油腻，损伤脾胃，导致肠道功能失调，糟粕积滞，湿热内生，积结肠道而成痈。

◎ 要点二 肠痈的诊断

（一）临床表现

1. **初期** 腹痛多起于脐周或上腹部，数小时后，腹痛转移并固定在右下腹部，疼痛呈持续性、进行性加重。一般可伴有轻度发热，恶心纳减，舌苔白腻，脉弦滑或弦紧等。

2. **酿脓期** 若病情发展，渐至化脓，则腹痛加剧，右下腹明显压痛、反跳痛，局限性腹皮挛急；或右下腹可触及包块；壮热不退，恶心呕吐，纳呆，口渴，便秘或腹泻。舌红苔黄腻，脉弦数或滑数。

3. **溃脓期** 腹痛扩展至全腹，腹皮挛急，全腹压痛、反跳痛；恶心呕吐，大便秘结或似痢不爽；壮热自汗，口干唇燥。舌质红或绛，苔黄

糙，脉洪数或细数等。

（二）实验室和其他辅助检查

1. 血常规检查。初期，多数患者白细胞计数及中性粒细胞比例增高，在酿脓期和溃脓期，白细胞计数常升至 $18 \times 10^9 / L$ 以上。

2. 尿常规。盲肠后位阑尾炎可刺激右侧输尿管，尿中可出现少量红细胞和白细胞。

3. 诊断性腹腔穿刺检查和 B 型超声检查对诊断有一定帮助。

◎ 要点三 肠痈的辨证论治

（一）内治

1. 瘀滞证

证候：转移性右下腹痛，呈持续性、进行性加剧，右下腹局限性压痛或拒按，伴恶心纳差，可有轻度发热；苔白腻，脉弦滑或弦紧。

治法：行气活血，通腑泄热。

方药：大黄牡丹汤合红藤煎剂加减。

2. 湿热证

证候：腹痛加剧，右下腹或全腹压痛、反跳痛、腹皮挛急，右下腹可摸及包块，壮热，纳呆，恶心呕吐，便秘或腹泻；舌红苔黄腻，脉弦数或滑数。

治法：通腑泄热，解毒利湿透脓。

方药：复方大柴胡汤加减。

3. 热毒证

证候：腹痛剧烈，全腹压痛、反跳痛、腹皮挛急，高热不退或恶寒发热，时时汗出，烦渴，恶心呕吐，腹胀，便秘或似痢不爽；舌红绛而干，苔黄厚干燥或黄糙，脉洪数或细数。

治法：通腑排脓，养阴清热。

方药：大黄牡丹汤合透脓散加减。

（二）外治

1. **中药外敷** 无论脓已成或未成，均可选用金黄散、玉露散或双柏散，用水或蜜调成糊状，外敷右下腹。如阑尾周围脓肿形成后，可先

行脓肿穿刺抽脓，注入抗生素（2～3天抽脓1次），用金黄膏或玉露膏外敷。

2. 中药灌肠 采用通里攻下、清热解毒等中药，如大黄牡丹汤、复方大柴胡汤等煎剂 150～200mL，直肠内缓慢滴入（滴入管插入肛门内15cm以上，药液 30 分钟左右滴完），以达到通腑泄热排毒的目的。

中医妇科学

第一单元　女性生殖器官

细目一　外生殖器

◎ 要点一　阴户的位置

阴户又名四边，是女性外生殖器官的解剖术语，系指女性外阴，包括阴蒂、大小阴唇、阴唇系带及前庭部位。

◎ 要点二　阴户的功能

阴户是防御外邪入侵的第一道门户，是排月经、泌带下、排恶露之出口，是合阴阳之入口，又是娩出胎儿、胎盘之产门。

细目二　内生殖器

◎ 要点一　阴道的位置及功能

阴道，是阴户连接子宫的通道，位于子宫与阴户之间。

阴道是防御外邪入侵的关口，是排出月经、分泌带下的通道，是阴阳交合的器官，又是娩出胎儿的路径，故亦称产道。

◎ 要点二　子门的位置及功能

子门又名子户，指子宫颈口的部位。

子门是排出月经和娩出胎儿的关口。

◎ 要点三　子宫的位置形态及功能和特性

子宫位于带脉之下，小腹正中，膀胱之后，直肠之前，下口连接阴道。形如合钵，如倒置的梨形。

子宫的主要功能是产生、排出月经；孕育、分娩胎儿。另外还有排出余血浊液、分泌生理性带下的功能。子宫的生理特点具有明显的周期性、节律性。

现代有医家认为子宫"亦脏亦腑，非脏非腑"，因为非经期、妊娠期，子宫表现为"藏精气而不泻"似脏；行经期、分娩时，子宫又表现为"传化物而不藏"似腑。所以，子宫既具有脏和腑的一些功能特点，又区别于脏和腑，《内经》称之为"奇恒之府"。

第二单元　女性生殖生理

细目一　月经的生理

◎ 要点一　月经的生理现象

月经是指有规律的、周期性的子宫出血，月月如期，经常不变，故称"月信""月事""月水"。月经是女性最显著的生理特点，月经初潮，标志着青春期的到来，已具有生殖功能。初潮后 30~35 年，一般每月行经一次，信而有期。

1. 月经初潮 妇女一生中第1次月经来潮，称为初潮。初潮年龄一般为 13~15 岁，平均 14 岁，即"二七"之年。可早至 11~12 岁，迟至 16 岁。

2. 月经周期 月经有月节律的周期性，出血的第1天为月经周期的开始，两次月经第1天的间隔时间称为一个月经周期，一般 28~30 天。周期长短因人而异，每个妇女的月经周期有自己的规律，但一般应不能提前或推后1周以上。

3. 经期 即月经持续时间，正常经期为 3~7 天，多数为 3~5 天。

4. 月经的量、色、质 月经量的多少难以准确统计，一般以每月经量 20~60mL 为适中。经色暗红，经质不稀不稠，不凝固，无血块，无特殊臭气。

5. 月经期表现 行经前，可出现胸乳略胀，小腹略坠，腰微酸，情绪易波动，一般经来自消，不作病论，大多数妇女可自我调节而无特殊症状。

6. 绝经 妇女一生中最后1次行经后，停闭1年以上，称为绝经。一般为 45~55 岁，平均 49.5 岁。绝经表明步入老年期。

7. 月经的特殊生理现象 身体无病而月经定期两个月来潮一次者，称为并月；三个月一潮者，称为"居经"或"季经"；1 年一行者称为"避年"；还有终生不潮而却能受孕者，称为"暗经"；受孕初期仍能按月经周期有少量出血而无损于胎儿者，称为"激经"，又称"盛胎"或"垢胎"，均是个别的特殊生理现象，若无不适，不影响生育，可不作病论。

◎ 要点二 月经产生的机理

月经的产生，是女子发育到成熟年龄阶段后，脏腑、天癸、气血、经络协调作用于胞宫的生理现象。

1. 脏腑与月经 五脏之中，肾藏精，肝藏血，脾生血，心主血，肺主气，气帅血，在月经产生中各司其职，如肾气旺盛，使天癸泌至；肝血充足，气机条达，则经候如期；脾胃健运，则

血海充盈，血循常道。故在月经产生的机理中，与肾、肝、脾关系尤为密切。

（1）肾 在月经产生的过程中以肾为主导。

1）肾藏精，主生殖：肾藏精，是指肾具有生成、贮藏和施泄精气的功能，而以贮藏为主，使精不无故流失。精藏于肾，依赖于肾气的贮藏作用和施泄作用发挥其主生殖的生理功能。

2）肾为天癸之源：天癸至，则月事以时下；天癸竭，则月经断绝。在特定的年龄阶段内，肾气初盛，天癸尚微；肾气既盛，天癸蓄极泌至，月事以时下。此后，随肾气的充盛，每月天癸泌至，呈现消长盈亏的月节律，经调而子嗣；其后又随肾气的虚衰，天癸亦渐竭，经断无子。可见肾为天癸之源。

3）肾为冲任之本：冲脉为血海，广聚脏腑之血，使子宫满盈；任脉为阴脉之海，使所司精、血、津液充沛。任通冲盛，月事以时下，若任虚冲衰则经断而无子，故冲任二脉直接关系月经的潮止。

（2）肝 肝藏血，主疏泄，喜条达，恶抑郁。肝具有储藏血液、调节血量和疏泄气机的作用，脏腑所化生之血，除营养周身外，则储藏于肝。在月经的产生中，肝血下注冲脉，司血海之定期蓄溢，参与月经周期、经期及经量的调节。

肝经与冲脉交会于三阴交，与任脉交会于曲骨，与督脉交会于百会，肝通过冲、任、督与胞宫相通，而使子宫行使其藏泻有序的功能。

肝肾同居下焦，乙癸同源，为子母之脏。肾藏精，肝藏血，精血互生，同为月经提供物质基础；肝主疏泄，肾主闭藏，一开一合共同调节子宫，使藏泻有序，经候如常。

（3）脾（胃） 脾胃为后天之本，气血生化之源。又脾主运化，主中气，其气主升，具有统摄血液，固摄子宫之权。脾气健运，血循常道，血旺而经调。胃主受纳，为水谷之海，乃多气多血之腑，足阳明胃经与冲脉会于气街，故有"冲脉隶于阳明"之说。胃中水谷盛，则冲脉之

血盛，月事以时下。

（4）心 心主血脉，心气有推动血液在经脉内运行的作用。《素问·评热病论》指出："胞脉者属心而络于胞中。"所以心又通过胞脉与胞宫相通。心气下通于肾，心肾相交，血脉流畅，月事如常。

（5）肺 肺主气，朝百脉而输精微，如雾露之溉，下达精微于胞宫，参与月经的产生与调节。

且肾主作强出伎巧，肝主谋虑，脾主思虑，心主神明，肺主治节，脑为元神之府。在脑主宰下，五脏所主的精神活动，对月经的产生亦有调节作用。

2. 天癸与月经 天癸，男女皆有，是肾精肾气充盛到一定程度时体内出现的具有促进人体生长、发育和生殖的一种精微物质。天癸来源于先天肾气，靠后天水谷精气的滋养而逐渐趋于成熟，此后又随肾气的虚衰而竭止。对妇女来说，"天癸至"，则"月事以时下，故有子"，"天癸竭，地道不通，故形坏而无子也"，说明它使任脉所司的精、血、津液旺盛、充沛、通达，并使冲脉在其作用下，广聚脏腑之血而血盛，冲任二脉相资，血海满溢，月经来潮。故天癸主宰月经的潮与止。"七七"之年后，又随肾气的虚衰而天癸竭，导致经断，形坏而无子。

3. 气血与月经 妇人以血为基本，月经的主要成分是血。然气为血之帅，血为气之母，血赖气的升降出入运动而周流。气血均来源于脏腑。在月经产生的机理中，血是月经的物质基础，气能生血，又能行血、摄血。气血和调，经候如常。

4. 经络与月经 经络是经脉和络脉的总称，是运行全身气血，联络脏腑形体官窍，沟通上下内外，感应传导信息的通路系统。与妇女的生理、病理关系最大的是奇经八脉中的冲、任、督、带。其生理功能主要是通过起源、循行路线和各自的功能对十二经脉气血运行起蓄溢和调节作用，并联系子宫、脑、髓等奇恒之府。

（1）循行路线 冲、任、督三脉同起于胞中，一源而三歧。带脉环腰一周，络胞而过。冲、任、督在下腹部所经路线正是女性生殖器官所在部位，冲、任、督、带之经气又参与月经产生的活动，故关系密切。

（2）功能作用 "冲为血海"，为"十二经之海"，广聚脏腑之血；"任主胞胎"，为"阴脉之海"，总司精、血、津、液等一身之阴；督脉属肾络脑，为阳脉之海，总督一身之阳；任督相通，调节一身阴阳脉气的平衡协调；带脉约束诸经，使经脉气血循行保持常度。在天癸的作用下，冲、任、督、带脉各司其职，调节着月经的产生，维持其正常的生理状态。

5. 胞宫与月经 子宫是化生月经和受孕育胎的内生殖器官。其生理由肾、天癸、气血、冲任调节，并主司子宫藏泻，胞宫周期性变化主要表现为子宫的周期性出血。

综上所述，脏腑、天癸、气血、冲、任、督、带与胞宫，是月经产生的生理基础，其中肾、天癸、冲任、胞宫是产生月经的中心环节，各环节之间互相联系，不可分割，现代中医妇科学家称之为"肾-天癸-冲任-胞宫生殖轴"。

◎ **要点三 月经的周期变化**

1. 行经期 行经第1~4天，此期子宫泻而不藏，排出经血，既是本次月经的结束，又是新周期开始的标志，呈现"重阳转阴"特征。

2. 经后期 指月经干净后至经间期前，约为周期的第5~13天，此期血海空虚渐复，子宫藏而不泻，呈现阴长的动态变化。阴长，是指肾水、天癸、阴精、血气等渐复至盛，呈重阴状态。重阴即是指月经周期阴阳消长节律中的阴长高峰时期。

3. 经间期 周期第14~15天，也称氤氲之时，或称"的候""真机"时期（即西医所称的"排卵期"）。在正常月经周期中，此期正值两次月经中间，故称之为经间期。是重阴转阳、阴盛阳动之际，正是种子的时候。

4. 经前期 即经间期之后，月经周期的第

15~28天。此期阴盛阳生渐至重阳。重阳即是指月经周期阴阳消长节律中阳生的高峰时期,此时阴阳俱盛,以备种子育胎。若已受孕,精血聚以养胎,月经停闭不潮;如未受孕,则去旧生新,血海由满而溢泄而为月经。

月经周期中4个不同时期的连续与再现,形成了月经周期的月节律。

◎ 要点四 绝经机理

中医认为,"七七"之年,肾气虚,任虚冲衰,天癸竭,最终导致自然绝经。

细目二 带下生理

◎ 要点一 带下的生理现象及作用

1. 带下属津液 津液广泛地存在于脏腑、形体、官窍等器官的组织之内和组织之间,起着滋润、濡养作用。也是维持人体生命活动的基本物质之一。就生理性带下的性状和作用而言,属液为多,故又称"阴液"或"带液",以区别病理性带下。

2. 带下有周期性月节律 随肾气和天癸的调节,带下呈现周期性的变化并与生殖有关。在月经前后、经间期,带下的量稍有增多。经间期带下质清,晶莹而透明,具韧性可拉长;其余时间略少。

3. 带下量随妊娠期增多 妊娠后阴血下聚,使冲任、胞宫气血旺盛,故带液较未孕时略多。

4. 带下淖泽胞宫、阴道 带下生而即有,发育成熟后与月经同步,有周期性的月节律,经断后肾气渐虚,天癸将竭,带下亦明显减少,但不能断绝,若带下减少不能濡润阴道则阴中干涩,发为带下过少病证。故说带下伴随女性一生,以滋润胞宫、阴道。

◎ 要点二 带下产生的机理

带下的产生是脏腑、津液、经络协调作用于胞宫的结果。

1. 脏腑与带下 生理性的带下是由肾精所化,禀肾气藏泻,布露于子宫,润泽于阴道;脾为气血津液生化之源,主运化,赖脾气之升清,将胃肠吸收的谷气和津液上输于肺,而后由肺宣发和肃降,使津液输布全身而灌溉脏腑、形体和诸窍,其泌布于胞宫、阴道者,为生理性带下的组成部分。

2. 津液与带下 《灵枢·五癃津液别》中说:"津液各走其道……其流而不行者为液。"《灵枢·口问》又说:"液者,所以灌精濡空窍者也。"说明带下源于津液。

3. 经络与带下 带下为阴液,而任脉为阴脉之海,主一身之阴液,任脉出胞中循阴器,任脉与带下的生理、病理直接相关。带脉环腰一周,约束诸经,与冲、任、督三脉纵横交错,络胞而过。任脉所司之阴液,若失去督脉的温化,则化为湿浊之邪,伤于带脉则为带下病。带脉约束带液,使带液的量泌有常。

4. 胞宫与带下 《景岳全书》曰:"盖白带出自胞宫。"《血证论》又说:"带脉下系胞宫。"认为带下由胞宫渗润阴道,并能防御外邪入侵。

可见,生理性带下的产生与调节,是以脏腑功能正常为基础的,是脏腑、津液、经络协调作用于胞宫的生理现象。

细目三 妊娠生理

◎ 要点一 受孕机理

《女科正宗·广嗣总论》说:"男精壮而女经调,有子之道也。"男精壮应包括正常的精液及正常性功能;女经调应包括正常的月经及排卵。一般21~35岁生育能力旺盛,注意把握受孕佳期,阴阳和合,容易受孕。男女之精妙合,结为胚胎,并在子宫内种植,在肾气、天癸、冲任、胞宫各个环节的协调和滋养下,逐渐发育成长。妊娠后经十月怀胎,则"瓜熟蒂落",足月分娩。

◎ 要点二 妊娠的生理现象

1. 月经停闭 生育期的妇女,月经一贯正常而突然停闭,首先应考虑妊娠。妊娠后,阴血下注冲任、子宫以养胎,上营乳房以化乳,子宫行使其藏精气而不泻的功能,月经停闭不来。

2. 脉滑 妊娠后出现脉滑,是中医候胎重要依据之一。妊娠脉滑轻取流利,中取鼓指,重按不绝。但若肾气虚弱,气血不足,或年岁已高的妇女有孕,滑脉常不明显。精血不足者,孕后反可出现沉涩或弦细脉,因而切脉固可作为妊娠诊断之一助,但必须结合临床表现及妊娠检查,方能确诊。

3. 妊娠反应 孕后常出现胃纳不香或饱胀不思饮食或恶心欲呕、择食的早孕反应。气血下注,冲脉相对较旺,机体气血相对不足,则易出现倦怠、思睡、头晕等不适。一般不影响工作,3个月内逐渐适应或消失。

4. 子宫增大 孕后子宫育胎,变化最大。早孕40多天,可扪及子宫增大变软,子宫颈紫蓝色质软。非孕时子宫容量为5mL,至妊娠足月约5000mL,增加1000倍。子宫重量,非孕时50g,至足月妊娠约1000g,增加20倍。

5. 乳房变化 乳房自孕早期开始增大、发胀。乳头增大变黑,易勃起。乳晕加大变黑,乳晕外周散在褐色小结节状隆起。妊娠4~5个月,挤压乳头可有少量乳汁。

6. 下腹膨隆 妊娠3个月以后,可于下腹部手测子宫底高度以候胎之长养。临床可根据上述妊娠生理现象,必要时配合相关检查以诊断妊娠。每次妊娠一般一胎。若一孕二胎者称"双胎"或"骈胎",一孕三胎称"品胎"。

◎ 要点三　预产期的计算方法

妊娠全程40周,即280天。预产期的计算,现代推算的公式是:从末次月经的第一天算起,月数加9(或减3)日数加7(阴历则加14)。

细目四　产褥生理

◎ 要点一　临产先兆

释重感:妊娠末期胎头入盆后,孕妇骤然释重,呼吸变得轻松,但可能感到行走不便和尿频。

弄胎(假宫缩):《医宗金鉴·妇科心法要诀》云:"若月数已足,腹痛或作或止,腰不痛者,此名弄胎。"

◎ 要点二　正产现象

见红:接近分娩发动或分娩已发动时,阴道有少量血性分泌物和黏液。

离经脉:临产时可扪得产妇中指本节有脉搏跳动,称为离经脉。

阵痛:从有规律的宫缩开始至产门开全(子宫颈口完全扩张)的腹部阵发性疼痛,称阵痛,开始时阵痛间隔时间约15分钟,逐渐缩短为5~6分钟,最后为2~3分钟,这一现象称开口期,分娩正式发动。

◎ 要点三　产褥期生理

分娩结束后,产妇逐渐恢复到孕前状态,需要6~8周,此期称为"产褥期",又称"产后"。产后1周称"新产后",产后1月称"小满月",产后百日称"大满月"。产褥期的生理特点是"多虚多瘀"。

恶露是产后自子宫排出的余血浊液,先是暗红色的血性恶露,也称红恶露,约持续3~4天干净;后渐变淡红,量由多渐少,称为浆液性恶露,7~10天干净;继后渐为不含血色的白恶露,2~3周干净。如果血性恶露10天以上仍未干净,应考虑子宫复旧不良或感染,当予以诊治。

细目五　哺乳生理

乳汁由精血、津液所化,赖气以行。精血津液充足,能化生足够的乳汁哺养婴儿,哺乳次数按需供给。

顺产者,产后30分钟即可在产床上开始哺乳,令新生儿吮吸乳头,以刺激乳头尽早泌乳,促进母体宫缩,减少产后出血,建立母子亲密的感情。并让婴儿吸吮免疫价值极高的初乳,增强抗病能力,促进胎粪排出。

哺乳时间一般以8个月为宜。3个月后婴儿适当增加辅食。哺乳期大多月经停闭,少数也可有排卵，月经可来潮，故要采取工具避孕法避孕。必须指出的是，在停止哺乳后，务必用药物回乳，以免长期溢乳发生经、乳疾病。

第三单元　妇科疾病的病因病机

细目一　病　因

◎ 要点一　寒热湿邪

1. **寒邪**　寒邪致病，有外寒、内寒之分。外寒入侵冲任、子宫，进而发生经行发热、经行身痛、痛经、月经后期、月经过少、闭经、产后身痛、不孕症等病证。内寒致病常导致闭经、多囊卵巢综合征、月经后期、痛经、带下病、子肿、宫寒不孕。

2. **热邪**　热邪致病，也有外热、内热之异。外热为外感火热之邪，尤其是月经期、孕期、产褥期，热邪易乘虚而入，损伤冲任，发为经行发热、经行头痛、月经先期、月经过多、崩漏、妊娠小便淋痛、产后发热等病证；热邪结聚冲、任、胞中，使气血壅滞，"热盛则肿""热盛肉腐"，则发为产褥热、盆腔炎或盆腔脓肿、阴疮、孕痈等病证。内热又称"火热内生"，若伤及冲任，迫血妄行，可发为月经先期、月经过多、经行吐衄、经行头痛、经行情志异常、恶阻、胎漏、子烦、子痫、产后发热、阴疮等病证。

3. **湿邪**　湿邪致病，也有内湿、外湿之分，外湿致病，导致带下、阴痒或盆腔炎等。内湿，又称湿浊内生，主要发生经行浮肿、经行泄泻、闭经、多囊卵巢综合征、带下病、子肿、子满、产后身痛、不孕症等。内湿与外湿，病理不同，又互相影响，如湿邪外袭，每易伤脾；而脾肾阳虚之人，又易被湿邪入侵。

◎ 要点二　情志因素

七情内伤导致妇科病，以怒、思、恐为害尤甚。怒，抑郁忿怒，使气郁气逆，可致月经后期、闭经、痛经、不孕、癥瘕；思，忧思不解，每使气结，发为闭经、月经不调、痛经；恐，惊恐伤肾，每使气下，可致月经过多、闭经、崩漏、胎动不安、不孕。

◎ 要点三　生活因素

1. **房劳多产**　房劳是指因房事不节，淫欲过度或过早结婚，耗精伤肾以及经期产后余血未尽，阴阳交合所产生的病理状态；多产是指过多的产育，足以耗气伤血，损伤冲任、胞宫、胞脉、胞络以及耗精伤肾。若孕期房劳可致流产、早产或产褥感染。此外，在经期、产后，余血未净而阴阳交合，精浊与血相结为邪，影响冲任、胞宫，易发生妇科疾病。

2. **饮食不节**　凡过食寒凉生冷、辛辣燥热、暴饮暴食、偏食嗜食均可导致脏腑功能失常。若饮食不节，更易发生月经过少、闭经、胎萎不长、妊娠贫血等。

3. **劳逸失常**　过劳可导致月经过多、经期延长、崩漏；孕期过劳可致流产、早产；产后过劳可导致恶露不绝、缺乳和子宫脱垂。过于安逸又影响气血的运行，"逸则气滞"，发生月经不调或难产。

4. **跌仆损伤**　妇女在月经期、尤其是孕期生活不慎，跌仆损伤，撞伤腰腹部，可致堕胎、小产或胎盘早期剥离；若撞伤头部，可引起经行头痛、闭经或崩漏；若跌仆损伤阴户，可致外阴血肿或撕裂。

5. **调摄失宜**　正常规律的生活是健康的基础。无论是过度节食减肥，还是长期药物减肥，都会对女性身心造成伤害。可致月经后期、月经过少，甚至闭经。口服短效避孕药，有时会发生不规则阴道出血,甚则闭经。孕前酗酒可致"胎儿酒精中毒综合征"(可见生长迟缓、小头畸形),孕后大量吸烟,可致流产、死胎、畸胎、低体重儿及胎儿宫内窒息等。

◎ 要点四　体质因素

妇产科疾病与体质关系密切。如妇女先天肾气不足,在青春期常发生肾虚为主的子宫发育不良、月经迟发、原发性闭经、崩漏、痛经、月经过少、多囊卵巢综合征;在生育期容易发生月经稀发、闭经、崩漏、胎动不安、滑胎、不孕症;更年期易出现早发绝经的早衰现象。又如素性忧郁,性格内向者,易发生以肝郁为主的月经先后不定期、经前诸证、痛经、经断前后诸证、子晕、子痫、不孕、阴痛等。如素体脾虚气弱,又常导致脾虚为主的月经先期、月经过多、崩漏、带下病、子肿等病证。

细目二　病　机

◎ 要点一　脏腑功能失常

人体是以五脏为中心的有机整体,脏腑生理功能的紊乱和脏腑气血阴阳的失调,均可导致妇产科疾病,其中关系最密切的是肾、肝、脾三脏。

1. 肾的病机

(1)肾气虚　肾气虚,封藏失职,冲任不固,可致月经先期、月经过多、崩漏、产后恶露不绝;肾气虚,胎失所系,冲任不固,可致胎漏、胎动不安、滑胎;肾气虚,摄纳或系胞无力,则致胎动不安、子宫脱垂。

(2)肾阳虚　肾阳虚,命门火衰,冲任失于温煦,下不能暖宫,胞宫虚寒,可致妊娠腹痛、产后腹痛、宫寒不孕;肾阳虚,命门火衰,上不能暖土,水湿下注,发为经行浮肿、经行泄泻、子肿、子满;肾阳虚,气化失司,水液代谢失常,湿聚成痰,痰浊阻滞冲任、胞宫,可致月经后期、闭经、不孕;肾阳虚,气化失常,水湿下注任、带,使任脉不固,带脉失约,发为带下病;肾阳虚,兴奋施泻功能减退,可出现性冷

淡、闭经、无排卵性不孕症;肾阳虚,血失温运而迟滞成瘀,血瘀阻碍生机加重肾虚,而发生肾虚血瘀,导致子宫内膜异位症、多囊卵巢综合征等更为错综复杂的妇产科病证。

(3)肾阴虚　肾阴虚精血不足,冲任血虚,血海不能按时由满而溢,可致月经后期、月经过少、闭经;肾阴虚,冲任、胞宫胞脉失养,可致痛经、妊娠腹痛或不孕症;若阴虚生内热,热伏冲任,迫血妄行,发为崩漏、经间期出血、胎漏、胎动不安;若肾阴虚,孕后阴血下聚冲任以养胎元,致令阴虚益甚,肝失所养,肝阳上亢,发为妊娠眩晕,甚或子痫等。阴损可以及阳,阳损可以及阴,若病程日久,往往可导致肾阴阳两虚,上述病证可以夹杂出现。

2. 肝的病机

(1)肝气郁结　肝气郁结,则血为气滞,冲任不畅,发生月经先后无定期、痛经、经行乳房胀痛、闭经、妊娠腹痛、缺乳、不孕症、盆腔炎;肝郁化热化火,火热之邪下扰冲任血海,迫血妄行,可致月经先期、月经过多、崩漏、胎漏、产后恶露不绝;气火上炎,则发为经行头痛、经行吐衄、经行情志异常、乳汁自出;肝郁犯胃,经前、孕期冲脉气盛,夹胃气上逆,可发生经前呕吐、妊娠恶阻。

(2)肝经湿热　肝郁乘脾,脾失健运,湿从内生,湿郁化热,湿热之邪下注任、带,使任脉不固,带脉失约,可发生带下病、阴痒。湿热蕴结胞中,或湿热瘀结,阻滞冲任,冲任不畅,发生不孕、盆腔炎、癥瘕等。

(3)肝阴不足　肝阴不足,冲任失养,血海不盈,可致月经过少、闭经、不孕症等;肝血不足,经前、经时、孕期阴血下注冲任血海,阴血益虚,血虚生风化燥,发生经行风疹块、妊娠身痒。

(4)肝阳上亢　肝阳偏亢,出现经前头痛、经行眩晕、子晕;阴虚阳亢,阳化风动,肝火愈炽,风火相扇,发为子痫。

3. 脾的病机

(1)脾失健运　脾虚气弱,健运失常,气血

生化不足而脾虚血少，冲任失养，血海不盈，可出现月经后期、月经过少、闭经、胎萎不长、产后缺乳；或素体阳虚，或寒凉生冷，膏粱厚味损伤脾阳，脾阳不振，运化失职，水湿流溢下焦，湿聚成痰，痰湿壅滞冲任、胞宫，可出现月经过少、闭经、不孕、癥瘕、多囊卵巢综合征等；脾失健运，湿邪内生，损伤任、带，失于固约，发生带下病。

（2）**脾失统摄** 脾气虚弱，中气不足，统摄无权，冲任不固，可出现月经过多、经期延长、崩漏、胎漏、产后恶露不绝、乳汁自出。

（3）**脾虚下陷** 脾气虚而下陷，则可见经崩、子宫脱垂。如脾胃虚弱，孕后冲气偏盛，上逆犯胃，胃失和降，发为恶阻。

4. 心的病机 若忧愁思虑，积想在心，心气不得下通于肾，胞脉闭阻，可出现闭经、月经不调、不孕；心火偏亢，肾水不足，则水火失济，出现脏躁、产后抑郁等。

5. 肺的病机 肺主气、主肃降，朝百脉而输精微，通调水道。若阴虚火旺，经行阴血下注冲任，肺阴益虚，虚火灼伤肺络，则出现经行吐衄；若肺失宣降，不能通调水道，可引起子嗽或妊娠小便异常、产后小便异常。

◎ **要点二　气血失调**

1. 气分病机 气分病机有气虚、气陷、气滞、气逆的不同。

（1）**气虚** 肺气虚，卫外不固，易出现经行感冒、产后自汗、产后发热；中气虚或肾气虚，均可致冲任不固，发生月经先期、月经过多、崩漏、胎漏、乳汁自出。

（2）**气陷** 是指中气虚而下陷的病理，可发生子宫脱垂、崩漏。

（3）**气滞** 肝气郁结，疏泄失调，则冲任血海阻滞，可发生痛经、闭经、月经先后无定期、不孕等；气行不畅，津液停滞，可致水湿不化，痰湿内生，发生经行浮肿、子肿、闭经、不孕症；气郁化火，火热之邪上扰神明，下迫冲任血海，可发生经行情志异常、产后抑郁、脏躁、月

经先期、月经过多、崩漏、胎漏等。

（4）**气逆** 肺气上逆，可发生子嗽。胃气上逆，可致经行呕吐、恶阻。

2. 血分病机 病在血分，有血虚、血瘀、血热、血寒之分。

（1）**血虚** 各种原因导致的血虚，致冲任血海匮乏不能由满而溢，或失于濡养，可发生月经后期、月经过少、闭经、痛经、妊娠腹痛、胎动不安、滑胎、胎萎不长、产后缺乳、产后身痛、产后血劳、不孕。

（2）**血瘀** 血寒、血热、血虚、气滞、气虚、出血、久病、肾虚等均可导致血瘀，进而发生痛经、闭经、崩漏、月经过多、经期延长、胎动不安、异位妊娠、产后腹痛、恶露不绝、产后发热、不孕、癥瘕等。

（3）**血热** 是指血分伏热，热伏冲任，迫血妄行而出现月经过多、月经先期、崩漏、经行吐衄、胎漏、产后发热；若肝郁化热，热性炎上，可致经行头痛、经行情志异常；若阴虚生内热，热扰冲任，冲任不固，发生月经先期、崩漏、胎动不安、产后恶露不绝。

（4）**血寒** 感受寒邪，寒邪客于冲任、胞宫，或素体阳虚，寒从内生，血为寒凝，冲任失畅，功能减退，发生痛经、月经后期、月经过少、闭经、妊娠腹痛、产后腹痛、产后身痛、宫寒不孕等。

◎ **要点三　冲任督带损伤**

冲任督带损伤的常见病机是冲任损伤、督脉虚损和带脉失约。

1. 冲任损伤 冲任损伤必然导致妇产科诸疾。冲任损伤主要表现为冲任不固、冲任不足、冲任失调、冲任血热、冲任寒凝和冲任阻滞等。

2. 督脉虚损 督脉与肾、心、肝的关系尤为密切，称督脉为"阳脉之海"，总督诸阳。督脉与任脉同起于胞宫，二脉协同调节人身阴阳脉气的平衡，维持胞宫的生理功能。督脉虚损、阴阳平衡失调可致闭经、崩漏、经断前后诸证、绝经妇女骨质疏松症。

3. 带脉失约 带脉的功能主要是健运水湿，提摄子宫，约束诸经。故带脉失约可导致带下病、胎动不安、滑胎、子宫脱垂等。

◎ **要点四 胞宫、胞脉、胞络受损**

1. 子宫形质异常 子宫形质异常多由先天发育不良和后天损伤所致，可出现幼稚子宫、子宫畸形、子宫过度屈曲、子宫肌瘤或手术损伤子宫等，致发生月经不调、痛经、滑胎、癥瘕、不孕等病证。若手术损伤子宫可致急腹症。

2. 子宫藏泻失司 若先天肾气不足或房劳多产，久病大病失血伤精，精血不充，使冲任不能通盛，子宫蓄藏阴精匮乏，藏而不泻可发生月经后期、闭经、带下过少、胎死不下、滞产、难产、过期妊娠；若肾气不固，肝气疏泄太过，或脾虚不摄，导致子宫藏纳无权，泻而不藏，可发生流产、早产、经期延长、带下病、恶露不绝。

3. 子宫闭阻 是指病邪客于子宫后，使宫闭塞或阻滞而产生妇科疾病的病机。瘀、痰有形之邪使子宫闭阻是妇科常见的病机之一。此外，子宫内膜息肉、黏膜下肌瘤、宫腔手术后部分粘连，均可瘀阻生化之机，导致月经过少、闭经、崩漏、不孕等病证。

胞脉、胞络是脏腑联系胞宫的脉络。若胞脉胞络受损，同样可发生闭经、痛经、崩漏、不孕等病。胞宫、胞脉、胞络虽各有自身受损的病机，但它们之间又是互相联系不可分割的整体，常相互影响。

◎ **要点五 肾-天癸-冲任-胞宫轴失调**

肾-天癸-冲任-胞宫生殖轴，以肾气为主导，由天癸来调节，通过冲任的通盛、相资，由胞宫体现经、带、胎、产的生理特点。其中任何一个环节失调都会引起生殖轴功能失调，发生崩漏、闭经、迟发或"早发"绝经、流产、不孕症等妇科病。而调经、种子、安胎的关键就是调整肾-天癸-冲任-胞宫生殖轴的功能及其相互间的平衡协调，其中补肾气、资天癸最为关键。所以肾-天癸-冲任-胞宫生殖轴失调又是妇科疾病的主要发病机理。

第四单元 妇科疾病的诊断与辨证

细目一 四 诊

◎ **要点一 问诊**

1. 问年龄 在初诊时先要询问年龄，因为妇科疾病与年龄有密切关系。

2. 问主诉 了解患者最感痛苦的症状、体征及持续时间，这也是患者求诊的原因。

3. 问现病史 围绕主诉询问发病诱因，疾病发生发展过程，检查、治疗情况和结果，目前自觉症状等。

4. 问月经史 需询问月经初潮年龄，月经周期、月经持续时间、经量多少、经色、经质稀或稠或有无血块、气味，末次月经日期及伴随月经周期而出现的症状（如乳房胀痛、头痛、腹痛、腹泻、浮肿、吐衄、发热等）。中老年妇女应了解是否绝经和绝经年龄，以及绝经后有无阴道出血、骨质疏松症状。

5. 问带下史 了解带下量、色、质、味，以及伴随症状。

6. 问婚育史 若未婚者，应了解有无性生活史、人工流产史；对已婚者，需了解性生活情况、妊娠胎次、分娩次数，有无堕胎、小产、人工流产。孕妇应了解妊娠过程，有无妊娠疾病。

7. 问产后 询问分娩情况，有无难产，产后出血量多少、输血与否。了解恶露量多少、颜色、性质、气味，有无产后疾病史，以及避孕情况。

8. 问既往史 如继发性痛经患者，应询问有无人流术、剖宫产术、盆腔炎史，因这些均可能导致继发性痛经。对原发性痛经者应询问家族史，其母系有无痛经史（因部分痛经可能与遗传有关），个人饮食嗜好，居住环境。对不孕者需了解有无盆腔炎、人工流产史、腹部手术史。对闭经、月经过少者，需询问有无结核史、产后大出血史，工作环境，生活、饮食嗜好、环境迁移等个人史。

◎ 要点二　望诊

1. 望神形　神是人体生命现象的体现，望神可以了解其精气的盛衰，判断病情的轻重和预后。如头晕眼花，神疲泛恶，出汗肢冷，神志淡漠，甚至昏不知人，可见于崩漏、胎堕不全等妇科失血重证。妇科痛证如异位妊娠、急性盆腔炎、痛经、卵巢囊肿蒂扭转、流产等，常伴见形体蜷曲，两手捧腹，表情痛苦、辗转不安之态。妊娠晚期或产时、产后突发手足搐搦、全身强直、双目上视、昏不知人或四肢抽搐、项背强直、角弓反张等多为妇科痉证，如子痫、产后痉病。

2. 望面色　妇科疾病若见面色淡白无华，多属血虚证或失血证，如月经过多、产后出血、崩漏、堕胎等；见面色㿠白虚浮，多属阳虚水泛，可见于妊娠肿胀、经行浮肿、经行泄泻等；面色青而紫暗，多属瘀血停滞；若面色萎黄，多属脾虚，可见于月经后期、月经过少、带下、闭经等；面赤，属实热证，可见于月经先期、月经过多、经行吐衄、经行情志异常、产后发热等证；面暗黑或面颊有暗斑，多属肾虚，可见于闭经、不孕、绝经前后诸证、崩漏、滑胎等。

3. 望体形　重在观察形体的发育，体质的强弱，体形的胖瘦。如年逾14岁，月经未来潮，第二性征尚未发育，身材矮小，多为先天肾气未充。若成熟女子，虽然月经已来潮，但身材瘦长或瘦小，第二性征发育不完善，乳房平坦，多为肾虚。若形体肥胖，皮肤粗糙，毛发浓密，多为脾虚痰湿阻滞，可见不孕症、闭经、月经不调、癥瘕、多囊卵巢综合征等。

4. 望舌　舌质淡为气血两虚，可见于月经

过多、月经后期、崩漏、闭经。舌质红为血热，可见于崩漏、月经先期、月经过多、产后恶露不绝等。舌质暗或瘀点多有血瘀。苔白主寒，薄白腻而润多为寒湿凝滞，苔白厚腻多属痰湿阻滞。苔黄主热，薄黄为微热，苔黄厚而干燥多为热重，黄厚而腻为湿热。苔薄而舌燥为伤津，苔灰黑而润为阳虚有寒，苔黑而燥为火炽伤津。

5. 望月经　经量多、经色淡红、质稀，多为气虚；经量少、色淡暗、质稀，多为肾阳虚；经量少、色淡红、质稀，多为血虚；若经量多、色深红、质稠，多为血热；经色鲜红、质稠，多为阴虚血热；经色紫暗、有血块，多为血瘀；经量时多时少，多为气郁。

6. 望带下　观察带下量、色、质是带下病诊断及辨证的主要依据。若带下量多，色白质清多为脾虚、肾虚；带下量少失润，多为津液不足；带下色黄，量多质黏稠，多为湿热；带下色赤或赤白相兼，或稠黏如脓，多为湿热或热毒。

7. 望恶露　产后望恶露量之多少、颜色、性质亦是产后病辨证的重要内容。若恶露量多、色淡红、质稀，多为气虚；色红、质稠为血热；色紫暗、有血块，多为血瘀。色暗若败酱，应注意是否感染邪毒。

8. 望阴户、阴道　主要观察阴户、阴道形态、肤色。若见解剖异常者，属先天性病变。若有阴户肿块，伴红、肿、热、痛，黄水淋沥，多属热毒；无红肿热痛，多属寒凝。阴户皮肤发红，甚至红肿，多属肝经湿热或虫蚀；阴户肌肤色白，或灰白、粗糙增厚，或皲裂，多属肾精亏损、肝血不足。若阴户中有块脱出，常见于子宫脱垂或阴道前后壁膨出。

◎ 要点三　闻诊

妇科闻诊包括听声音、听胎心、闻气味三个方面。

1. 听声音　主要听患者的语音、气息的高低、强弱，以及呼吸、咳嗽、嗳气、太息等声音。如语音低微，多为气虚；语音洪亮有力，多属实证；时时叹息，多为肝郁气滞；妇女孕后嗳

气频频，其则恶心呕吐，多为胃气上逆。

2. 听胎心　妊娠 20 周后，运用听诊器可在孕妇腹壁相应部位听到胎心音。

3. 闻气味　主要了解月经、带下、恶露的气味。如月经、带下、恶露秽臭，多为湿热或瘀热；若腐臭气秽，多为热毒；若恶臭难闻，需注意子宫颈癌的可能性；妊娠剧吐致酸中毒，患者口腔有烂苹果味，多属气阴两虚。

◎ 要点四　切诊

妇科切诊包括切脉、按肌肤和扪腹部三部分。

1. 切脉

（1）**月经脉**　月经将至或正值月经期，脉多显滑象，为月经常脉。若脉滑数而有力者，多为热伏冲任。脉沉迟而细多为阳虚内寒、生化不足。脉细数为虚热伤津、阴亏血少。脉缓弱无力多为气虚，尺脉微涩多为血虚，尺脉滑多为血实。崩中下血或漏下不止，脉应虚小缓滑，反见浮洪而数者，多属重证。

（2）**妊娠脉**　女子怀孕 6 周左右易见脉滑有力或滑数，尺脉按之不绝，此为妊娠常脉。若脉细软或欠滑利或沉细无力，常见于胎动不安、堕胎、胎萎不长、胎死腹中等病之虚证。若妊娠晚期，脉弦滑劲急多为阴虚肝旺、肝风内动之象，当警惕发生子晕、子痫等。

（3）**临产脉**　若孕妇双手中指两旁从中节至末节，均可扪及脉之搏动，亦为临产之脉。

（4）**产后脉**　因分娩之际，失血耗气伤津，新产血气未复，脉常滑数而重按无力。三五日后，脉渐平和而呈虚缓之势，此属产后常脉。若产后脉见浮大虚数，应注意是否气虚血脱；脉浮滑而数，可能是阴血未复，阳气外浮或为外感之征。

2. 按肌肤

如肌肤寒冷，特别是四肢不温，多为阳虚；四肢厥冷、大汗淋漓，多属亡阳危候。如手足心热多为阴虚内热。头面四肢浮肿，按之凹陷不起为水肿；按之没指，随按随起为气肿。

3. 扪腹部

了解腹壁冷热、软硬、胀满、压痛以及有无包块及包块之部位、大小、性质等情况。若腹痛喜按多为虚证，拒按多为实证，喜温多为寒证。下腹包块质坚、推之不动多为癥疾；若腹块时有时不明显、按之不坚、推之可动，多属瘕证。通过扪孕妇腹部可了解子宫大小与孕周是否相符合，以初步推测胎儿状况。如腹形明显小于孕周，胎儿存活，可能为胎萎不长；如腹形明显大于孕周，可能为胎水肿满、多胎妊娠等。

细目二　辨证要点

要点一　常用辨证方法

妇科疾病的辨证主要以八纲辨证为纲领，以脏腑辨证和气血辨证为主要辨证方法，个别疾病如产后发热的感染邪毒证采用卫气营血辨证。临床上应根据月经、带下、恶露等期、量、色、质、气味异常的特点，生殖系统局部临床表现的特征，结合全身证候表现和舌脉征象进行综合分析，以辨明疾病的病性、病势、病位、病因和病机，为正确论治、选方用药提供可靠依据。

（一）脏腑辨证

脏腑辨证是以脏腑的生理、病理为基础进行辨证分析。

1. 肾病辨证　肾病主要表现为虚证，包括肾气虚、肾阴虚、肾阳虚、肾阴阳两虚，可导致多种妇科疾病，如月经先期、月经后期、月经先后无定期、崩漏、闭经、绝经前后诸证、带下病、胎漏、胎动不安、堕胎、小产、滑胎、子肿、阴挺、不孕症等。肾虚证必有"头晕耳鸣，腰酸腿软"。肾气虚常兼小便频数，精神不振，舌淡苔薄，脉沉细弱；肾阴虚常兼口燥咽干，手足心热，舌红少苔，脉细数；肾阳虚常兼畏寒肢冷，小便清长，夜尿多，舌淡苔白，脉沉细而迟或沉弱。

2. 心病辨证　心病在现代妇科疾病谱也多见，如心神不宁，可见烦躁失眠、多梦、月经过少、闭经、胎动不安。心血瘀阻可见月经量少、闭经、痛经、产后腹痛、癥瘕等。心火上炎又可见烦躁易怒、口舌生疮、崩漏、月经延长、经间期出血、胎漏等。

3. **肝病辨证** 肝病主要表现为实证和虚中夹实证，包括肝气郁结、肝郁化火、肝经湿热、肝阳上亢、肝风内动等，可引起月经先期、月经先后无定期、痛经、闭经、崩漏、带下病、阴痒、妊娠恶阻、子晕、子痫、缺乳、不孕症等疾病。肝实证多有"胸胁、乳房、少腹胀痛，烦躁易怒"。肝气郁结者常兼时欲太息，食欲不振，脉弦；肝郁化火（热）者常兼头晕胀痛，目赤肿痛，或头晕目眩，口苦咽干，舌红苔薄黄，脉弦数；肝经湿热者常兼口苦咽干，便秘溲赤，带下色黄、臭秽，舌红苔黄腻，脉弦滑而数。肝阳上亢为虚中夹实证，可见头晕头痛，目眩心烦，舌红苔少，脉弦细或弦而有力；肝风内动是肝阳上亢进一步发展，常兼四肢抽搐，角弓反张，甚至昏厥，舌红或绛，无苔或苔花剥，脉弦细而数。

4. **脾病辨证** 脾病主要表现为虚证或虚中夹实证，包括脾气虚（胃虚）、脾阳虚（痰湿）等，可导致月经先期、月经后期、月经过多、崩漏、闭经、经行泄泻、带下病、妊娠恶阻、胎动不安、子肿、阴挺、不孕等。脾虚证多有"脘腹胀满，不思饮食，四肢无力"。脾气虚常兼口淡乏味、面色淡黄，舌淡，脉缓弱；脾阳虚常兼畏寒肢冷，大便溏泄，甚则浮肿，舌淡，苔白腻，脉缓滑无力；脾虚湿盛者常兼头晕头重，形体肥胖，舌淡胖嫩，苔腻，脉滑。

5. **肺病辨证** 肺病在妇科较少见，可见于经行吐衄、妊娠咳嗽、妊娠小便不通、产后小便不通等。肺病多有"咳嗽喘满"。阴虚肺燥、肺失宣降等各有相应兼症。

（二）气血辨证

气血辨证是以气、血的生理、病理为基础进行辨证分析。气血由脏腑所化生并使之运行，又是脏腑功能活动的物质基础，故脏腑、气血的病变可相互影响。气和血关系密切，两者的病变也互相影响，气病及血，或血病及气。

1. **气病辨证**

（1）气虚证 以全身功能活动低下为主要特征。气虚可导致月经先期，月经过多、崩漏、胎动不安、产后恶露不绝、阴挺等。气虚证常见"气短懒言，神疲乏力，舌淡苔薄，脉缓弱"。气虚证与脾虚证有一定联系，但在证候上有所区别。

（2）气滞证 以全身或局部的气机不畅与阻滞为主要特征，气滞可引起月经后期、痛经、经行乳房胀痛、子肿、难产、缺乳等。气滞证常见"胸闷不舒，小腹胀痛，脉弦"。气滞证与肝郁证有一定联系，但在证候上也有所区别。

（3）气逆证 气滞证进一步发展可出现气逆证，引起妊娠恶阻等。在气滞证的基础上，兼见咳逆喘息，或恶心呕吐，或头晕胀痛等症。

（4）气陷证 气虚证进一步发展可引起气陷证，导致崩漏、阴挺等。在气虚证的基上有头晕目眩、小腹空坠等症。

2. **血病辨证**

（1）血虚证 以血虚不荣、全身虚弱为主要特征。血虚可导致月经后期、月经过少、闭经、胎动不安、胎萎不长、产后腹痛、不孕症等。血虚证常见"头晕眼花，心悸少寐，皮肤不润，面色萎黄或苍白，舌淡苔少，脉细无力"。

（2）血瘀证 血瘀可引起崩漏、闭经、痛经、产后腹痛、产后恶露不绝、胞衣不下等。血瘀证常见"刺痛拒按，痛有定处，腹内积块，舌紫暗或有瘀斑、瘀点，脉沉涩或弦涩"。

（3）血热证 血热可导致月经先期、月经过多、崩漏、胎动不安、产后恶露不绝等。血热证常见"心胸烦闷，渴喜冷饮，小便黄赤，大便秘结，舌红苔黄，脉滑数"。

（4）血寒证 血寒可引起月经后期、月经过少、痛经、闭经、胞衣不下、不孕症等。血寒证常"小腹绞痛或冷痛、得温痛减，畏寒肢冷，面色青白，舌暗苔白，脉沉紧"。

◎ **要点二 月经病、带下病、妊娠病、产后病的辨证要点**

1. **月经病** 月经病的辨证，以月经期、量、色、质的变化结合全身症状、舌脉，作为辨证的依据。若月经提前、量多、色淡质稀，伴神疲乏力，多为气虚；月经延后、量少、色淡红质稀，伴头晕眼花，大多为血虚；月经量多或日久不止、色深红质稠，多为血热；月经延后、量少色暗，喜温畏寒，多为血寒；月经量多、色紫暗、质稠有血块，大多为血瘀；月经初潮年龄过迟，周期不定、量少色淡，常为肾气未充，冲任不盛或脾肾亏虚，气血生化不足；月经提前或延后、经量或多或少、色紫红有血块，伴胸胁作胀，大多为肝郁；月经提前或延后、经量少、色淡暗质稀，伴腰酸大多为肾虚；月经延后、经行下腹冷痛、拒按，得热则减，大多为实寒；经行或经后下腹冷痛，形寒畏冷，喜按得热则减，大多为虚寒；经行下腹刺痛，经量多，色紫红有块，块下痛减，大多为血瘀。

2. 带下病　带下病的辨证，应以带下量、色、质、气味的变化结合全身症状、舌脉作为依据。一般而论，带下量多、色淡质稀无臭为虚证；带下量多、色黄质稠、有秽臭者为实证；带下量多、色白、质清稀如水，多为阳虚；带下量多或不多、色黄或赤白带下，质稠多为阴虚夹湿；若带下量多、色淡黄或白、质稀无气味，伴神疲乏力多为脾虚；带下量多、色黄或黄白、质黏腻、有臭味，多为湿热；赤白带下质稠或带如脓样，有臭味或腐臭难闻，多为湿毒；带下量明显减少，甚至无带，大多为肾精亏虚，天癸早衰，任带虚损。

3. 妊娠病　妊娠病涉及孕妇、胎儿两方面，故妊娠病的辨证，首先应分清属母病或胎病。因母病而胎不安，孕后经常腰酸胀坠，有堕胎或小产史，大多属肾虚；孕后小腹绵绵作痛，大多属虚证。同时应辨明胎儿情况，以明确胎孕可安，还是当下胎益母。如孕后阴道流血量少，无腹痛，或轻微腹痛、胎儿活者，可安胎；若阴道流血量多、腹痛阵阵、胚胎或胎儿已死，或异位妊娠，则应去胎益母。如为子满病证，还须辨清有无畸形胎儿再论治。

4. 产后病　多虚多瘀为产后病机特点，因

此产后病辨证应四诊八纲结合"产后三审"，即根据恶露的量、色、质和气味；乳汁多少、色质；饮食多少和产后大便、腹痛状况并结合全身证候舌脉为辨证依据。如恶露量多或少、色紫红、有块、小腹痛拒按，多属血瘀；恶露量多、色红有臭气，多属血热；恶露量多、色淡质稀、神疲乏力，多属气虚；产后大便干涩难下，大多属津血不足；乳汁甚少、质稀薄，食少神疲、面色无华者，多属气血虚弱。

◎ 要点三　辨病与辨证

辨病和辨证是两个密切相关的思维过程，也是中医诊断学的核心。

病是整体，证是当前病位与病性的本质，病和证之间存在着千丝万缕的联系。由于致病因素不同，患者个体差异，环境和诊治情况等不同，一种疾病可存在几种证。如妊娠恶阻，可见脾胃虚弱、肝胃不和、痰饮停滞等证，但均从属于妊娠恶阻病。同时这些证也不是固定不变的，随着病情的变化而变化，妊娠恶阻，无论何种证型，当呕吐不止，饮食少进而导致阴液亏损时，均可出现气阴两亏的证候。然而同是一证，又可见于不同疾病中，如气虚证既可见于月经先期、月经过多，也可见于崩漏、子宫脱垂等疾病。因此妇科临床有同病异治、异病同治等法。辨病与辨证，又可分中医辨病与辨证结合和中医辨证与辨西医病结合。

1. 中医辨病与辨证结合　中医辨病与辨证结合是指先辨中医之病，后辨中医之证。如妇科临床诊治时，通过四诊所得到的临床资料，进行分析，以明确是什么病，然后根据中医辨证体系，运用脏腑辨证、气血辨证、冲任督带与胞宫辨证等方法，辨证明确后施以治疗。但有时在疾病发展过程中，病证可出现传变。如产后发热病之感染邪毒型，在治疗过程中，可出现温热病的发展过程，针对此变化可运用卫气营血辨证采用相应治法。一种症状在某些情况下既可单独作为一病，也可是其他疾病中的一个症状表现。

2. 中医辨证与辨西医病结合　中医辨证与辨西医病，虽然这是两个截然不同的理论体系和

思维模式，但长期以来妇科临床在对某些疾病的分析处理时，把这二者有机地结合起来进行施治取得了一定的疗效。

（1）辨病基础上分型治疗　先西医诊病，然后根据中医理论以中医学术体系为基础选择脏腑、气血、经络等辨证方法分型治疗。如不孕症辨证分肾虚、血瘀、肝郁、痰湿阻滞等证治疗；多囊卵巢综合征主要病因为肾虚、血瘀、肝经湿热、痰湿阻滞等，临床可按病因分型辨证治疗。由于西医之病有诸多症状，而其症状既可能是中医之病又可能是中医之证。如盆腔炎有发热、腹痛、白带增多、月经失调、炎性包块、不孕等症状，这些症状分属于中医"热入血室""带下病""月经不调""癥瘕""不孕"等病证，因此治疗可根据中医之病而辨证论治。

（2）按中医病因病机本质论治西医疾病　如子宫内膜异位症是由于部分有功能的内膜周期性出血，蓄积于局部，引起周围组织纤维化而粘连。对此中医认为其病机本质是"离经之血"所致。因此，血瘀是内异症之中医学论病析证的主因。由于血瘀成因不同，临床又有气滞血瘀、寒凝血瘀、气虚血瘀、瘀热互结、肾虚血瘀等证型。而分别采用理气活血、散寒活血、益气活血、清热活血、补肾活血等法治疗。但中医辨证与西医辨病的结合需注意病与证之间的密切关系，既从整体调治，又从局部病损施治，特别要抓住该病的病机本质治其本。

（3）中医辨证论治与分阶段论治结合　由于疾病本身是多样、多变的，所以临床往往根据疾病发展及演变特点进行分阶段辨证论治。如妊娠高血压疾病以妊娠20周后高血压、蛋白尿、水肿为其主症，并伴有全身多脏器的损害，本病属于中医学的"子肿""子晕""子痫"范畴。子肿阶段分脾虚、肾虚、气滞三型辨证施治；子晕阶段分肝阳上亢、阴虚肝旺、脾虚肝旺三型辨证论治；子痫阶段分肝风内动、痰火上扰等型辨证治疗。

（4）辨西医病因病理专方论治　在子宫内膜异位症、多囊卵巢综合征、不孕症、妊娠高血压等疑难疾病的中医辨证论治中，均可根据其病的特点及病因病理设专方治疗。如在多囊卵巢综合征、排卵障碍性不孕症的辨证治疗中，因西医病因均为下丘脑-垂体-卵巢轴功能失调，中医辨证论治时常根据中医学对该轴功能失调的认识，确立治法，设置专方如天癸汤、促排卵汤等，并结合妇女月经周期阴阳消长的变化规律，于月经周期之不同时期在专方的基础上采用周期性给药方式。这样可扬中医之长，也是中医辨证论治在妇科疾病治疗中的发展和完善。又如对免疫性不孕的治疗中，有时患者无任何症状可辨，中医学也可以从该病的病因病机理论入手，拟立专方施治。上述中医辨证与西医辨病结合的各种方法，有利于中医辨证的研究和发展，更有利于中医妇科学术精华的发挥，为现代妇科医疗服务。

第五单元　妇科疾病的治疗

细目一　常用内治法

◎ 要点一　调补脏腑

1. 滋肾补肾　补肾是治疗妇产科疾病的重要方法之一，临证之要在辨明属肾气虚、肾阳虚、肾阴虚，甚而阴阳两虚，选用补益肾气、温补肾阳、滋肾益阴或阴阳双补等不同治法。

（1）补益肾气　补益肾气常从肾阴阳两方面着手调补，阳生阴长，肾气自旺。或在调补肾阴阳之中适当加入黄芪、人参、白术、炙甘草等以养先天。常用方如寿胎丸、肾气丸、归肾丸、加减苁蓉菟丝子丸、补肾固冲丸。

（2）温补肾阳　常用药如附子、肉桂、巴戟天、肉苁蓉、仙灵脾、仙茅、补骨脂、菟丝子、鹿角霜、益智仁、蛇床子等。代表方如右归丸、右归饮、温胞饮等。又阴寒内盛，易凝滞冲任血气，故温肾常予活血之品，如当归、川芎、益母草、桃仁同用。肾为胃关，关门不利，聚水而从其类，可致子肿；气化失常，又可变生妊娠小便不通、产后小便异常（不通、频数等）诸疾，又当于温补肾阳之中，佐以行水渗利之品，如猪苓、茯苓、泽泻、木通之属，代表方有真武汤、济生肾气丸、五苓散。

（3）滋肾益阴（滋肾填精）　肾阴不足，治宜滋肾益阴。常用地黄、枸杞子、黄精、女贞子、旱莲草、制首乌、菟丝子、桑椹子等。方如左归丸、补肾地黄汤、六味地黄丸。若先天禀赋不足肾精未实或多产房劳耗损肾精而为肾精不足之证者，又当滋肾填精。常在滋肾益阴基础上，继以血肉有情之品养之，可酌选加紫河车、阿胶、鹿角胶、龟甲胶共奏填精益髓之功。

肾阴不足，阴不敛阳，可呈现阴虚阳亢之候，需佐以镇摄潜阳之品，如龟甲、龙骨、牡蛎、鳖甲、珍珠母、石决明之类。虚热内生，主以"壮水之主，以制阳光"，随机加入养阴清热药，标本同治之。肾水滋养肝木，上济心火，是以肾阴亏虚又易于继发肝肾、心肾同病之证，当两脏甚或三脏同治。

2. 疏肝养肝

（1）疏肝解郁　肝失条达，治宜疏肝解郁。常用柴胡、郁金、川楝子、香附、青皮、橘叶、枳壳、白芍、佛手等药。代表方如柴胡疏肝散、逍遥散、乌药汤。一般行气药多辛燥，用量不宜过重，以免耗散阴血；或于行气药中，酌佐山茱萸、麦冬、枸杞子、制首乌、地黄类滋阴养血药，预培其损或避制其弊。

（2）疏肝清热　肝郁化火，治宜疏肝理气、清肝泄热。常用川楝子、丹皮、栀子、黄芩、桑叶、夏枯草、菊花等药，代表方如丹栀逍遥散、宣郁通经汤。

（3）养血柔肝　营阴不足，肝血衰少，肝脉乳络失于濡养，治宜养血柔肝。常用地黄、白芍、桑椹子、女贞子、枸杞子、玉竹、山茱萸、北沙参、制首乌、当归等药。代表方有一贯煎、杞菊地黄丸。肝体阴而用阳，若肝阴不足，肝阳上亢者，应于育阴之中，加入潜阳之品，如龟甲、鳖甲、珍珠母、石决明、天麻、牡蛎之类，常用方如三甲复脉汤。阳化则风动，急当平肝息风，用羚角钩藤汤。

（4）疏肝清热利湿　肝热与脾湿相合；或肝经湿热下注冲任或任带二脉，治宜疏肝清热利湿。常用龙胆草、车前子、柴胡、黄芩、黄柏、栀子、泽泻、茵陈等药。代表方如龙胆泻肝汤、清肝止淋汤、四逆四妙散。

3. 健脾和胃

（1）健脾法

1）健脾养血：脾虚运化失司，气血生化之源不足，常用人参、白术、茯苓、莲子肉、山药、黄芪等健脾益气，辅以熟地、当归、枸杞子、白芍、制首乌。常用方如八珍汤、人参养营丸、圣愈汤等。

2）健脾除湿：脾虚气弱，津微不布，水湿内生，溢于肌肤或下注损伤任带，治当健脾益气与利水渗湿同施。常用药物有党参、茯苓、苍术、白术、陈皮、大腹皮、泽泻、薏苡仁、赤小豆、砂仁等。代表方如白术散、完带汤、参苓白术散。

3）补气摄血：适用于脾虚气陷，统摄无权所致的月经过多、崩漏、经期延长、胎漏、产后恶露不绝等以阴道异常出血为主症诸疾。并可配伍止血之品，如炮姜炭、艾叶、赤石脂、乌贼骨、茜草、血余炭、仙鹤草等以治其标。代表方如固本止崩汤、安冲汤等。

4）健脾升阳：脾虚气弱，气虚下陷者，均当健脾益气、升阳举陷。药用人参、黄芪、白术、升麻、柴胡、桔梗。代表方如补中益气汤、举元煎。

（2）和胃法

1）和胃降逆：凡胃气不和，失于顺降者均可选用此法。如因虚而逆以致妊娠恶阻，常用香砂六君子汤；偏寒以干姜人参半夏丸主之；因热而逆可选橘皮竹茹汤；肝胃失和而气逆作呕，则当抑肝和胃，并视其郁热之偏盛，以苏叶黄连汤或芩连橘茹汤分治之；至若久吐耗气伤阴，又当养阴和胃或益气养阴、降逆止呕合用。

2）清胃泄热：冲脉隶于阳明，胃热炽盛灼烁津液，谷气不盛，血海不满，甚而冲任津血无源变生经闭，治当清胃泄热、养阴润燥，方用瓜石汤；若胃热并冲气上逆，火载血上而病经行吐衄者，又当清热降逆、引血下行，以玉女煎类方药治之。

◎ **要点二　调理气血**

1. 理气法

（1）理气行滞　肝失条达，气机郁滞在妇产科中十分常见，因而理气行滞之法常与疏肝解郁法同用，其证治方药见前所述。药用橘核、荔枝核、乌药、木香、香附、枳壳、陈皮、厚朴之类。

（2）调气降逆　因气逆而致妇科疾病，多涉及肝、胃及冲脉，表现为肝气（阳）上亢、胃失和降、冲气上逆，前两者已于肝、胃治法中论及，至若平降上逆之冲气，习惯上多遵循"冲脉隶于阳明""降胃气以平冲气"之经验，主以和胃降逆之品治之。

（3）补气升提　妇科病呈现气虚不足诸证，以脾、肾两脏为主；中气不足甚而气虚下陷者，又当佐以升提之品。

2. 调血法

（1）补血养血　治疗妇科病，需时时顾护阴血。常用当归、熟地、何首乌、枸杞子、阿胶、白芍、黄精、鸡血藤之类，方如四物汤、人参养营汤、滋血汤等。

（2）清热凉血　素体阳盛、外感热邪、过食辛辣、过服温热药物、肝郁化热等属实热范围，法当清热凉血，以清经散、保阴煎诸方治之；阴虚血热者，主以养阴清热，常用玄参、生地、知母、黄柏、地骨皮、丹皮、白薇、青蒿等组方，如知柏地黄汤。"热为火之渐，火为热之极，火甚成毒"，清热又当辨明热、火、毒之势，分别主以清热、泻火、解毒各法。因女性"不足于血"，清热不宜过用苦寒。若热灼营血，煎熬成瘀，又当酌配活血化瘀之品，如赤芍、桃仁、丹参、益母草、泽兰之属。

（3）清热解毒　常用银花、连翘、紫花地丁、野菊花、红藤、败酱草等药。代表方如五味消毒饮、银甲丸、银翘红酱解毒汤等。

（4）活血化瘀　常用桃仁、红花、当归、川芎、丹参、益母草、泽兰、蒲黄、五灵脂、三七，甚而三棱、莪术、水蛭、虻虫、䗪虫等药。代表方有桃红四物汤、少腹逐瘀汤、生化汤、大黄䗪虫丸。由于瘀血之生，与寒、热、气或外伤有关，因而血瘀常以继发病因的方式出现，故活血化瘀之法，常据其原发病因而相应拟立，如温经散寒、活血化瘀，清热凉血、活血化瘀，理气行滞、活血化瘀，补气化瘀等。

◎ **要点三　温经散寒**

寒邪客于冲任、胞络，影响血气运行，致瘀血形成或不通则痛，应以温经散寒法主之。常选用肉桂、桂枝、吴茱萸、小茴香、乌药、补骨脂、细辛、艾叶诸药，方如温经汤、少腹逐瘀汤、艾附暖宫丸等，其中均体现有温经散寒与化瘀止痛之品同用的治法。

◎ **要点四　利湿祛痰**

属湿热为患，需析其源而调治。伤于外，如带下病、阴痒的湿热证，以止带方、萆薢渗湿汤主之；因于内则有因肝经湿热下注，肝脾不调而肝热与脾湿相合，或因"脾胃有亏，下陷于肾，与相火相合，湿热下迫"所起，宜用龙胆泻肝汤、四逆四妙散、三妙红藤汤等分治之。

聚湿成痰，下注胞中，影响胞宫、胞脉、脉络，损及冲、任、带诸经，可致闭经、不孕等，治宜燥湿化痰，利湿与化痰药同用。化痰药如南星、半夏、生姜、竹茹、橘皮、白芥子、莱菔子等，常用方如苍附导痰丸、启宫丸。

◎ 要点五 调理冲任督带

1. **调补冲任** 适用于因冲任虚衰或冲任不固所致的月经过多、崩漏、闭经、胎漏、胎动不安、滑胎、产后恶露不绝、不孕症等多种疾病。可选用菟丝子、肉苁蓉、鹿角胶、枸杞子、杜仲、人参、白术、山药、吴茱萸、蛇床子等补冲养冲；龟甲、覆盆子、白果、艾叶、紫河车、阿胶以补任脉。方如固冲汤、补肾固冲丸、鹿角菟丝子丸、大补元煎。

2. **温化冲任** 冲任虚寒或寒湿客于冲任，以致月经过少、痛经、带下病、不孕症等，宜温化冲任。药如吴茱萸、肉桂、艾叶、小茴香、细辛、川椒、生姜等，代表方有温冲汤、温经汤、艾附暖宫丸。

3. **清泄冲任** 热扰冲任，迫血妄行可致经、孕、产各生理时期中的异常出血，如月经过多、崩漏、胎漏、产后恶露不绝；热邪煎灼，冲任子宫枯涸能引发闭经、不孕。治需清泄冲任血海，药如丹皮、黄柏、黄芩、桑叶、生地、知母、地骨皮、马齿苋、蚤休等，代表方有清经散、保阴煎、清热固经汤、清海丸、解毒活血汤。

4. **疏通冲任** 冲任阻滞，可诱发月经后期、痛经、闭经、难产、产后恶露不绝、癥瘕等证，均当疏通之。择用桂枝、吴茱萸、乌药、丹皮、赤芍、苍术、法半夏、生姜、枳壳、川芎、柴胡、香附、王不留行、莪术、桃仁、炮山甲等。代表方如少腹逐瘀汤、四逆四妙散、苍附导痰丸、桃红四物汤、柴胡疏肝散。

5. **和胃降冲** 冲气上逆，胃失和降，也可与血热相引为乱，引起倒经。治当抑降上逆之冲气。药用紫石英、紫苏、法半夏、代赭石、陈皮、竹茹、伏龙肝等，方如小半夏加茯苓汤、紫苏饮。

6. **扶阳温督（温阳补督）** 督脉虚寒，胞脉失煦，可引起月经后期、闭经、绝经前后诸证、不孕等，治宜扶阳温督。常用鹿茸、补骨脂、仙茅、仙灵脾、巴戟天、附子、续断，方如二仙汤、右归丸。

7. **健脾束带** 带脉失约或纵弛，不能约束诸经，可引起带下病、子宫脱垂等，治当束带摄带。多通过健脾益气或健脾运湿法治之。药如党参、升麻、苍术、白术、茯苓、白果、芡实、莲子、莲须、五倍子等，代表方如完带汤、健固汤、补中益气汤。

◎ 要点六 调治胞宫

1. **温肾暖宫** 可选紫石英、附子、肉桂、艾叶、蛇床子、补骨脂类，方如艾附暖宫丸、温胞饮。

2. **补肾育宫** 酌选熟地、制首乌、菟丝子、枸杞子、肉苁蓉、覆盆子、紫河车、鹿角胶、鹿茸等，代表方如加减苁蓉菟丝子丸、滋肾育胎丸、五子衍宗丸、育宫片。

3. **补血益宫** 药用枸杞子、覆盆子、当归、熟地、白芍、阿胶等，代表方如四二五合方。

4. **补肾固胞** 方如大补元煎、寿胎丸。

5. **益气举胞** 方如补中益气汤、益气升提汤、升麻汤。

6. **逐瘀荡胞** 常用益母草、莪术、桃仁、红花、川牛膝、丹参、大黄、水蛭等，方如桂枝茯苓丸、生化汤、桃红四物汤、脱花煎、逐瘀止崩汤、大黄䗪虫丸。

7. **泄热清胞** 常用黄柏、黄芩、丹皮、赤芍、红藤、败酱草、马齿苋、蚤休、连翘等，代表方如清经散、清热调血汤、清热固经汤、银翘红酱解毒汤。

8. **散寒温胞** 可选肉桂、桂枝、吴茱萸、细辛、干姜、小茴香、乌药等散寒温胞，方如温经汤、少腹逐瘀汤、艾附暖宫丸。

◎ 要点七 调节肾-天癸-冲任-胞宫生殖轴

1. **中药人工周期疗法** 是按照中医妇科学的基础理论，结合月经周期中在经后期、经间期、经前期、行经期不同时期的阴阳转化、消长节律，采取周期性用药的治疗方法。用药思路在于月经（或阴道出血）后血海空虚，治法上以滋肾益阴养血为主；经间期为重阴转化期，主以活血化瘀以疏通冲任血气，并配合激发兴奋肾阳，使之施泻而促排卵；经前期又为阳长期，治宜阴中求阳，温肾暖宫辅以滋肾益阴之药；行经期为重阳转化期，血海满盈而溢下，治宜活血调经，冀其推动气血运行，子宫排经得以通畅。

2. 针刺调治促进排卵 是通过针刺、电针或激光针等方法刺激某些穴位，引起排卵的一种方法。20世纪60年代之后，已有较多针刺关元、中极、子宫、三阴交、血海、大赫各穴以促排卵的临床与实验研究报道，并认为针刺在一定条件下可能通过调节中枢 β 内啡肽水平而促进 GnRH 分泌引起排卵。基于有关月经产生及调节机理的理论，西医妇产科学的丘脑下部-垂体-卵巢-子宫轴，与中医妇产科学的肾-天癸-冲任-子宫轴两者之间有着甚为相近的前提，既然针刺可能通过对生殖轴的作用而引起排卵，从中医妇科学的角度而言，也可以认为针刺促排卵具有一定的调整肾-天癸-冲任-胞宫轴的作用。

细目二 常用外治法

◎ 要点一 坐浴

中药煎取汤液约 1000~2000mL，趁热置于盆器内，患者先熏后坐浸于药液中，起到清热解毒、杀虫止痒、消肿止痛及软化局部组织的治疗作用。适用于阴疮、阴痒、阴痛、外阴白色病变、带下量多、小便淋痛、子宫脱垂合并感染等。常以清热解毒药物如白花蛇舌草、大黄、黄柏、连翘、苦参、土茯苓、蛇床子等为主，方如蛇床子散、蠲痒汤、狼牙汤等。

凡阴道出血、患处溃烂出血、月经期禁用，妊娠期慎用，注意浴具分开，以防交叉感染。

◎ 要点二 外阴、阴道冲洗

以药液直接冲洗外阴、阴道达到治疗目的的方法。常用于外阴炎、阴道炎、宫颈炎、盆腔炎等引起带下病、阴痒的治疗，以及阴道手术前的准备。

治疗性冲洗者，常用量为每次 500mL 左右，倾入阴道冲洗器具内每日 1~2 次，连续冲洗至自觉症状消失。若为术前准备，可用 1‰新洁尔灭。

治疗期间应避免性生活，注意内裤、浴具的清洁消毒。月经期停用，妊娠期慎用。

◎ 要点三 阴道纳药

将中药研为细末或制成栓剂、片剂、泡腾剂、胶囊剂、涂剂、膏剂等剂型，纳入阴道，使之直接作用于阴道或宫颈外口等部位，达到清热解毒、杀虫止痒、除湿止带、祛腐生肌等治疗作用的治法。常用于带下病、阴痒、阴道炎、宫颈糜烂或肥大、宫颈原位癌、子宫脱垂等。需根据病证及病位辨证用药，选择相关剂型。如湿热型带下病，可择用黄柏、黄连、大黄、苦参、地肤子、白鲜皮、千里光、青黛、虎杖等清热除湿药，制成栓、片或泡腾剂。宫颈糜烂欲解毒祛腐，可酌加百部、白矾、蛇床子、硼砂；收敛生肌选用白及、珍珠粉、炉甘石等。

◎ 要点四 贴敷法

贴敷法是将外治用药的水剂或制成的散剂、膏剂、糊剂，直接或用无菌纱布贴敷于患处，取得治疗作用的方法。可用于外阴血肿、溃疡、脓肿切开，也可用于乳痈或回乳，还应用于痛经、产后腹痛、妇产科术后腹痛、不孕症、癥瘕等。常选用清热解毒、行气活血、温经散寒、消肿散结、通络止痛、生肌排脓类中药。

◎ 要点五 宫腔注入

将中药制成注射剂，常规外阴、阴道、宫颈消毒后，将药剂注入宫腔及输卵管腔内，以了解输卵管畅通情况，或治疗宫腔及输卵管粘连、阻塞造成的月经不调、痛经、不孕症等。治以活血化瘀为主佐清热解毒，药如丹参、当归、川芎、红花、莪术、鱼腥草等，常用复方丹参注射液、复方当归注射液、鱼腥草注射液等注射剂。

◎ 要点六　直肠导入

将药物制成栓剂纳入肛内，或浓煎后保留灌肠，达到润肠通腑、清热解毒、凉血活血、消癥散结等目的。本法可使药物在直肠吸收，增加盆腔血循环中的药物浓度，有利于盆腔、胞中癥积、慢性盆腔炎、盆腔淤血综合征，以及产后发热、大便秘结等病证的治疗。

◎ 要点七　中药离子导入

本法多选择清热解毒、活血化瘀类药组方，药味少而精，一般2~3味为宜，也可用1%黄连素或复方丹参注射液。使用时用纸吸透药液，置于消毒的布垫上，放在外阴，接通阳极，另用无药的湿布垫放在腰骶部，接通阴极，开动治疗仪，电流为5~10mA，药物离子从阳极导入。每次20分钟，每日1次，疗程据病情拟定。用以治疗慢性盆腔炎、输卵管阻塞、妇科术后盆腔粘连、子宫内膜异位症、陈旧性宫外孕、外阴炎等。

第六单元　月经病

细目一　概　述

◎ 要点一　月经病的定义

月经病是妇科临床的常见病，分两类。一是以月经的周期、经期、经量异常为主症的疾病；另一类是以伴随月经周期，或于经断前后出现明显症状为特征的疾病。

◎ 要点二　月经病的病因病机

月经病的主要病因是寒热湿邪侵袭、内伤七情、房劳多产、饮食不节、劳倦过度和体质因素。主要病机是脏腑功能失常，血气不和，冲任二脉损伤以及肾-天癸-冲任-胞宫轴失调。另外痛经、月经前后诸证等疾病所以随月经周期而发，除致病因素外，又与经期及经期前后特殊生理状态有关。未行经期间，由于冲任气血较平和，致病因素尚不足以引起病变发生。经期前后，血海由满而溢，因泻溢而骤虚，冲任气血变化急骤，或经断前后，肾气渐衰，天癸将竭，冲任二脉虚衰，肾阴阳失调，致病因素乘时而作，故发病。

◎ 要点三　月经病的诊断

月经病的诊断多以四诊收集的临床表现为依据，以主要症状而命名。但应注意结合相关检查与有关疾病的鉴别，如月经后期、闭经等与生理性停经（如妊娠）相鉴别；经期延长、月经过多、崩漏等与妊娠病、产后病、杂病等引起的阴道出血症相鉴别；并要注意与发生在月经期间的内、外科病证相鉴别。同时要把握月经病与其他病的关系。

◎ 要点四　月经病的辨证

着重注意月经的期、量、色、质的异常及伴随月经周期或经断前后出现明显不适的症状，同时结合全身证候，运用四诊八纲辨其脏腑、气血、经络的寒热虚实。临证时还要根据月经周期不同阶段的阴阳转化和气血盈亏的变化规律进行综合分析。

◎ 要点五　月经病的治疗原则

一是重在治本调经。治本即是消除导致月经病的病因和病机，调经是通过治疗使月经病恢复正常，即遵循《内经》"谨守病机""谨察阴阳所在而调之，以平为期"的宗旨，采用补肾、扶脾、疏肝、调理气血、调理冲任等法以调治。

"经水出诸肾"，月经的产生和调节以肾为主导，故补肾为第一大法。补肾在于益先天之阴精或补益肾气，以填补精血为主，并佐以助阳益气之品。扶脾在于益血之源或统血，以健脾益气升阳为主，脾气健运，生化有源，统摄有权，血海充盈，月经的期、量可正常。用药不宜过用辛温或滋腻之品，以免耗伤脾阴或困阻脾阳。疏肝在于通调气机，以开郁行气为主，佐以养肝柔肝，使肝气得疏，肝血得养，血海蓄溢有常，则经病可愈。用药不宜过用辛香燥烈之品，以免劫津伤阴，耗损肝血。调理气血当辨气病、血病。病在气者，当以治气为主，佐以理血；病在血者，当以治血为主，佐以理气。调理冲任，在于使冲任通盛，功能正常，或通过肝、脾、肾之治，或通过调气血以调理冲任，或直接调理冲任。冲任气血通调，自无经病之患。

二是分清先病和后病的论治原则。如因经不调而后生他病者，当先调经，经调则他病自除；若因他病而致经不调者，当先治他病，病去则经自调。

三应本着"急则治其标，缓则治其本"的原则。如痛经剧烈，应以止痛为主；若经血暴下，当以止血为先。症状缓解后，则审证求因治其本，使经病得以彻底治疗。

调经诸法，又常以补肾扶脾为要。如《景岳全书·妇人规》说："故调经之要，贵在补脾胃以资血之源，养肾气以安血之室，知斯二者，则尽善矣。"

◎ **要点六　治疗中应注意的问题**

治疗月经病又要顺应和掌握规律。

一是顺应月经周期中阴阳气血的变化规律，经期血室正开，宜和血调气，或引血归经，过寒过热、大辛大散之剂宜慎，以免滞血或动血；经后血海空虚，宜予调补，即经后勿滥攻；经前血海充盈，宜予疏导，即经前勿滥补。

二是顺应不同年龄阶段论治的规律，不同年龄的妇女有不同的生理病理特点，脏腑虚实各异，治疗的侧重点也不尽相同。古代医家强调青春期少年重治肾，生育期中年重治肝，更年期或老年重治脾。

三是掌握虚实补泻规律，月经病虽然复杂，但可分虚实两大类论治，治疗虚证月经病多以补肾扶脾养血为主，治疗实证月经病多以疏肝理气活血为主。

总之，月经病病变多种多样，病证虚实寒热错杂，临证治疗月经病应全面掌握其治疗原则、治法，顺应和掌握一些规律，灵活运用，才能获得调经最佳疗效。

细目二　月经先期

◎ **要点一　概述**

月经先期又称为"经期超前""经行先期""经早""经水不及期"等。其主症是月经周期提前7天以上，甚至10余日一行，连续两个周期以上者称为"月经先期"。

◎ **要点二　病因病机**

本病的病因，主要是气虚和血热；病机是冲任不固，经血失于约制。气虚则统摄无权，冲任不固；血热则热伏冲任，伤及子宫，血海不宁，均可使月经先期而至。气虚可分为脾气虚和肾气虚；血热分为阳盛血热、阴虚血热、肝郁血热。

◎ **要点三　月经先期与经间期出血的鉴别**

经间期出血常发生在月经周期第12~16天，出血量较少，或表现为透明黏稠的白带中夹有血丝，出血常持续数小时以至2~7天自行停止，西医称排卵期出血。经间期出血量较月经期出血量少，临床常表现为出血量一次多、一次少的现象，结合BBT测定，即可确诊。月经先期则每次出血量大致相同，且出血时间不在排卵期内，持续时间一般与正常月经基本相同。

◎ **要点四　辨证论治**

1. 气虚证

（1）脾气虚证

主要证候：月经周期提前，或经血量多，色淡红，质清稀；神疲肢倦，气短懒言，小腹空坠，纳少便溏；舌淡红，苔薄白，脉细弱。

治法：补脾益气，摄血调经。

方药：补中益气汤。

（2）肾气虚证

主要证候：周期提前，经量或多或少，色淡

暗，质清稀；腰膝酸软，头晕耳鸣，面色晦暗或有暗斑；舌淡暗，苔白润，脉沉细。

治法：补益肾气，固冲调经。

方药：固阴煎。

2. 血热证

（1）阳盛血热证

主要证候：经来先期，量多，色深红或紫红，质黏稠；或伴心烦，面红口干，小便短黄，大便燥结；舌质红，苔黄，脉数或滑数。

治法：清热凉血调经。

方药：清经散。

（2）阴虚血热证

主要证候：经来先期，量少或量多，色红，质稠；或伴两颧潮红，手足心热，咽干口燥；舌质红，苔少，脉细数。

治法：养阴清热调经。

方药：两地汤。

（3）肝郁血热证

主要证候：月经提前，量或多或少，经色深红或紫红，质稠，经行不畅，或有块；或少腹胀痛，或胸闷胁胀，或乳房胀痛，或烦躁易怒，口苦咽干；舌红，苔薄黄，脉弦数。

治法：疏肝清热，凉血调经。

方药：丹栀逍遥散。

细目三 月经后期

◎ 要点一 概述

月经周期延后7天以上，甚至3~5个月一行者，称为"月经后期"。既往亦有称"经行后期""月经延后""月经落后""经迟"等。一般认为需连续出现两个周期以上。青春期月经初潮后1年内，或围绝经期，周期时有延后，而无其他证候者，不作病论。

◎ 要点二 病因病机

本病的发病机理有虚实之别。虚者多因肾虚、血虚、虚寒导致精血不足，冲任不充，血海不能按时满溢而经迟；实者多因血寒、气滞、痰湿等导致血行不畅，冲任受阻，血海不能如期满盈，致使月经后期而来。

◎ 要点三 月经后期与早孕的鉴别

育龄期妇女月经过期未来，应首先排除妊娠。早孕者，有早孕反应，妇科检查宫颈着色，子宫体增大、变软，妊娠试验阳性，B超检查可见子宫腔内有孕囊。月经后期者则无以上表现，且以往多有月经失调病史。

◎ 要点四 辨证论治

1. 肾虚证

主要证候：周期延后，量少，色暗淡，质清稀，或带下清稀；腰膝酸软，头晕耳鸣，面色晦暗，或面部暗斑；舌淡，苔薄白，脉沉细。

治法：补肾养血调经。

方药：当归地黄饮。

2. 血虚证

主要证候：周期延后，量少，色淡红，质清稀，或小腹绵绵作痛；或头晕眼花，心悸少寐，面色苍白或萎黄；舌质淡红，脉细弱。

治法：补血益气调经。

方药：大补元煎。

3. 血寒证

（1）虚寒证

主要证候：月经延后，量少，色淡红，质清稀，小腹隐痛，喜暖喜按；腰酸无力，小便清长，大便稀溏；舌淡，苔白，脉沉迟或细弱。

治法：扶阳祛寒调经。

方药：温经汤（《金匮要略》）。

（2）实寒证

主要证候：月经周期延后，量少，色暗有块，小腹冷痛拒按，得热痛减；畏寒肢冷，或面色青白；舌质淡暗，苔白，脉沉紧。

治法：温经散寒调经。

方药：温经汤（《妇人大全良方》）。

4. 气滞证

主要证候：月经周期延后，量少或正常，色暗红，或有血块，小腹胀痛；或精神抑郁，胸胁乳房胀痛；舌质正常或红，苔薄白或微黄，脉弦或弦数。

治法：理气行滞调经。

方药：乌药汤。

5. 痰湿证

主要证候：经期错后，量少，色淡，质黏，头晕体胖，心悸气短，脘闷恶心，带下量多；舌淡胖，苔白腻，脉滑。

治法：燥湿化痰，活血调经。

方药：苍附导痰丸。

细目四　月经先后无定期

◎ 要点一　概述

月经先后无定期又称"经水先后无定期""月经愆期""经乱"等，是指月经周期时或提前时或延后 7 天以上，连续 3 个周期以上者，称为"月经先后无定期"，本病以月经周期紊乱为特征。

◎ 要点二　病因病机

月经先后无定期的发病机理，主要是肝、肾功能失调，冲任功能紊乱，血海蓄溢失常。其病因多为肝郁、肾虚。

◎ 要点三　鉴别诊断

本病应与崩漏相鉴别。本病以月经周期紊乱为特征，一般经期正常，经量不多。崩漏是以月经周期、经期、经量同时发生严重紊乱为特征的病证，除见周期紊乱，并同时出现阴道出血或量多如注，或淋沥不断。

◎ 要点四　辨证论治

1. 肝郁证

主要证候：经来先后无定，经量或多或少，色暗红或紫红，或有血块，或经行不畅；胸胁、乳房、少腹胀痛，脘闷不舒，时叹息，嗳气食少；苔薄白或薄黄，脉弦。

治法：疏肝理气调经。

方药：逍遥散。

2. 肾虚证

主要证候：经行或先或后，量少，色淡暗，质清；或腰骶酸痛，或头晕耳鸣；舌淡，苔白，脉细弱。

治法：补肾调经。

方药：固阴煎。

若肝郁肾虚者，症见月经先后无定，经量或多或少，色暗红或暗淡，或有块；经行乳房胀痛，腰膝酸软，或精神疲惫；舌淡，苔白，脉弦细。治宜补肾疏肝调经，方用定经汤。

细目五　月经过多

◎ 要点一　概述

月经量较正常明显增多，而周期基本正常者，称为"月经过多"，又称"经水过多"。一般认为月经量以 20~60mL 为适宜，超过 80mL 为月经过多。

本病可与周期、经期异常并发，如月经先期、月经后期、经期延长伴量多，尤以前者为多见。西医学排卵性异常子宫出血、子宫肌瘤、子宫肥大症、盆腔炎、子宫内膜异位症等疾病及宫内节育器引起的月经过多，可参考本病治疗。

◎ 要点二　病因病机

月经过多的主要病机是气虚，血失统摄；血热，热扰冲任；血瘀，瘀阻冲任，血不归经，冲任不固，经血失于制约。常见的病因有气虚、血热、血瘀。

本病在发展过程中，由于病程日久，常致气随血耗，阴随血伤，或热随血泄而出现由实转虚，或虚实兼夹之象，如气虚血热、阴虚内热、气阴两虚而夹血瘀等证。

◎ 要点三　辨证论治

1. 气虚证

主要证候：经行量多，色淡红，质清稀；神疲肢倦，气短懒言，小腹空坠，面色㿠白；舌淡，苔薄，脉细弱。

治法：补气摄血固冲。

方药：举元煎。

2. 血热证

主要证候：经行量多，色鲜红或深红，质黏稠，或有小血块；伴口渴心烦，尿黄便结；舌红，苔黄，脉滑数。

治法：清热凉血，固冲止血。

方药：保阴煎加地榆、茜草。

3. 血瘀证

主要证候：经行量多，色紫暗，有血块；经行腹痛，或平时小腹胀痛；舌紫暗或有瘀点，脉涩。

治法：活血化瘀止血。

方药：失笑散加益母草、三七、茜草。

细目六　月经过少

◎ 要点一　概述

月经过少又称"经水涩少""经水少""经量过少"等，其主症为月经周期正常，月经量明显减少，或行经时间不足 2 天，甚或点滴即净者，称为"月经过少"，一般认为月经量少于 20mL 为月经过少。

西医学中子宫发育不良、性腺功能低下等疾病及计划生育手术后导致的月经过少可参照本病治疗。

◎ 要点二　病因病机

月经过少的发病机理有虚有实。虚者多因精亏血少，冲任血海亏虚，经血乏源；实者多由瘀血内停，或痰湿阻滞，冲任壅塞，血行不畅而月经过少。临床以肾虚、血虚、血瘀、痰湿为多见。

月经过少之病因病机虽有虚实之分，但临床以虚证或虚中夹实者为多，应掌握其病机转化，如肾阳虚，肾气不足均可致血瘀，即为肾虚血瘀；血虚气弱，亦可致瘀；肾阳不足，不能温煦脾阳，脾失健运，常可发为肾虚痰湿。本病伴见月经后期者，常可发展为闭经，临证应予以重视。

◎ 要点三　月经过少与激经的鉴别

激经是受孕早期，月经仍按月来潮，血量少，无损胎儿发育，可伴有早孕反应，妊娠试验阳性，B超检查可见子宫腔内有孕囊、胚芽或胎心搏动等。

◎ 要点四　辨证论治

1. 肾虚证

主要证候：经量素少或渐少，色暗淡，质稀；腰膝酸软，头晕耳鸣，足跟痛，或小腹冷，或夜尿多；舌淡，脉沉弱或沉迟。

治法：补肾益精，养血调经。

方药：归肾丸。

2. 血虚证

主要证候：经来血量渐少，或点滴即净，色淡，质稀；或伴小腹空坠，头晕眼花，心悸怔忡，面色萎黄；舌淡红，脉细。

治法：养血益气调经。

方药：滋血汤。

3. 血瘀证

主要证候：经行涩少，色紫暗，有血块；小腹胀痛，血块排出后胀痛减轻；舌紫暗，或有瘀斑、瘀点，脉沉弦或沉涩。

治法：活血化瘀调经。

方药：桃红四物汤。

4. 痰湿证

主要证候：经行量少，色淡红，质黏腻如痰；形体肥胖，胸闷呕恶，或带多黏腻；舌淡，苔白腻，脉滑。

治法：化痰燥湿调经。

方药：苍附导痰丸。

细目七　经期延长

◎ 要点一　概述

经期延长又称"月水不断""经事延长"

等，其主症为月经周期基本正常，行经时间超过7天以上，甚或淋沥半月方净者，称为"经期延长"。

西医学之排卵性异常子宫出血病的黄体萎缩不全、盆腔炎等疾病及计划生育手术后引起的经期延长可参照本病治疗。

◎ **要点二　病因病机**

经期延长的发病机理多由气虚冲任失约；或热扰冲任，血海不宁；或瘀阻冲任，血不循经所致，临床常见有气虚、血热、血瘀等。

◎ **要点三　辨证论治**

1. 气虚证

主要证候：经血过期不净，量多，色淡，质稀；倦怠乏力，气短懒言，小腹空坠，面色㿠白；舌淡，苔薄，脉缓弱。

治法：补气摄血，固冲调经。

方药：举元煎加阿胶、炒艾叶、乌贼骨。

2. 虚热证

主要证候：经行时间延长，量少，色鲜红，质稠；咽干口燥，或见潮热颧红，或手足心热；舌红，少苔，脉细数。

治法：养阴清热止血。

方药：两地汤合二至丸。

3. 血瘀证

主要证候：经行时间延长，量或多或少，经色紫暗，有块；经行小腹疼痛，拒按；舌质紫暗或有瘀点，脉弦涩。

治法：活血祛瘀止血。

方药：桃红四物汤合失笑散加味。

细目八　经间期出血

◎ **要点一　概述**

两次月经中间，即氤氲之时，出现周期性的少量阴道出血者，称为经间期出血。

西医学排卵期出血可参照本病治疗，若出血量增多，出血期延长、失治误治则常可发展为崩漏。

◎ **要点二　病因病机**

经间期是继经后期由阴转阳、由虚至盛之时期；月经的来潮，标志着前一周期的结束，新的周期开始，排泄月经后，血海空虚，阴精不足，随着月经周期阴阳消长，阴血渐增，精血充盛，阴长至重，此时精化为气，阴转为阳，氤氲之状萌发"的候"（排卵）到来，这是月经周期中一次重要的转化。若体内阴阳调节功能正常者，自可适应此种变化，无特殊证候。若肾阴不足，或脾气虚弱，或湿热内蕴，或瘀阻胞络，当阳气内动之时，阴阳转化不协调，阴络易伤，损及冲任，血海固藏失职，血溢于外，酿成经间期出血。

◎ **要点三　鉴别诊断**

1. 经间期出血同月经先期鉴别　月经先期的出血时间非经间期，个别也有恰在经间期这一时间段出现周期提前，经量正常或时多时少，基础体温由高温下降呈低温开始时出血；而经间期出血较月经量少，出血时间规律地发生于基础体温低高温交替时。

2. 经间期出血同月经过少鉴别　月经过少周期尚正常，仅量少，甚或点滴而下；经间期出血，常发生在两次月经的中间时期。

3. 经间期出血同赤带鉴别　赤带排出无周期性，持续时间较长，或反复发作，可有接触性出血史，妇科检查常见宫颈糜烂、赘生物或子宫、附件区压痛明显；经间期出血有明显的周期性，一般2~3天可自行停止。

◎ **要点四　辨证论治**

1. 肾阴虚证

主要证候：两次月经中间，阴道少量出血或稍多，色鲜红，质稍稠；头晕腰酸，夜寐不宁，五心烦热，便艰尿黄；舌体偏小质红；脉细数。

治法：滋肾养阴，固冲止血。

方药：两地汤合二至丸或加减一阴煎。

2. 脾气虚证

主要证候：经间期出血，量少，色淡，质稀，神疲体倦，气短懒言，食少腹胀，舌淡，苔薄，脉缓弱。

治法：健脾益气，固冲摄血。

方药：归脾汤。

3. 湿热证

主要证候：两次月经中间，阴道出血量稍多，色深红，质黏腻，无血块。平时带下量多色黄，小腹时痛；神疲乏力，骨节酸楚，胸闷烦躁，口苦咽干，纳呆腹胀，小便短赤；舌质红，苔黄腻，脉细弦或滑数。

治法：清利湿热，固冲止血。

方药：清肝止淋汤去阿胶、红枣，加小蓟、茯苓。

4. 血瘀证

主要证候：经间期出血量少或多少不一，色紫黑或有血块，少腹两侧或一侧胀痛或刺痛；情志抑郁，胸闷烦躁；舌紫暗或有瘀点；脉细弦。

治法：化瘀止血。

方药：逐瘀止血汤。

细目九　崩　漏

◎ 要点一　概述

崩漏是指经血非时暴下不止或淋沥不尽，前者谓之崩中，后者谓之漏下。崩与漏出血情况虽不同，然二者常交替出现，且其病因病机基本一致，故概称崩漏。本病属妇科常见病，也是疑难急重病证。是因肾-天癸-冲任-胞宫生殖轴严重紊乱，引起月经的周期、经期、经量严重失调，可导致不孕症。

◎ 要点二　病因病机

崩漏的发病是肾-天癸-冲任-胞宫生殖轴的严重失调。其主要病机是冲任不固，不能制约经血，使子宫藏泻失常。导致崩漏的常见病因有脾虚、肾虚、血热和血瘀。

◎ 要点三　崩漏的诊断与鉴别诊断

（一）诊断

1. 病史　注意患者的年龄及月经史，尤需询问以往月经的周期、经期、经量有无异常，有无崩漏史，有无口服避孕药或其他激素，有无宫内节育器及输卵管结扎术史等。此外，还要询问有无内科出血病史。

2. 临床表现　月经周期紊乱，行经时间超过半月以上，甚或数月断续不休；亦有停闭数月又突然暴下不止或淋沥不尽；常有不同程度的贫血。

3. 检查

（1）妇科检查　应明确生殖器官有无器质性病变，有无妊娠因素等。

（2）辅助检查　主要是排除生殖器肿瘤、炎症或全身性疾病（如再生障碍性贫血等）引起的阴道出血，可根据病情需要选做 B 超、MRI、宫腔镜检查，或诊断性刮宫、基础体温测定等。

（二）鉴别诊断

崩漏应与月经不调、经间期出血、赤带、胎产出血、生殖器炎症、肿瘤出血、外阴阴道外伤性出血以及出血性内科疾病相鉴别。

1. 崩漏同月经先期、月经过多、经期延长鉴别　月经先期是周期缩短，月经过多是经量过多如崩，经期延长是行经时间长似漏。这种周期、经期、经量的各自改变与崩漏的周期、经期、经量的同时严重失调易混淆，但上述各病各自有一定的周期、经期和经量可作鉴别。

2. 崩漏同月经先后无定期鉴别　月经先后无定期主要是周期或先或后，但多在 1~2 周内波动，即提前或推后 7 天以上 2 周以内，经期、经量基本正常。

3. 崩漏同经间期出血鉴别　崩漏与经间期出血都是非时而下，但经间期出血发生在两次月经中间，颇有规律，且出血时间仅 2~3 天，不超过 7 天左右自然停止。而崩漏是周期、经期、经量的严重失调，出血不能自止。

4. 崩漏同赤带鉴别　赤带与漏下的鉴别要询问病史和进行检查，赤带以带中有血丝为特点，月经正常。

5. 崩漏同胎产出血鉴别　崩漏应与妊娠早期的出血性疾病如胎漏、胎动不安，尤其是异位妊娠相鉴别，询问病史、做妊娠试验和 B 超检查可以明确诊断。产后病出血尤以恶露不绝为多见，可询问病史，从发病来看，时间恶露不绝发生在产后可作鉴别。

6. 崩漏同生殖器肿瘤出血鉴别 生殖器肿瘤出血临床可表现如崩似漏的阴道出血，必须通过妇科检查或结合 B 超、MRI 检查或诊断性刮宫才可明确诊断以鉴别。

7. 崩漏同生殖系炎症如宫颈息肉、子宫内膜息肉、子宫内膜炎、盆腔炎等鉴别 生殖系炎症其临床常表现如漏下不止，可通过妇科检查或诊断性刮宫或宫腔镜检查以助鉴别。

8. 崩漏同外阴外伤出血鉴别 外阴阴道外伤性出血一般有诸如跌仆损伤、暴力性交等病史，询问病史和妇科检查后可鉴别。

9. 崩漏同内科血液病鉴别 内科出血性疾病如再生障碍性贫血、血小板减少，在阴道出血期可由原发内科血液病导致血量过多，甚则暴下如注，或淋沥不尽。通过血液分析、凝血因子检查或骨髓细胞分析不难鉴别。

◎ **要点四　崩漏治疗原则及塞流、澄源、复旧的含义**

1. 治疗原则 崩漏的治疗原则是，"急则治其标，缓则治其本"。

2. 塞流、澄源、复旧的含义

（1）塞流　即是止血，用于暴崩之际，急当塞流止血防脱。方法参见要点五急症处理。

（2）澄源　即正本清源，亦是求因治本，是治疗崩漏的重要阶段。一般用于出血减缓后的辨证论治。切忌不问缘由，概投寒凉或温补之剂，或专事炭涩，致犯虚虚实实之戒。

（3）复旧　即固本善后，是巩固崩漏治疗的重要阶段，用于止血后恢复健康，调整月经周期，或促排卵。治法或补肾，或扶脾，或疏肝。

治崩三法，各不相同，但又不可截然分开，临证中必须灵活运用。塞流须澄源，澄源当固本，复旧要求因。三法互为前提，相互为用，各有侧重，但均贯穿辨证求因精神。具体论治崩

漏，应当分清出血期和止血后的不同进行辨证论治。

◎ **要点五　急症处理和辨证论治**

（一）急症处理

崩漏属血证、急症。根据"急则治其标，缓则治其本"的原则，暴崩之际，急当"塞流"止崩，以防厥脱，视病情及条件可选择下列方法及方药。

1. 补气摄血止崩 暴崩下血，"留得一分血，便是留得一分气"，"气者，人之根本也"。补气摄血止崩最常用。方选独参汤或丽参注射液，高丽参 10g，水煎服；或丽参注射液 10mL，加入 50%葡萄糖注射液 40mL，静脉推注；或丽参注射液 20～30mL，加入 5%葡萄糖注射液 250mL，静脉滴注。

2. 温阳止崩 若出现阴损及阳，血无气护时，症见血崩如注，动则大下，卧不减势，神志昏沉，头仰则晕，胸闷泛恶，四肢湿冷，脉芤或脉微欲绝，血压下降。病情已陷入阴竭阳亡危象，急需中西医结合抢救。中药宜回阳救逆，温阳止崩，急投参附汤，煎服。亦可选六味回阳汤，原方治中寒或元阳虚脱，危在顷刻者。

3. 滋阴固气止崩 使气固阴复血止。急用生脉注射液或参麦注射液 20mL 加入 5%葡萄糖液 250mL 静脉滴注。煎剂方选生脉二至止血汤。

4. 祛瘀止崩 使瘀祛血止，用于瘀血瘀阻血海，子宫泻而不藏，下血如注。

（1）田七末 3～6g，温开水冲服。

（2）云南白药 1 支，温开水冲服。

（3）宫血宁胶囊，每次 2 粒，日 3 次，温开水送服。此胶囊为单味重楼（七叶一枝花）研制而成。

5. 针灸止血 艾灸百会穴、大敦穴（双）、隐白穴（双）。

6. 西药或手术止血 主要是输液、输血补充血容量以抗休克或激素止血（见功血）。

对于顽固性崩漏，不论中年或更年期妇女，务必诊刮送病理检查，及早排除子宫内膜腺癌，

以免贻误病情。

（二）辨证论治

1. 血热证

（1）实热证

证候：经血非时暴下，或淋沥不净又时而增多，血色深红或鲜红，质稠，或有血块，唇红目赤，烦热口渴，或大便干结，小便黄；舌红苔黄，脉滑数。

治法：清热凉血，止血调经。

方药：清热固经汤。

（2）虚热证

证候：经血非时而下，量少淋沥，血色鲜红而质稠，心烦潮热，小便黄少，或大便干燥；舌质红，苔薄黄，脉细数。

治法：养阴清热，止血调经。

方药：上下相资汤。

2. 肾虚证

（1）肾阴虚证

证候：月经紊乱无期，出血淋沥不净或量多，色鲜红，质稠，头晕耳鸣，腰膝酸软或心烦；舌质偏红，苔少，脉细数。

治法：滋肾益阴，止血调经。

方药：左归丸去牛膝合二至丸。

（2）肾阳虚证

证候：月经紊乱无期，出血量多或淋沥不尽，色淡质清，畏寒肢冷，面色晦暗，腰腿酸软，小便清长；舌质淡，苔薄白，脉沉细。

治法：温肾固冲，止血调经。

方药：右归丸去肉桂，加补骨脂、淫羊藿。

3. 脾虚证

证候：经血非时而至，崩中暴下继而淋沥，血色淡而质薄，气短神疲，面色白，或面浮肢肿，四肢不温；舌质淡，苔薄白，脉弱或沉细。

治法：补气升阳，止血调经。

方药：举元煎合安冲汤加炮姜炭。

4. 血瘀证

证候：经血非时而下，时下时止，或淋沥不净，色紫黑有块，或有小腹不适；舌质紫，苔薄白，脉涩或细弦。

治法：活血化瘀，止血调经。

方药：四草汤加三七、蒲黄。

◎ 要点六　崩漏血止后的治疗

崩漏止血后的治疗是治愈崩漏的关键，但临证中个体化治疗要求较高。对青春期患者，有两种治疗目标：一是调整月经周期，并建立排卵功能以防复发；二是调整月经周期，不强调有排卵。因青春期非生殖最佳年龄，可让机体在自然状态下逐渐去建全排卵功能；对生育期患者，多因崩漏而导致不孕，故治疗要解决调经种子的问题；至于更年期患者，主要是解决因崩漏导致的体虚贫血、防止复发及预防恶性病变。临床常用的治疗方法有如下几种。

1. 辨证论治　寒热虚实均可导致崩漏，针对病因病机进行辨证论治以复旧。可参照出血期各证型辨证论治，但应去除各方中的止血药。

2. 中药人工周期疗法　对青春期、生育期患者的复旧目标，主要是调整肾-天癸-冲任-胞宫生殖轴，以达到调整月经周期或同时建立排卵功能。常可采用中药人工周期疗法：分别按卵泡期、排卵期、黄体期、行经期设计，以补肾为主的促卵泡汤、促排卵汤、促黄体汤、调经活血汤进行序贯治疗，一般连用3个月经周期以上，可望恢复或建立正常的月经周期，有的可建立或恢复排卵功能，经调子嗣而病愈。

3. 先补后攻法　根据月经产生的机理，同样以补肾为主，多从止血后开始以滋肾填精，养血调经为主，常选左归丸或归肾丸、定经汤等先补3周左右，第4周在子宫蓄经渐盈的基础上改用攻法，即活血化瘀通经，多选桃红四物汤加香附、枳壳、益母草、川牛膝。这是传统的调经法。同样可达到调整月经周期或促进排卵的治疗目的。

4. 健脾补血法　主要运用于更年期崩漏患者，尽快消除因崩漏造成的贫血和虚弱症状。可选大补元煎或人参养荣汤。

5. 手术治疗 对于生育期和更年期久治不愈的顽固性崩漏，或已经诊刮子宫内膜送病理检查，提示有恶变倾向者，宜手术治疗，手术方法分别选择诊刮术、宫内膜切除术或全子宫切除术。

6. 促绝经法 对于年龄超过 55 周岁仍未绝经，崩漏反复发作又无须手术者，可选用中药或西药促其绝经。

◎ 要点七 预防与调护

重视经期卫生，尽量避免或减少宫腔手术；早期治疗月经过多、经期延长、月经先期等出血倾向的月经病，以防发展成崩漏。崩漏一旦发生，必须及早治愈，并加强锻炼，以防复发。崩漏调摄首重个人卫生防感染，次调饮食增营养，再适劳逸畅情怀。

细目十 闭 经

◎ 要点一 概述

原发性闭经是指女性年逾 16 岁，虽有第二性征发育但无月经来潮，或年逾 14 岁，尚无第二性征发育及月经。继发性闭经是指月经来潮停止 3 个周期或 6 个月以上。对先天性生殖器官缺如，或后天器质性损伤而无月经者，因非药物所能奏效，不属闭经讨论范畴。

◎ 要点二 病因病机

闭经的病因病机不外虚实两端。虚者，多因肾气不足，冲任虚弱；或肝肾亏损，精血不足；或脾胃虚弱，气血乏源；或阴虚血燥等，导致精亏血少，冲任血海空虚，源断其流，无血可下，而致闭经；实者，多为气血阻滞，或痰湿流注下焦，使血流不通，冲任受阻，血海阻隔，经血不得下行而成闭经。临床常见有气血虚弱、肾气亏虚、阴虚血燥、气滞血瘀、痰湿阻滞、寒凝血瘀或虚实错杂的复合病机。

◎ 要点三 闭经的诊断

1. 病史 了解停经前月经情况，如月经初潮、周期、经期、经量、色质等情况。停经前有无诱因，如精神刺激、学习紧张、环境改变、药物（避孕药、镇静药、激素、减肥药）影响、近期分娩、宫腔手术及疾病史；经闭时间，经闭后出现症状。原发闭经需了解生长发育情况，幼年时健康情况，曾否患过某些急慢性疾病，其母在妊娠过程中情况，同胞姐妹月经情况等。

2. 临床表现 女子已逾 16 周岁未有月经初潮；或月经初潮 1 年余，或已建立月经周期后，现停经已达 6 个月以上。同时应注意有无周期性下腹胀痛、头痛及视觉障碍，有无溢乳、厌食、恶心等，有无体重变化（增加或减轻）、畏寒或潮红或阴道干涩等症状。

3. 检查

（1）全身检查 观察患者体质、发育、营养状况，全身毛发分布，第二性征发育情况。

（2）妇科检查 了解外阴、子宫、卵巢发育情况，有无缺失、畸形和肿块。对原发性闭经者尤需注意外阴发育情况，处女膜有无闭锁，有无阴道、子宫、卵巢缺如。

（3）辅助检查 西医学认为闭经只是一种症状，可由多种疾病引起，临床根据病情选择必要检查以寻找闭经的原因。常用的辅助检查如下：

1）基础体温（BBT）、阴道脱落细胞检查、宫颈黏液结晶检查：此三种检查均可间接了解卵巢功能。BBT 变化可显示卵巢有无排卵，闭经者 BBT 单相，阴道脱落细胞检查及宫颈黏液结晶检查无周期变化。

2）血清性激素测定：包括 FSH（卵泡刺激素）、LH（黄体生成激素）、E_2（雌二醇）、P（孕酮）、T（睾酮）、PRL（催乳激素）等。通过以上性激素测定可协助判断闭经内分泌原因。

3）B 超检查：可排除先天性无子宫、子宫发育不良或无卵巢所致闭经。

4）头颅蝶鞍摄片或 CT、MRI 检查：以排除垂体肿瘤致闭经。

5）内窥镜检查、宫腔镜检查：可直接观察

子宫内膜及宫腔情况，以排除宫腔粘连所致闭经。腹腔镜检查加病理活检可提示多囊卵巢综合征、卵巢不敏感综合征。

6）诊断性刮宫：可了解性激素分泌情况、子宫颈与宫腔有无粘连、子宫内膜有无结核。

通过以上检查可明确病变部位和属何类闭经。

◎ 要点四 鉴别诊断

对于青春期前、妊娠期、哺乳期、绝经前后的月经停闭不行，或月经初潮后 1 年内月经不行，又无其他不适者，均属于生理性闭经，需要注意鉴别。

闭经同妊娠期停经鉴别：闭经为生育妇女月经停闭达 6 个月以上者，妊娠期月经停闭，可伴有厌食、择食、恶心呕吐等早孕反应，乳头着色、乳房增大等妊娠体征。妇科检查宫颈着色、质软，子宫增大，质软、B 超检查提示子宫增大，宫腔内见胚芽，甚至胚胎或胎儿。闭经者停经前大部分有月经紊乱，继而闭经，无妊娠反应和其他妊娠变化。

◎ 要点五 闭经的治疗原则

闭经的治疗原则应根据病证，虚者补而通之，实者泻而通之。通过补益之法，使气血恢复，脏腑平衡，血海充盛，则经自行。若因病而致经闭，又当先治原发疾病，待病愈则经可复行；经仍未复潮者，再辨证治之。

◎ 要点六 辨证论治

1. 气血虚弱证

主要证候：月经周期延迟、量少、色淡红、质薄，渐至经闭不行；神疲肢倦，头晕眼花，心悸气短，面色萎黄；舌淡，苔薄，脉沉缓或细弱。

治法：益气养血调经。

方药：人参养荣汤。

2. 肾气亏损证

主要证候：年逾 16 岁尚未行经，或月经初潮偏迟，时有月经停闭，或月经周期建立后，由

月经周期延后、经量减少渐至月经停闭；或体质虚弱，全身发育欠佳，第二性征发育不良，或腰腿酸软，头晕耳鸣，倦怠乏力，夜尿频多；舌淡暗，苔薄白，脉沉细。

治法：补肾益气，调理冲任。

方药：加减苁蓉菟丝子丸加淫羊藿、紫河车。

3. 阴虚血燥证

主要证候：月经周期延后、经量少、色红质稠，渐至月经停闭不行；五心烦热，颧红唇干，盗汗甚至骨蒸劳热，干咳或咳嗽唾血；舌红，少苔，脉细数。

治法：养阴清热调经。

方药：加减一阴煎加丹参、黄精、女贞子、制香附。

4. 气滞血瘀证

主要证候：月经停闭不行，胸胁、乳房胀痛，精神抑郁，少腹胀痛拒按，烦躁易怒；舌紫暗，有瘀点，脉沉弦而涩。

治法：理气活血，祛瘀通经。

方药：血府逐瘀汤。

5. 痰湿阻滞证

主要证候：月经延后、经量少、色淡质黏腻，渐至月经停闭；伴形体肥胖，胸闷泛恶，神疲倦怠，纳少，痰多，或带下量多、色白；苔腻，脉滑。

治法：健脾燥湿化痰，活血调经。

方药：四君子汤合苍附导痰丸加当归、川芎。

6. 寒凝血瘀证

主要证候：月经停闭数月，小腹冷痛拒按，得热则痛缓，形寒肢冷，面色青白；舌紫暗，苔白，脉沉紧。

治法：温经散寒，活血调经。

方药：温经汤（《妇人大全良方》）。

细目十一　痛　经

◎ 要点一　概述

痛经是指妇女正值经期或经行前后出现周期性小腹疼痛或痛引腰骶，甚至剧痛晕厥者，又称"经行腹痛"。

西医妇产科学将痛经分为原发性痛经和继发性痛经。原发性痛经又称功能性痛经，是指生殖器官无器质性病变者；由于盆腔器质性疾病如子宫内膜异位症、子宫腺肌病、盆腔炎或宫颈狭窄等所引起的属继发性痛经。原发性痛经以青少年女性多见，继发性痛经则常见于育龄期妇女。

◎ 要点二　病因病机

痛经病位在子宫、冲任，以"不通则痛"或"不荣则痛"为主要病机。实者可由气滞血瘀、寒凝血瘀、湿热瘀阻导致子宫的气血运行不畅，"不通则痛"；虚者主要由于气血虚弱、肾气亏损致子宫失于濡养，"不荣则痛"。之所以伴随月经周期而发，又与经期及经期前后特殊生理状态有关。未行经期间，由于冲任气血平和，致病因素尚不足以引起冲任、子宫气血瘀滞或不足，故平时不发生疼痛。经期前后，血海由满盈而泻溢，气血由盛实而骤虚，子宫、冲任气血变化较平时急剧，易受致病因素干扰，加之体质因素的影响，导致子宫、冲任气血运行不畅或失于濡养，不通或不荣而痛。经净后子宫、冲任气血渐复则疼痛自止。但若病因未除，素体状况未获改善，则下次月经来潮，疼痛又复发。

◎ 要点三　辨证要点

根据疼痛发生的时间、部位、性质以及疼痛的程度辨虚实寒热。一般而言，痛发于经前或经行之初，多属实；月经将净或经后始作痛者，多属虚。辨痛之部位以察病位在肝在肾，在气在血，如痛在少腹一侧或双侧多属气滞，病在肝；小腹是子宫所居之地，其痛在小腹正

中常与子宫瘀滞有关；若痛及腰脊多属病在肾。详查疼痛的性质、程度是本病辨证的重要内容，隐痛、疗痛、坠痛、喜揉喜按属虚；掣痛、绞痛、灼痛、刺痛、拒按属实。灼痛得热反剧属热，绞痛、冷痛得热减轻属寒。痛甚于胀，持续作痛属血瘀；胀甚于痛，时痛时止属气滞等。此为辨证之大要，临证需结合月经期、量、色、质，伴随症状，舌、脉及素体情况和病史综合分析。

◎ 要点四　痛经发作时的急症处理

痛经发作时，可选择下述治法、方药以缓急止痛。

1. 针灸　对原发性痛经有较好疗效，目前临床应用较广泛。

（1）实证　毫针泻法，寒邪甚者可用艾灸。主穴：三阴交、中极；配穴：寒凝者，加归来、地机；气滞者加太冲；腹胀者，加天枢、气海；胁痛者加阳陵泉、光明；胸闷者加内关。

（2）虚证　毫针补法，可加用灸法。主穴：三阴交、足三里、气海；配穴：气血亏虚加脾俞、胃俞；肝肾不足加太溪、肝俞、肾俞；头晕耳鸣加悬钟。

2. 田七痛经胶囊　蒲黄 0.275g，醋炒五灵脂、田七末、延胡索、川芎、小茴香各 0.3g，木香 0.2g，冰片 0.025g。每小瓶 2g 药粉或每 1g 药粉分装胶囊 3 粒。日服 3 次，每服 2g。

◎ 要点五　辨证论治

1. 气滞血瘀证

主要证候：经前或经期小腹胀痛拒按，经血量少，行而不畅，血色紫暗有块，块下痛暂减；乳房胀痛，胸闷不舒；舌质紫暗或有瘀点，脉弦。

治法：理气行滞，化瘀止痛。

方药：膈下逐瘀汤。

2. 寒凝血瘀证

主要证候：经前或经期小腹冷痛拒按，得热痛减；月经或见推后，量少，经色暗而有瘀块；

面色青白,肢冷畏寒;舌暗,苔白,脉沉紧。

治法:温经散寒,化瘀止痛。

方药:少腹逐瘀汤。

3. 湿热瘀阻证

主要证候:经前或经期小腹疼痛或胀痛不适,有灼热感,或痛连腰骶,或平时小腹疼痛,经前加剧;经血量多或经期长,色暗红,质稠或夹较多黏液;平素带下量多,色黄质稠有臭味;或伴有低热起伏,小便黄赤;舌质红,苔黄腻,脉滑数或弦数。

治法:清热除湿,化瘀止痛。

方药:清热调血汤加车前子、薏苡仁、败酱草或银甲丸。

4. 气血虚弱证

主要证候:经期或经后小腹隐隐作痛,喜按,或小腹及阴部空坠不适;月经量少,色淡,质清稀;面色无华,头晕心悸,神疲乏力;舌质淡,脉细无力。

治法:益气养血,调经止痛。

方药:圣愈汤。

5. 肾气亏损证

主要证候:经期或经后1~2天内小腹绵绵作痛,伴腰骶酸痛;经色暗淡,量少,质稀薄;头晕耳鸣,面色晦暗,健忘失眠;舌质淡红,苔薄,脉沉细。

治法:补肾益精,养血止痛。

方药:益肾调经汤或调肝汤。

◎ 要点六 预防与调护

注重经期、产后卫生,以减少痛经发生。患者经期保暖,避免受寒;保持精神愉快,气机畅达,经血流畅;注意调摄,慎勿为外邪所伤;不可过用寒凉或滋腻的药物,服食生冷之品;均有利于减缓疼痛,促进疾病早期向愈。

细目十二 经行乳房胀痛

◎ 要点一 概述

每于行经前后,或正值经期,出现乳房作胀,或乳头胀痒疼痛,甚至不能触衣者,称"经行乳房胀痛"。

◎ 要点二 病因病机

经行乳房胀痛的发生,根据其发病部位、发病时间等应与肝、胃、肾密切关系。因肝经循胁肋,过乳头,乳头乃足厥阴肝经支络所属,乳房为足阳明胃经经络循行之所,足少阴肾经入乳内。故有乳头属肝、乳房属胃亦属肾所主之说。肝藏血,主疏泄,本病发生多在经前或经期,此时气血下注冲任血海,易使肝血不足,气偏有余,肝失条达或肝肾失养所致。七情内伤,肝气郁结,气血运行不畅,脉络欠通,不通则痛;或肝肾亏虚,乳络失于濡养而痛;或脾胃虚弱,运化失职,水湿聚而成痰,冲气夹痰湿阻络,乳络不畅,遂致乳房胀痛或乳头痒痛。

◎ 要点三 辨证论治

1. 肝气郁结证

主要证候:经前或经行乳房胀满疼痛,或乳头痒痛,甚则痛不可触衣。经行不畅,血色暗红,小腹胀痛;胸闷胁胀,精神抑郁,时叹息;苔薄白,脉弦。

治法:疏肝理气,和胃通络。

方药:柴胡舒肝散。

2. 肝肾亏虚证

主要证候:经行或经后两乳作胀作痛,乳房按之柔软无块,月经量少,色淡;两目干涩,咽干口燥,五心烦热;舌淡或舌红,少苔,脉细数。

治法:滋肾养肝,和胃通络。

方药:一贯煎。

3. 胃虚痰滞证

主要证候:经前或经期乳房胀痛或乳头痒痛,痛甚不可触衣,胸闷痰多,食少纳呆,平素带下量多,色白稠黏,月经量少,色淡;舌淡胖,苔白腻,脉缓滑。

治法:健胃祛痰,活血止痛。

方药:四物汤合二陈汤去甘草。

细目十三　经行头痛

◎ 要点一　概述

每遇经期或行经前后，出现以头痛为主要症状，经后辄止者，称为"经行头痛"。

◎ 要点二　病因病机

本病属于内伤性头痛范畴，其发作与月经密切相关。因头为诸阳之会，五脏六腑之气皆上荣于头，足厥阴肝经会于巅，肝为藏血之脏，经行时气血下注冲任而为月经，阴血相对不足，故凡外感、内伤均可在此时引起脏腑气血失调而为患。常见的病因有情志内伤，肝郁化火，上扰清窍；或瘀血内阻，络脉不通；或痰湿上扰，阻滞脑络；或素体血虚，经行时阴血益感不足，脑失所养。

◎ 要点三　辨证论治

1. 肝火证

主要证候：经行头痛，甚或颠顶掣痛，头晕目眩，月经量稍多，色鲜红；烦躁易怒，口苦咽干；舌质红，苔薄黄，脉弦细数。

治法：清热平肝息风。

方药：羚角钩藤汤。

2. 血瘀证

主要证候：每逢经前、经期头痛剧烈，痛如锥刺，经色紫暗有块；伴小腹疼痛拒按，胸闷不舒；舌暗或尖边有瘀点，脉细涩或弦涩。

治法：化瘀通络。

方药：通窍活血汤。

3. 痰湿中阻证

主要证候：经前或经期头痛，头晕目眩，形体肥胖，平日带多稠黏，月经量少，色淡，面色不华；舌淡胖，苔白腻，脉滑。

治法：燥湿化痰，通络止痛。

方药：半夏白术天麻汤加葛根、丹参。

4. 血虚证

主要证候：经期或经后头晕，头部绵绵作痛，月经量少，色淡，质稀；心悸少寐，神疲乏力；舌淡，苔薄，脉虚细。

治法：养血益气。

方药：八珍汤加首乌、蔓荆子。

细目十四　经行感冒

◎ 要点一　概述

每值经行前后或正值经期，出现感冒症状，经后逐渐缓解者，称"经行感冒"。

◎ 要点二　病因病机

本病以感受风邪为主，夹寒则为风寒，夹热则为风热。多由素体气虚，卫阳不密，经行阴血下注于胞宫，体虚益甚，此时血室正开，腠理疏松，卫气不固，风邪乘虚侵袭；或素有伏邪，随月经周期反复乘虚而发。经后因气血渐复，则邪去表解而缓解。常见病因有风寒、风热、邪入少阳。

◎ 要点三　辨证论治

1. 风寒证

主要证候：每至经行期间，发热，恶寒，无汗，鼻塞流涕，咽喉痒痛，咳嗽痰稀，头痛身痛；舌淡红，苔薄白，脉浮紧。经血净后，诸证渐愈。

治法：解表散寒，和血调经。

方药：荆穗四物汤。

2. 风热证

主要证候：每于经行期间，发热身痛，微恶风，头痛汗出，鼻塞咳嗽，痰稠，口渴欲饮；舌红，苔黄，脉浮数。

治法：疏风清热，和血调经。

方药：桑菊饮加当归、川芎。

3. 邪入少阳证

主要证候：每于经期即出现寒热往来，胸胁苦满，口苦咽干，心烦欲呕，头晕目眩，默默不欲饮食；舌红，苔薄白或薄黄，脉弦或弦数。

治法：和解表里。

方药：小柴胡汤。

细目十五 经行身痛

◎ 要点一 概述

每遇经行前后或正值经期，出现以身体疼痛为主症者，称"经行身痛"。

◎ 要点二 病因病机

本病病机是素体正气不足，营卫失调，筋脉失养，不荣而痛；或因宿有寒湿留滞，经行时气血下注冲任，因寒凝血瘀，经脉阻滞，以致气血不通而身痛。

◎ 要点三 辨证论治

1. 血虚证

主要证候：经行时肢体疼痛麻木，肢软乏力，月经量少，色淡，质薄，面色无华；舌质淡红，苔白，脉细弱。

治法：养血益气，柔筋止痛。

方药：当归补血汤加白芍、鸡血藤、丹参、玉竹。

2. 血瘀证

主要证候：经行时腰膝、肢体、关节疼痛，得热痛减，遇寒疼甚，月经推迟，经量少，色暗，或有血块；舌紫暗，或有瘀斑，苔薄白，脉沉紧。

治法：活血通络，益气散寒止痛。

方药：趁痛散。

细目十六 经行泄泻

◎ 要点一 概述

每值行经前后或经期，大便溏薄，甚或水泻，日解数次，经净自止者，称为"经行泄泻"。本病以泄泻伴随月经周期而出现为主要特点，临床也有平素有慢性腹泻，遇经行而发作尤甚者，亦属本病范畴。若经期偶因饮食不节，或伤于风寒而致泄泻者，则不属本病范围。

◎ 要点二 病因病机

本病的发生主要责之于脾肾虚弱。脾主运化，肾主温煦，为胃之关，主司二便。若二脏功能失于协调，脾气虚弱或肾阳不足，则运化失司，水谷精微不化，水湿内停。经行之际，气血下注冲任，脾肾益虚而致经行泄泻。

◎ 要点三 辨证论治

1. 脾虚证

主要证候：月经前后，或正值经期，大便溏泄，经行量多，色淡质薄；脘腹胀满，神疲肢软，或面浮肢肿；舌淡红，苔白，脉濡缓。

治法：健脾渗湿，理气调经。

方药：参苓白术散。

2. 肾虚证

主要证候：经行或经后，大便泄泻，或五更泄泻，经色淡，质清稀；腰膝酸软，头晕耳鸣，畏寒肢冷；舌淡，苔白，脉沉迟。

治法：温阳补肾，健脾止泻。

方药：健固汤合四神丸。

细目十七 经行浮肿

◎ 要点一 概述

每逢经行前后，或正值经期，头面四肢浮肿者，称为经行浮肿。

◎ 要点二 病因病机

脾为水之制，肾为水之本，一主运化，一司开阖。脾主运化，脾虚则运化功能失职，水湿为患，泛溢肌肤则为肿。而肾主水，为水脏，体内水液有赖肾阳的蒸腾气化，才能正常运行敷布排泄。肾虚则气化失职，不能化气行水，水液溢于肌肤而为肿。经前、经行时气血下注于胞宫，若素体脾肾虚损，值经行则脾肾更虚，气化运行失司，水湿生焉，因而出现经行浮肿。也有因肝郁气滞，血行不畅，滞而作胀者。

◎ 要点三 辨证论治

1. 脾肾阳虚证

主要证候：经行面浮肢肿，按之没指，晨起头面肿甚，月经推迟，经行量多，色淡，质薄；腹胀纳减，腰膝酸软，大便溏薄；舌淡，苔白腻，脉沉缓，或濡细。

治法：温肾化气，健脾利水。

方药：肾气丸合苓桂术甘汤。

2. 气滞血瘀证

主要证候：经行肢体肿胀，按之随手而起，经血色暗有块，脘闷胁胀，善叹息；舌紫暗，苔薄白，脉弦涩。

治法：理气行滞，养血调经。

方药：八物汤加泽泻、益母草。

细目十八 经行吐衄

◎ 要点一 概述

每逢经行前后，或正值经期，出现周期性的吐血或衄血者，称"经行吐衄"。常伴经量减少，好像是月经倒行逆上，亦有"倒经""逆经"之称。

本病相当于西医学的"代偿性月经"。

◎ 要点二 病因病机

本病之因，由血热而冲气上逆，迫血妄行所致。出于口者为吐，出于鼻者为衄。临床以鼻衄为多。常见肝经郁火、肺肾阴虚。

◎ 要点三 辨证论治

1. 肝经郁火证

主要证候：经前或经期吐血、衄血，量较多，色鲜红，月经可提前、量少甚或不行；心烦易怒，或两胁胀痛，口苦咽干，头晕耳鸣，尿黄便结；舌红，苔黄，脉弦数。

治法：清肝调经。

方药：清肝引经汤。

2. 肺肾阴虚证

主要证候：经前或经期吐血、衄血，量少，色暗红，月经每先期、量少；平素可有头晕耳鸣，手足心热，两颧潮红，潮热咳嗽，咽干口渴；舌红或绛，苔滑剥或无苔，脉细数。

治法：滋阴养肺。

方药：顺经汤。

细目十九 经行情志异常

◎ 要点一 概述

每值行经前后，或正值经期，出现烦躁易怒，悲伤啼哭，或情志抑郁，喃喃自语，或彻夜不眠，甚或狂躁不安，经后复如常人者，称为"经行情志异常"。

本病以经前情绪易于失控，无端悲伤、易怒，而月经周期的其他时间精神、情绪又完全正常为特点。

◎ 要点二 病因病机

该病发生的主要机理多由于情志内伤，肝气郁结，痰火内扰，遇经行气血骤变，扰动心神而致。常见心血不足、肝经郁热、痰火上扰证。

◎ 要点三 辨证论治

1. 心血不足证

主要证候：经前或经期，精神恍惚，心神不宁，无故悲伤，心悸失眠，月经量少，色淡；舌淡，苔薄白，脉细。

治法：补血养心，安神定志。

方药：甘麦大枣汤合养心汤去川芎、半夏曲。

2. 肝经郁热证

主要证候：经前或经期，烦躁易怒，或抑郁不乐，头晕目眩，口苦咽干，胸胁胀满，不思饮食，月经量多，色深红；舌红，苔黄，脉弦数。

治法：清肝泄热，解郁安神。

方药：丹栀逍遥散酌加川楝子、生龙齿、代赭石。

3. 痰火上扰

主要证候：经前或经期精神狂躁，烦乱不安，或语无伦次，头痛失眠，或面红目赤，溲黄便结，或心胸烦闷，不思饮食，月经量或偏少，色红或深红，质稠黏，或夹小血块；舌质红，苔黄腻，脉滑数有力。

治法：清热化痰，宁心安神。

方药：生铁落饮加郁金、川连。

细目二十　绝经前后诸证

◎ 要点一　概述

妇女在绝经期前后，围绕月经紊乱或绝经出现明显不适证候，如烘热汗出、烦躁易怒、潮热面红、眩晕耳鸣、心悸失眠、腰背酸楚、面浮肢肿、情志不宁等症状，称为绝经前后诸证，亦称"经断前后诸证"。这些证候往往三三两两，轻重不一，参差出现，持续时间或长或短，短者仅数月，长者迁延数年。甚者可影响生活和工作，降低生活质量，危害妇女身心健康。

◎ 要点二　病因病机

《素问·上古天真论》曰："女子七岁，肾气盛，齿更发长；二七而天癸至，任脉通，太冲脉盛，月事以时下，故有子……七七任脉虚，太冲脉衰少，天癸竭，地道不通，故形坏而无子也。"这是女性生长发育、生殖与衰老的自然规律，多数妇女可以顺利渡过，但部分妇女则由于体质、产育、疾病、营养、劳逸、社会环境、精神因素等方面的原因，不能很好地调节这一生理变化，使得肾阴阳平衡失调而导致本病。另外，肾阴阳失调，常涉及其他脏腑，尤以心、肝、脾为主。若肾阴不足，不能上济心火，则心火偏亢；乙癸同源，肾阴不足，精亏不能化血，导致肝肾阴虚，肝失柔养，肝阳上亢；肾与脾先后天互相充养，脾阳赖肾阳以温煦，肾虚阳衰，火不暖土，又导致脾肾阳虚。常见肾阴虚、肾阳虚、肾阴阳俱虚证。

◎ 要点三　辨证论治

1. 肾阴虚证

主要证候：绝经前后，月经紊乱，月经提前量少或量多，或崩或漏，经色鲜红；头晕目眩，耳鸣，头部面颊阵发性烘热，汗出，五心烦热，腰膝酸痛，足跟疼痛，或皮肤干燥、瘙痒，口干便结，尿少色黄；舌红，少苔，脉细数。

治法：滋养肾阴，佐以潜阳。

方药：左归丸加减。

2. 肾阳虚证

主要证候：经断前后，经行量多，经色淡暗，或崩中漏下；精神萎靡，面色晦暗，腰背冷痛，小便清长，夜尿频数，或面浮肢肿；舌淡，或胖嫩边有齿印，苔薄白，脉沉细弱。

治法：温肾扶阳。

方药：右归丸加减。

3. 肾阴阳俱虚证

主要证候：经断前后，月经紊乱，量少或多；乍寒乍热，烘热汗出，头晕耳鸣，健忘，腰背冷痛；舌淡，苔薄，脉沉弱。

治法：阴阳双补。

方药：二仙汤加减。

4. 心肾不交证

主要证候：绝经前后，心烦失眠，心悸易惊，甚至情志失常，月经周期紊乱，量少或多，经色鲜红，头晕健忘，腰酸乏力；舌红，苔少，脉细数。

治法：滋阴补血，养心安神。

方药：天王补心丹。

◎ 要点四　预防与调护

定期进行体格检查、妇科检查、防癌检查、内分泌学检查；若因癥瘕行开腹手术，应尽量保留或不损伤无病变的卵巢组织；维持适度的性生活、调畅情志，防止心理早衰；适当散步，参加各项体育锻炼，增强体质，调节阴阳气血；注意劳逸结合，生活规律、睡眠充足，避免过度疲劳和紧张；饮食应适当限制高脂、高糖类物质的摄入，注意补充新鲜水果蔬菜及钙钾等矿物质；进入绝经前后期，注重参加社会保健，每年接受一次妇女病普查，并全面体检一次，完善各项目的检验，建立一个系统的肿瘤筛查医疗保健措施。

第七单元　带下病

细目一　概　述

◎ 要点一　带下病的定义

带下病是指带下量明显增多或减少，色、质、气味发生异常，或伴有全身或局部症状者。带下明显增多者称为带下过多；带下明显减少者称为带下过少。在某些生理性情况下也可出现带下量增多或减少，如妇女在月经期前后、排卵期、妊娠期其带下量增多而无其他不适者，为生理性带下；绝经前后白带减少而无明显不适者，也为生理现象，均不作病论。

◎ 要点二　带下病的治疗原则

带下过多者，治疗以除湿为主。一般治脾宜运、宜升、宜燥；治肾宜补、宜固、宜涩；湿热和热毒宜清、宜利；阴虚夹湿则补清兼施。虚实夹杂证及实证治疗还需配合外治法。

带下过少一病，虽有肝肾阴虚、血枯瘀阻之不同，其根本是阴血不足，治疗重在滋补肝肾之阴精，佐以养血、化瘀等。用药不可肆意攻伐，过用辛燥苦寒之品，以免耗津伤阴，犯虚虚之戒。

细目二　带下过多

◎ 要点一　概述

带下过多是指带下量明显增多，色、质、气味异常，或伴有局部及全身症状者。古代有"白沃""赤白沥""下白物"等名称。

◎ 要点二　病因病机

本病的主要病机是湿邪伤及任带二脉，使任脉不固，带脉失约。湿邪是导致本病的主要原因，但有内外之别。脾肾肝三脏功能失调是产生内湿之因，脾虚失运，水湿内生；肾阳虚衰，气化失常，水湿内停；肝郁侮脾，肝火夹脾湿下注。外湿多因久居湿地，或涉水淋雨，或摄生不洁，或不洁性交等，以致感受湿热毒虫邪。常见病因有脾虚、肾阳虚、阴虚夹湿、湿热下注、热毒蕴结。

◎ 要点三　辨证要点

带下过多的辨证要点主要是根据带下的量、色、质、气味的异常以辨寒热虚实。一般而论，带下色淡、质稀者为虚寒；色黄、质稠、有秽臭者为实热。临证时，结合全身症状、舌脉、病史等进行综合分析。

◎ 要点四　辨证论治

1. 脾虚证

主要证候：带下量多，色白或淡黄，质稀薄，或如涕如唾，绵绵不断，无臭；面色㿠白或萎黄，四肢倦怠，脘胁不舒，纳少便溏，或四肢浮肿；舌淡胖，苔白或腻，脉细缓。

治法：健脾益气，升阳除湿。

方药：完带汤。

若脾虚湿蕴化热，症见带下量多，色黄，黏稠，有臭味者，治宜健脾祛湿，清热止带，方用易黄汤。

2. 肾阳虚证

主要证候：带下量多，绵绵不断，质清稀如水；腰酸如折，畏寒肢冷，小腹冷感，面色晦暗，小便清长，或夜尿多，大便溏薄；舌质淡，苔白润，脉沉迟。

治法：温肾培元，固涩止带。

方药：内补丸。

3. 阴虚夹湿证

主要证候：带下量多，色黄或赤白相兼，质稠，有气味，阴部灼热感，或阴部瘙痒；腰酸腿软，头晕耳鸣，五心烦热，咽干口燥，或烘热汗出，失眠多梦；舌质红，苔少或黄腻，脉细数。

治法：滋肾益阴，清热利湿。

方药：知柏地黄汤。

4. 湿热下注证

主要证候：带下量多，色黄或呈脓性，质黏稠，有臭气，或带下色白质黏，呈豆渣样，外阴瘙痒；小腹作痛，口苦口腻，胸闷纳呆，小便短赤；舌红，苔黄腻，脉滑数。

治法：清利湿热，佐以解毒杀虫。

方药：止带方。

若肝经湿热下注，症见带下量多色黄或黄绿，质黏稠，或呈泡沫状，有臭气，阴痒；烦躁易怒，口苦咽干，头晕头痛；舌边红，苔黄腻，脉弦滑，治宜清肝利湿止带，方用龙胆泻肝汤。

若湿浊偏甚，症见带下量多，色白，如豆渣状或凝乳状，阴部瘙痒；脘闷纳差；舌红，苔黄腻，脉滑数，治宜清热利湿，疏风化浊，方用萆薢渗湿汤加苍术、藿香。

5. 热毒蕴结证

主要证候：带下量多，黄绿如脓，或赤白相兼，或五色杂下，质黏腻，臭秽难闻；小腹疼痛，腰骶酸痛，烦热头晕，口苦咽干，小便短赤，大便干结；舌红，苔黄或黄腻，脉滑数。

治法：清热解毒。

方药：五味消毒饮加土茯苓、败酱草、鱼腥草、薏苡仁。

◎ 要点五 外治法

实证带下病多结合白带检查结果配合外治法治疗。

1. 外洗法 洁尔阴、肤阴洁、皮肤康等洗剂，适用于各类阴道炎。

2. 阴道纳药法 洁尔阴泡腾片、保妇康栓等，适用于各类阴道炎；双料喉风散、珍珠层粉等，适用于宫颈糜烂及老年性阴道炎。

3. 热熨法 火熨、电灼、激光等，使病变组织凝固、坏死、脱落、修复、愈合而达到治疗目的，适用于因宫颈炎而致带下过多者。

◎ 要点六 预防与调护

1. 保持外阴清洁干爽，勤换内裤。注意经期、产后卫生，禁止盆浴。

2. 经期勿冒雨涉水和久居阴湿之地，以免感受湿邪。不宜过食肥甘或辛辣之品，以免滋生湿热。

3. 对具有交叉感染的带下病，在治疗期间需禁止性生活，性伴侣应同时接受治疗。并禁止游泳和使用公共洁具。

4. 做好计划生育工作，避免早婚多产，避免多次人工流产。

5. 定期进行妇科普查，发现病变及时治疗。

6. 进行妇科检查或手术操作时，应严格执行无菌操作，防止交叉感染。

细目三 带下过少

◎ 要点一 概述

带下过少是指带下量明显减少，导致阴中干涩痒痛，甚至阴部萎缩者。

◎ 要点二 病因病机

本病的主要病机是阴液不足，不能渗润阴道。肝肾亏损、血枯瘀阻是导致带下过少的主要原因。

◎ 要点三 辨证论治

1. 肝肾亏损证

主要证候：带下过少，甚至全无，阴部干涩灼痛，或伴阴痒，阴部萎缩，性交疼痛，甚则性交干涩困难；头晕耳鸣，腰膝酸软，烘热汗出，烦热胸闷，夜寐不安，小便黄，大便干结；舌红，少苔，脉细数或沉弦细。

治法：滋补肝肾，养精益血。

方药：左归丸加知母、肉苁蓉、紫河车、麦冬。

2. 血枯瘀阻证

主要证候：带下过少，甚至全无，阴中干涩，阴痒；或面色无华，头晕眼花，心悸失眠，神疲乏力，或经行腹痛，经色紫暗，有血块，肌肤甲错，或下腹有包块；舌质暗，边有瘀点瘀斑，脉细涩。

治法：补血益精，活血化瘀。

方药：小营煎加丹参、桃仁、牛膝。

第八单元　妊娠病

细目一　概　述

◎ 要点一　妊娠病的定义

妊娠期间，发生与妊娠有关的疾病，称"妊娠病"。

◎ 要点二　妊娠病的范围

包括妊娠恶阻、妊娠腹痛、异位妊娠、胎漏、胎动不安、堕胎、小产、滑胎、胎萎不长、胎死不下、子满、子肿、子晕、子痫、子嗽、妊娠小便淋痛、妊娠小便不通、妊娠瘙痒症、妊娠贫血、难产等。

◎ 要点三　妊娠病的诊断

首先要明确妊娠诊断。根据停经史、早孕反应、脉滑等临床表现，结合辅助检查，如妊娠试验、基础体温、B超等判断是否妊娠。如需保胎可暂不进行妇科检查。如病情需要亦需择时进行妇科检查以明确诊断。并注意与激经、闭经、癥瘕等鉴别。妊娠病的诊断，自始至终要注意胎元未殒与已殒的鉴别，注意胎儿的发育情况以及母体的健康状况，必要时要注意排除畸胎等。

◎ 要点四　妊娠病的发病机理

1. **阴血虚**　阴血素虚，孕后阴血下聚以养胎元，阴血益虚，可致阴虚阳亢而发病。

2. **脾肾虚**　脾虚则气血生化乏源，胎失所养，若脾虚湿聚，则泛溢肌肤或水停胞中为病；肾虚则肾精匮乏，胎失所养。或肾气虚弱，胎失所系，胎元不固。

3. **冲气上逆**　孕后经血不泻，聚于冲任、子宫以养胎，冲脉气盛。冲脉隶于阳明，若胃气素虚，冲气上逆犯胃，胃失和降则呕恶。

4. **气滞**　素多忧郁，气机不畅，腹中胎体渐大，易致气机升降失常，气滞则血瘀水停而致病。

◎ 要点五　妊娠病的治疗原则

以胎元的正常与否为前提。胎元正常者，宜治病与安胎并举。安胎之法，以补肾健脾、调理气血为主。若胎元不正，胎堕难留，或胎死不下，或孕妇有病不宜继续妊娠者，则宜从速下胎以益母。

◎ 要点六　妊娠期间用药的注意事项

凡峻下、滑利、祛瘀、破血、耗气、散气以及一切有毒药品，都应慎用或禁用。如果病情确实有需要，亦可适当选用，但需严格掌握剂量和用药时间，"衰其大半而止"，以免动胎伤胎。

细目二　妊娠恶阻

◎ 要点一　概述

妊娠早期出现恶心呕吐、头晕倦怠，甚至食入即吐者，称为"恶阻"。

◎ 要点二　病因病机

恶阻的发生，主要病机是冲脉之气上逆，胃失和降。临床常见的病因为脾胃虚弱、肝胃不和，并可继发气阴两虚的恶阻重症。

◎ 要点三　鉴别诊断

本病应与葡萄胎、妊娠合并急性胃肠炎、孕痈相鉴别。

◎ 要点四　辨证论治

1. **脾胃虚弱证**

主要证候：妊娠早期，恶心呕吐不食，甚则食入即吐；口淡，呕吐清涎，头晕体倦，脘痞腹胀；舌淡，苔白，脉缓滑无力。

治法：健脾和胃，降逆止呕。

方药：香砂六君子汤。

2. **肝胃不和证**

主要证候：妊娠早期，恶心，呕吐酸水或苦水，恶闻油腻；烦渴，口干口苦，头胀而晕，胸满胁痛，嗳气叹息；舌淡红，苔微黄，脉弦滑。

治法：清肝和胃，降逆止呕。

方药：橘皮竹茹汤或苏叶黄连汤加姜半夏、枇杷叶、竹茹、乌梅。

3. 痰滞证

主要证候：妊娠早期，呕吐痰涎；胸膈满闷，不思饮食，口中淡腻，头晕目眩，心悸气短；舌淡胖，苔白腻，脉滑。

治法：化痰除湿，降逆止呕。

方药：青竹茹汤。

◎ 要点五　妊娠恶阻的调摄

本病发生往往与精神因素有关，患者应保持乐观愉快的情绪，解除顾虑，避免精神刺激。生活上需调配饮食，宜清淡、易消化，忌肥甘厚味及辛辣之品，鼓励进食，少量多餐，服药应采取少量缓缓呷服之法，以获药力。

细目三　异位妊娠

◎ 要点一　概述

凡孕卵在子宫体腔以外着床发育，称为"异位妊娠"，以输卵管妊娠为最常见，占 90% ~ 95%，可造成急性腹腔内出血，是妇产科常见急腹症之一，俗称"宫外孕"。但两者含义稍有不同，异位妊娠包括输卵管妊娠、卵巢妊娠、腹腔妊娠、阔韧带妊娠、宫颈妊娠及子宫残角妊娠；宫外孕则仅指子宫以外的妊娠，不包括宫颈妊娠和子宫残角妊娠。中医学文献中并未有该病名的记载，但在"妊娠腹痛""经漏""癥瘕"等病证中有类似症状的描述。

◎ 要点二　病因病机

异位妊娠的发病机理与少腹宿有瘀滞，冲任胞脉、胞络不畅，或先天肾气不足，后天脾气受损等因素有关。由于脾肾气虚，不能把孕卵及时运送至子宫，或由于瘀阻，运送孕卵受阻，不能移行至子宫，而在输卵管内发育，以致破损脉络，阴血内溢于少腹，发生血瘀、血虚、厥脱等一系列证候。病机的本质在于少腹血瘀实证。

病情发展，孕卵胀破脉络，血溢于少腹，可迅速发展为阴血暴亡、气随血脱的厥脱证，危及生命。

◎ 要点三　异位妊娠的诊断与鉴别诊断

根据病史，临床表现有停经、阴道不规则出血、腹痛及相关体征，妇科检查、尿妊娠试验、B 超、后穹隆穿刺可明确诊断。本病应与妊娠腹痛、胎动不安、黄体破裂、急性阑尾炎、急性盆腔炎、卵巢囊肿蒂扭转等相鉴别。

◎ 要点四　异位妊娠的临床表现

多有停经史及早孕反应，未破损型多无明显腹痛，或仅有下腹一侧隐痛，已破损型可有腹痛、阴道不规则出血、晕厥与休克等表现，当输卵管破裂时患者突感下腹一侧撕裂样剧痛，可波及下腹或全腹，有的还引起肩胛部放射性疼痛。

◎ 要点五　急症处理及手术适应证

1. 急症处理

（1）患者平卧，立即监测生命体征，观察患者神志。

（2）急查血常规、血型及交叉配血，备血，必要时输血。

（3）立即给予输氧、补液。可用丽参注射液 10mL 配 50% 葡萄糖注射液 20mL 静推，或配 5% 葡萄糖注射液 500mL 静滴。

（4）有条件者可同时服用参附汤回阳救逆，或服生脉散合宫外孕I号方以益气固脱、活血化瘀。

（5）若腹腔出血过多，或经以上处理休克仍不能纠正者，应立即手术治疗。

2. 手术适应证

（1）停经时间长，疑为输卵管间质部或残角子宫妊娠者。

（2）休克严重，内出血量多或持续出血，虽经抢救而不易控制者。

（3）妊娠试验持续阳性，包块继续长大，杀胚药无效者。

（4）愿意同时施行绝育术者。

◎ 要点六　辨证论治

本病辨证治疗的重点是随着病情的发展，动态观察治疗，并在有输血、输液及手术准备的条件下进行服药。

1. 未破损期　指输卵管妊娠尚未破损者。

主要证候：停经后可有早孕反应，或下腹一侧有隐痛，双合诊可触及一侧附件有软性包块，有压痛，尿妊娠试验为阳性，脉弦滑。

治法：活血化瘀，消癥杀胚。

方药：宫外孕Ⅱ号方（山西中医学院第一附属医院经验方）加蜈蚣、全蝎、紫草。

2. 已破损期　指输卵管妊娠流产或破裂者。临床有休克型、不稳定型及包块型。

（1）休克型

主要证候：突发下腹剧痛，面色苍白，四肢厥逆，或冷汗淋漓，恶心呕吐，血压下降或不稳定，有时烦躁不安，脉微欲绝或细数无力，并有腹部及妇科检查的体征。

治法：益气固脱，活血祛瘀。

方药：生脉散合宫外孕Ⅰ号方。

（2）不稳定型

主要证候：腹痛拒按，腹部有压痛及反跳痛，但逐渐减轻，可触及界线不清的包块，兼有少量阴道流血，血压平稳，脉细缓。

治法：活血祛瘀，佐以益气。

方药：宫外孕Ⅰ号方（山西中医学院第一附属医院经验方）。

（3）包块型

主要证候：腹腔血肿包块形成，腹痛逐渐减轻，可有下腹坠胀或便意感，阴道出血逐渐停止，脉细涩。

治法：活血祛瘀消癥。

方药：宫外孕Ⅱ号方。

◎ 要点七　预防与调护

1. 减少宫腔手术及人工流产术，避免产后和流产后的感染。

2. 积极治疗慢性盆腔炎、盆腔肿瘤等疾病。有慢性盆腔炎病史的病人在怀孕前宜做输卵管通畅检查，以减少异位妊娠的发病率。

3. 对曾有盆腔炎史、不孕史、放置宫内节育器而停经者，应注意异位妊娠的发生。

4. 对异位妊娠破损的病人，宜平卧或头低位，

以增加脑血流量及氧的供给。给予吸氧、保暖。

5. 对有生育要求的异位妊娠术后患者，仍应积极治疗盆腔炎症以通畅输卵管。

细目四　胎漏、胎动不安

◎ 要点一　概述

妊娠期间阴道少量出血，时出时止，或淋沥不断，而无腰酸、腹痛、小腹下坠者，称为"胎漏"，亦称"胞漏"或"漏胎"。妊娠期间出现腰酸、腹痛、小腹下坠，或伴有少量阴道出血者，称为"胎动不安"。本病发生在妊娠早期，类似于西医学的先兆流产，若发生在妊娠中、晚期，则类似于西医学的前置胎盘。

◎ 要点二　病因病机

胎漏、胎动不安的主要病机是冲任损伤、胎元不固。妊娠是胚胎寄生于母体子宫内生长发育和成熟的过程。母体和胎儿必须互相适应，否则易发生流产。胎元包括胎气、胎儿、胎盘三个方面，任何一方有问题，均可发生胎漏、胎动不安。常见病因有肾虚、气血虚弱、血热、跌仆伤胎和癥瘕伤胎。

◎ 要点三　流产鉴别诊断

胎漏、胎动不安是以胚胎、胎儿存活为前提，首辨胚胎存活与否，并要与妊娠期间有阴道出血或腹痛的疾病相鉴别。此外，本病之阴道出血还要与各种原因所致的宫颈出血相鉴别，如宫颈息肉出血。

◎ 要点四　辨证论治

本病首辨胎元未殒或已殒，胎元未殒宜保，按本病辨证论治；胎元已殒则应去胎，按堕胎、小产处理。治疗大法以补肾安胎为主，并根据不同的证型分别采用补肾健脾、清热凉血、益气养血或化瘀固冲法。

1. 肾虚证

主要证候：妊娠期阴道少量下血，色淡暗，腰酸、腹痛、下坠，或曾屡孕屡堕，头晕耳鸣，夜尿多，眼眶暗黑或有面部暗斑；舌淡，苔白，脉沉细滑尺脉弱。

治法：补肾健脾，益气安胎。

方药：寿胎丸加减。

2. 血热证

主要证候：妊娠期阴道少量出血，色深红或鲜红，质稠，或腰酸，口苦咽干，心烦少寐，溲黄便结；舌红，苔黄，脉滑数。

治法：清热凉血，养血安胎。

方药：保阴煎加减。

3. 气血虚弱证

主要证候：妊娠期阴道少量下血，色淡红，质稀薄，或小腹空坠而痛、腰酸，面色㿠白，心悸气短，神疲肢倦；舌淡，苔薄白，脉细弱略滑。

治法：补气养血，固肾安胎。

方药：胎元饮加减。

4. 跌仆伤胎证

证候：妊娠外伤，腰酸，腹胀坠，或阴道下血，舌象正常，脉滑无力。

治法：补气和血，安胎。

方药：圣愈汤合寿胎丸。

若下血较多者，去当归、川芎，加艾叶炭、阿胶。

5. 癥瘕伤胎证

证候：宿有癥瘕，孕后阴道不时少量下血，色红或暗红，胸腹胀满，少腹拘急，甚则腰酸下坠，皮肤粗糙，口干不欲饮，舌暗红或边尖有瘀斑，苔白，脉沉弦或沉涩。

治法：祛瘀消癥，固冲安胎。

方药：桂枝茯苓丸合寿胎丸。

久崩不止，症见头昏、乏力、心悸、失眠者，酌加制首乌、桑寄生、五味子；脘腹胀闷者，加黑荆芥、煨木香、炒枳壳；崩中量多者，加山茱萸、仙鹤草、血余炭。

◎ 要点五　预防与调护

流产大多是可以预防的。应提倡婚前、孕前检查，在夫妇双方身体最佳状态下妊娠，未病先防。孕后首忌交合，以静养胎。调畅情怀，生活有节。已病防变，及早安胎。围产保健，母子平安。

细目五　滑　胎

◎ 要点一　概述

凡堕胎或小产连续发生 3 次或 3 次以上者，称为"滑胎"，亦称"数堕胎""屡孕屡堕"。

◎ 要点二　病因病机

滑胎的主要机理为母体冲任损伤和胎元不健。若母体脾肾不足，气血虚弱，或宿有癥瘕之疾，或孕后跌仆闪挫，伤及冲任均可导致胎元不固而致滑胎。先天禀赋不足，胎元不健，致使胚胎损伤或不能成形，或成形易损，则发生屡孕屡堕。滑胎的病因临床常见有肾虚、脾肾虚弱、气血两虚、血热和血瘀。

◎ 要点三　诊断

1. 病史　堕胎、小产连续发生 3 次或 3 次以上者，称为滑胎。诊断时注意其连续性和自然殒堕的特点。多数滑胎病人，往往发生在妊娠后的相同月份，但也有部分病人滑胎不在相同月份。

2. 检查

（1）妇科检查　了解子宫发育，有无子宫肌瘤、子宫畸形及盆腔肿物等。

（2）实验室检查　查男女双方染色体。男子因诸多因素所导致的精子数目、活动力、畸形率的异常。女方查黄体功能、胎盘内分泌功能、ABO 抗原、血清抗体效价、抗心磷脂抗体等。

（3）辅助检查　通过 B 超或子宫-输卵管造影观察子宫形态、大小，有无畸形、宫腔粘连、子宫肌瘤、盆腔肿物，宫颈内口情况。特别是大月份小产者更应重视是否存在宫颈机能不全情况，若宫颈内口达 1.9cm 以上者可诊断为宫颈内口松弛。

◎ 要点四　辨证论治

1. 肾虚证

（1）肾气不足证

主要证候：屡孕屡堕，甚或应期而堕；孕后腰酸膝软，头晕耳鸣，夜尿频多，面色晦暗；舌质淡，苔薄白，脉细滑尺脉沉弱。

治法：补肾健脾，固冲安胎。

方药：补肾固冲丸。

（2）肾阳亏虚证

主要证候：屡孕屡堕；腰膝酸软，甚则腰痛如折，头晕耳鸣，畏寒肢冷，小便清长，夜尿频多，大便溏薄；舌淡，苔薄而润，脉沉迟或沉弱。

治法：温补肾阳，固冲安胎。

方药：肾气丸去泽泻，加菟丝子、杜仲、白术。

（3）肾精亏虚证

主要证候：屡孕屡堕；腰酸膝软，甚或足跟痛，头晕耳鸣，手足心热，两颧潮红，大便秘结；舌红少苔，脉细数。

治法：补肾填精，固冲安胎。

方药：育阴汤。

2. **气血虚弱证**

主要证候：屡孕屡堕；头晕目眩，神疲乏力，面色㿠白，心悸气短；舌质淡，苔薄白，脉细弱。

治法：益气养血，固冲安胎。

方药：泰山磐石散。

3. **血热证**

主要证候：屡孕屡堕，孕后阴道出血，色深红质稠；腰酸腹痛，面赤唇红，口干咽燥，便结尿黄，舌红苔黄，脉弦滑数。

治法：清热养血，滋肾安胎。

方药：保阴煎合二至丸加白术。

4. **血瘀证**

主要证候：素有癥瘕之疾，孕后屡孕屡堕；肌肤无华；舌质紫暗或有瘀斑，脉弦滑或涩。

治法：祛瘀消癥，固冲安胎。

方药：桂枝茯苓丸合寿胎丸。

◎ **要点五　预防与调护**

对曾经发生过堕胎、小产者，应在下次受孕前做好全面检查，"预培其损"，避孕1年，在夫妇双方身体最佳状态下妊娠，做到未病先防。孕后宜保持心情愉快，消除忧虑和恐惧心理，勿过度劳累，孕早期禁止性生活，及早安胎。避免跌仆损伤，维护气血平和，使胎元健固。还要注意饮食营养，保证胎儿正常发育。遵守医嘱，用药

保胎时间应超过既往堕胎、小产时间的2周以上，并做好围产期保健。

细目六　子　肿

◎ **要点一　概述**

子肿又称"妊娠肿胀"，其主症是妊娠中晚期，孕妇出现肢体面目肿胀者称"子肿"。

◎ **要点二　子气、皱脚、脆脚的含义**

1. **子气**　自膝至足肿，小水长者。
2. **皱脚**　两脚肿而肤厚者。
3. **脆脚**　两脚肿而皮薄者。

◎ **要点三　病因病机**

此病多发生在妊娠5~6月以后，此时胎体逐步长大，升降之机为之不利，若脏器本虚，胎碍脏腑，因孕重虚。因此，脾肾阳虚、水湿不化，或气滞湿停为妊娠肿胀的主要发病机理，脾肾两脏功能失常往往互相影响，或相继出现。

◎ **要点四　辨证论治**

妊娠肿胀的治疗应本着治病与安胎并举的原则，以运化水湿为主，适当加入养血安胎之品，慎用温燥寒凉、峻下、滑利之品，择用皮类利水药，以免伤胎。

1. **脾虚证**

主要证候：妊娠数月，面目四肢浮肿，或遍及全身，皮薄光亮，按之凹陷不起，面色黄白无华，神疲气短懒言，口淡而腻，脘腹胀满，食欲不振，小便短小，大便溏薄；舌淡体胖，边有齿痕，舌苔白润或腻，脉缓滑。

治法：健脾利水。

方药：白术散。

2. **肾虚证**

主要证候：妊娠数月，面浮肢肿，下肢尤甚，按之如泥，腰酸乏力，下肢逆冷，小便不利；舌淡，苔白润，脉沉迟。

治法：补肾温阳，化气利水。

方药：真武汤或肾气丸。

3. 气滞证

主要证候：妊娠 3~4 月后，肢体肿胀，始于两足，渐延于腿，皮色不变，随按随起，胸闷胁胀，头晕胀痛；苔薄腻，脉弦滑。

治法：理气行滞，除湿消肿。

方药：天仙藤散或正气天香散。

细目七　妊娠小便淋痛

◎ 要点一　概述

妊娠期间出现尿频、尿急、淋沥涩痛等症，称"妊娠小便淋痛"，或"妊娠小便难"，俗称"子淋"，类似于西医的妊娠合并泌尿系感染。

◎ 要点二　病因病机

病因总因于热，机理是热灼膀胱，气化失司，水道不利。其热有虚实之分，虚者阴虚内热；实者心火亢盛，湿热下注。

◎ 要点三　辨证论治

本病治疗上均以清润为主，不宜过于苦寒通利，以免重耗阴液，损伤胎元。

1. 阴虚津亏证

主要证候：妊娠期间，小便频数，淋沥涩痛，量少色淡黄，午后潮热，手足心热，大便干结，颧赤唇红；舌红少苔，脉细滑而数。

治法：滋阴清热，润燥通淋。

方药：知柏地黄丸加麦冬、五味子、车前子。

2. 心火偏亢证

主要证候：妊娠期间，小便频数，尿短赤，艰涩刺痛，面赤心烦，渴喜冷饮，甚者口舌生疮；舌红欠润，少苔或无苔，脉细数。

治法：清心泻火，润燥通淋。

方药：导赤散加玄参、麦冬。

3. 湿热下注证

主要证候：妊娠期间，突感尿频、尿急、尿痛，尿意不尽，欲解不能，小便短赤，小腹坠胀，胸闷食少，带下黄稠量多；舌红苔黄腻，脉弦滑数。

治法：清热利湿，润燥通淋。

方药：加味五苓散。

第九单元　产后病

细目一　概　述

◎ 要点一　产后病的定义

产妇在产褥期内发生与分娩或产褥有关的疾病，称为"产后病"。从胎盘娩出至产妇全身各器官除乳腺外恢复至孕前状态的一段时期，称产后，亦称"产褥期"，一般约为 6 周。古人有"弥月为期""百日为度"之说，俗称"小满月"与"大满月"，即产后一月（弥月）为小满月，产后三月（百日）为大满月。目前根据临床实际，将产后七日内称为"新产后"。

◎ 要点二　产后"三冲""三病""三急"的含义

汉代《金匮要略·妇人产后病脉证治》指出："新产妇人有三病，一者病痉，二者病郁冒，三者大便难。"《张氏医通·妇人门》云："败血上冲有三，或歌舞谈笑，或怒骂坐卧，甚者逾墙上屋，口咬拳打，山腔野调，号佛名神，此败血冲心，多死……若饱闷呕恶，腹满胀痛者曰冲胃……若面赤呕逆欲死曰冲肺……大抵冲心者，十难救一，冲胃者，五死五生，冲肺者，十全一二。"又论："产后诸病，惟呕吐、盗汗、泄泻为急，三者并见必危。"前人所指的产后病，涉及范围较广，根据现代临床的认识来看，古人所说的产后"三冲"，与西医产科的羊水栓塞有相似之处，是产时危急重症。

◎ 要点三　产后病的病因病机

产后病的发病机理可以概括为四个方面：一是亡血伤津。由于分娩用力、出汗、产创和出血，而使阴血暴亡，虚阳浮散，变生他病。二是元气受损。分娩是一个持续时间较长的体力持续消耗过程，若产程较长，产时用力耗气，产后操劳过早，或失血过多，气随血耗，而致气虚失摄、冲任不固。三是瘀血内阻。分娩创伤，脉络受损，血溢脉外，离经成瘀。产后百节空虚，若起居不慎，感受寒热之邪，寒凝热灼成瘀；或胞衣、胎盘残留，瘀血内阻，败血为病。四是外感六淫或饮食房劳所伤。产后元气、津血俱伤，腠理疏松，所谓"产后百节空虚"，生活稍有不慎或调摄失当，均可致气血不调，营卫失和，脏腑功能失常，冲任损伤而变生产后诸疾。

◎ 要点四　产后病的诊断与产后"三审"

产后疾病的诊断在运用四诊的基础上，根据新产特点，还需注意"三审"，即先审小腹痛与不痛，以辨有无恶露的停滞；次审大便通与不通，以验津液之盛衰，三审乳汁的行与不行及饮食之多少，以察胃气的强弱。同时还应根据病证，了解产妇体质，产前、产时、产后情况，参以脉证，必要时配合妇科检查及相应的实验室检查、辅助检查进行全面综合的分析，才能做出正确的诊断。

◎ 要点五　产后病的治疗原则

应根据亡血伤津、元气受损、瘀血内阻、多虚多瘀的特点，本着"勿拘于产后，亦勿忘于产后"的原则，结合病情进行辨证论治。常用的具体治法有补虚化瘀、清热解毒、益气固表、调理肾肝脾等。选方用药，又需照顾气血，行气勿过于耗散，化瘀勿过于攻逐，时时顾护胃气，消导必兼扶脾，寒证不宜过用温燥，热证不宜过用寒凉；解表不过于发汗，攻里不过于削伐；掌握补虚不滞邪，攻邪不伤正

的原则，勿犯虚虚实实之戒。

◎ 要点六　产后用药"三禁"

禁大汗以防亡阳；禁峻下以防亡阴；禁通利小便以防亡津液。此外，对产后病中的危急重症，如产后血晕、产后痉病、产后发热等，临证时必当详察，及时明确诊断，必要时中西医结合救治，以免贻误病情。

◎ 要点七　产后病的预防与调护

居室宜寒温适宜，空气流通，阳光充足，不宜关门闭户；衣着宜温凉合适，以防外感风寒或中暑；饮食宜清淡，富含营养而易消化；不宜过食生冷辛辣和肥腻煎炒之品，以免内伤脾胃；宜劳逸结合，以免耗气伤血；心情宜轻松舒畅，不宜悲恐抑郁太过，以防情志伤人。产后百日内，不宜交合，勿为房事所伤；尤宜保持外阴清洁卫生，以防病邪乘虚入侵。

细目二　产后发热

◎ 要点一　概述

产褥期内，出现发热持续不退，或突然高热寒战，并伴有其他症状者，称"产后发热"。如产后1~2日内，由于阴血骤虚，阳气外浮，而见轻微发热，而无其他症状，此乃营卫暂时失于调和，一般可自行消退，属正常生理现象。

◎ 要点二　病因病机

产后发热的原因较为复杂，但致病机理与产后"正气易虚，易感病邪，易生瘀滞"的特殊生理状态密切相关。由于产后胞脉空虚，邪毒乘虚直犯胞宫，正邪交争，正气亏虚，易感外邪，败血停滞，营卫不通，阴血亏虚，阳气浮散，均可致发热。常见病因有感染邪毒、外感、血瘀、血虚。

◎ 要点三　诊断

1. 病史　妊娠晚期不节房事，或产程不顺（难产、滞产），接生不慎，产创护理不洁；或产后失血过多；或产后不禁房事；或当风感寒；或

冒暑受热；或有情志不遂史。

2. **临床表现** 产褥期内，尤以新产后出现发热为主，表现为持续发热，或突然寒战高热，或发热恶寒，或乍寒乍热，或低热缠绵等症状。若产后 24 小时之后至 10 天内出现体温 ≥38℃，大多数情况下表示有产褥感染。除发热之外，常伴有恶露异常和小腹疼痛，尤其以恶露异常为辨证要点。

3. **检查**

（1）妇科检查 软产道损伤，局部可见红肿化脓。盆腔呈炎性改变，恶露秽臭。

（2）辅助检查 血常规检查见白细胞总数及中性粒细胞升高。宫腔分泌物或血培养可找到致病菌。B 超检查见盆腔有液性暗区，提示有炎症或脓肿。彩色多普勒、CT、磁共振等检测，能对感染形成的包块、脓肿及静脉血栓作出定位和定性。产后发热的关键是早期诊断，以排除感染邪毒证，因此证最急最重，常危及生命。

◎ **要点四 急症处理**

感染邪毒所致的产后发热，是产科危急重症，若治疗不当或延误治疗可使病情进一步发展，邪毒内传，热入营血，或热陷心包，甚则发展至热深厥脱危重之候。此时应参照"产褥感染"，积极进行中西医结合救治。

1. **支持疗法** 加强营养，纠正水、电解质平衡紊乱，病情严重者或贫血者，多次少量输血或输血浆。

2. **热入营血** 高热不退，心烦汗出，斑疹隐隐，舌红绛，苔黄燥，脉弦细数。治宜解毒清营，凉血养阴。方药用清营汤加味。或用清开灵注射液，每日 20~40mL，加入 5% 葡萄糖注射液或生理盐水内静脉滴注，以清热解毒、醒神开窍。

3. **热入心包** 高热不退，神昏谵语，甚则昏迷，面色苍白，四肢厥冷，脉微而数。治宜凉血托毒，清心开窍。方药用清营汤送服安宫牛黄丸或紫雪丹。或醒脑静注射液，肌内注射，每次 2~4mL，每日 1~2 次，或每次 20mL 稀释于 10% 葡萄糖注射液 200mL 或生理盐水 100mL 内，静脉滴注。

4. **热深厥脱** 冷汗淋漓，四肢厥冷，脉微欲绝等亡阳证候，急当回阳救逆，方用独参汤、生脉散或参附汤。或用参附注射液肌内注射，每次 2~4mL，每日 1~2 次，或每次 10~20mL 稀释于 5% 或 10% 葡萄糖注射液 20mL 内，静脉推注，以回阳救逆、益气固脱。此时病情复杂，势急症重，必须根据病情，配合西医治疗，给予足够的抗生素，或皮质激素，纠正电解质紊乱，抗休克，及时处理伤口。若有盆腔脓肿，应切开引流。当病情稳定后，再检查原因，及时处理。

◎ **要点五 辨证论治**

1. **感染邪毒证**

主要证候：产后高热寒战，热势不退，小腹疼痛拒按，恶露量或多或少，色紫暗如败酱，气臭秽；心烦口渴，尿少色黄，大便燥结；舌红苔黄，脉数有力。

治法：清热解毒，凉血化瘀。

方药：五味消毒饮合失笑散加减或解毒活血汤加减。

若持续高热，小腹疼痛剧烈，拒按，恶露不畅，秽臭如脓，烦渴引饮，大便燥结，舌紫暗，苔黄而燥，脉弦数者，此乃热毒与瘀血互结胞中。治宜清热逐瘀，排脓通腑。方用大黄牡丹皮汤加败酱草、红藤、益母草。如有盆腔脓肿，则要切开引流；胎盘残留宫腔者，在抗炎下清宫。

2. **外感证**

主要证候：产后恶寒发热，鼻流清涕，头痛，肢体酸痛，无汗；舌苔薄白，脉浮紧。

治法：养血祛风，疏解表邪。

方药：荆穗四物汤加减。

若外感风热，症见发热，微恶风寒，头身疼痛，咳嗽痰黄，口干咽痛，微汗或无汗，舌红，苔薄黄，脉细数，治宜辛凉解表，疏风清热，方用银翘散。

若邪入少阳，症见寒热往来，口苦，咽干，目眩，默默不欲饮食，脉弦，治宜和解少阳，方选小柴胡汤加味。

若产时正值炎热酷暑季节，症见身热多汗，口渴心烦，体倦少气，舌红少津，脉虚数，为外感暑热，气津两伤，治宜清暑益气，养阴生津，方用王氏清暑益气汤。

3. 血瘀证

主要证候：产后寒热时作，恶露不下或下亦甚少，色紫暗有块，小腹疼痛拒按；舌质紫暗或有瘀点，脉弦涩。

治法：活血化瘀，和营退热。

方药：生化汤加味或桃红消瘀汤。

4. 血虚证

主要证候：产后低热不退，腹痛绵绵，喜按，恶露量或多或少，色淡质稀，自汗，头晕心悸；舌质淡，苔薄白，脉细数。

治法：补血益气，和营退热。

方药：八珍汤加减。

◎ 要点六　预防与调护

1. 加强孕期保健，注意均衡营养，增强体质，孕晚期应禁房事。

2. 正确处理分娩，产程中严格无菌操作，尽量避免产道损伤和产后出血，有损伤者应及时仔细缝合。

3. 产褥期应避风寒，慎起居，保持外阴清洁，严禁房事，以防外邪入侵。

4. 产后取半卧位，有利于恶露排出。

5. 防患于未然，凡有产道污染、产道手术、胎膜早破、产后出血等有感染可能者，可给予抗生素或清热解毒之品，预防病邪入侵。

细目三　产后腹痛

◎ 要点一　概述

产妇在产褥期内，发生与分娩或产褥有关的小腹疼痛，称为产后腹痛。其中因瘀血引起者，称"儿枕痛"。本病以新产后多见。

孕妇分娩后，由于子宫的缩复作用，小腹呈阵阵作痛，于产后 1~2 日出现，持续 2~3 日自然消失，西医学称"宫缩痛""产后痛"，属生理现象，一般不需治疗。若腹痛阵阵加剧，难以忍受，或腹痛绵绵，疼痛不已，影响产妇的康复，则为病态，应予治疗。

◎ 要点二　病因病机

主要病机是冲任、胞宫的不荣而痛和不通则痛，其原因有血虚和血瘀。

◎ 要点三　鉴别诊断

与产后伤食腹痛、产褥感染腹痛、产后痢疾鉴别。

◎ 要点四　辨证论治

1. 气血两虚证

主要证候：产后小腹隐隐作痛数日不止，喜按喜揉，恶露量少，色淡红，质稀无块，面色苍白，头晕眼花，心悸怔忡，大便干结；舌质淡，苔薄白，脉细弱。

治法：补血益气，缓急止痛。

方药：肠宁汤。

2. 瘀滞子宫证

主要证候：产后小腹疼痛，拒按，得热痛减；恶露量少，涩滞不畅，色紫暗有块，块下痛减；面色青白，四肢不温，或伴胸胁胀痛；舌质紫暗，脉沉紧或弦涩。

治法：活血化瘀，温经止痛。

方药：生化汤。

◎ 要点五　预防与调护

产后腹痛为产后常见病，经积极治疗后大多能痊愈。若失治误治，瘀血日久而成瘀热；注意保暖，切忌饮冷受寒，同时密切观察子宫缩复情况，注意子宫底高度及恶露变化。如疑有胎盘、胎衣残留，应及时检查处理。

细目四　产后身痛

◎ 要点一　概述

产妇在产褥期内，出现肢体或关节酸楚、疼

痛、麻木、重着者，称为"产后身痛"。又称"产后遍身疼痛""产后关节痛""产后痹证""产后痛风"，俗称"产后风"。

◎ 要点二　病因病机

本病的发生机理，主要是产后营血亏虚，经脉失养或风寒湿邪乘虚而入，稽留关节、经络所致。常见病因有血虚、风寒、血瘀、肾虚。

◎ 要点三　鉴别诊断

1. **痹证**　本病外感风寒型与痹证的发病机理相近，临床表现也相类似，二者病位都在肢体关节。但本病只发生在产褥期，与产褥生理有关，痹证则任何时候均可发病。若产后身痛日久不愈，迁延至产褥期后，则不属本病，当属痹证论治。

2. **痿证**　二者症状均在肢体关节。产后身痛以肢体、关节疼痛、重着、屈伸不利为特点，有时亦兼麻木不仁或肿胀，但无瘫痪的表现；痿证则以肢体痿弱不用、肌肉瘦削为特点，肢体关节一般不痛。

◎ 要点四　辨证论治

1. 血虚证

主要证候：产后遍身关节酸楚、疼痛，肢体麻木；面色萎黄，头晕心悸；舌淡苔薄，脉细弱。

治法：养血益气，温经通络。

方药：黄芪桂枝五物汤加当归、秦艽、丹参、鸡血藤。

2. 外感证

主要证候：产后肢体关节疼痛，屈伸不利，或痛无定处，或冷痛剧烈，宛如针刺，得热则舒，或关节肿胀，麻木，重着，伴恶寒怕风；舌淡苔薄白，脉濡细。

治法：养血祛风，散寒除湿。

方药：独活寄生汤。

3. 血瘀证

主要证候：产后身痛，尤见下肢疼痛、麻木、发硬、重着、肿胀明显，屈伸不利，小腿压痛；恶露量少，色紫暗夹血块，小腹疼痛，拒按；舌暗，苔白，脉弦涩。

治法：养血活血，化瘀祛湿。

方药：身痛逐瘀汤加毛冬青、忍冬藤、益母草、木瓜。

4. 肾虚证

主要证候：产后腰膝、足跟疼痛，艰于俯仰，头晕耳鸣，夜尿多；舌淡暗，脉沉细弦。

治法：补肾养血，强腰壮骨。

方药：养荣壮肾汤加秦艽、熟地黄。

细目五　产后恶露不绝

◎ 要点一　概述

产后血性恶露持续10天以上，仍淋沥不尽者，称"产后恶露不绝"。又称"恶露不尽""恶露不止"。

◎ 要点二　病因病机

产后恶露不绝的主要病机是胞宫藏泻失度，冲任不固，血海不宁。常见病因有气虚、血热、血瘀。

◎ 要点三　鉴别诊断

1. **子宫黏膜下肌瘤**　产后阴道出血淋沥不尽，B超提示宫内无胎盘胎膜残留，或可提示黏膜下肌瘤，HCG阴性。

2. **绒毛膜癌**　本病25%发生于正常妊娠足月产2~3个月后，除产后阴道出血淋沥不尽外，有时可见转移症状，如咯血、阴道紫蓝色结节，可拍胸片，查尿HCG、B超、诊刮等辅助诊断，如HCG阳性，B超提示宫内无胎盘胎膜残留、子宫增大而软，或有子宫壁肿瘤，或卵巢黄素化囊肿。诊断性刮宫，组织物病理检查见坏死组织间夹有增生活跃且异型性滋养细胞，则可确诊。

◎ 要点四　辨证论治

1. 气虚证

主要证候：恶露过期不尽，量多，色淡，质稀，无臭气；面色㿠白，神疲懒言，四肢无力，小腹空坠；舌淡苔薄白，脉细弱。

治法：补气摄血固冲。

方药：补中益气汤加艾叶、阿胶、益母草。

2. 血瘀证

主要证候：恶露过期不尽，量时多或时少，色暗有块，小腹疼痛拒按；舌紫暗或边有瘀点，脉沉涩。

治法：活血化瘀止血。

方药：生化汤加益母草、炒蒲黄。

3. 血热证

主要证候：产后恶露过期不止，量较多，色紫红，质黏稠，有臭秽气；面色潮红，口燥咽干；舌质红，脉细数。

治法：养阴清热止血。

方药：保阴煎加益母草、七叶一枝花、贯众。

◎ 要点五 预防与调护

1. 加强早期妊娠检查及孕期营养调护，提倡住院分娩。

2. 胎盘娩出后，必须仔细检查胎盘胎膜是否完整，有无副叶胎盘。如发现有宫腔残留，多应立即清宫。

3. 产后注意适当休息，注意产褥卫生，避免感受风寒。增加营养，不宜过食辛燥之品。提倡做产后保健操。

细目六 缺 乳

◎ 要点一 概述

产后哺乳期内，产妇乳汁甚少或无乳可下

者，称"缺乳"，又称"产后乳汁不行"。

◎ 要点二 病因病机

乳汁为血所化生，来源于中焦脾胃。乳汁的分泌是否畅通，还有赖于肝气的疏泄。乳汁缺乏，多因气血虚弱，生化之源不足，或肝郁气滞，乳络不畅所致。常见病因有气血虚弱、肝郁气滞、痰浊阻滞。

◎ 要点三 辨证论治

1. 气血虚弱证

主要证候：产后乳汁少甚或全无，乳汁稀薄，乳房柔软无胀感；面色少华，倦怠乏力；舌淡苔薄白，脉细弱。

治法：补气养血，佐以通乳。

方药：通乳丹。

2. 肝郁气滞证

主要证候：产后乳汁分泌少，甚或全无，乳房胀硬、疼痛，乳汁稠；伴胸胁胀满，情志抑郁，食欲不振；舌质正常，苔薄黄，脉弦或弦滑。

治法：疏肝解郁，通络下乳。

方药：下乳涌泉散。

3. 痰浊阻滞证

主要证候：乳汁甚少或无乳可下，乳房硕大或下垂不胀满，乳汁不稠；形体肥胖，胸闷痰多，纳少便溏，或食多乳少；舌淡胖，苔腻，脉沉细。

治法：健脾化痰通乳。

方药：苍附导痰丸合漏芦散。

第十单元 妇科杂病

细目一 概 述

◎ 要点一 妇科杂病的定义

凡不属经、带、胎、产和前阴疾病范畴，而

又与女性解剖、生理特点有密切关系的疾病，称为"妇科杂病"。

◎ 要点二 妇科杂病的范围

常见的妇科杂病有癥瘕、盆腔炎、不孕症、阴痒、阴疮、子宫脱垂、妇人脏躁。

◎ 要点三 病因病机

由于杂病范围广，其病因病机亦较为复杂。寒热湿邪、七情内伤、生活因素、体质因素诸多病因均可导致疾病的发生。其病机主要是肾、肝、脾功能失常，气血失调，直接或间接影响冲任、胞宫、胞脉、胞络而发生妇科杂病。最常见的病因病机是气滞血瘀，湿热瘀结，痰湿壅阻，肾虚，肝郁，脾虚，冲任、胞脉胞络损伤，及脏阴不足等。

◎ 要点四 杂病的治疗

重在整体调补肾、肝、脾功能，调理气血，调治冲任、胞宫，以恢复其生理功能，并注意祛邪。常用具体治法有补肾疏肝、健脾、益气、祛瘀、化痰、消癥、清热解毒、甘润滋养及外用杀虫止痒等。杂病大多病程日久，经年累月，治疗难图速愈，必须坚持服药调治，配合心理治疗，假以时日，方显疗效。

细目二 癥 瘕

◎ 要点一 概述

妇人下腹结块，伴有或胀，或痛，或满，或异常出血者，称为癥瘕。癥者有形可征，固定不移，痛有定处；瘕者假聚成形，聚散无常，推之可移，痛无定处。一般认为癥属血病，瘕属气病，但临床常难以划分，故并称癥瘕。癥瘕有良性和恶性之分，这里仅指良性癥瘕。

◎ 要点二 病因病机

癥瘕的发生，主要是由于机体正气不足，风寒湿热之邪内侵，或七情、房事、饮食内伤，脏腑功能失调，气机阻滞，瘀血、痰饮、湿浊等有形之邪凝结不散，停聚小腹，日月相积，逐渐而成。由于病程日久，正气虚弱，气、血、痰、湿互相影响，故多互相兼夹而有所偏重，极少出现单纯的气滞、血瘀或痰湿。主要病因有气滞血瘀、痰湿瘀结、湿热瘀阻和肾虚血瘀。

◎ 要点三 鉴别诊断

首先应与妊娠子宫及尿潴留鉴别；然后识别妇科良性癥瘕所涉主要病种，如卵巢良性肿瘤、子宫肌瘤、盆腔炎性包块、陈旧性宫外孕。

◎ 要点四 辨证论治

本病治疗大法为活血化瘀、软坚散结。临床上宜根据患者寒热虚实属性之不同，结合体质及病程长短而酌用攻补，以期达到阴阳平和之目的。

1. 气滞血瘀证

主要证候：下腹部结块，触之有形，按之痛或无痛，小腹胀满，月经先后不定，经血量多有块，经行难净，经色暗；精神抑郁，胸闷不舒，面色晦暗，肌肤甲错；舌质紫暗，或有瘀斑，脉沉弦涩。

治法：行气活血，化瘀消癥。

方药：香棱丸或大黄䗪虫丸。

2. 痰湿瘀结证

主要证候：下腹结块，触之不坚，固定难移，经行量多，淋沥难净，经间带下增多；胸脘痞闷，腰腹疼痛；舌体胖大，紫暗，有瘀斑、瘀点，苔白厚腻，脉弦滑或沉涩。

治法：化痰除湿，活血消癥。

方药：苍附导痰丸合桂枝茯苓丸。

3. 湿热瘀阻证

主要证候：下腹部肿块，热痛起伏，触之痛剧，痛连腰骶，经行量多，经期延长，带下量多，色黄如脓，或齿白兼杂；兼见身热口渴，心烦不宁，大便秘结，小便黄赤；舌暗红，有瘀斑，苔黄，脉弦滑数。

治法：清热利湿，化瘀消癥。

方药：大黄牡丹汤。

4. 肾虚血瘀证

主要证候：下腹部结块，触痛；月经量多或少，经行腹痛较剧，经色紫暗有块，婚久不孕或曾反复流产；腰酸膝软，头晕耳鸣；舌暗，脉弦细。

治法：补肾活血，消癥散结。

方药：补肾祛瘀方或益肾调经汤。

细目三 盆腔炎

◎ **要点一 概述**

女性内生殖器官及其周围结缔组织、盆腔腹膜发生的炎症，称为盆腔炎。

盆腔炎可分为急性盆腔炎和慢性盆腔炎。急性盆腔炎继续发展可引起弥漫性腹膜炎、败血症、感染性休克，严重者可危及生命。若在急性期未能得到彻底治愈，则可转为慢性盆腔炎，往往日久不愈并可反复发作。盆腔的炎症可局限于一个部位，也可同时累及几个部位，最常见的是输卵管炎及输卵管卵巢炎，单纯的子宫内膜炎或卵巢炎较少见。

◎ **要点二 病因病机**

急性盆腔炎多发在产后、流产后、宫腔内手术处置后，或经期卫生保健不当之际，邪毒乘虚侵袭，稽留于冲任及胞宫脉络，与气血相搏结，邪正交争，而发热疼痛，邪毒炽盛则腐肉酿脓，甚至泛发为急性腹膜炎、感染性休克。常见病因有热毒炽盛、湿热瘀结。

慢性盆腔炎常为急性盆腔炎未能彻底治疗，或患者体质虚弱，病程迁延所致；亦可无急性发病史，起病缓慢，病情顽固，反复不愈。临床根据病变特点及部位的不同，分别称为慢性输卵管炎、输卵管积水、输卵管卵巢炎、输卵管卵巢囊肿、慢性盆腔结缔组织炎。其病因病机主要是经行产后，胞门未闭，风寒湿热之邪，或虫毒乘虚内侵，与冲任气血相搏结，蕴积于胞宫，反复进退，耗伤气血，虚实错杂，缠绵难愈。常见病因有湿热瘀结、气滞血瘀、寒湿凝滞、气虚血瘀。

◎ **要点三 盆腔炎的诊断**

1. 急性盆腔炎的诊断

（1）病史 近期有经行、产后、妇产科手术、房事不洁等发病因素。

（2）临床表现 呈急性病容，辗转不安，面部潮红，高热不退，小腹部疼痛难忍，赤白带下或恶露量多，甚至如脓血，亦可伴有腹胀、腹

泻、尿频、尿急等症状。

（3）检查

1）妇科检查：小腹部肌紧张，压痛、反跳痛；阴道充血，脓血性分泌物量多；宫颈充血，宫体触压痛拒按，宫体两侧压痛明显，甚至触及包块；盆腔形成脓肿，位置较低者则后穹隆饱满，有波动感。

2）辅助检查：血常规检查见白细胞升高，粒细胞更明显。阴道、宫腔分泌物或血培养可见致病菌。后穹隆穿刺可吸出脓液。B超可见盆腔内有炎性渗出液或肿块。

2. 慢性盆腔炎的诊断

（1）病史 既往有急性盆腔炎、阴道炎、节育及妇科手术感染史，或不洁性生活史。

（2）临床表现 下腹部疼痛，痛连腰骶，可伴有低热起伏，易疲劳，劳则复发，带下增多，月经不调，甚至不孕。

（3）检查 妇科子宫触压痛，活动受限，宫体一侧或两侧附件增厚、压痛，甚至触及炎性肿块。盆腔B超、子宫输卵管造影及腹腔镜检有助于诊断。

◎ **要点四 鉴别诊断**

1. 急性盆腔炎需与如下疾病相鉴别

（1）异位妊娠 输卵管妊娠流产、破裂者，腹腔内出血，临床表现为腹痛、阴道流血，甚至晕厥，与急性盆腔炎相似。盆腔炎者高热，白细胞明显升高。异位妊娠者HCG（＋）。后穹隆穿刺，异位妊娠者可吸出不凝固的积血，盆腔炎者则为脓液，可资鉴别。

（2）急性阑尾炎 与急性盆腔炎都有身热、腹痛、白细胞升高。盆腔炎痛在下腹部两侧，病位较低，常伴有月经异常；急性阑尾炎多局限于右下腹部，有麦氏点压痛、反跳痛。

（3）卵巢囊肿蒂扭转 常有突然腹痛，渐加重，甚至伴有恶心呕吐，一般体温不甚高。B超检查或妇科盆腔检查可资鉴别。

2. 慢性盆腔炎需要与如下疾病相鉴别

（1）子宫内膜异位症 以进行性加重的痛经

为特征，病程长，与慢性盆腔炎相似。后者的特点是长期慢性疼痛，可有反复急性发作，低热，经行、性交、劳累后疼痛加重。子宫内膜异位症平时不通，或仅有轻微疼痛不适，经期则腹痛难忍，并呈进行性加重。腹腔镜检、B超及抗子宫内膜抗体等检验有助于确诊。

（2）卵巢囊肿　慢性盆腔炎形成输卵管积水，或输卵管卵巢囊肿者，需与卵巢囊肿者鉴别。前者有盆腔炎病史，肿块成腊肠型，囊壁较薄，周围有粘连，活动受限，卵巢囊肿多为圆形或椭圆形，周围无粘连，活动自如，常无明显自觉不适，偶于妇科体检中发现。B超可资鉴别。

◎ 要点五　辨证论治

1. **急性盆腔炎**　发病急，病情重，病势凶险。病因以热毒为主，兼有湿、瘀，故临证以清热解毒为主，祛湿化瘀为辅。

（1）**热毒炽盛证**

主要证候：高热腹痛，恶寒或寒战，下腹部疼痛拒按，咽干口苦，大便秘结，小便短赤，带下量多，色黄，或赤白兼杂，质黏稠，如脓血，味臭秽，月经量多或淋沥不净；舌红，苔黄厚，脉滑数。

治法：清热解毒，利湿排脓。

方药：五味消毒饮合大黄牡丹汤。

（2）**湿热瘀结证**

主要证候：下腹部疼痛拒按，或胀满，热势起伏，寒热往来，带下量多、色黄、质稠、味臭秽，经量增多，经期延长，淋沥不止，大便溏或燥结，小便短赤；舌红有瘀点，苔黄厚，脉弦滑。

治法：清热利湿，化瘀止痛。

方药：仙方活命饮加薏苡仁、冬瓜仁。

2. **慢性盆腔炎**　多为邪热余毒残留，与冲任之气血相搏结，凝聚不去，日久难愈，耗伤气血，虚实错杂。

（1）**湿热瘀结证**

主要证候：少腹部隐痛，或疼痛拒按，痛连腰骶，低热起伏，经行或劳累时加重，带下量

多，色黄，质黏稠；胸闷纳呆、口干不欲饮，大便溏，或秘结，小便黄赤；舌体胖大，色红，苔黄腻，脉弦数或滑数。

治法：清热利湿，化瘀止痛。

方药：银甲丸或当归芍药散加丹参、毛冬青、忍冬藤、田七。

（2）**气滞血瘀证**

主要证候：少腹部胀痛或刺痛，经行腰腹疼痛加重，经血量多有块，瘀块排出则痛减，带下量多，婚久不孕；经行情志抑郁，乳房胀痛；舌体紫暗，有瘀斑、瘀点，苔薄，脉弦涩。

治法：活血化瘀，理气止痛。

方药：膈下逐瘀汤。

（3）**寒湿凝滞证**

主要证候：小腹冷痛，或坠胀疼痛，经行腹痛加重，喜热恶寒，得热痛缓，经行错后，经血量少，色暗，带下淋沥；神疲乏力，腰骶冷痛，小便频数，婚久不孕；舌暗红，苔白腻，脉沉迟。

治法：祛寒除湿，活血化瘀。

方药：少腹逐瘀汤。

（4）**气虚血瘀证**

主要证候：下腹部疼痛结块，缠绵日久，通连腰骶，经行加重，经血量多有块，带下量多；精神不振，疲乏无力，食少纳呆；舌体暗红，有瘀点瘀斑，苔白，脉弦涩无力。

治法：益气健脾，化瘀散结。

方药：理冲汤。

◎ 要点六　预防与调护

1. 坚持经期、产后及流产后的卫生保健。

2. 严格掌握妇产科手术指征，术前认真消毒，无菌操作，术后做好护理，预防感染。

3. 对急性盆腔炎要彻底治愈，防止转为慢性而反复发作。

4. 急性盆腔炎患者需要卧床休息、半卧位，饮食应加强营养，选择易于消化的食品。

5. 慢性盆腔炎患者要积极锻炼身体，增强

体质。

6. 解除思想顾虑，正确认识疾病，增强治疗的信心。

细目四　不孕症

◎ 要点一　概述

女子婚后未避孕，有正常性生活，同居1年，而未受孕者；或曾有过妊娠，而后未避孕，又连续1年未再受孕者，称"不孕症"。前者为原发性不孕，古称"全不产"；后者为继发性不孕，古称"断绪"。

◎ 要点二　病因病机

本病的病机有虚实两端。虚者因冲任、胞宫失于濡养与温煦，难以成孕。引起其病机变化的主要因素有肾阳亏损和肾阴不足等诸端。而实者因瘀滞内停，冲任受阻，不能摄精成孕。引起实证病机变化的主要因素有肝郁、痰湿和血瘀。

◎ 要点三　不孕症的诊断

1. 询问病史　结婚年龄、丈夫健康状况、性生活情况、月经史、既往史（有无结核、阑尾炎手术、甲状腺病等）、家族史、既往生育史。对继发不孕者尤需问清有无感染病史。

2. 体格检查　注意第二性征的发育，内外生殖器的发育，有无畸形、炎症、包块及溢乳等。

3. 不孕症特殊检查

（1）卵巢功能检查　了解卵巢有无排卵及黄体功能状态。如BBT、B超监测排卵、阴道脱落细胞涂片检查、子宫颈黏液结晶检查、宫内膜活检、女性激素测定等。

（2）输卵管通畅试验　常用输卵管通液术、子宫输卵管碘油（或碘水）造影及B超下输卵管过氧化氢溶液通液术。除检查子宫输卵管有无畸形、是否通畅、有无子宫内膜结核和肌瘤外，还有一定的分离粘连的治疗作用。

（3）免疫因素检查　如抗精子抗体（ASAB）、抗内膜抗体（EMAB）。

（4）子宫腔镜检查　怀疑有宫腔或宫内膜病变时，可做宫腔镜检查或作宫腔粘连分离。

（5）腹腔镜检查　上述检查均未见异常，或输卵管造影有粘连等，可做腹腔镜检查，可发现术前未发现的病变，如子宫内膜异位症等。亦可作粘连分离术、内异病灶电凝术、多囊卵巢打孔术。必要时剖腹探查。

（6）排除垂体病变　当怀疑垂体病变时，应作头CT、MRI检查，排除垂体病变引起不孕。

◎ 要点四　辨证论治

1. 肾虚证

（1）肾气虚证

主要证候：婚久不孕，月经不调或停闭，经量或多或少，色暗；头晕耳鸣，腰膝酸软，精神疲倦，小便清长；舌淡，苔薄，脉沉细，两尺尤甚。

治法：补肾益气，温养冲任。

方药：毓麟珠。

（2）肾阳虚证

主要证候：婚久不孕，月经迟发，或月经后推，或停闭不行，经色淡暗，性欲淡漠，小腹冷，带下量多，清稀如水；或子宫发育不良；头晕耳鸣，腰膝酸软，夜尿多；眼眶暗，面部暗斑，或环唇暗；舌质淡暗，苔白，脉沉细尺弱。

治法：温肾暖宫，调补冲任。

方药：温胞饮或右归丸。

（3）肾阴虚证

主要证候：婚久不孕，月经常提前，经量少或月经停闭，经色较鲜红；或行经时间延长，甚则崩中或漏下不止；形体消瘦，头晕耳鸣，腰膝酸软，五心烦热，失眠多梦，眼花心悸，肌肤失润，阴中干涩；舌质稍红略干，苔少，脉细或细数。

治法：滋肾养血，调补冲任。

方药：养精种玉汤。

2. 肝气郁结证

主要证候：婚久不孕，月经或先或后，经量多少不一，或经来腹痛；或经前烦躁易怒，胸胁乳房胀痛，精神抑郁，善太息；舌暗红或舌边有瘀斑，脉弦细。

治法：疏肝解郁，理血调经。

方药：开郁种玉汤或百灵调肝汤。

3. 瘀滞胞宫证

主要证候：婚久不孕，月经多推后或周期正常，经来腹痛，甚或呈进行性加剧，经量多少不一，经色紫暗，有血块，块下痛减；有时经行不畅，淋沥难净，或经间出血；或肛门坠胀不适，性交痛；舌质紫暗或舌边有瘀点，苔薄白，脉弦或弦细涩。

治法：逐瘀荡胞，调经助孕。

方药：少腹逐瘀汤。

4. 痰湿内阻证

主要证候：婚久不孕，多自青春期始即形体肥胖，月经常推后、稀发，甚则停闭不行；带下量多，色白质黏无臭；头晕心悸，胸闷泛恶，面目虚浮或㿠白；舌淡胖，苔白腻，脉滑。

治法：燥湿化痰，理气调经。

方药：苍附导痰丸。

◎ 要点五　辨病与辨证结合

1. 排卵障碍性不孕　包括无排卵和黄体功能不全。伴发的病种如先天性卵巢发育不良、席汉综合征、无排卵性异常子宫出血、多囊卵巢综合征、高催乳素血症、未破裂卵泡黄素化综合征、子宫内膜异位症、卵巢早衰等。无排卵者，治疗多以补益肾气，平衡肾阴阳，调整肾-天癸-冲任-胞宫生殖轴以促排卵，如促排卵汤（《罗元恺论医集》）。黄体功能不全者，治疗多以补肾疏肝为主。常见的证型有脾肾阳虚、肝肾阴虚、肾虚血瘀、肾虚痰湿和肾虚肝郁等。

2. 免疫性不孕　导致免疫性不孕的因素很多，在人体中不论精子、卵子、受精卵、性激素、促性腺激素及精浆，都具有一定的抗原性，导致免疫反应，造成不孕。造成不孕的免疫反应可分为同种免疫、局部免疫及自身免疫三种。目前进行的大多是对抗精子免疫性不孕的研究。中医学认为引起免疫性不孕的常见病因病机是肾虚血瘀、阴虚火旺、气滞血瘀和湿热互结，并按相应的证型进行临床和实验室研究，取得一定的经验，值得进一步研究。

3. 输卵管阻塞性不孕　多因盆腔慢性炎症导致输卵管粘连、积水、僵硬、扭曲或闭塞，使输卵管丧失其输送精子、卵子和受精卵的功能，或造成精卵结合障碍而发为不孕。输卵管阻塞性不孕的中医常见证型为气滞血瘀、湿热瘀阻、肾虚血瘀、寒凝血瘀。治疗多以疏肝理气，化瘀通络为主，内服外治（中药保留灌肠或外敷下腹部），配合导管扩通（介入治疗）可提高疗效。

◎ 要点六　预防与调护

1. 保持心情舒畅，社会和家人要给予关心、体贴和支持，创造一个良好的心态环境。

2. 进行性知识宣传教育，注意卫生，预防和及早治疗生殖道炎症。

3. 进行性生理知识教育，让患者掌握氤氲期"的候"，增加受孕机会。

4. 做好计划生育，避免人工堕胎、引产等对肾精、气血的不必要损耗而造成不孕。

细目五　阴　痒

◎ 要点一　概述

妇女外阴及阴道瘙痒，甚则痒痛难忍，坐卧不宁，或伴带下增多等，称为"阴痒"。

◎ 要点二　病因病机

阴痒者，内因脏腑虚损，肝肾功能失常，外因多见会阴局部损伤，带下尿液停积，湿蕴而生热，湿热生虫，虫毒侵蚀，则致外阴痒痛难忍。

常见病因有肝经湿热、肝肾阴虚。

◎ 要点三　诊断

1. 病史　有不良的卫生习惯，带下量多，长期刺激外阴部，或有外阴、阴道炎病史。

2. 临床表现　妇人前阴部瘙痒时作，甚则难以忍受，坐卧不宁，亦可波及肛门周围或大腿内侧。

3. 检查

（1）妇科检查　外阴部皮肤粗糙，有抓痕，色素蜕变，甚则皲裂、破溃、黄水淋沥。

（2）实验室检查　白带镜检正常或可见念珠菌、滴虫等。

◎ 要点四　辨证论治

1. 肝经湿热证

主要证候：阴部瘙痒难忍，坐卧不宁，外阴皮肤粗糙增厚，有抓痕，黏膜充血破溃，或带下量多，色黄如脓，或呈泡沫米泔样，或灰白如凝乳，味腥臭；伴心烦易怒，胸胁满痛，口苦口腻，食欲不振，小便黄赤；舌体胖大，色红，苔黄腻，脉弦滑。

治法：清热利湿，杀虫止痒。

方药：龙胆泻肝汤或萆薢渗湿汤，外用蛇床子散。

2. 肝肾阴虚证

主要证候：阴部瘙痒难忍，干涩灼热，夜间加重，或会阴部肤色变浅白，皮肤粗糙，皲裂破溃；眩晕耳鸣，五心烦热，烘热汗出，腰酸腿软，口干不欲饮；舌红苔少，脉细数无力。

治法：滋阴补肾，清肝止痒。

方药：知柏地黄汤加当归、栀子、白鲜皮。

◎ 要点五　阴痒的外治法

1. 熏洗盆浴　蛇床子 30g，百部 30g，苦参 30g，徐长卿 15g，黄柏 20g，荆芥（或薄荷）20g（后下）。亦可选用市售洁尔阴、洁身纯等中药制剂。

2. 阴道纳药　根据白带检查结果，针对病源选药。

细目六　阴　挺

◎ 要点一　概述

子宫从正常位置沿阴道下降，宫颈外口达坐骨棘水平以下，甚至子宫全部脱出于阴道口以外，称"阴挺"。常合并阴道前壁和后壁膨出。也称"阴脱""阴菌""阴痔""产肠不收""葫芦癫"。本病相类于西医的"子宫脱垂"。

◎ 要点二　病因病机

子宫脱垂与分娩损伤有关。产伤未复，中气不足，或肾气不固，带脉失约，日渐下垂脱出。亦见于长期慢性咳嗽、便秘、年老体衰之体，冲任不固，带脉固摄无力而子宫脱出。常见病因有气虚、肾虚。

◎ 要点三　子宫脱垂的诊断与分度

1. 诊断　根据病史及检查所见容易确诊。

2. 分度

Ⅰ度　轻型：宫颈外口距处女膜缘<4cm，未达处女膜缘。

　　　重型：宫颈已达处女膜缘，阴道口可见子宫颈。

Ⅱ度　轻型：宫颈脱出阴道口，宫体仍在阴道内。

　　　重型：部分宫体脱出阴道口。

Ⅲ度　宫颈与宫体全部脱出阴道口外。

◎ 要点四　辨证论治

1. 气虚证

主要证候：子宫下移或脱出阴道口外，阴道壁松弛膨出，劳则加重，小腹下坠；身倦懒言，面色不华，四肢乏力，小便频数，带下量多，质稀色淡；舌淡苔薄，脉缓弱。

治法：补中益气，升阳举陷。

方药：补中益气汤加金樱子、杜仲、续断。

2. 肾虚证

主要证候：子宫下脱，日久不愈；头晕耳鸣，腰膝酸软冷痛，小腹下坠，小便频数，入夜尤甚，带下清稀；舌淡红，脉沉弱。

治法：补肾固脱，益气升提。

方药：大补元煎加黄芪。

◎ **要点五　预防与调护**

提倡晚婚晚育，防止生育过多、过密；正确

处理产程，避免产程延长；提倡助产技术，保护好会阴，必要时行会阴侧切开术；有产科指征者应及时行剖宫产终止妊娠；避免产后过早参加重体力劳动；积极治疗慢性咳嗽、习惯性便秘；提倡作产后保健操。

第十一单元　计划生育

细目一　避　孕

◎ **要点一　工具避孕**

利用器具防止精液泄入阴道，阻止泄入阴道内的精子进入子宫腔，或改变子宫腔内的环境，以实现避孕目的的方法。目前常用的避孕工具如下。

1. 宫内节育器

（1）适应证　已婚育龄妇女，愿意选用而无禁忌证者均可放置。

（2）禁忌证　放置节育器前，必须排除妊娠的存在，如已发现妊娠者，应先终止妊娠；生殖器官炎症，如急性盆腔炎、阴道炎、重度宫颈糜烂等；月经紊乱，如近3个月月经过多、月经频发或不规则阴道出血、重度痛经等；生殖器肿瘤、宫颈口过松、重度子宫脱垂等；严重的全身性疾患，如心力衰竭、重度贫血等；严重的出血性疾患。

（3）放置时间　月经干净后3~7天；人工流产术后，其经过顺利且宫腔在10cm以内，无感染或出血倾向者；自然流产转经后；足月产及孕中期引产后3个月或剖宫产后半年。

（4）节育器的取出与换置

1）取器指征：放置年限已到需更换者；计划再生育；宫内节育器并发症较重，治疗无效者；宫内节育器变形或异位者；要求改用其他避孕措施或节育者；已绝经半年以上，或丧偶、离婚者；有感染化脓、嵌顿等并发症。

2）取器时间：月经干净后3~7天，或绝经后半年至一年为宜；如因为盆腔肿瘤需取出，则随时可取；带器妊娠者，妊娠终止时同时取出；疑有感染者，术前、术后应给予抗生素治疗。

3）更换节育器：旧节育器取出后，可立即放置新的，或待下次月经干净后再放置。

2. 阴道隔膜　阴道隔膜俗称子宫帽，适于每次性交时使用。

3. 阴茎套　亦称避孕套，由男方掌握，适用每次性交时使用。

◎ **要点二　药物避孕**

1. 适应证　凡身体健康、愿意避孕且月经基本正常的育龄妇女均可使用。

2. 禁忌证　严重高血压、糖尿病、肝肾疾病及甲状腺功能亢进者不宜应用；血栓性疾病、充血性心力衰竭、血液病及哺乳期不宜应用；子宫肌瘤、恶性肿瘤或乳房内有肿块者不宜应用。

细目二 人工流产

◎ 要点一 人工流产的适应证和禁忌证

1. **适应证** 妊娠 10 周内要求终止妊娠而无禁忌证者;妊娠 10 周内因某种疾病而不宜继续妊娠者。

2. **禁忌证** 生殖器官急性炎症,如阴道炎、宫颈炎、盆腔炎等(治疗后方可手术);各种疾病的急性期,或严重的全身性疾病不能耐受手术者;妊娠剧吐酸中毒尚未纠正者;术前相隔 4 小时两次体温在 37.5℃ 以上者。

◎ 要点二 人工流产并发症的诊断与防治

1. 人流综合征

(1)**诊断要点** 头晕、恶心、呕吐、面色苍白、出冷汗甚至晕厥,心率减慢小于 60 次/分,心律不齐,血压下降。

(2)**预防** 手术动作轻柔;扩张宫颈缓慢;负压不宜过高;勿反复、过度吸刮;过于紧张者术前予止痛处理

(3)**治疗** 平卧休息;心率过缓者予阿托品 0.5mg 静注并吸氧。

2. 子宫穿孔

(1)**诊断要点** 无底感,宫腔深度超过应有深度;吸引过程中突感阻力消失或有突破感、无底感;腹痛剧烈,甚至内脏牵拉感内出血或腹膜刺激征象;吸出物有脂肪、肠管等组织。

(2)**预防及治疗** 子宫穿孔较小,穿孔后无吸引操作,症状较轻,宫腔内容物已清除干净,无内出血征象则可保守治疗。若上述征象在胚胎未吸出前发生,则应换有经验医师避开穿孔部分完成吸宫术,术后保守治疗,有内出血或内脏损伤征象可剖腹探查。

3. 人流不全

(1)**诊断要点** 术后阴道持续或间断出血超过 10 天或出血量大于月经量,夹有黑血块或烂肉样组织;术后腰酸腹痛下坠感,且由阵发性腹痛后出血增加;妇检示子宫稍大,较软,宫口松弛;HCG 阳性或未降至正常;B 超示宫腔内有组织残留。

(2)**预防及治疗** 流血不多可用抗生素加中药;流血多可清宫加抗生素加缩宫剂;合并大出血、休克应抢救休克,好转后清宫;伴有急性感染可应用大量抗生素,轻轻夹出大块组织,感染控制后清宫。

4. 宫颈或宫颈管内口粘连

(1)**诊断要点** 术后闭经或月经过少,伴周期性下腹坠胀、肛门坠胀感;子宫稍大,压痛、宫颈举痛及附件压痛明显,探针探宫腔不顺,进入后流出暗紫色血液;继发不孕或反复流产或早产;子宫碘油造影示宫腔狭窄或充盈缺损或不显影;宫腔镜可观察粘连部分、形态及萎缩内膜面积。

(2)**预防** 避免负压过高;吸管进出宫颈口不应带负压;怀疑感染时,尽早使用抗生素。

(3)**治疗** 宫颈内口粘连可探针分离后使用宫颈扩张器扩张至 7~8 号;宫腔粘连可探针或 4 号扩张器伸入宫腔摇摆分离;或宫腔镜直视分离,然后置入宫内节育器,口服炔雌酚;抗生素预防感染。

5. 人流术后感染

(1)**诊断要点** 术后 2 周内出现下腹疼痛、发热、腰痛、阴道分泌物混浊、白细胞增高、中性为主;妇检示子宫体稍大而软,压痛,双侧附件增厚或有包块压痛明显。

(2)**预防** 严格把握适应证;术中注意无菌操作;术后注意外阴卫生;禁性交 1 月。

(3)**治疗** 广谱抗生素 1 周以上。

◎ 要点三 药物流产的适应证和禁忌证

1. **适应证** 18~40 岁的健康育龄妇女;正常宫内妊娠 7 周以内;自愿要求药物终止妊娠的健康妇女;高危人流对象;对手术流产有恐惧心理者。

2. **禁忌证** 肾上腺疾病或与内分泌有关的肿瘤;心血管系统疾病、青光眼、胃肠功能紊乱、哮喘、高血压及贫血患者;过敏体质者;带器妊娠或疑宫外孕者;妊娠剧吐;生殖器官急性炎症;长期服用下列药物:利福平、异烟肼、抗抑郁药、西咪替丁、前列腺素抑制剂、巴比妥

类；距医疗单位较远。

绝育术。

细目三　经腹输卵管结扎术

2. 禁忌证　①急、慢性盆腔感染，腹壁皮肤感染等，应在感染治愈后再行手术。②24小时内有两次间隔4小时的体温在37.5℃或以上者。③全身情况不良不能耐受手术者。④严重的精神官能症者。

◎ **要点　绝育手术的适应证和禁忌证**

1. 适应证　①自愿接受绝育手术而无禁忌证者。②患有严重全身疾病不宜生育而行治疗性

第十二单元　妇产科特殊检查与常用诊断技术

细目一　妇科检查

临床应用：检查不孕原因，指导避孕和受孕，协助诊断妊娠，协助诊断月经失调。

◎ **要点一　双合诊**

◎ **要点二　常用女性内分泌激素测定**

双合诊是检查者用一手的两指或一指放入阴道，另一手在腹部配合检查的方法，是盆腔检查中最重要、最常用的方法。

1. 垂体促性腺激素测定　包括卵泡刺激素（FSH）和黄体生成激素（LH）。

用以检查子宫的位置、大小、质地、活动度以及有否压痛。附件区有无增厚、肿块或压痛，如有肿块尤需注意其位置、大小、形状、质地、活动度、与子宫的关系及有无压痛等。一般情况下输卵管不能扪及。若扪及索状物，提示输卵管有病变。

闭经患者测定垂体促性腺激素有助于鉴别垂体性闭经和卵巢性闭经。前者垂体促性腺激素水平低，后者垂体促性腺激素升高。卵巢功能不足（更年期、绝经期、绝经后期、双侧卵巢切除术后、卵巢发育不良、卵巢早衰），垂体促性腺激素水平均升高。如LH/FSH比值>3，提示多囊卵巢综合征。

◎ **要点二　三合诊**

三合诊即腹部、阴道、直肠联合检查。三合诊的目的是弥补双合诊的不足。能更清楚地了解极度后位的子宫大小，发现子宫后壁、直肠子宫凹陷、骶韧带、骨盆腔内侧壁及后部病变。凡疑有生殖器结核、恶性肿瘤、子宫内膜异位症、炎性包块等，三合诊尤显重要。

2. 垂体泌乳素（PRL）测定　垂体肿瘤、空蝶鞍干扰多巴胺运输致PRL抑制因子减少，下丘脑疾病、颅咽管瘤等，原发性甲状腺功能低下、闭经-溢乳综合征、多囊卵巢综合征、卵巢早衰、黄体功能欠佳，药物作用如氯丙嗪、避孕药、雌激素、利血平等，神经精神刺激，长期哺乳等，均可引起PRL增高。

细目二　妇科特殊诊断技术

3. 雌二醇（E_2）测定　临床主要用于：

◎ **要点一　基础体温测定**

（1）监测卵巢功能

基础体温（BBT）是指机体处于静息状态下的体温。

（2）判断闭经原因　E_2持续在早卵泡期或更低的水平，表明卵巢内几乎无卵泡发育，闭经可能由于卵巢功能早衰或继发于下丘脑、垂体功能失调、高泌乳素血症或药物的抑制作用。欲明确原因，还需结合病史及其他辅助检查，E_2水平符

合正常的周期变化，表明卵泡发育正常，应考虑子宫性闭经。

（3）诊断无排卵　E_2 持续在早、中卵泡期水平，无周期性变化，常见于无排卵性异常子宫出血、多囊卵巢综合征等。

（4）监测卵泡发育　使用药物诱导排卵时，测定血 E_2 作为监测卵泡发育、成熟的指标之一，用于指导 HCG 用药及确定取卵时间。

（5）诊断女性性早熟　临床多以 8 岁以前出现第二性征发育诊断性早熟，血 E_2 水平升高，> 275pmol/L 为诊断性早熟的激素的指标之一。

4. 孕酮（P）测定　临床应用主要作为排卵的标准之一，血 P 达到 16nmol/L 以上，提示有排卵。若 P 测定符合有排卵，又无其他原因的不孕患者，需配合 B 超观察卵泡的发育及排卵过程，以除外未破卵泡黄素化综合征。探讨避孕及抗早孕药物作用的机理。观察促排卵的效果。了解黄体的功能，黄体期 P 水平低于生理值或月经来潮 4~5 日仍高于生理水平，分别代表黄体功能不足及黄体萎缩不全。肾上腺皮质亢进或肿瘤时，孕酮可呈高值。

5. 睾酮（T）测定　卵巢男性化肿瘤，血 T 明显增高；用于鉴别两性畸形；评价多囊卵巢综合征的治疗效果，治疗后血 T 水平应有所下降；多毛症患者血 T 水平正常者，多考虑由于毛囊对雄激素敏感所致；肾上腺皮质增生或肿瘤，血 T 水平可异常升高。

此外，人绒毛膜促性腺激素（HCG）的测定，对妊娠及相关疾病的诊断和监测亦很常用。

◎ 要点三　宫腔镜检查

（一）宫腔镜检查适应证

1. 异常子宫出血。
2. 可疑宫腔粘连及畸形。
3. 可疑妊娠物残留。
4. 影像学检查提示宫腔内占位病变。
5. 原因不明的不孕或反复流产。
6. 宫内节育器异常。
7. 宫腔内异物。

8. 宫腔镜术后相关评估。

（二）宫腔镜手术适应证

1. 子宫内膜息肉。
2. 子宫黏膜下肌瘤及部分影响宫腔形态的肌壁间肌瘤。
3. 宫腔粘连。
4. 纵隔子宫。
5. 子宫内膜切除。
6. 宫腔内异物取出，如嵌顿节育器及流产残留物等。
7. 宫腔镜引导下输卵管插管通液、注药及绝育术。

（三）禁忌证

1. 绝对禁忌证

（1）急性、亚急性生殖道感染。
（2）心、肝、肾衰竭急性期及其他不能耐受手术者。

2. 相对禁忌证

（1）体温>37.5℃。
（2）子宫颈瘢痕，不能充分扩张者。
（3）近期（3 个月内）有子宫穿孔史或子宫手术史者。
（4）浸润性子宫颈癌、生殖道结核未经系统抗结核治疗者。

◎ 要点四　腹腔镜检查

（一）适应证

1. 急腹症（如异位妊娠、卵巢囊肿破裂、卵巢囊肿蒂扭转等）。
2. 盆腔包块。
3. 子宫内膜异位症。
4. 确定不明原因急慢性腹痛和盆腔痛的原因。
5. 不孕症。
6. 计划生育并发症（如寻找和取出异位宫内节育器、子宫穿孔等）。
7. 有手术指征的各种妇科良性疾病。
8. 子宫内膜癌分期手术和早期子宫颈癌根治术。

（二）禁忌证

1. 绝对禁忌证

（1）严重的心脑血管疾病及肺功能不全。

（2）严重的凝血功能障碍。

（3）绞窄性肠梗阻。

（4）大的腹壁疝或膈疝。

（5）腹腔内大出血。

2. 相对禁忌证

（1）盆腔肿块过大。

（2）妊娠>16周。

（3）腹腔内广泛粘连。

（4）晚期或广泛转移的妇科恶性肿瘤。

腹腔镜手术作为一种微创手术方式，具有创伤小、恢复快、住院时间短等优点，已成为当代妇科疾病诊治的常用手段。

中医儿科学

第一单元 儿科学基础

细目一 小儿年龄分期

◎ **要点 年龄分期的标准及特点**

（一）胎儿期

从男女生殖之精相合而受孕，直至分娩断脐，胎儿出生，称为胎儿期。

妊娠早期12周的胚胎期，从受精卵细胞至基本形成胎儿，最易受到各种病理因素，如感染、药物、劳累、物理、营养缺乏以及不良心理因素等伤害，造成流产、死胎或先天畸形。妊娠中期15周，胎儿各器官迅速增长，功能也渐成熟。妊娠晚期13周，胎儿以肌肉发育和脂肪积累为主，体重增长快。后两个阶段若胎儿受到伤害，易发生早产。

（二）新生儿期

从出生后脐带结扎到出生后28天，称为新生儿期。

由于新生儿对外界的适应能力和御邪能力都较差，加上胎内、分娩及生后护理不当等原因损伤胎儿，可导致产伤、窒息、硬肿、脐风等疾病。

（三）婴儿期

出生28天后至1周岁为婴儿期，亦称乳儿期。

这一时期生长发育迅速，处于乳类喂养并逐渐添加辅食的阶段，机体发育快，营养需求高。但是，婴儿脾胃运化力弱，肺卫娇嫩未固，受之于母体的免疫能力逐渐消失，自身免疫力尚未健全，容易发生肺系疾病、脾系疾病及各种传染病。

（四）幼儿期

从1周岁至满3周岁，称为幼儿期。

这一时期小儿由于断乳后食物品种转换，容易发生吐泻、疳证等脾系疾病；户外活动增多，接触面扩大，传染病发病率增高；幼儿识别危险、自我保护能力差，故易于发生中毒、烫伤等意外事故。

（五）学龄前期

3周岁后至7周岁为学龄前期。

这一时期要加强思想品德教育，培养良好的生活习惯，以保障儿童的身心健康。学龄前期儿童容易发生意外伤害，如溺水、烫伤、坠床、误服药物中毒等，应注意防护。

（六）学龄期

7周岁后至青春期来临（一般为女12岁，男13岁），称为学龄期。

这一时期儿童急性疾病的发病率下降，但应注意保护视力，防止近视；养成良好个人卫生习惯，防治龋齿；注意情绪和行为变化，减少精神行为障碍的发病率。

（七）青春期

女孩从11~12岁到17~18岁，男孩从13~

14 岁到 18~20 岁。

青春期体格发育出现第二次高峰。由于青春期生理变化大，社会接触增多，容易出现各种身心疾病，如月经紊乱、性心理障碍、酗酒症等。应做好此期生理卫生教育，进行正确的心理引导，保障青春期的身心健康。

细目二 小儿生长发育

◎ 要点一 体重测量方法、正常值及临床意义

1. 测量方法及正常值 测量体重，应在清晨空腹、排空大小便、仅穿单衣的状况下进行。平时于进食后 2 小时称量为佳。

小儿体重的增长不是匀速的，在青春期之前，年龄愈小，增长速率愈快。出生时体重约为 3kg，出生后的前半年平均每月增长约 0.7kg，后半年平均每月增长约 0.5kg，1 周岁以后平均每年增加约 2kg。临床可以用以下公式推算小儿体重：

≤6 个月 体重（kg）= 出生时体重 + 0.7× 月龄

7~12 个月 体重（kg）= 6+0.25×月龄

1 岁以上 体重（kg）= 8+2×年龄

2. 临床意义 ①体重是衡量小儿体格生长和营养状况的指标之一。②体重是临床计算用药量的主要依据之一。③体重增长过速可能为肥胖症；体重低于正常均值的 85% 者为营养不良。

◎ 要点二 身长（高）测量方法、正常值及临床意义

1. 测量方法及正常值 3 岁以下小儿仰卧位以量床测量从头顶至足底的长度，称身长。3 岁以上可用身高计或固定于墙上的软尺测量身高。

出生时身长约为 50cm。生后第一年身长增长最快，约 25cm，其中前 3 个月约增长 12cm。第二年身长增长速度减慢，约 10cm。2 周岁后至青春期身高（长）增长平稳，每年约 7cm。临床可用以下公式估算 2 岁后至 12 岁儿童的身高：

身高（cm）= 75+7×年龄

2. 临床意义 ①身高（长）是反映骨骼发育的重要指标之一，其增长与种族、遗传、体质、营养、运动、疾病等因素有关。②身高的显著异常是疾病的表现，如身高低于正常均值的 70%，应考虑侏儒症、克汀病、营养不良等。

◎ 要点三 囟门测量方法、闭合时间及临床意义

1. 测量方法及正常值 前囟是额骨和顶骨之间的菱形间隙，以囟门对边中点间的连线距离表示，出生时 1.5~2cm，至 12~18 个月闭合。后囟是顶骨和枕骨之间的三角形间隙，部分小儿出生时就已闭合，未闭合者正常情况应在生后 2~4 个月内闭合。

2. 临床意义 囟门早闭且头围明显小于正常者，为头小畸形；囟门迟闭及头围大于正常者，常见于解颅（脑积水）、佝偻病、先天性甲状腺功能减低症等。囟门凹陷多见于阴伤液竭之失水或极度消瘦者，称囟陷；囟门凸出反映颅内压增高，多见于热炽气营之脑炎、脑膜炎等，称囟填。

◎ 要点四 头围的测量方法、正常值及临床意义

1. 测量方法及正常值 自双眉弓上缘处，经过枕骨结节绕头一周的长度为头围。

足月儿出生时头围为 33~34cm，出生后前 3 个月和后 9 个月各增长 6cm，1 周岁时约为 46cm，2 周岁时约 48cm，5 周岁时约增长至 50cm，15 岁时接近成人，为 54~58cm。

2. 临床意义 头围的大小与脑和颅骨的发育有关。头围小者提示脑发育不良。头围增长过速常提示为解颅。

◎ 要点五 胸围的测量方法、正常值及临床意义

1. 测量方法及正常值 用软尺由乳头下缘（乳腺已发育的女孩，固定于胸骨中线第 4 肋间）向背后绕两侧肩胛角下缘 1 周，取呼气和吸气时的平均值。

新生儿胸围约 32cm；1 岁时约 44cm，接近

头围；2岁后胸围渐大于头围，其差数（cm）约等于其岁数减1。

2. 临床意义 胸围反映胸廓、胸背的肌肉、皮下脂肪及肺的发育程度。一般营养不良或缺少锻炼的小儿胸廓发育差，胸围超过头围的时间较晚；反之，营养状况良好的小儿，胸围超过头围的时间较早。

◎ 要点六 乳牙和恒牙的萌出时间、数目正常值及临床意义

1. 牙齿萌出时间及正常值 人一生有两副牙齿，即乳牙和恒牙，乳牙出齐为20颗，恒牙出齐为32颗。生后4~10个月乳牙开始萌出，出牙顺序是先下颌后上颌，自前向后依次萌出，唯尖牙例外。乳牙在2~2.5岁出齐。6~7岁，乳牙按萌出先后逐个脱落，代之以恒牙，最后一颗恒牙（第三磨牙）一般在20~30岁时出齐，也有终生不出者。

2岁以内乳牙颗数可用以下公式推算：

乳牙数 = 月龄 - 4（或6）

2. 临床意义 出牙时间推迟或出牙顺序混乱，常见于佝偻病、呆小病、营养不良等。

◎ 要点七 呼吸、脉搏、血压的正常值及与年龄增长的关系

1. 呼吸、脉搏与年龄的关系 年龄越小，呼吸及脉搏越快，见下表：

各年龄组小儿呼吸、脉搏次数（次/分钟）

年龄	呼吸（次）	脉搏（次）
新生儿	45~40	140~120
≤1岁	40~30	130~110
1^+~3岁	30~25	120~100
3^+~7岁	25~20	100~80
7^+~14岁	20~18	90~70

2. 血压与年龄的关系 不同年龄小儿血压正常值可用以下公式推算（注：1kPa = 7.5mmHg）：

收缩压（mmHg） = 80 + 2 × 年龄

舒张压（mmHg） = 收缩压 × 2/3

细目三 小儿生理、病因、病理特点

◎ 要点一 生理特点及临床意义

（一）脏腑娇嫩，形气未充

小儿的脏腑娇嫩，是指小儿五脏六腑的形与气皆属不足，其中又以肺、脾、肾三脏不足更为突出。这一方面是由于小儿出生后肺脏、脾脏、肾脏皆成而未全、全而未壮，更因为小儿不仅与成人一样，需要维持正常的生理活动，而且处于生长发育阶段，必须满足这一特殊的需求。因此，相对于小儿的生长发育需求，表现出"肺常不足""脾常不足""肾常虚"的特点。

形气未充，又常常表现为五脏六腑的功能不够稳定、尚未完善。如肺主气、司呼吸，小儿肺脏娇嫩，表现为呼吸不匀、息数较促，易发感冒、咳喘；脾主运化，小儿脾常不足，表现为运化力弱，摄入的食物要软而易消化，饮食有常、有节，否则易出现食积、吐泻；肾藏精、主水，小儿肾常虚，表现为肾精未充，青春期前的女孩无"月事以时下"，男孩无"精气溢泻"，婴幼儿二便不能自控或自控能力较弱等；心主血脉、主神明，小儿心气未充，心神怯弱未定，表现为脉数，易受惊吓，思维及行为的约束能力较差；肝主疏泄、主风，小儿肝气未实，经筋刚柔未济，表现为好动，易发惊惕、抽风等症。

古人将脏腑娇嫩、形气未充这一生理特点归纳为"稚阴稚阳"。

（二）生机蓬勃，发育迅速

生机蓬勃，发育迅速，指小儿在生长发育过程中，无论在机体的形态结构方面，还是在各种生理功能活动方面，都是在迅速地、不断地发育完善。小儿的年龄越小，这种蓬勃的生机、迅速的生长发育越显著。

"纯阳"学说："纯"指小儿初生，未经太多的外界因素影响，胎元之气尚未耗散；"阳"指以阳为用，即生机。"纯阳"学说高度概括了小儿在生长发育、阳充阴长的过程中，表现为生机旺盛、发育迅速，犹如旭日之初升、草木之方萌，蒸蒸日上、欣欣向荣的生理现象。"纯阳"并不等于"盛阳"，也不是有阳无阴的"独阳"。

◎ 要点二　病理特点及临床意义

（一）发病容易，传变迅速

小儿脏腑娇嫩，形气未充，阴阳二气均属不足。因此，在病理上不仅发病容易，而且变化迅速，年龄越小，则脏腑娇嫩的表现越显得突出。小儿发病容易，突出表现在肺、脾、肾系疾病及外感时行疾病方面。

小儿"肺常不足"，肺气宣发肃降功能尚不完善，加之小儿冷暖不知自调，一旦护养失宜，易于感受外邪，导致肺的宣肃功能失常，在临床上出现感冒、咳嗽、肺炎喘嗽等肺系病证，使肺系疾病成为儿科发病率最高的一类疾病。

小儿"脾常不足"，脾胃之体成而未全，脾胃之气全而未壮，因而易于因家长喂养不当、小儿饮食失节，在临床上出现脾胃纳化功能紊乱的病证。所以，呕吐、泄泻、厌食、积滞、疳证等疾病为小儿时期的常见病多发病，并且互为因果，严重者可影响小儿生长发育。脾系疾病发病率在儿科仅次于肺系疾病而居第二位。

小儿"肾常虚"，若先天肾气虚弱，加上后天脾气失调，影响小儿的生长发育，可见解颅、五迟、五软等先天禀赋不足之病；若肾阳虚亏，下元虚寒，膀胱闭藏失职，不能制约小便，则发生遗尿、尿频等病证。

传变迅速的特点，主要表现为疾病的寒热虚实容易相互转化演变或同时并见，即具有"易虚易实，易寒易热"的特点。

（二）脏气清灵，易趋康复

小儿体禀纯阳，生机蓬勃，脏气清灵，活力充沛，对各种治疗反应灵敏；小儿宿疾较少，病因相对单纯，疾病过程中情志因素的干扰和影响相对较少。因此，只要辨证准确，治疗及时，护理适宜，病情好转的速度较成人为快，疾病治愈的可能也较成人为大。例如：小儿感冒、咳嗽、泄泻等病证多数发病快，好转也快；小儿哮喘、痫证、阴水等病证虽病情缠绵，但其预后较成人相对为好。

细目四　儿科四诊特点

◎ 要点一　儿科四诊应用特点

小儿疾病的诊断方法，与临床其他各科一样，均运用望、闻、问、切四种不同的诊查手段进行诊断和辨证。因乳婴儿不会说话，较大儿童虽已会说话，也不能正确叙述自己的病情，加上就诊时常啼哭吵闹，影响气息脉象，故小儿诊法既主张四诊合参，又特别重视望诊。

◎ 要点二　望诊特点及临床意义

（一）望神色

凡精神振作，二目有神，表情活泼，面色红润，呼吸调匀，反应敏捷，均为气血调和、神气充沛的表现，是健康或病情轻浅之象；反之，若精神委顿，二目无神，表情呆滞，面色晦暗，呼吸不匀，反应迟钝，谓之无神，均为体弱有病之表现，或病情较重之象。

五色主病：面呈白色，是气血不荣，络脉空虚所致，多为虚证、寒证；面色红赤，因血液充盈脉络皮肤所致，多为热证；面色黄，常因脾虚失运，水谷、水湿不化所致，多为虚证或湿证；面色青，因气血不畅，经脉阻滞所致，多为寒证、痛证、瘀证、惊痫；面色黑，常因阳气虚衰，水湿不化，气血凝滞所致，多为寒证、痛证、瘀证、水饮证。

（二）望形态

凡发育正常，筋骨强健，肌丰肤润，毛发黑泽，姿态活泼者，是胎禀充足，营养良好，属健康表现；若生长迟缓，筋骨软弱，肌瘦形瘠，皮肤干枯，毛发萎黄，囟门逾期不合，姿态呆滞者，为胎禀不足，营养不良，多属有病。

头小顶尖，颅缝闭合过早，是头小畸形；头方发稀，囟门宽大，当闭不闭，可见于五迟证；头大颌缩，前囟宽大，头缝开解，目睛下垂，见于解颅；前囟及眼窝凹陷，皮肤干燥，可见于婴幼儿泄泻阴伤液脱。

头发稀细，色枯无泽，多是肾气亏虚或阴血内亏；发细结穗，色黄不荣，多是气血亏虚，积滞血瘀；头发脱落，见于枕部，是为气虚多汗之枕秃；脱落成片，界限分明，是为血虚血瘀之斑秃。

面容瘦削，气色不华，是为气血不足；面部浮肿，睑肿如蚕，是为水湿泛溢。耳下腮部肿胀，是为邪毒窜络之痄腮或发颐；颌下肿胀热痛，多为热毒壅结之臖核肿大。

胸廓前凸形如鸡胸，可见于佝偻病、哮喘；腹部膨大，肢体瘦弱，发稀，额上有青筋显现，属于疳积。

（三）审苗窍

1. 察舌 正常小儿舌体柔软、淡红润泽、伸缩自如，舌面有干湿适中的薄苔，舌质较成人红嫩。新生儿舌红无苔和哺乳婴儿的乳白苔，均属正常舌象。

（1）舌体 舌体胖嫩，舌边齿痕显著，多为脾肾阳虚，或有水饮痰湿内停；舌体肿大，色泽青紫，可见于气血瘀滞；舌体强硬，多为热盛伤津；急性热病中出现舌体短缩，舌干绛者，则为热甚津伤，经脉失养而挛缩。

（2）舌质 正常舌质淡红。若舌质淡白为气血虚亏；舌质绛红，舌面红刺，为温热病邪入营入血；舌质红少苔，甚则无苔而干，为阴虚火旺；舌质紫暗或紫红，为气血瘀滞；舌起粗大红

刺，状如草莓者，常见于丹痧、皮肤黏膜淋巴结综合征。

（3）舌苔 舌苔色白为寒；舌苔色黄为热；舌苔白腻为寒湿内滞，或寒痰与积食所致；舌苔黄腻为湿热内蕴，或乳食积滞化热；热性病后而见剥苔，多为阴伤津亏，舌苔花剥，状如地图，时隐时现，经久不愈，多为胃之气阴不足所致；舌苔厚腻垢浊，属宿食内滞的表现，常见于积滞、便秘等疾病。

2. 察目 黑睛等圆，目珠灵活，目光有神，开阖自如，是肝肾气血充沛之象；若眼睑浮肿，多为水肿之象；眼睑开阖无力，是元气虚惫；寐时眼睑张开而不闭，是脾虚气弱之露睛；平时眼睑不能开阖自如，是气血两虚之睑废；两目呆滞，转动迟钝，是肾精不足，或为惊风之先兆；两目直视，瞪目不活，是肝风内动；白睛黄染，多为黄疸；目赤肿痛，是风热上攻；目眶凹陷，啼哭无泪，是阴津大伤。

3. 察鼻 鼻塞流清涕，为风寒感冒；鼻流黄浊涕，为风热客肺；长期鼻流浊涕，气味腥臭，为肺经郁热；鼻孔干燥，为肺经燥热伤阴；鼻衄鲜红，为肺热迫血妄行；气急喘促，鼻翼扇动，为肺气郁闭。

4. 察口 唇色淡白为气血不足；唇色淡青为风寒束表；唇色红赤为热；唇色红紫为瘀热互结；唇色樱红，为暴泻伤阴；唇白而肿，是为唇风；面颊潮红，唯口唇周围苍白，是丹痧征象。口腔破溃糜烂，为心脾积热之口疮；口内白屑成片，为鹅口疮。两颊黏膜有针头大小的白色小点，周围红晕，为麻疹黏膜斑。上下白齿间腮腺管口红肿如粟粒，按摩肿胀腮部无脓水流出者为痄腮，有脓水流出者为发颐。牙龈红肿，齿缝出血而疼痛，多为胃火上炎；牙齿萌出延迟，为肾气不足；新生儿牙龈上有白色斑点斑块，称为马牙，并非病态。咽红恶寒发热是外感之象；咽红乳蛾肿痛为外感风热或肺胃之火上炎；乳蛾红肿溢脓，是热壅肉腐；乳蛾大而不红，多为痰热未尽，或气虚不敛；咽痛微红，有灰白色假膜，不

易拭去，为白喉之症。

5. 察耳 小儿耳壳丰厚，颜色红润，是先天肾气充沛的表现；耳壳薄软，耳舟不清，是先天肾气未充的征象；耳内疼痛流脓，为肝胆火盛之证；以耳垂为中心的腮部漫肿疼痛，是痄腮之表现。

6. 察二阴 男孩阴囊紧缩，颜色沉着，是先天肾气充足的表现。男孩在患病过程中，阴囊紧缩者多寒；阴囊弛纵不收者多热；阴囊肿大透亮，状如水晶，为水疝；阴囊中有物下坠，时大时小，上下可移，为小肠下坠之狐疝。女孩前阴部潮红灼热瘙痒，常由于湿热下注，亦须注意是否有蛲虫病。

婴儿肛门周围潮湿红痛，多属尿布皮炎。便后直肠脱出者是脱肛，其色鲜红，有血渗出者多属肺热下迫；其色淡而无血者，多属气虚下陷。肛门开裂出血，多因大便秘结，热迫大肠所致。

（四）辨斑疹

发热 3~4 天出疹，疹形细小，状如麻粒，口腔黏膜出现"麻疹黏膜斑"者，为麻疹；若低热出疹，分布稀疏，色泽淡红，出没较快，常为风痧；若发热三四天后热退疹出，疹细稠密，如玫瑰红色，常为奶麻；若壮热，肤布疹点，舌绛如草莓，常为丹痧或皮肤黏膜淋巴结综合征；若斑丘疹大小不一，如云出没，瘙痒难忍，常见于瘾疹；若丘疹、疱疹、结痂并见，疱疹内有水液色清，见于水痘；若疱疹相对较大，疱液混浊，疱壁薄而易破，流出脓水，常见于脓疱疮。

（五）察二便

初生婴儿的胎粪，呈暗绿色或赤褐色，黏稠无臭；母乳喂养儿，大便呈卵黄色，稠而不成形，常发酸臭气；牛奶、羊奶喂养儿，大便呈淡黄白色，质地较硬，有臭气。大便燥结，为内有实热或津伤内热；大便稀薄，夹有白色凝块，为内伤乳食；大便稀薄，色黄秽臭，为肠腑湿热；下利清谷，洞泄不止，为脾肾阳虚；大便赤白黏冻，为湿热积滞，常见于痢疾；婴幼儿大便呈果酱色，伴阵发性哭闹，常为肠套叠；大便色泽灰白不黄，多系胆道阻滞。

小便黄褐如浓茶，伴身黄、目黄，多为湿热黄疸；若小便色红如洗肉水，或镜检红细胞增多者，为尿血，鲜红色为血热妄行，淡红色为气不摄血，红褐色为瘀热内结，暗红色为阴虚内热；若小便混浊如米泔水，为脾胃虚弱，饮食不调所致，常见于积滞与疳证。

（六）察指纹

指纹的辨证纲要归纳为"浮沉分表里，红紫辨寒热，淡滞定虚实，三关测轻重"。"浮"指指纹浮现，显露于外，主病邪在表；"沉"指指纹沉伏，深而不显，主病邪在里。正常小儿的指纹大多淡紫隐隐在风关以内。纹色鲜红浮露，多为外感风寒；纹色紫红，多为邪热郁滞；纹色淡红，多为内有虚寒；纹色青紫，多为瘀热内结；纹色深紫，多为瘀滞络闭，病情深重。指纹色淡，推之流畅，主气血亏虚；指纹色紫，推之滞涩，复盈缓慢，主实邪内滞，如瘀热、痰湿、积滞等。纹在风关，示病邪初入，病情轻浅；纹达气关，示病邪入里，病情较重；纹进命关，示病邪深入，病情加重；纹达指尖，称透关射甲，若非一向如此，则示病情重危。

◎ **要点三 闻诊特点及临床意义**

（一）听声音

1. 啼哭声 啼哭声音洪亮有力者多为实证；细弱无力者多为虚证；哭声尖锐，阵作阵缓，弯腰曲背，多为腹痛；啼哭声嘶，呼吸不利，谨防急喉风；夜卧啼哭，睡卧不宁，为夜啼或积滞。

2. 呼吸声 呼吸气粗有力，多为外感实证，肺蕴痰热；若呼吸急促，喉间哮鸣者，为风痰束肺，是为哮喘；呼吸急迫，甚则鼻扇，咳嗽频作者，是为肺气闭郁；呼吸窘迫，面青呛咳，常为异物堵塞气道。

3. 咳嗽声 干咳无痰或痰少黏稠，多为燥邪犯肺，或肺阴受损；咳声清高，鼻塞声重，多为外感；干咳无痰，咳声响亮，常为咽炎所致；

咳嗽频频，痰稠难咯，喉中痰鸣，多为肺蕴痰热，或肺气闭塞；咳声嘶哑如犬吠者，常见于白喉、急喉风；连声咳嗽，夜咳为主，咳而呕吐，伴鸡鸣样回声者，为顿咳。

4. 语言声 呻吟不休，多为身体不适；妄言乱语，语无伦次，声音粗壮，称为谵语，多属心气大伤。语声低弱，多语无力，常属气虚心怯。语声重浊，伴有鼻塞，多为风寒束肺；语声嘶哑，呼吸不利，多为毒结咽喉。

（二）嗅气味

1. 口气 口气臭秽，多属胃热；嗳气酸腐，多为伤食；口气腥臭，见于血证，如齿龂；口气如烂苹果味，为酸中毒的表现。

2. 便臭 大便臭秽，是湿热积滞；大便酸臭而稀，多为伤食；下利清谷，无明显臭味，为脾肾两虚。

3. 尿臭 小便短赤，气味臊臭，为湿热下注；小便清长少臭，为脾肾虚寒。

4. 呕吐物气味 吐物酸臭，多因食滞化热；吐物臭秽如粪，多因肠结气阻，秽粪上逆。

◎ **要点四 切诊特点及临床意义**

（一）脉诊

健康小儿脉象平和，较成人软而稍数，年龄越小，脉搏越快。小儿病理脉象主要有浮、沉、迟、数、无力、有力六种基本脉象，分别表示疾病的表、里、寒、热、虚、实。浮主表证，沉主里证；迟脉主寒，数脉主热；有力为实，无力为虚。

（二）按诊

1. 按头囟 囟门凹陷者为囟陷，多见于阴伤液竭之失水或极度消瘦者；囟门隆凸，按之紧张，为囟填，多见于热炽气营之脑炎、脑膜炎等；颅骨开解，头缝四破，头大额缩，囟门宽大者，为解颅，多属先天肾气不足，或后天髓热膨胀之故。

2. 按颈腋 耳下腮部肿胀疼痛，咀嚼障碍者，多是痄腮；触及质地较硬之圆形肿块，推之

可移，头面口咽有炎症感染者，属痰热壅结之瘰核肿痛；若仅见增大，按之不痛，质坚成串，则为瘰疬。

3. 按胸腹 胸骨高突，按之不痛者，为"鸡胸"；脊背高突，弯曲隆起，按之不痛，为"龟背"；胸胁触及串珠，两肋外翻，可见于佝偻病；剑突下疼痛多属胃脘痛；脐周疼痛，按之痛减，并可触及条索状包块者，多为蛔虫病；腹部胀满，叩之如鼓者，为气胀；叩之音浊，按之有液体波动之感，多为腹水；右下腹按之疼痛，兼发热，右下肢拘急者，多属肠痈。

4. 按四肢 四肢厥冷，多属阳虚；手足心热者，多属阴虚内热或内伤乳食；高热时四肢厥冷，为热深厥甚；四肢厥冷，面白唇淡者，多属虚寒；四肢厥冷，唇舌红赤者，多是真热假寒之象。

5. 按皮肤 肤热无汗，为热炽所致。肌肤肿胀，按之随手而起，属阳水水肿；肌肤肿胀，按之凹陷难起，属阴水水肿。

细目五 儿科治法概要

◎ **要点一 儿科常用内治法的用药原则、给药剂量及方法**

（一）用药原则

1. 治疗及时准确 小儿脏腑娇嫩，形气未充，发病容易，变化迅速，易寒易热，易虚易实，因此要辨证准确，掌握有利时机，及时采取有效措施，争取主动，力求及时控制病情的发展变化。

2. 方药精简灵巧 小儿脏气清灵，随拨随应，对于药物的反应较成人灵敏。因此，在治疗时处方用药应力求精简，以"药味少、剂量轻、疗效高"为儿科处方原则。尤应注意不得妄用攻伐，对于大苦、大寒、大辛、大热、峻下、毒烈之品，均当慎用。

3. 重视先证而治 由于小儿发病容易，传变迅速，虚实寒热的变化较成人为快，故应见微

知著，先证而治，挫病势于萌芽之时，挽病机于欲成未成之际。

4. 注意顾护脾胃 脾胃为后天之本，小儿的生长发育，全靠脾胃化生精微之气以充养，疾病的恢复赖脾胃健运生化，先天不足的小儿也要靠后天来调补。因此，不论病中和病后，合理调护均有利于康复，其中以调理脾胃为主。

5. 掌握用药剂量 小儿中药的用量相对较大，尤其是益气健脾、养阴补血、消食和中一类药性平和的药物，更是如此。但对一些辛热、苦寒、攻伐和药性较猛烈的药物，如麻黄、附子、细辛、乌头、大黄、巴豆、芒硝等，在应用时则需控制剂量。

小儿用药剂量常随年龄大小、个体差异、病情轻重、医者经验而不同。为方便掌握，中药汤剂可采用下列比例用药：新生儿用成人量的 1/6，乳婴儿用成人量的 1/3，幼儿用成人量的 1/2，学龄前期儿童用成人量的 2/3，学龄期儿童接近成人用量。

（二）给药方法

1. 口服给药法 根据年龄不同，每剂内服中药煎剂总药量为：新生儿，10～30mL；婴儿，50～100mL；幼儿及学龄前期儿童，120～240mL；学龄期儿童，250～300mL。服用汤剂，一般 1 日 1 剂，分 2～3 次温服，但应根据病情、病位、病性和药物的特点来决定不同的服药方法。

2. 鼻饲给药法 重危昏迷患儿反应差，无吞咽动作，可鼻饲给药。

3. 蒸气及气雾吸入法 是用蒸气吸入器或气雾吸入器，使水蒸气或气雾由病儿口鼻吸入的一种疗法，常用于肺炎喘嗽、咳嗽、哮喘、感冒、鼻渊等肺系疾病。

4. 直肠给药法 肛管插入前先用凡士林滑润头部，徐徐插入肛门，依年龄大小，插入 5～15cm。治疗便秘，可将药液装入底部连接肛管的量杯内直接灌入。治疗其他疾病，常采用直肠点滴灌注法。此法在一定程度上避免了小儿服药难的问题，而且对于外感发热、肠胃疾病、水毒内

闭等有较好的疗效。

5. 注射给药法 将供肌内注射、静脉滴注的中药制剂，按要求给予肌内注射、静脉注射或静脉滴注。肌内注射或静脉注射给药，使用便捷，给药准确，作用迅速，但应注意配药及使用要求，避免不良反应发生。

◎ **要点二　儿科常用外治法及其临床应用**

1. 熏洗法 是将药物煎成药液，熏蒸、浸泡、洗涤、沐浴患者局部或全身的治疗方法。熏蒸法用于麻疹、感冒的治疗及呼吸道感染的预防等，如麻疹初期透疹，用生麻黄、浮萍、芫荽子、西河柳煎煮，加黄酒擦洗皮肤。浸洗法用于痹证、痿证、外伤、泄泻、脱肛、冻疮及多种皮肤病，常与熏法同用先熏后洗，如石榴皮、五倍子、明矾煎汤先熏后洗治疗脱肛。药浴法用于感冒、麻疹、痹证、五迟、五软、紫癜及瘾疹、湿疹、白疕等多种皮肤病，如苦参汤温浴治全身瘙痒症，香樟木汤揩洗治疗瘾疹等。

2. 涂敷法 是用新鲜的中药捣烂成药糊，或用药物研末加入水或醋调匀成药液，涂敷于体表局部或穴位处的一种外治法。如白芥子、胡椒、细辛研末，生姜汁调糊，涂敷肺俞穴，治寒喘；鲜马齿苋、青黛、鲜丝瓜叶等任选一种，调敷于腮部，治疗痄腮。

3. 罨包法 是用药品置于局部肌肤，并加以包扎的一种外治法。如用皮硝包扎于脐部，用治饮食不节，食积中脘，腹胀腹满、嗳腐酸臭、时有呕恶、舌苔厚腻等症。用大蒜头适量，捣烂后包扎于足心涌泉穴和脐部，有温经止泻的作用，防治慢性泄泻。用五倍子粉醋调罨包脐内治疗盗汗等。

4. 热熨法 是将药炒热后，用布包裹以熨肌表的一种外治法。如炒热食盐熨腹部治疗寒证腹痛。用生葱、食盐炒热，熨脐周围及少腹，治疗尿癃。用葱白、生姜、麸皮，热炒后用布包好，熨腹部，治疗内寒积滞的腹部胀痛。用吴茱萸炒热，布包熨腹部，治风寒腹痛等。

5. 敷贴法 是将药物制成软膏、药饼，或

研粉撒于普通膏药上，敷贴于局部的一种外治法。如炒白芥子、面粉等份研末水调，纱布包裹，敷贴于背部第3~4胸椎处，每次15分钟，皮肤发红则去药，治疗肺炎后期湿性啰音经久不消。用丁香、肉桂等药粉，撒于普通膏药上贴于脐部，以治婴儿泄泻。在夏季三伏天，用延胡索、芥子、甘遂、细辛研末，以生姜汁调成药饼，敷于肺俞、膏肓、百劳穴上，治疗寒性哮喘等。

6. 擦拭法　是用药液或药末擦拭局部的一种外治法。如用金银花、甘草煎汤，或用野菊花煎汤，洗涤口腔，治疗口疮和鹅口疮。

7. 药袋疗法　是将药物研末装袋，制成香囊给小儿佩挂，或做成兜肚系挂，或做成枕头的外治法。如用茴香、艾叶、甘松、官桂、丁香等制成的暖脐兜肚治疗脾胃虚寒性腹痛吐泻；苍术、冰片、白芷、藁本、甘松等制成的防感香囊，有降低复感儿发病率的作用。

8. 推拿疗法　具有促进气血循行、经络通畅、神气安定、脏腑调和的作用，常用于治疗脾系疾病，如泄泻、呕吐、腹痛、疳证、厌食、积滞、口疮等；肺系疾病，如感冒、咳嗽、肺炎喘嗽、哮喘等；杂病，如遗尿、痿证、痹证、惊风、肌性斜颈、五迟、五软等。推拿疗法亦有一些禁忌证，如急性出血性疾病、急性外伤、脊背皮肤感染等。

第二单元　儿童保健

细目　婴儿期保健

◎ 要点一　新生儿的特殊生理现象

新生儿有几种特殊生理状态，不可误认为病态。新生儿两侧颊部各有一个脂肪垫隆起，称为"螳螂子"，有助吮乳，不能挑割。新生儿上腭中线和齿龈部位有散在黄白色、碎米大小隆起颗粒，称为"马牙"，会于数周或数月自行消失，不需挑刮。女婴生后3~5天乳房隆起如蚕豆到鸽蛋大小，可在2~3周后消退，不应处理或挤压。女婴生后5~7天阴道有少量流血，持续1~3天自止者，是为假月经，一般不必处理。还有新生儿生理性黄疸等，均属于新生儿的特殊生理状态。

◎ 要点二　新生儿护养的主要措施

（一）拭口洁眼

新生儿刚出生，在开始呼吸前，应清除口腔内黏液。可倒提婴儿片刻，让黏液、血液从口内流出，或用吸管清除，亦可用消毒纱布探入口内，轻轻拭去小儿口中秽浊污物，保证呼吸道通畅，以免啼哭时呛入气道。同时，要拭去眼睛、耳朵中的污物。新生儿皮肤表面附有一层厚薄不均的胎脂，对皮肤有一定的保护作用，不要马上拭去。但皮肤皱褶处及前后二阴应当用纱布蘸消毒植物油轻轻擦拭，去除多余的污垢。

（二）断脐护脐

新生儿娩出1~2分钟，就要结扎脐带后剪断，处理时必须无菌操作，脐带残端要用干法无菌处理，然后用无菌敷料覆盖。若在特殊情况下未能保证无菌处理，则应在24小时内重新消毒、处理脐带残端，以防止感染及脐风。断脐后还需护脐。脐部要保持清洁、干燥，让脐带残端在数天后自然脱落。在此期间，要注意勿让脐部为污水、尿液及其他脏物所侵，沐浴时勿浸湿脐部，避免脐部污染，预防脐风、脐湿、脐疮等疾病。

（三）洗浴衣着

新生儿出生后，当时用消毒纱布将体表污物、血渍揩拭干净，稍后即可用温开水洗澡。新生儿的衣着应选择柔软、浅色、吸水性强的纯棉织物。衣服式样宜简单，容易穿脱，宽松而少接缝，不用纽扣、松紧带，以免损伤娇嫩的皮肤。新生儿体温调节功能较差，容易散热而不易保温，常出现体温下降，故必须特别注意保暖，尤其是寒冷季节更需做好防寒保暖。

（四）祛除胎毒

胎毒为胎中禀受之毒，主要指热毒。胎毒重者，出生时多有面红目赤眵多、烦闹多啼、大便秘结等表现，易发生丹毒、痈疖、湿疹、胎黄、胎热、口疮等病证。

临床常用的祛胎毒法有多种，可结合小儿体质情况选用。

（1）银花甘草法　金银花6g，甘草2g。煎汤。用此药液拭口，并以少量喂服初生儿。

（2）豆豉法　淡豆豉10g。浓煎取汁，频频饮服。适用于胎弱之初生儿。

（3）黄连法　黄连2g。用水浸泡令汁出，取汁滴入小儿口中。黄连性寒，适用于热毒重者，胎禀气弱者勿用。

（4）大黄法　生大黄3g。沸水适量浸泡或略煮，取汁滴入小儿口中。胎粪通下后停服。脾虚气弱者勿用。

◎ 要点三　喂养方式及选择原则

婴儿喂养方法分为母乳喂养、人工喂养和混合喂养三种。母乳喂养最适合婴儿需要，故大力提倡母乳喂养。

◎ 要点四　母乳喂养的方法、优点、注意事项及断母乳适宜时间

生后6个月之内以母乳为主要食品者，称为母乳喂养。母乳喂养的方法，以按需喂哺为原则。母乳喂养的优点有：①母乳中含有最适合婴儿生长发育的各种营养素，易于消化和吸收，是婴儿期前4~6个月最理想的食物。另外，母乳含不饱和脂肪酸较多，有利于脑发育。②母乳中含有丰富的抗体、活性细胞和其他免疫活性物质，

可增强婴儿抗感染能力。③母乳温度及泌乳速度适宜，新鲜无细菌污染，直接喂哺，简便经济。④母乳喂养有利于增进母子感情，又便于观察小儿变化，随时照料护理。⑤产后哺乳可促进母体子宫收缩复原，推迟月经复潮，不易怀孕，减少乳母患乳腺癌和卵巢肿瘤的可能性。

若母亲患有严重疾病，如急慢性传染病、活动性肺结核、慢性肾炎、糖尿病、恶性肿瘤、精神病、癫痫或心功能不全等，应停止哺乳。乳头皲裂、急性感染等可暂停哺乳，但要定时吸出乳汁，以免乳量减少。

断母乳时间视母婴情况而定。小儿4~6个月起应逐渐添加辅食，12个月左右为最合适的断母乳时间。若遇婴儿患病或正值酷暑、严冬，可延至婴儿病愈、秋凉或春暖季节断母乳，但最迟不超过2岁。

◎ 要点五　人工喂养方法

4个月以内的婴儿由于各种原因不能进行母乳喂养，完全采用配方乳或牛乳、羊乳等喂养婴儿，称为人工喂养。

◎ 要点六　混合喂养方法

因母乳不足需添加牛乳、羊乳或其他代乳品时，称为混合喂养，亦称部分母乳喂养。混合喂养的方法有两种：补授法与代授法。补授时，每日母乳喂养的次数照常，每次先哺母乳，将两侧乳房吸空后，再补充一定量代乳品，"缺多少补多少"，直到婴儿吃饱。补授法可因经常吸吮刺激而维持母乳的分泌，因而较代授法为优。代授法是一日内有一至数次完全用乳品或代乳品代替母乳。

◎ 要点七　添加辅食的原则

添加辅助食品的原则：由少到多，由稀到稠，由细到粗，由一种到多种，在婴儿健康、消化功能正常时逐步添加。

第三单元 新生儿疾病

细目 胎 黄

◎ 要点一 概述

胎黄以婴儿出生后皮肤、面目出现黄疸为特征，因与胎禀因素有关，故称"胎黄"或"胎疸"。胎黄相当于西医学新生儿黄疸，包括了新生儿生理性黄疸和病理性高胆红素血症，如溶血性黄疸、肝细胞性黄疸、阻塞性黄疸、新生儿溶血症、胆汁淤阻、母乳性黄疸等。本病多见于早产儿、多胎儿、素体虚弱的新生儿。我国50%足月儿及80%早产儿可见黄疸，占住院新生儿的20%~40%。部分高未结合胆红素血症可引起胆红素脑病（核黄疸），一般多留有后遗症，严重者可死亡。

◎ 要点二 病因病机

新生儿病理性黄疸发生的原因很多，主要为胎禀湿蕴，如湿热郁蒸、寒湿阻滞，久则气滞血瘀。胎黄的病变脏腑在肝胆、脾胃，其发病机制主要为脾胃湿热或寒湿内蕴，肝失疏泄，胆汁外溢而致发黄，日久则气滞血瘀而黄疸日深难退。

◎ 要点三 病理性黄疸诊断及鉴别诊断

（一）诊断要点

1. 临床表现 黄疸出现早（生后24小时以内）、发展快（血清总胆红素每日上升幅度>85.5μmol/L或每小时上升幅度>8.5μmol/L）、程度重（足月儿血清总胆红素>221μmol/L，早产儿>257μmol/L）、消退迟（黄疸持续时间足月儿>2周，早产儿>4周）或黄疸退而复现。伴随各种临床症状。

2. 实验室检查

（1）血清学检查 血清总胆红素（TBIL）升高，直接胆红素（DBIL）和/或间接胆红素（IBIL）升高，血清总胆汁酸（TBA）升高。

（2）尿常规 尿胆红素、尿胆原阳性。

（3）肝功能 丙氨酸氨基转移酶（ALT）、γ-谷氨酰转肽酶（γ-GT）、碱性磷酸酶（ALP）等可升高。

（二）鉴别诊断

1. 生理性黄疸 生后第2~3日出现黄疸，第4~6日达高峰。足月儿在生后2周消退，早产儿可延迟至3~4周消退。黄疸程度轻（足月儿血清总胆红素≤221μmol/L，早产儿≤257μmol/L）。在此期间，小儿一般情况良好，除偶有轻微食欲不振外，不伴有其他临床症状。

2. 病理性黄疸

（1）溶血性黄疸 生后24小时内出现黄疸并迅速加重，可有贫血及肝脾肿大，重者可见水肿及心力衰竭。严重者合并胆红素脑病，早产儿更易发生。见于母婴ABO血型不合和Rh血型不合溶血病、葡萄糖-6-磷酸脱氢酶缺乏症、遗传性球形红细胞增多症、地中海贫血等疾病。

（2）新生儿感染性黄疸 表现为黄疸持续不退或2~3周后又出现。细菌感染是导致新生儿高胆红素血症的一个重要原因，以金黄色葡萄球菌、大肠杆菌引起的败血症多见；病毒所致感染多为宫内感染，如巨细胞病毒、乙肝病毒等。

3. 阻塞性黄疸 常见原因为先天性胆道畸形，如先天性胆道闭锁、胆总管囊肿等。生后1~4周时出现黄疸，以结合胆红素升高为主；大便颜色渐变浅黄或白陶土色；尿色随黄疸加重而加深，尿胆红素阳性；肝脾肿大，肝功能异常；腹部B超、同位素胆道扫描、胆道造影可确诊。

4. 母乳性黄疸 纯母乳喂养，生长发育好；除外其他引起黄疸的因素；试停母乳喂养48~72小时，胆红素下降30%~50%。

◎ 要点四 辨证论治

（一）辨证要点

1. 辨生理性黄疸和病理性黄疸 首先要辨别是生理性的，还是病理性的。可从三个方面进行分析辨别：黄疸出现、持续、消退时间，黄疸程度，及伴随症状。

2. 常证辨阴阳及虚实 若起病急，病程短，肤黄色泽鲜明，舌苔黄腻者，常由湿热引起，表现为湿热郁蒸，为阳黄，属实证。若起病较缓慢，黄疸日久不退，色泽晦暗，便溏色白，舌淡苔腻者，常因寒湿和脾阳虚弱引起，或由阳黄失治转化而来，表现为寒湿阻滞，伴有虚寒之象，为阴黄，属虚证。瘀积发黄者，黄疸逐渐加深，伴肚腹胀满，腹壁青筋显露，属虚中夹实之证。

3. 变证辨胎黄动风和胎黄虚脱 黄疸迅速加重，伴神昏抽搐，角弓反张，为胎黄动风证。若黄疸急剧加深，四肢厥冷，神昏气促，脉微欲绝，为胎黄虚脱证。此皆为胎黄变证。

（二）治疗原则

生理性黄疸能自行消退，一般不需治疗。病理性黄疸以利湿退黄为基本原则。

（三）分证论治

1. 湿热郁蒸证

证候：面目皮肤发黄，色泽鲜明如橘，哭声响亮，不欲吮乳，口渴唇干，或有发热，大便秘结，小便深黄，舌质红，苔黄腻。

治法：清热利湿退黄。

代表方剂：茵陈蒿汤。

2. 寒湿阻滞证

证候：面目皮肤发黄，色泽晦暗，持久不退，精神萎靡，四肢欠温，纳呆，大便溏薄色灰白，小便短少，舌质淡，苔白腻。

治法：温中化湿退黄。

代表方剂：茵陈理中汤。

3. 气滞血瘀证

证候：面目皮肤发黄，颜色逐渐加深，晦暗无华，右胁下痞块质硬，肚腹膨胀，青筋显露，或见瘀斑、衄血，唇色暗红，舌见瘀点，苔黄。

治法：行气化瘀消积。

代表方剂：血府逐瘀汤。

◎ 要点五 其他疗法

（一）中药成药

茵栀黄口服液（颗粒）用于湿热郁蒸证。

（二）药物外治

1. 灌肠疗法 茵陈蒿10g，栀子4g，大黄3g，黄芩4g，薏苡仁10g，郁金4g。水煎2次，浓缩过滤成25mL，每日1剂，直肠滴注，连用7日。

2. 泡浴疗法 茵陈蒿30g，白头翁30g，大黄15g，黄柏20g，黄芩20g。煎水去渣，水温适宜时，让患儿浸浴，反复擦洗10分钟，1日1次，连用3日。

（三）西医疗法

1. 光照治疗 ①最好选择蓝光。双面光疗法及非溶血性黄疸，采用10~12小时间断光疗；单面光疗法及溶血性黄疸，采用24小时持续光疗。②尽量裸露，用黑布遮盖，保护眼睛和生殖器。③光疗时不显性失水增加，因此光疗时液体入量需增加15%~20%。④光疗时可出现发热、腹泻、皮疹、青铜症等，停止光疗可痊愈。

2. 病因治疗 生理性黄疸不需要治疗，病理性黄疸应针对病因进行治疗。①感染性黄疸：选用有效抗菌素，如羟氨苄青霉素、头孢氨噻肟、头孢三嗪等。②肝细胞性黄疸：选用保肝利胆药，如肝泰乐、消胆胺。③溶血性黄疸：光照疗法，肝酶诱导剂，输大剂量丙种球蛋白、血浆或白蛋白。严重时给予换血疗法。④胆道闭锁：手术治疗。

第四单元　肺系病证

细目一　感　冒

◎ 要点一　概述

感冒是感受外邪引起的一种疾病，以发热、鼻塞流涕、喷嚏、咳嗽为主要临床特征，是儿科最常见的疾病。本病一年四季均可发生，以气候骤变及冬春时节发病率较高。任何年龄皆可发病，婴幼儿更为多见。

小儿具有肺脏娇嫩、脾常不足、肝火易亢的生理特点，患感冒后易出现夹痰、夹滞、夹惊的兼夹证。

◎ 要点二　病因病机

小儿感冒的病因以感受风邪为主，常兼杂寒、热、暑、湿、燥邪等，亦有感受时邪疫毒所致者。病变部位主要在肺，可累及肝脾。病机关键为肺卫失宣。肺主皮毛，司腠理开阖，开窍于鼻，外邪自口鼻或皮毛而入，客于肺卫，致表卫调节失司，卫阳受遏，肺气失宣，因而出现发热、恶风寒、鼻塞流涕、喷嚏、咳嗽等症。

小儿肺常不足，感邪之后，肺失清肃，气机不利，津液凝聚为痰，以致痰阻气道，则咳嗽加剧，喉间痰鸣，此为感冒夹痰；小儿脾常不足，饮食不节，感冒之后，脾运失司，乳食停滞，阻滞中焦，则腹胀纳呆，或伴吐泻，此为感冒夹滞；小儿神气怯弱，肝气未盛，感邪之后，热扰心肝，引动肝风，扰乱心神，易致睡卧不宁，惊惕抽风，此为感冒夹惊。

◎ 要点三　诊断要点与鉴别诊断

（一）诊断要点

1. 气候骤变，冷暖失调，感受外邪，或有与感冒病人接触史。

2. 发热、恶风寒、鼻塞流涕、喷嚏、咳嗽等为主症。

3. 感冒伴兼夹证者，可见咳嗽加剧，喉间痰鸣；或脘腹胀满，不思饮食，呕吐酸腐，大便失调；或睡卧不宁，惊惕抽搐。

4. 血常规检查：病毒感染者白细胞总数正常或偏低；细菌感染者白细胞总数及中性粒细胞均增高。

（二）鉴别诊断

急性传染病早期　多种急性传染病的早期都有类似感冒的症状，如麻疹、奶麻、丹痧、水痘等，应根据流行病学史、临床特点、实验室检查等加以鉴别。

◎ 要点四　辨证论治

（一）辨证要点

1. **根据发病季节及流行特点辨证**　冬春二季多为风寒、风热感冒；夏季多为暑邪感冒；冬春之季，发病呈流行性者，多为时邪感冒。

2. **根据全身及局部症状辨证**　风寒感冒恶寒重，发热轻，无汗，喷嚏，流清涕，咽不红，舌苔薄白；风热感冒发热重，有汗，鼻塞，流浊涕，咽红，舌苔薄黄；暑邪感冒发热较高，头痛，身重困倦，食欲不振，舌苔黄腻；时邪感冒起病急，全身症状重，高热，恶寒，无汗，头痛，咽痛，肢体酸痛，或恶心、呕吐。

（二）治疗原则

以疏风解表为基本治疗原则。

（三）分证论治

1. **主证**

（1）风寒感冒证

证候：发热轻，恶寒重，无汗，头痛，流清涕，喷嚏，咳嗽，口不渴，咽不红，舌淡红，苔薄白，脉浮紧或指纹浮红。

治法：辛温解表，疏风散寒。

代表方剂：荆防败毒散。

（2）风热感冒证

证候：发热重，恶风，有汗或少汗，头痛，鼻塞，流浊涕，喷嚏，咳嗽，痰稠色白或黄，咽红肿痛，口渴，舌质红，苔薄黄，脉浮数或指纹浮紫。

治法：辛凉解表，疏风清热。

代表方剂：银翘散。

（3）暑邪感冒证

证候：发热，无汗或汗出热不解，头晕，头痛，鼻塞，身重困倦，胸闷泛恶，口渴心烦，食欲不振，或有呕吐、泄泻，小便短黄，舌质红，苔黄腻，脉数或指纹紫滞。

治法：清暑解表，化湿和中。

代表方剂：新加香薷饮。

（4）时邪感冒证

证候：起病急骤，全身症状重，高热，恶寒，无汗或汗出热不解，头痛，心烦，目赤咽红，肌肉酸痛，腹痛，或有恶心、呕吐，舌质红，苔黄，脉数。

治法：清瘟解毒。

代表方剂：银翘散合普济消毒饮。

2. 兼证

（1）感冒夹痰证

证候：感冒兼见咳嗽较剧，痰多，喉间痰鸣。

治法：风寒夹痰者，辛温解表，宣肺化痰；风热夹痰者，辛凉解表，清肺化痰。

代表方剂：在疏风解表基础上，风寒夹痰者加二陈汤、三拗汤；风热夹痰者加桑菊饮、黛蛤散。

（2）感冒夹滞证

证候：感冒兼见脘腹胀满，不思饮食，呕吐酸腐，口气秽浊，大便酸臭，或腹痛泄泻，或大便秘结，舌苔厚腻。

治法：解表兼以消食导滞。

代表方剂：在疏风解表基础上加用保和丸。

（3）感冒夹惊证

证候：感冒兼见惊惕哭闹，睡卧不宁，甚至

骤然抽风，舌质红，脉浮弦。

治法：解表兼以清热镇惊。

代表方剂：在疏风解表基础上加用镇惊丸。

细目二　乳　蛾

◎ 要点一　概述

乳蛾为小儿常见肺系疾病，因喉核红肿，形似乳头或蚕蛾，故称乳蛾，溃烂化脓为烂乳蛾，临床以咽痛、喉核红肿，甚则溃烂化脓为特征。据病程可分为急乳蛾和慢乳蛾。本病属西医学"扁桃体炎"范畴。常由链球菌感染引起。据病程，分为急性扁桃体炎和慢性扁桃体炎。多见于4岁以上小儿。一年四季均可发病。多数预后良好，但也可迁延不愈或反复发生，合并鼻窦炎、中耳炎及急性肾炎等。

◎ 要点二　病因病机

本病病因为外感风热，或平素过食辛辣炙煿之品，肺胃蕴热所致。故本病病位在肺胃，病机关键为热毒壅结咽喉。

外感风热之邪犯肺，邪毒循经上逆，风热搏结于咽喉，导致喉核赤肿疼痛。若风热犯肺失治，化热入里，或素体肺胃热盛，复感外邪，循经上攻，搏结喉核，热毒炽盛，故见喉核溃烂化脓。因风热搏结或热毒炽盛之余，耗伤肺胃之阴，肺胃阴虚，虚火上炎，搏结咽喉，则喉核肿大，日久不消。

◎ 要点三　诊断要点与鉴别诊断

（一）诊断要点

1. 以咽痛、吞咽困难为主要症状。急乳蛾有发热，慢乳蛾不发热或有低热。

2. 急乳蛾起病较急，病程较短；反复发作则转化为慢乳蛾，病程较长。

3. 咽部检查。急乳蛾可见扁桃体充血呈鲜红或深红色，肿大，表面可有脓点，严重者有小脓肿；慢乳蛾可见扁桃体肿大，充血呈暗红色，或不充血，表面或有脓点，或挤压后有少许脓液溢出。

4. 实验室检查：急乳蛾及部分慢乳蛾者可见血白细胞总数及中性粒细胞增高。

（二）鉴别诊断

乳蛾与感冒鉴别 感冒以发热恶寒、鼻塞流涕、喷嚏、咳嗽为主要表现，也可有咽喉红赤。若以咽红、喉核红肿疼痛，甚至溃烂化脓等局部表现为主者，则诊断为乳蛾。

◎ 要点四 辨证论治

（一）辨证要点

主要根据喉核局部表现及伴随症状进行辨证。凡起病急，咽痛、喉核红肿，伴风热表证者，多为风热乳蛾；喉核红肿疼痛化脓，伴里热证者，多为热毒炽盛；凡起病较缓，咽痛不甚，喉核暗红，伴阴虚内热证者，多为肺胃阴虚。

（二）治疗原则

以清热解毒、利咽消肿为基本治疗原则。

（三）分证论治

1. 风热搏结证

证候：喉核赤肿，咽喉疼痛，或咽痒不适，吞咽不利，发热重，恶寒轻，鼻塞流涕，头痛身痛，舌红，苔薄白或黄，脉浮数或指纹浮紫。

治法：疏风清热，利咽消肿。

代表方剂：银翘马勃散。

2. 热毒炽盛证

证候：喉核赤肿明显，甚至溃烂化脓，吞咽困难，壮热不退，口干口臭，大便干结，小便黄少，舌红，苔黄，脉数或指纹青紫。

治法：清热解毒，利咽消肿。

代表方剂：牛蒡甘桔汤。

3. 肺胃阴虚证

证候：喉核肿大暗红，咽干咽痒，日久不愈，干咳少痰，大便干结，小便黄少，舌质红，苔少，脉细数或指纹淡紫。

治法：养阴润肺，软坚利咽。

代表方剂：养阴清肺汤。

细目三 咳 嗽

◎ 要点一 概述

咳嗽是小儿常见的一种肺系病证。有声无痰为咳，有痰无声为嗽，有声有痰谓之咳嗽。一年四季均可发生，以冬春二季发病率高。任何年龄小儿皆可发病，以婴幼儿为多见。小儿咳嗽有外感和内伤之分，临床上小儿的外感咳嗽多于内伤咳嗽。

◎ 要点二 病因病机

小儿咳嗽的病因，主要外因为感受风邪，主要内因为肺脾虚弱。病变部位在肺，常涉及脾，基本病机为肺失宣肃。外邪从口鼻或皮毛而入，首犯肺卫，肺失宣肃，气机不利，肺气上逆，发为外感咳嗽。小儿脾常不足，脾虚生痰，上贮于肺，或咳嗽日久不愈，耗伤正气，可转为内伤咳嗽。

◎ 要点三 辨证论治

（一）辨证要点

1. 辨外感内伤 小儿咳嗽起病急，病程短，咳声高扬，常伴有表证，多属外感咳嗽；起病缓，病程较长，咳声低沉，多兼有不同程度的里证，多属内伤咳嗽。

2. 辨寒热虚实 咳嗽痰稀色白易咯者，多属寒证；咳嗽痰黄质黏咯之不爽者，多属热证。外感咳嗽属实；内伤咳嗽多虚或虚中夹实。咳声高亢，有力，为实；咳声低微，气短无力，为虚。

（二）治疗原则

小儿咳嗽的基本治疗原则为宣通肺气。外感咳嗽以疏散外邪、宣通肺气为主，根据寒、热证候不同治以散寒宣肺、解热宣肺。内伤咳嗽应辨别病位、病性，随证施治，痰热咳嗽以清肺化痰为主，痰湿咳嗽以燥湿化痰为主，气虚咳嗽以健脾益气为主，阴虚咳嗽则以养阴润肺为主。

（三）分证论治

1. 外感咳嗽

（1）风寒咳嗽证

证候：咳嗽频作、声重，咽痒，痰白清稀，鼻塞流涕，恶寒无汗，发热头痛，全身酸痛，舌苔薄白，脉浮紧或指纹浮红。

治法：疏风散寒，宣肺止咳。

代表方剂：杏苏散、金沸草散。

（2）风热咳嗽证

证候：咳嗽不爽，痰黄黏稠，不易咯出，口渴咽痛，鼻流浊涕，伴有发热恶风，头痛，微汗出，舌质红，苔薄黄，脉浮数或指纹浮紫。

治法：疏风解热，宣肺止咳。

代表方剂：桑菊饮。

（3）风燥咳嗽证

证候：咳嗽痰少，或痰黏难咯，或干咳无痰，鼻燥咽干，口干欲饮，咽痒咽痛，皮肤干燥，或伴发热、鼻塞、咽痛等表证，大便干，舌质红，苔少乏津，脉浮数或指纹浮紫。

治法：疏风清肺，润燥止咳。

代表方剂：清燥救肺汤、桑杏汤。

2. 内伤咳嗽

（1）痰热咳嗽证

证候：咳嗽痰多，色黄黏稠，难以咯出，甚则喉间痰鸣，或伴发热口渴，烦躁不安，小便黄少，大便干结，舌质红，苔黄腻，脉滑数或指纹青紫。

治法：清热化痰，宣肺止咳。

代表方剂：清金化痰汤、清气化痰汤。

（2）痰湿咳嗽证

证候：咳声重浊，痰多壅盛，色白清稀，胸闷纳呆，困倦乏力，舌淡红，苔白腻，脉滑。

治法：燥湿化痰，宣肺止咳。

代表方剂：二陈汤。

（3）气虚咳嗽证

证候：咳嗽反复不已，痰白清稀，面白无华，气短懒言，语声低微，自汗畏寒，平素易感冒，舌淡嫩，边有齿痕，脉细无力。

治法：健脾补肺，益气化痰。

代表方剂：六君子汤。

（4）阴虚咳嗽证

证候：干咳无痰，或痰少而黏，或痰中带血，不易咯出，口渴咽干，喉痒，声音嘶哑，潮热盗汗，手足心热，大便干结，舌红，少苔，脉细数。

治法：滋阴润燥，养阴清肺。

代表方剂：沙参麦冬汤。

细目四　肺炎喘嗽

◎ 要点一　概述

肺炎喘嗽是小儿时期常见的一种肺系疾病，临床以发热、咳嗽、痰壅、气喘，肺部闻及中细湿啰音，X线胸片见炎性阴影为主要表现，重者可见张口抬肩、呼吸困难、面色苍白、口唇青紫等症。

本病一年四季均可发生，但多见于冬春季节。好发于婴幼儿，年龄越小，发病率越高。本病若治疗及时得当，一般预后良好。病情较重者，容易合并心阳虚衰及邪陷心肝等严重变证。

◎ 要点二　病因病机

本病的发病原因，外因为感受风邪，或由其他疾病传变而来。内因为小儿肺脏娇嫩，卫外不固。病变部位主要在肺，病机关键为肺气郁闭，痰热是其病理产物。外感风邪由口鼻或皮毛而入，侵犯肺卫，致肺失宣降，清肃之令不行，闭郁不宣，化热炼津，炼液成痰，阻于气道，肃降无权，从而出现咳嗽、气促、痰壅、鼻扇、发热等肺气郁闭的证候，发为肺炎喘嗽。

若邪气壅盛或正气虚弱，病情进一步发展，可由肺而涉及其他脏腑。肺气闭塞，气机不利，则血流不畅，脉道涩滞，故重症患儿常有颜面苍白或青紫、唇甲发紫、舌质紫暗等气滞血瘀的征象。若正不胜邪，气滞血瘀加重，可致心失所养，心气不足，甚而心阳虚衰，并使肝脏藏血失调，出现呼吸不利或喘促息微、颜面唇甲发绀、胁下痞块增大、肢端逆冷、皮肤紫纹等危重症。若热毒之邪炽盛，热炽化火，内陷厥阴，引动肝风，则又可致神昏、抽搐之变证。

◎ 要点三　诊断要点

1. 临床表现

（1）起病急，有气喘、咳嗽、痰鸣、发热等症。

（2）肺部听诊可闻及固定的中、细湿啰音。

（3）新生儿患肺炎时，常以不乳、精神萎靡、口吐白沫等症状为主，而无上述典型表现。

2. 实验室及特殊检查

（1）胸部X线　小斑片状阴影，也可出现不均匀的大片状阴影，或为肺纹理增多、紊乱，肺部透亮度增强或降低。

（2）血常规检查　细菌性肺炎，白细胞总数可升高，中性粒细胞增多。病毒性肺炎，白细胞总数正常或偏低。

◎ 要点四　辨证论治

（一）辨证要点

本病辨证，重在辨常证和变证。常证重在辨表里、寒热、虚实及痰重热重。

1. 初期辨风寒风热　凡恶寒发热，无汗，咳嗽气急，痰多清稀，舌质不红，苔白，为风寒袭肺；若发热恶风，咳嗽气急，痰多黏稠或色黄，舌质红，苔薄白或黄，为风热犯肺。

2. 极期辨痰重热重　痰重则咳嗽剧烈，气促鼻扇，痰多喉鸣，甚则痰声辘辘，胸高抬肩撷肚，舌红苔白滑而腻，脉滑。热重则高热不退，面赤唇红，便秘尿赤，舌红苔黄糙，脉洪大。若高热持续，气急喘憋、烦躁口渴者，可为毒热闭肺。

3. 后期辨气虚阴伤　病程较长者以虚证居多。低热盗汗，干咳无痰，舌红少津，舌苔花剥、苔少或无苔，为阴虚肺热；若面白少华，动则汗出，咳嗽无力，舌质淡，舌苔薄白，为肺脾气虚。

4. 重症辨常证变证　如见呼吸困难，张口

抬肩，鼻翼扇动，为本病中的重症。若正气不足，邪毒闭肺后，阳气虚衰，可见喘促肢厥，脉细弱而数，为心阳虚衰之变证；若邪毒炽盛，内陷心肝，蒙蔽清窍，引动肝风，可见神昏抽搐，为邪陷厥阴之变证。

（二）治疗原则

肺炎喘嗽治疗，以宣肺开闭，化痰平喘为基本原则。若痰多壅盛者，首先降气涤痰；喘憋严重者，治以平喘利气；气滞血瘀者，佐以活血化瘀；肺与大肠相表里，壮热炽盛时可用通腑泄热；病久肺脾气虚者，宜健脾补肺以扶正为主；若阴虚肺燥，宜养阴润肺，化痰止咳。若出现变证，心阳虚衰者，温补心阳；邪陷厥阴者，开窍息风，并配合中西医结合救治。

（三）分证论治

1. 常证

（1）风寒闭肺证

证候：恶寒发热，头身痛，无汗，鼻塞流清涕，呛咳频作，呼吸气急，痰稀色白，咽不红，口不渴，面色淡白，纳呆，舌淡红，苔薄白，脉浮紧，指纹浮红。

治法：辛温宣肺，化痰止咳。

代表方剂：华盖散。

（2）风热闭肺证

证候：发热恶风，头痛有汗，鼻塞流浊涕，咳嗽，气促，咯吐黄痰，咽红肿，喉核红肿，纳呆，舌质红，苔薄黄，脉浮数，指纹浮紫。

治法：辛凉宣肺，化痰止咳。

代表方剂：麻杏石甘汤。

（3）痰热闭肺证

证候：发热烦躁，咳嗽喘促，气急鼻扇，咯痰黄稠或喉间痰鸣，口唇紫绀，咽红肿，面色红赤，口渴欲饮，大便干结，小便短黄，舌质红，苔黄，脉滑数，指纹紫滞，显于气关。

治法：清热涤痰，开肺定喘。

代表方剂：麻杏石甘汤合葶苈大枣泻肺汤。

（4）毒热闭肺证

证候：壮热不退，咳嗽剧烈，痰黄稠难咯或

痰中带血，气急喘憋，呼吸困难，鼻翼扇动，胸高胁满，张口抬肩，鼻孔干燥，面色红赤，口唇紫绀，涕泪俱无，烦躁不宁或嗜睡，甚至神昏谵语，口渴引饮，便秘，小便黄少，舌红少津，苔黄腻或黄燥，脉洪数，指纹紫滞。

治法：清热解毒，泻肺开闭。

代表方剂：黄连解毒汤合麻杏石甘汤。

（5）阴虚肺热证

证候：咳喘持久，低热盗汗，手足心热，干咳少痰，面色潮红，口干便结，舌红少津，苔少或花剥，脉细数，指纹淡紫。

治法：养阴清肺，润肺止咳。

代表方剂：沙参麦冬汤。

（6）肺脾气虚证

证候：久咳、咳痰无力，痰稀白易咯，多汗，易感冒，纳呆便溏，面白少华，神疲乏力，舌质淡红，舌体胖嫩，苔薄白，脉细无力，指纹淡。

治法：补肺益气，健脾化痰。

代表方剂：人参五味子汤。

2. 变证

（1）心阳虚衰证

证候：面色苍白，唇指紫绀，呼吸浅促、困难，四肢不温，多汗，胁下痞块，心悸动数，虚烦不安，神萎淡漠，小便减少，舌质淡紫，脉细弱疾数，指纹紫滞，可达命关。

治法：温补心阳，救逆固脱。

代表方剂：参附龙牡救逆汤。

（2）邪陷厥阴证

证候：壮热不退，口唇紫绀，气促，喉间痰鸣，烦躁不安，神昏谵语，双目上视，四肢抽搐，舌红，苔黄，脉细数，指纹青紫，可达命关。

治法：清心开窍，平肝息风。

代表方剂：羚角钩藤汤合牛黄清心丸。

◎ **要点五 肺炎合并心力衰竭的诊断**

肺炎合并心力衰竭的诊断 ①心率突然加快，婴儿超过180次/分，幼儿超过160次/分。②呼吸突然加快，超过60次/分。③突然发生极度烦躁不安。④面色明显发绀，皮肤苍白、发

灰、发花、发凉，指（趾）甲微血管再充盈时间延长，尿少或无尿。⑤心音低钝，有奔马律，颈静脉怒张。X线检查示心脏扩大。⑥肝脏迅速扩大。⑦颜面、眼睑或下肢水肿。具有前5项者即可诊断心力衰竭。

细目五 哮 喘

◎ **要点一 概述**

哮喘是小儿时期常见的肺系疾病。哮指声响言，喘指气息言，哮必兼喘，故通称哮喘。临床以反复发作，发作时喘促气急、喉间哮鸣、呼吸困难、张口抬肩、摇身撷肚为主要特征。

本病包括了西医学所称喘息性支气管炎、儿童哮喘等。本病有明显的遗传倾向，发病年龄以1~6岁为多见，大多在3岁以内初次发作。多数病儿可经治疗缓解或自行缓解，部分儿童哮喘在青春发育期可完全消失。接受正确治疗和调护的病儿，随年龄的增长，大都可以终生控制而不发作。但如治疗不当，长时间反复发作，会影响肺的功能，易造成肺肾两虚，喘息持续，难以缓解，甚至终生不得控制或危及生命。其发作有明显的季节性，冬春二季及气候骤变时易于发作。

◎ **要点二 病因病机**

哮喘的发病原因有外因和内因两个方面。内因责之于肺、脾、肾三脏功能不足，导致痰饮内伏，成为哮喘之凤根。外因责之于感受外邪，接触异物、异味以及嗜食咸酸等。痰饮的产生与肺、脾、肾三脏功能的失调密切相关。肺主一身之气，为水之上源，有通调水道的功能。素体肺虚或反复感邪伤肺，治节无权，水津不能通调、输布，则停而为痰为饮。脾主运化水湿，素体脾虚或疾病、药物伤脾，水湿不运，蕴湿生痰，故脾为生痰之源，所生之痰上贮于肺。肾为水脏，主一身水液调节，先天不足或后天失调致肾气虚衰，蒸化失职，阳虚水泛为痰，上泛于肺。

哮喘的病机关键在痰伏于肺，形成凤根，遇

触即发。凤痰久伏造成哮喘反复发作。哮喘发作的机制，在于外因引动伏痰，痰气相合。发作之时，痰随气升，气因痰阻，相互搏结，壅塞气道，气息不畅，因而产生呼吸喘促，呼气延长，痰随呼吸气息升降，发出哮鸣之声。

◎ 要点三　诊断要点与鉴别诊断

（一）诊断要点

1. 多有婴儿期湿疹史、过敏史、家族哮喘史。

2. 有反复发作的病史。发作多与某些诱发因素有关，如气候骤变，受凉受热，进食或接触某些过敏物质。发作之前多有喷嚏、鼻塞、咳嗽等先兆。

3. 常突然发作，发作时咳嗽阵作，喘促，气急，喉间痰鸣，甚至不能平卧，烦躁不安，口唇青紫。

4. 肺部听诊两肺可闻及哮鸣音，以呼气时明显，呼气延长。若支气管哮喘有继发感染，可闻及湿啰音。

5. 实验室检查：外周血嗜酸粒细胞增高。肺功能测定、支气管激发试验及支气管舒张试验阳性均有助于确诊哮喘。

（二）鉴别诊断

1. **咳嗽变异性哮喘**　①咳嗽持续>4周，常在夜间和（或）清晨及运动后发作或加重，以干咳为主。②临床上无感染征象，或经较长时间抗生素治疗无效。③抗哮喘药物诊断性治疗有效。④排除其他原因引起的慢性咳嗽。

2. **毛细支气管炎**　多由呼吸道合胞病毒感染所致。常见于2岁以下婴幼儿，尤以2~6个月婴儿最为多见。发病季节以寒冷时多发。常于上呼吸道感染后2~3天出现咳嗽，发热，呼吸困难，喘憋来势凶猛，但中毒症状轻微。肺部听诊可闻及多量哮鸣音、呼气性喘鸣，当毛细支气管接近完全梗阻时，呼吸音可明显减低，往往听不到湿啰音。胸部X线常见不同程度梗阻性肺气肿和支气管周围炎，有时可见小点片状阴影或肺不张。

3. **支气管肺炎（肺炎喘嗽）**　以发热、咳嗽、痰壅、气急、鼻扇为主症。肺部听诊可闻及细湿啰音，以脊柱两旁及肺底部为多。胸部X线可见斑点状或片状阴影。

◎ 要点四　辨证论治

（一）辨证要点

哮喘临床分发作期与缓解期，辨证主要从寒热虚实和肺脾肾三脏入手。发作期以邪实为主，重点辨寒热。咳喘痰黄，身热面赤，口干舌红，为热性哮喘；咳喘畏寒，痰多清稀，舌苔白滑，为寒性哮喘。缓解期以正虚为主，重点辨脏腑，再辨气血阴阳。气短多汗，易感冒，多为气虚；形寒肢冷面白，动则心悸，为阳虚；消瘦盗汗，面色潮红，为阴虚。

（二）治疗原则

发作期当攻邪以治其标，治肺为主，分辨寒热虚实而随证施治。缓解期当扶正以治其本，调其肺脾肾等脏腑功能，消除伏痰凤根。

（三）分证论治

1. **发作期**

（1）寒性哮喘

证候：气喘，喉间哮鸣，咳嗽，胸闷，痰稀色白有泡沫，喷嚏鼻塞，流清涕，唇青，形寒肢凉，无汗，口不渴，小便清长，大便溏薄，咽不红，舌质淡红，苔薄白或白滑，脉浮紧，指纹红。

治法：温肺散寒，涤痰定喘。

代表方剂：小青龙汤合三子养亲汤。

（2）热性哮喘

证候：气喘，声高息涌，喉间哮鸣，咳嗽痰壅，痰黏色黄难咯，胸闷，呼吸困难，鼻塞，流涕黄稠，身热，面红唇干，夜卧不安，烦躁不宁，口渴，小便黄赤，大便干，咽红，舌质红，苔薄黄或黄腻，脉滑数，指纹紫。

治法：清肺涤痰，止咳平喘。

代表方剂：麻杏石甘汤合苏葶丸。

（3）外寒内热证

证候：气喘，喉间哮鸣，咳嗽痰黏，色黄难

咯，胸闷，喷嚏，鼻塞，流清涕，恶寒，发热，面色红赤，夜卧不安，无汗，口渴，小便黄赤，大便干，咽红，舌质红，苔薄白或黄，脉浮紧或滑数，指纹浮红或沉紫。

治法：解表清里，止咳定喘。

代表方剂：大青龙汤。

（4）肺实肾虚证

证候：气喘，喉间哮鸣，持续较久，喘促胸满，动则喘甚，咳嗽，痰稀色白易咯，形寒肢冷，面色苍白或晦滞少华，神疲倦怠，小便清长，舌质淡，苔薄白或白腻，脉细弱或沉迟，指纹淡滞。

治法：泻肺平喘，补肾纳气。

代表方剂：偏于肺实者，用苏子降气汤。偏于肾虚者，用都气丸合射干麻黄汤。

2. 缓解期

（1）肺脾气虚证

证候：反复感冒，气短自汗，咳嗽无力，形体消瘦，神疲懒言，面白少华或萎黄，纳差，便溏，舌质淡胖，苔薄白，脉细软，指纹淡。

治法：补肺固表，健脾益气。

代表方剂：玉屏风散合人参五味子汤。

（2）脾肾阳虚证

证候：喘促乏力，动则气喘，气短心悸，咳嗽无力，形体消瘦，形寒肢冷，腰膝酸软，面白少华，腹胀，纳差，夜尿多，便溏，发育迟缓，舌质淡，苔薄白，脉细弱，指纹淡。

治法：温补脾肾，固摄纳气。

代表方剂：金匮肾气丸。

（3）肺肾阴虚证

证候：喘促乏力，动则气喘，干咳少痰，痰黏难咯，咳嗽无力，盗汗，形体消瘦，腰膝酸软，面色潮红，午后潮热，口咽干燥，手足心热，便秘，舌红少津，苔花剥，脉细数，指纹淡红。

治法：养阴清热，敛肺补肾。

代表方剂：麦味地黄丸。

◎ **要点五　其他疗法**

1. 针灸疗法

（1）体针　取定喘、天突、内关。咳嗽痰多

者，加膻中、丰隆。针刺，1日1次。用于发作期，取大椎、肺俞、足三里、肾俞、关元、脾俞。每次取3~4穴，针刺加灸，隔日1次。在好发季节前作预防性治疗。

（2）耳针　选喘点、内分泌、交感、肺、肾。用于哮喘发作期。

2. 中药敷贴疗法　白芥子、延胡索、甘遂、细辛，共研细末，加生姜汁调膏，分别贴在肺俞、心俞、膈俞、膻中穴。适用于哮喘缓解期。每年夏季三伏及冬季三九贴敷。

◎ **要点六　预防与调护**

1. 积极治疗和清除感染病灶，避免各种诱发因素如烟味、尘螨、花粉、动物皮毛、海鲜发物、冰凉饮料等。

2. 注意气候影响，做好防寒保暖工作。

3. 发病季节，避免活动过度和情绪激动，以防诱发哮喘。

4. 加强自我管理教育，将防治知识教给患儿及家属，调动他们的抗病积极性，配合长期治疗。

5. 饮食宜清淡而富有营养，忌进生冷油腻、辛辣酸甜以及海鲜鱼虾等可能引起过敏的食物。

6. 哮喘发作期注意呼吸、心率变化，防止哮喘持续发作。

细目六　反复呼吸道感染

◎ **要点一　概述**

反复呼吸道感染是指呼吸道感染（包括上呼吸道感染、下呼吸道感染）年发病在一定次数以上者。以感冒、乳蛾、咳嗽、肺炎喘嗽在一段时间内反复感染经久不愈为主要临床特征。反复呼吸道感染患儿简称"复感儿"。

本病一年四季均可发生，以冬春气候变化剧烈时尤易反复不已。发病年龄多见于6个月~6岁的小儿，1~3岁的婴幼儿最为常见。若反复呼吸道感染治疗不当，容易发生咳喘、水肿、痹证等病证，严重影响小儿的生长发育与身心

健康。

◎ 要点二 病因病机

小儿反复呼吸道感染的内因是禀赋虚弱，肺脾肾三脏功能不足，卫外不固。外因是喂养不当，精微摄取不足；调护失宜，外邪乘虚侵袭；用药不当，损伤正气；疾病所伤，正气未复。

小儿正气不足，肺脏娇嫩，肌肤薄弱，卫外不固，加上寒暖不能自调，稍有不当，六淫之邪或从皮毛而入，或从口鼻而受，均可导致卫表失和，肺气失宣，从而出现感冒、咳嗽等肺系病变。感邪之后，由于正气虚弱，邪毒难以廓清，留伏于里，一旦受凉或疲劳后，新感易受，留邪内发；或虽无新感，旧病复燃，诸证又起。故本病病机主要在于正虚邪伏，病位主要在肺，常涉及脾肾。

◎ 要点三 诊断要点

1. 按不同年龄每年呼吸道感染的次数诊断

见下表：

反复呼吸道感染诊断条件（次/年）

年龄（岁）	上呼吸道感染	下呼吸道感染	
		气管支气管炎	肺炎
0~2	7	3	2
2$^+$~5	6	2	2
5$^+$~14	5	2	2

注：①两次感染间隔时间至少7日以上。②若上呼吸道感染次数不够，可以将上、下呼吸道感染次数相加，反之则不能。但若反复感染是以下呼吸道为主，则应定义为反复下呼吸道感染。③确定次数需连续观察1年。④肺炎需由肺部体征和影像学证实，两次肺炎诊断期间肺炎体征和影像学改变应完全消失。

2. 按半年内呼吸道感染的次数诊断

半年内呼吸道感染≥6次，其中下呼吸道感染≥3次（其中肺炎≥1次）。

◎ 要点四 辨证论治

（一）辨证要点

本病辨证，重在明察邪正消长变化。感染期以邪实为主，迁延期正虚邪恋，恢复期则以正虚为主。初起时多有外感表证，当辨风寒、风热、外寒里热之不同，夹积、夹痰之差异，本虚标实之病机。迁延期邪毒渐平，虚象显露，热、痰、积未尽，肺脾肾虚显现。恢复期正暂胜而邪暂退，当辨肺脾肾何脏虚损为主，肺虚者气弱，脾虚者运艰，肾虚者骨弱。

（二）治疗原则

本病发作期，应按不同的疾病治疗。迁延期以扶正为主，兼以祛邪。恢复期当固本为要，或补气固表，或温卫和营，或温补脾肾，或滋养肺脾。

（三）分证论治

1. 肺脾气虚证

证候：反复外感，面黄少华，形体消瘦，肌肉松软，少气懒言，气短，自汗多汗，食少纳呆，大便不调，舌质淡，苔薄白，脉无力，指纹淡。

治法：补肺固表，健脾益气。

代表方剂：玉屏风散合六君子汤。

2. 营卫失调证

证候：反复外感，恶风、恶寒，面色少华，四肢不温，多汗易汗，舌淡红，苔薄白，脉无力，指纹淡红。

治法：调和营卫，益气固表。

代表方剂：黄芪桂枝五物汤。

3. 脾肾两虚证

证候：反复外感，面白少华，形体消瘦，肌肉松软，鸡胸龟背，腰膝酸软，形寒肢冷，发育落后，动则气喘，少气懒言，多汗易汗，食少纳呆，大便稀溏，舌质淡，苔薄白，脉沉细无力。

治法：温补肾阳，健脾益气。

代表方剂：金匮肾气丸合理中丸。

4. 肺脾阴虚证

证候：反复外感，面白颧红，食少纳呆，口渴，盗汗自汗，手足心热，大便干结，舌质红，苔少或花剥，脉细数，指纹淡红。

治法：养阴润肺，益气健脾。

代表方剂：生脉散合沙参麦冬汤。

5. 肺胃实热证

证候：反复外感，咽微红，口臭，口舌易生疮，汗多而黏，夜寐欠安，大便干，舌质红，苔

黄，脉滑数。

治法：清泻肺胃。

代表方剂：凉膈散加减。

第五单元　脾系病证

细目一　鹅口疮

◎ 要点一　概述

鹅口疮是以口腔、舌上蔓生白屑为主要临床特征的一种口腔疾病。因其状如鹅口，故称鹅口疮；因其色白如雪片，故又名"雪口"。本病一年四季均可发生。多见于初生儿，以及久病体虚婴幼儿。

◎ 要点二　病因病机

鹅口疮的发病，可由胎热内蕴，口腔不洁，感受秽毒之邪所致。其主要病变在心脾，因舌为心之苗，口为脾之窍，脾脉络于舌，若感受秽毒之邪，循经上炎，则发为口舌白屑之症。病机关键是火热之邪循经上炎，熏灼口舌。

◎ 要点三　诊断要点

1. 多见于新生儿，久病体弱者，或长期使用抗生素、激素患者。

2. 舌上、颊内、牙龈或上颚散布白屑，可融合成片。重者可向咽喉处蔓延，影响吸奶与呼吸，偶可累及食管、肠道、气管等。

3. 取白屑少许涂片，加 10% 氢氧化钠液，置显微镜下，可见白色念珠菌芽孢及菌丝。

◎ 要点四　辨证论治

（一）辨证要点

本病重在辨别实证、虚证。实证一般病程短，口腔白屑堆积，周围红，疼痛哭闹，尿赤便秘；虚证多病程较长，口腔白屑较少，周围不红，疼痛不著，大便稀溏，食欲不振，或形体瘦弱等。

（二）治疗原则

本病总属邪火上炎，治当清火。根据虚实辨

证，实火证应治以清泄心脾积热；虚火证应治以滋肾养阴降火。病在口腔局部，除内服药外，当配合外治法治疗。

（三）分证论治

1. 心脾积热证

证候：口腔满布白屑，周围黏膜红赤较甚，面赤，唇红，或伴发热、烦躁、多啼，口干或渴，大便干结，小便黄赤，舌红，苔薄白，脉滑或指纹青紫。

治法：清心泻脾。

代表方剂：清热泻脾散。

2. 虚火上浮证

证候：口腔内白屑散在，周围红晕不著，形体瘦弱，颧红，手足心热，口干不渴，舌红，苔少，脉细或指纹紫。

治法：滋阴降火。

代表方剂：知柏地黄丸。

◎ 要点五　其他疗法

2% 碳酸氢钠溶液于哺乳前后清洗口腔，制霉菌素甘油涂患处，1 日 3~4 次。

细目二　口　疮

◎ 要点一　概述

小儿口疮，以齿龈、舌体、两颊、上颚等处出现黄白色溃疡，疼痛流涎，或伴发热为特征。若满口糜烂，色红作痛者，称为口糜；溃疡只发生在口唇两侧，称为燕口疮。本病可单独发生，也可伴发于其他疾病之中。口疮一年四季均可发病，无明显的季节性。发病年龄以 2~4 岁为多见，预后良好。若体质虚弱，则口疮可反复出现，迁延难愈。

◎ 要点二　病因病机

小儿口疮的病因主要为：外感风热之邪；或饮食不节，蕴积生热；或禀赋不足，气阴两虚。其主要病变在心脾胃肾。病机关键为心、脾、胃、肾素蕴积热或阴虚火旺，复感邪毒熏蒸口舌所致。因脾开窍于口，心开窍于舌，肾脉连舌本，胃经络齿龈，若风热乘脾，或心脾积热，或虚火上炎，均可熏蒸口舌而致口疮。

◎ 要点三　诊断要点与鉴别诊断

（一）诊断要点

1. 有喂养不当、过食炙煿或外感发热的病史。

2. 齿龈、舌体、两颊、上颚等处出现黄白色溃疡点，大小不等，甚则满口糜腐，疼痛流涎，可伴发热或颌下淋巴结肿大、疼痛。

3. 血常规检查：白细胞总数及中性粒细胞偏高或正常。

（二）鉴别诊断

1. **鹅口疮**　多发生于初生儿或体弱多病的婴幼儿。口腔及舌上满布白屑，周围有红晕，其疼痛、流涎一般较轻。

2. **手足口病**　多见于4岁以下小儿，春夏季流行。除口腔黏膜溃疡之外，伴手、足、臀部皮肤疱疹。

◎ 要点四　辨证论治

（一）辨证要点

本病以八纲辨证结合脏腑辨证。口疮有实火与虚火之分，辨证根据起病、病程、溃疡溃烂程度，结合伴有症状区分虚实。

（二）治疗原则

口疮的治疗，实证治以清热解毒，泻心脾积热；虚证治以滋阴降火，引火归原；并应配合口腔局部外治。

（三）分证论治

1. 风热乘脾证

证候：以口颊、上颚、齿龈、口角溃烂为主，甚则满口糜烂，周围黏膜焮红，疼痛拒食，烦躁不安，口臭，涎多，小便短赤，大便秘结，或伴发热，舌红，苔薄黄，脉浮数，指纹紫。

治法：疏风散火，清热解毒。

代表方剂：银翘散。

2. 心火上炎证

证候：舌上、舌边溃疡，色赤疼痛，饮食困难，心烦不安，口干欲饮，小便短黄，舌尖红，苔薄黄，脉数，指纹紫。

治法：清心凉血，泻火解毒。

代表方剂：泻心导赤散。

3. 虚火上浮证

证候：口腔溃疡或糜烂，周围色不红或微红，疼痛不甚，反复发作或迁延不愈，神疲颧红，口干不渴，舌红，苔少或花剥，脉细数，指纹淡紫。

治法：滋阴降火，引火归原。

代表方剂：六味地黄丸加肉桂。

◎ 要点五　药物外治

1. 冰硼散少许，涂敷患处，1日3次。用于风热乘脾证、心火上炎证。

2. 锡类散少许，涂敷患处，1日3次。用于心火上炎证、虚火上浮证。

3. 吴茱萸适量，捣碎，醋调敷涌泉穴，临睡前固定，翌晨去除。用于虚火上浮证。

细目三　泄　泻

◎ 要点一　概述

泄泻是以大便次数增多，粪质稀薄或如水样为特征的一种小儿常见病。本病一年四季均可发生，以夏秋季节发病率为高。不同季节发生的泄泻，其证候表现有所不同。2岁以下小儿发病率高，因婴幼儿脾常不足，易于感受外邪、伤于乳食，或脾肾气阳亏虚，均可导致脾病湿盛而发生泄泻。

◎ 要点二　病因病机

小儿泄泻发生的原因，以感受外邪、伤于饮

食、脾胃虚弱为多见。其主要病变在脾胃。基本病机为脾虚湿困。

1. 感受外邪 小儿脏腑柔嫩，肌肤薄弱，冷暖不知自调，易为外邪侵袭而发病。

2. 伤于饮食 小儿脾常不足，运化力弱，饮食不知自节，若调护失宜，乳哺不当，饮食失节或不洁，过食生冷瓜果或难以消化之食物，皆能损伤脾胃，发生泄泻。

3. 脾胃虚弱 小儿素体脾虚，或久病迁延不愈，脾胃虚弱，胃弱则腐熟无能，脾虚则运化失职，不能分清别浊，水湿水谷合污而下，形成脾虚泄泻。

4. 脾肾阳虚 脾虚致泻者，一般先耗脾气，继伤脾阳，日久则脾损及肾，造成脾肾阳虚。阳气不足，脾失温煦，阴寒内盛，水谷不化，并走肠间，而致澄澈清冷、洞泄而下的脾肾阳虚泻。

◎ **要点三　诊断要点与鉴别诊断**

（一）诊断要点

1. 有乳食不节、饮食不洁，或冒风受寒、感受时邪病史。

2. 大便次数较平时明显增多，重症达 10 次以上。粪便呈淡黄色或清水样；或夹奶块、不消化物，如同蛋花汤；或黄绿稀溏，或色褐而臭，夹少量黏液。可伴有恶心、呕吐、腹痛、发热、口渴等症。

3. 重症泄泻，可见小便短少、高热烦渴、神疲萎软、皮肤干瘪、囟门凹陷、目眶下陷、啼哭无泪等脱水征，以及口唇樱红、呼吸深长、腹胀等酸碱平衡失调和电解质紊乱的表现。

4. 大便镜检可有脂肪球或少量白细胞、红细胞。

5. 大便病原学检查可有轮状病毒等病毒检测阳性，或致病性大肠杆菌等细菌培养阳性。

（二）鉴别诊断

痢疾（细菌性痢疾）　急性起病，便次频多，大便稀，有黏冻脓血，腹痛明显，里急后重。大便常规检查脓细胞、红细胞多，可找到吞噬细胞；大便培养有痢疾杆菌生长。

◎ **要点四　辨证论治**

（一）辨证要点

本病以八纲辨证为纲，常证重在辨寒、热、虚、实，变证重在辨阴、阳。常证按起病缓急、病程长短分为久泻、暴泻，暴泻多属实，久泻多属虚或虚中夹实。变证可见泻下不止，精神萎软，皮肤干燥，为气阴两伤证，属重症；精神萎靡，尿少或无，四肢厥冷，脉细欲绝，为阴竭阳脱证，属危证。

（二）治疗原则

泄泻治疗，以运脾化湿为基本原则。

（三）分证论治

1. 常证

（1）湿热泻证

证候：大便水样，或如蛋花汤样，泻下急迫，量多次频，气味秽臭，或见少许黏液，腹痛时作，食欲不振，或伴呕恶，神疲乏力，或发热烦躁，口渴，小便短黄，舌质红，苔黄腻，脉滑数，指纹紫。

治法：清肠解热，化湿止泻。

代表方剂：葛根黄芩黄连汤。

（2）风寒泻证

证候：大便清稀，夹有泡沫，臭气不甚，肠鸣腹痛，或伴恶寒发热，鼻流清涕，咳嗽，舌质淡，苔薄白，脉浮紧，指纹淡红。

治法：疏风散寒，化湿和中。

代表方剂：藿香正气散。

（3）伤食泻证

证候：大便稀溏，夹有乳凝块或食物残渣，气味酸臭，或如败卵，脘腹胀满，便前腹痛，泻后痛减，腹痛拒按，嗳气酸馊，或有呕吐，不思乳食，夜卧不安，舌苔厚腻，或微黄，脉滑实，指纹滞。

治法：运脾和胃，消食化滞。

代表方剂：保和丸。

（4）脾虚泻证

证候：大便稀溏，色淡不臭，多于食后作

泻，时轻时重，面色萎黄，形体消瘦，神疲倦怠，舌淡苔白，脉缓弱，指纹淡。

治法：健脾益气，助运止泻。

代表方剂：参苓白术散。

（5）脾肾阳虚泻证

证候：久泻不止，大便清稀，澄澈清冷，完谷不化，或见脱肛，形寒肢冷，面色㿠白，精神萎靡，睡时露睛，舌淡苔白，脉细弱，指纹色淡。

治法：温补脾肾，固涩止泻。

代表方剂：附子理中汤合四神丸。

2. 变证

（1）气阴两伤证

证候：泻下过度，质稀如水，精神萎软或心烦不安，目眶及囟门凹陷，皮肤干燥或枯瘪，啼哭无泪，口渴引饮，小便短少，甚至无尿，唇红而干，舌红少津，苔少或无苔，脉细数。

治法：益气养阴。

代表方剂：人参乌梅汤。

（2）阴竭阳脱证

证候：泻下不止，次频量多，精神萎靡，表情淡漠，面色青灰或苍白，哭声微弱，啼哭无泪，尿少或无，四肢厥冷，舌淡无津，脉沉细欲绝。

治法：回阳固脱。

代表方剂：生脉散合参附龙牡救逆汤。

细目四 厌 食

◎ 要点一 概述

厌食是小儿时期的一种常见病证，临床以较长时期厌恶进食、食量减少为特征。本病可发生于任何季节，但夏季暑湿当令之时，可使症状加重。各年龄儿童均可发病，以1~6岁为多见。

◎ 要点二 病因病机

本病病位在脾胃。病机关键为脾胃不和，纳化失职。脾胃为后天之本，胃司受纳，脾主运化，脾胃调和，则知饥欲食，食而能化。其病因常见者有喂养不当、脾胃湿热、他病伤脾、禀赋不足、

情志失调、邪毒犯胃等，均可损伤脾胃正常纳化功能，致脾胃失和，纳化失职，而成厌食。

◎ 要点三 诊断要点

1. 有喂养不当、病后失调、先天不足或情志失调史。

2. 长期食欲不振，厌恶进食，食量明显少于同龄正常儿童。

3. 面色少华，形体偏瘦，但精神尚好，活动如常。

4. 除外其他外感、内伤慢性疾病。

◎ 要点四 辨证论治

（一）辨证要点

本病应以脏腑辨证为纲，主要从脾胃辨证，再区别是以运化功能失健为主，还是以脾胃气阴亏虚为主。

（二）治疗原则

本病治疗，以运脾开胃为基本原则。

（三）分证论治

1. 脾失健运证

证候：食欲不振，厌恶进食，食而乏味，或伴胸脘痞闷，嗳气泛恶，大便不调，偶尔多食后则脘腹饱胀，形体尚可，精神正常，舌淡红，苔薄白或薄腻，脉尚有力。

治法：调和脾胃，运脾开胃。

代表方剂：不换金正气散。

2. 脾胃气虚证

证候：不思进食，食而不化，大便溏薄夹不消化食物，面色少华，形体偏瘦，肢倦乏力，舌质淡，苔薄白，脉缓无力。

治法：健脾益气，佐以助运。

代表方剂：异功散。

3. 脾胃阴虚证

证候：不思进食，食少饮多，皮肤失润，大便偏干，小便短黄，甚或烦躁少寐，手足心热，舌红少津，苔少或花剥，脉细数。

治法：滋脾养胃，佐以助运。

代表方剂：养胃增液汤。

◎ 要点五　预防与调护

1. 掌握正确的喂养方法，饮食起居按时、有度，饭前勿食糖果饮料，夏季勿贪凉饮冷。母乳喂养的婴儿4个月后应逐步添加辅食。

2. 纠正不良饮食习惯，做到"乳贵有时，食贵有节"，不偏食、挑食，不强迫进食，饮食定时适量，荤素搭配，鼓励多食蔬菜及粗粮。

3. 遵照"胃以喜为补"的原则，先从小儿喜欢的食物着手来诱导开胃，暂时不要考虑营养价值，待其食欲增进后，再按营养的需要供给食物。

4. 注意生活起居，加强精神调护，保持良好情绪。

细目五　积　滞

◎ 要点一　概述

积滞是指小儿内伤乳食，停聚中焦，积而不化，气滞不行所形成的一种胃肠疾患。以不思乳食，食而不化，脘腹胀满，嗳气酸腐，大便溏薄或秘结酸臭为特征。本病既可单独出现，也可夹杂于其他疾病中。各种年龄均可发病，但以婴幼儿为多见。禀赋不足，脾胃素虚，人工喂养及病后失调者，更易罹患。

◎ 要点二　病因病机

积滞常由喂养不当，伤及脾胃，或脾胃虚损，复伤乳食所致，其病变脏腑在脾胃。病机关键为乳食停聚中脘，积而不化，气滞不行。因胃主受纳，脾主运化，一纳一化，饮食物得以消化。若脾胃受损，纳化失和，乳食停聚不消，积而不化，气滞不行，则成积滞。若积久不消，迁延失治，则可进一步损伤脾胃，导致气血生化乏源，营养及生长发育障碍，形体日渐消瘦，而转为疳证。

◎ 要点三　诊断要点与鉴别诊断

（一）诊断要点

1. 有伤乳、伤食史。

2. 以不思乳食，食而不化，脘腹胀满，嗳气酸腐，大便溏泄或便秘，气味酸臭为特征。

3. 可伴有烦躁不安、夜间哭闹或呕吐等症。

4. 大便化验检查可见不消化食物残渣、脂肪滴。

（二）鉴别诊断

厌食　长期食欲不振，厌恶进食，一般无脘腹胀满、大便酸臭等症。

◎ 要点四　辨证论治

（一）辨证要点

本病病位以胃脾为主，病属实证，但若患儿素体脾气虚弱，可呈虚实夹杂证，积滞内停，又有寒化或热化的演变，可根据病史、伴随症状以及病程长短以辨别其虚、实、寒、热。

（二）治疗原则

本病治疗以消食化积、理气行滞为基本原则。实证以消食导滞为主。虚实夹杂者，宜消补兼施。

（三）分证论治

1. 乳食内积证

证候：不思乳食，嗳腐酸馊或呕吐食物、乳片，脘腹胀满疼痛，大便酸臭，烦躁啼哭，夜眠不安，手足心热，舌质红，苔白厚或黄厚腻，脉象弦滑，指纹紫滞。

治法：消乳化食，和中导滞。

代表方剂：乳积者，选消乳丸；食积者，选保和丸。

2. 脾虚夹积证

证候：面色萎黄，形体消瘦，神疲肢倦，不思乳食，食则饱胀，腹满喜按，大便稀溏酸臭，夹有乳片或不消化食物残渣，舌质淡，苔白腻，脉细滑，指纹淡滞。

治法：健脾助运，消食化滞。

代表方剂：健脾丸。

细目六　疳　证

◎ 要点一　概述

疳证是由喂养不当或多种疾病影响，导致脾

胃受损，气液耗伤，而形成的一种慢性疾病。临床以形体消瘦，面色无华，毛发干枯，精神萎靡或烦躁，饮食异常为特征。本病发病无明显季节性，各种年龄均可罹患，临床尤多见于5岁以下小儿。

◎ 要点二　病因病机

小儿疳证的病因以饮食不节、喂养不当、营养失调、疾病影响、药物过伤以及先天禀赋不足为常见，主要病变脏腑在脾胃，脾胃受损、气血津液耗伤为其基本病理改变。脾胃为后天之本，气血生化之源。脾健胃和，纳化正常，则气血津液化生有源，五脏六腑、四肢肌肉、筋骨皮毛得以濡润滋养。若脾胃受损，纳化失健，生化乏源，气血津液亏耗，则脏腑、肌肉、筋骨、皮毛无以濡养，日久则形成疳证。

◎ 要点三　诊断要点与鉴别诊断

（一）诊断要点

1. 有喂养不当或病后饮食失调及长期消瘦史。

2. 形体消瘦，体重比正常同年龄儿童平均值低15%以上，面色不华，毛发稀疏枯黄；严重者干枯羸瘦，体重可比正常平均值低40%以上。

3. 饮食异常，大便干稀不调，或脘腹膨胀等明显脾胃功能失调症状。

4. 兼有精神不振，或好发脾气，烦躁易怒，或喜揉眉擦眼，或吮指磨牙等症。

5. 贫血者，血红蛋白及红细胞减少。出现肢体浮肿，属于疳肿胀（营养性水肿）者，血清总蛋白大多在45g/L以下，血清白蛋白常在20g/L以下。

（二）鉴别诊断

1. **厌食**　由喂养不当，脾胃运化功能失调所致，以长期食欲不振、食量减少、厌恶进食为主证，无明显消瘦，精神尚好，病在脾胃，不涉及他脏，一般预后良好。

2. **积滞**　以不思乳食、食而不化、脘腹胀满、大便酸臭为特征，与疳证以形体消瘦为特征有明显区别。但两者也有密切联系，若积久不

消，影响水谷精微化生，致形体日渐消瘦，可转化为疳证。

◎ 要点四　辨证论治

（一）辨证要点

本病有常证、兼证之不同，常证应以八纲辨证为纲，重在辨清虚、实；兼证宜以脏腑辨证为纲，以分清疳证所累及之脏腑。常证按病程长短、病情轻重、病性虚实分为疳气、疳积、干疳三种证候。

（二）治疗原则

本病治疗原则以健运脾胃为主，通过调理脾胃，助其纳化，以达气血丰盈、津液充盛、肌肤得养之目的。

（三）分证论治

1. 常证

（1）疳气证

证候：形体略瘦，面色少华，毛发稀疏，不思饮食，精神欠佳，性急易怒，大便干稀不调，舌质略淡，苔薄微腻，脉细有力。

治法：调脾健运。

代表方剂：资生健脾丸。

（2）疳积证

证候：形体明显消瘦，面色萎黄，肚腹膨胀，甚则青筋暴露，毛发稀疏结穗，性情烦躁，夜卧不宁，或见揉眉挖鼻，吮指磨牙，动作异常，食欲不振，或善食易饥，或嗜食异物，舌淡苔腻，脉沉细而滑。

治法：消积理脾。

代表方剂：肥儿丸。

（3）干疳证

证候：形体极度消瘦，皮肤干瘪起皱，大肉已脱，皮包骨头，貌似老人，毛发干枯，面色㿠白，精神萎靡，啼哭无力，腹凹如舟，杳不思食，大便稀溏或便秘，舌淡嫩，苔少，脉细弱。

治法：补益气血。

代表方剂：八珍汤。

2. 兼证

（1）眼疳证

证候：两目干涩，畏光羞明，眼角赤烂，甚则黑睛混浊，白翳遮睛，或有夜盲等。

治法：养血柔肝，滋阴明目。

代表方剂：石斛夜光丸。

（2）口疳证

证候：口舌生疮，甚或满口糜烂，秽臭难闻，面赤心烦，夜卧不宁，小便短黄，或吐舌、弄舌，舌质红，苔薄黄，脉细数。

治法：清心泻火，滋阴生津。

代表方剂：泻心导赤散。

（3）疳肿胀证

证候：足踝浮肿，甚或颜面及全身浮肿，面色无华，神疲乏力，四肢欠温，小便短少，舌淡嫩，苔薄白，脉沉迟无力。

治法：健脾温阳，利水消肿。

代表方剂：防己黄芪汤合五苓散。

细目七　腹　痛

◎ 要点一　概述

小儿腹痛是小儿时期常见的一种病证，是指小儿胃脘以下、脐周及耻骨以上部位发生的疼痛，具体可分为胃脘以下、脐部以上的大腹痛；脐周部位的脐腹痛；脐部以下正中部位的小腹痛；脐部以下小腹两侧或一侧的少腹痛。腹痛为一临床症状，可在多种内科及外科疾病中出现，其发病无季节性，任何年龄都可发生。中医小儿腹痛病常指除外小儿急腹症的各类腹痛。

◎ 要点二　病因病机

小儿腹痛的发病原因较多，或因腹部中寒，或因乳食积滞，或因胃肠结热，或因素体脾胃虚寒，或因瘀血内阻所致。病位主要在脾、胃、大肠，亦与肝有关。其总的病机为气机不畅，气血运行受阻。病初多以实证为主，若因素体虚弱气滞血瘀者，则属虚实夹杂或虚多实少之证。

◎ 要点三　诊断要点与鉴别诊断

（一）诊断要点

1. 病史　患儿可有外感寒邪、伤于乳食、脾胃虚寒、情志不畅等病史或诱因。

2. 临床表现

（1）表现在胃脘部、脐周部位、小腹两侧或一侧部位、下腹部正中部位。

（2）腹痛时作时止、时轻时重，常有反复发作、发作后自行缓解的特点。

（3）疼痛的性质可有隐痛、钝痛、胀痛、刺痛、掣痛等。

（4）除外腹部器官器质性病变、全身性疾病及腹部以外器官疾病引起的腹痛。

3. 实验室及特殊检查　血、尿、便检查，腹部超声波检查、X线检查等有助于临床诊断及鉴别诊断。腹腔穿刺、胃镜、腹腔镜、CT等，根据病情及临床需要选择。

（二）鉴别诊断

1. 腹部器官与非腹部器官引起的腹痛鉴别　应排除肛门、尿道、四肢、腰背等疼痛，应注意全身查体，注意有腹泻、呕吐等胃肠症状。此外，须注意呼吸道感染、病毒性心肌炎、代谢性疾病以及腹型癫痫等均可致急性腹痛。

2. 腹部器质性病变腹痛与功能性腹痛鉴别　器质性病变指某器官有病理解剖上的变化，如阑尾炎、肠梗阻、腹膜炎、消化性溃疡等。器质性病变引起的腹痛比较持续，体征较固定，只要病变继续存在，腹痛也存在，有时还可由于肠蠕动或暂时的痉挛而引起阵发性腹痛加剧。

3. 急腹症的鉴别　包括腹腔内脏器急性炎症、腹膜炎、肠梗阻及腹部损伤等。腹腔内脏器急性炎症主要症状为腹痛，继之发热，白细胞升高，腹部出现局限范围的压痛、肌紧张、反跳痛。腹膜炎以腹部出现局限或全腹压痛、肌紧张、反跳痛，腹胀，肠鸣音减弱或消失为主要表现。肠梗阻的主要症状为阵发性腹绞痛、呕吐、无大便等。腹部损伤则多有外伤史及腹膜刺激征表现。

◎ 要点四　辨证论治

（一）辨证要点

本病辨证要考虑腹痛发生的部位、性质。

1. 辨部位　感受寒邪或素体脾胃虚寒多为脐周痛；因食伤多有饮食不节、不洁及暴饮暴食的病史，同时可伴有呕吐酸腐，多为胃脘及脐部以上疼痛；肠痈多为右侧少腹痛。因瘀血、虫积、食积者，痛有定处。因寒、热、虚而痛者痛无定处。

2. 辨性质　腹痛遇寒而发或加重，得温而减者属寒；腹痛拒按，进食后痛甚者为实，腹痛喜按，进食痛减者为虚；积滞者腹胀痞满，按之痛甚；血瘀者痛如针刺，固定不移；气滞者痛时走窜，游走不定。

（二）治疗原则

本病以调理气机，和中缓急为基本治则。根据不同病因分别治以温中散寒、消食导滞、通腑泄热、温阳补虚、活血化瘀等法。除内治法外，还可以配合针灸、推拿等外治方法。

腹痛证候在临床往往寒热、虚实相互兼夹，相互转化，气滞可以导致血瘀，血瘀可以使气机壅滞；实证腹痛日久可至脏腑虚弱，而虚证腹痛又可导致脾胃失运而产生积滞。

（三）分证论治

1. 腹部中寒证

证候：腹部疼痛，拘急疼痛，得温则舒，遇寒痛甚，痛处喜暖，面色苍白，痛甚者额冷汗出，唇色紫暗，肢冷不温，或兼吐泻，小便清长，舌淡，苔白滑，脉沉弦紧，指纹红。

治法：温中散寒，理气止痛。

代表方剂：养脏汤。

2. 乳食积滞证

证候：脘腹胀满，按之痛甚，嗳腐吞酸，不思乳食，矢气频作或腹痛欲泻，泻后痛减，或有呕吐，吐物酸馊，大便秽臭，夜卧不安，时时啼哭，舌红，苔厚腻，脉沉滑，指纹紫滞。

治法：消食导滞，行气止痛。

代表方剂：香砂平胃散。

3. 胃肠结热证

证候：腹痛胀满，疼痛拒按，大便秘结，烦躁口渴，手足心热，口唇舌红，舌苔黄燥，脉滑数或沉实，指纹紫滞。

治法：通腑泄热，行气止痛。

代表方剂：大承气汤。

4. 脾胃虚寒证

证候：腹痛绵绵，时作时止，痛处喜按，得温则舒，面白少华，精神倦怠，手足清冷，乳食减少，或食后腹胀，大便稀溏，舌淡苔白，脉沉缓，指纹淡红。

治法：温中理脾，缓急止痛。

代表方剂：小建中汤合理中丸。

5. 气滞血瘀证

证候：腹痛经久不愈，痛有定处，痛如针刺，或腹部癥块拒按，肚腹硬胀，青筋显露，舌紫暗或有瘀点，脉涩，指纹紫滞。

治法：活血化瘀，行气止痛。

代表方剂：少腹逐瘀汤。

细目八　便　秘

◎ 要点一　概　述

便秘指大便干燥坚硬，秘结不通，排便时间间隔延长，或虽有便意但排出困难的一种病证。本病可发生于任何年龄，一年四季均可发病。由于排便困难，部分小儿可发生食欲不振，烦躁不安，或可由于便时努力，引起肛裂、痔疮或脱肛。

◎ 要点二　病因病机

便秘的病因包括饮食因素、情志因素、正虚因素及热病伤津。主要病位在大肠，与脾、肝、肾三脏相关，病机关键是大肠传导功能失常。若脾胃升降功能失常，或肝气失疏则胃失和降；或肾气失煦，脾胃升降无力，导致大肠传导失职而形成便秘。

◎ 要点三　诊断要点

1. **病史**　患儿可有喂养不当、挑食、偏食、外感时邪、情志不畅、脏腑虚损等病史。

2. **临床表现**

（1）不同程度的大便干燥，轻者仅大便前部干硬，重者大便坚硬，状如羊屎。

（2）排便次数减少，间隔时间延长，常2~3日排便1次，甚者可达6~7日1次，或虽排便间隔时间如常，但排便艰涩或时间延长，或便意频频，难以排出或排净。

（3）伴有腹胀、腹痛、食欲不振、排便哭闹等症。可因便秘而发生肛裂、便血、痔疮。部分患儿左下腹部可触及粪块。

◎ 要点四　辨证论治

（一）辨证要点

本病辨证，应首辨虚实，继辨寒热。

1. **辨别实证、虚证**　实证多由乳食积滞、燥热内结和气机郁滞所致，一般病程短，粪质多干燥坚硬，腹胀拒按。食积者，不思进食，或恶心呕吐；气机郁滞者，常胸胁痞满，腹胀嗳气。虚证多因气血不足，肠失濡润，传导乏力，一般病程较长，病情顽固，大便虽不甚干硬，但多欲便不出或便出艰难，腹胀喜按。因气虚所致者，神疲乏力，气短多汗；由血虚引起者，面色无华，唇甲色淡。

2. **分清寒热**　热证多身热面赤，口渴尿黄，喜凉恶热；寒证多面白肢冷，小便清长，喜热恶凉。

（二）治疗原则

本证治疗，以润肠通便为基本法则。临证应根据病因不同，分别采用消食导滞、清热润肠、理气通便、益气养血等治法。治疗用药应注意通下不可太过，以免损伤正气。

（三）分证论治

1. **食积便秘证**

证候：大便秘结，脘腹胀满，不思饮食，或恶心呕吐，或有口臭，手足心热，小便黄少，舌质红，苔黄厚，脉沉有力，指纹紫滞。

治法：消积导滞通便。

代表方剂：枳实导滞丸。

2. **燥热便秘证**

证候：大便干结，排便困难，甚则便秘不通，面赤身热，腹胀或痛，小便短赤，或口干口臭，或口舌生疮，舌质红，苔黄燥，脉滑实，指纹紫滞。

治法：清热润肠通便。

代表方剂：麻子仁丸。

3. **气滞便秘证**

证候：大便秘结，欲便不得，甚或胸胁痞满，腹胀疼痛，嗳气频作，舌质红，苔薄白，脉弦，指纹滞。

治法：理气导滞通便。

代表方剂：六磨汤。

4. **气虚便秘证**

证候：时有便意，大便不干燥，仍努挣难下，排便时汗出气短，便后神疲乏力，面色少华，舌淡苔薄，脉虚弱，指纹淡红。

治法：益气润肠通便。

代表方剂：黄芪汤。

5. **血虚便秘证**

证候：大便干结，艰涩难下，面白无华，唇甲色淡，心悸目眩，舌质淡嫩，苔薄白，脉细弱，指纹淡。

治法：养血润肠通便。

代表方剂：润肠丸。

◎ 要点五　预防与调护

（一）预防

1. 适量多饮水，多进食蔬菜、水果，尤其是粗纤维类蔬菜。

2. 经常参加体育活动，避免久坐少动。

（二）调护

1. 对患儿进行排便训练，养成定时排便习惯。

2. 大便干结临时对症处理，可用开塞露塞肛或肥皂条纳入肛门通便。

细目九　营养性缺铁性贫血

◎ 要点一　概述

营养性缺铁性贫血，是由于体内铁缺乏致使血红蛋白合成减少而引起的一种小细胞低色素性贫血。本病为儿科常见疾病，属于中医学"血虚"范畴。多见于婴幼儿，尤以6个月~3岁最常见。轻度贫血可无自觉症状，中度以上的贫血，可出现头晕乏力、纳呆、烦躁等症，并有不同程度的面色苍白及指甲口唇和睑结膜苍白。

◎ 要点二　病因病机

小儿先天禀赋不足，后天喂养不当，或感染诸虫、疾病损伤等，皆可导致贫血。病位主要在脾、肾、心、肝。血虚不荣是主要病理基础。

1. 先天禀赋不足　由于孕母体弱或孕期调护不当，饮食不足或偏食挑食，致使孕母气血化生不足，影响胎儿生长发育，先天肾精不足，气血匮乏，而发生本病。

2. 后天喂养不当　小儿生机蓬勃，发育迅速，但小儿脾常不足，脾胃运化输布功能薄弱，加上喂养不当，偏食少食，或未及时添加辅食，或母乳数量不足，或疾病损伤脾胃，致使气血生化乏源，皆成贫血。

3. 诸虫耗气伤血　饮食不洁，感染诸虫，或不良卫生习惯，使虫卵进入体内并发育为成虫，诸虫寄生体内耗伤气血，尤其是钩虫踞于肠腑直接吮吸血液，皆能形成本病。

4. 急慢性出血外伤　失血过多或长期小量失血也可导致贫血。

◎ 要点三　诊断要点

1. 有明确的缺铁病史，如铁供给不足、吸收障碍、需要增多或慢性失血等。

2. 发病缓慢，皮肤黏膜逐渐苍白或苍黄，以口唇、口腔黏膜及甲床最为明显，神疲乏力，食欲减退。年长儿有头晕等症状。部分患儿可有肝脾肿大。

3. 实验室检查

（1）贫血为小细胞低色素性，平均血红蛋白浓度（MCHC）<31%，红细胞平均体积（MCV）<80fl，平均血红蛋白（MCH）<27pg。

（2）3个月~6岁血红蛋白<110g/L，6岁以上血红蛋白<120g/L。

（3）血清铁、总铁结合力、运铁蛋白饱和度、红细胞原卟啉、血清铁蛋白等异常。

（4）铁剂治疗有效。用铁剂治疗6周后，血红蛋白上升20g/L以上。

4. 病情分度

（1）轻度：血红蛋白，6个月~6岁90~110g/L，6岁以上90~120g/L；红细胞，(3~4)×10^{12}/L。

（2）中度：血红蛋白，60~90g/L；红细胞，(2~3)×10^{12}/L。

（3）重度：血红蛋白，30~60g/L；红细胞，(1~2)×10^{12}/L。

（4）极重度：血红蛋白，<30g/L；红细胞，<1×10^{12}/L。

◎ 要点四　辨证论治

（一）辨证要点

本病的辨证以气血阴阳辨证与脏腑辨证相结合。本病总有气血亏虚、阴阳不足，需进一步辨其轻重，主要根据临床表现结合实验室检查分度判断。脏腑从脾心肝肾分证：食少纳呆，体倦乏力，大便不调，病在脾；心悸心慌，夜寐欠安，语声不振，病在心；头晕目涩，潮热盗汗，爪甲枯脆，病在肝；腰腿酸软，畏寒肢冷，发育迟缓，病在肾。

（二）治疗原则

由于本病以虚证为主，因此，补其不足、培其脾肾、化生气血是治疗本病的原则。

（三）分证论治

1. 脾胃虚弱证

证候：长期纳食不振，神疲乏力，形体消瘦，面色苍黄，唇淡甲白，大便不调，舌淡苔白，脉细无力，指纹淡红。

治法：健运脾胃，益气养血。

代表方剂：六君子汤。

2. 心脾两虚证

证候：面色萎黄或苍白，唇淡甲白，发黄稀疏，时有头晕目眩，心悸心慌，夜寐欠安，语声不振甚至低微，气短懒言，体倦乏力，食欲不振，舌淡红，脉细弱，指纹淡红。

治法：补脾养心，益气生血。

代表方剂：归脾汤。

3. 肝肾阴虚证

证候：面色皮肤黏膜苍白，爪甲色白易脆，发育迟缓，头晕目涩，两颧潮红，潮热盗汗，毛发枯黄，四肢震颤抽动，舌红，苔少或光剥，脉弦数或细数。

治法：滋养肝肾，益精生血。

代表方剂：左归丸。

4. 脾肾阳虚证

证候：面色㿠白，唇舌爪甲苍白，精神萎靡不振，纳谷不馨，或有大便溏泄，发育迟缓，毛发稀疏，四肢不温，舌淡苔白，脉沉细无力，指纹淡。

治法：温补脾肾，益阴养血。

代表方剂：右归丸。

◎ 要点五　西医治疗

使用铁剂治疗。一般用硫酸亚铁口服，每次5~10mg/kg，1日2~3次，同时口服维生素C有助吸收，服用至血红蛋白达正常水平后2个月左右再停药。

◎ 要点六　预防与调护

1. 提倡母乳喂养，及时添加辅食。

2. 养成良好的饮食习惯，合理配置膳食结构。纠正偏食、挑食、嗜零食等不良习惯。

3. 贫血患儿要预防外感，应随气候变化及时增减衣服。重度贫血应避免剧烈运动，注意休息。

4. 饮食宜易消化，且富于营养，多食含铁丰富且铁吸收率高的食品，如肝、瘦肉、鱼等。

第六单元　心肝病证

细目一　汗　证

◎ 要点一　概述

汗证是指小儿在安静状态下，正常环境中，全身或局部出汗过多，甚则大汗淋漓的一种病证。多发生于5岁以内的小儿。

◎ 要点二　病因病机

小儿汗证的发生，多由体虚所致。其主要病因为禀赋不足，调护失宜。

1. 肺卫不固　小儿脏腑娇嫩，元气未充，腠理不密，若先天禀赋不足，或后天脾胃失调，肺气虚弱，均可自汗或盗汗。肺主皮毛，脾主肌肉，肺脾气虚，卫表不固，故汗出不止。

2. 营卫失调　若小儿营卫之气生成不足，或受疾病影响，或病后护理不当，营卫不和，致营气不能内守而敛藏，卫气不能卫外而固密，则津液从皮毛外泄，发为汗证。

3. 气阴亏虚　大病久病之后，多气血亏损，或先天不足，后天失养的体弱小儿，气阴虚亏，气虚不能敛阴，阴亏虚火内炽，迫津外泄而为汗。

4. 湿热迫蒸　小儿脾常不足，若平素饮食甘肥厚腻，可致积滞内生，郁而生热。甘能助湿，肥能生热，蕴阻脾胃，湿热郁蒸，外泄肌表而致汗出。

◎ 要点三　诊断要点与鉴别诊断

（一）诊断要点

1. 小儿在安静状态下及正常环境中，全身或局部出汗过多，甚则大汗淋漓。

2. 寐则汗出，醒时汗止者，称为盗汗；不分寤寐而汗出过多者，称为自汗。

3. 排除因环境、活动等客观因素及风湿热、结核病等疾病引起的出汗。

（二）鉴别诊断

1. **脱汗** 发生于病情危笃之时，出现大汗淋漓，或汗出如油，伴有肢冷、脉微、呼吸微弱，甚至神志不清等。

2. **战汗** 在恶寒发热时全身战栗，随之汗出淋漓，或但热不寒，或汗出身凉，常出现在热病病程中。

3. **黄汗** 汗色发黄，染衣着色如黄柏色，多见于黄疸及湿热内盛者。

◎ 要点四 辨证论治

（一）辨证要点

汗证多属虚证。自汗以气虚、阳虚为主；盗汗以阴虚、血虚为主。肺卫不固证，多汗以头颈胸背为主；营卫失调证，多汗而抚之不温；气阴亏虚证，汗出遍身而伴虚热征象；湿热迫蒸证，则汗出肤热。

（二）治疗原则

汗证以虚为主，补虚是其基本治疗原则。

（三）分证论治

1. **肺卫不固证**

证候：以自汗为主，或伴盗汗，以头颈、胸背部汗出明显，动则尤甚，神疲乏力，面色少华，平时易患感冒，舌质淡，苔薄白，脉细弱。

治法：益气固表。

代表方剂：玉屏风散合牡蛎散。

2. **营卫失调证**

证候：以自汗为主，或伴盗汗，汗出遍身而抚之不温，畏寒恶风，不发热，或伴有低热，精神疲倦，胃纳不振，舌质淡红，苔薄白，脉缓。

治法：调和营卫。

代表方剂：黄芪桂枝五物汤。

3. **气阴亏虚证**

证候：以盗汗为主，也常伴自汗，形体消瘦，汗出较多，神萎不振，心烦少寐，寐后汗多，或伴低热、口干、手足心灼热，哭声无力，口唇淡红，舌质淡，苔少或见剥苔，脉细弱或细数。

治法：益气养阴。

代表方剂：生脉散、当归六黄汤。

4. **湿热迫蒸证**

证候：汗出过多，以额、心胸为甚，汗出肤热，汗渍色黄，口臭，口渴不欲饮，小便色黄，舌质红，苔黄腻，脉滑数。

治法：清热泻脾。

代表方剂：泻黄散。

◎ 要点五 预防与调护

（一）预防

1. 进行适当的户外活动，加强体格锻炼，增强小儿体质。

2. 积极治疗各种急慢性疾病，注意病后调护。

3. 药物治疗时不宜辛散太过，需用时应中病即止。

（二）调护

1. 减少剧烈运动，注意个人卫生，勤换衣被，保持皮肤清洁。

2. 汗出衣湿后，应及时用柔软干毛巾拭干皮肤，更换干净内衣，避免直接吹风受凉。

3. 汗出过多应补充水分，进食易于消化、营养丰富的食物。

细目二 病毒性心肌炎

◎ 要点一 概述

病毒性心肌炎是由病毒感染引起的以局限性或弥漫性心肌炎性病变为主的疾病。以神疲乏力、面色苍白、心悸、气短、肢冷、多汗为临床特征。本病发病以3~10岁小儿为多。

◎ 要点二　病因病机

小儿素体正气亏虚是发病之内因，温热邪毒侵袭是发病之外因。心脉痹阻、气阴耗伤为主要病理变化，瘀血、痰浊为本病病理产物。

小儿肺脏娇嫩，卫外不固，脾常不足，易遭风热、湿热时邪所侵。外感风热邪毒多从鼻咽而入，先犯于肺卫；外感湿热邪毒多从口鼻而入，蕴郁于肠胃。邪毒由表入里，留而不去，内舍于心，导致心脉痹阻，心血运行不畅，或热毒之邪灼伤营阴，可致心之气阴亏虚，心气不足，血行无力，可致气滞血瘀；心阴耗伤，心脉失养，阴不制阳，可致心悸不宁；心阳受损，阳失振奋，气化失职，可致怔忡不安。

◎ 要点三　诊断要点

（一）临床诊断

1. 心功能不全、心源性休克或心脑综合征。

2. 心脏扩大（X 线、超声心动图检查具有表现之一）。

3. 心电图改变：以 R 波为主的 2 个或 2 个以上主要导联（Ⅰ、Ⅱ、aVF、V_5）的 ST-T 改变持续 4 天以上伴动态变化，窦房传导阻滞、房室传导阻滞，完全性右束支或左束支阻滞，成联律、多形、多源、成对或并行性早搏，非房室结及房室折返引起的异位性心动过速，低电压（新生儿除外）及异常 Q 波。

4. CK-MB 升高或心肌肌钙蛋白（cTnI 或 cTnT）阳性。

（二）病原学诊断依据

1. **确诊指标**　自患儿心内膜、心肌、心包（活检、病理）或心包穿刺液检查，发现以下之一者可确诊心肌炎由病毒引起。

（1）分离到病毒。

（2）用病毒核酸探针查到病毒核酸。

（3）特异性病毒抗体阳性。

2. **参考依据**　有以下之一者结合临床表现可考虑心肌炎系病毒引起。

（1）自患儿粪便、咽拭子或血液中分离到病

毒，且恢复期血清同型抗体滴度较第一份血清升高或降低 4 倍以上。

（2）病程早期患儿血中特异性 IgM 抗体阳性。

（3）用病毒核酸探针自患儿血中查到病毒核酸。

（三）确诊依据

1. 具备临床诊断依据 2 项，可临床诊断为心肌炎。发病同时或发病前 1~3 周有病毒感染的证据支持诊断。

2. 同时具备病原学确诊依据之一，可确诊为病毒性心肌炎，具备病原学参考依据之一，可临床诊断为病毒性心肌炎。

3. 凡不具备确诊依据，应给予必要的治疗或随诊，根据病情变化，确诊或除外心肌炎。

4. 应除外风湿性心肌炎、中毒性心肌炎、先天性心脏病、结缔组织病以及代谢性疾病的心肌损害、甲状腺功能亢进症、原发性心肌病、原发性心内膜弹力纤维增生症、先天性房室传导阻滞、心脏自主神经功能异常、β 受体功能亢进及药物引起的心电图改变。

◎ 要点四　辨证论治

（一）辨证要点

首先需辨明虚实：凡病程短暂，见胸闷胸痛、鼻塞咽痛、气短多痰，或恶心呕吐、腹痛腹泻、舌红苔黄，属实证；病程长达数月，见心悸气短、神疲乏力、面白多汗、舌淡或偏红、舌光少苔，属虚证。一般急性期以实证为主，迁延期、慢性期以虚证为主，后遗症期常虚实夹杂。其次应辨别轻重：神志清楚，神态自如，面色红润，脉实有力者，病情轻；若面色苍白，气急喘息，四肢厥冷，口唇青紫，烦躁不安，脉微欲绝或频繁结代者，病情危重。

（二）治疗原则

治疗原则为扶正祛邪、清热解毒、活血化瘀、温振心阳、养心固本。

（三）分证论治

1. **风热犯心证**

证候：发热，低热绵延，或不发热，鼻塞流

涕，咽红肿痛，咳嗽有痰，肌痛肢楚，头晕乏力，心悸气短，胸闷胸痛，舌质红，舌苔薄，脉数或结代。

治法：清热解毒，宁心复脉。

代表方剂：银翘散。

2. 湿热侵心证

证候：寒热起伏，全身肌肉酸痛，恶心呕吐，腹痛泄泻，心悸胸闷，肢体乏力，舌质红，苔黄腻，脉濡数或结代。

治法：清热化湿，宁心复脉。

代表方剂：葛根黄芩黄连汤。

3. 气阴亏虚证

证候：心悸不宁，活动后尤甚，少气懒言，神疲倦怠，头晕目眩，烦热口渴，夜寐不安，舌光红少苔，脉细数或促或结代。

治法：益气养阴，宁心复脉。

代表方剂：炙甘草汤合生脉散。

4. 心阳虚弱证

证候：心悸怔忡，神疲乏力，畏寒肢冷，面色苍白，头晕多汗，甚则肢体浮肿，呼吸急促，舌质淡胖或淡紫，脉缓无力或结代。

治法：温振心阳，宁心复脉。

代表方剂：桂枝甘草龙骨牡蛎汤。

5. 痰瘀阻络证

证候：心悸不宁，胸闷憋气，心前区痛如针刺，脘闷呕恶，面色晦暗，唇甲青紫，舌体胖，舌质紫暗，或舌边尖见有瘀点，舌苔腻，脉滑或结代。

治法：豁痰化瘀，宁心通络。

代表方剂：瓜蒌薤白半夏汤合失笑散。

◎ **要点五　西医治疗**

1. 重症患儿应卧床休息以减轻心脏负担及减少耗氧量。心脏扩大及并发心力衰竭者，应延长卧床时间，至少3~6个月。

2. 针对心肌治疗。①大剂量维生素 C，100mg/kg，加入 10% 葡萄糖注射液 100~150mL 静脉滴注，1 日 1 次。辅酶 Q10，每日 1mg/kg，分 2 次口服。1，6 - 二磷酸果糖，每次 100~

250mg/kg，静脉滴注，1 日 1 次。②免疫抑制剂。重症患儿可用地塞米松或氢化可的松静脉滴注。

3. 出现心力衰竭，可用强心剂如地高辛或毛花苷丙（西地兰），剂量为常规量的1/3~2/3，注意防止洋地黄中毒。

4. 严重心律失常，选用心律平、慢心律等抗心律失常药。

细目三　注意力缺陷多动障碍

◎ **要点一　概述**

注意力缺陷多动症又称轻微脑功能障碍综合征，是一种较常见的儿童时期行为障碍性疾病。以注意力不集中，自我控制差，动作过多，情绪不稳，冲动任性，伴有学习困难，但智力正常或基本正常为主要临床特征。本病男孩多于女孩，多见于学龄期儿童。发病与遗传、环境、产伤等有一定关系。

◎ **要点二　病因病机**

注意力缺陷多动症的病因主要有先天禀赋不足，或后天护养不当，外伤，病后，情志失调等。病位主要在心、肝、脾、肾。病机关键为脏腑功能失常，阴阳平衡失调。

1. 先天禀赋不足　父母体质较差，肾气不足，或妊娠期间孕妇精神调养失宜等，致使胎儿先天不足，肝肾亏虚，精血不充，脑髓失养，元神失藏。

2. 产伤外伤瘀滞　产伤及其他外伤可导致患儿气血瘀滞，经脉流行不畅，心肝失养而神魂不宁。

3. 后天护养不当　过食辛热炙煿，则心肝火炽，过食肥甘厚味，则酿生湿热痰浊，过食生冷，则损伤脾胃，病后失养，脏腑损伤，气血亏虚，均可导致心神失养、阴阳失调，而出现心神不宁、注意力涣散和多动。

4. 情绪意志失调　小儿为稚阴稚阳之体，肾精未充，肾气未盛。由于生长发育迅速，阴精相对不足，导致阴不制阳，阳胜而多动。小儿年幼，心脾不足，情绪未稳，若教育不当，溺爱过度，放任不羁，所欲不遂，则心神不定，脾意不藏，躁动不安，冲动任性，失忆善忘。

◎ 要点三 诊断要点与鉴别诊断

（一）诊断要点

1. 多见于学龄期儿童，男性多于女性。

2. 注意力涣散，上课时思想不集中，话多，坐立不安，在不该动的场合乱跑乱爬，喜欢做小动作，活动过度，做事粗心大意，不能按要求做事，经常忘事。

3. 情绪不稳，冲动任性，动作笨拙，学习成绩差，但智力正常。

4. 翻手试验、指鼻试验、指指试验阳性。

（二）鉴别诊断

正常顽皮儿童 虽有时出现注意力不集中，但大部分时间仍能正常学习，功课作业完成迅速。能遵守纪律，上课一旦出现小动作，经指出即能自我制约而停止。

◎ 要点四 辨证论治

（一）辨证要点

本病以脏腑、阴阳辨证为纲。脏腑辨证：在心者，注意力不集中，情绪不稳定，多梦烦躁；在肝者，易于冲动，好动难静，容易发怒，常不能自控；在脾者，兴趣多变，做事有头无尾，记忆力差；在肾者，脑失精明，学习成绩低下，记忆力欠佳，或有遗尿、腰酸乏力等。阴阳辨证：阴静不足，注意力不集中，自我控制差，情绪不稳，神思涣散；阳亢躁动，动作过多，冲动任性，急躁易怒。本病的本质为虚证，亦有标实之状，临床多见虚实夹杂之证。

（二）治疗原则

以调和阴阳为治疗原则。心肾不足者，治以补益心肾；肾虚肝亢者，治以滋肾平肝；心脾气虚者，治以补益心脾。病程中见有痰浊、痰火、瘀血等兼证，则佐以化痰、清热、祛瘀等治法。

（三）分证论治

1. 肝肾阴虚证

证候：多动难静，急躁易怒，冲动任性，难以自控，神思涣散，注意力不集中，难以静坐，或有记忆力欠佳、学习成绩低下，或有遗尿、腰酸乏力，或有五心烦热、盗汗、大便秘结，舌质红，舌苔薄，脉细弦。

治法：滋养肝肾，平肝潜阳。

代表方剂：杞菊地黄丸。

2. 心脾两虚证

证候：神思涣散，注意力不能集中，神疲乏力，形体消瘦或虚胖，多动而不暴躁，言语冒失，做事有头无尾，睡眠不实，记忆力差，伴自汗盗汗，偏食纳少，面色无华，舌质淡，苔薄白，脉虚弱。

治法：养心安神，健脾益气。

代表方剂：归脾汤合甘麦大枣汤。

3. 痰火内扰证

证候：多动多语，烦躁不宁，冲动任性，难以制约，兴趣多变，注意力不集中，胸中烦热，懊忱不眠，纳少口苦，便秘尿赤，舌质红，苔黄腻，脉滑数。

治法：清热泻火，化痰宁心。

代表方剂：黄连温胆汤。

细目四 惊 风

惊风是小儿时期常见的急重病证，临床以抽搐、神昏为主要症状。惊风是一个证候，可发生在许多疾病之中，以 1~5 岁的儿童发病率最高，一年四季均可发生。

急惊风

◎ 要点一 概述

急惊风为痰、热、惊、风四证俱备，临床以高热、抽风、神昏为主要表现，多由外感时邪、内蕴湿热和暴受惊恐而引发。

◎ 要点二 病因病机

病位主要在心肝；病机关键为邪陷厥阴，蒙蔽心窍，引动肝风。

1. **外感时邪** 感受风寒或风热之邪，邪袭肌表或从口鼻而入，易于传变，郁而化热，热极生风；小儿元气薄弱，真阴不足，易受暑邪，暑为阳邪，化火最速，传变急骤，内陷厥阴，引动肝风；暑多夹湿，湿蕴热蒸，化为痰浊，蒙蔽心窍，痰动则风生；若感受疫疠之气，则起病急骤，化热化火，逆传心包，火极动风。

2. **内蕴湿热** 饮食不洁，误食污秽或毒物，湿热疫毒蕴结肠腑，内陷心肝，扰乱神明，而致痢下秽浊，高热昏厥，抽风不止，甚者肢冷脉伏，口鼻气凉，皮肤花斑。

3. **暴受惊恐** 暴受惊恐，惊则气乱，恐则气下，致使心失守舍，神无所依。轻者神志不宁，惊惕不安；重者心神失主，痰涎上壅，引动肝风，发为惊厥。

◎ **要点三 诊断要点**

1. 多见于3岁以下婴幼儿，5岁以上则逐渐减少。

2. 以四肢抽搐、颈项强直、角弓反张、神志昏迷为主要临床表现。

3. 有接触疫疠之邪或暴受惊恐史。

4. 有明显的原发疾病，如感冒、肺炎喘嗽、疫毒痢、流行性腮腺炎、流行性乙型脑炎等。中枢神经系统感染者，神经系统检查病理反射阳性。

5. 必要时可做大便常规、大便细菌培养、血培养、脑脊液等检查，以协助诊断。

◎ **要点四 辨证论治**

（一）辨证要点

1. **辨表热、里热** 神昏、抽搐为一过性，热退后抽搐自止为表热；高热持续，反复抽搐，昏迷为里热。

2. **辨痰热、痰火、痰浊** 神志昏迷，高热痰鸣，为痰热上蒙清窍；妄言谵语，狂躁不宁，为痰火上扰清空；深度昏迷，嗜睡不动，为痰浊内陷心包，蒙蔽心神。

3. **辨外风、内风** 外风邪在肌表，清透宣解即愈，如高热惊厥，为一过性证候，热退惊风

可止；内风病在心肝，热、痰、风三证俱全，反复抽搐，神志不清，病情严重。

4. **辨外感惊风，区别时令、季节与原发疾病** 六淫致病，春季以春温为主，兼夹火热，症见高热、抽风、神昏、呕吐、发斑；夏季以暑热为主，暑必夹湿，暑喜归心，其症以高热、神昏为主，兼见抽风，常热、痰、风三证俱全；若夏季高热、抽风、昏迷，伴下痢脓血，则为湿热疫毒，内陷厥阴。

5. **辨轻重** 一般说来，抽风发作次数较少（仅1次），持续时间较短（5分钟以内），发作后无神志障碍者为轻症；若发作次数较多（2次以上），或抽搐时间较长，发作后神志不清者为重症。尤其是高热持续不退，并有抽风反复发作时，应积极查明原发病，尽快早期治疗，控制发作，否则可危及生命。

（二）治疗原则

急惊风的主证是热、痰、惊、风，治疗应以清热、豁痰、镇惊、息风为基本原则。

（三）分证论治

1. **风热动风证**

证候：起病急骤，发热，头痛，鼻塞，流涕，咳嗽，咽痛，随即出现烦躁、神昏、惊风，舌苔薄白或薄黄，脉浮数。

治法：疏风清热，息风定惊。

代表方剂：银翘散。

2. **气营两燔证**

证候：多见于盛夏之季，起病较急，壮热多汗，头痛项强，恶心呕吐，烦躁嗜睡，抽搐，口渴便秘，舌红苔黄，脉弦数。病情严重者高热不退，反复抽搐，神志昏迷，舌红，苔黄腻，脉滑数。

治法：清气凉营，息风开窍。

代表方剂：清瘟败毒饮。

3. **邪陷心肝证**

证候：起病急骤，高热不退，烦躁口渴，谵语，神志昏迷，反复抽搐，两目上视，舌质红，

苔黄腻,脉数。

治法:清心开窍,平肝息风。

代表方剂:羚角钩藤汤。

4. 湿热疫毒证

证候:持续高热,频繁抽风,神志昏迷,谵语,腹痛呕吐,大便黏腻或夹脓血,舌质红,苔黄腻,脉滑数。

治法:清热化湿,解毒息风。

代表方剂:黄连解毒汤合白头翁汤。

5. 惊恐惊风证

证候:暴受惊恐后惊惕不安,身体战栗,喜投母怀,夜间惊啼,甚至惊厥、抽风,神志不清,大便色青,脉律不整,指纹紫滞。

治法:镇惊安神,平肝息风。

代表方剂:琥珀抱龙丸。

◎ 要点五　西医治疗

尽快控制惊厥发作,同时积极寻找原发感染,确定发热的原因,退热和抗感染同时进行。

1. 退热　物理降温,用退热贴或冷湿毛巾敷额头处,过高热时头、颈侧放置冰袋。

2. 抗惊厥　地西泮(安定),每次 0.3～0.5mg/kg,最大剂量不超过 10mg,静脉缓慢注射,惊厥止则停用,注射过程中注意防止呼吸抑制。5%水合氯醛 1mL/kg,保留灌肠;或用苯巴比妥钠,每次 8～10mg/kg,肌内注射。

3. 预防脑损伤　减轻惊厥后脑水肿。惊厥持续 30 分钟以上者,给予吸氧,并用高张葡萄糖 1g/kg 静脉注射;或用 20% 甘露醇 1～2g/kg,于 20～30 分钟内快速静脉滴注,必要时 6～8 小时重复 1 次。

◎ 要点六　预防与调护

1. 按时免疫接种,预防传染病。

2. 有高热惊厥史的患儿,在发热初期,及时给予解热降温药物,必要时加服抗惊厥药物。

3. 抽搐发作时,切勿强制按压,以防骨折。应将患儿平放,头侧位,并用纱布包裹压舌板,放于上下牙齿之间,以防咬伤舌体。

4. 保持呼吸道通畅。痰涎壅盛者,随时吸痰,同时注意给氧。

5. 保持室内安静,避免过度刺激。

6. 随时观察患儿面色、呼吸及脉搏变化,防止突然变化。

慢惊风

◎ 要点一　概述

慢惊风来势缓慢,抽搐无力,时作时止,反复难愈,常伴昏迷、瘫痪等症。

◎ 要点二　病因病机

慢惊风多由脾胃虚弱,土虚木亢;或脾肾阳虚,失于温煦;或热病伤阴,不能濡养筋脉所致。病位在脾、肾、肝,病性以虚为主。

1. 脾胃虚弱　由于暴吐暴泻,或他病妄用汗、下之法,导致中焦受损,脾胃虚弱。脾土既虚,则脾虚肝旺,肝亢化风,致成慢惊之证。

2. 脾肾阳衰　若胎禀不足,脾胃素虚,复因吐泻日久,或误服寒凉,伐伤阳气,以致脾阳式微,阴寒内盛,不能温煦筋脉,而致时时搐动之慢脾风证。

3. 阴虚风动　急惊风迁延失治,或温热病后期,阴液亏耗,肝肾精血不足,阴虚内热,灼烁筋脉,以致虚风内动而成慢惊。

◎ 要点三　诊断要点

1. 具有反复呕吐、长期泄泻、急惊风、解颅、佝偻病、初生不啼等病史。

2. 多起病缓慢,病程较长。症见面色苍白,嗜睡无神,抽搐无力,时作时止,或两手颤动,筋惕肉𥆧,脉细无力。

3. 根据患儿的临床表现,结合血液生化、脑电图、脑脊液、头颅 CT 等检查,以明确诊断原发病。

◎ 要点四　辨证论治

(一)辨证要点

慢惊风病程较长,起病缓慢,神昏、抽搐症状相对较轻,有时仅见手指蠕动。辨证多属虚证，继辨脾、肝、肾及阴、阳。

（二）治疗原则

慢惊风一般属于虚证，有虚寒和虚热的区别，其治疗大法应以补虚治本为主，常用的治则有温中健脾，温阳逐寒，育阴潜阳，柔肝息风。

（三）分证论治

1. 脾虚肝亢证

证候：精神萎靡，嗜睡露睛，面色萎黄，不欲饮食，大便稀溏，色带青绿，时有肠鸣，四肢不温，抽搐无力，时作时止，舌淡苔白，脉沉弱。

治法：温中健脾，缓肝理脾。

代表方剂：缓肝理脾汤。

2. 脾肾阳衰证

证候：精神委顿，昏睡露睛，面白无华或灰滞，口鼻气冷，额汗不温，四肢厥冷，溲清便溏，手足蠕动震颤，舌质淡，苔薄白，脉沉微。

治法：温补脾肾，回阳救逆。

代表方剂：固真汤合逐寒荡惊汤。

3. 阴虚风动证

证候：精神疲惫，形容憔悴，面色萎黄或时有潮红，虚烦低热，手足心热，易出汗，大便干结，肢体拘挛或强直，抽搐时轻时重，舌绛少津，苔少或无苔，脉细数。

治法：育阴潜阳，滋肾养肝。

代表方剂：大定风珠。

◎ 要点五　预防与调护

1. 加强体育锻炼，增强体质，提高抗病能力。

2. 积极治疗原发病，尤其要防止急惊风反复发作。

3. 抽搐发作时，切勿强行牵拉，以防伤及筋骨。

4. 对于长期卧床的患儿，要经常改变体位，勤擦澡，多按摩，防止发生褥疮。

第七单元　肾系病证

细目一　水　肿

◎ 要点一　概述

小儿水肿是由多种病证引起的体内水液潴留，泛滥肌肤，引起面目、四肢甚则全身浮肿及小便短少，严重的可伴有胸水、腹水为主要表现的常见病证，临床以肾脏疾病引发者多见。好发于2~7岁小儿，一年四季均可发病。

◎ 要点二　病因病机

小儿水肿与体质稚弱，不慎感受外邪，导致肺的通调、脾的传输、肾的开阖及三焦、膀胱的气化异常，不能输布水津有关。水肿的基本病机为水液泛滥。

1. **感受风邪**　风邪从口鼻而入，首先犯肺。肺为水之上源，主通调水道，下输膀胱。风邪外袭，客于肺卫，肺失宣降，通调失司，气不化水，水液潴留，流溢肌肤，发为水肿。

2. **湿热内侵**　湿热疮毒由皮毛肌肤而入，湿热熏蒸，内归肺脾，肺失通调，脾失运化，影响水液的转输代谢，水液泛滥，而发为水肿。

3. **肺脾气虚**　肺为水之上源，水由气化，气行则水行；脾主运化精微，主传化水气，为水之堤防，脾健土旺，水湿自能运行。肺虚则气不化精而化水，脾虚则土不制水而反克，故导致水不归经，渗于脉络，横溢皮肤，从而周身浮肿。

4. **脾肾阳虚**　脾恶湿，主运化；肾主水，为水之下源，主温煦和蒸化水液。脾肾阳虚，命门火衰，膀胱气化不利，水湿内停，泛于肌肤，而发为水肿。

5. 气阴两虚 由于迁延不已，脾气已损，肾阴不足，故出现气阴两虚证候，如潮热、面红、头晕、舌红等。

◎ **要点三 急性肾小球肾炎与肾病综合征的诊断要点与鉴别诊断**

（一）诊断要点

1. 急性肾小球肾炎

（1）发病前1~4周多有呼吸道或皮肤感染、丹痧等链球菌感染或其他急性感染史。

（2）急性起病，急性期一般为2~4周。

（3）浮肿及尿量减少。浮肿为紧张性，浮肿轻重与尿量有关。

（4）起病即有血尿，呈肉眼血尿或镜下血尿。

（5）1/3~2/3患儿病初有高血压，常为120~150/80~110mmHg（16.0~20.0/10.7~14.4kPa）。

非典型病例可无水肿、高血压及肉眼血尿，仅发现镜下血尿。

（6）重症早期可出现多种并发症。

1）高血压脑病：血压急剧增高，常见剧烈头痛及呕吐；继之出现视力障碍，嗜睡，烦躁，或阵发性惊厥，渐至昏迷；少数可见暂时偏瘫失语，严重时发生脑疝。具有高血压伴视力障碍、惊厥、昏迷三项之一者即可诊断。

2）严重循环充血：可见气急咳嗽，胸闷，不能平卧，肺底部湿啰音，肺水肿，肝大压痛，心率快、奔马律等。

3）急性肾功能衰竭：严重少尿或无尿患儿可出现血尿素氮及肌酐升高、电解质紊乱和代谢性酸中毒。一般持续3~5日，在尿量逐渐增多后，病情好转。若持续数周仍不恢复，则预后严重，可能为急进性肾炎。

（7）尿检均有红细胞增多，尿红细胞形态为肾小球性红细胞，尿蛋白增高，可伴有不同程度的血清总补体及 C_3 的一过性明显下降，抗链球菌溶血素"O"抗体（ASO）可增高。

2. 肾病综合征 本病分为单纯型肾病和肾炎型肾病。

（1）单纯型肾病 具备四大特征，即①全身水肿。②大量蛋白尿（尿蛋白定性常在+++以上，24小时尿蛋白定量≥50mg/kg）。③低白蛋白血症（血浆白蛋白，儿童<30g/L，婴儿<25g/L）。④高脂血症（血浆胆固醇，儿童≥5.7mmol/L，婴儿≥5.2 mmol/L）。其中以大量蛋白尿和低白蛋白血症为必备条件。

（2）肾炎型肾病 除单纯型肾病四大特征外，还具有以下四项中一项或多项。①明显血尿，尿中红细胞≥10/HP（见于2周内3次离心尿标本）。②高血压持续或反复出现，学龄儿童血压≥130/90mmHg，学龄前儿童血压≥120/80mmHg，并排除激素所致者。③持续性氮质血症（血尿素氮≥10.7mmol/L），并排除血容量不足所致者。④血总补体量（CH_{50}）或血 C_3 反复降低。

（二）鉴别诊断

肾病综合征与急性肾炎均以浮肿及尿改变为主要特征，但肾病综合征以大量蛋白尿为主，且伴低白蛋白血症及高脂血症，浮肿多为指陷性。急性肾炎则以血尿为主，浮肿多为非指陷性。

◎ **要点四 辨证论治**

（一）辨证要点

本病首重辨阴阳虚实，凡起病急，病程短，水肿以头面为重，按之凹陷即起者，多为阳水，属实；起病缓，病程长，水肿以腰以下为重，皮肤色暗，按之凹陷难起者，多为阴水，属虚或虚中夹实。尚辨常证与变证，凡病情单纯，精神、食欲尚可者，为常证；病情复杂，除水肿外，兼有胸满、咳喘、心悸，甚则尿闭、恶心呕吐者，均为危重变证。

（二）治疗原则

总的治疗原则为利水消肿。

（三）常证分证论治

（1）风水相搏证

证候：水肿大都先从眼睑开始，继而四肢，

甚则全身浮肿，来势迅速，颜面为甚，皮肤光亮，按之凹陷即起，尿少或有尿血，伴发热恶风，咽痛身痛，苔薄白，脉浮。

治法：疏风宣肺，利水消肿。

代表方剂：麻黄连翘赤小豆汤合五苓散。

（2）湿热内侵证

证候：浮肿或轻或重，小便黄赤短少或见尿血，伴脓疱疮、疖肿、丹毒等，发热口渴，烦躁，头痛头晕，大便干结，舌红，苔黄腻，脉滑数。

治法：清热利湿，凉血止血。

代表方剂：五味消毒饮合小蓟饮子。

（3）肺脾气虚证

证候：浮肿不著，或仅见面目浮肿，面色少华，倦怠乏力，纳少便溏，小便略少，汗自出，易感冒，舌质淡，苔薄白，脉缓弱。

治法：益气健脾，利水消肿。

代表方剂：参苓白术散合玉屏风散。

（4）脾肾阳虚证

证候：全身浮肿，以腰腹、下肢为甚，按之深陷难起，畏寒肢冷，面白无华，神倦乏力，小便量少，甚或无尿，大便溏，舌淡胖，苔白滑，脉沉细。

治法：温肾健脾，利水消肿。

代表方剂：真武汤。

（5）气阴两虚证

证候：面色无华，腰膝酸软，或有浮肿，耳鸣目眩，咽干口燥，舌稍红，苔少，脉细弱。

治法：益气养阴，利水消肿。

代表方剂：六味地黄丸加黄芪。

◎ **要点五　西医治疗**

1. **抗感染**　急性肾炎患儿有咽部及皮肤感染灶者，应给予青霉素或其他敏感抗生素治疗10~14天。肾病患儿合并感染时，抗感染对症治疗。

2. **激素疗法**　肾病综合征患儿采用肾上腺皮质激素治疗，多采用中、长程疗法。先以泼尼松 2mg/（kg·d），最大量 60mg/d，分次服用。尿蛋白转阴 2 周后开始减量至隔日 2mg/kg 顿服，

按照每月 2.5~5mg 速度逐渐减量，疗程 6~9 个月为中程疗法，疗程 9 个月以上者为长程疗法。复发病例可延长隔日服药时间，即采用"拖尾疗法"，对于难治性肾病可使用免疫抑制剂治疗。

3. **利尿**　急性肾炎患儿一般采用噻嗪类或者袢利尿剂。慎用保钾利尿剂及渗透性利尿剂。肾病综合征患儿利尿时常选用氢氯噻嗪、螺内酯、呋塞米等，必要时可予低分子右旋糖酐、血浆以扩容利尿。

4. **降压**　可选用钙拮抗剂、血管紧张素转换酶抑制剂等。

5. **严重合并症**　积极进行降压、利尿、止痉、强心等抢救方法。

◎ **要点六　预防与调护**

1. 锻炼身体，增强体质，提高抗病能力。

2. 预防感冒，保持皮肤清洁，彻底治疗各种皮肤疮毒。

3. 发病早期应卧床休息，待病情好转后逐渐增加活动。

4. 水肿期及血压升高者，应限制钠盐及水的摄入。每日准确记录尿量、入水量和体重，监测血压。

细目二　尿　频

◎ **要点一　概述**

尿频是以小便频数为特征的疾病。多发于学龄前儿童，尤以婴幼儿发病率最高，女孩多于男孩。

◎ **要点二　病因病机**

尿频的发生，多由于湿热之邪蕴结下焦，也可因脾肾气虚，使膀胱气化功能失常所致，或病久不愈，损伤肾阴而致阴虚内热。主要病机为膀胱气化功能失常。

◎ **要点三　泌尿系感染及白天尿频综合征的诊断要点与鉴别诊断**

（一）诊断要点

本病常见尿路感染和白天尿频综合征两种

疾病。

1. 泌尿系感染

（1）有外阴不洁或坐地嬉戏等湿热外侵病史。

（2）起病急，以小便频数，淋沥涩痛，或伴发热、腰痛等为特征。小婴儿往往尿急、尿痛等局部症状不突出而表现为高热等全身症状。

（3）实验室检查：尿常规白细胞增多或见脓细胞，可见白细胞管型。中段尿细菌培养阳性。

2. 白天尿频综合征（神经性尿频）

（1）多发生在婴幼儿时期。

（2）醒时尿频，次数较多，甚者数分钟1次，点滴淋沥，但入寐消失。反复发作，无明显其他不适。

（3）实验室检查：尿常规、尿培养无阳性发现。

（二）鉴别诊断

尿频为一种临床病证，临证时要明确其原发疾病。尿频本身要将泌尿系感染和白天尿频综合征鉴别开来。除此之外，泌尿系结石和肿瘤也可导致尿频，临床可结合B超和CT或泌尿系造影等影像学检查进行鉴别。此外，尿频还需与消渴相鉴别。

◎ **要点四　辨证论治**

（一）辨证要点

本病的辨证，关键在于辨虚实。病程短，起病急，小便频数短赤，尿道灼热疼痛，或见发热恶寒，烦躁口渴，恶心呕吐者，为湿热下注所致，多属实证；病程长，起病缓，小便频数，淋沥不尽，但无尿热、尿痛之感，多属虚证。

（二）治疗原则

本病治疗要分清虚实，实证宜清热利湿，虚证宜温补脾肾或滋阴清热，病程日久或反复发作者，多为本虚标实、虚实夹杂之候，治疗要标本兼顾，攻补兼施。

（三）分证论治

1. 湿热下注证

证候：起病较急，小便频数短赤，尿道灼热疼痛，尿液淋沥混浊，小腹坠胀，腰部酸痛，婴儿则时时啼哭不安，常伴有发热、烦躁口渴、头痛身痛、恶心呕吐，舌质红，苔薄腻微黄或黄腻，脉数有力。

治法：清热利湿，通利膀胱。

代表方剂：八正散。

2. 脾肾气虚证

证候：病程日久，小便频数，滴沥不尽，尿液不清，神倦乏力，面色萎黄，食欲不振，甚则畏寒怕冷，手足不温，大便稀薄，眼睑浮肿，舌质淡或有齿痕，苔薄腻，脉细弱。

治法：温补脾肾，升提固摄。

代表方剂：缩泉丸。

3. 阴虚内热证

证候：病程日久，小便频数或短赤，低热，盗汗，颧红，五心烦热，咽干口渴，唇干舌红，舌苔少，脉细数。

治法：滋阴补肾，清热降火。

代表方剂：知柏地黄丸。

细目三　遗　尿

◎ **要点一　概述**

遗尿又称尿床，是指5周岁以上的小儿睡中小便自遗，醒后方觉的一种病证。

◎ **要点二　病因病机**

遗尿多与膀胱和肾的功能失调有关，其中尤以肾气不足、膀胱虚寒为多见。膀胱失约是遗尿的主要病机。

1. 肾气不足　肾气不足，导致下焦虚寒，气化功能失调，闭藏失司，不能约束水道而遗尿。

2. 肺脾气虚　肺主敷布津液，脾主运化水湿，肺脾二脏共同维持正常水液代谢。若肺脾气虚则水道制约无权，而发为遗尿。

3. 心肾失交　心肾失交，水火不济，夜梦纷纭，梦中尿床，或欲醒而不能，小便自遗。

4. 肝经郁热　肝经郁热，疏泄失司，或湿热下注，移热于膀胱，以致遗尿。

◎ 要点三　诊断要点与鉴别诊断

（一）诊断要点

1. 发病年龄在 5 周岁以上，寐中小便自出，醒后方觉。

2. 睡眠较深，不易唤醒，每夜或隔几天发生尿床，甚则每夜遗尿数次者。

3. 尿常规及尿培养无异常发现。

4. 部分患儿腰骶部 X 线摄片显示隐性脊柱裂。

（二）鉴别诊断

热淋（尿路感染）　尿频急、疼痛，白天清醒时小便也急迫难耐而尿出，裤裆常湿。小便常规检查有白细胞或脓细胞。

◎ 要点四　辨证论治

（一）辨证要点

本病重在辨其虚实寒热，虚寒者多，实热者少。虚寒者病程长，体质弱，尿频清长，舌质淡，苔薄。实热者病程短，体质尚壮实，尿量少而色黄味臊，舌质红，苔黄。

（二）治疗原则

以温补下元、固摄膀胱为主要治疗原则，采用温肾阳、益脾气、补肺气、醒心神、固膀胱等法，偶需泻肝清热。

（三）分证论治

1. 肺脾气虚证

证候：夜间遗尿，日间尿频而量多，经常感冒，面色少华，神疲乏力，食欲不振，大便溏薄，舌质淡红，苔薄白，脉沉无力。

治法：补肺益脾，固涩膀胱。

代表方剂：补中益气汤合缩泉丸。

2. 肾气不足证

证候：寐中多遗，可达数次，小便清长，面白少华，神疲乏力，智力较同龄儿稍差，肢冷畏寒，舌质淡，苔白滑，脉沉无力。

治法：温补肾阳，固涩膀胱。

代表方剂：菟丝子散。

3. 心肾失交证

证候：梦中遗尿，寐不安宁，烦躁叫扰，白天多动少静，难以自制，或五心烦热，形体较瘦，舌质红，苔薄少津，脉沉细而数。

治法：清心滋肾，安神固脬。

代表方剂：交泰丸合导赤散。

4. 肝经湿热证

证候：寐中遗尿，小便量少色黄，性情急躁，夜梦纷纭或寐中龂齿，性情急躁，目睛红赤，舌质红，苔黄腻，脉滑数。

治法：清热利湿，泻肝止遗。

代表方剂：龙胆泻肝汤。

◎ 要点五　预防与调护

1. 勿使患儿白天玩耍过度，睡前饮水太多。

2. 幼儿每晚按时唤醒排尿，逐渐养成自控的排尿习惯。

3. 白天可饮水，晚餐不进稀粥、汤水，睡前尽量不喝水，中药汤剂也不要在晚间服。

4. 既要严格要求，又不能打骂体罚，消除紧张心理，积极配合治疗。

第八单元 传染病

细目一 麻 疹

◎ 要点一 概述

麻疹是由麻疹时邪引起的一种急性出疹性传染病,临床以发热恶寒,咳嗽咽痛,鼻塞流涕,泪水汪汪,羞明畏光,口腔两颊近臼齿处可见麻疹黏膜斑,周身皮肤依序布发红色斑丘疹,皮疹消退时皮肤有糠状脱屑和棕色色素沉着斑为特征。一年四季均可发病,以冬春季多见,6个月~5岁发病率较高,容易并发肺炎。

◎ 要点二 病因病机

麻疹发病的原因,为感受麻疹时邪。病机为邪犯肺脾,肺脾热炽,外发肌肤,其主要病变在肺脾。麻疹时邪由口鼻而入,侵犯肺脾,早期邪郁肺卫,宣发失司,出现发热、咳嗽、喷嚏、流涕等肺卫表证,类似伤风感冒,此为初热期。脾主肌肉和四肢,麻毒入于气分,正气与毒邪抗争,驱邪外泄,皮疹依序透发于全身,达于四末,并出现高热、神烦、口渴,此为见形期。疹透之后,邪随疹泄,麻疹逐渐收没,此时热去津亏,肺胃阴伤,进入收没期。此为麻疹发病的一般规律,属顺证。

若因正虚、毒重、失治、护理不当等原因,均可致麻毒郁闭,出疹不顺,形成逆证。如麻毒内归,或它邪乘机袭肺,灼津炼液为痰,痰热壅盛,肺气郁闭,则形成邪毒闭肺证;或因麻毒壅盛,上攻咽喉,出现邪毒攻喉证。若热毒炽盛,内陷厥阴,则蒙蔽心包,引动肝风,可出现神昏、抽搐,形成邪陷心肝证。

◎ 要点三 诊断要点与鉴别诊断

(一)诊断要点

1. 易感儿,流行季节,近期有麻疹接触史。

2. 初期发热,流涕,咳嗽,两目畏光多泪,口腔两颊黏膜近臼齿处可见麻疹黏膜斑。

3. 典型皮疹自耳后发际及颈部开始,自上而下,蔓延全身,最后达于手足心。皮疹为玫瑰色斑丘疹,可散在分布,或不同程度融合。疹退后有糠麸样脱屑和棕褐色色素沉着。

4. 实验室检查。血常规检查白细胞总数正常或降低;鼻、咽、眼分泌物涂片,可见多核巨细胞。应用荧光标记的特异抗体,检测患儿鼻咽分泌物或尿沉渣涂片的麻疹病毒抗原,有助于早期诊断;非典型麻疹可在发病后1个月进行血清学检查,血清抗体超过发病前4倍或抗体>1∶100时可确诊。

(二)鉴别诊断

1. 幼儿急疹(奶麻) 多见于2岁以下婴幼儿,突然高热,持续3~5天,身热始退或热退稍后即出现玫瑰红色皮疹,以躯干、腰部、臀部为主,面部及肘、膝关节等处较少。全身症状轻微,皮疹出现1~2天后即消退,疹退后无脱屑及色素沉着斑。

2. 风疹(风痧) 发热1天左右,皮肤出现淡红色斑丘疹,可伴耳后枕部淋巴结肿大。皮疹初见于头面部,迅速向下蔓延,1天内布满躯干和四肢。出疹2~3天后,发热渐退,皮疹逐渐隐没,皮疹消退后,可有皮肤脱屑,但无色素沉着。无畏光、泪水汪汪和麻疹黏膜斑。

◎ 要点四 麻疹顺证的辨证论治

(一)辨证要点

治疗麻疹首先要判断证候的顺逆。

顺证:身热不甚,常有微汗,神气清爽,咳嗽而不气促。3~4天后开始出疹,先见于耳后发际,渐次延及头面、颈部,然后迅速蔓延至胸背腹部、四肢,最后鼻准部及手心、足心均见疹点,疹点色泽红润,分布均匀,无其他合并证候。疹点均在 3 天内透发完毕，然后依次隐没回退，热退咳减，精神转佳，胃纳渐增，渐趋康复。

逆证：见形期疹出不畅或疹出即没，或疹色紫暗；高热持续不降，或初热期至见形期体温当升不升，或身热骤降，肢厥身凉者；并见咳剧喘促，痰声辘辘，或声音嘶哑，咳如犬吠，或神昏谵语，惊厥抽风，或面色灰青，四肢厥冷，脉微欲绝等，均属逆证证候。

（二）治疗原则

在治疗上，以透为顺，以清为要，故以"麻不厌透""麻喜清凉"为指导原则。透疹宜取清凉，还要按其不同阶段辨证论治。初热期以透表为主，见形期以清解为主，收没期以养阴为主。同时注意透发防耗伤津液，清解勿过于寒凉，养阴忌滋腻留邪。

（三）顺证的分证论治

1. 邪犯肺卫证（初热期）

证候：发热咳嗽，微恶风寒，喷嚏流涕，咽喉肿痛，两目红赤，泪水汪汪，畏光羞明，神烦哭闹，纳减口干，小便短少，大便不调。发热第 2~3 天，口腔两颊黏膜红赤，近臼齿处可见麻疹黏膜斑，周围红晕。舌质偏红，苔薄白或薄黄，脉浮数。

治法：辛凉透表，清宣肺卫。

代表方剂：宣毒发表汤。

2. 邪入肺胃证（出疹期）

证候：壮热持续，起伏如潮，肤有微汗，烦躁不安，目赤眵多，咳嗽阵作，皮疹布发，疹点由细小稀少而逐渐稠密，疹色先红后暗，皮疹凸起，触之碍手，压之退色，大便干结，小便短少，舌质红赤，苔黄腻，脉数有力。

治法：清凉解毒，透疹达邪。

代表方剂：清解透表汤。

3. 阴津耗伤证（收没期）

证候：麻疹出齐，发热渐退，咳嗽减轻，胃纳增加，皮疹依起发顺序渐回，皮肤可见糠麸样脱屑，并有色素沉着，舌红少津，苔薄净，脉细

无力或细数。

治法：养阴益气，清解余邪。

代表方剂：沙参麦冬汤。

◎ 要点五　预防与调护

（一）预防

1. 按计划接种麻疹减毒活疫苗。接触麻疹 5 天内，注射麻疹免疫球蛋白预防麻疹发病或减轻症状。

2. 麻疹流行期间，勿带小儿去公共场所和流行区域，减少感染机会。

3. 麻疹患儿，隔离至出疹后 5 天，合并肺炎者延长隔离至出疹后 10 天。对密切接触的易感儿宜隔离观察 14 天。

（二）调护

1. 卧室空气流通，温度、湿度适宜，避免直接吹风受寒和过强阳光刺激。

2. 注意补足水分，饮食应清淡、易消化，出疹期忌油腻辛辣之品，收没期根据食欲逐渐增加营养丰富的食物。

3. 保持眼睛、鼻腔、口腔、皮肤的清洁卫生。

细目二　奶　麻

◎ 要点一　概述

奶麻，又称假麻，西医学称为幼儿急疹，是由人疱疹病毒 6 型感染而引起的一种急性出疹性传染病，临床以持续高热 3~5 天，热退疹出为特征。好发年龄为 6~18 个月小儿，3 岁以后少见。一年四季都可发病，多见于冬春两季。患病后可获持久免疫力，很少有两次得病者。

◎ 要点二　辨证论治

（一）辨证要点

本病以卫气营血辨证为纲，但病在卫分为主，可涉气分，一般不深入营血。

（二）治疗原则

本病治疗以解表清热为主。

（三）分证论治

1. 邪郁肌表证

证候：骤发高热，持续3~4天，神情正常或稍有烦躁，饮食减少，偶有囟填，或见抽风，咽红，舌质偏红，苔薄黄，指纹浮紫。

治法：疏风清热，宣透邪毒。

代表方剂：银翘散。

2. 毒透肌肤证

证候：身热已退，肌肤出现玫瑰红色小丘疹，皮疹始见于躯干部，很快延及全身，经1~2天皮疹消退，肤无痒感，或有口干、纳差，舌质偏红，苔薄少津，指纹淡紫。

治法：清热生津，以助康复。

代表方剂：银翘散合养阴清肺汤。

细目三 风 痧

◎ 要点一 概述

风痧即风疹，是感受风痧时邪，以轻度发热，咳嗽，全身皮肤出现细沙样玫瑰色斑丘疹，耳后及枕部臖核（淋巴结）肿大为特征的一种急性出疹性传染病。一年四季均可发生，冬春季节好发，且可造成流行。1~5岁多见。患病后可获得持久性免疫。风痧疾病多轻，很少有并发症的发生，但是，孕妇在妊娠早期若患本病，常可影响胚胎的正常发育，引起流产，或导致先天性心脏病、白内障、脑发育障碍等疾病。

◎ 要点二 病因病机

风痧的病因以感受风疹时邪为主。病机为邪犯肺卫，外发肌肤。其主要病变在肺卫。时邪自口鼻而入，与气血相搏，正邪相争，外泄于肌肤。

◎ 要点三 诊断要点与鉴别诊断

（一）诊断要点

1. 患儿有风疹接触史。

2. 初期类似感冒，发热1天左右，皮肤出现淡红色斑丘疹，经过1天后皮疹布满全身，出疹1~2天后，发热渐退，皮疹逐渐隐没，皮疹消退后，可有皮肤脱屑，但无色素沉着。

3. 一般全身症状较轻，但常伴耳后及枕部臖核肿大、左胁下痞块。

4. 血象检查可见白细胞总数减少，分类淋巴细胞相对增多。

5. 直接免疫荧光试验法可在咽部分泌物中查见病毒抗原。

6. 患儿恢复期血清学检测风疹病毒抗体增加4倍以上可确诊。

（二）鉴别诊断

1. **麻疹** 发热3~4天出疹，出疹时发热更高，玫瑰色斑丘疹自耳后发际到额面、颈部，到躯干，到四肢，3天左右出齐。疹退后遗留棕色色素斑、糠麸样脱屑。

2. **猩红热（丹痧）** 起病急骤，发热数小时至1天皮肤猩红，伴细小红色丘疹，自颈、胸、腋下、腹股沟处开始，2~3天遍布全身。在出疹时可伴见口周苍白圈、皮肤线状疹、草莓舌等典型症状。

◎ 要点四 辨证论治

（一）辨证要点

按温病卫气营血辨证为纲，主要分辨证候的轻重。邪犯肺卫属轻证，以轻度发热、精神安宁、疹色淡红、分布均匀、其他症状轻为特征。邪犯气营属重证，以壮热烦渴、疹色鲜红或紫暗、分布密集为特点，临床较少见。

（二）治疗原则

以疏风清热为基本法则。

（三）分证论治

1. 邪犯肺卫证

证候：发热恶风，喷嚏流涕，轻微咳嗽，精神倦怠，饮食欠佳，皮疹先起于头面、躯干，随即遍及四肢，分布均匀，疹点稀疏细小，疹色淡红，一般2~3日渐见消退，肌肤轻度瘙痒，耳后及枕部臖核肿大触痛，舌质偏红，苔薄白或薄黄，脉浮数。

治法：疏风清热透疹。

代表方剂：银翘散。

2. 邪入气营证

证候：壮热口渴，烦躁哭闹，疹色鲜红或紫暗，疹点稠密，甚至可见皮疹融合成片或皮肤猩红，小便短黄，大便秘结，舌质红赤，苔黄糙，脉洪数。

治法：清气凉营解毒。

代表方剂：透疹凉解汤。

◎ 要点五　预防与调护

1. 风疹流行期间，不要带易感儿去公共场所。

2. 有接触史者，可口服板蓝根颗粒预防发病。

3. 保护孕妇，尤其在妊娠3个月内，应避免与风疹病人接触。

4. 一般可不必采取隔离措施，但在易感儿群集的地方，须适当隔离，可隔离至出疹后5天。

5. 患儿在出疹期间不宜外出，防止交叉感染。

6. 注意休息与保暖，多饮开水，对体温较高者可物理降温。

细目四　丹　痧

◎ 要点一　概述

丹痧是因感受痧毒疫疠之邪所引起的急性时行疾病。临床以发热，咽喉肿痛或伴腐烂，全身布发猩红色皮疹，疹后脱屑脱皮为特征。本病一年四季都可发生，但以冬春两季为多。任何年龄都可发病，2~8岁儿童发病率较高。因本病发生时多伴有咽喉肿痛、腐烂、化脓，全身皮疹细小如沙，其色丹赤猩红，故又称"烂喉痧""烂喉丹痧"。西医学则称为"猩红热"。本病若早期诊断，治疗及时，一般预后良好，但也有少数病例可并发心悸、水肿、痹证等疾病。

◎ 要点二　病因病机

丹痧的发病原因，为痧毒疫疠之邪，乘时令不正之气，寒暖失调之时，机体脆弱之机，从口鼻侵入人体，蕴于肺胃二经。主要病机为邪侵肺胃，热毒炽盛，内外充斥，外透肌肤。

病之初起，痧毒首先犯肺，邪郁肌表，正邪相争，而见恶寒发热等肺卫表证。继而邪毒入里，蕴于肺胃。肺胃邪热蒸腾，上熏咽喉，而见咽喉糜烂、红肿疼痛，甚则热毒灼伤肌膜，导致咽喉溃烂白腐。邪毒循经外窜肌表，则肌肤透发痧疹，色红如丹。若邪毒重者，可进一步化火入里，传入气营，或内迫营血，此时痧疹密布，融合成片，其色泽紫暗或有瘀点，同时可见壮热烦渴、嗜睡萎靡等症。舌为心之苗，邪毒内灼，心火上炎，加之热耗阴津，可见舌光无苔，舌生红刺，状如草莓，称为"草莓舌"。若邪毒炽盛，内陷厥阴，闭于心包，则神昏谵语；热极动风，则壮热惊风。病至后期，邪毒虽去，阴津耗损，多表现肺胃阴伤证候。

◎ 要点三　丹痧的诊断要点及出疹性疾病的鉴别诊断

（一）诊断要点

1. 有与猩红热病人接触史。

2. 起病急，突然高热，咽部红肿疼痛，并可化脓。

3. 在起病24小时内开始出现皮疹，先于颈、胸、背及腋下、肘弯等处，迅速蔓延全身，其色鲜红细小，并见环口苍白圈和草莓舌。

4. 皮疹出齐后1~2天，身热、皮疹渐退，伴脱屑或脱皮。

5. 实验室检查。周围血象白细胞总数及中性粒细胞增高。咽拭子细菌培养可分离出A族乙型溶血性链球菌。

（二）鉴别诊断

1. 几种出疹性疾病鉴别　见下表：

五种发疹性疾病鉴别表

病名	麻疹	奶麻	风痧	丹痧	药疹
潜伏期	6～12 天	7～17 天	5～25 天	1～7 天	
初期症状	发热，咳嗽，流涕，泪水汪汪	突然高热，一般情况好	发热，咳嗽流涕，枕部淋巴结肿大	发热，咽喉红肿化脓疼痛	原发病症状
出疹与发热关系	发热 3～4 天出疹，出疹时发热更高	发热 3～4 天出疹，热退疹出	发热 1～2 天出疹	发热数小时～1 天出疹，出疹时热高	无发热，有用药史
特殊体征	麻疹黏膜斑	无	耳后、枕部淋巴结肿大	环口苍白圈，草莓舌，帕氏线	
皮疹特点	玫瑰色丘疹自耳后发际→额面、颈部→躯干→四肢，3 天左右出齐。疹退后遗留棕色色素斑、糠麸样脱屑	玫瑰色斑疹或斑丘疹，较麻疹细小，发疹无一定顺序，疹出后1～2 天消退。疹退后无色素沉着，无脱屑	玫瑰色细小斑丘疹自头面→躯干→四肢，24 小时布满全身。疹退后无色素沉着，无脱屑	细小红色丘疹，皮肤猩红，自颈、腋下、腹股沟处开始，2～3 天遍布全身。疹退后无色素沉着，有大片脱皮	皮疹与用药有关，常反复出现，痒感明显，摩擦及受压部位多。皮疹呈斑丘疹、疱疹、猩红热样皮疹、荨麻疹
周围血象	白细胞总数下降，淋巴细胞升高	白细胞总数下降，淋巴细胞升高	白细胞总数下降，淋巴细胞升高	白细胞总数升高，中性粒细胞升高	

2. 金黄色葡萄球菌感染 金黄色葡萄球菌可产生红疹毒素，引起猩红热样皮疹。其皮疹比猩红热皮疹消退快，而且退疹后无脱皮现象，皮疹消退后全身症状不减轻。咽拭子、血培养可见金黄色葡萄球菌。

3. 皮肤黏膜淋巴结综合征（川崎病） 可有草莓舌、猩红热样皮疹或多形性红斑皮疹。两者不同点是：川崎病婴儿多见持续高热 1～3 周，眼结膜充血，唇红皲裂，手足出现硬性水肿，掌、跖及指趾端潮红，持续 10 天左右始退，于甲床皮肤交界处出现特征性指趾端薄片状或膜状脱皮。有时可引起冠状动脉病变。青霉素等抗生素治疗无效。

◎ 要点四　辨证论治

（一）辨证要点

丹痧属于瘟疫，以卫气营血为主要辨证方法。其病期与证候有一定的联系，前驱期属邪侵肺卫证，以发热恶寒、咽喉肿痛、痧疹隐现为主要表现；出疹期属毒炽气营证，以壮热口渴、咽喉糜烂有白腐、皮疹猩红如丹或紫暗如斑、舌光红为主要表现；恢复期属疹后阴伤证，以口渴唇燥、皮肤脱屑、舌红少津为主要表现。

（二）治疗原则

以清热解毒、清利咽喉为基本原则。

（三）分证论治

1. 邪侵肺卫证

证候：发热骤起，头痛畏寒，肌肤无汗，咽喉红肿疼痛，常影响吞咽，皮肤潮红，痧疹隐隐，舌质红，苔薄白或薄黄，脉浮数有力。

治法：辛凉宣透，清热利咽。

代表方剂：解肌透痧汤。

2. 毒炽气营证

证候：壮热不解，烦躁口渴，咽喉肿痛，伴有糜烂白腐，皮疹密布，色红如丹，甚则色紫如瘀点，疹由颈、胸开始，继而弥漫全身，压之退色，见疹后的 1～2 天舌苔黄糙，舌质起红刺，3～4 天后舌苔剥脱，舌面光红起刺，状如草莓，脉数有力。

治法：清气凉营，泻火解毒。

代表方剂：凉营清气汤。

3. 疹后阴伤证

证候：丹痧布齐后 1～2 天身热渐退，咽部糜烂疼痛减轻，或见低热，唇干口燥，或伴有干咳，食欲不振，舌红少津，苔剥脱，脉细数。约2周后可见皮肤脱屑、脱皮。

治法：养阴生津，清热润喉。

代表方剂：沙参麦冬汤。

◎ 要点五　西医治疗

首选青霉素，每日5万~10万 U/kg，分2次肌注，疗程7~10天。重症病人加大剂量，并给予静脉滴注。如对青霉素过敏，可用红霉素或头孢菌素。

细目五　水　痘

◎ 要点一　概述

水痘是由水痘时邪引起的一种传染性强的出疹性疾病。以发热，皮肤黏膜分批出现瘙痒性皮疹，丘疹、疱疹、结痂同时存在为主要特征。因其疱疹内含水液，形态椭圆，状如豆粒，故中西医均称为水痘。本病一年四季均可发生，以冬春二季发病率高。任何年龄小儿皆可发病，以6~9岁儿童最为多见。本病一般预后良好，一次感染水痘大多可获终生免疫，当机体免疫功能受损时，或已接种过水痘疫苗者，也可有第二次感染，但症状轻微。

◎ 要点二　病因病机

本病为感染水痘时邪，主要病机为时邪蕴郁肺脾，湿热蕴蒸，透于肌表。

1. 邪伤肺卫　水痘时邪从口鼻而入，初蕴于肺。外邪袭肺，肺卫为邪所伤，宣发失司，则致发热、流涕、咳嗽。病邪深入，郁于肺脾，正气抗邪外出，时邪夹湿透于肌表，正盛邪轻，则致水痘稀疏布露、疹色红润、疱浆清亮。随后湿毒清解，疱疹结痂向愈。

2. 毒炽气营　若小儿素体虚弱，加之感邪较重，调护不当，邪盛正衰，邪毒炽盛，则内传气营。气分热盛，致壮热烦躁、口渴、面红目赤。毒传营分，与内湿相搏外透肌表，则致水痘密集、疹色暗紫、疱浆混浊。

水痘病在肺脾两经。若邪毒炽盛，毒热化火，内陷心肝，可出现壮热不退、神志模糊，甚至昏迷、抽搐等邪毒内陷心肝之变证。小儿肺脏娇嫩，感邪之后，若邪毒内犯，闭阻于肺，肺失宣肃，出现高热、咳嗽不爽、气喘、鼻扇、口唇青紫等症，为邪毒闭肺之变证。

◎ 要点三　诊断要点

1. 起病2~3周前有水痘接触史。

2. 初起有发热、流涕、咳嗽、不思饮食等症，发热大多不高。在发热同时1~2天内即于头、面、发际及全身其他部位出现红色斑丘疹，以躯干部较多，四肢部位较少，疹点出现后很快为疱疹，大小不等，内含水液，周围有红晕，继而结成痂盖脱落，不留瘢痕。

3. 皮疹分批出现，此起彼落，在同一时期，丘疹、疱疹、干痂往往同时并见。

4. 血常规检查及刮取新鲜疱疹基底物检查等可协助诊断。

◎ 要点四　辨证论治

（一）辨证要点

本病辨证，重在辨卫分、气分、营分。根据全身及局部症状，凡痘疹小而稀疏，色红润，疱浆清亮，或伴有微热、流涕、咳嗽等症，为病在卫分；若水痘邪毒较重，痘疹大而密集，色赤紫，疱浆混浊，伴有高热、烦躁等症，为病在气分、营分。病重者易出现邪陷心肝、邪毒闭肺之变证。

（二）治疗原则

以清热解毒利湿为基本原则。

（三）分证论治

1. 邪伤肺卫证

证候：发热轻微，或无发热，鼻塞流涕，喷嚏，咳嗽，起病后1~2天出皮疹，疹色红润，疱浆清亮，根盘红晕，皮疹瘙痒，分布稀疏，此起彼伏，以躯干为多，舌苔薄白，脉浮数。

治法：疏风清热，利湿解毒。

代表方剂：银翘散。

2. 邪炽气营证

证候：壮热不退，烦躁不安，口渴欲饮，面红目赤，皮疹分布较密，疹色紫暗，疱浆混浊，甚至可见出血性皮疹、紫癜，大便干结，小便短黄，舌红或绛，苔黄糙而干，脉数有力。

治法：清气凉营，解毒化湿。

代表方剂：清胃解毒汤。

◎ 要点五　预防与调护

（一）预防

1. 本病流行期间，少去公共场所。

2. 易感孕妇在妊娠早期接触水痘，应给予水痘-带状疱疹免疫球蛋白被动免疫。如患水痘，则应终止妊娠。

3. 控制传染源，隔离水痘病儿至疱疹结痂为止。

4. 已被水痘病儿污染的被服及用具，应采用曝晒、煮沸、紫外线灯照射等措施进行消毒。

5. 对使用大剂量肾上腺皮质激素、免疫抑制剂患儿，及免疫功能受损、恶性肿瘤患儿，在接触水痘72小时内可肌内注射水痘-带状疱疹免疫球蛋白，以预防感染本病。

（二）调护

1. 保持室内空气流通、新鲜，注意避风寒，防止复感外邪。

2. 饮食宜清淡、易消化，多饮温开水。

3. 保持皮肤清洁，防止抓破疱疹，减少继发感染。

4. 正在使用肾上腺皮质激素治疗的患儿，若发生水痘，应立即减量或停用。

5. 对水痘伴发热的患儿，不可使用水杨酸制剂，以免发生瑞氏综合征。

细目六　手足口病

◎ 要点一　概述

手足口病是由感受手足口病时邪引起的发疹性传染病，临床以手足肌肤、口咽部发生疱疹为特征。本病一年四季均可发生，但以夏秋季节多见。任何年龄均可发病，常见于5岁以下小儿。本病传染性强，易引起流行。一般预后较好，少数重症患儿可合并心肌炎、脑炎、脑膜炎等，甚或危及生命。

◎ 要点二　病因病机

本病的病因为感受手足口病时邪，其病位主要在肺脾二经。其病机是邪蕴肺脾，外透肌表。

1. 邪犯肺脾　时邪疫毒由口鼻而入，初犯肺脾，肺气失宣，卫阳被遏，脾失健运，胃失和降，则见发热、咳嗽、流涕、口痛、纳差、恶心、呕吐、泄泻等症。邪毒蕴郁，气化失司，水湿内停，与毒相搏，外透肌表，则手、足、口咽部散发稀疏疱疹。

2. 湿热蒸盛　感邪较重，毒热内盛，则身热持续，疱疹稠密，根盘红晕显著，并波及四肢、臀部，甚或邪毒内陷而出现神昏、抽搐等。

此外，有因邪毒犯心，气阴耗损，出现胸闷乏力，气短心悸，甚或心阳欲脱，危及生命者。

◎ 要点三　诊断要点与鉴别诊断

（一）诊断要点

1. 发病前1~2周有手足口病接触史。

2. 多数患儿突然起病，于发病前1~2天或发病的同时出现发热，多在38℃左右，可伴头痛、咳嗽、流涕、口痛、纳差、恶心、呕吐、泄泻等症状。一般体温越高，病程越长，则病情越重。

3. 主要表现为口腔及手足部发生疱疹。口腔疱疹多发生在硬腭、颊部、齿龈、唇内及舌部，破溃后形成小的溃疡，疼痛较剧，年幼儿常表现烦躁、哭闹、流涎、拒食等。在口腔疱疹出现后1~2天可见皮肤斑丘疹，呈离心性分布，以手足部多见，并很快变为疱疹，疱疹呈圆形或椭圆形扁平凸起，如米粒至豌豆大，质地较硬，多不破溃，内有混浊液体，周围绕以红晕。疱疹长轴与指、趾皮纹走向一致。少数患儿臂、腿、臀等部位也可出现疱疹，但躯干及颜面部极少。疱疹一般7~10天消退，疹退后无瘢痕及色素沉着。

4. 血象检查。血白细胞计数正常，淋巴细胞和单核细胞比值相对增高。

（二）鉴别诊断

1. 水痘 疱疹较手足口病稍大，呈向心性分布，躯干、头面多，四肢少，疱壁薄，易破溃结痂，疱疹多呈椭圆形，其长轴与躯体的纵轴垂直，且在同一时期同一皮损区斑丘疹、疱疹、结痂并见。

2. 疱疹性咽峡炎 多见于5岁以下小儿，起病较急，常突发高热、流涕、口腔疼痛甚或拒食，体检可见软腭、悬雍垂、舌腭弓、扁桃体、咽后壁等部位出现灰白色小疱疹，1~2天内疱疹破溃形成溃疡，颌下淋巴结可肿大，但很少累及颊黏膜、舌、龈以及口腔以外部位皮肤。

◎ 要点四　辨证论治

（一）辨证要点

本病以脏腑辨证为纲，根据病程、发疹情况及临床其他症状区分轻证、重证。轻证者病程短，皮疹少，全身症状轻。重证者，病程长，皮疹多，全身症状重。

（二）治疗原则

以清热祛湿解毒为治疗原则。

（三）分证论治

1. 邪犯肺脾证

证候：发热轻微，或无发热，或流涕咳嗽、纳差恶心、呕吐泄泻，1~2天后或同时出现口腔内疱疹，破溃后形成小的溃疡，疼痛流涎，不欲进食。随病情进展，手掌、足跖部出现米粒至豌豆大斑丘疹，并迅速转为疱疹，分布稀疏，疹色红润，根盘红晕不著，疱液清亮，舌质红，苔薄黄腻，脉浮数。

治法：宣肺解表，清热化湿。

代表方剂：甘露消毒丹。

2. 湿热蒸盛证

证候：身热持续，烦躁口渴，小便黄赤，大便秘结，手、足、口部及四肢、臀部疱疹，痛痒剧烈，甚或拒食，疱疹色泽紫暗，分布稠密，或成簇出现，根盘红晕显著，疱液混浊，舌质红绛，苔黄厚腻或黄燥，脉滑数。

治法：清热凉营，解毒祛湿。

代表方剂：清瘟败毒饮。

◎ 要点五　预防与调护

1. 加强流行病学监测，本病流行期间，勿带孩子去公共场所，发现疑似病人，应及时进行隔离，对密切接触者应隔离观察7~10天，并给予板蓝根颗粒冲服。

2. 患病期间，宜给予清淡无刺激的流质或软食，多饮开水，进食前后可用生理盐水或温开水漱口，以减轻食物对口腔的刺激。

3. 注意保持皮肤清洁，对皮肤疱疹切勿挠抓，以防溃破感染。对已有破溃感染者，可用金黄散或青黛散麻油调后敷布患处，以收敛燥湿，助其痊愈。

细目七　痄　腮

◎ 要点一　概述

痄腮是由痄腮时邪引起的一种急性传染病，西医学称为流行性腮腺炎，以发热、耳下腮部肿胀疼痛为主要特征。本病一年四季均可发生，以冬春两季易于流行。多发于3岁以上儿童，2岁以下婴幼儿少见。本病一般预后良好。少数患儿因素体虚弱或邪毒炽盛，可见邪陷心肝、毒窜睾腹之变证。感染本病后可获终生免疫。

◎ 要点二　病因病机

本病为感受痄腮时邪所致。当小儿机体抵抗力下降时，时邪乘虚侵入而致病。其主要病机为邪毒壅阻足少阳经脉，与气血相搏，凝滞于耳下腮部。

1. 邪犯少阳 时邪病毒从口鼻而入，侵犯足少阳胆经。邪毒循经上攻腮颊，与气血相搏，凝滞于耳下腮部，则致腮部肿胀疼痛；邪毒郁于肌表，则致发热恶寒；邪毒郁阻经脉，关节不利，则致咀嚼不便；邪毒上扰清阳，则头痛；邪毒内扰脾胃，则致纳少、恶心、呕吐。

2. 热毒壅盛 时邪病毒壅盛于少阳经脉，循经上攻腮颊，气血凝滞不通，则致腮部肿胀、疼痛、坚硬拒按，张口咀嚼不便；热毒炽盛，则高热不退；邪热扰心，则烦躁不安；热毒内扰脾胃，则致纳少呕吐；热邪伤津，则致口渴欲饮，尿少而黄。

足少阳胆经与足厥阴肝经互为表里，热毒炽盛者，邪盛正衰，邪陷厥阴，扰动肝风，蒙蔽心包，可见高热、抽搐、昏迷等症，此为邪陷心肝之变证。足厥阴肝经循少腹络阴器，邪毒内传，引睾窜腹，可见睾丸肿胀、疼痛，或少腹疼痛等症，此为毒窜睾腹之变证。肝经热毒壅滞乘脾，还可出现上腹疼痛、恶心呕吐等症。

◎ **要点三　诊断要点与鉴别诊断**

（一）诊断要点

1. 发病前2~3周有流行性腮腺炎接触史。

2. 发热，以耳垂为中心的腮部肿痛，边缘不清，触之有弹性感，压痛明显。常一侧先肿大，2~3天后对侧亦可肿大。腮腺管口红肿。有时颌下腺出现肿痛。

3. 血常规检查。白细胞总数可正常，或稍降低或稍增高，淋巴细胞可相对增加。

4. 血清、尿淀粉酶增高。

5. 可疑病例应做血清学检查及病原学检查以明确诊断。

（二）鉴别诊断

化脓性腮腺炎 中医名发颐。腮腺肿大多为一侧，表皮泛红，疼痛剧烈，拒按，按压腮部可见口腔内腮腺管口有脓液溢出，无传染性，血白细胞总数及中性粒细胞增高。

◎ **要点四　辨证论治**

（一）辨证要点

本病辨证以经络辨证为主，同时辨常证、变证。根据全身及局部症状，凡发热、耳下腮肿，但无神志障碍、无抽搐、无睾丸肿痛或少腹疼痛者为常证，病在少阳经为主；若高热不退、神志不清、反复抽搐，或睾丸肿痛、少腹疼痛者为变证，病在少阳、厥阴二经。

（二）治疗原则

以清热解毒、软坚散结为基本法则。本病治疗宜采用药物内服与外治相结合，有助于腮部肿胀的消退。

（三）分证论治

1. 常证

（1）邪犯少阳证

证候：轻微发热恶寒，一侧或两侧耳下腮部漫肿疼痛，咀嚼不便，或有头痛、咽红、纳少，舌质红，苔薄白或薄黄，脉浮数。

治法：疏风清热，散结消肿。

代表方剂：柴胡葛根汤。

（2）热毒蕴结证

证候：高热，一侧或两侧耳下腮部肿胀疼痛，坚硬拒按，张口咀嚼困难，或有烦躁不安，口渴欲饮，头痛，咽红肿痛，颌下肿块胀痛，纳少，大便秘结，尿少而黄，舌质红，舌苔黄，脉滑数。

治法：清热解毒，软坚散结。

代表方剂：普济消毒饮。

2. 变证

（1）邪陷心肝证

证候：高热，耳下腮部肿痛，坚硬拒按，神昏，嗜睡，项强，反复抽搐，头痛，呕吐，舌红，苔黄，脉弦数。

治法：清热解毒，息风开窍。

代表方剂：清瘟败毒饮。

（2）毒窜睾腹证

证候：腮部肿胀消退后，一侧或双侧睾丸肿胀疼痛，或脘腹、少腹疼痛，痛时拒按，舌红，苔黄，脉数。

治法：清肝泻火，活血止痛。

代表方剂：龙胆泻肝汤。

◎ **要点五　药物外治**

1. 鲜地龙加白糖、鲜仙人掌（去刺）、鲜马齿苋，任选一种，捣烂外敷腮部，1日1~2次。适用于腮部肿痛。

2. 如意金黄散、紫金锭、青黛散，任选一种，以水或醋调匀后外敷腮部，1日1~2次。适用于腮部肿痛。

◎ 要点六　预防与调护

1. 痄腮流行期间，易感儿应少去公共场所。有接触史的可疑患儿，要进行隔离观察，并用板蓝根15~30g煎汤口服，每日1次，连服3~5天。

2. 发病期间应隔离治疗，直至腮部肿胀完全消退后3天为止。患儿的衣被、用具等物品均应煮沸消毒。居室用食醋加水熏蒸进行空气消毒，每次30分钟，每日1次。

3. 患儿应卧床休息直至热退，并发睾丸炎者适当延长卧床休息时间。

4. 给予易消化、清淡流质饮食或软食为宜，忌吃酸、硬、辣等刺激性食物。每餐后用生理盐水或4%硼酸溶液漱口或清洗口腔，以保持口腔清洁。

5. 高热、头痛、嗜睡、呕吐者密切观察病情，及时给予必要的处置。睾丸肿大痛甚者，局部可给予冷湿敷，并用纱布做成吊带，将肿胀的阴囊托起。

第九单元　虫　证

细目　蛔虫病

◎ 要点一　概述

蛔虫病是感染蛔虫卵引起的小儿常见肠道寄生虫病，以脐周疼痛，时作时止，饮食异常，大便下虫，或粪便镜检有蛔虫卵为主要特征。成虫寄生小肠，劫夺水谷精微，妨碍正常的消化吸收，严重者影响儿童生长发育。

本病无明显的季节性。其发生率农村高于城市，儿童高于成人，尤多见于3~10岁的儿童。蛔虫病不仅影响小儿的食欲及肠道功能，而且影响小儿的生长发育。重者可能出现并发症，其中以蛔厥证、虫瘕证多见。

◎ 要点二　诊断要点

1. 可有吐蛔、便蛔史。

2. 反复脐周疼痛，时作时止，腹部按之有条索状物或团块，轻揉可散，食欲异常，形体消瘦，可见挖鼻、咬指甲、睡眠磨牙、面部白斑。

3. 合并蛔厥、虫瘕，可见阵发性剧烈腹痛，伴恶心呕吐，甚或吐出蛔虫。蛔厥者，可伴有畏寒发热，甚至出现黄疸。虫瘕者，腹部可扪及虫团，按之柔软可动，多见大便不通。

4. 大便病原学检查。应用直接涂片法，或厚涂片法，或饱和盐水浮聚法，检出粪便中蛔虫卵即可确诊，但粪检未查出虫卵也不能排除本病。

◎ 要点三　辨证论治

（一）辨证要点

本病以六腑辨证为纲。肠虫证最为多见，虫踞肠腑，多为实证，以发作性脐周腹痛为主要症状。蛔厥证蛔虫入膈，窜入胆腑，腹痛在剑突下、右上腹，呈阵发性剧烈绞痛，痛时肢冷汗出，多有呕吐，且常见呕吐胆汁和蛔虫，证属寒热错杂，病初多偏寒，继之渐化热。虫瘕者虫团聚结肠腑，腹部剧痛不止，阵发性加重，腹部可扪及条索状或团状包块，伴有剧烈呕吐，大便多不通。

（二）治疗原则

本病治疗以驱蛔杀虫为主，辅以调理脾胃之法。如病情较重，腹痛剧烈，或出现蛔厥、虫瘕等并发症者，根据蛔"得酸则安、得辛则伏、得苦则下"的特性，先予酸、辛、苦等药味，以安蛔止痛治标，也可以标本兼施，安蛔、驱虫、通下并用，使胆腑、肠腑通利，腹痛较快缓解。

（三）分证论治

1. 肠虫证

证候：脐腹部疼痛，轻重不一，时作时止，或不思饮食，或嗜食异物，大便不调，或泄泻或便秘，或便下蛔虫，面色多黄滞，可见面部白斑，白睛蓝斑，唇内粟状白点，夜寐龄齿。甚者，腹部可扪及条索状物，时聚时散，形体消瘦，肚腹胀大，青筋显露。舌苔多见花剥或腻，舌尖红赤，脉弦滑。

治法：驱蛔杀虫，调理脾胃。

代表方剂：使君子散。

2. 蛔厥证

证候：有肠蛔虫症状，突然腹部绞痛，弯腰屈背，辗转不宁，肢冷汗出，恶心呕吐，常吐出胆汁或蛔虫。腹部绞痛呈阵发性，疼痛部位在右上腹或剑突下，疼痛可暂时缓解减轻，但又反复发作。重者腹痛持续而阵发性加剧，可伴畏寒发热，甚至出现黄疸。舌苔多黄腻，脉弦数或滑数。

治法：安蛔定痛，继则驱虫。

代表方剂：乌梅丸。

3. 虫瘕证

证候：有肠蛔虫症状，突然阵发性脐腹剧烈疼痛，部位不定，频繁呕吐，可呕出蛔虫，大便不下或量少，腹胀，腹部可扪及质软、无痛的可移动团块。病情持续不缓解者，见腹硬、压痛明显，肠鸣，无矢气。舌苔白或黄腻，脉滑数或弦数。

治法：行气通腑，散蛔驱虫。

代表方剂：驱蛔承气汤。

保守治疗无效时及时手术治疗。

◎ 要点四　其他疗法

1. 单方验方

（1）使君子仁文火炒黄嚼服。每岁 1~2 粒，最大剂量不超过 20 粒。晨起空腹服之，连服 2~3 天。用于驱蛔。

（2）椒目 6g，豆油 150mL。油烧开后入椒目，椒目以焦为度，去椒喝油，分 1~2 次喝下。用于虫瘕证。

2. 推拿疗法

（1）按压上腹部剑突下 3~4cm 处，手法先轻后重，一压一推一松，连续操作 7~8 次，待腹肌放松时，突然重力推压一次，若患儿腹痛消失或减轻，表明蛔虫已退出胆道，可停止推拿。用于蛔厥证。

（2）用掌心以旋摩法顺时针方向按摩患儿脐部，手法由轻到重。如虫团松动，但解开较慢，可配合捏法帮助松解。用于虫瘕证。

3. 针灸疗法

（1）迎香透四白、胆囊、内关、足三里、中脘、人中。强刺激，泻法。用于蛔厥证。

（2）天枢、中脘、足三里、内关、合谷。强刺激，泻法。用于虫瘕证。

4. 西医治疗

（1）甲苯咪唑 200mg，顿服。2 岁以下小儿禁用。用于驱虫。

（2）阿苯哒唑（丙硫咪唑）200mg，顿服。2 岁以下小儿禁用。用于驱虫。

（3）枸橼酸哌嗪（驱蛔灵）每日 100~160mg/kg，最大量不超过 3g，连服 2 日。

◎ 要点五　预防与调护

1. 注意个人卫生，饭前便后洗手，不吃生菜及未洗净的瓜果，不饮用生水，以减少虫卵入口的机会。

2. 不随地大便，妥善处理好粪便，切断传染途径，保持水源及食物不受污染，减少感染机会。

3. 服驱虫药宜空腹，服药后要注意休息和饮食，保持大便通畅，注意服药后反应及排虫情况。

第十单元 其他病证

细目一 紫癜

◎ 要点一 概述

紫癜是小儿常见的出血性疾病之一，以血液溢于皮肤、黏膜之下，出现瘀点瘀斑，压之不退色为其临床特征，常伴鼻衄、齿衄，甚则呕血、便血、尿血。本病包括西医学的过敏性紫癜和免疫性血小板减少症。过敏性紫癜好发年龄为3~14岁，尤以学龄儿童多见，男性多于女性，春秋两季发病较多。免疫性血小板减少症发病年龄多在2~5岁，男女发病比例无差异，其死亡率约1%，主要致死原因为颅内出血。

◎ 要点二 病因病机

小儿素体正气亏虚是发病之内因，外感风热时邪及其他异气是发病之外因。

风热之邪与气血相搏，热伤血络，迫血妄行，溢于脉外，渗于皮下，发为紫癜。邪重者，还可伤其阴络，出现便血、尿血等。若血热损伤肠络，血溢络外，碍滞气机，可致剧烈腹痛；夹湿流注关节，则可见局部肿痛，屈伸不利。若小儿先天禀赋不足，或疾病迁延日久，耗气伤阴，均可致气虚阴伤，病情由实转虚，或虚实夹杂。气虚则统摄无权，气不摄血，血液不循常道而溢于脉外；阴虚火旺，血随火动，渗于脉外，可致紫癜反复发作。

本病病位在心、肝、脾、肾。

◎ 要点三 过敏性紫癜与免疫性血小板减少症的诊断要点与鉴别诊断

1. 过敏性紫癜 发病前可有上呼吸道感染或服食某些致敏食物、药物等诱因。紫癜多见于下肢伸侧及臀部、关节周围，为高出皮肤的鲜红色至深红色丘疹、红斑或荨麻疹，大小不一，多呈对称性，分批出现，压之不退色。可伴有腹痛、呕吐、血便等消化道症状，游走性大关节肿痛，及血尿、蛋白尿等。血小板计数、出凝血时间、血块收缩时间均正常。应注意定期检查尿常规，可有镜下血尿、蛋白尿。

2. 免疫性血小板减少症 皮肤、黏膜见瘀点、瘀斑，瘀点多为针尖样大小，一般不高出皮面，多不对称，可遍及全身，但以四肢及头面部多见。可伴有鼻衄、齿衄、尿血、便血等，严重者可并发颅内出血。血小板计数显著减少，急性型一般低于20×10^9/L，慢性型一般为（30~80）$\times10^9$/L。出血时间延长，血块收缩不良，束臂试验阳性。

◎ 要点四 辨证论治

（一）辨证要点

首先根据起病、病程、紫癜颜色等辨虚实。起病急，病程短，紫癜颜色鲜明者，多属实；起病缓，病情反复，病程缠绵，紫癜颜色较淡者，多属虚。其次要注意判断病情轻重，以出血量的多少及是否伴有肾脏损害或颅内出血等作为判断轻重的依据。辨病与辨证相结合，过敏性紫癜早期多为风热伤络，血热妄行，常兼见湿热痹阻或热伤胃络，后期多见阴虚火旺或气不摄血。免疫性血小板减少症，急性型多为血热妄行，慢性型多为气不摄血或阴虚火旺。

（二）治疗原则

实证以清热凉血为主；虚证以益气摄血、滋阴降火为主。

（三）分证论治

1. 风热伤络证

证候：起病较急，全身皮肤紫癜散发，尤以下肢及臀部居多，呈对称分布，色泽鲜红，大小不一，或伴痒感，可有发热、腹痛、关节肿痛、尿血等，舌质红，苔薄黄，脉浮数。

治法：疏风清热，凉血安络。

代表方剂：银翘散。

2. 血热妄行证

证候：起病较急，皮肤出现瘀点瘀斑，色泽鲜红，或伴鼻衄、齿衄、便血、尿血，血色鲜红或紫红，同时见心烦、口渴、便秘，或伴腹痛，或有发热，舌红，苔黄燥，脉数有力。

治法：清热解毒，凉血止血。

代表方剂：犀角地黄汤。

3. 气不摄血证

证候：起病缓慢，病程迁延，紫癜反复出现，瘀斑、瘀点颜色淡紫，常有鼻衄、齿衄，面色苍黄，神疲乏力，食欲不振，头晕心慌，舌淡苔薄，脉细无力。

治法：健脾养心，益气摄血。

代表方剂：归脾汤。

4. 阴虚火旺证

证候：紫癜时发时止，鼻衄齿衄，血色鲜红，低热盗汗，心烦少寐，大便干燥，小便黄赤，舌光红，苔少，脉细数。

治法：滋阴降火，凉血止血。

代表方剂：知柏地黄丸。

◎ 要点五 西医治疗

1. **过敏性紫癜** 积极寻找和去除致病因素，如控制感染、补充维生素。有荨麻疹或血管神经性水肿时，应用抗组胺药物和钙剂。腹痛时应用解痉剂，消化道出血时应禁食，可静脉滴注西咪替丁，必要时输血。急性期对腹痛和关节痛者可应用肾上腺皮质激素，症状缓解后即可停用。过敏性紫癜若并发肾炎且经激素治疗无效者，可考虑联合用免疫抑制剂，如硫唑嘌呤、环磷酰胺（冲击或口服）以抑制严重免疫损伤，有利于保护残存肾功能。

2. **免疫性血小板减少症** 急性型可用大剂量丙种球蛋白、短疗程肾上腺皮质激素等，病情重者可考虑大剂量甲基强的松龙、血小板输注、血浆置换等。慢性型必要时行脾切除术。

◎ 要点六 预防与调护

（一）预防

1. 积极参加体育活动，增强体质，提高抗病能力。

2. 过敏性紫癜要尽可能找出引发的各种原因。积极防治上呼吸道感染，控制扁桃体炎、龋齿、鼻窦炎，驱除体内各种寄生虫，不吃容易引起过敏的饮食及药物。

3. 对免疫性血小板减少症，要注意预防呼吸道感染、麻疹、水痘、风疹及肝炎等疾病，否则易于诱发或加重病情。

（二）调护

1. 急性期或出血量多时，要卧床休息，限制患儿活动，消除其恐惧紧张心理。

2. 避免外伤跌仆碰撞，以免引起出血。

3. 血小板计数低于 $20 \times 10^9 / L$ 时，要密切观察病情变化，防治各种创伤与颅内出血。

4. 饮食宜清淡、富于营养、易于消化。呕血、便血者应进半流质饮食，忌硬食及粗纤维食物。忌辛辣刺激食物。免疫性血小板减少症患儿平素可多吃带衣花生仁、红枣等食物。

细目二 维生素 D 缺乏性佝偻病

◎ 要点一 概述

维生素 D 缺乏性佝偻病简称佝偻病，是由于儿童体内维生素 D 不足，致使钙磷代谢失常的一种慢性营养性疾病，以正在生长的骨骺端软骨板不能正常钙化，造成骨骼病变为其特征。婴幼儿生长快，户外活动少，容易发生维生素 D 缺乏，故本病主要见于 2 岁以内婴幼儿。北方地区发病率高于南方地区，城市高于农村，人工喂养的婴儿发病率高于母乳喂养者。本病轻者如治疗得当，预后良好；重者如失治、误治，易导致骨骼畸形，留有后遗症，影响儿童正常生长发育。

◎ 要点二 病因病机

1. **胎元失养** 孕妇体弱，胎儿养育失宜，而使胎元先天未充，肾气不足。

2. 乳食失调 母乳缺乏，人工喂养，未及时添加辅食，或食品的质和量不能满足小儿生长的需要，致使营养失衡，脾肾虚亏，发生本病。

3. 其他因素 日照不足，或体虚多病等，均可造成体质下降，脾肾不足。

本病病机主要是脾肾虚亏，常累及心肺肝。若肾气不足则骨髓不充，骨骼发育障碍，出现颅骨软化，前囟晚闭，齿迟，甚至骨骼畸形；脾虚则面色欠华，纳呆，肌肉松弛，大便不实；脾虚及肺，卫外不固，则见多汗，反复感冒，甚至肺气闭塞而引起肺炎喘嗽；心气不足，心神不宁，脾虚失抑，肝木亢旺，因而夜惊、烦躁。

◎ **要点三　诊断要点**

早期的多汗、烦躁等神经兴奋性增高的症状无特异性，因此仅根据临床表现诊断的准确率较低。要结合患儿年龄、季节、早产、日光照射或维生素 D 摄入不足以及母亲孕期情况等进行综合分析。可疑病例可做 X 线长骨检查和血清生化检测以助诊断。

◎ **要点四　辨证论治**

（一）辨证要点

本病采用脏腑辨证，辨别以脾虚为主或肾虚为主。病在脾，除佝偻病一般表现外，尚有面色欠华、纳呆、便溏、反复呼吸道感染；病在肾，则以骨骼改变为主。继辨轻重，如单有神经精神症状，骨骼病变较轻或无病变者，为轻证；若不分寤寐，汗出较多，头发稀少，筋肉痿软，骨骼改变明显者，则为重证。

（二）治疗原则

本病的治疗当以调补脾肾为要。

（三）分证论治

1. 肺脾气虚证

证候：多汗夜惊，烦躁不安，发稀枕秃，囟门增大，伴有轻度骨骼改变，形体虚胖，肌肉松软，食欲不振，易反复感冒，舌淡苔薄白，脉细无力。

治法：健脾补肺。

代表方剂：人参五味子汤。

2. 脾虚肝旺证

证候：头部多汗，发稀枕秃，囟门迟闭，出牙延迟，坐立行走无力，夜啼不宁，易惊多惕，甚则抽搐，纳呆食少，舌淡苔薄，脉细弦。

治法：健脾助运，平肝息风。

代表方剂：益脾镇惊散。

3. 肾精亏损证

证候：有明显的骨骼改变症状，如头颅方大，肋软骨沟，肋串珠，手镯，足镯，鸡胸，漏斗胸等，O 型或 X 型腿，出牙、坐立、行走迟缓，并有面白虚烦，多汗肢软，舌淡苔少，脉细无力。

治法：补肾填精，佐以健脾。

代表方剂：补肾地黄丸。

◎ **要点五　西医治疗**

初期每日口服维生素 D 5000~10000U，连服 1 个月。激期每日口服维生素 D 1 万~2 万 U，连服 1 个月。不能坚持口服者可肌内注射维生素 D_2，每次 40 万 U（或 D_3 30 万 U），连用 1~3 次，每次间隔 1 个月。在给维生素 D 的同时应给钙剂每次 0.5~1.0g，每日 2~3 次，连服 2~3 个月。

◎ **要点六　预防与调护**

（一）预防

1. 加强孕期保健，孕妇要有适当的户外活动。

2. 加强婴儿护养，提倡母乳喂养，及时添加辅食，多晒太阳，增强体质。

3. 早期补充维生素 D，每日口服 400 U。

（二）调护

1. 患儿不要久坐、久站，不系过紧的裤带，提倡穿背带裤，减轻骨骼畸形。

2. 每日户外活动，直接接受日光照射，同时防止受凉。

细目三　传染性单核细胞增多症

◎ **要点一　概述**

传染性单核细胞增多症（简称传单）是由传

单时邪（EB病毒）引起的急性传染病。临床表现多样，以发热，咽峡炎，淋巴结肿大，肝脾肿大，外周血中淋巴细胞增多并出现异型淋巴细胞增多为特征。本病任何年龄均可发病，以年长儿及青少年为多见，四季均可发病，多散发或小流行。患病后可获得持久免疫力，二次发病的很少。本病病程长短不一，自数周至数月不等，有并发症者病程较长。预后一般良好。本病属中医"瘟疫"范畴。

◎ **要点二　病因病机**

本病的病因为传单时邪。传单时邪由口鼻而入，首犯肺胃，致肺卫失宣，胃失和降，而致发热恶寒，鼻塞流涕，头痛咳嗽，咽红咽痛，恶心呕吐，不思饮食等。若瘟疫时邪不解，化火入里，燔灼气营，炼液成痰，痰热互结，上壅咽喉，瘀滞肝胆、经络，阻塞肺窍，则见发热持续，斑疹显露，咽喉红肿糜烂，臀核肿大，腹中痞块，口眼歪斜，失语偏瘫，咳喘气促等。感邪较重者，邪陷厥阴，扰神动风，出现高热、抽搐、昏迷等。疾病后期，余邪未清，气阴耗伤，痰瘀流连，故见持续低热，盗汗神萎，臀核肿大，消退缓慢等。

本病为疫邪致病，发病按卫气营血规律传变，病涉脏腑经络，主要病机为热痰瘀互结。

◎ **要点三　诊断要点**

1. 有传单接触史。

2. 不规则发热。热型不定，体温波动在39℃左右，发热持续约1周，少数热程可达数周。

3. 咽峡炎。咽痛，咽部充血，扁桃体肿大、充血，可有灰白色假膜，或腭及咽部有小出血点及溃疡。

4. 淋巴结肿大。全身浅表淋巴结普遍受累，以颈部最为常见，腋下、腹股沟次之，中等硬度，无粘连及明显压痛，一般在发热退后数天或数周逐渐消退。

5. 肝脾肿大。约1/3患者有肝大，可有肝功能异常及黄疸。有半数患者脾大，偶有发生脾破裂。

6. 皮疹。约10%的患者在病后1周出现皮疹，形态多样，可为斑疹、丘疹、猩红热样斑疹，多在躯干部位，1周左右消退。

7. 累及心、肺、肾、脑时，可出现咳喘、惊厥、血尿、水肿、失语、偏瘫等症状。

8. 实验室检查。

（1）血常规　起病1周末白细胞总数可上升至（10~20）×10^9/L，分类以单核和淋巴细胞增多为主，占白细胞总数60%以上，异形淋巴细胞>10%或绝对值>1.0×10^9/L，依其形态可分为空泡型、不规则型和幼稚型三型。

（2）血清嗜异性凝聚试验　比值>1：64，豚鼠肾吸收后>1：40，牛红细胞吸附后为阴性。

（3）EB病毒抗体测定　IgM、IgG在起病1周内即可出现，前者持续4~8周，后者终生存在。

◎ **要点四　辨证论治**

（一）辨证要点

本病按卫气营血辨证。初起邪郁肺卫，症见畏寒发热、咳嗽咽痛、头痛不适。继而热毒化火入里，肺胃气分热盛，故壮热不退，口渴烦躁。热毒攻喉则咽喉肿烂，热毒流注则瘰疬结核，热毒外泄则皮疹发斑。严重者热陷营血，表现为气营两燔，营血受邪则发斑出血、神昏抽搐。后期气阴损耗，余毒未尽，表现为精神软弱、低热盗汗、瘰疬臀核消退缓慢。

（二）治疗原则

以清热解毒、化痰祛瘀为基本治疗原则。

（三）分证论治

1. 邪犯肺胃证

证候：发热，微恶风寒，鼻塞流涕，头痛咳嗽，咽红疼痛，恶心呕吐，不思饮食，颈淋巴结轻度肿大，或见皮肤斑丘疹，舌质红，苔薄白或薄黄，脉浮数。

治法：疏风清热，宣肺利咽。

代表方剂：银翘散。

2. 气营两燔证

证候：壮热烦渴，咽喉红肿疼痛，乳蛾肿大，甚则溃烂，口疮口臭，面红唇赤，红疹显露，便秘尿赤，淋巴结或肝脾肿大，舌质红，苔黄糙，脉洪数。

治法：清气凉营，解毒化痰。

代表方剂：普济消毒饮。

3. 痰热流注证

证候：发热，热型不定，颈、腋、腹股沟处浅表淋巴结肿大，以颈部为重，肝脾肿大，舌质红，苔黄腻，脉滑数。

治法：清热化痰，通络散瘀。

代表方剂：清肝化痰丸。

4. 湿热蕴滞证

证候：发热持续，缠绵不退，身热不扬，汗出不透，头身重痛，精神困倦，呕恶纳呆，口渴不欲饮，胸腹痞闷，面色苍黄，皮疹色红，大便黏滞不爽，小便短黄不利，舌偏红，苔黄腻，脉濡数。

治法：清热解毒，行气化湿。

代表方剂：甘露消毒丹。

5. 正虚邪恋证

证候：病程日久，发热渐退，或低热不退，神疲气弱，口干唇红，大便或干或稀，小便短黄，咽部稍红，淋巴结、肝脾肿大逐渐缩小，舌红绛或淡红，或剥苔，脉细弱。

治法：益气生津，兼清余热。

代表方剂：气虚邪恋，竹叶石膏汤；阴虚邪恋，青蒿鳖甲汤、沙参麦冬汤。

◎ 要点五　西医治疗

1. 抗病毒治疗　阿昔洛韦或更昔洛韦有一定效果，也可应用 EBV 特异性免疫球蛋白。

2. 对症治疗　高热者可予物理降温，亦可用退热剂。注意口腔清洁和水、电解质平衡。继发细菌性咽峡炎、肺炎者，应进行咽拭子培养，给予敏感抗生素。对持续高热、重症肝炎伴黄疸、心肌炎、咽喉水肿、血小板减少、溶血性贫血及中枢系统严重合并症者，可用肾上腺皮质激素治疗。

3. 急症处理　本病最严重的并发症为脾破裂。常发生在疾病的第二周，触摸脾脏或轻微创伤均可引起。应及时确诊，迅速处理。宜迅速补充血容量，输血和脾切除。脾肿大患者应避免剧烈运动，防止腹部外伤，体检时亦应谨慎。

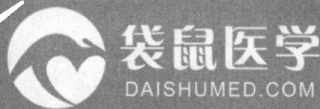

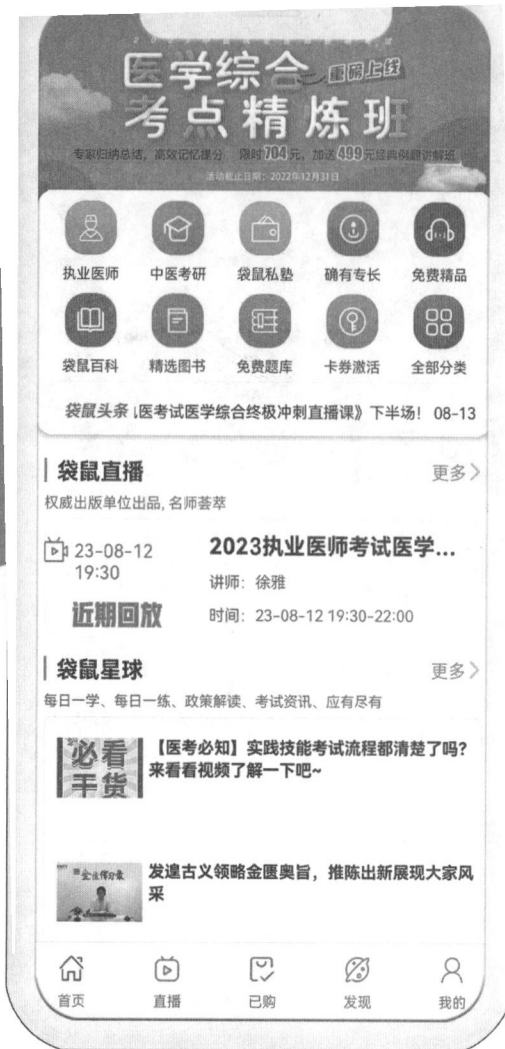